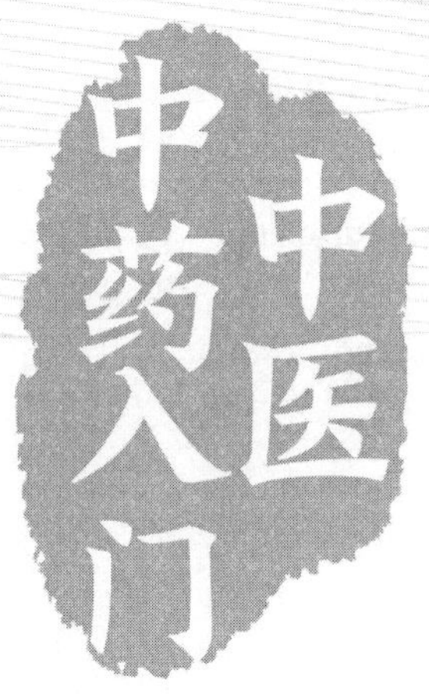

# 中医中药入门一本通

陈景岐 编著
李继明 杜杰慧 校勘

人民卫生出版社
·北 京·

**图书在版编目（CIP）数据**

中医中药入门一本通 / 李继明，杜杰慧校勘. — 北京：人民卫生出版社，2021.11

ISBN 978-7-117-31953-9

Ⅰ.①中…　Ⅱ.①李…　②杜…　Ⅲ.①中国医药学－普及读物　Ⅳ.①R2-49

中国版本图书馆 CIP 数据核字（2021）第 162309 号



**中医中药入门一本通**

Zhongyi Zhongyao Rumen Yibentong

**校　　勘**：李继明　杜杰慧
**出版发行**：人民卫生出版社（中继线 010-59780011）
**地　　址**：北京市朝阳区潘家园南里 19 号
**邮　　编**：100021
**E - mail**：pmph @ pmph.com
**购书热线**：010-59787592　010-59787584　010-65264830
**印　　刷**：中农印务有限公司
**经　　销**：新华书店
**开　　本**：787 × 1092　1/16　　**印张**：44
**字　　数**：912 千字
**版　　次**：2021 年 11 月第 1 版
**印　　次**：2021 年 11 月第 1 次印刷
**标准书号**：ISBN 978-7-117-31953-9
**定　　价**：108.00 元

# 编写说明

本书原名《中国医学入门》，是陈景岐于20世纪30年代选辑编写的一部医学丛书，1934年由上海中西医药书局铅印出版。此次整理将原书内容做了部分增删调整，并选择所引各书善本，重新进行了全面校勘，改正了原书中的大量错误，用《中医中药入门一本通》作书名。现将校勘整理的具体内容做一说明。

1. 本次出版，删除了原书中《痘科入门》内容。痘疹即天花，1979年，随着联合国世界卫生组织宣布全世界已经消灭了天花，这一肆虐全球的烈性传染病就再也不能危害人类了。虽然痘疹专书记录了许多有价值的防治烈性传染病的理论、方法和经验，但其针对的具体疾病已不可见，故本次出版予以删除。本次出版，对原书中存在的少量禁咒治法予以删除。

2. 本次出版，增入《食鉴本草》《药症忌宜》内容。食疗养生是中医的一大特色，食养重于药养，日常生活中或疾病恢复期常用药食同用、性味温和的食药调养，可以起到增强体质、预防疾病、快速康复的作用。《药症忌宜》首列病症，次列药物，便于医者随症选用药物。

3. 对原书中明显的错字、脱落、衍文、倒文等均予以经改。原书中所用异体字、不规范字，均用简体通行字予以规范。原书中使用的习用通假字予以保留。

4. 出于尊重历史的考虑，保持原书旧貌，书中存在的今国家明令禁止使用的药物，如犀角、羚羊角、虎骨、穿山甲等，均予以保留。

5. 原书药名使用的别名、简称等，保留原貌，不予改动，以免影响语式与语感。

6. 原书药物剂量均使用传统的市制单位，如果换算为公制单位，又要力求准确的话，则会出现众多小数点，汉代一两约相当于15.6克，唐代至清代一钱约相当于3.7克，难以统一改为公制单位，故仍保持原来的剂量单位。

7. 原书繁体竖排使用的双行夹注，在变为简本横排时，改为单行并用小一号字排印。

8. 原书引用古书时，大多使用简称，如《黄帝内经素问》作《素问》《素》,《黄帝内经灵枢》作《灵枢》《灵》,《普济本事方》作《本事方》,《妇人大全良方》作《妇人良方》,《外台秘要方》作《外台》,《千金翼方》作《千金翼》,《古今录验方》作《古今录验》,《千金方》作《千金》,《近效方》作《近效》,《肘后备急方》作《肘后》等，出于尊重原书，整理时不予改动。

# 前　言

《中医中药入门一本通》原为陈景岐编著，选辑了历代重要中医文献，以及通俗易懂的中医入门书籍，如《黄帝内经》《伤寒论》《金匮要略》《珍珠囊》《崔真人脉诀》《医宗金鉴》《神农本草经》《傅青主女科》《大生要旨》《长沙方歌括》《金匮方歌括》《瘢论萃英》《温热论》《温病条辨》《伤寒指掌》《伤寒舌鉴》《笔花医镜》《正骨心法要旨》《伤科证治》《经验喉科紫珍集》《喉痧正的》《白喉治法忌表抉微》《汤头歌括》《药性歌括》等50余种中医传世经典。每一子目下包括一种至数种前代文献，并在某些疑难处增有注解。本书具有如下特点：①内容全面。本书涵盖中医基础理论、脉诊、舌诊、方剂、中药以及临床各科，基本上覆盖了学习中医学所必备的基础和临床知识。②选材精当。中医文献浩如烟海，欲以一本书较全面地反映中医药知识并非易事，本书从“入门”与“实用”两点出发，较好地解决了选材难的问题。③切于实用。本书偏重于临床应用，除了必备的基础知识外，内科、妇科、儿科、外科、五官科等临床各科内容囊括无遗，病症与方药相对应，十分便于应用。④篇幅适中。本书内容精炼，便于阅读研习。⑤通俗易懂。本书多选取通俗易懂的书籍，同时有许多便于记诵的歌括，并附有一些插图，难于理解的内容还增有注解，即便是初学者，阅读起来也不会有太多的障碍。原书印行时题为《中国医学入门》，又题“中医百日通”，虽不一定百日之内即可学通，但只要认真阅读研习，入中医药学之门也不是不可企及的事情。

陈景岐原书也存在校勘不精、错讹较多、文字窜乱等问题，原书仅有圈点，且句读错误较多，插图也模糊不清，不利于阅读学习。所以，我们对原书进行了校勘和标点整理，选择所引原书善本，对全书进行了仔细校勘，改正其错脱衍倒，调整其文字窜乱。原书中句读符号一律不予保留，而使用新式标点符号。统一全书体例，重新分篇立目，使之条目清楚。对原书中插图进行了描绘涂改，务求清晰美观。全书使用简化汉字横排印刷。

学习中医，对中医古籍文献的阅读学习是不可缺少的环节，但中医古籍文献的数量众多，往往使初学者难于选择，无从着手。即使是中医药专业人员，既要忙于做好本职工作，又要忙于学习和吸收科技新知识，难于有大量的精力和时间去阅读、学习中医古籍文献。所以，一部选材精当，部头适中，内容全面，既有学术价值，又能指导临床运用的中医古籍文献，是目前所急切需要的。《中医中药入门一本通》恰恰是这样一部符合要求的书籍。我们编写本书的目的就是为广大中医药工作者和学习者提供一部具有参考和实用价值的好书。

编　者

2021 年 10 月

# 目 录

## 上篇 中医基础

# 中篇　经典理论

## 下篇　临床各科

# 上篇　中医基础

# 第1章　诊脉入门

## 一、《南雅堂医书》平辨脉法歌诀

### （一）平脉法

脉有三部，阴阳流通。呼吸出入，上下于中。
秋浮冬沉，春弦夏洪。察色观脉，大小不同。
三部之分，尺寸及关。营卫流行，不失衡权。
肾沉心洪，肺浮肝弦。此自经常，不作病占。
倘有参差，虚实见焉。变化相乘，阴阳相干。
风则浮虚，寒则牢坚。沉潜水蓄，支饮急弦。
动则为痛，数则热烦。设有不应，知变所缘。
三部不同，病各异端。太过可怪，不及亦然。
审察表里，三焦别焉。来疾去迟，内虚外实。
来潮去大，病里可必。来大去小，在表无疑。
上潮小者，其汗自越。下潮小者，厥病关格。
头无汗生，有汗则剧。卫盛名高，营盛名章。
高章相搏，其名曰纲。卫弱名惵，营弱名卑。
惵卑相搏，名损无疑。卫和曰缓，营和曰迟。
缓则阳长，迟则阴滋。迟缓相搏，刚柔相宜。
是名曰弦，色光肉肥。肥人则浮，瘦人则沉。
有若是者，其病以成。心肺俱浮，肝肾俱沉。
脾主肌肉，中候可明。假令下利，三部脉伏。
尺中小见，肾气可续。若见损脉，必至危笃。
浮表沉里，数腑迟脏。浮大濡等，和缓有象。
厥阴肝木，其脉微弦。濡弱而长，纵病亦安。
纯弦者死，肝脏伤残。倘得毛浮，至秋难痊。
少阴心火，洪大而长。夏月得此，虽病无伤。
太阴肺金，其脉毛浮。得数则剧，迟缓可疗。
数受火克，痈肿堪忧。少阴肾水，沉滑如经。
翕奄与沉，滑脉以名。翕为正阳，沉为纯阴。

阴阳和合，关尺自平。阳明微沉，仅能饮食。
少阴微沉，股汗阴湿。脉有相乘，有纵有横。
水火金木，乘以纵名。火水木金，厥名曰横。
火行乘木，水行乘金。是名曰逆，倒施而行。
金水木火，顺名相生。纵横最重，顺逆犹轻。
乘脏乘腑，阴阳攸分。浮数乘腑，迟涩脏阴。
寸口脉微，曰阳不足。阴往乘之，恶寒可卜。
阴不足者，迟脉见弱。阳往乘之，发热时作。
阳结浮数，阴结沉迟。是皆实证，有伤津液。
阳结之证，身轻能食。大便不通，期十七日。
阴不能食，大便反硬。十四日剧，早图宜慎。
阳浮阴弱，筋急血虚。其脉沉者，营气衰微。
卫衰脉浮，汗出如珠。阳结之脉，蔼如车盖。
如循长竿，阴结之概。如羹上能，阳气衰微。
如泻漆绝，必亡其血。细如蛛丝，阳气必微。
下不至关，阳绝之源。上不至关，阴绝之愆。
此皆不治，死于克焉。阳气前绝，阴气后竭。
其人已死，身必青色。阴前阳后，色赤心热。
脉病人安，是曰行尸。主卒眩仆，短命有期。
人病脉好，名曰内虚。以无谷神，虽困可医。
肺绝之证，汗出不流。毛发自润，气喘不休。
脉浮而洪，身汗如油。液亡气脱，喘而不休。
水浆不下，胃气先坏。身体不仁，营卫已败。
乍静乍乱，精神亦散。此皆命绝，由斯可断。
心绝之证，阴尽阳留。体如烟熏，直视摇头。
肝绝之证，唇吻反青。四肢絷习，见于脾经。
脾绝之证，柔汗发黄。环唇黧黑，真土已伤。
肾绝之证，狂言失志。溲便遗失，目反直视。
病家来请，告以病情。人苦发热，身体痛疼。
师到诊之，病人安卧。其脉沉迟，绝不浮大。
知其已差，无药可贺。假云腹痛，病人自坐。
师到诊之，脉浮而大。沉细不形，定愈无错。
来请人云，发热烦极。明日师到，静卧向壁。
脉复自和，其愈可必。又有诈病，医贵识破。
师到不惊，向壁安卧。三言三止，脉之咽唾。
假令脉和，诈言沉疴。当须吐下，针灸宜多。

数十百处，其病乃瘥。诈病诈治，妙法无过。
持脉之时，可望而知。欠和呻病，风则言迟。
摇头里痛，表强行迟。坐伏短气，腰痛坐依。
心痛护腹，如怀卵遗。惧如循丝，面如脱色。
数日不饮，口干脉涩。羞愧脉浮，色乍赤白。
假令人病，脉证相应。作汤与服，食顷变更。
吐利腹痛，大异前证。是名灾怪，失于先问。
吐利之作，非关此药。旧时所服，今乃发作。
故曰灾怪，以警先觉。四诊之法，望闻问切。
上中下工，于此分别。自古及今，语多妄说。
长沙心法，且于平脉。撮成短句，以承先哲。

### （二）辨脉法

阳脉浮大，滑动与数。阴脉沉涩，弦微并弱。
阴见阳生，阳见阴恶。缓止曰结，数止曰促。
结则阴盛，促则阳勃。动而中止，不能自还。
其名曰代，病必难痊。动脉之源，阴阳搏击。
阳动汗出，阴动发热。形冷恶寒，三焦伤贼。
动脉之状，颇似数脉。见于关上，头尾俱灭。
形如豆大，动摇厥厥。脉浮而紧，状如弓弦。
按之不移，故名曰弦。弦而大者，减为芤脉。
弦减为寒，芤则虚厄。寒虚相搏，此名为革。
妇人得此，半产漏下。男子得此，失精亡血。
脉有弦紧，浮滑沉涩。此六脉者，名曰残贼。
阴阳俱紧，中邪可怕。清邪中上，浊邪中下。
阳中于邪，头强颈挛。发热头痛，腰痛胫酸。
阴中于邪，必主内栗。表气微虚，里气微急。
便溺妄出，足膝冷逆。三焦相溷，内外不通。
上焦拂郁，口烂齿虫。中焦不治，胃气上冲。
脾气不转，营卫不通。卫气前通，小便黄赤。
热气所过，痈脓可必。营气通者，嚏嗢咽塞。
寒为热拥，自下凝血。阴阳俱厥，脾气孤弱。
五液注下，下焦不合。清便下重，便难且数。
脐筑湫痛，命难全活。清浊混淆，慎勿妄治。
七日微热，邪退可俟。大发热者，邪气犹至。
恶寒欲呕，腹痛欲利。至于吐利，紧去人安。
若脉转迟，能食自痊。脉浮而大，浮虚大实。

在寸为格，关候在尺。关则不通，格则吐逆。
脉浮而滑，浮阳滑实。阳实相搏，其脉数疾。
卫气失度，发热汗出。此为不治，证属不足。
脉浮而数，风热相搏。洒淅恶寒，表邪始作。
若不发热，有隐痛处。蓄积有脓，饮食如故。
脉浮而大，风虚气强。风气相搏，隐疹身痒。
久为痂癞，泄风名彰。诸微亡阳，诸濡亡血。
诸紧为寒，诸弱发热。是诸脉见，乘寒则厥。
郁冒不仁，胃虚脾涩。口急不言，外战内栗。
紧为寒实，亦主虚冷。亡汗若吐，咳者饮冷。
胃虚下利，皆令脉紧。寸微尺紧，多汗虚损。
阴盛阳亡，从兹以诊。病人之脉，微弱而涩。
医误吐下，其人亡血。阳微恶寒，阴微发热。
夏欲复衣，裸欲冬月。脉微而缓，表虚里实。
微则卫疏，缓则胃实。谷入于胃，脉道乃行。
水入于经，其血乃成。血多气少，失其常经。
三焦绝道，名曰血崩。脉微而涩，营卫不行。
三焦无仰，体痹不仁。营气不足，口噤身疼。
卫气既虚，恶寒欠呻。上焦不归，噫而酢吞。
中焦不归，谷食内停。下焦不归，遗溲失精。
卫衰色黄，营衰色青。根叶枯槁，寒栗唾腥。
咳逆吐沫，上焦以明。脉弱而迟，血寒气微。
寒发热气，微血内饥。饥不能食，中满而虚。
脉弱而缓，中焦已虚。脾气不足，胃气有余。
食卒不下，吞酸而噫。气填膈上，内伤饮食。
趺阳之脉，独取乎迟。兼和缓象，胃气常治。
浮则伤胃，数则动脾。此非本病，误下所为。
营卫内陷，其数先微。因是而知，脾气不治。
脉反更浮，邪气独留。潮热发渴，谷食难投。
便硬气噫，迟缓乃疗。数脉不退，恶疮可忧。
趺阳浮涩，少阴如经。其病在脾，下利当行。
少阴沉滑，斯为如经。滑而数者，屎脓已成。
趺阳伏涩，三焦气塞。吐逆便闭，名曰关格。
趺阳滑紧，胃实脾强。持实击强，痛还自伤。
如手把刃，坐自作疮。趺阳沉数，实热消谷。
此为易治，紧则病笃。大而紧者，当即下利。

脉实病虚，其证难治。脉微而紧，虚寒相应。
微紧相搏，短气之证。趺阳不出，身冷肤硬。
脾不上下，营卫俱病。趺阳浮芤，卫衰营伤。
肌肉甲错，体瘦羸尫。浮芤相搏，宗气衰竭。
皮肉脂髓，四属断绝。脉紧而浮，寒与气共。
浮为腹满，紧为绞痛。浮紧相搏，寒气内哄。
肠鸣而转，转即气动。膈气乃下，趋泄如洞。
少阴脉伏，阴肿而痛。趺阳脉和，少阴脉负。
土能制水，大顺以固。少阴之脉，弱而兼涩。
弱者微烦，涩者逆厥。少阴脉伏，肾少精血。
阳气迫促，上入胸膈。宗气反聚，心下血结。
阳气退下，阴股间热。令身不仁，此为尸厥。
当刺期门，并刺巨阙。辨脉之法，具于此中。
熟读玩味，其用无穷。平脉辨脉，上下二篇。
始自仲景，叔和所传。略述要领，撮成四言。
神而明之，是在后贤。

## 二、《珍珠囊》脉法诸歌

### （一）诊脉至捷歌

凡诊脉，男先诊乎左者，为其左属阳，阳数顺行，自东而西，所以先左而后右也。女属阴，阴数逆行，自西而东，故先右而后左也。男女左右先后之法，盖体其阳阴逆顺耳，然不必泥此左右之法则也。

左心小肠肝胆肾，右肺大肠脾胃命。
肾家之腑是膀胱，命脉外诊三焦病。
女人之脉左右同，但于尺脉常洪盛。
小儿脉数是其宜，更向三关察形证。
手上寸关尺三部，当了上中下三处。
上焦头面咽膈病，中主肚肠两胁肱。
下部小腹腿足间，诊脉恭详是公据。
浮沉迟数四般脉，五脏六腑为准则。
浮主中风病在表，沉主在里及筋骨。
脉迟为寒兼是虚，数者热多依此例。

### （二）妊娠脉歌

妊娠之脉要如何，认辨阴阳衰与盛。
阴阳俱盛脉而和，两手调匀数相应。

其人能食身无苦，容饰如常是妊定。
脉来左盛是男形，右手偏洪是女孕。
孕真带呕头昏闷，此是停痰恶阻病。
急宜和胃与消痰，固血安胎全两命。
若还腰腹俱疼痛，日夜咽干潮热剩。
多眠恶食倦昏沉，此属经疑却非妊。
大纲孕脉类如此，在意消详审安静。

### （三）小儿脉歌

小儿五岁一指脉，十岁方将两指看。
十四五岁三指定，更量长短详指端。
左手人迎以候外，右手气口以候内。
外候风寒暑湿并，内则乳食痰积害。
其余一一可依此，大略于此重引载。

### （四）《玉函经》注解

**十二脉中合经水，内外相轮为表里。**
**人身血气要充盈，六脉无邪无病体。**

考之《素问·离合真邪论》（《黄帝内经素问》简称《素问》）曰：夫圣人之起度数，必应于天地，故天有宿度，地有经水，人有经脉。宿，谓二十八宿，度，谓天之三百六十五度也。经水者，谓海水、清水、渭水、湖水、汝水、江水、淮水、沔水、河水、漳水、济水也，以其内合经脉，故名之曰经水焉。经脉者，谓手足三阴三阳之脉，所以言者，以内外参合，人气应之，故言及也。《甲乙经》（《针灸甲乙经》简称《甲乙经》）云：足阳明外合于海水，内属于胃。足太阳外合于清水，内属膀胱。足少阳外合于渭水，内属于胆。足太阴外合于湖水，内属于脾。足厥阴外合于沔水，内属于肝。足少阴外合于汝水，内属于肾。手阳明外合于江水，内属大肠。手太阳外合于淮水，内属小肠。手少阳外合于漯水，内属三焦。手太阴外合于河水，内属于肺。手厥阴外合于漳水，内属心包。手少阴外合于济水，内属于心。表里者，阴阳也。表属阳，里属阴。六腑为阳，五脏为阴。表里内外于相轮盈也。人之赖以生者，气与血而已。气卫于外，以充皮肤。血荣于中，以管经络。周一体而无间，盈百刻而不违者，乃平人之常也。平人之常气禀于胃，六脉无胃气不能生。和缓而平者，胃气也。正理论曰谷入于胃，脉道乃行。夫圣人以察阴阳，以决死生，虽经络流注如环之无端，岂能逃于三部者耶？

**人之经气主生神，水气充盈生志意。**

原夫精之化成曰神，意之所成曰志。心属南方，丙丁火位，处离宫，为五脏之尊，神明出焉。肾属北方，壬癸水位，居坎户，为一身之根，精志藏焉。《道义经》曰：神处心，神守则血气流通。志藏肾，志苏则骨髓满实。孟子曰：人非水火不生活。《南斗经》亦曰：水火者，人之生命也，在人身之中，故心肾二脏，取象于水火焉。

**复诊涩脉何部中，败血耗精之脉候。**

**惟有三秋乃应时，余月见之皆恶候。**

涩脉之候，《内经》（《黄帝内经》简称《内经》）曰：涩者阳气有余。《千金方》（《备急千金要方》简称《千金方》）云：脉涩者多气少血。审看在何部中，再决其病。大抵男子得之主精耗竭，女子得之主败血多病。惟秋冬内以脉微涩曰应四时，余日见之，皆为恶候。

**洪钩夏脉居寸口，堪笑愚夫多不晓。**

**脉若俱洪不带钩，钩不应时血常走。**

**秋脉微毛若无涩，病者多应生可设。**

**然于别部诊见之，涩谓秋中多结脉。**

**严冬尺脉要弦沉，肾部无邪体气清。**

**忽然弦大多虚候，梦中涉水鬼随人。**

春弦夏洪，秋毛冬石，此乃四时之正脉，然亦须诊得有胃气，乃为平和无病之人。若但见其脏脉而无胃气者，死症。人以谷气为本，故人绝水谷则死，脉无胃气亦死矣。夫元气，天道也，为诸脉之父。胃气，地道也，为诸脉之母。以其资内水谷，灌溉诸脉，以其主众体焉。又曰：胃为水谷之海也。以其播和气与诸脉，受之以资生焉，故四时皆以胃气为本。假令严冬之时，寒气凛冽，万物伏藏，各归其根，脉当沉细而反洪大，则为虚也。何以言之？张长沙云：脉弦而大，弦则为减，大则为芤，减则为寒，芤则为虚，虚寒相搏，此名为革，妇人则半产漏下，男子则亡阳失精，皆候虚也。

**春怕庚辛秋丙丁，微毛洪数病相侵。**

春脉即肝脉也，脉当弦而急，而反得沉短而涩者，肺金邪乘以肝，故为肝病，是谓贼邪。秋脉即肺脉也，脉当浮短而涩，而反得浮大而散者，是火邪乘肺也，故为心病，是谓贼邪。广成先生举此二者为例，则余可知矣。春怕庚辛者，即春时忌见秋脉也。秋怕丙丁者，即秋时忌见夏脉也。微毛洪数，即春夏克木也。

**玉函歌诀最玄微，俗眼之人难探赜。**

**若能精向义中取，审察玄通神可比。**

玉函经歌诀，广成先生本《素问》《难经》而作也。意极幽玄，非讲读圣经者，不能明也。后学能精心研究，则玄理自通，至妙至神矣。

### （五）生死歌诀

**浮弦多是风头痛，积聚体痛胸膈噎。**

浮者，太阳之脉也。弦者，少阳之脉也。足太阳之脉，从巅入络胁，还出别下项。足少阳之脉，循络于耳。脉浮而弦者，太阳之邪传入少阳也，二经俱病，是以外证头痛身体痛，内为积聚，胸胁噎闷而痛也。

**紧实号为寒热证，涩泻烦躁小便涩。**

紧为外寒，实为内热，实紧相兼，则知外感寒而内蕴热也。寒邪客于肌，不可发汗，汗则谵言狂语，内烦躁扰不得卧。若头痛目乱无精，疗之者复发其汗，如此死者，医杀之矣。湿温者，其人常伤于湿，因而中暑，湿热相搏，则发湿温病。若两胫逆冷，心胸多汗，头目痛，若妄言，其脉阳濡而弱，治在太阴，不可发汗。汗出必不能言，耳聋不知痛所在，身重面色变，名曰重暍，如此死者，医杀之矣。

**洪数脉来阳气盛，目赤舌干唇破裂。**

洪者大也，数者疾也。洪为阳盛，数则为热。脉来应指，洪大数疾，则为热邪所盛。偏阳隆盛，是以目赤口干，唇焦破裂。

**浮而兼紧肾之虚，温逐寒邪益精血。**

浮则为虚，紧则为寒。脉浮而紧，见于尺中者，肾虚感寒也。宜以温暖之药祛逐寒邪，滋益精血，其病乃愈。

**阳绝尺中脉细微，针灸勿令精气绝。**

尺脉者，人之根本也。脉来微而细者，则为阳绝，速灸关元、气海穴，不可缓也。治之稍缓，则阳气衰羸，精气竭绝。

**促结代脉是脾虚，若见之时难救得。**

脉来数，时一止复来，曰促。脉来缓，时一止复来，曰结。脉来按之动而复起，再四寻之，不能自还，曰代。此三脉，脾不得安常而然也。若更见于肺部，难可救也。

**女人尺中须要盛，浮迟细沉是虚证。**

经云：男子尺脉常弱，女子尺脉常盛，是其常。男子阳多而阴少，其脉在关上，故寸盛而尺弱。女子阴盛而阳微，其脉在关下，故寸沉而尺盛。是知女子尺脉要盛，今反见浮细沉迟之脉，皆主虚寒之候也。

**忽然诊得寸中动，六脉无邪身有孕。**

《内经》曰：阴搏阳别，谓之有子。诊之寸洪而尺大，肝弦而肺微者，有孕之脉也。

**童女童男何以别，须看太真无损缺。**

**大凡童子脉来沉，童女尺中洪拍拍。**

此与下同。

**欲识童男与童女，诀在寸关共尺里。**

**自然紧数甚分明，都缘未散精神气。**

同意。

童男尺脉来沉者，精气完而未有所耗也。童女尺脉洪盛者，天癸盛而未有所损也。

余如前章云。

**男子妇人精血衰，假绕覆溢脉无回。**

男子以精为主，妇人以血为本。精若实则强盛，精衰则因弱。脉之盛衰，亦随气血之虚不同也，是以脉有太过，有不及，有阴阳相乘，有覆有溢，有关有格。关之前者，阳之动也，脉当见九分而浮，过者法曰太过，减者法曰不及，遂上鱼际，为溢，为外关内格，此阳乘之脉也。关以后者，阴之动也，脉当见一寸而沉，过者法曰太过，减者法曰不及，遂入尺，为覆，为内关外格，此阴乘之脉也，故曰覆溢。是其真脏之脉，人不病而死也。

**二呼四至为平脉，一呼一至死相催。**

脉来一呼再至，一吸再至，不大不小，则阴阳各当其分，而不相胜也，故曰平人。减之法曰不及，过之法曰太过。若一呼一至，一吸一至，名曰损。人虽能行，犹常著床，所以然者，皆血气不足故也。

**伤寒舌黑洗不红，药洗分明定吉凶。**

舌者心之官，其色正赤，以象火也。伤寒病舌上有膜，白滑如胎，甚者或燥或湿，或黄或黑，盖热气之有浅深也。若寒邪初传，未全成热者，则舌上苔滑也。及其邪传为热，则舌上之苔，不滑而涩也。若热聚于胃，则舌为之黄。《金匮》（《金匮要略》简称《金匮》）曰：舌黄未下者，下之黄自去，是热已深也。若热剧于胃，则舌为之黑。《针经》（指《灵枢经》）曰：热病，口干舌黑者死，肾水克心火也。近代名医有用布帛生薄荷，从舌上下周洗喂，或以竹篦刮下，或复红，上又再生者，洗之赤不转者，命不久也。

**后汗脉和无恶候，脉如躁疾命将殂。**

《内经》曰：伤寒热病汗出，辄复热而脉躁疾，不为汗衰，狂言不能食，此名阴阳交，交者死也。

**中风目闭口开者，喉中拽锯气不敷。**
**脉若洪弦犹可救，浮大多应命不苏。**
**男女五劳洪数脉，定知不久气长吁。**

此与下章同。

**若遇风疾及痨疾，妙法看时若抵圣。**
**风疾脾缓空费力，劳疾心数命难存。**

彼注已详。王德肤《易简方》云：中风目闭口开，手散遗尿，声如鼾睡者，难治，予目见数人皆死。

**大抵七表八里脉，相连九道作程途。**
**表里脉分轻重病，九忤传来病不舒。**
**诊脉要分轻与重，始知生死可支吾。**

表者以阳言之，故脉有七，以象少阳，奇数也。里者以阴言之，故脉有八，以象少阴，偶数也。亦犹脏腑之表里，皆阴阳内外之相依者如此，故取于表里而言也。道者通也，其脉有九，与表里之相通一也。然候脏腑之盛衰，性情之急缓，病之轻重，数之长短，皆可得而察之也。今察于阳者，知病从来，别于阴者，知死生之征。

**浮洪短促为阳弱，沉细兼长阴有余。**

**如此分张轻重断，岂同俗眼一凡夫。**

张长沙云：瞥瞥然如羹上肥者，阳气微也。故浮洪短促，谓之阳弱。沉细兼长，则如阴盛矣。萦萦如蛛丝细者，阴气衰也。

**六部鬼贼是如何，造化阴阳事更多。**
**心火怕逢沉滑脉，肺金尤怕浮洪克。**
**惟有脾元恶木侵，四时寄旺本无形。**
**甲乙最嫌金气黑，肾中缓脉水无盈。**
**一位克重当须断，二位克重却分轻。**
**三位克时难救疗，纵然暂醒必归冥。**

五行咸通于五脏，分旺于四时。故心属火，旺于夏，脉洪大而长，若反得沉细而滑者，肾水乘于心火也，名曰贼邪。肺属金，旺于秋，脉来轻浮而短涩，若反得浮洪而散者，心火乘于肺金也，名曰贼邪。脾土也，土无正形，寄旺四季，脉来随四时五行而变，经所谓里不可得见，表乃见矣，若弦脉独见于本位，乃肝木乘于脾土也，名曰贼邪。肝应木，旺于春，脉来弦急而长，若反得浮短而涩者，肺金乘于肝木也，名曰贼邪。肾属水，旺于冬，脉来沉濡而滑者，反得迟缓而大者，脾土乘于肾水也，名曰贼邪。《素问》曰：脉从四时，谓之可治，脉反四时，谓之难治，此之谓也。

**水火相临分上下，金木相侵事必凌。**
**水土二宫俱要静，一宫有克少安宁。**
**高明定知刑克贼，孰能考究记心经。**

天肇一于北，而命门始具，地隅二于南，而心火继生，此一身之天地也。夫命门者，元精之所禀，有真气存焉，是为坎一之水。心者，元神之所舍，有真液存焉，是为离二之火。水立而火继之，精具而神从之，于是天地定位，万物生焉。扁鹊云：火炎上行而不能下，水流下行而不能上，是以心位处上焦，而肾居于下部，以明火在上而水在下也。水为阴，火为阳，心火常欲降，肾水常欲升。《中藏经》云：火来坎户，水到离宫，火水相资，既济之道也。《易》(《周易》简称《易》) 曰：天地交而万物生，于是乎天三以生木，地四以生金。在人身中，肝属木，肺属金也，肝藏魂，肺藏魄，魂魄已具，五脏备矣。是以肝木位左关，肺金居右寸，以明木在震，金在兑也。金木既以定位，则阴阳各当其分。设若肝部诊得肺脉者，肺邪乘于肝也，谓之贼邪。《难经》所谓假令色青，其脉当弦而急，而反得肺脉，浮短而涩者死，以此知金木相侵，事必凌乱也。天五生土，在脏应脾，脾主中州，而土居四季，盖五脏资脾以养，五行资土以成也，水、火、金、木、土，以序相配，五脏具矣。水、火、金、木、土，惟水、土二宫常欲安静而不受克者，肾为精之舍，脾为水谷之海也。盖五脏六腑生于精气，养于谷气，精气亡则无所本，谷气亡则无所养，无所本者死，无所养者亦死，是以脾肾一脏一宫受克，百病俱生，无所绥宁矣。

**春怕庚辛秋恶疾，夏嫌水气火相刑。**

**刑克只分轻与重，自然切脉甚分明。**

春脉即肝脉也，夏脉即心脉也，《难经》所谓春脉弦，夏脉钩者是也。春脉当弦而诊得肺脉，浮短而涩，是为肺病，谓之贼邪，至秋而死。夏脉当钩而脉得冬脉，沉涩而滑，是为肾病，谓之贼邪，至冬而死。

**左手诊得重病脉，右手脉候却调匀。**
**只断脉中须应病，故知命脉得和平。**
**假此一例余仿此，医门学者不劳心。**

左手脉平和，右手脉病，为风邪伤于卫气。右手脉平和，左手脉病，为寒邪伤于荣血。谓三部偏见病脉，以肺主气，心主血，赵子文云：亦可为中风复寒之验矣。今左手脉虽异于常，右手三部调匀，虽重沉病，犹为可活。盖右尺命脉已存，右关胃气不绝，应当和平。学此为例，余可知矣。

### （六）诊杂病生死歌诀

五十不止身无病，数内有止皆知定。
四十一止一脏绝，却后四年多没病。
三十一止即三年，二十一止二年应。
十动一止一年殂，以下有止看暴病。

### （七）诊暴病歌

两动一止或三四，三动一止六七死。
四动一止即八朝，如此推排但依次。

### （八）形证相反歌

健人脉病号行尸，病人脉健亦如之。
长短瘦肥并如此，细心诊候有依稀。

### （九）诊四时病五行相克歌诀

春得秋脉定知死，死在庚申辛酉里。
夏得冬脉亦如此，还与壬癸为期尔。
严冬诊得四季脉，戊巳辰戌还是厄。
为缘丙丁相刑克，季月季夏得春脉。
克在甲寅病应极，直逢乙卯亦非良。
此是五行相克贼。
春得冬脉只是虚，更兼补肾病自除。
若得夏脉缘心实，还应泻子自无虞。
夏秋冬脉皆如是，在前为实后为虚。
春中若得四季脉，不治多应病自除。

### （十）伤寒决生死脉歌

热病诊得脉浮洪，徒然枉费用神功。
汗后脉静当便瘥，喘热脉芤应终凶。

## （十一）阳毒阴毒歌

池氏曰：叔和独取仲景伤寒二毒之说何也？二毒本然危急，诚恐后学不辨阴阳二症，阴症误投阳症之药，阳症误投阴症之药而致夭亡，乃引《素问》阴阳大论而作歌焉。

### 1. 阳毒歌

阳毒健乱四肢烦，面赤生花作点斑。
狂言妄语加鬼神，下痢频多喉不安。
汗出遍身应大瘥，鱼口开张命欲翻。
有药不辜但与服，能过七日渐能安。

### 2. 阴毒歌

阴毒伤寒身体重，脊强眼痛不堪任。
小肠刺痛眼黑青，毒气冲心转不禁。
四肢厥冷惟思吐，咽喉不利脉细沉。
若能速灸脐轮下，六日看过见喜深。

## （十二）诸杂病生死歌

腹胀浮大是出厄，虚心命殂须努力。
下痢微小却为生，脉见浮洪无瘥日。
恍惚之病定颠狂，其脉实牢保安吉。
寸关尺部沉细时，如此未闻人救得。
消渴脉数大者活，虚细病深厄难脱。
水气浮大得延生，沉细应当是死别。
霍乱之候脉微迟，气少不语大难医。
三部浮洪必救得，古今课定更无疑。
鼻衄吐血沉细宜，忽然浮大即倾危。
病人脉健不用治，健人脉病号行尸。
心腹疼痛脉沉细，浮大弦长命必殂。
头痛如涩应须死，浮滑风痰必易除。
中风口噤迟浮吉，急实大数三魂孤。
鱼口气粗难得瘥，面赤如狂不久居。
中风发直口吐沫，喷药闷乱起复苏。
咽喉拽锯水鸡响，摇头上窜气长吁。
病人头面青黑暗，汗透毛端恰似珠。
眼目小瞪不须治，冷汗如油不可苏。
内实腹胀痛盈满，心下劳强干呕频。
手足烦热脉沉细，大小便涩死多真。
外寒内热吐相连，下清湿谷转不安。

忽然诊得脉洪大，莫废神功定不痊。
内外俱虚身冷寒，汗出如珠微呕寒。
忽然手足脉厥逆，休不安宁必死判。
上气喘急候何宁，手足温暖净滑生。
反得寒涩脉厥迟，必知归死命须顷。
咳而尿血羸瘦形，其疾脉大命难存。
喉血之脉沉弱吉，忽然实大死来侵。
上气浮肿肩息频，浮滑之脉即相成。
忽然微细应难救，神功用尽也无生。
中恶腹胀紧细生，若得浮大命逡巡。
金疮血盛虚细活，急实太数必危身。
凡脉尺寸紧数形，又似钗直吐转增。
此患蛊毒急须救，速求神药命难停。
中毒洪大命应生，细微之脉必危倾。
吐血但出不能止，命应难返没痊平。
大凡要有生死门，太冲脉在即为忽。
若动应神魂魄在，止便子休命不停。

### （十三）察色观病生死歌

欲愈之病目眦黄，眼胞忽陷定知亡。
耳目口鼻黑色起，八日必死七难当。
面黄目青手乱频，邪风在胃丧其身。
面黑目白命门败，困极八日死来侵。
面色忽然望之青，进之如黑卒难当。
面青目白忧息气，待过十日定存亡。
黄黑白色起入目，更兼口鼻有灾殃。
面青目黄申时死，余候须看两日强。
目无睛光齿龈黑，面白目黑亦灾殃。
口如鱼口不能合，气出不返命飞扬。
肩息直视及不语，面肿疮黑亦难能。
妄言错乱及不语，尸臭元知寿不高。
人中尽满兼背青，三日须知命必倾。
两颊颧赤心病久，口张气直命难停。
足趺趾踵膝如斗，十日须知难保守。
项筋舒直定知殂，掌内无纹也不久。
唇清膝冷及遗尿，背眠饮食四日期。
手足指甲皆青黑，能过八日定难医。

脊痛腰重反覆难，此是骨绝五日看。
体黄溺赤时不止，肉绝六日便高判。
手足印青呼骂多，筋绝九日定难过。
发直如麻半日死，寻衣不语知奈何。

## （十四）五脏察色候歌诀

### 1. 肝脏歌

面肿苍黑舌卷青，四肢力乏眼如盲，
泣出不止是肝绝，八日应当命必倾。

### 2. 心脏歌

面黑肩息直视看，又兼掌肿没纹斑，
狂言乱语身闷热，一日之内到冥间。

### 3. 脾脏歌

足趺肿满面浮黄，泄痢不觉汗衣裳，
肌肉粗涩兼唇反，一十二日内灾殃。

### 4. 肺脏歌

口鼻气出不复回，唇反无纹黑似煤，
皮毛焦干爪枯折，程速三日定知灾。

### 5. 肾脏歌

面黑齿痛目如盲，自汗如水腰折频，
皮肉濡结发无泽，四日内当命不存。

## （十五）难产生死歌

欲产之妇脉离经，沉细而滑也同名。
夜半觉痛应分诞，来朝日午定知生。
身重体寒热又频，舌下之脉黑复青。
反舌上冷子当死，腹中须遗母归冥。
面赤细青舌寻看，母活子死定应难。
唇口俱青沫又出，母子俱死总高判。
面青舌青沫出频，母死子活定知真。
不信若能看应验，方知医哲不虚陈。

## （十六）新产生死歌

新产之脉缓滑吉，实火弦急死来侵。
若得沉重小者吉，忽若牢坚命不停。
寸口涩疾不调死，沉细附骨不绝生。
审看此脉分明记，长须念此看心经。

## （十七）妊娠伤寒歌

伤寒头痛连百节，气急冲心瀑如血。

舌生玷点赤黑时，燥热不止致胎减。
呕吐不止心烦热，腰背俱强胎痛裂。
六七日来热腹中，小便不通大便结。

（十八）产后伤寒歌

产后因得热病临，脉细四肢暖者生。
脉大忽然肢厥冷，须知其死莫能停。

## 三、《医宗金鉴》四言脉诀

四言脉诀，始自汉张仲景平脉法，宋崔嘉彦衍之，明李时珍删补，及李中梓又补其缺略，删其差谬，复加注释，固已文简义赅矣。然犹有与经义不合者，今皆删去，其未备者补之。

**1. 脉为血府，百体贯通。寸口动脉，大会朝宗。**

注：经曰：脉者，血之府也。周身血脉运行，莫不由此贯通，故曰百体贯通也。《难经》曰：十二经中皆有动脉，独取寸口，以决死生。寸口者，左右寸关尺，手太阴肺经动脉也，为脉之大要会也，故曰寸口脉动，大会朝宗也。

**2. 诊人之脉，高骨上取。因何名关，界乎寸尺。**

注：凡诊人之脉，令仰其手，视掌后有高骨隆起，即是关部脉也。医者覆手取之，先将中指取定关部，方下前后二指于寸尺之上。病人长则下指宜疏，病人短则下指宜密。因其界乎寸尺二部之间，故命名曰关。

**3. 至鱼一寸，至泽一尺。因此命名，阳寸阴尺。**

注：从高骨上至鱼际，长一寸，因此命名曰寸。从高骨下至尺泽长一尺，因此命名曰尺。寸部候上，故为阳也。尺部候下，故为阴也。

**4. 右寸肺胸，左寸心膻。右关脾胃，左肝膈胆。三部三焦，两尺两肾。左小膀胱，右大肠认。**

注：右寸浮，候胸中，沉以候肺。左寸浮，候膻中，沉以候心。右关浮以候胃，沉以候脾。左关浮候膈胆，沉以候肝。两尺沉俱候肾，左尺浮候小肠、膀胱，右尺浮候大肠。膻中，即包络也。五脏皆一，惟肾有二，故曰两尺候两肾也。然《内经》言腑不及胆者，以寄于肝也。不及大小肠、膀胱者，以统于腹中也。不及三焦者，以寸候胸中主上焦也，关候膈中主中焦也，尺候腹中主下焦也。此遵《内经》分配三部诊脉法也。以大小肠配于寸上，以三焦配于左尺，以命门配于右尺，其手厥阴包络竟置而不言，悉属不经。滑寿以左尺候小肠、膀胱、前阴之病，右尺候大肠、后阴之病，可称千古只眼也。浮外候腑，沉内候脏之说，详于卷末。

**5. 命门属肾，生气之源。人无两尺，必死不痊。**

注：两肾之中，名曰命门。命门居两肾之中，故两尺属之。命门之少火，即肾间动气，是为生气之源也。人若无两尺脉，则生气绝矣，病者必死，不能痊也。

**6. 关脉一分，右食左风。右为气口，左为人迎。**

注：阴得尺中一寸，阳得寸内九分，一寸九分寸关尺脉，三分分之。今曰关一分脉，乃关上之一分也。左关一分名人迎，肝胆脉也，肝胆主风，故人迎紧盛主乎伤风。右关一分名气口，脾胃脉也，脾胃主食，故气口紧盛主乎伤食。此创自叔和，试之于诊，每多不应，然为后世所宗，不得不姑存其说。观《内经》以足阳明胃经颈上之动脉为人迎，手太阴肺经高骨之动脉为气口，足知其谬矣。

**7. 脉有七诊，曰浮中沉。上竟下竟，左右推寻。**

注：浮者，轻下指于皮脉间所得之脉也。沉者，重下指于筋骨间所得之脉也。中者，不轻不重，下指于肌肉间所得之脉也。上者，两寸也。竟者，即《内经》上竟上者，胸喉中事也。下者，两尺也。竟者，即《内经》下竟下者，少腹腰股胫足中事也。左右者，左右手脉也。此七诊者，乃推寻取脉之法也，非谓《内经》独大、独小、独寒、独热、独迟、独疾、独陷下七诊之脉也。

**8. 男左大顺，女右大宜。男尺恒虚，女尺恒实。**

注：天道阳盛于左，地道阴盛于右，故男左女右，脉大为顺宜也。天之阳在南，阴在北，地之阳在北，阴在南，阳道常饶，阴道常亏，故男寸恒实，尺恒虚，女寸恒虚，尺恒实也。

**9. 又有三部，曰天地人。部各有三，九候名焉。额颊耳前，寸口歧锐。下足三阴，肝肾脾胃。**

注：此遵《内经》三部九候，十二经中皆有动脉之诊法也。三部，谓上中下也，曰天地人，谓上中下三部有天地人之名也。部各有三，九候名焉，谓三部各有天地人，三而三之，合为九候之名也。额颊耳前，谓两额两颊耳前也。上部天，两额之动脉，当颔厌之分，足少阳脉气所行，以候头角者也。上部地，两颊之动脉，即地仓、人迎之分，足阳明脉气所行，以候口齿者也。上部人，耳前之动脉，即和髎之分，手少阳脉气所行，以候耳目者也。寸口歧锐谓寸口，歧骨，锐骨也。中部天，乃掌后经渠之次，寸口之动脉，手太阴脉气所行，以候肺者也。中部地，乃手大指次指歧骨合谷之动脉，手阳明脉气所行，以候胸中者也。中部人，乃掌后锐骨下神门之动脉，少阴脉气所行，以候心者也。下足三阴，谓五里、太溪、箕门，肝肾脾胃也。下部天，乃气冲下三寸五里之动脉，足厥阴脉气所行，以候肝者也。下部地，乃内踝后跟骨旁太溪之动脉，足少阴脉气所行，以候肾者也。下部人，乃鱼腹上越筋间箕门之动脉，足太阴脉气所行，以候脾胃者也。

**10. 寸口大会，五十合经。不满其动，无气必凶。更加疏数，止还不能。短死岁内，期定难生。**

注：寸口动脉五十一止，合于经常不病之脉也。若四十动一止，一脏无气，主四岁死。三十动一止，二脏无气，主三岁死。二十动一止，三脏无气，主二岁死。十动一止，四脏无气，主一岁死。不满十动一止，五脏无气，若更乍数乍疏，止而不能即还，则可期短死，一岁之内必难生也。

**11. 五脏本脉，各有所管。心浮大散，肺浮涩短。肝沉弦长，肾沉滑软。从容而和，脾中迟缓。**

注：此言五脏各有所管之脉，本必皆不大不小，从容而和，始为五脏不病之脉也。

**12. 四时平脉，缓而和匀。春弦夏洪，秋毛冬沉。**

注：此言四时各有应见之平脉，必皆不疾不徐，缓而和匀，始为四时不病之脉也。

**13. 太过实强，病生于外。不及虚微，病生于内。**

注：外因六气，风寒暑湿燥火之邪，脉必洪大紧数，弦长滑实而太过矣。内因七情，喜怒忧思悲恐惊之伤，脉必虚微细弱，短涩濡芤而不及矣。

**14. 饮食劳倦，诊在右关。有力为实，无力虚看。**

注：凡病，外不因六气，内不因七情，为不内外因，内伤饮食劳倦也。饮食伤胃，劳倦伤脾，故诊在右关。饮食伤形为有余，故右关脉有力。劳倦伤气为不足，故右关脉无力也。三因百病之脉，不论阴阳、浮沉、迟数、大小，凡有力皆为实，无力皆为虚。经曰：诸阳脉按之不鼓，诸阴脉按之鼓甚，此之谓欤。

**15. 凡诊病脉，平旦为准。虚静宁神，调息细审。**

注：经曰：常以平旦，阴气未动，阳气未散，饮食未进，经脉未盛，络脉调匀，气血未乱，乃可诊有过之脉。又曰：诊脉有道，虚静为宝。言无思无虑，以虚静其心，为神凝于指下也。调息细审者，言医家调匀自己气息，精细审察也。

**16. 一呼一吸，合为一息。脉来四至，和平之则。五至无疴，闰以太息。三至为迟，迟则为冷。六至为数，数则热证。转迟转冷，转数转热。**

注：医者调匀气息，一呼脉再至，一吸脉再至，呼吸定息，脉来四至，乃和平之准则也。然何以五至无疴乎？人之气息，时长时短，凡鼓三息，必有一息之长，鼓五息，又有一息之长，名为太息。如三岁一闰，五岁再闰也。言脉必以四至为平，五至便为太过，惟正当太息之时，始曰无疴。此息之长，非脉之急也，若非太息，正合四至也。至于性急之人，五至为平脉，不拘太息之例，盖性急脉亦急也。若一息而脉三至，则为迟慢而不及矣，迟主冷病。若一息而脉遂六至，即为急数而太过矣，数主热病。若一息仅得二至，甚而一至，则转迟而转冷矣。若一息七至，甚而八至九至，则转数而转热矣。一至、二至、八至、九至，皆死脉也。

**17. 迟数既明，浮沉须别。浮沉迟数，辨内外因。外因于天，内因于人。天有阴阳，风雨晦明。人喜忧怒，思悲恐惊。**

注：浮脉法天，候表之疾，即外因也。沉脉法地，候里之病，即内因也。外因者天之六气，风（风淫末疾）、寒（寒淫阴疾）、暑（暑淫心疾）、湿（湿淫腹疾）、燥（燥淫涸疾）、火（火淫阳疾）是也。内因者，人之七情，喜伤心，怒伤肝，忧思伤脾，悲伤肺，恐伤肾，惊伤心也。

**18. 浮沉已辨，滑涩当明。涩为血滞，滑为气壅。**

注：此上六脉为诸脉之提纲，以浮沉统诸浮上沉下之部位也，以迟数统诸三至

六至之至数也，以滑涩统诸滑流涩滞之形状也。脉象虽多，然不属部位，则属至数，不属至数，则属形状，总不外此六脉，故为诸脉之提纲也。

**19. 浮脉皮脉，沉脉筋骨。肌肉候中，部位统属。**

注：皮脉取之而得者，谓之浮脉，筋骨取之而得者，谓之沉脉，此以上下部位而得名也。凡脉因部位而得名者，皆统乎浮沉，故曰部位统属也。心肺俱浮，以皮毛取之而得者，肺之浮也，以血脉取之而得者，心之浮也，故曰浮脉皮脉。肝肾俱沉，以筋平取之而得者，肝之沉也，以至骨取之而得者，肾之沉也，故曰沉脉筋骨。肌肉在浮沉之间，故曰候中也。

**20. 浮无力濡，沉无力弱，沉极力牢，浮极力革。**

注：浮而无力谓之濡脉，沉而无力谓之弱脉，浮而极有力谓之革脉，沉而极有力谓之牢脉。

**21. 三部有力，其名曰实。三部无力，其名曰虚。**

注：浮、中、沉三部俱有力，谓之实脉。浮、中、沉三部俱无力，谓之虚脉。

**22. 三部无力，按之且小，似有似无，微脉可考。**

注：浮、中、沉三部极无力，按之且小，似有似无，谓之微脉。

**23. 三部无力，按之且大，涣漫不收，散脉可察。**

注：浮、中、沉三部极无力，按之且大，涣漫不收，谓之散脉。

**24. 惟中无力，其名曰芤。推筋着骨，伏脉可求。**

注：浮沉有力，中取无力，谓之芤脉。推筋着骨，按之始得，谓之伏脉。以上十脉，皆以部位而得名者，故皆统于浮沉也。

**25. 三至为迟，六至为数。**

注：一呼一吸，谓之一息。一息三至，谓之迟脉，一息六至，谓之数脉，此以脉之至数而得名也。凡脉因至数而得名者，皆统乎迟数也。

**26. 四至为缓，七至疾脉。**

注：一息四至，谓之缓脉，一息七至，谓之疾脉。

**27. 缓止曰结，数止曰促。凡此之诊，皆统至数。动而中止，不能自还。至数不乖，代则难痊。**

注：四至缓脉，时而一止，谓之结脉。六至数脉，时而一止，谓之促脉。结促之脉，动而中止，即能自还。若动而中止，不能自还，须臾复动，或十至，或二三十至一止，其至数不乖，谓之代脉，难痊。谓不满五十动而止，合经难痊之死脉也。以上五脉，皆以至数而得名者，故皆统于迟数也。

**28. 形状如珠，滑溜不定。往来涩滞，涩脉可证。**

注：形状如珠，滑溜不定，谓之滑脉。进退维艰，往来滞涩，谓之涩脉。此以脉之形状而得名也。凡脉以形状而得名者，皆统乎滑涩也。

**29. 弦细端直，且劲曰弦。紧比弦粗，劲左右弹。**

注：状类弓弦，细而端直，按之且劲，谓之弦脉。较弦则粗，按之且劲，左右

弹指，谓之紧脉。

**30. 来盛去衰，洪脉名显。大则宽阔，小则细减。**

注：上应来指而盛，下去减力而衰，谓之洪脉。脉形粗大阔然，谓之大脉。脉形细减如丝，谓之小脉，即细脉也。

**31. 如豆乱动，不移约约。长则迢迢，短则缩缩。**

注：其形如豆乱动，约约动摇不移，谓之动脉。来去迢迢而长，谓之长脉。来去缩缩而短，谓之短脉。以上八脉皆以形状而得名者，故皆统于滑涩也。

**32. 浮阳主表，风淫六气。有力表实，无力表虚。浮迟表冷，浮缓风湿。浮濡伤暑，浮散虚极。浮洪阳盛，浮大阳实。浮细气少，浮涩血虚。浮数风热，浮紧风寒。浮弦风饮，浮滑风痰。**

注：浮，阳脉，主表，风邪六气外因之病，皆从表入，故属之也。浮而有力，表实风病也，浮而无力，表虚风病也。迟，寒脉也，故曰表冷。缓，湿脉也，故曰风湿。濡，气虚脉也，气虚则伤暑，故曰浮濡伤暑也。散，气散脉也，气散则虚极，故曰浮散虚极也。浮洪，阳盛脉，故曰阳盛也。浮大，阳实脉也，故曰阳实也。细，气少脉，气少不充，故曰气少也。涩，血少脉，血少枯滞，故曰血虚也。数，热脉也，故曰风热。紧，寒脉也，故曰风寒。弦，饮脉也，故曰风饮。滑，痰脉也，故曰风痰。

**33. 沉阴主里，七情气食。沉大里实，沉小里虚。沉迟里冷，沉缓里湿。沉紧冷痛，沉数极热。沉涩痹气，沉滑痰食。沉伏闭郁，沉弦饮疾。**

注：沉，阴脉，主里。七情、气食、内因之病，皆由里生，故属之也。大，有余脉也，故曰里实。小，不足脉也，故曰里虚。迟，寒脉也，故曰里冷。缓，湿脉也，故曰里湿。紧，寒脉也，故曰冷痛。数，热脉也，故曰热极。涩，血滞脉，故曰痹气。滑，痰食脉，故曰痰食。伏，痛甚不得吐泻脉也，故曰闭郁。弦，饮脉也，故曰饮疾。

**34. 濡阳虚病，弱阴虚疾。微主诸虚，散为虚剧。**

注：濡为阳分无力脉，故主诸阳虚之病，弱为阴分无力，故主诸阴虚之病，微为阴阳血气不足脉，故主诸虚，散为元气散之脉，故曰虚剧也。

**35. 革伤精血，半产带崩。牢疝癥瘕，心腹寒冷。**

注：革，内空之脉，故主男子亡血伤精之病，妇人半产崩带之疾。牢，内坚之脉，故主诸疝癥瘕，心腹寒冷疼痛之病也。

**36. 虚主诸虚，实主诸实。芤主失血，随见可知。**

注：虚为三部无力脉，故主诸虚。实为三部有力脉，故主诸实。芤为营空之脉，故主失血。然此三脉，皆随所见之部位，可知其上下内外之病也。

**37. 迟寒主脏，阴冷相干。有力寒痛，无力虚寒。**

注：迟，阴脉也，脏属阴，故主之，凡阴冷之病，皆属之也。有力为寒实作痛，无力为寒虚痛也。

**38. 数热主腑，数细阴伤。有力实热，无力虚疮。**

注：数，阳脉也，腑属阳，故主之，凡阳属之病皆属之也。数为阳盛，细为不足，故曰伤阴。有力为实热，无力为虚热，数亦主疮，故曰虚疮。

**39. 缓湿脾胃，坚大湿壅。促为阳郁，结则阴凝。**

注：缓，脾胃脉，又主湿邪，故缓主湿邪，脾胃之邪。若搏指坚大，则为湿邪壅胀之病。促为阳盛而郁之脉，结为阴盛而凝之脉也。

**40. 代则气乏，跌打闷绝。夺气痛疮，女胎三月。**

注：代者，真气乏而求代之脉也，若不因跌打气闷，暴病夺气，痛疮伤气，女胎气阻者，而无故见之，则必死也。

**41. 滑司痰病，关食主风。寸候吐逆，尺便血脓。**

注：滑，阳脉，阳盛为痰，故司痰病。右关候胃，故主痰食。左关候肝，故主风痰。寸候上焦，故主吐逆。迟候下焦，故主便血脓也。

**42. 涩虚湿痹，尺精血伤，寸汗津竭，关膈液亡。**

注：涩，血少滞涩脉也，六脉见之，则主荣虚受湿痹之病。若两尺见之，则主伤精伤血之病。两寸见之，则主汗多津伤之病。两关见之，则主噎膈、反胃、液亡、结肠之病也。

**43. 弦关主饮，木侮脾经。寸弦头痛，尺弦腹疼。**

注：弦，阴脉，阴盛为饮。木旺侮土，土虚不能制湿，故饮病生焉。寸弦，阴乘阳也，故主头痛。尺弦，阴乘阴也，故主腹疼。

**44. 紧主寒痛，洪是火伤。动主热痛，崩汗惊狂。**

注：紧，寒实脉，故主寒痛。洪，热实脉，故主火伤。动为阴阳相搏之阳脉，故主诸阳。痛动主发热、主惊狂。阴动主汗出、血崩也。

**45. 长则气治，短则气病。细则气衰，大则病进。**

注：长者气之畅也，故曰气治。短者气之缩也，故曰气病。小者正气衰也，大者邪病进也。

**46. 脉之主病，有宜不宜。阴阳顺逆，吉凶可推。**

注：病有阴阳，脉亦有阴阳，顺应则吉，逆见则凶。此以下至其死可测句，凡二十节，详分某病见某脉吉，某病见某脉凶也。

**47. 中风之脉，却喜浮迟。坚大急疾，其凶可知。**

注：中风虚见虚脉，以浮迟为顺。若反见坚大急疾为逆，决无生理。

**48. 伤寒热病，脉喜浮洪。沉微涩小，证反必凶。汗后脉静，身凉则安。汗后脉躁，热甚必难。阳证见阴，命必危殆。阴证见阳，虽困无害。**

注：此节皆言伤寒之顺逆也。伤寒热病，传里属热，脉以浮洪阳脉为吉。若见沉微涩小阴脉，是证与脉反，故凶。汗后邪解，便当脉静身凉。若躁而热，所谓汗后不为汗衰，名曰阴阳交，必难治矣。阳证而见沉、涩、细、微、弱、迟之阴脉，则脉与证反，命必危殆。阴证而见浮、大、数、动、洪、滑之阳脉，虽脉与证反，

在他证忌之，独伤寒为阴邪还阳将解之证，病虽危困，无害于命也。

**49. 劳倦伤脾，脉当虚弱。自汗脉躁，死不可却。**

注：劳倦伤脾，脉当虚弱为顺也。若自汗出而脉反躁疾，则逆矣，安得不死。

**50. 疟脉自弦，弦迟多寒。弦数多热，代散则难。**

注：疟为寒热之病，弦为少阳之脉，少阳主病，寒热往来。凡寒热之病，多属少阳半表半里之界，故疟脉自应得弦象也。迟多寒，数多热，理自然也。若得代散二脉，邪尚未解，正气已衰，命则难生矣。

**51. 泄泻下利，沉小滑弱。实大浮数，发热则恶。**

注：泻痢里虚，宜见沉小滑弱之脉为顺。若反见实大浮数之脉，则身必发热而成恶候也。

**52. 呕吐反胃，浮滑者昌。沉数细涩，结肠者亡。**

注：呕吐反胃，脾虚有痰也。浮为虚，滑为痰，是为顺脉，故曰昌也。若沉数细涩，则为气少液枯，遂致结肠，粪如羊屎，死不可救矣。

**53. 霍乱之候，脉代勿讶。舌卷囊缩，厥伏可嗟。**

注：霍乱之脉，阳脉为佳。若见代脉，因一时清浊混乱，故脉不接续，非死候也。如脉伏不见，四肢厥逆，舌卷囊缩，为阴寒甚，则有可嗟之变也。

**54. 嗽脉多浮，浮濡易治。沉伏而紧，死期将至。**

注：嗽乃肺疾，脉浮为宜，兼见濡者，病将退也。若沉伏与紧，则相反而疾深矣，不死何待。

**55. 喘息抬肩，浮滑是顺。沉涩肢寒，均为逆证。**

注：阳喘多实，风与痰耳，故以脉浮滑为顺。阴喘多虚，寒与虚也，故脉沉涩，四肢寒者，均为不治逆证。

**56. 火热之证，洪数为宜。微弱无神，根本脱离。**

注：热证而得洪数乃正应也，若见微弱，证脉相反，根本脱离，药饵不可施矣。

**57. 骨蒸发热，脉数而虚。热而涩小，必殒其躯。**

注：骨蒸者，肾水不足，壮火僭上，虚数二脉，是正象也。若涩小之脉，所谓发热脉静，不可救耳。

**58. 劳极诸虚，浮软微弱。土败双弦，火炎细数。**

注：虚证宜见虚脉，若两关脉弦，谓之双弦，弦乃肝脉，右关见之，是肝木乘脾，故曰土败劳证之脉。若见细数，乃阴虚火盛，上刑肺金，便不可治。

**59. 失血诸证，脉必见芤。缓小可喜，数大堪忧。**

注：芤有中空之象，失血者宜尔也，缓小亦为虚脉，顺而可喜。若数且大，谓之邪胜，故可忧也。

**60. 蓄血在中，牢大却宜。沉涩而微，速愈者稀。**

注：蓄血者，有形之实证，见牢大之脉，脉证相宜。倘沉涩而微，是挟虚矣，既不能自行其血，又难施峻猛之剂，安望速愈也。

**61. 三消之脉，数大者生。细微短涩，应手堪惊。**

注：渴而多饮为上消，消谷善饥为中消，渴而便数为下消。三消者，皆躁热太过，惟见数大之脉为吉耳。细微短涩，死不可救也。

**62. 小便淋闭，鼻色必黄。实大可疗，涩小知亡。**

注：鼻头色黄，必患小便难。六脉实大者，但用攻病之剂，必愈。若逢涩小，为精气所化，死亡将及矣。

**63. 癫乃重阴，狂乃重阳。浮洪吉象，沉急凶殃。**

注：癫狂二证，皆以浮洪为吉，取其病尚浅也。若沉而急，病已入骨，虽有扁仓，莫之能救矣。

**64. 痫宜浮缓，沉小急实。但弦无胃，必死不失。**

注：痫本风痰，脉见浮缓，自应然也。然沉小急实，是病深也。或但弦无胃，则肝之真脏脉见矣，安望其更生耶。

**65. 心腹之痛，其类有九。细迟速愈，浮大延久。**

注：九种心腹之痛，皆宜迟细，易于施疗。如浮而大，是为中虚邪盛，不能收捷功也。

**66. 疝属肝病，脉必弦急。牢急者生，弱急者死。**

注：肝主筋，疝则筋急，故属肝也。肝弦脉急是其常也，疝系阴寒之咎，牢主里寒之脉，亦其常也。如脉弱且急，必有性命之忧矣。

**67. 黄疸湿热，洪数便宜。不妨浮大，微涩难医。**

注：湿蒸热瘀，黄疸生焉，洪数浮大皆所宜也。一见微涩，虚衰已甚，必食少泻多，无药可疗矣。

**68. 肿胀之脉，浮大洪实。细而沉微，岐黄无术。**

注：水肿胀满，有余之证，宜见有余之脉，浮大洪实是矣。沉细而实，谓之证实脉虚，难言生矣。

**69. 五脏为积，六腑为聚。实强可生，沉细难愈。**

注：积聚皆实证也，实脉强盛，是所当然。沉细为虚，真气败绝，不可为矣。

**70. 中恶胀腹，紧细乃生。浮大为何，邪气已深。**

注：中恶者，不正之气也，紧细则吉，浮大则凶也。

**71. 鬼祟之脉，左右不齐。乍大乍小，乍数乍迟。**

注：鬼祟犯人，左右二手脉象不一，忽大忽小，忽数忽迟，无一定之脉形也。

**72. 痈疽未溃，洪大脉宜。及其已溃，洪大最忌。**

注：未溃属实，洪大为正脉也。溃后则虚，若仍见洪大，则为邪脉，最所忌也。

**73. 肺痈已成，寸数而实。肺痿之证，数而无力。痈痿色白，脉宜短涩。数大相逢，气损血失。肠痈实热，滑数相宜。沉细无根，其死可期。**

注：肺痈而寸口数实，知脓已成矣。肺叶焦痿，为火伤也，是以数而无力。肺痈、肺痿得白色者，肺之本色，得短涩者，肺之本脉，均相宜也。若逢数大，是火

来克金，贼邪之诊，故气损血失也。肠痈，实也，滑数相宜。沉细脉也，证实脉虚，死期将至矣。

**74. 妇人有子，阴搏阳别。少阴动甚，其阴已结。滑疾而散，胎必三月。按之不散，五月可别。左男右女，孕乳是主。女腹如箕，男腹如釜。**

注：此一节明女科胎前之脉也。阴搏阳别者，寸为阳，尺为阴，言尺阴之脉搏指而动，寸阳之脉则不搏指，迥然分别，此有子之诊也。或手少阴心脉独动而甚者，盖心主血，血主胎，故胎结而动甚也。动者谓往来流利之动而滑，非厥厥摇动，为病之动也。疾即数也，滑而且数，按之而散，三个月之胎也。按之不散，五个月之胎也。左为阳，故左疾为男胎。右为阴，故右疾为女胎。五六个月后，孕妇之乳房有核，吮之有乳者，则主有子也。女胎腹形状如箕之圆也，男胎腹形状如釜之上小而下大也。

**75. 欲产离经，新产小缓。实弦牢大，其凶不免。**

注：此一节明产中之脉也。欲产脉离经者，谓见离乎经常之脉也。盖胎动于中，脉乱于外，势所必然也。产后气血两虚，见小缓之虚脉为吉。若见实大弦牢，其凶不免矣。

**76. 经脉病脉，业已昭详。将绝之形，更当度量。**

注：经常之脉皆明于前矣，而死绝之脉，亦不可不察也，分列于后。

**77. 心绝之脉，如操带钩。转豆躁疾，一日可忧。**

注：经曰：脉来前曲后居，如操带钩，曰心绝。前曲者，谓轻取则坚而不柔，后居者，谓重取则牢实而不动，如持革带之钩，全失冲和之气，但钩无胃，故曰心死。钩即洪脉也，转豆者，即经所谓如循薏苡仁累累然状，其短实坚强，真脏脉也。又曰心绝，一日死。

**78. 肝绝之脉，循刃责责。新张弓弦，死在八日。**

注：经曰：真肝脉至，中外急如循刃。又曰：脉来急溢劲，如新张弓弦，曰肝死。又曰：肝绝八日死。

**79. 脾绝雀啄，又同屋漏。覆杯水流，四日无救。**

注：旧诀曰：雀啄连来四五啄，屋漏少刻一点落，若杯覆，若水流，皆脾绝也。经曰：脾绝四日死。

**80. 肺绝维何，如风吹毛。毛羽中肤，三日而号。**

注：经曰：如风吹毛，曰肺死。又曰：真肺脉至，如以毛羽中人肤。皆其状，但浮而无胃气也。又曰：肺绝三日死。

**81. 肾绝伊何，发如夺索。辟如弹石，四日而作。**

注：经曰：脉来如夺索，辟如弹石，曰肾死。又曰：肾绝四日死。旧诀云：弹石硬来寻即散，搭指散乱如解索，正此谓也。石即沉脉也。

**82. 命脉将绝，鱼翔虾游。至如涌泉，莫可挽留。**

注：旧诀云：鱼翔似有似无，虾游静中忽一跃。经曰：浑浑革至如涌泉，绵绵

其去如弦绝，皆死脉也。

**83. 脉有反关，动在臂后。别由列缺，不干证候。**

注：反关脉者，脉不行于寸口，出列缺，络入臂后，手阳明大肠之经也，以其不顺行于关上，故曰反关。有一手反关者，有两手反关者，此得于有生之初，非病脉也。令病人侧立其手诊之，方可见也。

**84. 岐黄脉法，候病死生。太素脉法，阴阳贵清。清如润玉，至数分明。浊脉如石，模糊不清。大小贫富，涩滑穷通。长短寿夭，详推错综。**

注：脉法倡自岐黄，所以候病死生。至杨上善为风鉴者流，托名太素脉法，以神其说，每多不验。然其中有近理可采者，如论六阳六阴之脉，以清主贵，以浊主贱。清脉之状，如玉润净，至数分明。浊脉之状，如石粗涩，至数模糊。小脉主贫，大脉主富，涩脉主穷，滑脉主通，长脉主寿，短脉主夭。如质清脉浊，贵中贱也，质浊脉清，贱中贵也。清脉兼大，贵而富也，兼滑，贵而通也，兼长，贵而寿也。浊脉兼小，贱而贫也，兼涩，贱而穷也，兼短，贱而夭也。清脉兼小，贵而贫也，兼涩，贵而穷也，兼短，贵而夭也。浊脉兼大，贱而富也，兼滑，贱而通也，兼长，贱而寿也。详推错综，考即详推此质清脉清，质浊脉浊，质清脉浊，质浊脉清，错综等说之理耳。

**附：订正《素问·脉要精微论》一则**

尺内两旁，则季胁也，尺外以候肾，尺里以候腹中。中附上左外以候肝，内以候膈，右外以候胃，内以候脾。上附上右外以候肺，内以候胸中，左外以候心，内以候膻中。前以候前，后以候后。上竟上者，胸喉中事也。下竟下者，少腹腰股膝胫足中事也。

注：内外二字，前人有以尺部一脉，前半部脉、后半部脉为训者，有以内侧曰内，外侧曰外为训者，皆非也。盖脉之形浑然纯一，并不两条，亦不两截，若以前半部、后半部为是，则视脉为两截矣，若以尺内侧、尺外侧为是，则视脉为两条矣，故知二说皆非也。熟玩通章经文，自知其为传写之讹，岂有独于脾胃，则曰右外以候胃，内以候脾者耶？盖外以候腑，内以候脏，《内经》脉书，确然可考，故当以外以候胃，内以候脾之句为正。其尺外之外字当是里字，尺里之里字，当是外字，中附上左右之内外字，上附上左右之内外字，皆当改之，故不循旧图所列，以符外候腑、内候脏之义也。前以候前，谓关之前寸也，后以候后，谓关之后尺也。上竟上者，谓上尽鱼际也，下竟下者，谓下尽尺泽也。

## 四、梦觉道人《三指禅》辑要

### （一）脉学源流

轩辕使伶伦截嶰谷之竹，作黄钟律管，以候天地之节气，使岐伯取气口作脉，以候人之动气。黄钟之数九分，气口之数亦九分，律管具而寸之数始形，故脉之动也，阳浮九分，阴得一寸，合于黄钟。黄钟者，气之先兆，能测天地之节气。气口者，脉之要会，能知人命之死生。本律管以定脉，轩岐之微蕴，诚有未易窥测者。越人著《难经》，推明十变，叔和撰《脉经》，演成十卷，而脉始得灿明于世。迄五代高阳生脉诀出，古大夫多识之，由是才人杰士咸驰骤于笔墨之间，各据其理，各抒其见，而真诀几乎晦矣。齐褚澄论脉，女子阴逆，自上生下，左寸为受命之根，心肺脉诊于两尺，倒装五脏，谬妄已极。赵维宗论脉，心肺在上，为浮为阳，肝肾在下，为沉为阴，脾居中州，半浮半沉，半阴半阳，意义肤浅，更属无稽。吴草庐宗《内经》取之于气口，未尽《内经》之奥。朱考亭推《内经》求之于遍身，未达《内经》之专。若二李者（濒湖、士材），将前人所流传之脉，依样画葫芦，演成诗句，字字晓畅，叔和而后，幸有传人，究未得平脉诀，医无权度，殊失《内经》以平人定脉之旨。是编揆度之前哲，虽则别开生面，实亦不过发明《内经》及《难经》《脉经》之义云尔。

### （二）定脉部位

晦庵朱子跋郭长杨医书云：予尝谓古人之于脉，其察之固非一道矣，然今世通行，惟寸关尺之法为最要，且其说具于《难经》之首篇，则亦非平空结撰也。故郭公此书，备载其语而并取丁德用密排三指之法以释之，夫《难经》忧乎尚矣。至于丁德用之法，则予窃意诊者之指有肥瘦，病者之臂有长短，以是相求，或未为定论也。盖尝考经之所以分尺寸者，皆自关而前却是，则所谓关者，必有一定之处，亦若鱼际、尺泽之可以外见而先识也。然考诸书，皆无的论，惟《千金方》内以为寸口之处，其骨自高，而关尺由是而却取焉，则其先之先后，位之进退，若与经文相合。独俗间所传脉诀，五七韵语，其词浅陋，非叔和本书明甚，乃能直指高骨为关，而分其前后，以为尺寸阴阳之位，以得《难经》本旨。余非浅于道者，不能有以正也，姑附于此，以俟明者而折衷焉。按《内经》十八卷，即三坟古书，既未经孔子删定，复未经朱子集注，医喙争鸣，互相排诋，分门别户，莫知适从，独指高骨为关，以定尺寸，得朱子之跋，而脉之部位始得其准。

### （三）寸尺解

高骨为关，从关至鱼际得一寸（脉浮九分），而寸以名。从关至尺泽得一尺（脉见一寸），而尺以名。以关为间隔，而尺寸不得混为一家，合寸关尺为三部，其解最为直捷，不得曲为分晰。

### （四）六部脉解

六部之脉，候之寸关尺，出于《素问·脉要精微篇》。左寸以候心，左关以候肝，左尺以候肾，右寸以候肺，右关以候脾，右尺以候命门，以明六部各有所属。究之候脉，分而不分，不分而分则得诀矣。《脉经》曰：春弦夏洪，秋毛冬石，依经分节气，婀婀媛若春杨柳，此是脾家居四季。假如春脉弦，岂有肝脉弦而余不脉弦之理乎。弦则俱弦，不过言春乃肝气主事，非谓独候之左关。但得浮洪，即属于火，不必定拘左寸。但得短涩，即属肺金，不必定拘右寸。但得沉细，即属肾水，不必定拘左尺。但得和缓，即属脾土，不必定拘右关。五脏之脉分，五脏之部不分也。是以伤寒之脉，仲景一书曰浮曰紧，曰长曰弦，曰沉曰微，曰伏曰代，但统分脉之浮紧长弦沉微伏代，并未专指何经。内脏之脉，又叔和一书，失血宜沉细，不宜浮紧，水症宜浮大，不宜沉伏，上气宜浮滑，不宜沉数，腹痛宜沉伏，不宜浮洪，消渴宜数大，不宜虚细，咳嗽宜浮缓，不宜细数，但分脉之宜与不宜，亦不必辨其何脏，此其明白可证者也。要须知先天一点真阳之火，潜于水中，寄居两尺。在右，火用事，水为之涵，火生土，是为脾土，居右关。土生金，是为肺金，居右寸。在左，水用事，火为之温，水生木，是为肝木，居左关。木生火，是为心火，居左寸。自无而生有，由下而生上，各有其位而不可易者。《难经》曰：取寸口以决五脏六腑之死生吉凶，寸口者，手太阴之动脉。《内经》曰：心脉满大，痫瘛筋挛。肝脉小急，痫瘛筋挛。肾脉小急，肝脉小急，心脉小急，不鼓皆为瘕。肾肝并沉为石水，并浮为风水。此又于部分之间而别有会心者，分而不分，不分而分，神而明之，存乎其人。

### （五）定至数

持脉之初，先看至数，欲知至数，先平己之呼吸，以己之呼吸，定人之呼吸，未尝不同。盖人之五脏不可见，所可见者脉而已。呼出于心肺，心一至肺一至，吸入于肝肾，肝一至肾一至，一呼一吸，脉来四至，名一息。脾脉不见者，以土旺四季也，是为平脉。惟是邪扰于中，斯脉不得其正耳。亦有平人脉来五至而无病者。

### （六）二十七脉名目

弦、弱、濡、牢、浮、沉、微、细、滑、涩、洪、伏、缓、虚、实、迟、数、长、短、芤、革、结、促、紧、散、动、代。

诀以缓为极平脉，余二十六为病脉。定清缓脉，方可定诸病脉。精熟缓脉，即可以知诸病脉。脉之有缓，犹权度之有定平星也。（刘介卿评：诊家和缓即吾儒之时中，古之名医命名和缓者，明有取义）

### （七）缓

和缓也。张太素曰：应指和缓，往来甚匀。杨元操曰：如初春杨柳舞风之象。

四至调和百脉通，浑涵元气此身中。
消融宿疾千般苦，保合先天一点红。
露颗圆匀宜夜月，柳条摇曳趁春风。
欲求极好为权度，缓字医家第一功。

不浮不沉，恰在中取，不迟不数，正好四至，欣欣然，悠悠然，洋洋然，从容柔顺，圆净分明。微于缓者即为微，细于缓者即为细，虚实长短，弦弱滑涩，无不皆然，至于芤、革、紧、散、濡、牢、洪、伏、促、结、动、代以缓为权度，尤其显而易见者也。

### （八）有胃气生

四时之脉，和缓为宗，缓即为有胃气也。万物皆生于土，久病而稍带一缓字，

是为有胃气，其生可预卜耳。（统六脉而言，不得独诊右关）

### （九）脉贵有神

无病之脉，不求神而神在，缓即为有神也。方书乃以有力训之，岂知有力未必遂为有神，而有神正不定在有力，精熟缓字，自知所别裁。

### （十）读缓字法

焚香趺坐，静气凝神，将缓字口诵之，心维之，手摩之，反覆而详玩之，久之缓归指上，以此权度诸脉，了如指掌。

### （十一）四时平脉

天地之气分寄四时，化生万物，故春木、夏火、秋金、冬水，皆乘其令以分司。独土则旺于四季，分阴分阳，迭用柔刚，盖言平也。人得天地之气以生，而脉即与之为比附。春为肝木，脉弦；夏为心火，脉洪；秋为肺金，脉毛；冬为肾水，脉石。惟胃气属土，其脉从容和缓，散布于洪弦毛石，以默运于春夏秋冬，浑沦元气，流畅贯通，生生不已，平孰甚焉。如春肝宜弦，弦而缓者，若风飐柳梢，抑扬宛转；夏心宜洪，洪而缓者，若活火烹茶，熏灼舒徐；秋肺宜毛，毛而缓者，若炼金砂砾，渐次披搜；冬肾宜石，石而缓者，若水泽腹坚，徐形绉透。四季脾胃用事，厥脉宜缓，不问可知，此平脉所以获生也。盖平者和也，所以和其脉，使无急躁也；平者准也，所以准其脉，使无偏盛也。以缓平之，而后四时之脉得其平耳。夫缓即胃气，原秉天生地成，与诸脉互相主辅，而不可须臾离焉者，经所云春弦、夏洪、秋毛、冬石，皆以胃气为本，诚得诊脉之大宗也。惜医不知察，囫囵读过，毫无心得，未知有胃气者，为平为生，无胃气者，为病为死，遂使一成不易之理，徒蓄千载莫破之疑，余因揭而论定，以著是编。

### （十二）浮沉迟数四大纲

立缓为标，言平脉，既统该乎弦、洪、毛、石，提病脉，先分著于浮、数、沉、迟，而二十二脉之旁见侧出者，无不寓于其中，举其纲而目自见。

**1. 浮** 《脉经》曰：举之有余，按之不足。崔氏曰：如水上漂木。主表。

浮从水面悟轻舟，总被风寒先痛头。里病而浮精血脱，药非无效病难疗。

浮紧伤寒，浮虚伤暑，浮数伤风，浮迟伤湿。亦有里病脉浮者，浮而云腾蜃起，多属阴虚；浮而棉软葱空，半由失血；浮而月荡星摇，预知精败；浮而羽铩毛散，可卜神消。

**2. 沉** 《脉经》曰：重手按至筋骨乃得。杨氏曰：如沉石水底。主里。

沉居筋骨有无痾，着骨推筋仔细摩。有病而沉兼别脉，沉而无病世人多。

沉迟痼冷，沉数内热，沉滑痰积，沉紧冷痛。多有无病脉沉者，沉居命脉悠长，足征寿考；沉居肾脉恬静，咸颂仁人；沉居关脉调匀，允称秀士；沉居寸脉圆活，定是名姝。

**3. 迟** 《脉经》曰：一息三至去来极慢。迟为阳不胜阴，脉来不及。

迟为三至欲亡阳，好与医家仔细详。总是沉寒侵脏腑，只宜温药不宜凉。

浮迟表寒，沉迟里寒，有力积寒，无力虚寒，未有无寒脉迟者。迟为内病壅阏，温养阳刚；迟为外病侵凌，温消阴翳；迟为缓病缠绵，温补元气；迟为急病驰骤，温散客邪。

**4. 数** 《脉经》曰：一息常六至。《素问》曰：脉流薄疾。数为阴不胜阳。

数脉为阳至倍三，脉中数脉实难谙。而今始识诸般数，嘱咐医人莫乱探。

五行之中，金木水土，各居其一，惟火则有二。而推其火之类，不待本经之火，海枯被火，则为肾火；榆能生火，则为肝火；石可取火，则为肺火；壤内藏火，则为脾火。不止有二，为六矣。而充其火之尽，不特当时之火，风热而炽，则为风火；寒郁而热，则为寒火；暑伤而温，则为暑火；湿积而蒸，则为湿火；燥过而枯，则为燥火。是内有六，外亦有六矣。而穷其火之变，不独五运六气之火，又有无根之火，痰结之火，血燥之火，莫可名状，莫可纪极之火。综此以观，无病不有火，无火不脉数，无药不可以治数。君火而数，芩、连固为折火之正敌；相火而数，桂、附亦为归火之灵丹。脾倦生火，数非参、芪莫疗；肝盛生火，数惟柴、芍可除。数缘肾虚，两地滋阴，不必降火；数缘肺损，二冬泄热，即以清金。解痰火之数，惟恃法夏；润血燥之数，须用当归。伤风发热，可以去风，即可以治数，防风、羌活；伤寒发热，于焉去寒，即于焉治数，麻黄、桂枝。疗暑热之数脉，焦术、川乌极为妙品；调湿热之数脉，苍术、黄柏实有神功。阿胶养秋燥之金，脉数自减；元参泄无根之火，脉数以除。区别内外，分晰经络，以脉诊病，以病证脉，斯得之矣，安得有心人与之谈数脉哉。

### （十三）对待总论

人之一身，不离阴阳，而见之于脉，亦不离阴阳。浮沉迟数，阴阳相配之大者也，举其余而对待训之，事以相形而易明，理亦对勘而互见。

**1. 微与细对** 微为阳弱欲绝，细乃阴虚至极，二脉实医家剖白阴阳关键，最宜分晓，故继浮沉迟数后，举以为对，以冠诸脉。

**（1）微**：微脉有如无，难容一吸呼，阳微将欲绝，峻补莫踟蹰。

轻诊犹见，重按全无，黄芪、白术益气归元，附片、干姜回元返本。

**（2）细**：细脉一丝牵，余音不绝然，真阴将失守，加数断难痊。

举之极微，按之不绝，天麦二冬清金生水，生熟两地滋阴养阳。

**2. 虚与实对** 二脉举按皆得，而刚柔异质，实为邪气实，虚乃本气虚。

**（1）虚**：虚脉大而松，迟柔力少充，多因伤暑毒，亦或血虚空。

迟大而软，按之无力。按:《脉经》言隐指豁空，非是诸脉中惟芤、革二脉言空，以虚脉而言空，能别乎芤？濒湖曰：脉虚身热为伤暑，亦主血虚。

**（2）实**：实脉大而圆，依稀隐带弦，三焦由热郁，夜静语无颠。

浮沉皆得，长大带弦。按:《脉经》言应指愊愊然，非是愊愊坚实貌，乃牢紧脉，非实脉也。伤寒胃实谵语，或伤食气痛。

**3. 长与短对** 寸关尺为脉本位，长则过乎本位，短则不及本位，欲辨长短，先明本位。

（1）**长**：长脉怕绳牵，柔和乃十全，迢迢过本位，气理病将痊。

按：长而牵绳，阳明热郁，长而柔和，病将解矣。朱氏曰：不大不小，迢迢自若，言平脉也。经曰：心脉长，神强气壮；肾脉长，蒂固根深。

（2）**短**：短脉部无余，犹疑动宛如，酒伤神欲散，食宿气难舒。

按：短与动为邻，形与动实别，动则圆转如豆，短则需滞而艰。濒湖曰：短而滑数酒伤神。滑氏曰：短脉为阴中伏阳，三焦气壅，宿食不消。

**4. 弦与弱对** 脉而弦，脉之有力者也，雄姿猛态，可以举百钧。脉而弱，脉之无力者也，纤质柔容，不能举一羽。

（1）**弦**：同一弦也，在肝经则泻之攻之，在胆经则和之解之。弦脉似长弓，肝经并胆宫，疝癞癥瘕疟，形像伤寒同。

《素问》曰：脉端直以长。刊误曰：从中直过，挺然指下。按：弦属肝胆经，疝癞癥瘕疟，肝胆经病，肝胆经有泄无补。

（2）**弱**：弱脉按来柔，柔沉不见浮，形枯精日减，急治可全疗。

《脉经》曰：极软而沉，按之乃得，举手无有。弱宜分滑涩，脉弱而滑，是有胃气，清秀人多有此脉，脉弱而涩是为病脉。

**5. 滑与涩对** 脉之往来，一则流利，一则艰滞，滑涩形状，对面看来便见。

（1）**滑**：滑脉走如珠，往来极流利，气虚多生痰，女得反为瑞。

沈薇垣曰：滑主痰饮，浮滑风痰，沉滑食痰，滑数痰火，亦有呕吐蓄血宿食而脉滑者。万氏云：脉尺数关滑而寸盛，为有胎。

（2）**涩**：涩脉来往难，参差应指端，只缘精血少，时热或纯寒。

《脉经》云：涩脉细而迟，往来艰短且散，或一止复来。《素问》云：参伍不调。按：血不流通故脉来艰滞。

**6. 芤与革对** 同一中空，而虚实两分焉。虚而空者为芤，实而空者为革，悟透实与虚，旁通芤与革。

（1）**芤**：芤字训慈葱，中央总是空，医家特拟脉，血脱满江红。

戴同父曰：营行脉中，脉以血为形，芤脉中空，血脱之象也。

（2）**革**：革脉惟旁实，形同按鼓皮，劳伤神恍惚，梦破五更遗。

按：革主亡精，芤主亡血，《脉经》言均为失血之候，混淆莫别，不过革亦有亡血者。

**7. 紧与散对** 松紧聚散，物理之常，散即松之极者也，紧则聚之极者也，紧如转索，散似飞花，紧散相反，形容如生。

（1）**紧**：紧脉弹人手，形如转索然，热为寒所束，温散药居先。

诸紧为寒为痛，人迎紧盛伤于寒，气口紧盛伤于食。腹痛尺紧，中恶浮紧，咳嗽沉紧者，主死症。按：浮紧宜散，沉紧宜温。

（2）**散**：散脉最难医，本离少所依，往往至无定，一片杨花飞。

柳氏云：无统纪，无拘束，至数不齐，或来多去少，或去多来少，涣散不收。

**8. 濡与牢对** 浮之轻者为濡，平沙面雨霏千点。沉之重者为牢，锦匣内锦里一针。

（1）**濡**：濡脉按须轻，萍浮水面生，平人多损寿，莫作病人评。

《脉经》曰：濡脉极软而浮，如帛在水中，轻手乃得，按之无有。按：濡主血虚之病，又主伤湿，平人不宜见此脉。濒湖曰：平人若见似无根。

（2）**牢**：牢脉实而坚，常居沉伏边，疝癞犹可治，失血命难延。

《脉经》曰：似沉似伏，实大弦长。仲景曰：寒则牢坚，有牢固之象。按：牢长属肝，疝癞肝病，实病见实脉可治。扁鹊曰：失血者脉宜沉细，反浮大而牢者死，虚病见实脉也。

**9. 洪与伏对** 浮之最著者为洪，水面上波翻浪涌。沉之至隐者为伏，石脚下迹遁踪潜。

（1）**洪**：洪脉胀兼呕，阴虚火上浮，应时惟夏月，来盛去悠悠。

经曰：诸胀腹大，皆属于热。呕初起为寒，郁则为热。经曰：诸逆上冲，皆属于火。阴虚阳盛，脉多洪，惟夏月曰应时。濒湖曰：拍拍而浮是洪脉。《素问》曰：来盛去衰。

（2）**伏**：伏脉症宜分，伤寒酿汗深，浮沉俱不得，着骨始能寻。

伤寒，一手伏曰单伏，两手伏曰双伏，乃火邪内郁不得发越，阳极似阴，故脉伏，必大汗而解。又有夹阴伤寒，先有伏阴在内，外复感寒，阴盛阳衰，四肢厥逆，六脉沉伏，须投姜、附，灸关元穴，脉乃出。按：二症极宜分。

**10. 结与促对** 迟而一止为结，数而一止为促。迟为寒结，则寒之极矣。数为热促，则热之至矣。

（1）**结**：结脉迟中止，阳微一片寒，诸般阴积症，温补或平安。

越人曰：结甚则积甚，结微则积微，浮结内有积病，沉结内有积聚。

（2）**促**：促脉形同数，须从一止看，阴衰阳独甚，泄热则宜寒。

濒湖曰：三焦郁火炎盛，进必无生退有生。按：促只宜泄热除蒸，误用温补，立见危殆。

**11. 动与代对** 动则独胜为阳，代则中止为阴，动代变迁，阴阳叠见。

（1）**动**：动脉阳阴搏，专司痛与惊，当关一豆转，尺寸不分明。

《脉经》曰：动乃数脉，见于关上下，无头无尾如豆大，厥厥动摇。仲景曰：阴阳相搏，名曰动。阳动则汗出，阴动则发热。濒湖曰：动脉专司痛与惊，汗因阳动热因阴。

（2）**代**：代脉动中看，迟迟止复还，平人多不利，惟有养胎间。

结促止无常数，或二动一止，或三五动一止即来。代脉之止有常数，必依数而止，还入尺中，良久方来。滑伯仁曰：若无病羸瘦脉代者危，有病而气不能续者代为病脉。伤寒心悸脉代者，复脉汤主之。妊娠脉代者，其胎百日。代之生死不可不辨。

### （十四）奇经八脉

本来督任一身中，寻得仙源有路通，剖别阴阳维跷界，谓冲运带鼎炉红。

八脉者，督脉、任脉、阳维、阴维、阳跷、阴跷、冲脉、带脉是也，以其不拘于经，故曰奇。督、任、冲起于会阴穴，一源而三脉。督脉由长强穴，贯脊上行，过巅顶，至咬交而止，为阳脉之总督，故曰阳脉之海。任脉上行脐腹过咽喉，至承浆而止，为阴脉之承任，故曰阴脉之海。阳维起于诸阳之会，由外踝之金门穴而上行于卫分。阴维起于诸阴之会，由内踝之筑宾穴而上行于营分。夫人身之经络繁密，二脉能阴交阳会之间加一紧缚，举纲齐目，而阴阳期得维持之力。阳跷之脉起于足跟，循外踝上行于身之左右，阴跷之脉起于足跟，循内踝上行于身之左右，所以使机关之跷捷也。冲脉前行于腹，后行于背，上行于头，下行于足，凡筋骨肌肉无处不到，十二经络上下之冲要，故曰十二经络之海。带脉横围于腰，状如束带，所以总束诸脉。医家知乎八脉，则十二经、十二络之旨得矣。修炼家知夫八脉，则龙虎升降，元牝幽微之窍妙于此入其门矣。养生者无事之暇，撮起督脉，循尾闾夹脊双关，上行脑顶，下通乎任，循环无端，终而复始，久久调匀，二脉贯通，如一脉矣。人身元阳之气，自下而生者，亦自下而竭，督任相连，转运不已，有其生之，断难竭之，而寿有不隐固者乎。鹿顾尾闾能通督脉，龟纳鼻息能通任脉，二物俱得长寿，有明征矣。提督而上行也，阴阳维跷，随督而升，通任而下行也，阴阳维跷，随任而降，一升一降，阴阳维跷亦得为之疏畅。由是从会阴穴起上至天，下至渊，所以运其冲也。从季胁穴，左转三十六，右回三十六，所以运其带也。第见营卫和而颜色日以滋润，机关利而手足日以轻捷，三百六十骨节，节节光莹，八万四千毛窍，窍窍亨通，血不蹇涩，气不停滞，六淫不得而干之，七情不得而伤之，却病延年之方，未有过于此者。何必采商山之芝，贮铜盘之露，而后永其寿乎。从知紫府长生诀，尽在奇经八脉中。

## 五、金溪龚信《脉诀》

### （一）脉学大要

凡诊脉之法，先要定得三部，位分明白，又要晓得十二经络，五脏六腑，及五脏配合五行、四时生克之理，又要知得脉息之数，分别浮、沉、迟、数、滑、涩，及诸脉阴阳主病之原也。何谓三部？谓人两手俱有寸关尺也。凡诊脉，先以中指揣摩掌后，有小高骨就是关脉，然后下前后二指。关前至鱼际，得同身之一寸，故名为寸口，为阳；关后至尺泽，得同身之一尺，故名为尺部，为阴。又寸脉六分，关脉六分，其上三分入于寸内，是阳得寸内九分，阳数九也。尺内七分，关下三分，入一尺内，是阴得尺内一寸，阴数十也。终始一寸九分，此也。又长人脉长，当疏排指，短人脉短，当密排指。人瘦小则轻取之，人肥大则重取之。性急人脉急，性缓人脉缓。又有反关脉，在三部之后或臂侧，若过寸口上鱼际者，名曰鱼际脉。有左大右小者，有左小右大者，有贵人两手微清而无脉者，有两手俱洪大者，须用心诊视。凡诊脉，先须调平自己气息，男左女右，初轻按消息之，次中按消息之，再重按消息之，推而上消息之，上即关之前也，推而下消息之，下即关之后也，推而内消息之，内即脏之脉也，推而外消息之，外即腑之脉也。然后自寸关尺逐部寻究，一呼一吸之间，要以脉行四至为率，关以太息，脉五至，是为平脉也。其有太过不及，则为病脉也。凡人十二经动脉，循环一昼夜五十周朝于寸口，会于平旦，《内经》凡诊平人之脉，常以平旦，至诊病脉，则不以昼夜拘也。《难经》独取寸口者，即手太阴之经也。上古诊脉法有三：其一，各于十二经动脉见处，分为三部天地人，以候各脏腑；其二，寸口人迎参之，以验引绳四时之大小，以决病；其三，独取寸口，以内外分脏腑，以高下定身形，斯叔和所取以为寸口脏腑之位也。

何谓五脏六腑？盖五脏者，心、肝、脾、肺、肾也，六腑者，胆、胃、大肠、小肠、膀胱、三焦也，左手关前一分为人迎，右手关前一分为气口。左手寸口，心与小肠之脉所出，君火也；左手关部，肝与胆之脉所出，风木也；左手尺部，肾与膀胱之脉所出，寒水也；右手寸口，肺与大肠之脉所出，燥金也；右手关部，脾与胃之脉所出，湿土也；右手尺部，命门与三焦之脉所出，相火也。盖五脏者，藏精气而不泻，满而不能实。六腑者，传化物而不藏，实而不能满。故脉始于中焦，饮食入口藏胃，精微之化，注于手太阴肺、手阳明大肠、足阳明胃、足太阴脾、手少阴心、手太阳小肠、足太阳膀胱、足少阴肾、手厥阴心包、手少阳三焦、足少阳胆、足厥阴肝，复还注于手太阴肺，循环灌溉，朝于寸口人迎，以处百病而决死生也。

然以对待之位言之，则左寸火克右寸金，左关木克右关土，左尺水克右尺火，左刚右柔，有夫妇之别也。然左手属阳，右手属阴，左寸君火以尊而在上，右尺相火以卑而在下，有君臣之道也。又以循环之序言之，盖以右寸金生左尺水，水又生左关木，木又生左寸火，火复通右尺相火，相火又生右关土，土又生右寸金，而金复生水，此五行更相生养，循环无端，有子母之亲也。盖子能令母实，母能令子虚是也。治法云：虚则补其母，实则泻其子。如水生木，是水为母，木为子，木复生火，是木受窃气，故水怒而克火，所谓子逢窃气，母乃力争。火又生土，是火为母，土为子，土见火被水克，故怒而克水，所谓母被鬼伤，子来力救。假如肝木有余，是肺金不足，金不能克木，故木无所畏，其气有余，反薄激肺金而乘其脾土也，故曰薄所不胜而乘其胜也。此五脏之气，内相淫并为疾也。又如肝木气少不及，则不能以制土，土无所畏，而遂妄行，乃凌其肾水矣，故曰所胜妄行，而所生者受病也。肝木之气不平，则肺金之气自薄，故曰所不胜薄之也。盖木气不平，土金交薄，相迫为疾，故曰气迫也。相生相克相胜，展转无穷，举一以例其余也。

何谓五脏配合五行、四时、五音？盖五行者，金、木、水、火、土也，四时者，春、夏、秋、冬也，五音者，宫、商、角、徵、羽也。肝主筋，其华在爪，其藏魂，其声呼，其液泣，应角音，弦而直，属木，应乎春令，其色青，其味酸。心主血脉，其荣在色，其藏神，其养血，其候音，其声言，其液汗，应徵音，和而长，属火，应乎夏令，其色赤，其味苦。肺主皮毛，其华在毛，其充在皮，其藏魄，其声哭，其液涕，应商音，轻而劲，属金，应乎秋令，其色白，其味辛。肾主骨，其华在发，其充在骨，其藏精与志，其主液，其候耳，其声呻，其液唾，应羽音，沉而深，属水，应乎冬令，其色黑，其味咸。脾主肌肉，其华在唇四白，其充在肌，其藏意与志，其声歌，其液涎，应宫音，大而和，属土，应乎四季月，其色黄，其味甘。是五脏配合五行、四时、五音也。何谓四时之脉？谓春弦夏钩，秋毛冬石。然春脉弦者，谓正月寅，二月卯，木旺，春日脉浮如鱼游在波，虽出犹未全浮，故其脉弦而长，以应东方肝木之气也。夏脉钩者，谓四月巳，五月午，火上炎，夏日在肤，阳气太盛，故其脉来有力，浮大而散，以应南方心火之气也。秋脉毛者，谓七月申，八月酉，金旺，而金性轻浮，秋日下肤，随阳气渐降，将欲藏去，故其脉来浮轻而短，以应西方肺金之气也。冬脉石者，谓十月亥，十一月子，水旺，而水性下流，冬日在骨，阳气伏藏，故其脉沉濡软滑，以应北方肾水之气也。辰戌丑未四季月，脉迟缓者，谓土性厚重，其脉来和而缓大，以应中央脾土之气也。四时之脉，虽有弦、钩、毛、石之分，然春三月，六部中俱带弦，夏三月俱带洪，秋三月俱带浮，冬三月俱带沉，六部内按之，又兼和缓为有胃气，此无病之脉也。若但见弦、钩、毛、石而无和缓，此是真脏之脉，人不病而死也。大抵脉者气血之先也，气血盛则脉盛，气血衰则脉衰，气血热则脉数，气血寒则脉迟，气血壮则脉大，气血微则脉小，气血和则脉平。试以脉之大纲言之，初持脉，轻手候之，脉见于皮肤之间者，阳也，腑也，心肺之应也。盖心肺在上，故其脉皆浮。若浮大而散者，心也；浮涩而短者，肺也。重手按之，脉附于肌肉之下者，阴也，脏也，肝肾之应也。盖肝肾在下，故其脉皆沉。若弦而长者肝也，沉而软滑者肾也。不轻不重，中而取之，脉应于肌肉之间，阴阳相适，中和之应，脾胃之候也。盖脾居中州，故脉缓而大。此五脏不病之平脉也。诊视者必熟知平脉，然后可以辨病脉也。若短小而见于皮肤之间者，阴乘阳也，若大而见于肌肉之下者，阳乘阴也，寸尺皆然。

又以脉之十二经络分之，脉有浮沉，诊有轻重也。左寸先以轻手得之，是小肠，属表，后以重手如六菽之重得之，是心，属里。心在肺下，主血脉，心脉循血脉而行，按至血脉而得为浮，稍加力，脉道粗大为大，又稍加力，脉道润软而散，此乃浮大而散，不病之脉也。若出于血脉之上，见于皮肤之间，是其浮也，入于血脉之下，见于筋骨之分，是其沉也。左关先以轻手得之，是胆，属表。后以重手如十二菽之重取之，是肝，属里。肝在脾下，主筋，肝脉循筋而行，按至筋平，脉道如筝弦者为弦，次稍加力，脉道迢迢为长，此弦长不病之脉也。若出于筋上，见于皮肤血脉之间，是其浮也，入于筋下，见于骨上，是其沉也。左尺先以轻手得之，是膀胱，属表。后以重手取之，度如十五菽之重而得之，是肾，属里。肾在肝下，主骨，肾脉循骨而行，按至骨上得之为沉，又重手按之，脉道无力者为濡，举指来疾流利者为滑，此乃沉濡而滑，不病之脉也。若出于骨上，见于皮肤血脉筋肉之间，是其浮也，入而至骨，是其沉也。右寸先以轻手得之，是大肠，属表。后以重手取之，如三菽之重得之，是肺，属里。肺居最高，主皮毛，肺脉循皮毛而行，按至皮毛而得者为浮，稍加力，脉道不利为涩，又稍加力，脉道缩入关中，上半指不动，下半指微动者为短，此浮涩而短，不病之脉也。若出于皮毛之上，见于皮肤之表，是其浮也，入于血脉筋肉之分，是其沉也。右关先以轻手得之，是胃，属表。后以重手取之，如九菽之重得之，是脾，属里。脾在心下，主肌肉，脾脉循肌肉而行，按至肌肉，脉道如微风杨柳梢之状，为缓，又稍加力，脉道敦实者为大，此为缓大不病之脉也。若出于肌肉之上，见于皮毛之间者，是其浮也，入于肌肉之下，见于筋骨之分者，是其沉也。右尺先以轻手得之，是三焦，为表。后以重手得之，是命门，属里，为相火，气与肾通也。

又有三部九候之诀，三部者，寸、关、尺也，九候者，浮、中、沉也，凡三部每部各有浮、中、沉三候，三而三之为九候也。浮主皮肤，候表及腑，中主肌肉，以候胃气，沉主筋骨，候里及脏也。寸为阳，为上部，法天，为心肺，以应上焦，主心胸以上至头之有疾也。关为阴阳之中，为中部，法人，为肝脾，以应中焦，主膈以下至脐之有疾也。尺为阴，为下部，法地，为肾命，以应下焦，主脐以下至足之有疾也。此三部诊候之大法也。

又脉有上、下、来、去、至、止，此六字不明，则阴阳虚实不别也。上者、来者、至者为阳，下者、去者、止者为阴。上者自尺部上于寸口，阳生于阴也。下者自寸口下于尺部，阴生于阳也。来者自骨肉之分，而出于皮肤之际，气之升也。去者自皮肤之际，而还于骨肉之分，气之降也。应曰至，息曰止也。

何谓生克之理？谓五行有相克相生也。相生者，谓金生水，水生木，木生火，火生土，土生金是也。相克者，谓金克木，木克土，土克水，水克火，火克金是也。凡脉遇相生者吉，相克者凶，何也？盖心若见沉细，肝见短涩，肾见迟缓，肺见洪大，脾见弦长，皆遇克也，为鬼贼相侵，危证也。又心若见缓，肝见洪，肺见沉之类，是子扶养于母，遇我之所生也，虽病易瘥。至而肾病传肝，肝病传心之类，此母来抑子，病虽不死，亦延绵日久矣。又我克者为妻，假如春属木，脉见脾土，是夫得妻脉也，妻来乘夫，虽非正克，然春中独见脾脉，土乘木衰，土乘之，则生金来克木耳，若肝脉弦缓，而本体尚存，脾土虽乘之为微邪，不足虑也。若本脉全无，而独见脾缓之脉，为害必矣。脉赋云：假令春得肺脉为鬼，得心脉则为肝儿，肾为其母，脾则为妻，故春得脾而莫疗，冬见心而不治，夏得肺而难瘥，秋得肝亦何疑。此即四时衰旺，以例生克之义也。然人脉之息数，出气为呼，入气为吸，一呼一吸为之一息。一息之间脉来四至或五至，为平和，不大不小，和缓舒畅，此无病之脉也。至于三迟二败，冷而危也。六数七极，热之甚也。八脱九死，极于十一二至，与夫奄奄。两息一至，则又散而为变也。如六数七极，热也。脉中有力，为有神矣。不复有力，为无神也，将何所恃耶，可与之决死期矣。

然脉理大要，元人又谓不出于浮、沉、迟、数、滑、涩六脉也。浮脉轻手取之，沉脉重手取之，迟、数之脉以己之呼吸而取之，滑、涩之脉则又察乎往来之形也。浮者阳也，脉在肉上行也，轻手乃得。而芤、洪、散、大、长、濡、弦，皆轻手而得之类也。沉者阴也，脉在肉下行也，重手乃得。而伏、石、短、细、牢、实，皆重手而得之类也。迟者脉不急也，一息二三至，而濡、缓皆迟之类也。数者脉来速也，一息六七至，而疾促皆数之类也。至于滑、涩之脉，则以往来察其形状也。浮为阳在表，为风、为虚，沉为阴在里，为湿、为实，数则在腑，为热、为阳、为燥，迟则在脏，为寒、为冷、为阴，滑为血多气少，涩为气多血少，滑为血有余，涩为气独滞，是浮、沉、迟、数、滑、涩六脉，此诊家之要法也。

男子左手脉常大于右手者为顺，女子右手脉常大于左手者为顺，男脉在关上，女脉在关下，男子尺脉常弱，寸脉常盛，女子尺脉常盛，寸脉常弱，是其常也。皮者，男得女脉为不足，女得男脉为太过，是以男子不可久泻，女子不可久吐。上部有脉，下部无脉，其人当吐，不吐者死。上部无脉，下部有脉，病虽重不死，何也？盖人有尺脉，谓有元气，犹树之有根也。凡人左手属阳，右手属阴，又关前属阳，关后属阴，汗多亡阳，下多亡阴，诸阴为寒，诸阳为热。

至于疾病为证，又有阴阳表里之辨。盖六淫之邪，袭于经络而未入于胃腑，如左手人迎脉紧盛，大于气口一倍，为外感风寒，皆属于表，为阳也，腑也。七情之气，郁于心腹之内，不能越散，饮食五味之伤，留于肠胃之间，不能通泄，如右手气口脉大人迎一倍，脉紧盛为内伤饮食，皆属于里，为阴也，脏也。若人迎气口俱紧盛，此为夹食伤寒，为内伤外感俱见也。又阳经取决于人迎，阴经取决于气口。左脉不和为病在表，为阳，主四肢；右脉不和，为病在里，为阴，主腹脏。

至于诸脉，又有表里阴阳主病之异何也？盖谓脉有七表八里九道，凡二十四种是也。自六朝以前，诊视固无此说，然此起于高阳生之议论，义虽未得其统要，然智者缘此而进，亦足以察病之原委焉。

七表者何？谓浮、芤、滑、实、弦、紧、洪也。

歌曰：浮按不足举有余，芤脉中空两半居。
滑体如珠中有力，实形偪偪与长俱。
弦如始按弓弦状，紧若牵绳转索初。
洪举按之皆极大，此名七表不同途。

其见于病曰：

浮为中风芤失血，滑吐实下分明别。
弦为拘急紧为疼，洪大从来偏主热。

八里者何？微、沉、缓、涩、迟、伏、濡、弱也。

歌曰：微来如有又如无，沉举全无按有余。
迟缓息间三度至，濡来散止势仍虚。
伏须切骨沉相类，弱脉沉微指下圆。

涩脉如刀轻刮竹，分明八里坦如途。

其见于病曰：

迟寒缓结微为痞，涩因血少沉气滞。

伏为积聚濡不足，弱则筋痿少精气。

九道者何？长、短、促、结、虚、代、牢、动、细也。

歌曰：长脉流利通三部，短脉本部不及些。

虚脉迟大无力软，促脉来数急促欤。

结脉时止而迟缓，代脉不还真可吁。

牢脉如弦沉更实，动脉鼓动无定居。

细脉虽有但如线，九道之形乃自殊。

其见于病曰：

长为阳毒三焦热，短气壅郁未得倡。

促阳气拘时兼滞，虚为血少热生惊。

代主气耗细气少，牢气满急时主疼。

结主积气闷兼痛，动是虚劳血痢崩。

然七表属阳，八里属阴，九道有阴有阳，各随寸关尺及脏腑诊之。若在寸口，膈以上病；在关中，胃以下病；在尺内，脐以下病。大抵元气之来，力和而缓，邪气之至，力强而峻。凡尺脉上不至关为阴绝，寸脉下不至关为阳绝。阴阳本相绝，人何以依，脉之大概如斯而已。

### （二）脉体捷法

**1. 浮脉**　按之不足，轻举有余，满指浮上曰浮。为风虚运动之候，为病在表，为风应人迎，为气应气口，为热为痛，为呕为胀，为痞为喘，为满不食。浮大为伤风鼻塞，浮滑疾为宿食，浮大长为风眩癫疾，浮细而滑为伤饮。

**2. 芤脉**　浮大而软，按之中空旁实，如按葱叶，中心空虚曰芤。为失血之候，大抵气有余，血不足，血不能充气，故虚而大，若芤之状。

**3. 滑脉**　往来流利，应指圆滑如珠曰滑。为血实气壅之候，盖不盛于气也，为呕吐，为痰逆，为宿食，为经闭。滑而不断绝者，经不闭，其有断绝者，经闭也。上为吐逆，下为气结，滑数为热结。

**4. 实脉**　浮、中、沉三字，皆有力曰实。为三焦气满之候，为热，为呕，为痛，为气塞，为气聚，为食积，为利，为伏阳在内。

**5. 弦脉**　端直以长，如弦隐指曰弦。为气血收敛不舒之候，为阳中伏阴，或经络间为寒所滞，为痛，为饮，为疟，为疝，为拘急，为寒热，为血虚盗汗，为寒凝气结，为冷痹，为劳倦。弦数为劳疟，弦紧为恶寒，双弦胁痛，弦长为积，随左右上下。

**6. 紧脉**　举按急数，指下如牵绳转牵之状曰紧。为邪风激搏，伏于营卫之间，为寒，为痛。浮紧为伤寒身痛，沉紧为腹中有寒，为风痫，紧数为寒热。

**7. 洪脉** 极大在指下，来大去长而满指曰洪。为营卫大热血气燔灼之候，为表里皆热，为烦，为满，为咽干，为大、小便不通。洪实为癫，洪紧为痈疽喘急，亦为胀满不食。

**8. 微脉** 极细而软，无浮沉之别曰微。为血气俱虚之候，为虚弱，为呕为泄，为虚汗，为拘急，为崩漏败血不止。微弱为少气，浮而微者，为阳不足，主脏寒下痢。

**9. 沉脉** 轻手不见，重手乃得曰沉。为阴逆阳郁之候，为气，为水，为寒，为喘，为停饮，为癥瘕，为胁胀，为厥逆，为洞泄。沉细为少气，臂不能举，沉迟为痼冷，沉滑为宿食，沉伏为霍乱。沉而数主内热，沉而迟主内寒，沉而弦主心腹冷痛。

**10. 缓脉** 举按大而慢，一息四至曰缓，为风，为虚，为痹，为弱，为疼。在上为项强，在下为脚弱，浮缓沉缓血气弱。

**11. 涩脉** 按之则散而复来，举之则细而不足曰涩。为气多血少之候，为血痹，为亡汗，为伤精。女人有孕为胎漏，无孕为败血病。

**12. 迟脉** 呼吸之间，脉仅三至，随浮沉而见曰迟。为阴盛阳虚之候，为寒，为痛。浮而迟表有寒，沉而迟里有寒，居寸为气不足，居尺为血不足，气寒则缩，血寒则凝。

**13. 伏脉** 轻手取之绝然不见，重手取之亦不得，必推开筋附着于骨乃见曰伏。为阴阳潜伏，关格闭塞之候，为积聚，为疝瘕，为霍乱，为溏泄，为停食，为火气，为营卫气闭而厥逆。关前得之为阳伏，关后得之为阴伏。

**14. 濡脉** 极软而浮细，轻手乃得，不任寻按曰濡。为血气俱不足之候，为虚，为痹，为少气，为无血，为自汗，为下冷。

**15. 弱脉** 极软而沉细，按之欲绝指下曰弱。由精气不足，故脉痿弱而不振也。为元气虚损，为痿弱不用，为痼冷，为烘热，为泄精，为虚汗。

**16. 长脉** 按之则洪大而长出于本位曰长。气血俱有余也，为阳毒内蕴三焦烦郁，为壮热。若伤寒得长脉，欲汗出而自解也。

**17. 短脉** 两头无，中间有，不及本位曰短。为气不足以前导其血也，为阴中伏阳，为三焦气壅，为宿食不消。

**18. 虚脉** 按之不足，迟大而软，轻举指下溪然而空曰虚。为气血两虚之候，为暑，为烦满多汗，为恍惚多惊，为小儿惊风。

**19. 促脉** 按之来去数，时一止复来曰促。阳独盛而阴不能相和也，或怒逆上，亦令脉促。为气粗，为狂闷，为瘀血发狂。又为气血饮食痰，盖先以气热脉数，而五者或一有流滞乎其间，则因之而为促。

**20. 结脉** 按之往来迟缓，时一止复来曰结。阴独盛而阳不能相入也，为癥结，为七情所郁。浮结为寒邪滞经，沉结为积气在内。又为气血饮食痰，盖先以气寒脉缓，而五者或一有流滞于其间，则因之而为结。故张仲景谓结、促皆病脉，然渐加即死，渐退即生。

**21. 代脉** 动而中止，不能自还，因而复动，由是复止，寻之良久乃复强起曰代。主形容羸瘦，口不能言，若不因病而人羸瘦，其脉代止，是一脏无气，他脏代之，真危亡之兆也。若因病而气血骤损，以致元气不续，或风家痛家，脉见代止，只为病脉。故伤寒家亦有心悸而脉代者，心腹痛亦有结涩止代不匀者，盖凡痛之脉，不可准也。又妊娠亦有代脉，此必二个月胎也。

**22. 牢脉** 沉而有力，动而不移曰牢。为里实表虚，胸中气促，为劳伤痿极，大抵近乎无胃气，故诸家皆以为危殆。亦有骨间疼痛，气居于表。

**23. 动脉** 状如豆大，厥厥动摇，寻之有，举之无，不往不来，不离其处，多于关部见之。为痛，为惊，为虚劳体痛，为崩，为泄痢。阳动则汗出，阴动则发热。

**24. 细脉** 按之则萦萦如蛛丝，如欲绝，举之如无而似有且微曰细。盖血冷气虚，不足以充故也。为元气不足，乏力无精，内外俱冷，痿弱洞泄，忧劳过度，为伤湿，为积，为病在内及在下。

**25. 数脉** 一息六至，过平脉两至曰数。为烦满，上为头疼上热，中为脾热口臭，胃翻呕逆，在关为肝热目赤，右尺为小便赤黄，大便闭涩。浮数表有热，沉数里有热。

**26. 散脉** 举之则似浮而散大无力，按之则满指散而不聚，来去不明，漫无根底。为气血耗散，脏腑气绝。在病脉主阳虚不敛，又主心气不足。

### （三）诸脉相类

微与濡、弱相类，极软而浮细曰濡，极软而沉细曰弱，极细而软，无浮沉之别者，微脉也。微与涩、结何以别？细而短，又迟于微，来往蹇滞曰涩，细而稍大常有曰细，细稍长似有似无曰微。

缓与迟二脉相类，缓脉大而慢，迟脉细而衰。缓者，卫有余而营不足，迟者，阴气盛而阳气衰，二诊不同。迟脉一息三至，缓脉一息四至是也。

### （四）止脉

诸脉有止者，涩、促、结、代也，脉细而迟，往来难，时一止者为涩，脉来数，时一止者为促，脉来缓，时一止者为结。

### （五）分人迎气口脉诀

脉赞曰：关前一分，人命之主。
左为人迎，右为气口。
神门决断，在两关后。

故曰：人迎紧盛则伤于寒，气口紧盛则伤于食，此人迎、气口所以有内伤外感之辨也。左为人迎，以候天之六气，风、寒、暑、湿、燥、火之外感者也。人迎浮盛则伤风，紧盛则伤寒，虚弱则伤暑，沉细则伤湿，虚数则伤热，皆外所因，法当表散渗泄则愈。右为气口，以候人之七情，喜、怒、忧、思、悲、恐、惊。内伤之邪，其喜则脉散，怒则脉激，忧则脉涩，思则脉结，悲则脉紧，恐则脉沉，惊则脉动，皆内所因，看与何部相应，即知何脏何经受病，方乃不失病机，法当温顺以消平之。其如诊按表里，名义情状，姑如后说。但经所述，谓神者脉之主，脉者血之府，气者神之御，脉者气之使，长则气治，短则气病，数则烦心，大则病进。文藻虽雅，义理虽明，动静之辞，有博有约，博则二十四字，不滥丝毫，约则浮、沉、迟、数，总括纲纪，辞理粲然。浮为风为虚，沉为湿为实，迟为寒为冷，数为热为燥，风寒湿热属于外，虚实冷燥属于内，内外既分，三因须别，学者宜详观览，不可惮烦也。

### （六）内因脉（喜、怒、忧、思、悲、恐、惊，内应气口）

喜则伤心脉必虚，思伤脾结脉中居。
因忧伤肺脉必涩，怒气伤肝脉便濡。
恐则于肾脉沉是，缘惊伤胆动相须。
脉紧因悲伤胞络，七情气口内因之。

### （七）外因脉（风、寒、暑、湿、燥、火，外应人迎）

紧则伤寒肾不移，虚因伤暑向胞推。
涩缘伤燥须观肺，细缓伤湿要观脾。
浮则伤风肝部应，弱为伤火察心知。
六部各脉须当审，免使将寒作热医。

### （八）不内不外因脉

劳神役虑定伤心，虚涩之中仔细寻。
劳役阴阳伤肾部，忽然紧脉必相侵。
房帷任意伤心络，微涩之中宜忖度。
疲极筋力便伤肝，指下寻之脉弦虚。
饮食饥饱并伤脾，未可轻将一例推。
饥则缓弦当别议，若然滑实饱无疑。
叫呼损气因伤肺，燥弱脉中宜熟记。
能通不内外中因，生死吉凶都在是。

### （九）死绝脉

雀啄连来三五啄，屋漏半日一点落。
弹石硬来寻即散，搭指散乱真解索。
鱼翔似有亦似无，虾游静中跳一跃。
寄语医家仔细看，六脉见一休下药。

### （十）动止脉

一动一止两日死，两动一止四日迩。
三动一止六日亡，四动一止八日事。
五动一止只十日，十动一止一年去。
春草生时即死期，二十一止二年住。

清明节后始倾亡，三十动止三年次。
立秋节后病则危，四十动止四年次。
小麦一熟是死期，五十一止五年试。
草枯水寒时死矣，此为木人脉玄秘。

### （十一）诸脉宜忌类

伤寒热病，宜洪大，忌沉细。咳嗽，宜浮濡，忌沉伏。腹胀，宜浮大，忌虚小。下痢，宜微小，忌大浮洪。狂疾，宜实大，忌沉细。霍乱，宜浮洪，忌微迟。消渴，宜数大，忌虚小。水气，宜浮大，忌沉细。鼻衄，宜沉细，忌浮大。心腹痛，宜沉细，忌浮大弦长。头痛，宜浮滑，忌短涩。中风，宜浮迟，忌急实大数。喘急，宜浮滑，忌涩脉。吐血，宜沉弱，忌实大。上气浮胀，宜浮滑，忌微细。中恶，宜紧细，忌浮大。金疮，宜微细，忌紧数。中毒，宜洪大，忌微细。妇人带下，宜迟滑，忌浮虚。吐血，宜沉小，忌实大。肠澼下脓血，宜浮小沉迟，忌数疾。妇人已产，宜小实，忌虚浮，又宜沉细缓滑微小，忌实大弦急牢紧。内伤，宜弦紧，忌小弱。风痹痿弱，宜虚濡，忌紧疾急。温病发热甚，忌脉反下。下痢身热，脉忌数。腹中有积，脉忌虚弱。腹痛，宜虚小迟，忌坚大疾。病热，忌脉静。泄，忌脉大。脱血而脉实，病在中脉虚，病在外脉涩，皆所忌也。

# 第2章　辨舌入门

## 一、江笔花《望舌色》

舌者心之窍，凡病俱现于舌，能辨其色，症自显然。舌尖主心，舌中主脾胃，舌边主胆肝，舌根主肾。假如津液如常，口不燥渴，虽或发热，尚属表证。若舌苔粗白，渐厚而腻，是寒邪入胃，挟浊饮而欲化火也。此时已不辨滋味矣，宜用半夏、藿香。苔厚腻而转黄色，邪已化火也，用半夏、黄芩。若热甚失治，则变黑，胃火甚也，用石膏、半夏。或黑而燥裂，则去半夏，而纯用石膏、知母、麦冬、花粉之属以润之。至厚苔渐退而舌底红色者，火灼水亏也，用生地、沙参、麦冬、石斛以养之，此表邪之传里者也。其有脾胃虚寒者，则舌白无苔而润，甚者连唇口、面色俱皖白。此或泄泻，或受湿，脾无火力，速宜党参、焦术、木香、茯苓、炙甘草、干姜、大枣以振之。虚甚欲脱者，加附子、肉桂。若脾热者，舌中苔黄而薄，宜黄芩。心热者，舌尖必赤，甚者起芒刺，宜黄连、麦冬、竹卷心。肝热者，舌边赤，或芒刺，宜柴胡、黑栀子。其舌中苔厚而黄者，胃微热也，用石斛、知母、花粉、麦冬之类。若舌中苔厚而黑燥者，胃大热也，必用石膏、知母。如连牙床、唇口俱黑，则胃将蒸烂矣，非石膏三四两，生大黄一两，加粪金汁、人中黄、鲜生地汁、天冬、麦冬汁、银花露，大剂之投，不能救也，此唯时疫发癍及伤寒症中多有之。余尝治一独子，先后用石膏十四斤余，而癍始透，病始退，此其中全恃识力。再有舌黑而润泽者，此系肾虚，宜六味地黄汤。若满舌红紫色，而无苔者，此名绛舌，亦属肾虚，宜生地、熟地、天冬、麦冬等。更有病后绛舌如镜，发亮而光，或舌底嗌干而不饮冷，此肾水亏极，宜大剂六味地黄汤投之，以救其津液，方不枯涸。

## 二、方耕霞《舌苔歌诀》

六淫外感，验舌为先。盖舌苔乃胃气之发现，胃为六腑之总司。胃中有邪，布之于苔，医者可证焉。前有《伤寒舌鉴》等书，未有集为歌诀可诵者。兹编四言押韵，俾学者诵而易记，临证或有一助焉。

原夫舌为心苗，根肺尖心。舌之有苔，如草铺茵。草发地面，地之精神。苔面属胃，六腑总论。六腑有病，苔面可寻。伤寒初起，白苔太阳。太阳有热，口燥喜凉。不眠烦躁，阳明可详。阳明热盛，苔化干黄。干黄而厚，热滞初张。干黄焦燥，邪热披猖。若寒热往来，胁痛耳聋，白苔不燥，少阳可从。苔黄呕苦，热郁胆中。顺传太阴，腹满痞胸。脉弦缓小，苔白寒封。脉沉而细，默默欲眠。白苔不渴，少阴寒象已全。消渴气冲，心中疼热，厥阴已连。或黄或白，寒热有偏，不渴为寒，燥渴热连。焦黄灰黑，救阴为先。咸苦泻热，甘凉溉泉。寒热异治，因证而迁。伤寒传经，由卫入营。顺逆无定，隔越须明。苔灰便秘，实热非轻。温病则非，温邪甫起，但热不寒，白苔未化，唇舌先干，口渴便秘，夜寐不安。或咳窒而气逆，或胸痞而恶餐。上焦肺胃，邪热先干。风温湿温，固非一端。风温白苔，解以辛凉。化黄化燥，阳明热强。黄燥堆厚，邪滞胃乡。脉弦有力，咸苦宜尝。苔须有地，脉数弦长。腹实拒按，须通二肠。浮嚣泛露，胃气虚张。承气一攻，胃即大伤。甘凉苦泻，宜细审量。若躁烦神昏，邪犯胞宫。风动痉厥，厥少之营。津液消涸，唇焦舌红。养阴救液，化火开蒙，此春温之大效也。湿温则舌苔厚腻，渴饮胸痞。糙苔朱点，湿郁热聚。糙腻罩灰，苦辛宣气。神蒙时清，尚属湿闭。芳淡宣窍，湿热兼利。有白苔甫布，里热已肆，瘟疫之邪难御。口燥神烦，苔白堆沙，渴饮脉大，邪聚胃家。苔黄蒙闭，厥少非佳，不拘日数，攻下无差。三焦分治，化毒逐邪。有舌胀出口，痰热蒸蒙，毒聚于胃，苦降微通。重舌木舌，胃热痰风。舌本强硬，痰热内攻。黄白相间，秽滞阻中。宣中消滞，转吉化凶。若乃黄白分条，灰白不渴，或湿郁不达，痰饮阻膈，宜慎苦泄之药。湿润紫暗，宿瘀留著，凉血消瘀，此乃大法。又若紫肿胀大，酒毒冲心。舌绛难伸，痰热上侵。肝风欲动，痰火动阴。碎点黄白，内疳之因。满口白府，口糜及唇。胃肾欲败，湿热蒸腾。大红碎点，热毒凌心。导赤犀连，微利可应。或舌尖干绛，心火之愆。舌心干绛，胃火营煎。淡黑不燥，无根火炎。复脉六味，庶几救延。脾疸舌腻，口味转甜。酸苦辛咸，各脏有偏。短缩枯卷，惟命难全。若苔灰不渴，戴阳面赤，上盛下虚，脉浮不实，假热真寒，须防阳脱。热药凉饮，庶几可活。或津回热化，苔化光剥，肺肾阴伤，胃气欲落。存阴养胃，剥乃始复。白苔还布，庶几有福。若乃素体光裂，精气先缺，肝肾已亏，胃阴不足。光剥无华，色紫枯索，肝肾告竭，良医手缩。或花剥不清，斑如玳瑁，前化后留，后化前厚。胃阴耗伤，余邪留逗。前化心热，后化肺萎。养液扶胃，庶乎可瘳。更有左化右留，右化左留，非半表里，正阴不周。右肺左肝，正旺邪休。诸苔之中，惟白多变。口燥舌红，热邪乃现。唇淡不渴，伏寒可鉴。糙腻厚浊，湿痰留恋。白腻带灰，痰火之显。青灰湿润，阴邪见面。全黑无底，胃坏根欠。剥去光滑，元气脱线。凡此诸苔，当合脉证。九候须明，四诊宜审。六淫外感，五六可证。杂病调理，不在此论。

## 三、吴坤安《察舌辨证歌》

**1. 六淫感症有真传，临证先将舌苔看。察色分经兼手足，营卫表里辨何难。**（白苔主表，黄苔主里。足经之邪，分表里治之。白苔主卫，绛苔主营。手经之邪，分

心营肺卫治之。邵仙根评）

凡诊伤寒，当先察舌之形色，分别足经手经，卫分营分，在表在里，再参脉证，施治无不获效。若拘定足六经治病，非但无效，且病亦鲜有合乎六经者。

**2. 白肺绛心黄属胃，红为胆火黑脾经。少阴紫色兼圆厚，焦紫肝阳阴又青。**（此条统论手经足经，以舌之形色辨之。邵仙根评）

此以形色分六经兼心肺两手经，足六经不言太阳者，以太阳初感，舌未生苔也。故凡临证，见舌无苔而润，或微白而薄，即是太阳，若黄苔阳明，红色少阳，黑苔太阴，紫色少阴，焦紫厥阴阳邪，青滑厥阴阴邪。（太阳与肺同主表，邪尚在表，故舌无苔而或薄白。邵仙根评）

**3. 表白里黄分汗下，绛营自卫治分歧。次将津液探消息，泽润无伤涩已亏。**

白苔属表当汗，黄苔属里当下。绛苔营分之热，宜清忌表；白苔卫分之邪，宜汗忌清。治法天渊。再以舌之燥润验其津液之存亡，不拘何色，但以润泽为津液未伤，燥涩为津液已耗。热病以存津液为主，故宜深察。

**4. 白为肺卫仍兼气，绛主心营血后看。白内兼黄仍气热，边红中白肺津干。**

凡外邪之入，先到卫分，不解，然后入血分。白内兼黄，仍属气分之热，不可用营分药。白苔边红，此温邪入肺，灼干肺津，不可辛温过表，清轻凉散为当。

**5. 卫邪可汗宜开肺，气分宜清猛汗难。入营透热羚犀妙，到血未清地与丹。**

凡舌苔白润而薄，邪在卫分，可汗，开肺即是开太阳，如麻黄、羌活之类。如苔白而厚，或兼干，是邪已到气分，只宜解肌清热，如葛根、防风、连翘、蝉蜕、薄荷之类，不可用辛温猛汗也。若寒邪化热，过卫入营，或温邪袭人，竟入营分，则舌苔红绛而燥，惟羚犀为妙品，以能透热于营中也。邪在营分不解，渐入血分，则发热不已，宜清血分之热，鲜生地、丹皮之类。

**6. 白黄气分流连久，尚冀战汗透重关。舌绛仍兼黄白色，透营泄卫两和间。**

凡舌苔白中带黄，日数虽多，其邪尚在气分流连，可冀战汗而解。若舌红绛中仍带黄白等色，是邪在营卫之间，当用犀羚以透营分之热，荆防以泄卫分之邪，两解以和之可也。（此条是泄卫透营之要法，惟荆防不如薄荷、连翘之稳。邵仙根评）

**7. 白而薄润风寒重，温散何防液不干。燥薄白苔津已少，只宜凉解肺家寒。**

此辨风寒与风热治法不同，凡风寒初入太阳，则舌无苔或生苔白润而薄，此寒邪重，津液不亏，辛温汗之可也。如白苔虽薄而燥，或舌边舌尖带红，此风热之邪伤于气分，病在手太阴肺经，津液已少，不可过汗，只宜轻清凉解气分，如前胡、紫苏子、杏仁、连翘、黄芩、薄荷、桔梗、淡竹叶之类。

**8. 苔若纯黄无白色，表邪入里胃家干。更验老黄中断裂，腹中满痛下之安。**（舌苔纯黄无白，邪入胃经，热而未实，宜白虎等汤清热凉润。若焦黄断裂，热入胃府而燥实，症必腹满坚痛，故可下之。邵仙根评）

凡治病先要辨清营卫表里，上文辨营卫，此论表里。然表证即属卫分，故此专论里证。伤寒由表入里，故舌苔先白后黄，至纯黄无白，邪已离表入里，即仲景所云胃家实也。然舌苔虽黄，而未至焦老裂纹起刺，大便虽闭，而未至痞满硬痛，尚属胃家热而未实，宜清不宜攻。必再验其舌形黄厚焦老，中心裂纹或起刺，腹中硬满胀痛，方用承气，下之则安。舌中心属胃，凡肠中有燥，舌中心必有黄燥、黑燥等苔。若腹无硬满耕痛之状，亦只须养阴润燥，不可妄用承气攻之。（二条论外邪，以舌之黄白分表里，惟舌燥有津亏邪实之不同，须分别施治。邵仙根评）

**9. 太阴腹满苔黏腻，苍朴陈苓湿桔开。黄燥还兼胸痞满，泻心陷胸二方裁。**（湿邪结于太阴，症必胸腹满闷，湿阻气机，宜以苦湿开之。若痰热湿邪结于心下而痞痛者，邪滞中宫，宜泻心、陷胸以开痞涤痰。邵仙根评）

阳明实满，舌苔老黄燥裂；太阴湿满，舌苔白而黏腻；阳明湿满，满及脐下少腹；太阴湿满，满在心下胃口。（此数句辨证确切，当熟记之。邵仙根评）

湿邪结于太阴。则胸腹满闷，宜苦温以开之，苍朴、二陈、二苓之类。若黄苔而燥，胸中痞满，此阳邪结于心下，按之痛者，热痰固结也，小陷胸法。呕恶溺涩者，湿热内结也，泻心法。

**10. 微黄黏腻兼无渴，苦泄休投开泄安。热未伤津黄薄滑，犹堪清热透肌端。**

病有外邪未解而里先结者，如舌苔黏腻微黄，口不渴饮而胸中满闷是也。此湿邪结于气分，宜白蔻、橘红、杏仁、郁金、枳壳、桔梗之类，开泄气分，使邪仍从肺卫而出则解矣。不可用泻心苦泄之法逼邪入里。黄苔虽主里，如苔薄而滑者，是热邪尚在气分，津液未亡，不妨用柴葛芩翘或栀豉翘荷之类，轻清泄热以透表邪，亦可外达肌分而解也。

**11. 湿留气分苔黏腻，小溲如淋便快联。湿结中焦因痞满，朴陈苦温泄之安。**

此以黏腻舌苔为湿邪之验，白而黏腻者寒湿，黄而黏腻者湿热。更验其小便不利，大便反快，为湿邪痞满，乃湿邪结于中焦，宜厚朴、苍术、二苓、二陈之类，苦温以开泄之。若舌黄黏腻，痞满呕恶，大、小便俱不利，此湿热结于中焦，宜泻心法之类，苦辛寒以开泄之。

**12. 上焦湿滞身潮热，气分宣通病自痊。湿自外来肌表著，秦艽苏桂解肌先。**

凡看舌苔，或白或微黄而黏腻不渴者，总属湿邪。但湿自内出，恒结于中焦而成痞满。若湿自外来，上焦气分受之，每见潮热自汗，医者表之不解，清之不应，不知热自湿中来。只要宣通气分，如淡豆豉、茯苓皮、滑石、半夏、猪苓、薏苡仁、广皮、豆蔻、黄芩之类，气分湿走，热自止矣。若冒雨雾，湿邪留于太阴卫分之表，发热自汗不解，口不渴饮，身虽热，不欲去衣被，舌苔灰白黏腻，宜桂枝、秦艽、紫苏、茯苓皮、二陈、姜皮之类解肌和表，湿邪自去。

**13. 湿热久蒸成内著，厚黄呕吐泻心权。若兼身目金黄色，五苓栀柏共茵煎。**

湿热内著，从饮食中得之，嗜酒人多此苔，必厚黄黏腻，痞满不饥，呕吐不纳，惟泻心最效，川黄连、干姜、赤苓、半夏、枳实、茵陈、通草之类。湿热内结，若误治必致成疸，宜五苓加茵陈栀柏之类。

**14. 舌绛须知营分热，犀翘丹地解之安。若兼鲜泽纯红色，胞络邪干菖郁攒。素有火痰成内闭，西黄竺贝可加餐。**

舌绛为邪入营中，宜泄营透热，故用犀角以透营分之热邪，翘丹鲜地以清营分之热邪。邪入心胞络，则神昏内闭，须加广郁金、石菖蒲以开之。若兼有火痰，必致痰潮内闭，更当加西黄、川贝母、天竺黄、竹沥之类清火豁痰。

**15. 心承胃灼中心绛，清胃清心势必残。君火上炎尖独赤，犀兼导赤泻之安。**

如黄苔中心绛者，心受胃火蒸灼也，于清胃药中加清心药，如石膏、川黄连之类是也。其势必孤矣。如舌刺独赤起刺，心火上炎之故，犀角合导赤散以泻之。

**16. 若见边红中燥白，上焦气热血无干。但清膈上无形热，滋腻如投却疾难。**

凉膈散去芒硝、大黄，加石膏，能清膈上无形客热。其邪不在血分，妄投滋腻，必增病矣。（舌苔边红，中心燥白，乃上焦气分无形之热，其邪不在血分，切勿妄投滋腻血分之药，宜轻清凉解为治。邵仙根评）

**17. 绛舌上浮黏腻质，暑兼湿秽欲蒸痰。恐防内闭芳香逐，犀珀菖蒲滑郁含。**

暑蒸湿浊则成痰，暑湿兼秽，恐蒙闭心胞，故用菖蒲、郁金，藉其芳香逐秽，犀角以透营分暑邪，琥珀、滑石清暑利湿。（舌绛黏腻上浮，暑湿酿蒸痰浊，蒙闭心胞也，急用芳香逐秽、宣窍涤痰之法。痰多可用西黄、天竺黄之属。邵仙根评）

**18. 舌绛碎生黄白点，热淫湿匿欲生疳。古名狐惑皆同此，杂症伤寒仔细探。**（舌绛而有黄白腐点者，此湿热邪毒蕴久不宣，蒸腐气血，化为瘀浊，得风木之气化而成虫也。邵仙根评）

狐惑即牙疳、下疳之古名也，近时惟以疳名之。牙疳，即惑也，蚀咽腐龈，脱牙穿腮破唇。下疳，即狐也，蚀烂肛阴，由伤余毒与湿匿为害。若胃强能食，能任寒苦重药者可治。

按：狐惑，虫症也。上唇有疮，虫食其脏，兼咽烂名惑。下唇有疮，虫食其肛，兼声哑名狐。面色乍白乍黑乍赤，恶闻食气，清志默默，此其候也。[此参《准绳》（《证治准绳》简称《准绳》）与《金匮》之言相同。又云：狐惑，虫病也，惑当作蜮。看其上唇内生疮如粟，唾血，心内懊侬而痛，此虫在上，食其五脏。下唇内生疮者，其人不寤，此虫食下部是也。《金匮》：食于上部则声哑，甘草泻心汤；蚀于下部则咽干，苦参汤洗之；蚀于肛者，雄黄熏之。邵仙根评]

**19. 白苔绛底因何故，热因湿伏透之难。热毒乘心红点重，黄连金汁乱狂安。**

舌苔白底绛者，热因湿邪遏伏，宜泄湿以透热，如犀角、滑石、茯苓皮、猪苓、薏苡仁、茵陈、黄柏之类。若湿温症，舌现红星点点，此热毒乘心，必神昏谵语，宜苦寒之品治之。狂乱者，非黄连、金汁不解，如无金汁，以人中黄代之。（黄连清心火，金汁解热毒）

**20. 舌绛不鲜枯更萎，肾阴已涸救之难。紫而枯晦凋肝肾，红泽而光胃液干。**

舌形紫晦如紫肝色，绝无津液者为枯；舌形敛缩，伸不过齿为痿。此肝肾已败，不治。若舌色红泽而光，其色鲜明者，属胃阴干涸，犹可滋养胃阴，甘凉纯静之品主之，如鲜生地、鲜石斛、蔗浆、梨汁之类。

**21. 黄厚方知邪入里，黑兼燥刺热弥深。屡清不解知何故，火燥津亡急救阴。**

舌苔黑燥，为阳明之热，腹无痞满硬痛，非蒸气症，只宜清解。若清之不应，是肠中燥火与热邪固结，胃土过燥，肾水不支，胃中阴液已干，宜大、小甘露饮以救胃汁。阴液充溢，阳邪自解，二便自通。

**22. 黑滑太阴寒水侮，腹疼吐利理中宜。更兼黏腻形浮胖，伏饮凝痰开逐之。**

舌苔黑滑为太阴之寒，所谓寒水侮土，理中症也。若兼黏腻浮胖，是湿痰寒饮伏于太阴，当用温药和脾，如二陈、厚朴、姜汁合五苓之类，开之逐之，痰饮自去。

**23. 舌见边黄中黑腻，热蒸脾湿痞难禁。吐呕便闭因伤酒，开泄中焦有泻心。**

胃热蒸脾湿，则舌黄中带黑腻，中焦痞满呕吐，小便不利，嗜酒人多此症。（舌苔边黄，中心黑腻，是胃热蒸动脾湿，蕴结中宫，以致痞满呕吐，便闭，用泻心汤开泄中焦。邵仙根评）

**24. 寒湿常乘气分中，风兼二气自从同。重将黄白形中取，得诀才将脉症通。**

寒湿二气，都入气分，风兼寒湿，亦入气分，风兼温热，或入气分，或入营分矣。气分之邪，于舌苔之黄白取之；营分之邪，于舌苔之红绛取之。得此要诀，再将脉症兼参，病无遁形。

**25. 温邪暑热走营中，兼入太阴气分同。吸受心营并肺卫，暑温挟湿卫营通。**

温暑二气，常入营分，兼入气分。盖温暑都从口鼻吸入，则上焦先受，故或入心营，或入肺卫，或先卫后营。惟湿邪常走气分，必暑挟湿，湿挟暑，则三焦营卫通入矣。

**26. 伤寒入里阳明主，热病阳明初便缠。光白后黄寒化热，纯黄少白热蒸然。**

太阳主表，阳明主里。伤寒由表达里，故在表属太阳，入里即入阳明府病。热病自内发外，借阳明为出路，故初起即在阳明。但看舌苔先白后黄者，伤寒由表达里，寒化为热也。若初起纯黄少白，或黄色燥刺，是病发于阳明，由里出表，热势蒸然，内盛也。更参外症，初起恶寒发热为伤寒，壮热无寒为热病。

**27. 热病无寒惟壮热，黄芩栀豉古今传。恶寒发热伤寒症，发汗散寒表剂先。**

凡温热之症，不可发汗，如仲景阳明病之栀豉汤，少阳病之黄芩汤，皆可通治。（此条亦伏气所发之热病，切不可辛温发汗，宜用栀子、豆豉、黄芩等方，清解少阳阳明。若是伤寒，可用表剂发汗矣。邵仙根评）

**28. 少阳温病从何断，舌绛须知木火然。目赤耳聋身热甚，栀翘犀角牡丹先。**

凡温病热病，皆纯热无寒，热病发于阳明，温病发于少阳，当从何法断之？但看舌苔，黄燥为阳明热病，绛赤为少阳温病。温病宜用犀角、栀、连翘、鲜地、丹皮之类，以解木火之郁，大忌汗散。（舌绛赤，外证耳聋目赤者，是温病从少阳而发出也，当清解木火之郁，与伤寒少阳证之可用表散不同，故忌汗散。邵仙根评）

**29. 若是温邪从上受，窍中吸入肺先传。芩翘栀豉桑蒌杏，气燥加膏肺分先。**

**邪入心营同胆治，再加元参郁苍鲜。**

温邪从内发者，以少阳胆经治之。若因天时晴燥太过，其气从口鼻吸入，则上焦心肺受邪。舌苔白燥边红，治在气分。舌色鲜红，治在营分。营分与少阳胆经同法，亦用犀角、丹皮、鲜生地之类，再加玄参、麦冬、广郁金、鲜菖蒲以清心开窍也。（春时温邪从口鼻吸入，受而即发，舌苔不燥者，邪先入肺也，从肺卫气分治之。若舌鲜红而绛，邪入心营也，治与少阳胆经同法，加入清心开窍之品。邵仙根评）

**30. 寒温二气前粗辨，暑湿相循病必缠。温病已陈黏腻舌，只将暑症再提传。**（上文论伤寒温病，以下言暑邪湿温。邵仙根评）

**31. 暑伤气分苔因白，渴饮烦呕咳喘连。身热脉虚胸又满，无形气分热宜宣。蒌皮贝杏通苓滑，栀豉翘心竹叶煎。或见咳红荷叶汁，痞加朴蔻郁金川。**

邵仙根云：此条暑伤气分，治从肺卫。如肺气郁，则暑邪逆入营中，故咳红。

**32. 暑入心营舌绛红，神呆似寐耳如聋。溺淋汗出原非鲜，失治邪干心主宫。犀滑翘丹元地觅，银花竹叶石菖同。欲成内闭多昏昧，再入牛黄即奏功。**

暑热之邪，上蒙清窍则耳聋，不与少阳同例，忌用柴胡。乘于胞络则神昏，宜清心开闭。凡邪在手经，忌足经药。（凡温热暑邪，由口鼻吸受。邪在手经，从三焦方法，忌用足经药，此与治伤寒分别处也。邵仙根评）

**33. 暑热合邪空窍触，三焦受病势弥漫。脘闷头胀多呕恶，腹痛还防疟痢干。栀豉杏仁芩半朴，银花滑石郁红安。**

暑邪挟湿，从口鼻空窍触入，则三焦气分受病，头胀脘闷，呕恶，此邪初入见症，其势尚轻，故只用栀子、豆豉等以清宣气分，余如鲜枇杷叶、通草、淡竹叶之类，亦可加入。暑热之邪，留于膜原则变疟，入于肠胃则成痢，治宜随症加减。

**34. 湿温气分流连久，舌赤中黄燥刺干。咯血毋庸滋腻入，耳聋莫作三阳看。三焦并治通茹杏，金汁银花膏滑寒。若得疹痧肌肉透，再清痰火养阴安。**

凡暑湿合邪，轻则气分微结，重则三焦俱病。清解不应，即属湿温重症。肺气不得宣畅，则酿成脓血。湿热上蒙清窍，则耳聋无闻，治当急清三焦气分。气分一松，则疹痧得以外达，再议清火清痰，渐入养阴之品。

**35. 苔形粉白四边红，疫入膜原势最雄。急用达原加引药，一兼黄黑下匆匆。**

凡时症初起，苔形粉白而厚，四边红绛者，此疫症也。邪在膜原，其势最雄，顷刻传变，诊家不可轻视。吴又可用达原饮加引经表药，透之达之。如兼太阳加羌活，兼阳明加葛根，少阳加柴胡。如舌变黄燥色，乃疫邪入胃，加大黄下之。如变黑色，入里尤深，用承气下之。疫势甚者，其舌一日三变，由白变黄，由黄变黑，当速下之。

**36. 若见鲜红纯绛色，疫传包络及营中。清邪解毒银犀妙，菖郁金黄温暑通。**

瘟疫一症，治分两途，但看舌苔白而黄，黄而黑者，疫邪自表达里，汗之下之可也。如见舌苔鲜红绛色，此疫邪入于营分及包络之间，汗下两禁，惟宜清营解毒，逐秽开闭，如犀角、银花、菖蒲、郁金、西黄、金汁、人中黄之类，与温热暑症治法相通。

**37. 温邪时疫多斑疹，临证须知提透宜。疹属肺家风与热，斑因胃热发如兹。**

邵仙根云：此条温暑斑疹与伤寒发斑不同，疹属肺经风热，斑是胃家伏热。时疫斑疹兼有毒气，均宜提透清解热毒。

**38. 疹斑色白松肌表，血热知丹犀莫迟。舌白荆防翘薄力，舌红切忌葛升医。**

疹斑发于气分，其色淡红而白者，舌苔亦白，宜葛根、防风、蝉蜕、荆芥、连翘、薄荷、牛蒡子等松肌达表。若见赤斑丹疹，邪在营分血分，舌必绛赤，宜犀角、连翘、鲜生地、人中黄、净银花等透营解毒，大忌升葛足经之药。（邵仙根云：白疹邪在气分，舌白淡红，宜松肌达表，从肺清透。红疹邪在营分，舌苔绛赤，宜清营宣透）

**39. 凡属正虚苔嫩薄，淡红微白补休迟。厚黄腻白邪中蕴，诊者须知清解宜。**

不拘虚寒杂证，正气虚者，其舌苔必娇嫩而薄，或淡红，或微白，皆可投补。若见黄而白，厚而腻，总属内邪未清，不可遽进补药。

邵仙根云：此条凭舌苔以验其虚实，分别宜清宜补之总诀。

又云：以上三十九歌，皆察舌辨证之要法，语语的传，可谓时病金针矣，后学当熟读之。

## 四、张诞先《伤寒舌鉴》

### （一）白苔舌总论

伤寒邪在皮毛，初则舌有白沫，次则白涎白滑，再次白屑白泡，有舌中、舌尖、舌根之不同，是寒邪入经之微甚也。舌乃心之苗，心属南方火，当赤色，今反见白色者，是火不能制金也。初则寒郁皮肤，毛窍不得疏通，热气不得外泄，故恶寒发热。在太阳经则头痛，身热，项背强，腰脊疼等症。传至阳明经则有白屑满舌，虽症有烦躁，如脉浮紧者，犹当汗之。在少阳经者则曰苔白滑，用小柴胡汤和之。胃虚者，理中汤温之。如白色少变黄者，大柴胡、大小承气分轻重下之。白苔亦有死症，不可忽视也。

寒邪初入太阳，头痛身热恶寒，舌色微白，香苏散、羌活汤之类发散之（图2-1）。

此太阳里证舌也，二三日未曾汗，故邪入丹田渐深，急宜汗之。或太阳与少阳合病有此舌者，柴胡桂枝汤主之（图2-2）。

病三四日，其邪只在太阳，故苔纯白而厚，却不干燥，其证头疼发热，脉浮而紧，解表自愈（图2-3）。

病四五日未经发汗，邪热渐深，少有微渴，过饮生冷，停积胸中，营热胃冷，故今发热烦躁，四肢厥冷，而苔白干厚，满口白屑，宜四逆散加干姜（图2-4）。

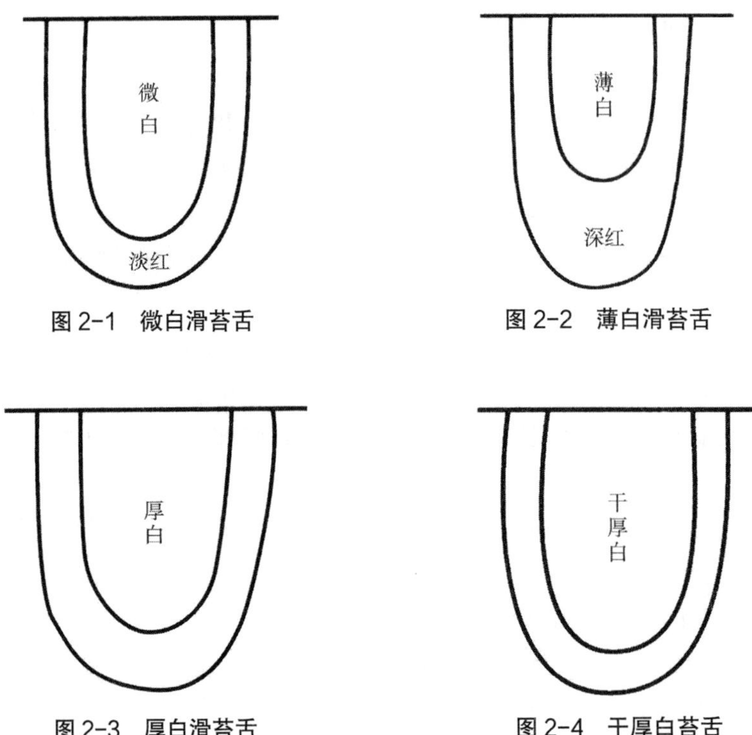


图 2-1　微白滑苔舌　　图 2-2　薄白滑苔舌

图 2-3　厚白滑苔舌　　图 2-4　干厚白苔舌

此太阳经初传阳明府病舌也，若微黄而润，宜再汗。待苔燥里症具，则下之。若烦躁呕吐，大柴胡汤加减，亦有下淡黄水沫无稀粪者，大承气汤下之（图 2-5）。

舌中见白苔，外有微黄者，必作泄，宜用解毒汤，恶寒者，五苓散（图 2-6）。

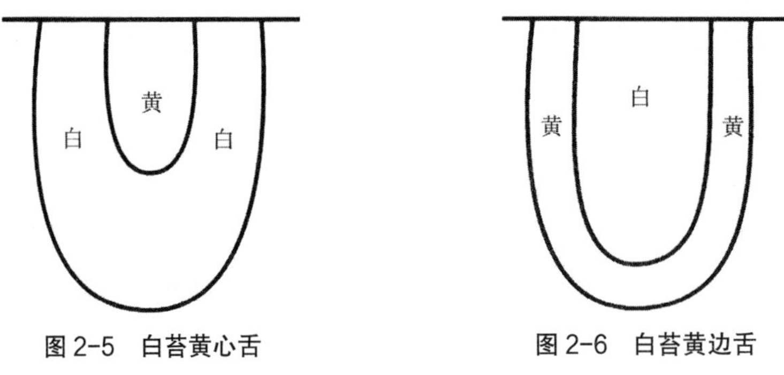


图 2-5　白苔黄心舌　　图 2-6　白苔黄边舌

此阳明府兼太阳舌，其苔边白中心干黑者，因汗不彻，传至阳明所致，必微汗出，不恶寒，脉沉者可下之，如二三日未曾汗，有此舌必死（图 2-7）。

此阳明府兼少阳舌也，三五日自利脉长者生，弦数者死。如有宿食，用大承气下之，十可全五（图 2-8）。

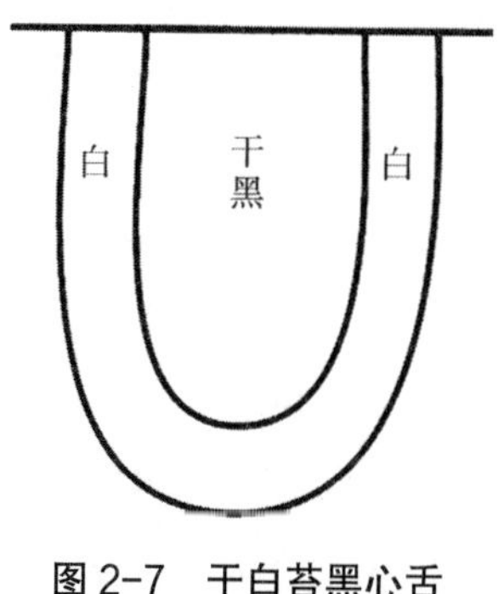


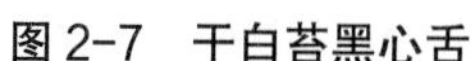

图 2-7　干白苔黑心舌

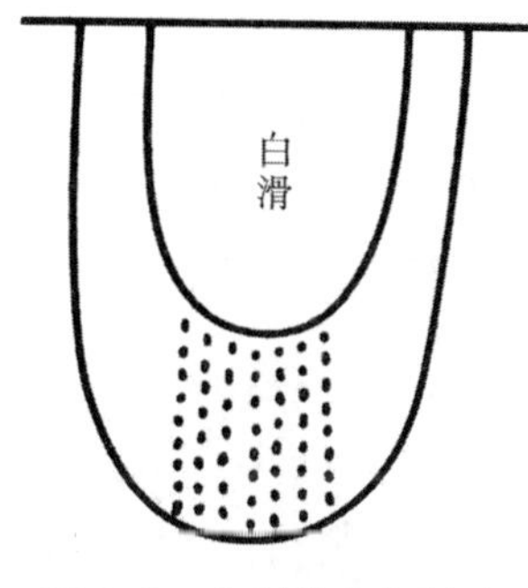


图 2-8　白滑苔尖灰刺舌

白苔中生满干黑芒刺，乃少阳之里证也，其证不恶寒反恶热者，大柴胡加芒硝急下之，然亦危证也（图 2-9）。

白苔中黑为表邪入里之候，大热谵语，承气等下之。倘食复而发热，或利不止者，难治（图 2-10）。

白苔见于一边，无认左右，皆属半表半里，宜小柴胡汤，左加葛根，右加茯苓。有咳哕引胁下痛而见此舌苔者，用青龙汤。夏月汗多自利，人参白虎汤（图 2-11）。

或左或右，半边白苔，半边或黑或黄老者，寒邪结在脏也，黄连汤加附子。结在咽者，不能语言，宜生脉散合四逆汤，可救十中之一二（图 2-12）。

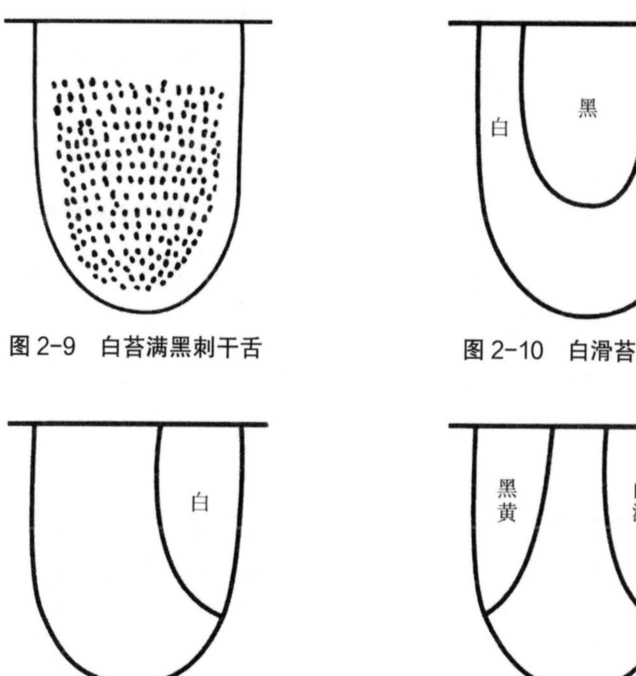


图 2-9　白苔满黑刺干舌

图 2-10　白滑苔黑心舌

图 2-11　半边白滑苔

图 2-12　脏结白滑苔

白苔中有黑小斑点乱生者，乃水来克火，如无恶候，以凉膈散、承气汤下之，十中可救一二（图 2-13）。

伤寒胸中有寒，丹田有热，所以舌上白苔，因过汗伤营，舌上无津，所以燥裂，内无实热，故不黄黑，宜小柴胡加芒硝微剥之（图 2-14）。

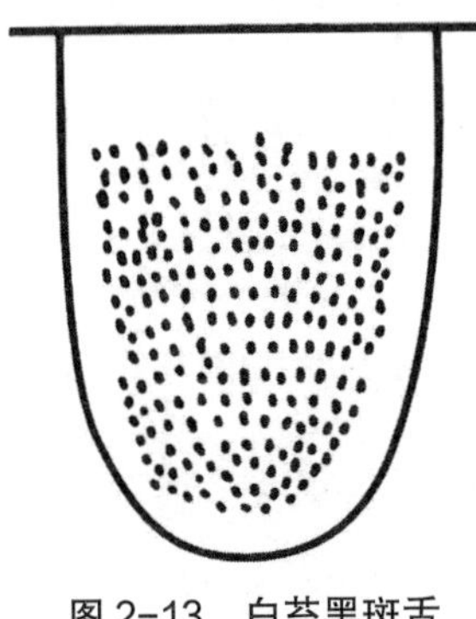

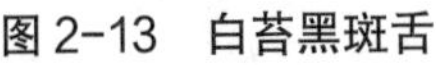
图 2-13　白苔黑斑舌

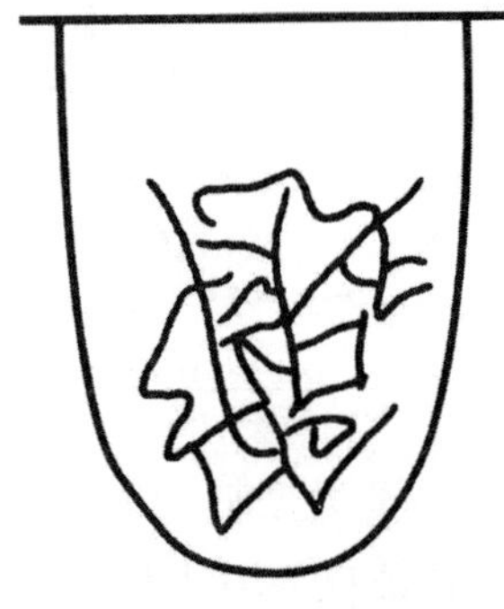

图 2-14　白苔燥裂舌

舌苔白而根黑，火被水克之象，虽下亦难见功也（图 2-15）。

邪虽入里，而尖白未黄，不用承气，宜大柴胡汤加减，下后无犯他证，安卧神清可生，倘再有变证多凶（图 2-16）。

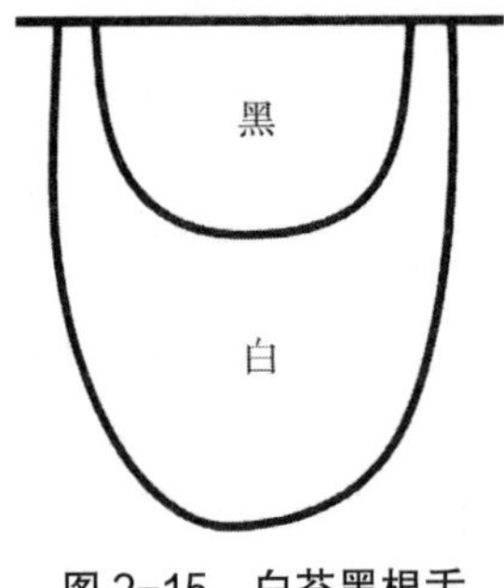


图 2-15　白苔黑根舌

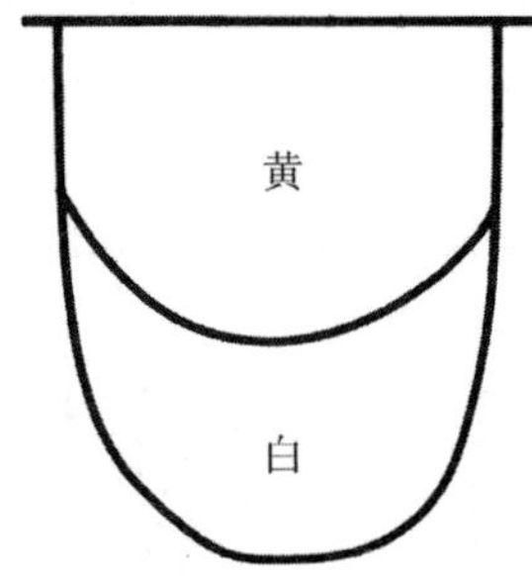


图 2-16　白尖黄根舌

此阳明里证舌也，黄乃土之色，因邪热上攻，致令舌有双黄，如脉长恶热，转矢气烦躁者，大柴胡、调胃承气汤下之（图 2-17）。

白苔中见黑色两条，乃太阳少阳之邪入于胃，因土气衰绝，故手足厥冷，胸中结痛也，理中汤、泻心汤选用。如邪结在舌根，咽噎而不能言者，死证也（图 2-18）。

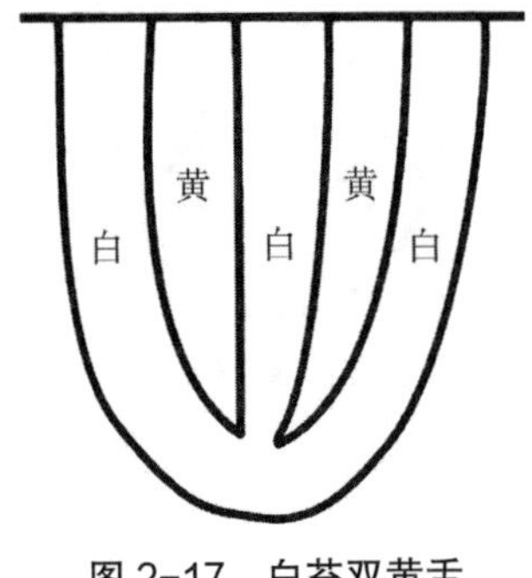


图 2-17　白苔双黄舌

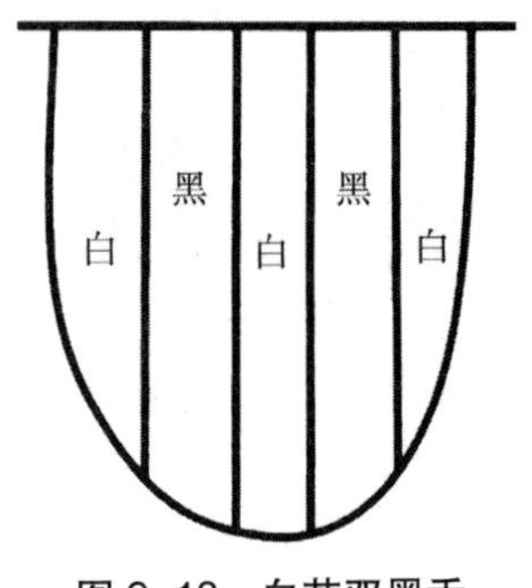


图 2-18　白苔双黑舌

此冷食舌也，七八日后见此舌而有津者可治，理中四逆先用，无津者不治。如干厚见里证则下之，得汤水，白灰色去者安（图 2-19）。

舌尖白而根灰黑，少阳邪热传腑，热极而伤冷饮也，如水停津液固结而渴者，五苓散，自汗而渴者，白虎汤，下利而渴者，解毒汤。如黑根多、白尖少，中甚红者，难治（图 2-20）。

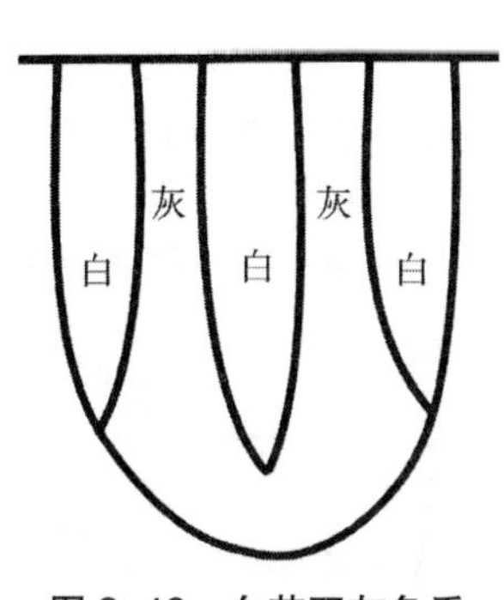

图 2-19　白苔双灰色舌

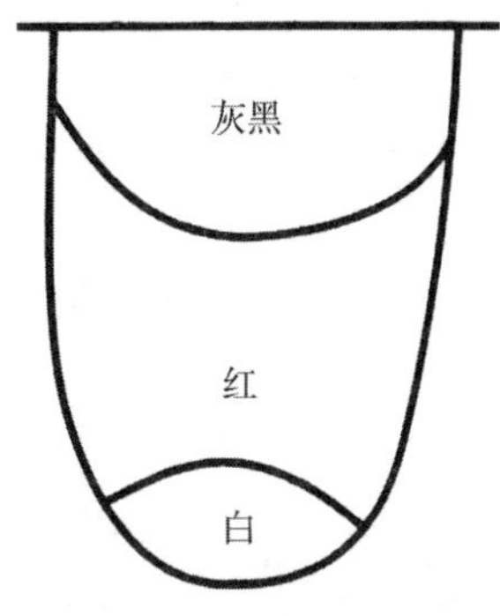

图 2-20　白尖中红黑根舌

满舌白滑而尖却鲜红者，乃热邪内盛，而复感客寒，入少阳经也，小柴胡汤加减（图 2-21）。

此太阳初传经之舌也，无汗者发汗，有汗者解肌，亦有少阳经者，小柴胡汤加减（图 2-22）。

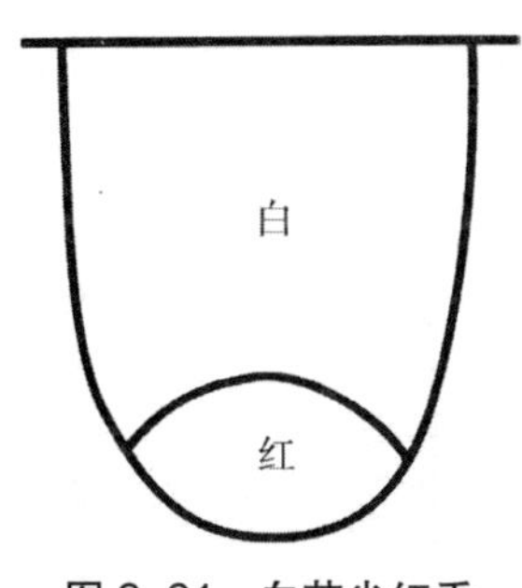

图 2-21　白苔尖红舌

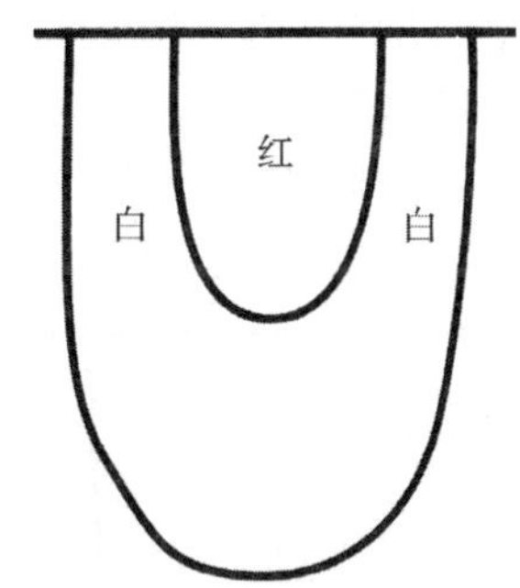

图 2-22　白苔中红舌

少阳证罢，初见阳明里证，故苔变黄色，兼火气者，大柴胡汤下之（图 2-23）。

舌尖苔白，邪在半表半里也，其证寒热耳聋，口苦胁痛，脉弦，小柴胡汤和解之（图 2-24）。

此太阳湿热并于阳明也。如根黄色润，目黄、小便黄者，茵陈蒿汤加减（图 2-25）。

舌根尖俱黑而中白，乃金水太过，火土气绝于内，虽无凶证，亦必死也（图 2-26）。

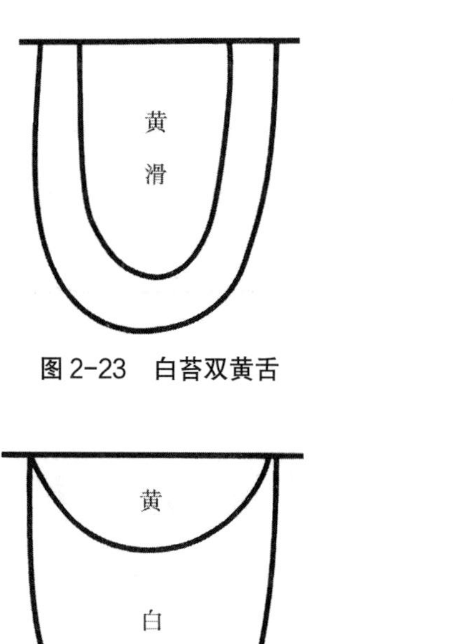


图 2-23　白苔双黄舌

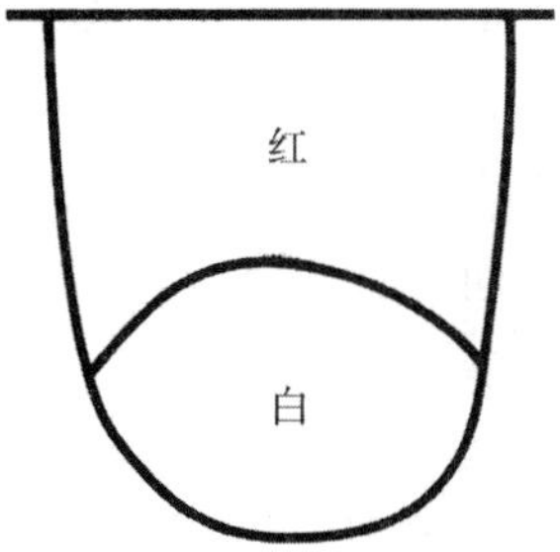

图 2-24　白尖红根舌

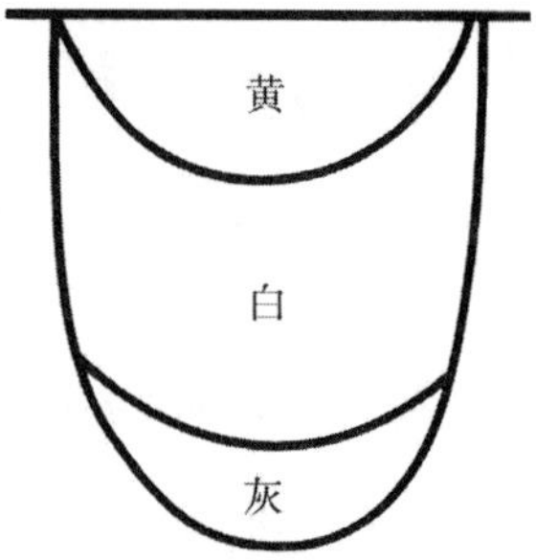

图 2-25　白苔尖灰根黄舌

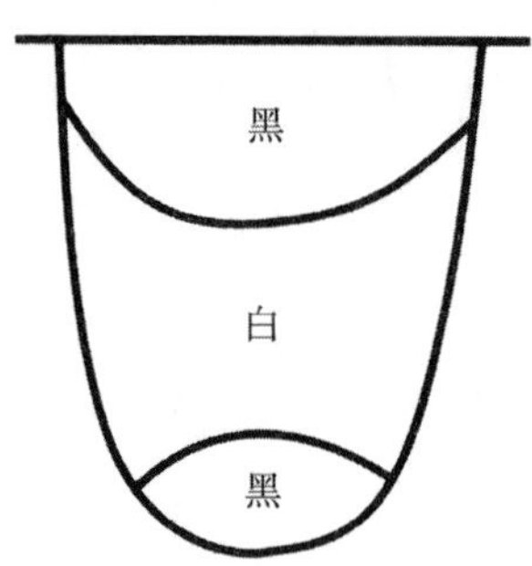


图 2-26　白苔尖根俱黑舌

白苔老极如煎熟相似者，心气绝而肺色乘于土也。始因食瓜果冰水等物，阳气不得发越所致，为必死候，用枳实理中，间有生者（图 2-27）。

年老胃弱，虽有寒不能变热，或多服汤药，伤其胃气，所以淡白透明，似苔非苔也，宜补中益气加减治之（图 2-28）。

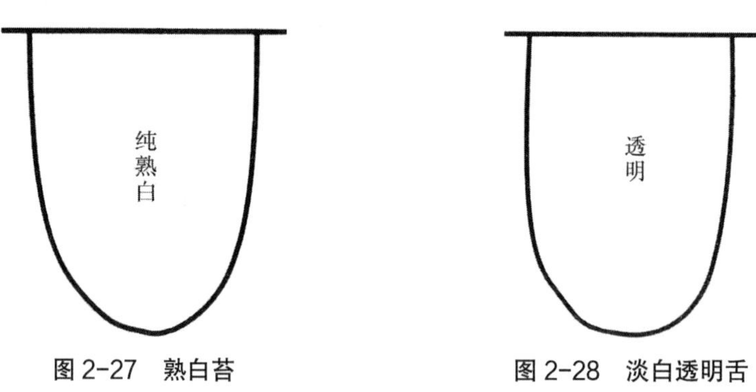


图 2-27　熟白苔

图 2-28　淡白透明舌

此舌乃瘟疫初犯膜原也，达原饮。见三阳表证，随经加柴胡、葛根、羌活。见里证，加大黄（图 2-29）。

### （二）黄苔舌总论

黄苔者，里证也。伤寒初病无此舌，传至少阳经亦无此舌，直至阳明府实，胃中火盛，火乘土位，故有此苔，当分轻重泻之。初则微黄，次则深黄有滑，甚则干黄焦黄也。其证有大热大渴，便秘谵语，痞结自利。或因失汗发黄，或蓄血如狂，皆经热火盛，小便不利所致。若目白如金，身黄如橘，宜茵陈蒿汤、五苓散、栀子檗皮汤等。如蓄血在上焦，宜犀角地黄汤，蓄血在中焦，宜桃仁承气汤，蓄血在下焦，宜抵当汤。凡血证见血则愈，切不可与冷水，饮之则死。大抵舌黄证虽重，若脉长者，中土有气也，下之则安。如脉弦下利，舌苔黄，中有黑色者，皆危证也。

舌见黄苔，胃热之极，土色见于舌端也。急宜调胃承气汤下之，迟则恐黄老变黑，为恶候（图 2–30）。

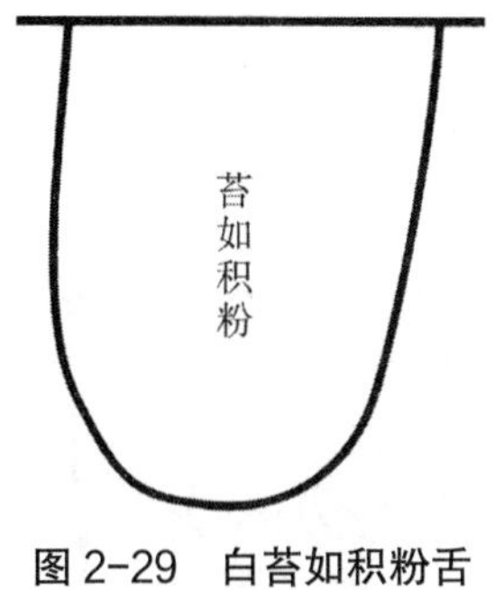


图 2–29　白苔如积粉舌

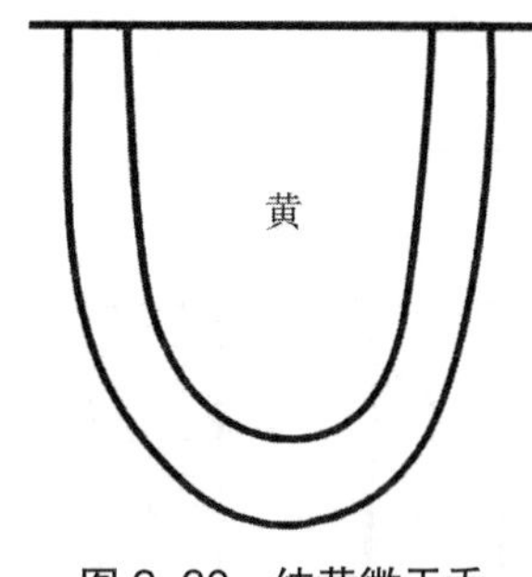


图 2–30　纯黄微干舌

舌微黄而不甚燥者，表邪失汗而初传里也，用大柴胡汤。若身目俱黄者，茵陈蒿汤（图 2–31）。

舌见干黄，里热已极，急下勿缓。下后脉静身凉者生，反大热而喘，脉躁者死（图 2–32）。

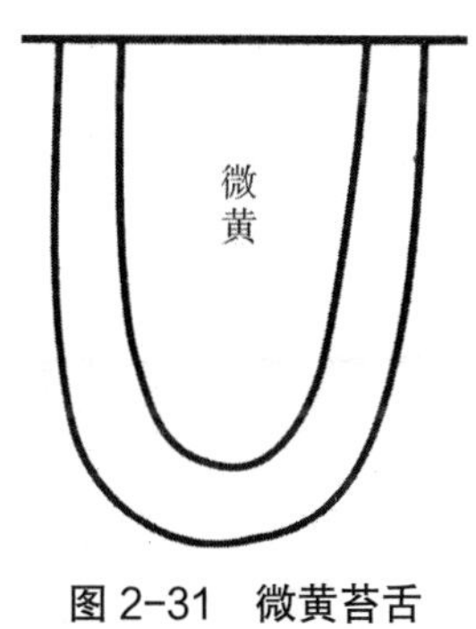


图 2–31　微黄苔舌

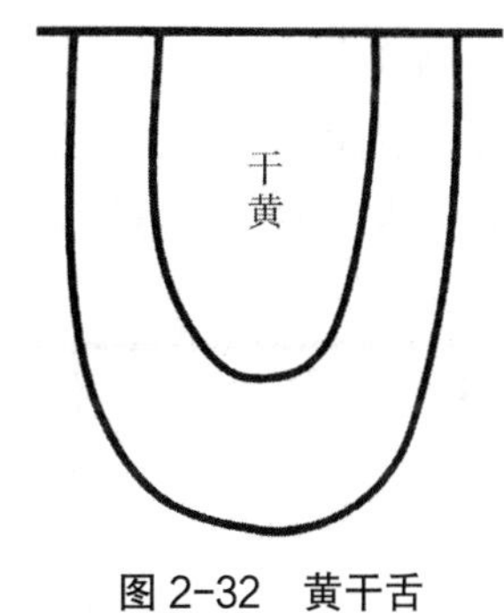


图 2–32　黄干舌

舌黄而有黑滑者，阳明里证具也，虽不干燥，亦当下之。下后身凉脉静者生，大热脉躁者死（图 2–33）。

黄苔中乱生黑斑者，其证必大渴谵语，身无斑者，大承气汤下之。如脉涩谵语，循衣摸床，身黄斑黑者，俱不治。下出稀黑粪者死（图 2–34）。

黄苔从中至尖通黑者，乃火土燥而热毒最深也，两感伤寒必死。恶寒甚者亦死。如不恶寒，口燥咽干而下臭水者，可用调胃承气汤下之，十中可救四五。口干齿燥形脱者不治（图 2–35）。

舌黄干色而有黑瓣者，乃邪热入胃，毒结已深，烦躁而渴者，大承气汤。发黄者，茵陈蒿汤。少腹痛者，有瘀血也，抵当汤。结胸，大陷胸汤（图 2-36）。

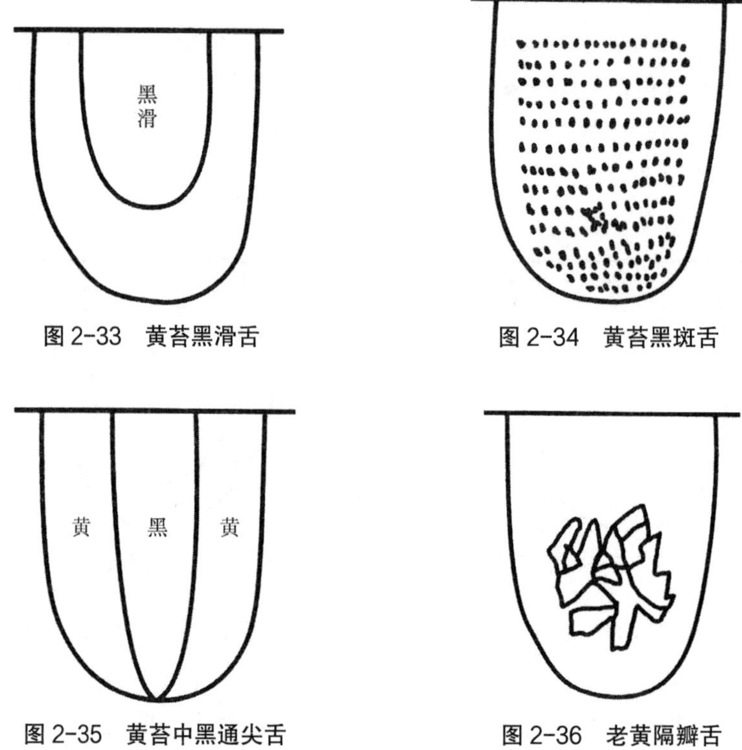


图 2-33　黄苔黑滑舌

图 2-34　黄苔黑斑舌

图 2-35　黄苔中黑通尖舌

图 2-36　老黄隔瓣舌

舌尖苔黄，热邪初传胃府也，当用调胃承气汤。如脉浮恶寒，表证未尽，大柴胡汤两解之（图 2-37）。

舌根灰色而尖黄，虽此黑根少轻，如再过一二月亦黑也，难治。无烦躁直视，脉沉而有力者，大柴胡汤加减治之（图 2-38）。

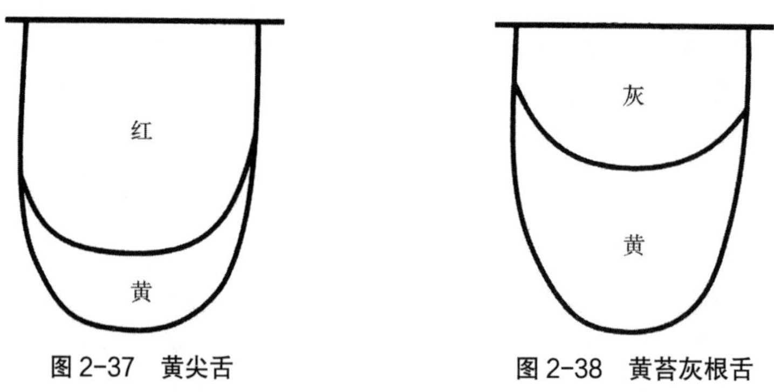


图 2-37　黄尖舌

图 2-38　黄苔灰根舌

根红而尖黄者，乃湿热乘火位也。瘟热初病多有此舌，凉膈解毒等药消息治之（图 2-39）。

舌黑根多而黄尖少者，虽无恶证恶脉，诚恐暴变一时，以胃气竭绝故也（图

2-40）。

舌苔老黄极而中有黑刺者，皆由失汗所致，邪毒内陷已深，急用调胃承气下之，十中可保一二（图 2-41）。

舌黄而胀大者，乃阳明胃经实热也，证必身黄，便结，烦躁，茵陈蒿汤。如大便自利而发黄者，五苓散加茵陈、栀子、大黄等治之（图 2-42）。

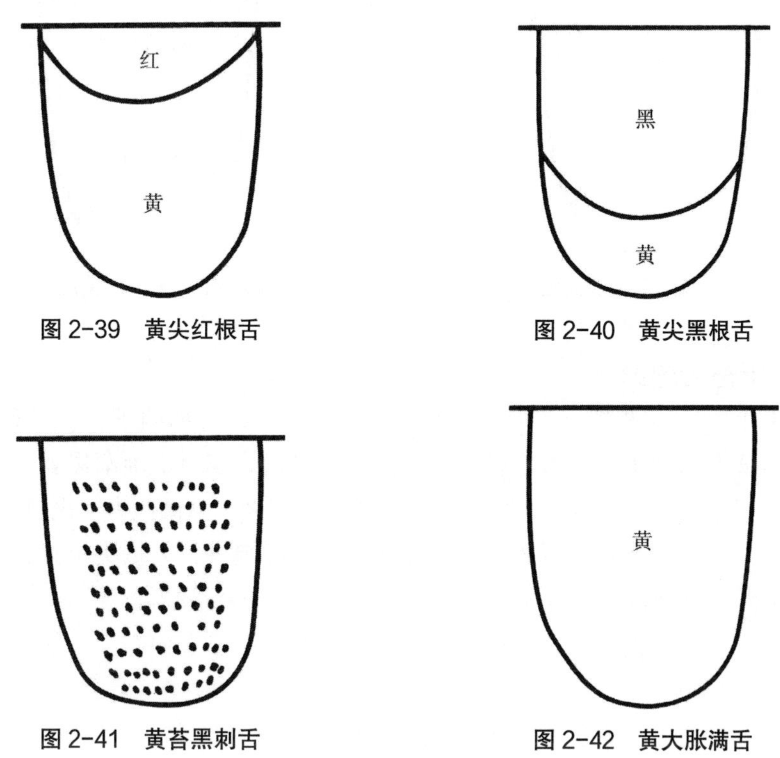


图 2-39　黄尖红根舌

图 2-40　黄尖黑根舌

图 2-41　黄苔黑刺舌

图 2-42　黄大胀满舌

舌根白尖黄，其色倒见，必是少阳经传阳明府病。若阳明证多者，大柴胡汤。少阳证多者，小柴胡汤。加谵语烦躁者，调胃承气汤（图 2-43）。

舌尖白根黄，乃表邪少而里邪多也，天水散、凉膈散合用。如阳明无汗，小便不利，心中懊侬者，必发黄，茵陈蒿汤（图 2-44）。

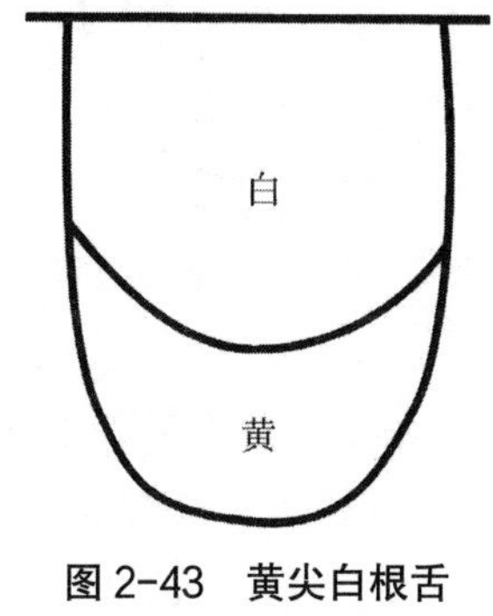


图 2-43　黄尖白根舌

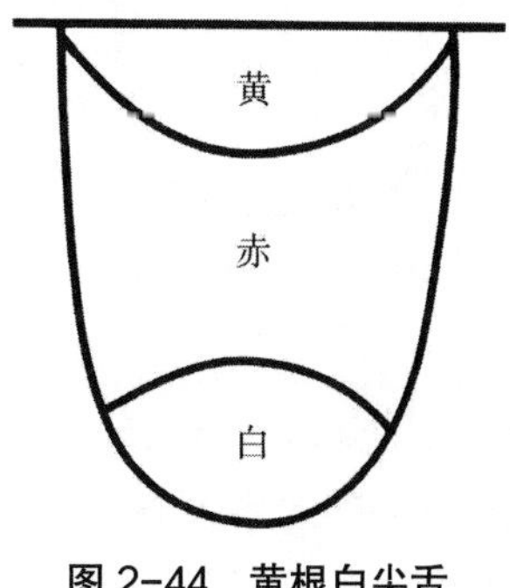


图 2-44　黄根白尖舌

舌乃火位，今见根黄尖灰，是土来侮火也。不吐不利，心烦而渴者，乃胃中有郁热也，调胃承气加黄连（图 2–45）。

舌见根黄尖白而短硬，不燥不滑，但不能伸出，证多谵妄烦乱，此痰挟宿食，占据中宫也，大承气加姜半主之（图 2–46）。

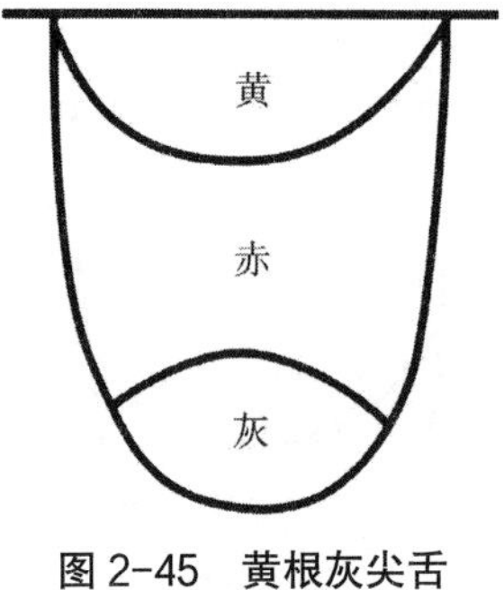


图 2–45　黄根灰尖舌

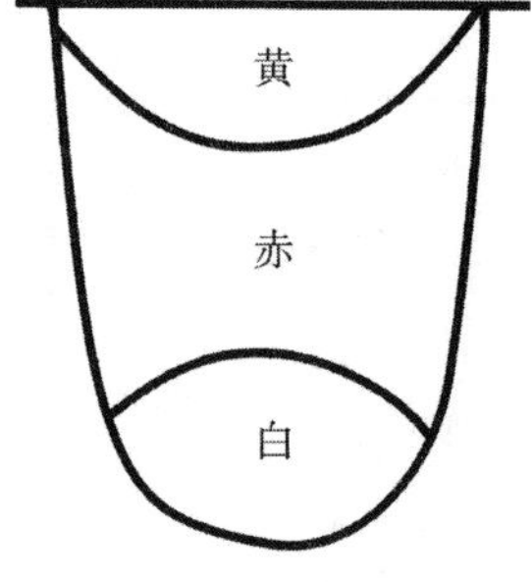


图 2–46　黄根白尖短缩舌

## （三）黑苔舌总论

伤寒五七日，舌见黑苔，最为危候。表证皆无，此舌如两感，一二日间见之，必死。若白苔上渐渐中心黑者，是伤寒邪热传里之候。红舌上渐渐黑者，乃瘟疫传变，坏证将至也。盖舌色本赤，今见黑者，乃水来克火，水极似火，火过炭黑之理。然有纯黑，有黑晕，有刺，有膈瓣，有瓣底红、瓣底黑者，大抵尖黑犹轻，根黑最重。如全黑者，纵神丹亦难救疗也。

遍舌黑苔，是火极似水，脏气已绝，脉必代结，一二日中必死，切勿用药（图 2–47）。

黄苔久而变黑，实热亢极之候，又未经服药，肆意饮食，而见脉伏目闭口开，独语谵妄，医遇此证，必掘开舌苔，视瓣底红者，可用大承气汤下之（图 2–48）。

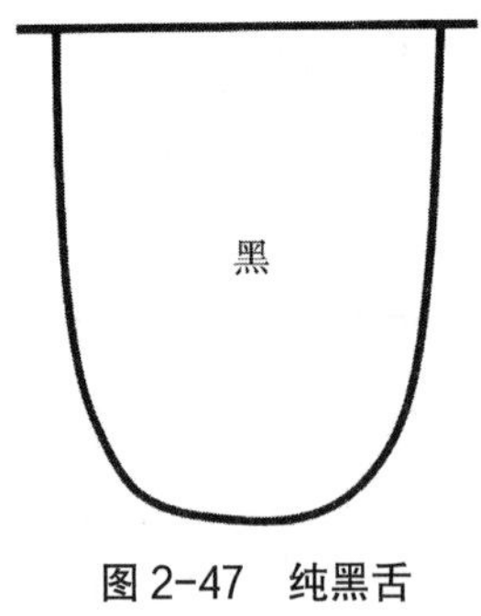


图 2–47　纯黑舌

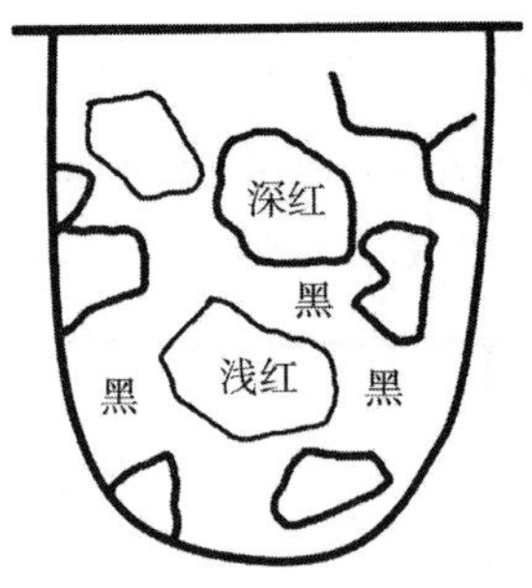


图 2–48　黑苔瓣底红舌

凡见瓣底黑者，不可用药，虽无恶候，脉亦暴绝，必死不治（图 2–49）。

满舌黑苔干燥而生大刺，揉之触手而响，掘开刺底红色者，心神尚在，虽火过极，下之可生。有肥盛多湿热，不感冒发热，痞胀闷乱，一见此舌，即用大陷胸丸攻下，后与小陷胸汤调理（图 2–50）。

刺底黑者，言刮去芒刺，底下肉色俱黑也。凡见此舌，不必辨其何经何脉，虽无恶候，必死勿治（图 2-51）。

舌黑烂而频欲啮，必烂至根而死，虽无恶候怪脉，切勿用药（图 2-52）。

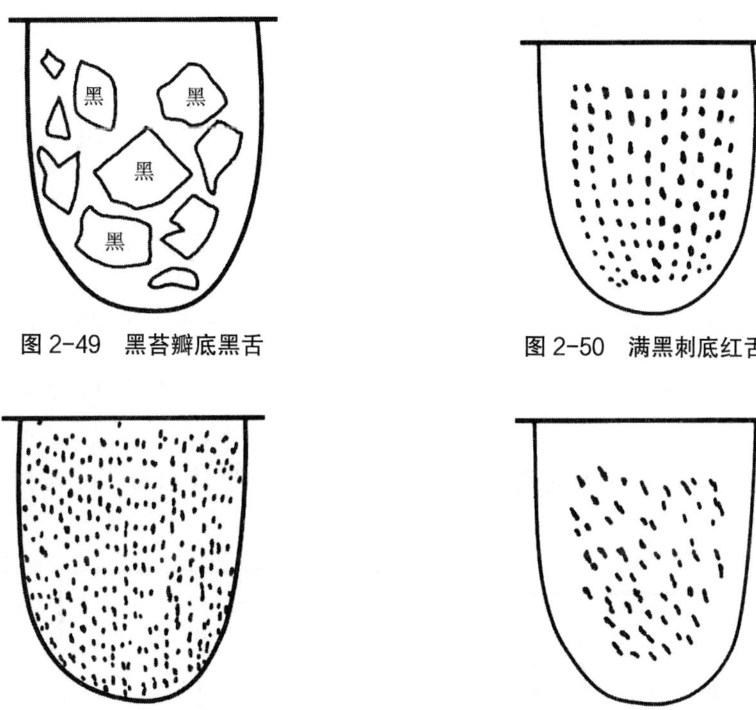


图 2-49　黑苔瓣底黑舌

图 2-50　满黑刺底红舌

图 2-51　刺底黑舌

图 2-52　黑烂白啮舌

舌见中黑边白而滑，表里俱虚寒也，脉必微弱，证必畏寒，附子理中汤温之。若夏月过食生冷，而见此舌，则宜大顺冷香选用（图 2-53）。

舌黑有津，证见谵语者，必表证时不曾服药，不戒饮食冷物，结滞于胃也。虚人黄龙汤，或枳实理中汤加大黄，壮实者，用备急丸急下之。夏月中暍多有此舌，以人参白虎汤主之（图 2-54）。

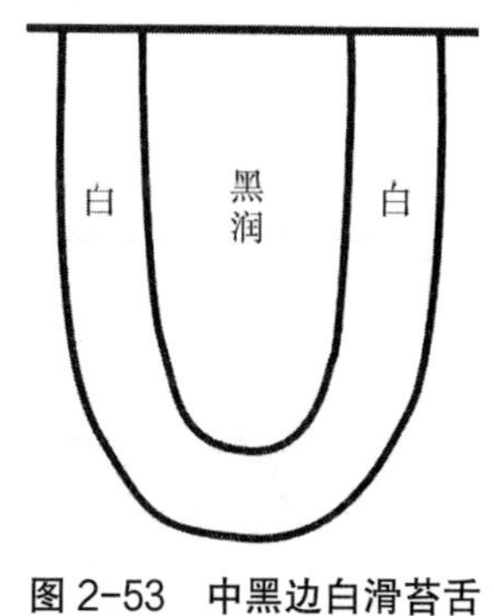


图 2-53　中黑边白滑苔舌

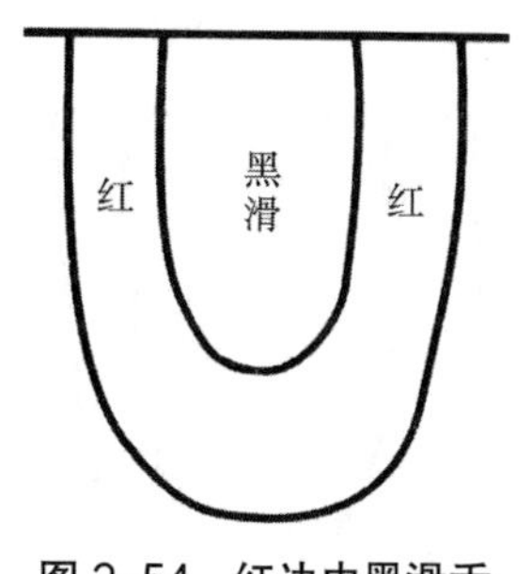


图 2-54　红边中黑滑舌

两感一二日间，便见中黑边白厚苔者，虽用大羌活汤，恐无济矣（图 2-55）。

舌边围黑，中有红晕者，乃邪热入于心胞之候，故有此色，宜凉膈合大承气下之（图 2-56）。

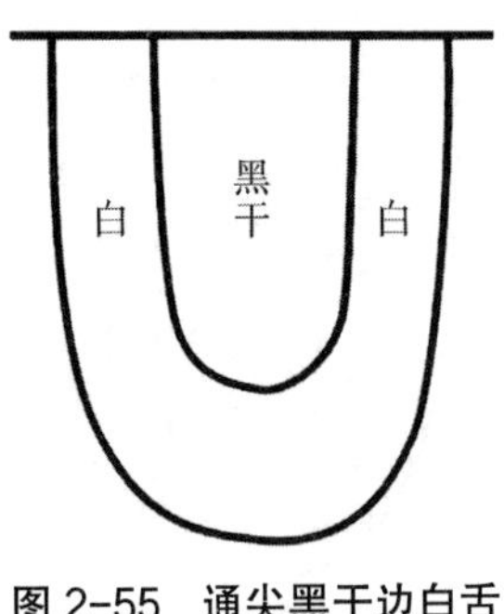


图 2-55 通尖黑干边白舌

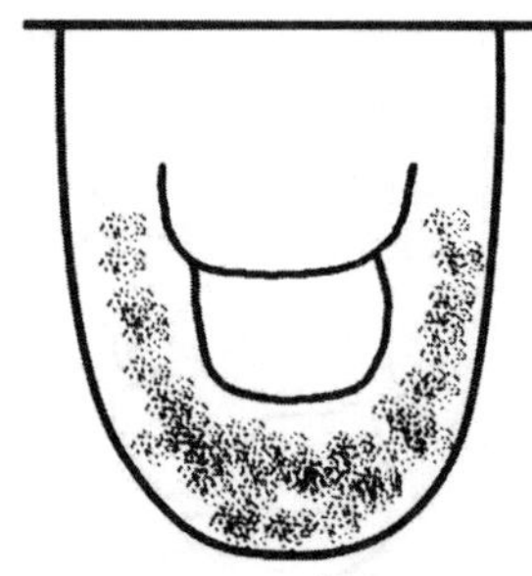

图 2-56 舌边晕内微红舌

舌苔中心黑厚而干，为热盛津枯之候，急宜生脉散合黄连解毒汤以解之（图 2-57）。

舌黑无苔而燥，津液受伤而虚火用事也，急宜生脉散合附子理中主之（图 2-58）。

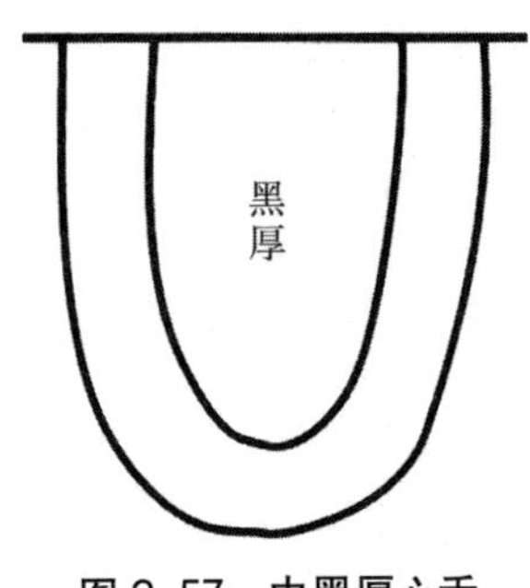


图 2-57 中黑厚心舌

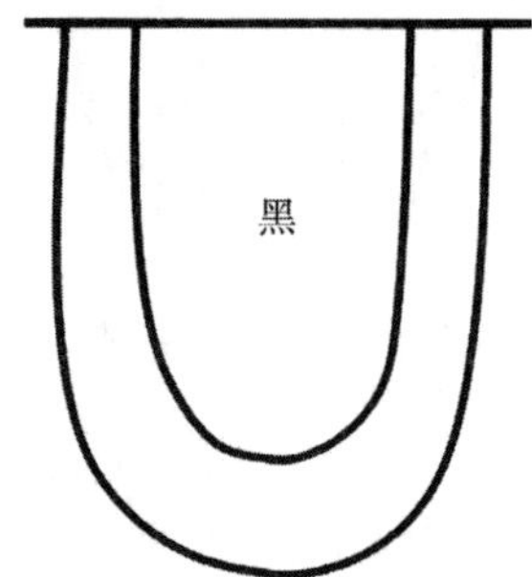


图 2-58 中黑无苔干燥舌

伤寒八九日，过汗津枯血燥，舌无苔而黑瘦，大便五六日不行，腹不硬满，神昏不得卧，或时呢喃叹息者，炙甘草汤（图 2-59）。

舌至干黑而短，厥阴极热已深，或食填中脘，肿胀所致，急用大剂大承气下之，可救十中一二。服后粪黄热退者生，粪黑热不止者死（图 2-60）。

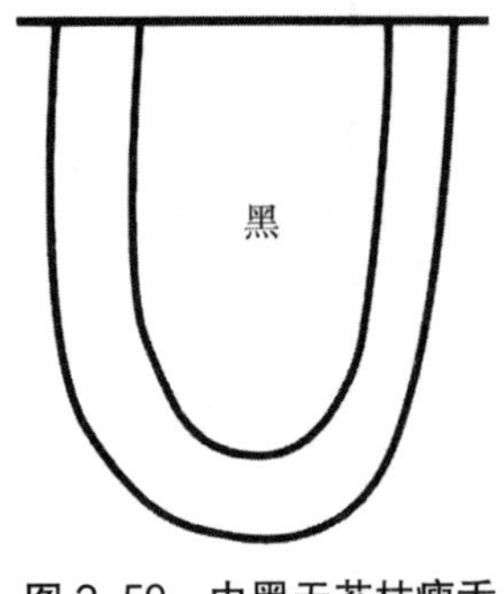


图 2-59 中黑无苔枯瘦舌

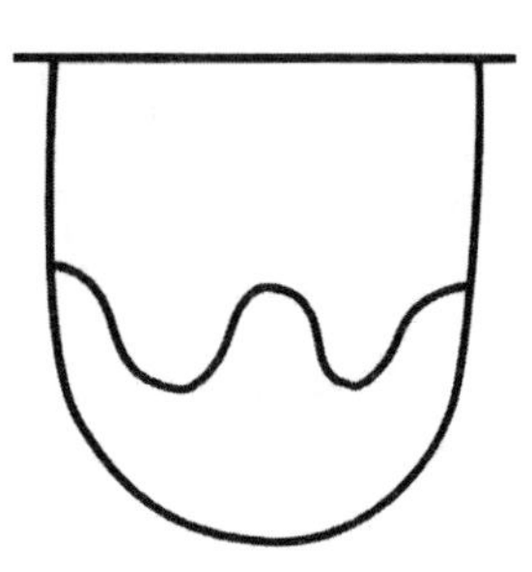

图 2-60 黑干短舌

### （四）灰色舌总论

灰色舌有阴阳之异，若直中阴经，则即时舌便灰黑而无积苔。若热传三阴，必四五日表证罢而苔变灰色也。有在根在尖在中者，有浑舌俱灰黑者，大抵传经热证，则有灰黑干苔，皆当攻下泄热。若直中三阴之灰黑多苔者，即当温经散寒。又有蓄血证，其人如狂，或瞑目谵语，亦有不狂不语，不知人事，而面黑舌灰者，当分轻重以攻其血，切勿误与冷水，引领败血入心，而致不救也。

舌灰色无苔者，直中三阴而夹冷食也，脉必沉细而迟，不渴不烦者，附子理中、四逆汤救之。次日舌变灰，中有微黄色者生，渐渐灰缩干黑者死（图 2-61）。

灰色现于中央，而消渴气上冲心，饥不欲食，食即吐蛔者，此热传厥阴之候，乌梅丸主之（图 2-62）。

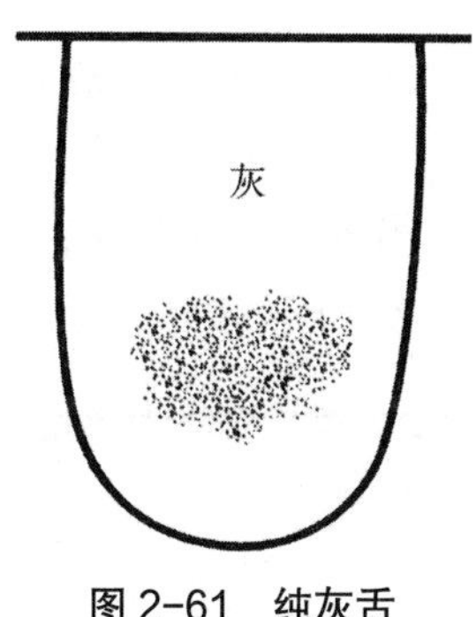


图 2-61　纯灰舌

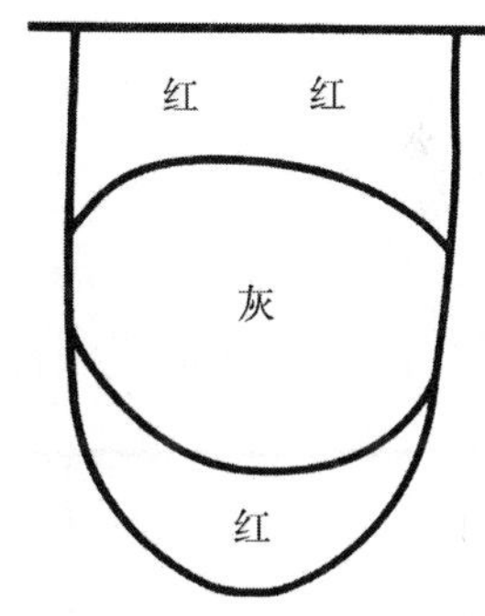


图 2-62　灰中舌

土邪盛水而舌见灰纹裂，凉膈、调胃皆可下之，十中可救二三。下后渴不止，热不退者，不治（图 2-63）。

舌根灰色而中红尖黄，乃肠胃燥热之证。若大渴谵语，五六日不大便，转矢气者，下之。如温病热病，恶寒脉浮者，凉膈、双解选用（图 2-64）。

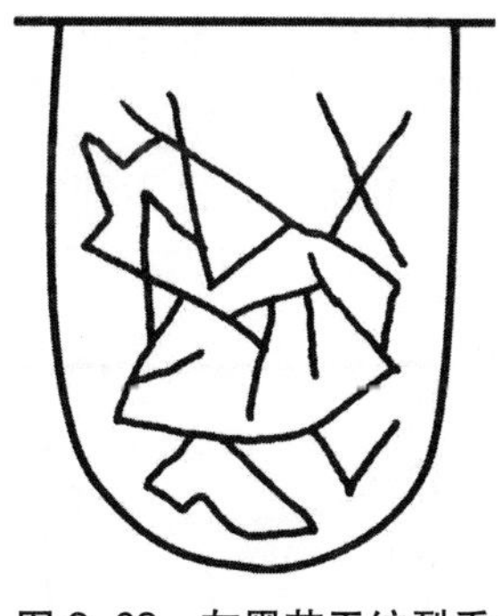

图 2-63　灰黑苔干纹裂舌

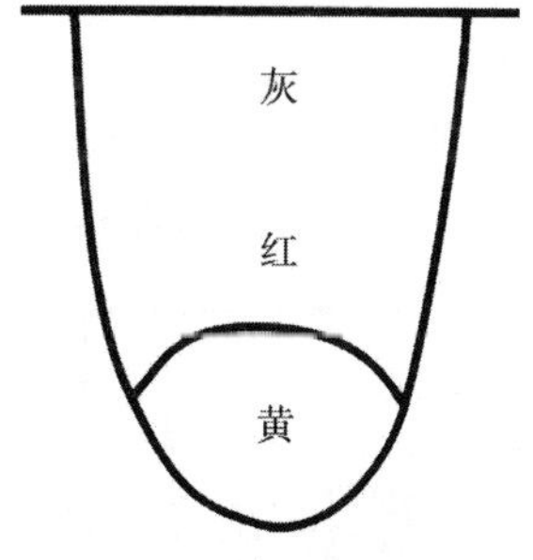


图 2-64　灰根黄尖中赤舌

此瘟病热毒传遍三阴也，热毒传内一次，舌即晕一层，毒盛，故有灰晕，最危之证，急宜凉膈、双解、解毒、承气下之。一晕尚轻，二晕为重，三晕必死。亦有横纹二三层者，与此重晕不殊（图 2-65）。

灰黑舌中又有干刺，而见咽干口燥喘满，乃邪热结于少阴，当下之。然必待其转矢气者，方可下，若下之早，令人小便难（图 2–66）。

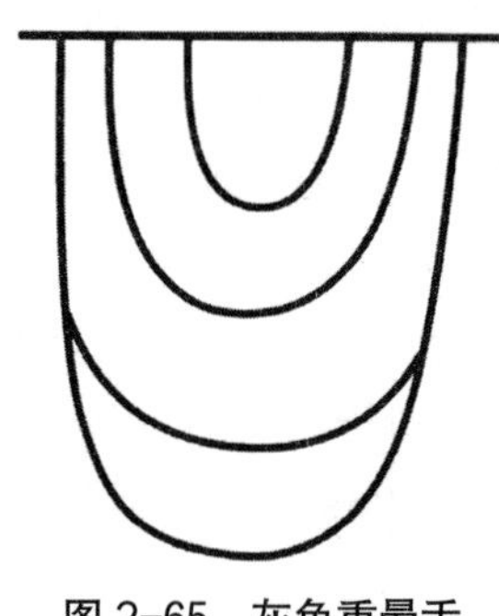

图 2–65　灰色重晕舌

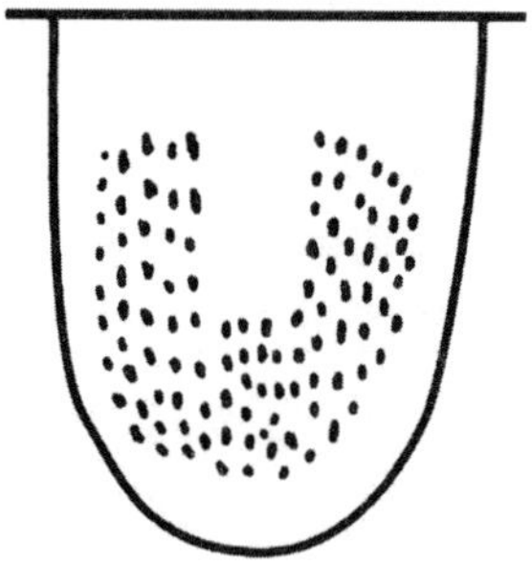

图 2–66　灰黑干刺舌

已经汗解，而见舌尖灰黑，有宿食未消，或又有饮食邪热复盛之故，调胃承气汤下之（图 2–67）。

舌尖灰黑，有刺而干，是得病后，犹加饮食之故，虽证见耳聋胁痛，发热口苦，不得用小柴胡，必大柴胡或调胃承气加消导药，方可取效（图 2–68）。

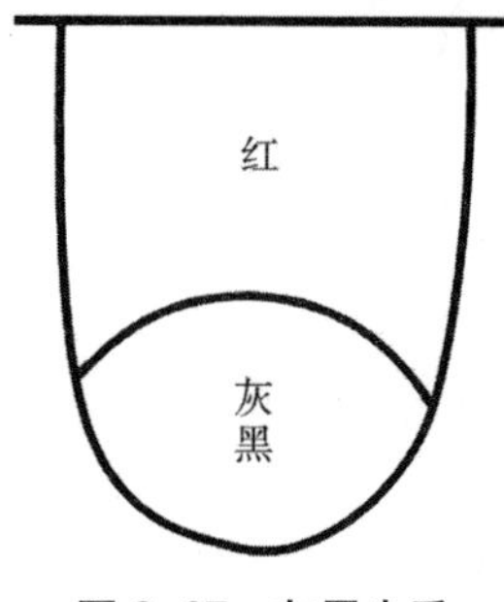


图 2–67　灰黑尖舌

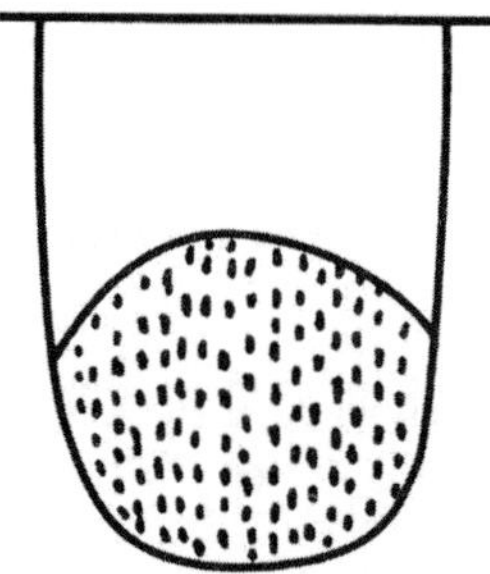

图 2–68　灰黑尖干刺舌

淡淡灰色中间有滑苔四五点如墨汁，此热邪传里而中有宿食未化也，大柴胡汤（图 2–69）。

舌灰色而根黄，乃热传厥阴，而胃中复有停滞也。伤寒六七日不利，便发热而利，汗出不止者死，正气脱也（图 2–70）。

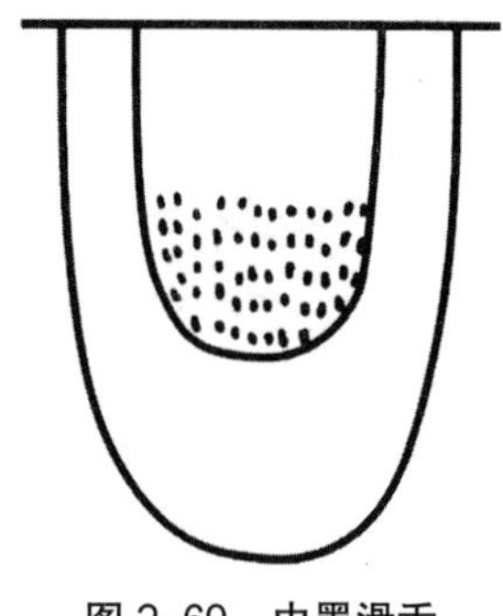

图 2–69　中墨滑舌

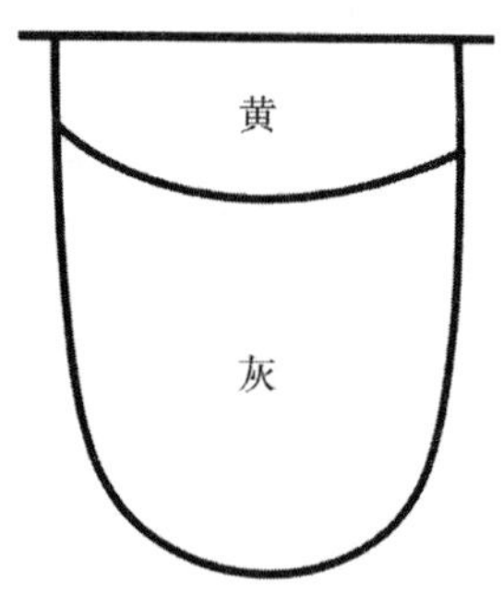


图 2–70　灰色多黄根少舌

舌边灰黑而中淡紫，时时自啮舌尖为爽，乃少阴厥气逆上，非药可治（图2-71）。

### （五）红色舌总论

夫红舌者，伏热内蓄于心胃，自里而达于表也。仲景云：冬伤于寒，至春变为温病，至夏变为热病，故舌红而赤。又有瘟疫疫疠，一方之内，老幼之病皆同者，故亦正赤而加积苔也。若更多食，则助热内蒸，故舌红面赤，甚者疮蚀胀烂，瘪细长短，种种异形，皆瘟毒火热蕴化之所为也。其所治亦不同，当解者，内解其毒；当砭者，砭去其血。若论汤液，无过大小承气、黄连解毒、三黄石膏等，比类而推可也。

舌见纯红色，乃瘟疫之邪热初蓄于内也，宜败毒散加减，或升麻葛根汤等治之（图2-72）。

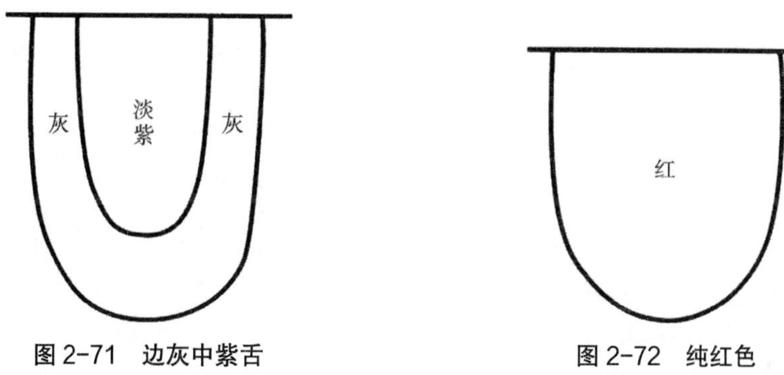

图2-71　边灰中紫舌　　图2-72　纯红色

舌红中见淡黑色而有滑者，乃太阳瘟疫也。如恶寒有表证，双解散合解毒汤微微汗之，不能急下，如结胸烦躁直视者，不治（图2-73）。

舌见红色中有黑形如小舌，乃瘟毒内结于胃，火极反兼水化也，宜凉膈散。若黑而干硬，以指甲刮之有声者，急用调胃承气汤下之（图2-74）。

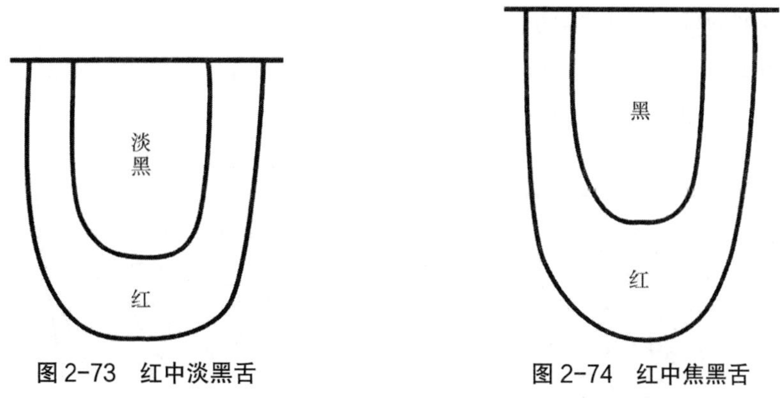

图2-73　红中淡黑舌　　图2-74　红中焦黑舌

见小黑斑星于红舌上者，乃瘟热乘虚入于阳明胃，热则发斑也。或身上亦兼有红赤斑者，宜黑参升麻汤、化斑汤等治之（图2-75）。

舌本红而尖黑者，足少阴瘟热乘于手少阴也，竹叶石膏汤（图 2–76）。

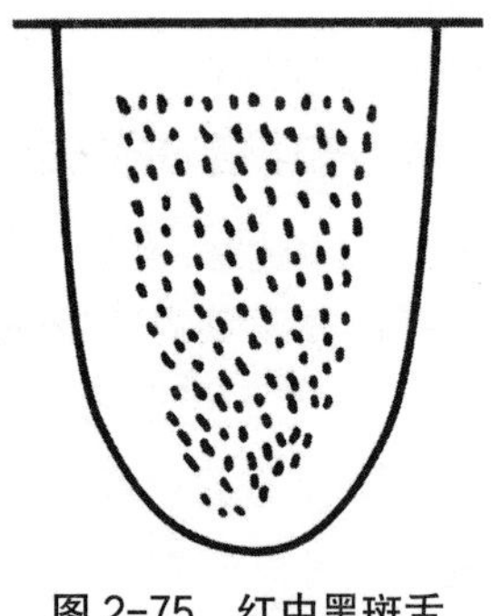
图 2–75　红中黑斑舌

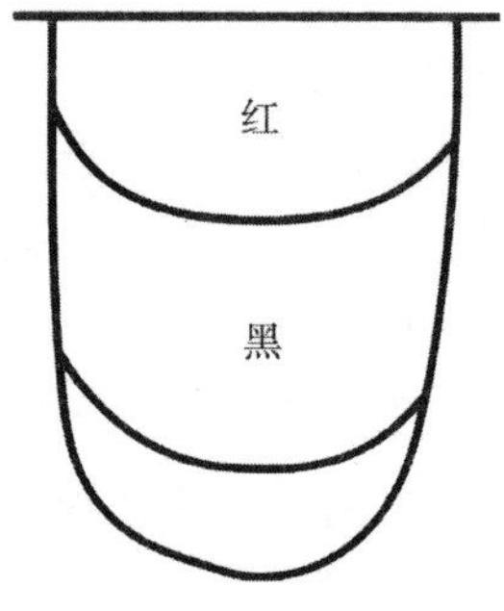

图 2–76　红内黑尖舌

舌红甚而又有纹裂者，阳明热毒熏蒸膈上，故现人字纹也，宜服凉膈汤。如渴甚，转矢气者，大承气汤下之（图 2–77）。

相火来乘君位，致令舌红燥而纹裂作痛，宜黄连解毒汤加麦冬寒润之（图 2–78）。

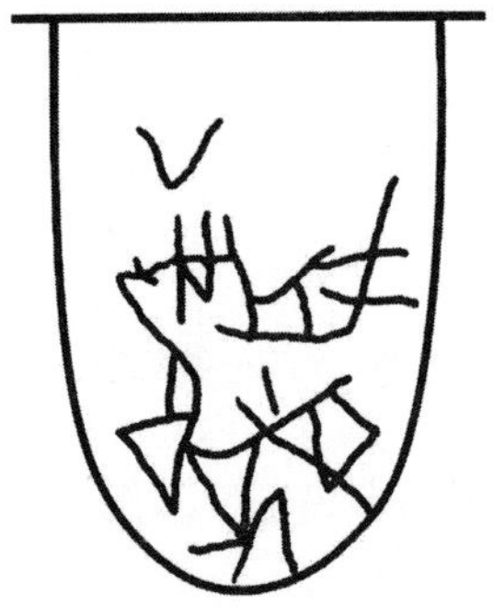
图 2–77　红色人字纹裂舌

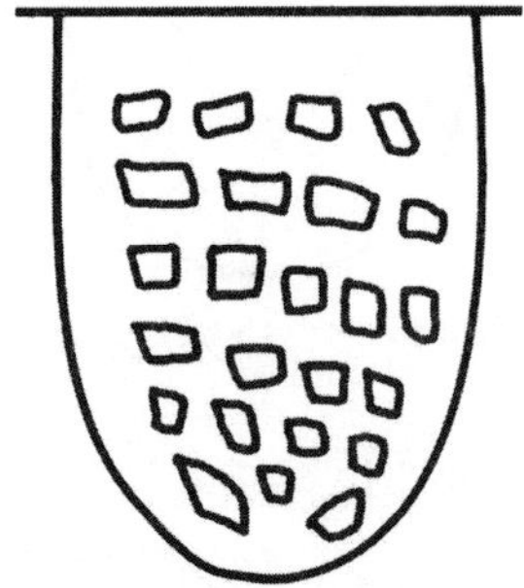
图 2–78　红断纹裂舌

舌见淡红色，又有大红星点如疮瘰者，湿热伤于脾土，罨而欲发黄之候，宜茵陈蒿汤、五苓散选用（图 2–79）。

舌红更有红点坑烂如虫之状，乃水火不能既济，热毒炽盛也，不拘日数，宜小承气汤下之。不退，再以大承气汤下之（图 2–80）。

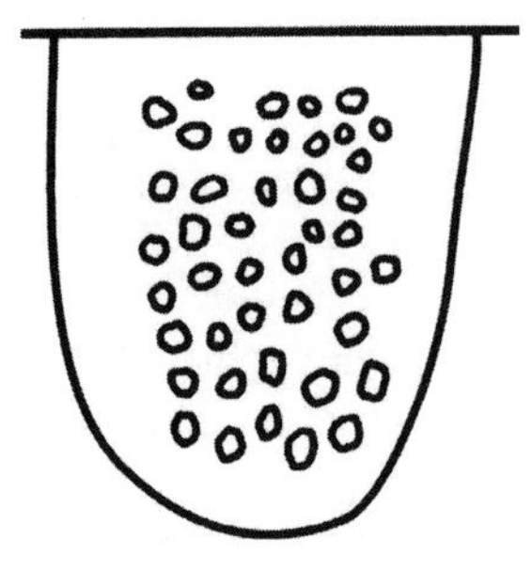
图 2–79　红内红星舌

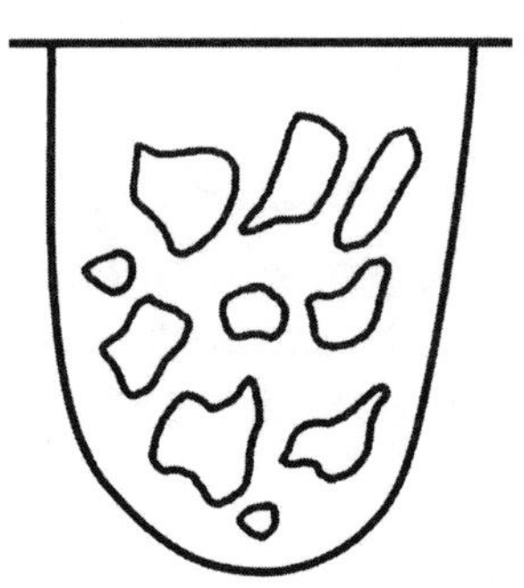
图 2–80　深红虫碎舌

瘟疫多有此舌，其证不恶寒，便作渴烦躁，或咳痰者，宜解毒汤加黑参、薄荷并益元散治之。尺脉无者必死，战栗者亦死（图 2-81）。

热入阳明胃府，故舌根微黄，若头汗身凉小便难者，茵陈蒿汤加栀子、香豉（图 2-82）。

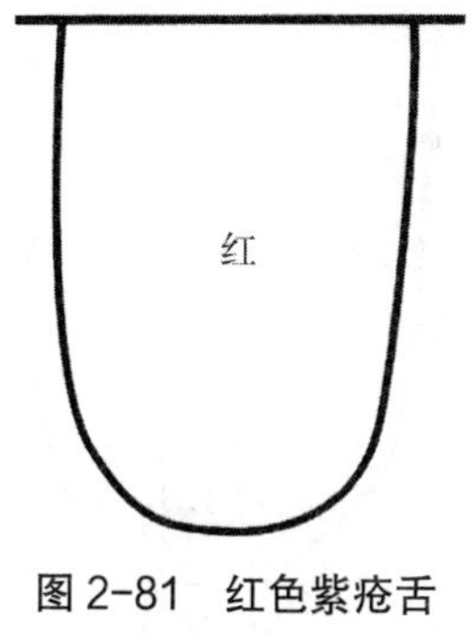


图 2-81　红色紫疮舌

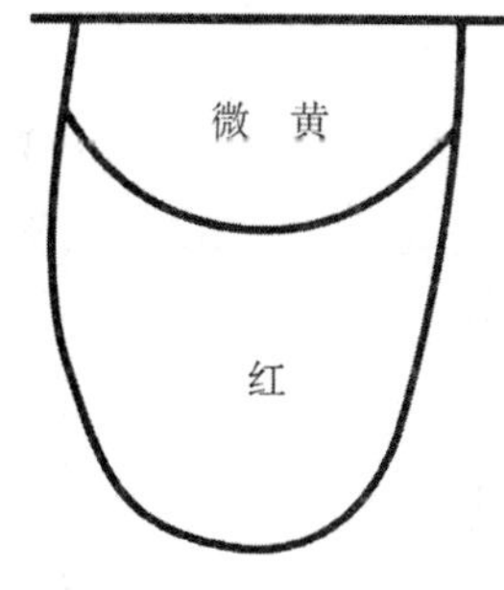


图 2-82　红中微黄根舌

病五七日，舌中有黄苔，是阳明证，如脉沉实谵语，虽苔滑，宜大柴胡汤。若干燥者，此内邪热盛，急用大承气汤下之（图 2-83）。

舌长大胀出口外，是热毒乘心，内服泻心汤，外砭去恶血，再用片脑、人中黄糁舌上即愈（图 2-84）。

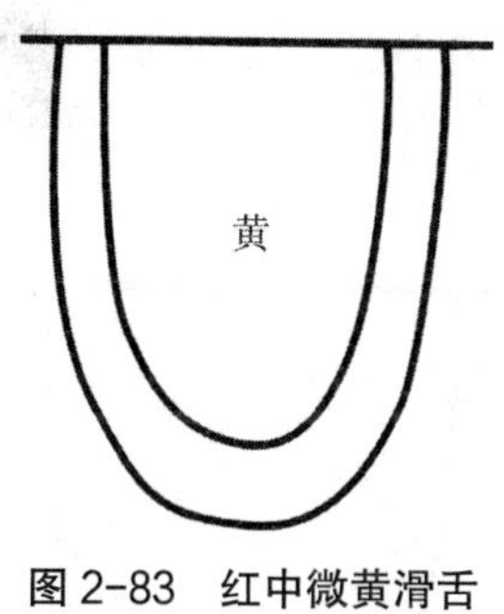


图 2-83　红中微黄滑舌

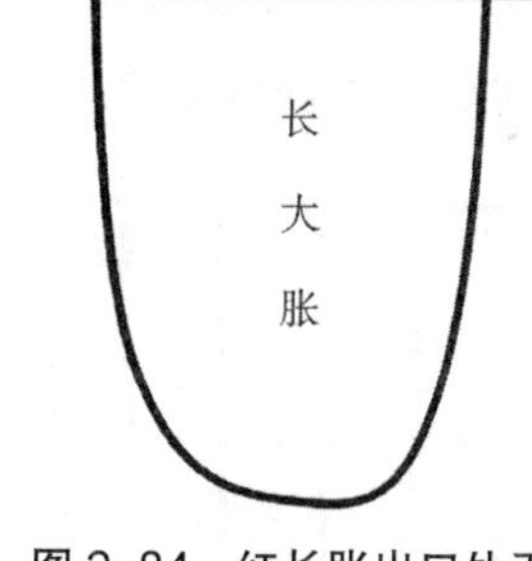


图 2-84　红长胀出口外舌

舌频出口为弄舌，舔至鼻尖上下或口角左右者，此为恶候，可用解毒汤加生地黄，效则生，不效则死（图 2-85）。

舌痿软而不能动者，乃是心脏受伤，当参脉证施治，然亦十难救一也（图 2-86）。

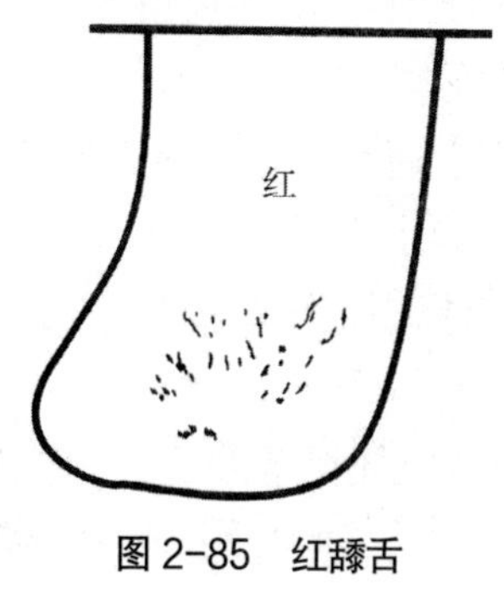


图 2-85　红舔舌

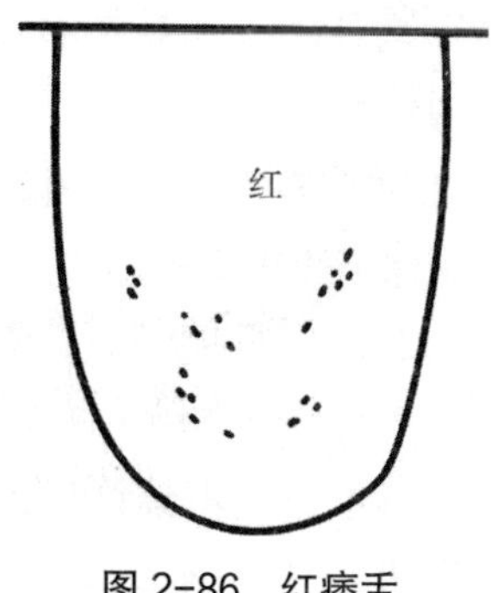


图 2-86　红痿舌

舌根强硬失音，或邪结咽嗌，以致不语者，死证也。如脉有神而外证轻者，可用清心降火去风痰药，多有得生者（图 2–87）。

舌上出血如溅者，乃心脏邪热壅盛所致，宜犀角地黄汤加大黄、黄连辈治之（图 2–88）。

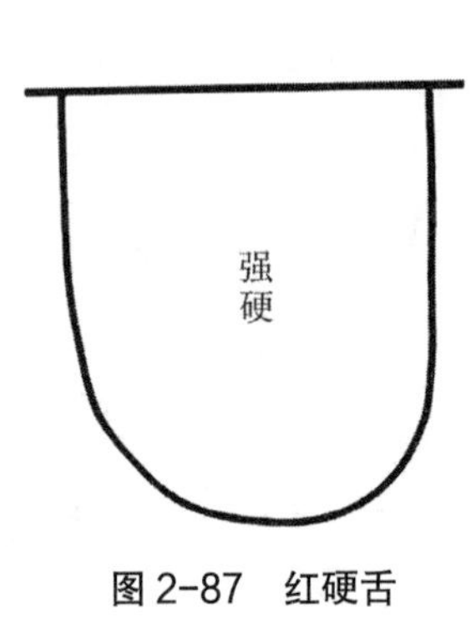


图 2–87　红硬舌

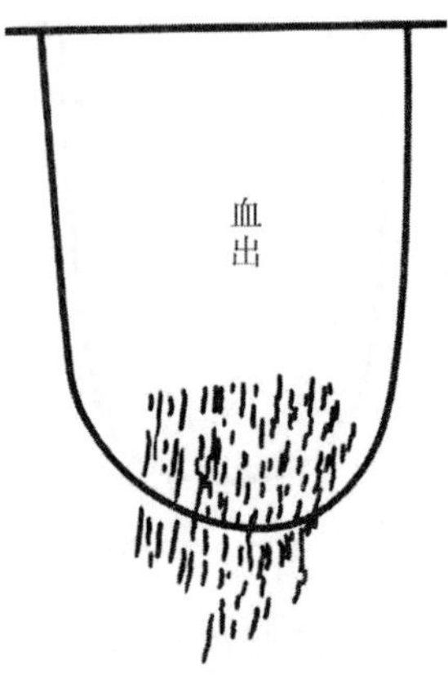


图 2–88　红尖出血舌

瘟热病而舌见两路灰色，是病后复伤饮食所致。令人身热谵语，循衣撮空，如脉滑者，一下便安。如脉涩，下出黑粪者死（图 2–89）。

红尖是本色，白苔为表邪，如恶寒身热头痛，宜汗之。不恶寒，身热烦渴者，此太阳里证也，五苓散两解之（图 2–90）。

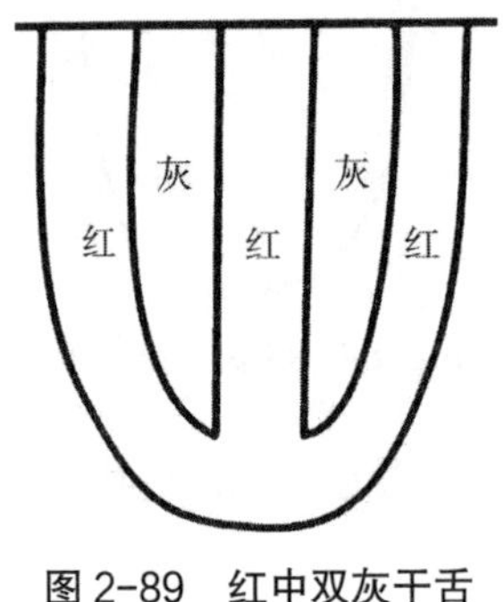


图 2–89　红中双灰干舌

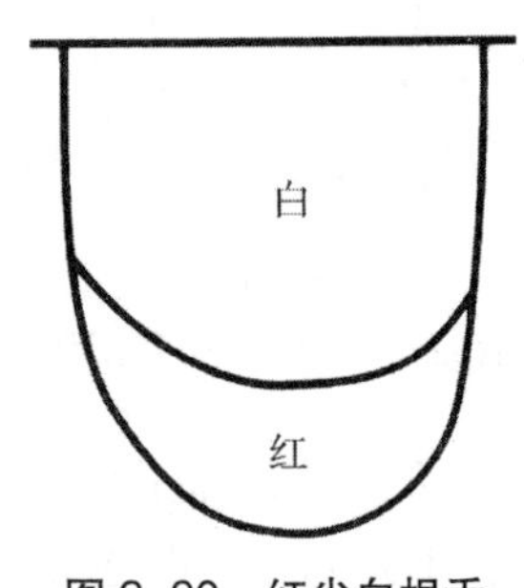


图 2–90　红尖白根舌

战舌者，颤掉不安，蠕蠕瞤动也。此证因汗多亡阳，或漏风所致，十全大补、大建中汤选用（图 2–91）。

舌色干红而长细者，乃少阴之气绝于内，而不上通于舌也，纵无他证，脉再衰绝，朝夕恐难保矣（图 2–92）。

口疮舌短有疱，声哑咽干，烦躁者，乃瘟疫强汗，或伤寒未汗而变此证，宜黄连犀角汤、三黄石膏汤选用（图 2–93）。

瘟病不知调治，或不禁饮食，或不服汤药，而致舌心干黑，急下一二次，少解再下，以平为期（图 2–94）。

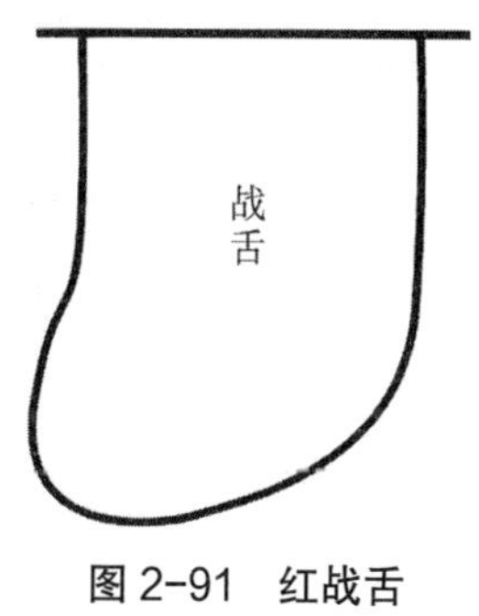

图 2-91　红战舌

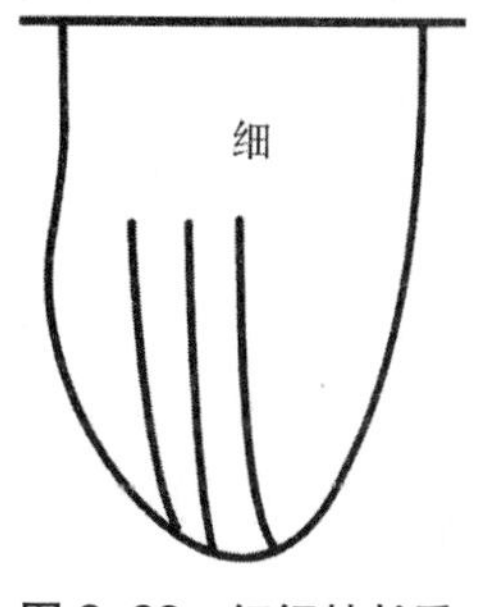

图 2-92　红细枯长舌

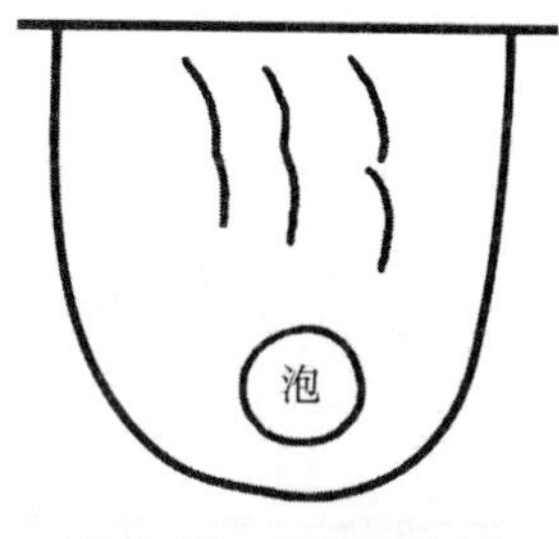

图 2-93　红短红泡舌

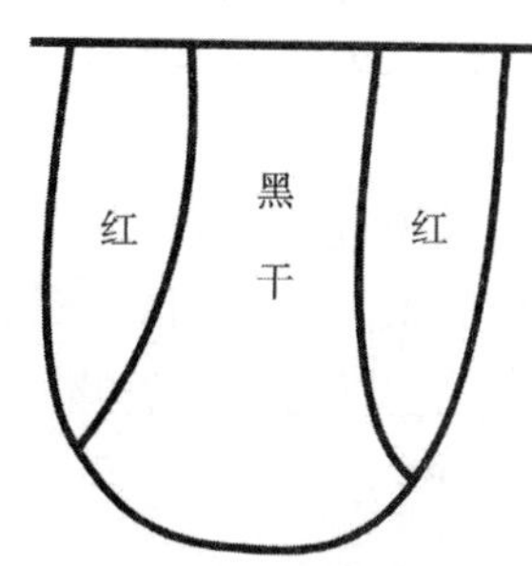

图 2-94　边红通尖黑舌

汗后食复而见红尖紫刺，证甚危急，枳实栀子豉汤加大黄下之。仍刮去芒刺，不复生则安，再生则危（图 2-95）。

瘟疫二三日舌根灰黑，急用凉膈、双解微下之。至四五日后，火极似水，渐变深黑，下无济矣。若邪结于咽，目瞑脉绝，油汗者，一二日内死（图 2-96）。

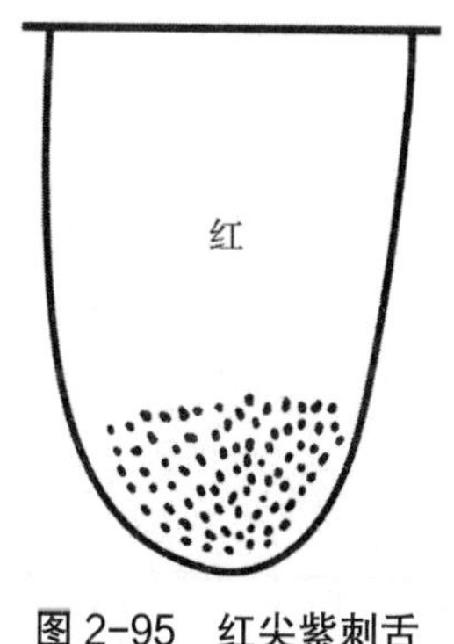

图 2-95　红尖紫刺舌

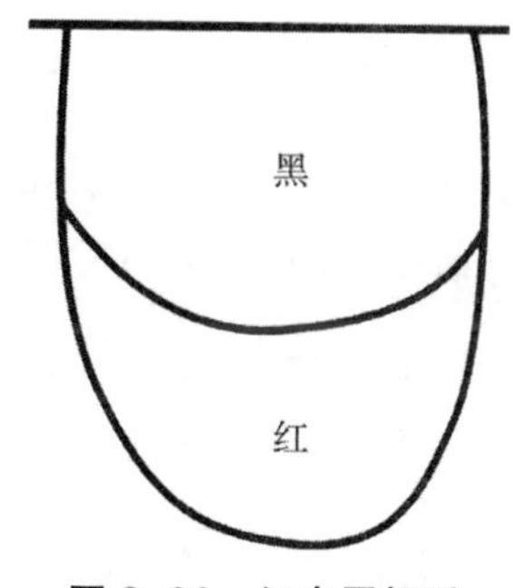

图 2-96　红尖黑根舌

汗下太过，津液耗竭，而舌色鲜红嫩如新生，望之似润而实燥涸者，生脉散合人参三白汤治之，然多不应也（图 2-97）。

### （六）紫色舌总论

紫舌苔者，酒后伤寒也，或大醉露卧当风，或已病而仍饮酒，或感冒不服药而用葱姜热酒发汗，汗虽出而酒热留于心胞，冲行经路，故舌见紫色。而又有微白苔也，苔结舌之根尖，长短厚薄，涎滑干焦，种种不同，当参其源而治之。

伤寒以葱酒发汗，酒毒入心，或酒后伤寒，皆有此舌，宜升麻葛根汤加石膏、滑石。若心烦懊侬不安，栀子豉汤，不然，必发斑也（图 2-98）。

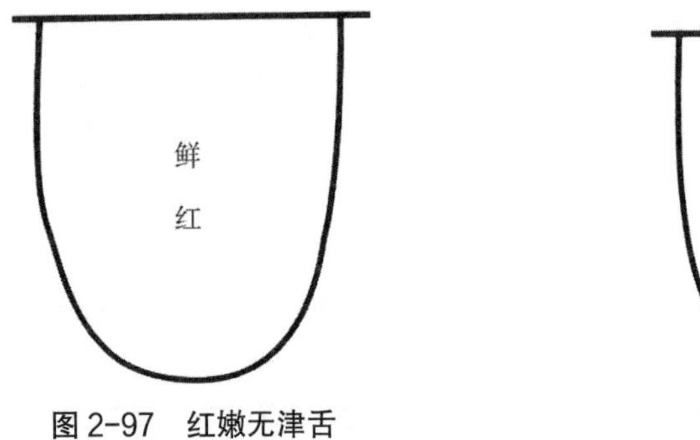


图 2-97　红嫩无津舌

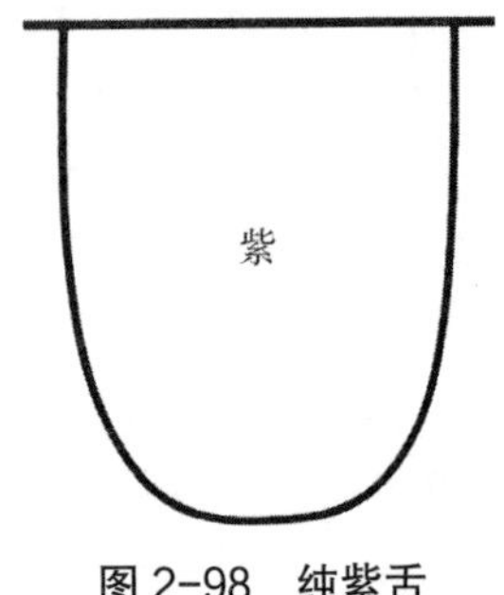


图 2-98　纯紫舌

舌浑紫而又满舌红斑，或浑身更有赤斑者，宜化斑汤、解毒汤，俱加葛根、黄连、青黛。有下证者，凉膈散（图 2-99）。

舌紫而中见白苔者，酒后感寒或误饮冷酒所致，亦令人头痛恶寒身热，随证解表可也（图 2-100）。

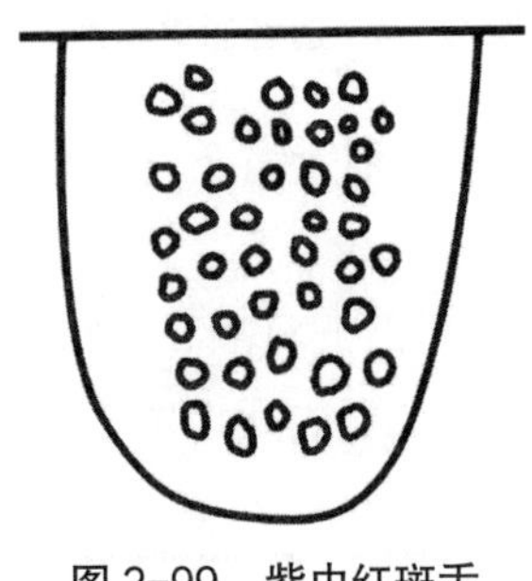

图 2-99　紫中红斑舌

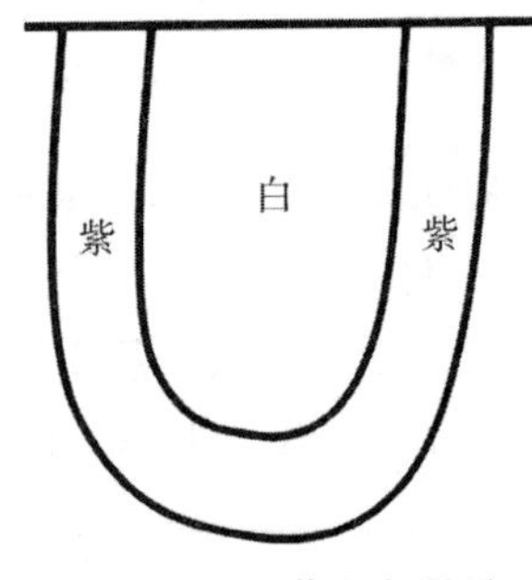


图 2-100　紫上白滑舌

舌淡紫带青而润，中伴青黑筋者，乃直中阴经，必身凉四肢厥冷，脉沉而黑，四逆、理中等治之（图 2-101）。

舌边紫而中心赤肿，足阳明受邪，或已下便食酒肉，邪热复聚所致。若赤肿津润，大柴胡汤微利之。若烦躁厥逆脉伏，先用枳实理中，次用小承气汤（图 2-102）。

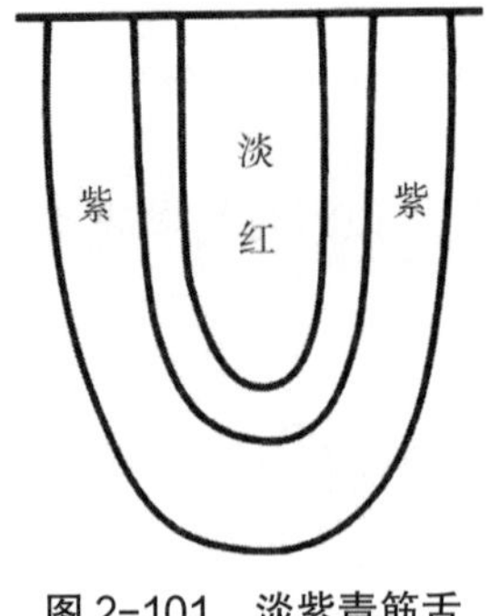


图 2-101　淡紫青筋舌

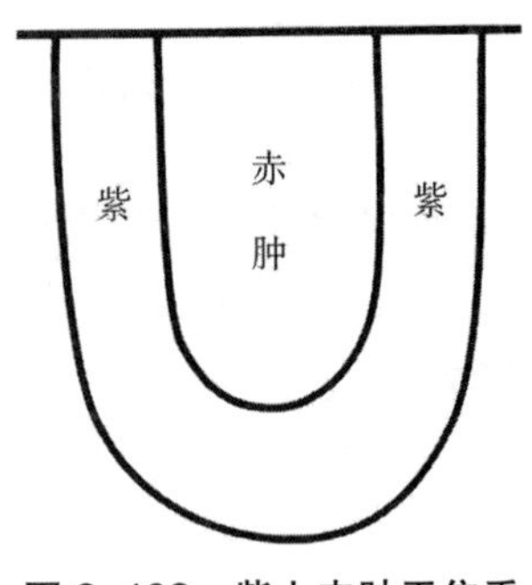


图 2-102　紫上赤肿干焦舌

嗜酒之人伤于寒，至四五日舌紫，上积干黄苔者，急用大承气汤下之。如表证未尽，用大柴胡汤（图 2-103）。

舌紫短而团圆者，食滞中宫而热传厥阴也，急用大承气汤下之。下后热退脉静，舌柔和者生，否则死（图 2-104）。

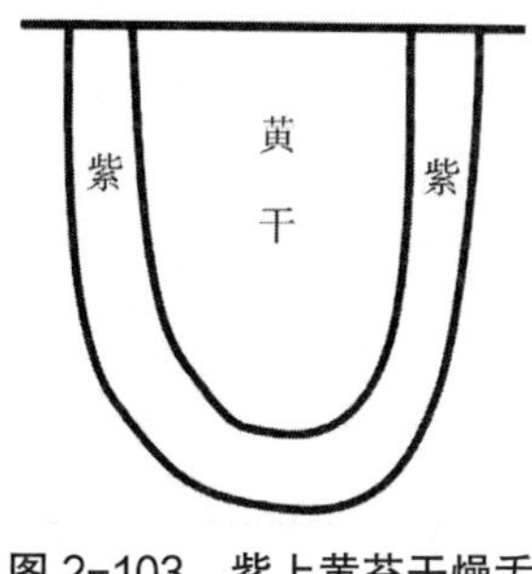

图 2-103　紫上黄苔干燥舌

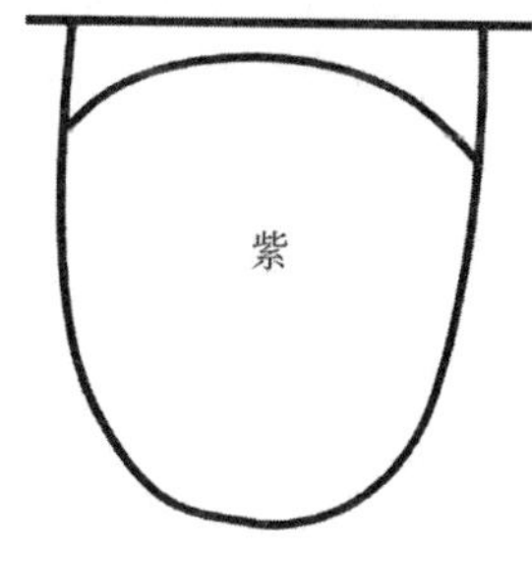

图 2-104　紫短舌

舌淡青紫而中有黄湿苔，此食伤太阴也，脉必沉细，心下脐旁按之硬痛，或矢气者，小承气汤加生附子，或黄龙汤主之（图 2-105）。

感寒之后，不戒酒饮而见咳嗽生痰，烦躁不宁，舌色淡紫，尖生蓓蕾，乃酒湿伤胆，味淡伤胃所致也，宜小柴胡汤加减（图 2-106）。

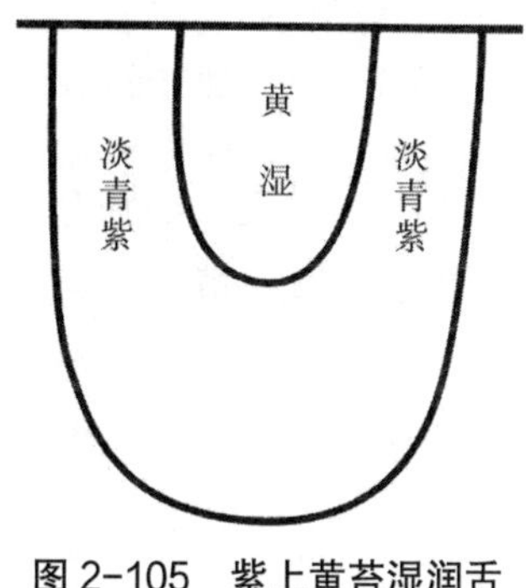

图 2-105　紫上黄苔湿润舌

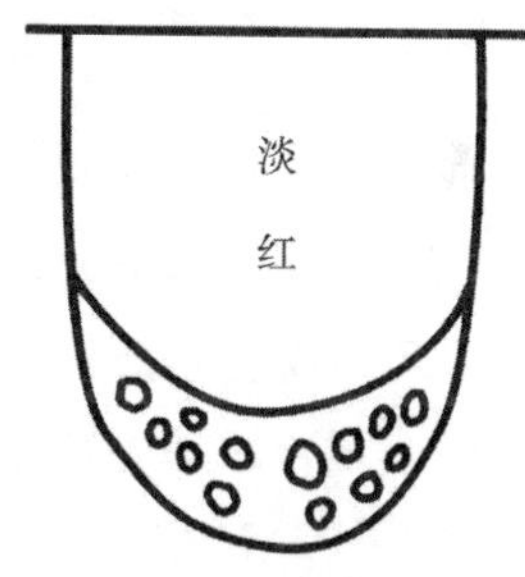

图 2-106　紫尖蓓蕾舌

舌全紫如煮熟者，乃热邪传入厥阴，至笃之兆，当归四逆汤（图 2-107）。

舌色青紫无苔，且滑润瘦小，为直中肾肝阴症，吴茱萸汤、四逆汤急温之（图 2-108）。

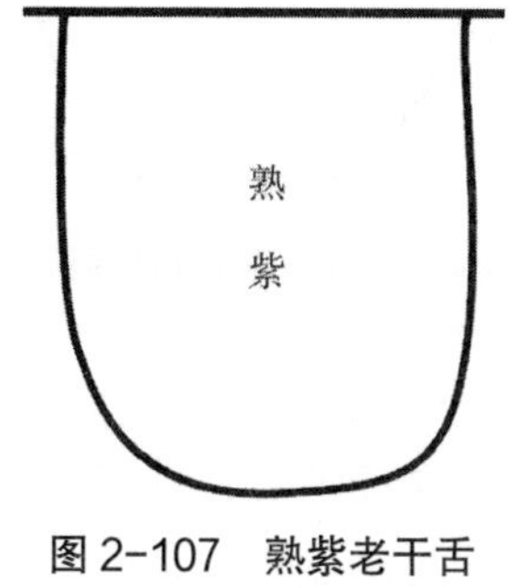

图 2-107　熟紫老干舌

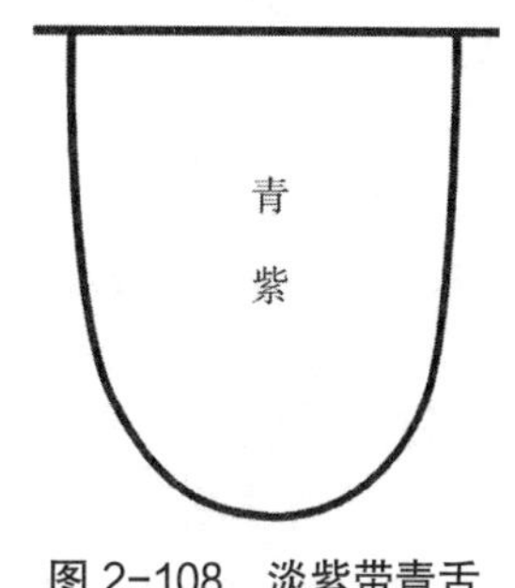

图 2-108　淡紫带青舌

舌淡紫而中心带灰，或青黑，不燥不湿者，为邪伤血分，虽有下证，只宜犀角地黄汤加酒大黄微利之（图 2-109）。

### （七）霉酱色舌苔总论

霉酱色苔者，乃夹食伤寒，一二日间即有此舌，为寒伤太阴，食停胃府之证。轻者苔色亦薄，虽腹痛不下利，桂枝汤加橘半枳朴，痛甚加大黄，冷食不消加干姜、厚朴。其苔色厚而腹痛甚，不止者，必危。舌见酱色，乃黄兼黑色，为土邪传水证，必唇口干燥大渴，虽用下夺，鲜有得愈者。

舌见霉色，乃饮食填塞于胃，复为寒邪郁遏，内热不得外泄，湿气熏蒸，罨而变此色也。其脉多沉紧，其人必烦躁腹痛，五七日下之不通者，必死，太阴少阴气绝也（图 2-110）。

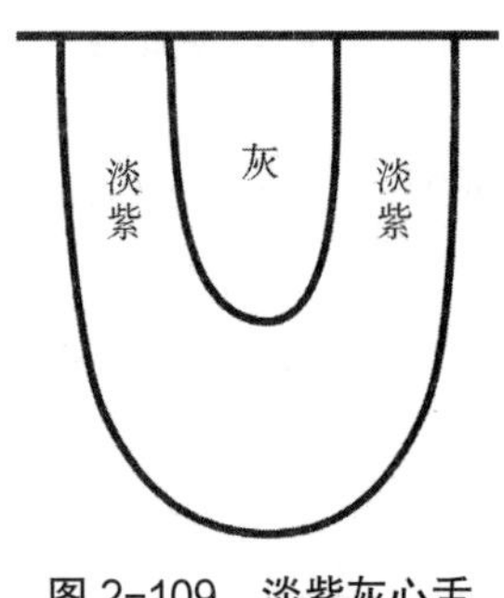

图 2-109　淡紫灰心舌

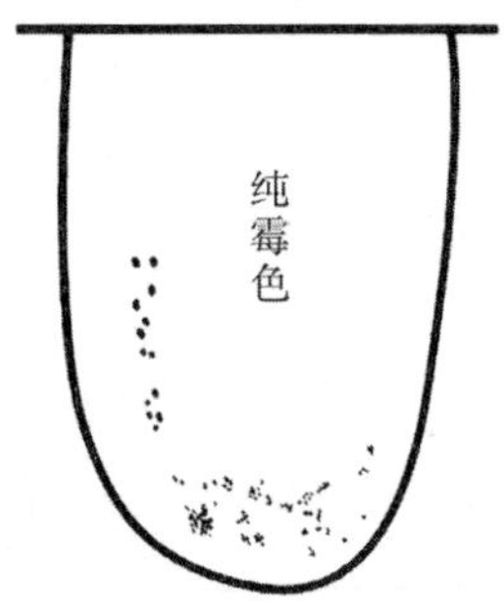

图 2-110　纯霉酱色舌

伤寒不戒荤腻，致苔如酱饼，浮于舌中，乃食滞中宫之象。如脉有胃气，不结代，嘴不尖，齿不燥，不下利者，可用枳实理中汤加姜汁炒川黄连。若舌苔揩去复长仍如前者，必难救也（图 2-111）。

舌霉色中有黄苔，乃湿热之物郁滞中宫也，二陈加枳实、黄连。若苔干黄，更加酒大黄下之（图 2-112）。

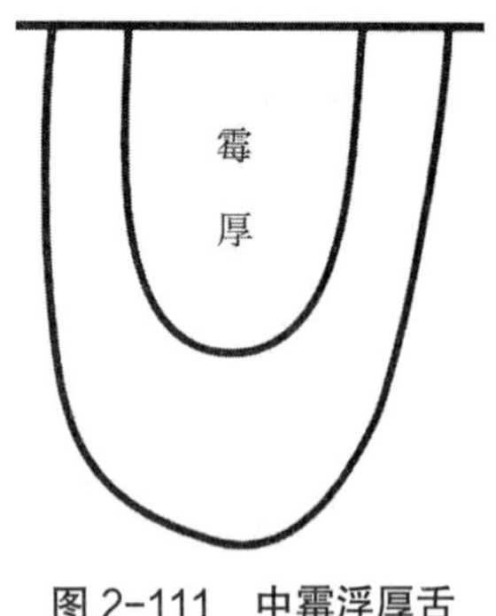

图 2-111　中霉浮厚舌

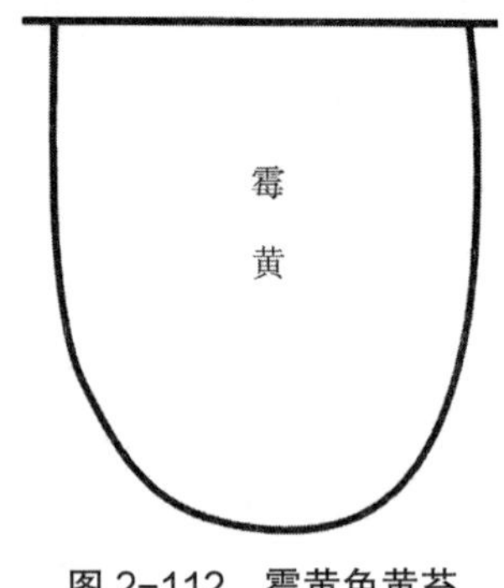

图 2-112　霉黄色黄苔

### （八）蓝色舌苔总论

蓝色苔者，乃肝木之色发见于外也。伤寒病久，已经汗下，胃气已伤，致心火无气，胃土无依，肺无所生，木无所畏，故乘膈上而见纯蓝色，是金木相并，火土气绝之候，是以必死。如微蓝或稍见蓝纹，犹可用温胃健脾、调肝益肺药治之。如纯蓝色者，是肝木独盛无畏，虽无他证必死。

舌见纯蓝色，中土阳气衰微，百不一生之候，切勿用药（图 2–113）。

舌见蓝纹，乃胃土气衰，木气相乘之候，小柴胡去黄芩加炮姜。若因寒物结滞，急宜附子理中、大建中汤（图 2–114）。

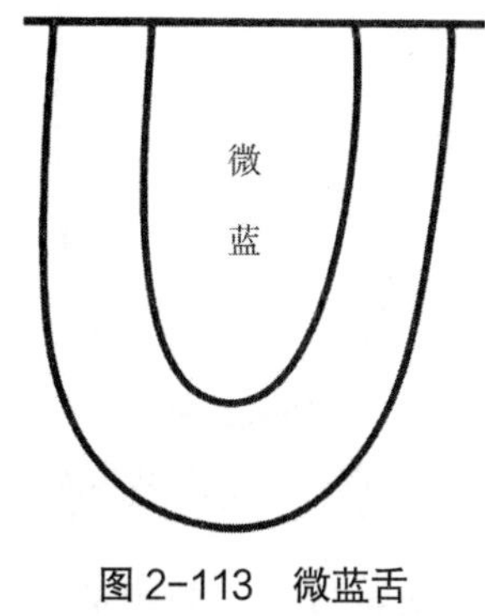


图 2–113　微蓝舌

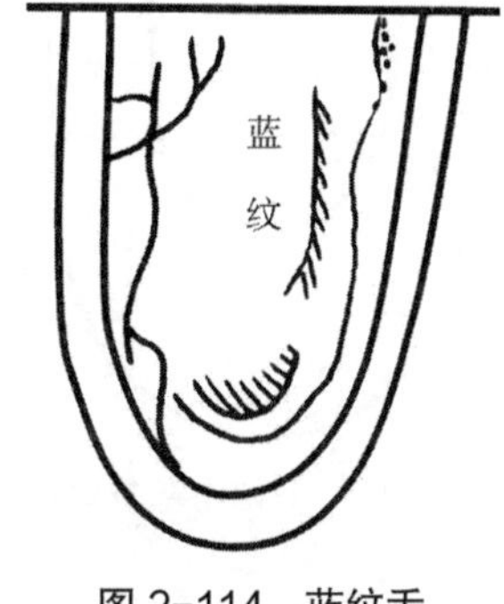


图 2–114　蓝纹舌

## （九）妊娠伤寒舌总论

妊娠伤寒，邪入经络，轻则母伤，重则子伤，枝伤果必坠，理所必然。凡治此，当先固其胎气，胎安则子母俱安，面以候母，舌以候子，色泽则安，色败则毙。面赤舌青者，子死母活，面舌俱青，沫出者，母子俱死。亦有面舌俱白，母子皆死者，盖谓色不泽也。

孕妇初伤于寒，而见面赤舌上白滑，即当微汗以解其表，如面舌俱白，因发热多饮冷水，阳极变阴所致，当用温中之药。若见厥冷烦躁，误与凉剂，则厥逆吐利而死（图 2–115）。

妊娠面赤舌黄，五六日里证见，当微利之，庶免热邪伤胎之患。若面舌俱黄，此失于发汗，湿热入里所致，当用清热利水药（图 2–116）。

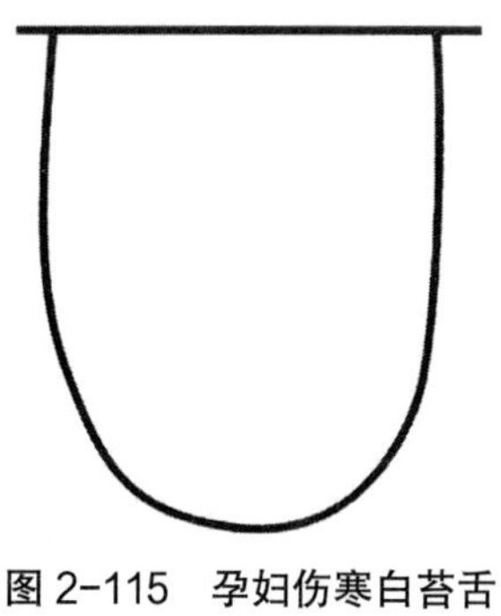

图 2–115　孕妇伤寒白苔舌

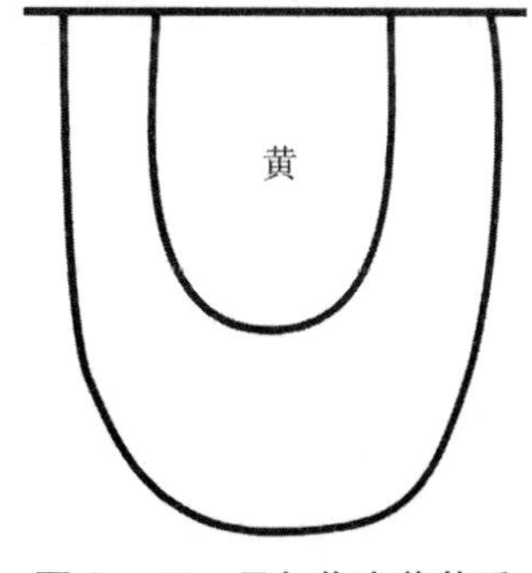


图 2–116　孕妇伤寒黄苔舌

妊娠而舌俱黑，水火相刑，不必问其数，子母俱死。面赤舌微黑者，还当保。如见灰黑，乃邪入子宫，其胎必不能保。若面赤者，根本未伤，当急下以救之（图

2–117）。

妊娠伤寒温热，而见面赤舌赤，宜随证汗下，子母无虞。伤寒面色皖白而舌赤者，母气素虚，当用姜桂等药，桂不坠胎，庞安常所言也。若面黑舌赤，亦非吉兆。若在临月，则子得生而母当殒（图 2–118）。

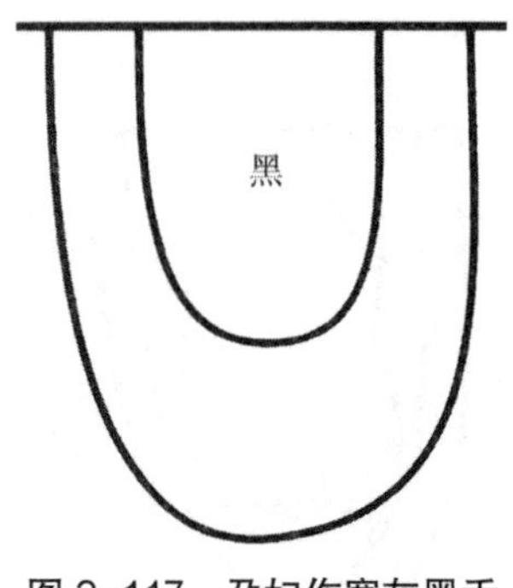


图 2–117　孕妇伤寒灰黑舌

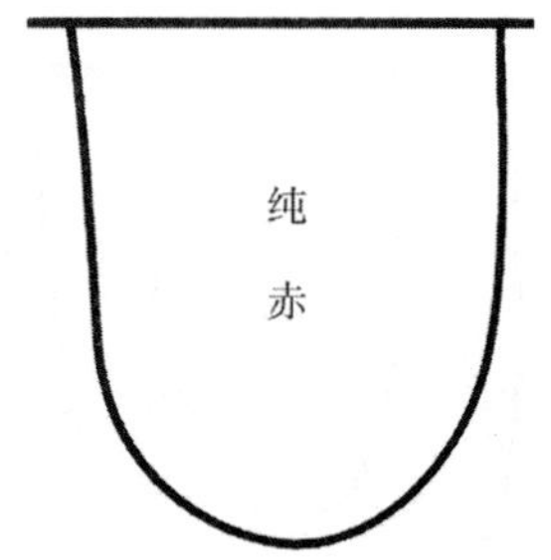


图 2–118　孕妇伤寒纯赤舌

妊娠伤寒，而见面赤舌紫，乃酒毒内传而致。如淡紫带青，为阴证夹食，即用枳实理中、四逆辈，恐难为力也。若面赤舌青，母虽无妨，子殒腹内，急宜平胃散加芒硝（图 2–119）。

妊娠面黑而舌干卷短，或黄黑刺裂，乃里证至急，不下则热邪伤胎，下之危在顷刻。如无直视、循衣撮空等证，十中可救一二（图 2–120）。

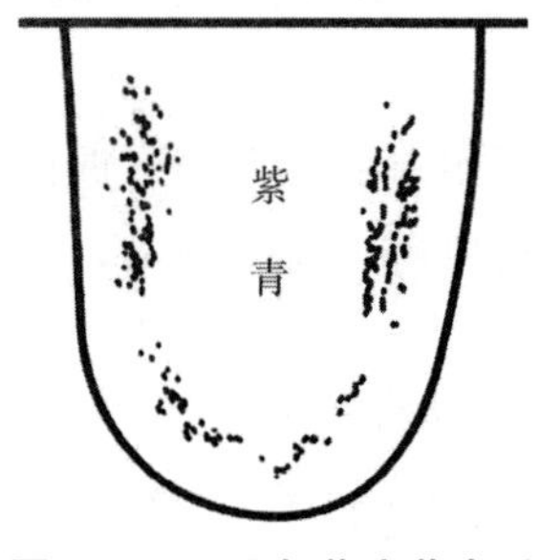


图 2–119　孕妇伤寒紫青舌

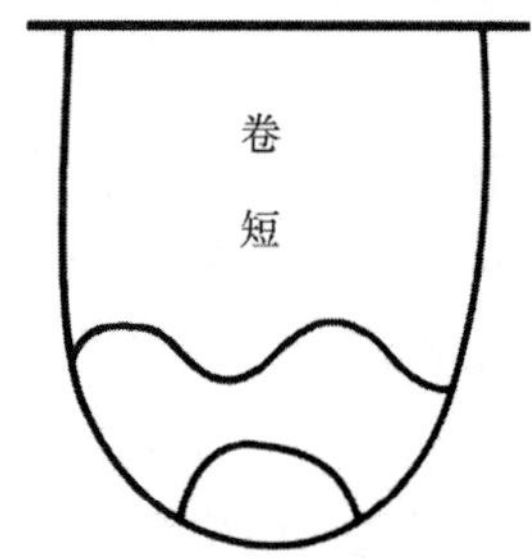


图 2–120　孕妇伤寒卷短舌

# 第3章　药性入门

## 一、《青囊药性赋》

### （一）诸品药性阴阳论

夫药有寒热温凉之性，酸苦辛咸甘淡之味，升降浮沉之能。互相气味厚薄不同，轻重不等，寒热相杂，阴阳相混。或气一而味殊，或味同而气异。总而言之，不可混说；分而言之，各有所能。本乎天者亲上，本乎地者亲下。轻清成象，重浊成形。清阳发腠理，浊阴走五脏。清中清者，养荣于神；浊中浊者，坚强骨髓。辛甘发散为阳，酸苦涌泄为阴。气为阳，气厚为阳中之阳，气薄为阳中之阴，气薄则发泄，气厚则发热；味为阴，味厚为阴中之阴，味薄为阴中之阳，味薄则通，味厚则泄。升降浮沉之理，胸中豁然而贯通矣。人徒知药之神者，乃药之力也，殊不知乃用药者之力也。人徒知辨真伪识药之为难，殊不知分阴阳之为尤难也。

### （二）寒性类

诸药赋性，此类最寒。犀角解乎心热，羚羊清乎肺肝。泽泻利水通淋，而补阴不足；海藻散瘿破气，而治疝何难。闻知菊花能明目而清头风，射干疗咽闭而消痈毒；薏苡仁理脚气而除风湿，藕节消瘀血而止吐衄。瓜蒌子下气，润肺喘兮又且宽中；车前子止泻，利小便兮尤能明目。是以黄柏疮用，兜铃嗽医。地骨皮有退热除蒸之效，薄荷叶宜消风清肿之施。宽中下气，枳壳缓而枳实速也；疗肌解表，干葛先而柴胡次之。百部治肺热，咳嗽可止；栀子凉心肾，鼻衄最宜。玄参治热结毒痈，清利咽膈；升麻消风热肿毒，发散疮痍。尝闻腻粉抑肺而敛肛门，金箔镇心而安魂魄。茵陈治黄疸而利水，瞿麦治热淋之有血。朴硝通大肠，破气而疗痰癖；石膏坠头痛，解肌而消烦渴。前胡除内外之痰实，滑石利六腑之涩结。天冬止嗽，补血涸而润肝心；麦冬清心，解烦渴而除肺热。又闻治虚烦，除哕呕须用竹茹；通秘结，导瘀血必资大黄。宣黄连治冷热之痢，又厚肠胃而止泻；淫羊藿疗风寒之痹，且补阴虚而助阳。茅根止血与吐衄，石韦通淋于小肠。熟地黄补虚而疗虚损，生地黄凉血而更医眼疮。赤芍药破血而疗腹疼，烦热亦解；白芍药补虚而生新血，退热尤良。若乃消肿满逐水于牵牛，除毒热杀虫于贯众。金铃子治疝气而补精血，萱草根治五淋而消乳肿。侧柏叶治血山崩漏之疾，香附子理血气妇人之用。地肤子利膀胱，可洗皮肤之风；山豆根解热毒，能止咽喉之痛。白鲜皮去热，治筋弱而疗足顽痹；旋覆花明目，治头痛而消痰嗽壅。又况荆芥穗清头目便血，疏风散疮之用；瓜蒌根疗黄疸毒壅，消渴化痰之忧。地榆疗崩漏，止血止痢；昆布破疝气，散瘿散瘤。疗伤寒，解虚烦，淡竹叶之功倍；除气结，破瘀血，牡丹皮之用同。知母止嗽而骨蒸退，牡蛎涩精而虚汗收。贝母消痰，止咳嗽而利心肺；桔梗下气，利胸膈而治咽喉。若夫黄芩治诸热，兼主五淋；槐花治肠风，亦痊痔痢。常山理痰结而治温疟，葶苈泻肺喘而通水气。此六十六种药性之寒，又当考图经以博其所治，观夫方书以参其所用焉，其庶几矣。

### （三）热性类

药有温热，又当审详。欲温中以荜茇，用发散以生姜。五味子止嗽痰，且滋肾水；温肭脐疗痨瘵，更壮元阳。原夫川芎祛风湿，补血清头；续断治崩漏，益筋强脚。麻黄发汗以疗咳嗽，韭子助阳而医白浊。川乌破积，有消痰治风痹之功；天雄散寒，为去湿助精阳之药。观乎川椒达下，干姜暖中。葫芦巴治虚冷之疝气，生卷柏破癥瘕而通血。白术消痰壅，温胃兼止吐泻；菖蒲开心气，散冷更治耳聋。丁香快脾胃而止吐逆，良姜止心气痛之攻冲。肉苁蓉固精益肾，石硫黄暖胃驱虫。胡椒主去痰而除冷，秦椒主攻痛而治风。吴茱萸疗心腹之冷气，灵砂定心脏之怔忡。夫散肾冷，助脾胃，须荜澄茄；疗心痛，破积聚，用蓬莪术。缩砂止吐泻安胎，化酒食之剂；附子疗虚寒翻胃，壮元阳之力。白豆蔻治冷泻，疗痈止疼于乳香；红豆蔻止吐酸，消血杀虫于干漆。岂不知鹿茸生精血，腰脊崩漏之均补；虎骨壮筋骨，寒湿毒风之并祛。檀香定霍乱而心气之疼愈，鹿角秘精髓而腰脊之痛除。消肿益血于米醋，下气散寒于紫苏。扁豆助脾，则酒为行药破血之用；麝香开窍，则葱为通中发汗之需。尝观五灵脂治崩漏，理血气之刺疼；麒麟竭止血出，疗金疮之折伤。鹿茸壮阳以助肾，当归补虚而养血。乌贼骨止带下，且除崩漏目翳；鹿角胶止血崩，能补虚羸劳绝。白花蛇治瘫痪，除风痒之癞疹；乌梢蛇疗不仁，去疮疡之风热。《图经》(《本草图经》简称《图经》) 云乌药有治冷气之理，禹馀粮乃治崩漏之因。巴豆利痰水能破积热，独活疗诸风不论久新。山茱萸治头晕遗精之药，白石英医咳嗽吐脓之人。厚朴温胃而驱呕胀，消痰亦验；肉桂行血而疗心痛，止汗如神。是则鲫鱼有温胃之功，代赭乃镇肝之剂。沉香下气补肾，定霍乱之心痛；橘皮开胃去痰，导壅滞之逆气。此六十种药性之热，又当博本草而取治焉。

### （四）温性类

温药总括，医家素谙。木香理乎气滞，半夏主于风痰。苍术治目盲，燥脾去湿宜用；萝卜去膨胀，下气制面尤堪。况乎钟乳粉补肺气，兼疗肾虚；青盐治腹痛，且滋肾水。山药而脾湿能医，阿胶而痢嗽皆止。赤石脂治精浊而止泻，兼补崩中；阳起石暖子宫以壮阳，更疗阴痿。诚以紫菀治嗽，防风去风。苍耳子透脑涕止，威灵仙宣风气通。细辛去头风，止嗽而疗齿痛；艾叶治崩漏，安胎而医痢红。羌活明目驱风，除筋挛肿痛；白芷止崩治肿，疗痔漏疮痈。若乃红蓝花通经，治产后恶血之余；刘寄奴散血，疗汤火金疮之苦。减风湿之痛，则茵芋叶；疗折伤之证，则骨碎补。藿香叶辟恶气而定霍乱，草果仁温脾胃而止呕吐。巴戟天治阴疝白浊，补肾尤滋；延胡索理气痛血凝，调经有助。尝闻款冬花润肺，去痰嗽以定喘；肉豆蔻温中，止霍乱而助脾。抚芎定经络之痛，何首乌治疮疥之资。姜黄能下气，破瘀血之积；防己宜消肿，去风湿之施。藁本除风，主妇人阴痛之用；仙茅益肾，扶元气虚弱之衰。乃若破故纸温肾，补精髓与劳伤；宣木瓜入肝，疗脚气并水肿。杏仁润肺于止嗽之剂，茴香治疝气肾痛之用。诃子生津止渴，兼疗滑泄之疴；秦艽攻风逐水，又止肢节之疼。槟榔豁痰而逐水，杀寸白虫；杜仲益肾而添精，去腰膝重。当知紫石英疗惊悸、崩中之疾，橘核仁治腰痛、疝气之症。金樱子兮涩遗精，紫苏子兮下气涎。淡豆豉发伤寒之表，大小蓟除诸血之鲜。益智仁安神，治小便之涩数；火麻仁润肺，利六腑之燥坚。抑又闻补虚弱，排脓疮，莫若黄芪；强腰脚，壮筋骨，无如狗脊。菟丝子补肾以明目，马蔺花治疝而有益。此五十四种药性之温，更宜参《图经》而默识也。

### （五）平性类

评论药品，平和性存。以硼砂而去积，用龙脑以安魂。青皮快膈，除膨胀且利脾胃；芡实益精，治白浊兼补真元。原夫木贼草去目翳，崩漏亦医；花蕊石治金疮，血行则却。决明和肝气，治眼之剂；天麻主脾湿，祛风之药。甘草和诸药而解百毒，盖以性平；石斛平胃气而补肾虚，更医脚弱。观夫商陆治肿，覆盆益精。琥珀安神而散血，朱砂镇心而有灵。牛膝强足补精，兼疗腰痛；龙骨止汗定喘，更治血崩。甘松理风气而痛止，蒺藜疗风疮而明目。人参润肺宁心，开脾助胃；蒲黄止崩治衄，消瘀调经。岂不以南星醒脾，去惊风吐痰之忧；三棱破积，除血块气滞之症。滑石止泄泻而神效，皂角治风痰而响应。桑螵蛸疗遗精之泄，鸭头血医水肿之盛。蛤蚧治劳嗽，牛蒡子疏风壅之痰；全蝎主风瘫，酸枣仁去怔忡之病。尝闻桑寄生益血安胎，且止腰痛；大腹皮去膨下气，亦令胃和。甘草、远志，俱有宁心之妙；木通、猪苓，尤为利水之多。莲子有清心醒脾之用，没药乃治疮散血之科。郁李仁润肠宣水，去浮肿之疾；茯神宁心益智，除惊悸之疴。白茯苓补虚劳，而益心脾之有准；赤茯苓破结滞，独利水道以无过。因知麦芽有助脾化食之功，小麦有止汗养心之力。白附子去面风之游走，大腹皮治水肿之泛溢。椿根白皮主泻血，桑根白皮主喘息。桃仁破瘀血兼治腰疼，神曲健脾胃而进饮食。五加皮坚筋骨以立行，柏子仁养心神而有益。抑又闻安息香辟恶，且止心腹之痛；冬瓜仁醒脾，实为饮食之资。僵蚕治诸风之喉闭，百合敛肺劳之嗽痿。赤小豆解热毒，疮肿宜用；枇杷叶下逆气，哕呕可医。连翘排疮脓与肿毒，石楠叶利筋骨去皮毛。谷芽养脾，阿魏除邪气而破积；紫河车补血，大枣和药性以开脾。然而鳖甲治劳疟，兼破癥瘕；龟甲坚筋骨，更疗崩疾。乌梅主便血疟痢之用，竹沥治中风声音之失。此六十八种平和之药，更宜参本草而求其详焉。

### （六）药性赋

济世之道，莫先于医。疗病之功，莫先于药。医者九流魁首，药者百草根苗。丸散合修，药性先识。故云硼砂有烂肉之功，巴豆有透肠之力。丁香和胃，干姜快胸。熟地黄补虚损，大有奇功；生地黄通血脉，甚为至妙。青皮、陈皮，最能理气；石脂、龙骨，极好生肌。良姜性热，得菖蒲好治心火；芒硝大寒，入大黄可通脏结。乳香、没药，止痛为先；荆芥、薄荷，消风第一。金沸草、款冬花，能医咳嗽；天南星兼半夏，最化痰涎。五灵脂专能治气，延胡索佐之尤良；黑牵牛极利小便，加滑石并之又美。朱砂辟邪伐恶，犀角疗风治狂。萹蓄、瞿麦，治膀胱有疾；芫花、甘遂，逐水蛊偏宜。芦荟、蟾酥，疗小儿疳患；蛇床、杏子，治诸匶虫疮。河北团参，亦治咳嗽；江南蛤蚧，单疗肺痿。黄连厚肠，兼能洗眼明目；槟榔下气，又可退翳除昏。甘菊花清心利目，赤茯苓利水破气。枳壳、厚朴，快气宽肠；桔梗、枳实，开胸快膈。香附子破血治衄，骨碎补止痛住疼。木香、沉香，分气降气；麻黄、桂枝，发汗止汗。当归活血，茵陈退疸。生姜止呕，人参润肺尤佳；白术补中，肉蔻止泻甚美。川芎、石膏最治头痛，柴胡、黄芩能除身热。苍术除湿，猪苓去水；五味子生津，乌梅止渴。川乌、草乌入骨搜风，附子、天雄回阳返本。缩砂、红豆消食补虚，栀子、连翘开心利热。葛根止渴，又能开腠除风；黄柏消瘀，亦可敷疮退疸。此其大略而言，本草俱陈于左。

### （七）诸品药性赋

甘草甘甜性本温，调和诸药首为尊，通经暖胃除红肿，下气通关又壮筋。
人参甘美有微寒，止渴生津亦利痰，明目开心通血脉，安魂补气解虚烦。
茯苓利水能医泄，益气安胎伐肾邪，开胃定经暖腰膝，赤苓破气又堪嗟。
白术甘苦温无毒，止汗益津消五谷，利痰逐水治头眩，风寒湿气皆宜服。
菊花甘平无毒意，去风除热安肠胃，头眩心痛悉能医，宽膈除痛祛热气。
琥珀原来辟鬼妖，治狂安魄把瘀消，明睛去翳除心痛，疗虫消膨有大劳。
菖蒲味辛性温中，断鬼诛虫暖血宫，风湿痈疮皆可用，开心通窍治耳聋。
菟丝甘辛其性平，兴阳补损又添精，溺血血寒皆可服，腰痛膝冷也应灵。
牛膝寒而味苦酸，去除寒热理拘挛，堕胎通血医伤损，填髓排脓治火干。
薏苡微寒味也甘，舒筋消水去风寒，肺痈湿痹血脓嗽，益气轻身利脏间。
羌活苦辛其性平，去风明目止诸疼，牙痛冷痹奔豚气，疝痊金疮用总灵。
升麻性寒味甘佳，解毒祛邪疫瘴加，腹痛头疼寒热等，祛风散肿止痛牙。
车前子咸性主寒，止疼淋涩益精关，消瘀除湿明红眼，血疗两伤及衄安。
天冬味苦又甘寒，疗肺医痈治血痰，益气养肌行小水，祛除寒热润喉间。
麦冬味甘寒无毒，利水止渴解躁烦，调中定魄除虚热，疗瘦肥肌养体颜。
地黄甘苦性微寒，活血消瘀除热烦，生者大寒能破血，通经堕产疗伤残。
细辛温辣除风湿，通窍除痈治咳逆，下气匀经利乳同，安和五脏生津液。
巴戟甘辛微带温，强筋壮骨补中津，祛风益气除邪气，梦泄腹痛皆可医。
黄柏苦寒能退疸，胃中结热又能疏，杀虫治衄医疮癣，活血能除热在肤。
黄芩味苦泻心炎，活水通淋利小便，黄疸肠痈并泻痢，乳痈汤火烫皆痊。
黄芪甘苦性微温，止痛排脓补弱中，调血医崩益神气，逐瘀止汗又祛风。

黄连味苦有微寒，去热明眸又杀疳，镇益胆肝厚肠胃，止除血痢解咽干。
胡连味苦其性寒，骨蒸劳复用之灵，明眸止嗽医温疟，幼子惊痫疳热行。
漏芦大寒咸且苦，下乳排脓通血阻，能医伤损续筋骨，去热去风皆得所。
防风甘平最去风，能除头晕目盲同，益神补气医拘急，骨节痹疼总是功。
荆芥辛温去众风，下瘀除痹治筋同，祛除寒热阴阳毒，气壅头疼瘰疬攻。
蒲黄甘味性平平，心腹膀胱寒热行，通利小便逐瘀血，止崩治衄堕胎灵。
五味子温味太酸，生津润肺止焦烦，转筋霍乱并伤酒，呕逆劳伤用可安。
旋覆花名金沸草，味主甘温除咳良，苗医丹毒利小便，根主续筋疗金疮。
蔓荆良苦通关窍，治痹坚牙杀白虫，益气开眸救眼泪，头风疼痛亦收功。
桑寄生平苦且甘，背寒腰痛共麻顽，安胎益血助筋骨，壅肿金疮下乳坚。
杜仲辛温壮骨筋，补虚益气治腰疼，小便淋沥脚痿软，阴痒加之极有灵。
丁香辛热除寒呕，温胃兴阳翻胃兼，霍乱奔豚并蛊气，腰痛去冷用皆痊。
木香味苦气微温，和胃行肝气有功，调和诸气为神妙，泻痢无斯治不中。
沉香降气调中气，暖胃追邪去湿风，癥瘕风麻并白痢，转筋吐泻总收功。
檀香白者消风热，杀鬼追虫霍乱宁，心痛腰痛并肾气，用之一似有神明。
麝香味暖通关窍，截疟催生又堕胎，伐鬼定惊除目翳，杀蛊解毒疗痈溃。
乳香温暖能和气，止痛医痈见效多，暖肾益精除霍乱，中风口噤也须他。
没药温平破血宜，疮痈止痛总为奇，腹心上痛并癥结，金刃伤残皆用之。
蛇床味苦性还平，下气温中又强阴，阴湿痒麻恶疮疥，去风逐水血瘀行。
茵陈味苦微寒意，利水除黄除湿气，湿瘴头疼悉可医，明目解烦伐痰滞。
干姜味辛性大热，风湿气痹止吐血，霍乱咳嗽腹冷痛，破血消肿通肢筋。
生姜味辣性温平，咳逆痰涎呕吐灵，开胃除痰尤可喜，头疼鼻塞用之精。
葛根甘味性平寒，解热堕胎消酒斑，养筋去风除湿气，止痛解毒破瘀干。
天花寒苦除消渴，解热安中又补中，退疽通经行血脉，实能散痞又开胸。
当归温性味甘香，血热风崩总莫当，活血用身生血脑，尾能破血可推详。
芍药微寒带苦酸，消瘀去水止疼端，利便补肾消痈肿，赤者兼能补气完。
麻黄味苦性温平，发汗追风去脑疼，御瘴消斑开腠理，能通九窍有声名。
天麻辛味性平中，定搐除惊散去风，通窍舒筋治痈痹，补通劳血蛊还通。
良姜温辣调心气，消食除风脾胃强，吐泻腹疼并酒毒，转筋霍乱也相当。
防己温平苦又毒，风痫寒湿癣疮寻，风浮水肿膀胱热，通窍医痈疗肺宜。
三棱平涩除癥癖，调血消瘀也落胎，快气能除心腹疼，煎来下乳是奇哉。
蓬术苦温快气先，腹痛心痛也当权，消瘀开胃通经脉，冷气奔豚宿食痊。
姜黄辛苦寒调血，破血消痈治热风，伤损癥瘕皆有效，通经彷佛郁金功。
川郁金辛苦又寒，生肌破血疗金残，能除血淋兼陈血，下气元来也用堪。
款花甘辣温无毒，理肺消痰治肺痈，咳逆惊痫喉痹闭，洗眼明目开心胸。
丹皮味苦性寒来，破血通经又下胎，亦可排脓消扑损，惊痫岚瘴总能瘥。

青黛酸寒除热毒，小儿诸热及惊痫，金疮蛇犬诸虫毒，磨敷热疮功莫攀。
白蔻辛温医反胃，诸般冷气实堪推，若还冷吐犹其妙，捣细三枚酒一杯。
肉蔻辛温止泻灵，补中和气又消膨，开胸开胃消痰饮，去毒心痛苦气行。
缩砂温性能消食，快气和中暖胃家，霍乱转筋并下气，奔豚咳逆也堪夸。
瞿麦辛寒又堕胎，快痈明目疗人痿，通经催产除淋病，叶治婴儿口吐蛔。
百合甘辛辟鬼邪，安心治胆疗痈邪，乳痈蛊毒并浮肿，喉痹心疼治咳瘥。
知母性寒除热咳，去浮下水伐劳痰，润心补肾安心肺，邪气能除利小便。
贝母微寒味苦辛，消痰润肺治寒淋，目盲喉痹金疮痓，能下胎衣及散瘿。
玄参味苦又微寒，益肾开喉下血寒，下水止烦消肿毒，狂邪蒸骨热风干。
白芷辛温伐热风，长肌定痛疗疮痈，女人赤白并阴肿，去旧生新血有功。
前胡味苦寒除热，止嗽开胸亦下痰，明目杀疳开胃气，头疼霍乱总堪奇。
藁本微寒味苦辛，清目去痛伐邪灵，治痫通血生肌肉，阴肿腹痛瘕疝匀。
艾叶温平苦又阴，医疝痢血漏崩并，女人有子除心痛，止血安胎治转筋。
地榆酸苦性微寒，血痢金疮止痛强，痿漏恶疮并吐衄，排脓医吼治蛇伤。
使君子甘性温平，幼子诸疳实可论，更可杀虫医泻痢，小便白浊也当分。
附子辛甘大热魁，搜风补暖助阳威，转筋霍乱并寒湿，风痹痰涎胎可催。
川乌大热共天雄，破积消痰极去风，寒湿痹麻并咳逆，亦能堕产杀尸虫。
半夏性凉熟大温，消痰开胃健脾功，头眩咳逆并胸满，呕吐痈疮总可论。
南星生暖利痰风，利膈消痈破积重，散血堕胎定风搐，蛇伤虫咬也收功。
大黄寒苦及通肠，退血消瘀疗火疡，快膈除痰通血脉，诸疮痈肿尽称良。
葶苈寒辛利小便，除浮退热下涎痰，肺痈咳逆并破水，积聚癥瘕悉可痊。
桔梗微温味苦甘，消瘀下气治惊痫，咽脑胁腹肠诸病，活血排脓解痢淹。
甘遂寒而又苦甘，破癥消血也消痰，面浮蛊胀并癥疝，宽膈通肠治便难。
常山寒苦能除水，吐疟搜痰每有功，寒热瘿瘤并蛊毒，蛊膨水胀亦能通。
草果味辛消气胀，主除温胜湿痹寒，解湿辟毒化疟瘴，散逐寒痰及吐酸。
大戟甘寒疗蛊头，风痰水肿亦堪求，利肠落产消瘀血，黄病痈疮亦可谋。
芫花寒苦专行水，破积搜肠又化痰，水肿蛊胀并气块，要知此物力为山。
商陆酸辛微有毒，生之异者类乎人，导之肿气通胸腹，疗水功能效若神。
海藻咸寒通小便，瘿瘤癥瘕毒痈消，气停水结通身肿，非此之功不能痊。
牵牛寒苦利便魁，去水除浮又落胎，蛊胀滞壅并嗽气，生还性急熟迟迟。
马兜铃苦医痿痔，定喘消痰止嗽通，通气又能除血蛊，更兼咳逆也收功。
连翘寒苦医疮毒，治淋排脓活血功，瘰疬瘿瘤并肿毒，心家克热即时行。
刘寄奴温疗火汤，通经破血治刀伤，心痛水胀及肠痛，产后瘀痛用亦良。
胡芦巴暖补元虚，冷气逢之痰便除，腹胁膨胀皆可用，面皮青黑服之舒。
白附温和去冷风，心痛血痹在其中，中风失语犹堪用，面发诸般亦可攻。
桂皮辛热通关节，行血舒筋止汗佳，冷气腹疼并霍乱，手麻脚痹也医他。

陈皮温苦能宽胸，快气消痰止呕灵，腰疼膀胱并肾气，嗽痰咳逆也通行。
桑皮甘涩性微寒，清肺消痰止嗽宜，水肿金疮并漏下，癥瘕血气悉依随。
秦皮苦寒治惊痫，女子崩中带下难，青白遮睛并红翳，风寒食痹治之安。
大腹皮专攻下气，健脾安胃更通肠，气因冷热攻心腹，煎用姜盐入药良。
地骨皮寒味甘辛，除风无定表间乘，解肌退热能凉血，有汗传尸之骨蒸。
竹叶寒凉杀九虫，除烦止渴疗喉风，热痰咳逆并风痺，消毒清便每有功。
竹茹止呕除寒热，吐血崩家亦可谋，清利小便医咳逆，五般热病也须求。
栀子寒凉利五淋，能除胃热解心胸，赤疮火眼并诸疸，酒鼻疮肠亦可寻。
茱萸辛热出吴中，血痹风寒咳逆通，杀鬼兴阳推冷气，通关除湿治肠风。
山茱萸主通邪风，逐痹除风疗耳鸣，妇女得之调经水，男人补肾更添精。
枳壳微温苦利痰，宽肠快气也通关，去风止呕除麻木，逐水宽胎利肺间。
厚朴苦温专益气，消痰逐水也消瘀，宽肠宽腹宽脾胃，止呕兼将霍乱除。
紫葳寒蕊号凌霄，治淋行经瘀血调，崩带癥瘕皆可治，游风乳疾亦还高。
猪苓寒苦利便尊，解毒消胸伏疫瘟，去水又能消水肿，妊娠子淋亦曾论。
泽泻苦寒无毒真，生阴消水治诸淋，追风通乳并阴湿，通血催生补女人。
乌药温辛治气佳，医黄治蛊补中夸，妇人血气天行疫，霍乱疮痈吐泻加。
大枣甘温可壮神，又能助筋健天真，大和脾胃安中脘，中漏之时忌入唇。
酸枣仁平安五脏，除风去痹骨能坚，补中益气宁心志，更治虚烦不得眠。
藿香平暖散风邪，霍乱心疼总可除，风水浮肿诸恶气，脾胃吐逆又堪嗟。
巴豆辛热通五脏，破癥逐水又消痰，排脓开胃除蛊虫，熟用之时却又寒。
益智辛温主补精，安神益气治余淋，能除呕逆调诸气，多尿服之大有灵。
木鳖甘温主疗疮，折肌散肿也还强，腰痛可治能消肿，乳上生痈用最宜。
枳实苦温下气头，下气宽膈最堪谋，消瘀散痔除膨胀，逐饮仍将宿食收。
苍术气温其味甘，调脾更治湿之痰，宽中发汗功过白，除湿之功白术戡。
秦艽辛苦性微温，利水施之亦有功，疗遍体之金色疸，除风湿在四肢中。
薄荷辛味消痰饮，去胀搜风湿汗行，破血通关能止痢，入人荣卫疗诸疼。
瓜蒂苦寒能吐饮，吐痰下水去肢浮，鼻中息肉并黄疸，咳逆心疾可去求。
扁豆微凉下气来，转筋吐泻总当该，又能补泻安肠胃，草毒蛇伤不必猜。
枸杞子功能补气，去风明目益元阳，根名地骨皮堪用，寒热虚劳又载方。
红花辛温能补血，腹痛恶血又能除，止产败血血之晕，补血少血血之虚。
紫草苦寒通九窍，腹心邪气疸皆医，消膨治胀通水道，痘疹疮痈用最宜。
紫菀苦辛除咳逆，热寒胸结气皆通，排吐脓血止喘性，婴儿惊痫亦可调。
芒硝苦寒消积聚，蠲痰润燥性伤胎，胃中食热血结闭，大小便闭涩尽开。
怀香子即小茴香，开胃调中得酒良，主治腹痛并霍乱，能通肾气及膀胱。
胡麻平性最搜风，润肉生肌益气同，头面瘾疮崩血滞，利便堕胎湿寒攻。
杏仁温苦利痰能，止嗽行风定喘加，心下烦热头痛等，开胸发汗也须他。

木瓜温性能滋渴，止呕消痰湿痹宜，霍乱转筋并吐泻，奔豚脚气总能医。
槟榔辛味温消食，逐水除疼下气头，开胸健脾除后重，诸风诸积不须忧。
川芎气温味本辛，上行头角清阳经，止头疼能行血室，养新生血有神灵。
桃仁甘苦性还寒，润肺通便秘结难，破血无分经各蓄，去滞生新治血干。
瓜蒌根味苦沉寒，止渴之功若圣丹，退热消烦清气血，补虚通济且消痰。
龙胆草苦性沉寒，退散肝经之热烦，若病下焦之湿肿，服之即可得痊安。
苏木甘咸升可降，产停败血逐能行，疮疡死血之用散，散处还滋新血生。
假苏本名即荆芥，下气除劳大血风，疮疥伤寒为要药，更除血晕与头疼。
紫苏下气能开胃，治胀消痰利通肠，煮汁饮之除蟹毒，若安喘嗽子尤良。
木通寒泻小肠火，小便热闭大能通，通经利窍宜施用，导滞无他可比功。
通草甘通阴窍涩，更消水肿闭难行，用之涩闭俱通畅，因此呼为通草名。
泽兰甘苦能行气，痈肿疮脓可内消，更治损伤并跌打，并除身面四肢浮。
白及生消痈肿毒，性同白蔹反乌头，去除白癣并破裂，更疗邪风缓不收。
川椒味辛热有毒，温中去冷服之安，主除两目之云翳，又治六腑及沉寒。
葳蕤甘除四肢风，治目泪出烂而矇，男子湿流腰胯痛，女子黑点面斑重。
乌梅酸温收肺气，生津止渴更除烦，又安泄利调和胃，去热寒来在骨间。
玄胡索温味苦辛，破血又治小肠疼，活经血疗产后疾，安胎调血产前经。
威灵仙苦温无毒，疴痒皮肤风可消，冷痛膝腰痰出唾，腹中新旧滞皆调。
鼠粘子辛消疡毒，主疗疮疹主风湿，退诸风热咽不通，利凝滞气入腰膝。
补骨脂名破故纸，主攻血气理劳伤，阳衰肾冷精流血，破烂胡桃合服良。
密蒙花主能明目，虚翳青盲用最宜，若是小儿敷痘毒，热疳入腹亦能医。
干漆味辛温有毒，削平深积破癥坚，更除秘结停留血，血气攻心亦可蠲。
麦芽辛温消宿食，破癥结益气虚人，上焦滞血能行散，心腹膨胀宜此伸。
甘松无毒味甘香，浴体肌香可作汤，下气更能除恶气，腹心痛满是奇方。
阿魏无真却有真，臭而止臭为可珍，杀虫下气除癥瘕，及治传尸又辟瘟。
苏合香油能辟恶，去虫杀鬼及达神，更消蛊毒治瘟疟，久服令人梦不生。
赤石脂甘酸且温，固肠胃有敛收功，胎衣不下宜斯逐，顺落不为峻急功。
姜黄烈似郁金功，理损消痈止暴风，主治癥瘕兼下气，月经壅滞亦能通。
硼砂消痰能止嗽，甘缓之功破结瘕，喉痹初生宜进此，疮肿阴阳气用灵。
远志苦温除咳逆，益精补气正心神，祛邪利窍止惊悸，强志聪明智慧人。
五倍一名文蛤是，主治齿䘌及疮脓，更攻五痔多便血，洗眼犹能去热风。
水银本是朱砂液，取置炉中煅养成，消化五金除疥虱，妇人难产用催生。
灵砂性温通血脉，安魂养气益精神，止阴烦满杀邪鬼，主平五脏百般逆。
广州出产石硫黄，治疥坚筋去䘌疮，逐冷壮阳阴痃癖，老人风秘是仙方。
玄明粉有酸辛味，宿垢留肠用此蠲，软积开痰消癖瘕，大除胃热保命全。
砒霜有毒味酸苦，治疟除哮效若神，膈内风痰堪用吐，若还多服必伤人。

雄黄有毒性平甘，息肉喉风用最灵，能杀精邪蛇虺毒，妊娠佩带转生男。
珍珠润泽安心志，敷面令人好面容，粉点目中磨翳障，裹绵塞耳可除聋。
滑石利窍能通气，利水通津入太阳，大肠与胃有积聚，推荡重令化气强，
石膏甘苦性大寒，清金制火肺宁安，除头痛解日晡热，更安胃热夺其餐。
诃梨勒苦能开胃，冷气奔豚是本功，消食化痰并止痢，更除崩漏及肠风。
石蜜甘平安五脏，补中心痛养心脾，调和百药兼养气，止痢须知蜡更宜。
阿胶甘温能益肺，及止心嗽吐如脓，补虚更可安胎气，治痿强阴壮骨隆。
龙骨甘平杀鬼精，养魂定魄治痫惊，肠痈脓血并崩漏，入药收痈敛口灵。
虎骨除邪去大伤，传尸劳疰总皆强，毒风鬼气癫狂病，牙痛阴疮及恶疮。
犀角酸寒除百蛊，伐瘟去瘴治伤寒，镇心解热医痈肿，亦治蛇虫鬼毒中。
龟甲破癥除漏下，小儿合囟治头疮，更攻疟痔并痈蚀，劳复伤寒用作汤。
鹿茸甘暖补虚精，益气生牙羸瘦盈，石淋痈疮并梦泄，生新去旧血家行。
牛黄凉苦主惊痫，定魄安魂治产难，婴幼夜啼卒中恶，中风口噤及狂干。
牡蛎微寒止汗灵，疗崩除热治遗精，女人带下并崩漏，破血涩肠医胁疼。
蜂房甘苦主惊痫，瘛疭癫邪蛊毒平，齿痛乳痈并肿毒，肠痈瘰疬总皆堪。
鳖甲酸平破血瘕，疗血下气主崩家，堕胎消肿除瘀血，去痞消肿效可夸。
蝉壳甘寒最定惊，堕胎下乳疗肠鸣，杀疳去热除惊哭，止渴消风总可行。
海螵蛸主辛咸味，止漏通经破血癥，敛肉止脓除目翳，治人水肿及心疼。
僵蚕平性惊痫上，能去诸风最有功，男子阳疡女崩带，又能发汗去三虫。
斑蝥大热行诸蛊，破血通经又堕胎，炼肉通肠行水道，诸痈瘰疬总当该。
花蛇温毒去风精，瘫痪㖞斜又可行，疥癞大风专用此，用时头尾去之宁。
全蝎搜风治搐痫，半身不遂最应堪，祛涎疗疹能安肾，幼子惊痫即便安。
五灵脂暖行诸气，可以通经又治经，产后血晕为第一，肠风心痛悉皆精。
羚羊角苦寒无毒，益气安心辟不祥，明目去风兼易产，更除寒热治惊狂。
白头翁苦温无毒，赤痢衄血得效速，男子阳肿阴疝长，小儿膻腥头燥秃。
葱白辛温能解表，阳明头痛急投之，伤寒下痢服之效，止痛除风又自奇。
韭汁辛温带微酸，无毒能安五脏专，久食利人除胃热，予医梦泄固精坚。
薤白辛温苦无毒，主治金疮服生肌，温中去水除寒热，中风寒水肿涂之。
大蒜味辛温有毒，散痈治瘿治疮平，兼除风热杀毒气，久食伤人目损明。
茶茗苦消寒热渴，清心能治卒头疼，瘘疮可疗兼下气，利小便令化气澄。
盐味咸温无大毒，调和五味用之多，能止胸中痰辟痛，过食伤肺嗽来磨。
酒通血脉厚肠胃，消忧发怒大扶肝，滋形辟恶壮脾气，痛饮伤神损寿元。
醋敛咽疮消肿毒，治黄疸病破坚癥，妇人产后血虚晕，熏鼻收神保十全。

### （八）引经药报使歌

小肠膀胱属太阳，藁本羌活是本乡。
三焦胆与肝包络，少阳厥阴柴胡强。

太阳阳明并足胃，葛根白芷升麻当。
太阴肺脉中焦起，白芷升麻葱白乡。
脾经少与肺部异，升麻兼之白芍详。
少阴心经独活主，肾经独活加桂良。
通经用此药为使，岂能有病到膏肓。

### （九）六陈歌

枳壳陈皮并半夏，茱萸狼毒及麻黄。
六般之药宜陈久，人用方知功效良。

### （十）十八反歌

本草明言十八反，逐一从头说与君。
人参芍药与沙参，细辛玄参及紫参。
苦参丹参并前药，一见藜芦便杀人。
白及白蔹并半夏，瓜蒌贝母五般真。
莫见乌头与乌喙，逢之一反疾如神。
大戟芫花并海藻，甘遂已上反甘草。
若还吐蛊用翻肠，寻常犯之都不好。
蜜蜡莫与葱根睹，石决明休见云母。
藜芦莫与酒来浸，人若犯之都是死。

### （十一）十九畏歌

硫磺原是火中精，朴硝一见更相争。
水银莫与砒霜见，狼毒最怕密陀僧。
巴豆性烈最为上，偏与牵牛不顺情。
丁香莫与郁金见，牙硝难合京三棱。
川乌草乌不顺犀，人参又忌五灵脂。
官桂善能调冷气，若逢石脂便相欺。
大凡修合看顺逆，炮烘炙浸莫相宜。

### （十二）妊娠禁服歌

蚖斑水蛭及虻虫，乌头附子配天雄。
野葛水银并巴豆，牛膝薏苡与蜈蚣。
三棱代赭芫花麝，大戟蝉蜕黄雌雄。
牙硝芒硝牡丹桂，槐花牵牛皂角同。
半夏南星与通草，瞿麦干姜桃仁通。
硇砂干漆蟹甲爪，地胆茅根都不中。

吴文正公序《医方大成》曰，以一药治一病者，乃本草也。以数药治一病者，医方也。医方祖于本草，而其合数药为一方也。大抵处方要在合宜而用，不可务取品味，数多过制，越此反为不效矣。

### （十三）药相主治五脏法

肝苦急，甘以缓之，甘草；肝欲散以辛者，川芎；补以辛者，细辛；泻以酸者，白芍。心苦缓，酸以收之，五味子；心欲软以咸者，芒硝；补以咸者，泽泻；助以甘者，人参、甘草、黄芪。脾苦湿，苦以燥之，白术；脾欲缓以甘者，甘草；补以甘者，人参；泻以苦者，黄连。肺苦气上逆，苦以泻之，黄芩；肺欲收以酸者，白芍；补以酸者，五味子；泻以辛者，桑白皮。肾苦燥，辛以润之，黄柏、知母；肾欲坚以苦者，知母；补以苦者，黄柏；泻以咸者，泽泻。

### （十四）用药身梢论

凡根在土者，中半以上，气脉上行也，以生苗者为根，中半已下，气脉下行也，以入土者为梢。病在中焦者用身，在上焦者用根，下焦者用梢，盖根升而梢降也。大凡用药以头、身、梢分为上、中、下，病在人身半以上者，天之阳也，用头，在中焦者用身，在人身半以下者，地之阴也，用梢，述类象形者也。

### （十五）用丸散论

仲景曰锉如麻豆大，与㕮咀同意。夫㕮咀者，古之制也。古者无铁刃，以口嚼细，令为麻豆、为片，水煎之，使药水清，饮于腹中，则易升易散也，此所谓㕮咀也。令人以刃器锉如麻豆大，此㕮咀之易成也。若一概为细末，不分清浊矣。经云：清阳发腠理，浊阴走五脏，果何谓也。又曰：清阳实四肢，浊阴归六腑是也。㕮咀之法，取汁清易循行经络故也。若治至高之病加酒煎，以去湿加生姜煎，补元气以大枣煎，发散风寒以葱白煎，去膈上病以蜜煎。散者，细末也，不循经络，上去胸膈以上之病，及脏腑之病，气味厚者，白汤调服，气味薄者，煎之去渣服。服百丸者，治下部之疾，其丸极大而光且圆，治中焦者极小之，稠糊面丸者，取其迟化至下焦，或酒或醋丸者，取其升散之意也。半夏、南星去湿者，以生姜汁煮糊为丸。制其丸也，稀糊丸者，取其易化者也；水浸宿炊饼为丸者，及滴水为丸者，皆取易化也；炼蜜为丸者，取其迟化而气循经络也；蜡丸者，取其难化而旋施功也。大抵汤者荡也，去久病者用之；散者散也，去急病者用之；丸者缓也，不能速去其病，用药舒缓而治之也。

## 二、《药性歌括》

诸药之性，各有奇功。温凉寒热，泻补宣通。
君臣佐使，运用于衷。相反畏恶，定见吉凶。
药共四百，精制不同。生熟新久，炮煅炙烘。
汤丸膏散，各起疲癃。合宜而用，乃是良工。
云林歌括，可以训蒙。略陈梗概，以候明公。
再加斫削，济世无穷。

人参味甘，大补元气，止渴生津，调荣养卫。（去芦用，反藜芦）

黄芪性温，收汗固表，托疮生肌，气虚莫少。（绵软如箭干者。疮疡生用，补虚蜜水炒用）

白术甘温，健脾强胃，治泻除湿，养祛疾痞。（去芦用。米泔水洗，薄切晒干，或用东壁土炒）

茯苓味淡，渗湿利窍，白化痰涎，赤通水道。（去黑皮，中有赤筋要去净，不损人目）

甘草甘温，调和诸药，炙则温中，生则泻火。（一名国老，能解百毒。反甘遂、海藻、大戟、芫花）

当归甘温，生血补心，扶虚益损，逐瘀生新。（酒浸，洗净切片，体肥痰盛姜汁浸晒。身养血，尾破血，全活血）

白芍酸寒，能收能补，泻痢腹痛，虚寒勿与。（有生用者，有酒炒用者）

赤芍酸寒，能泻能散，破血通经，产后勿犯。（宜生用）

生地微寒，能消湿热，骨蒸烦劳，兼消破血。（产怀庆府者佳。宜酒洗，竹刀切晒干）

熟地微温，滋肾补血，益髓填精，乌须黑发。（用怀庆生地黄酒拌，蒸至黑色，竹刀切片，勿犯铁器。忌萝卜、葱、蒜。用姜汁炒除膈闷）

麦冬甘寒，解渴祛烦，补心清肺，虚热自安。（水浸去心用，不令人烦）

天冬甘寒，肺痈劳倦，消痰止嗽，喘热有功。（水浸，去心皮）

黄连味苦，泻心除痞，清热明眸，厚肠止痢。（去须。下火，童便；痰火，姜汁；伏火，盐汤；气滞火，吴茱萸；肝胆火，猪胆；实火，朴硝；虚火，酒炒）

黄芩苦寒，枯泻肺火，大清大肠，湿热皆去。（去皮枯朽。或生或酒炒）

黄柏苦寒，降火滋阴，骨蒸湿热，下血堪任。（去粗皮。或生、或酒、或蜜、或童便、或乳汁炒。一名黄檗）

栀子性寒，解郁除烦，吐衄胃痛，火降小便。（生用清三焦实火，炒黑清三焦郁热，又能清曲屈之火）

连翘苦寒，能消痈毒，气聚血凝，湿热堪逐。（去梗心）

石膏大寒，能泻胃火，发渴头痛，解肌立妥。（或生，或煅。一名解石）

滑石沉寒，滑能利窍，解渴除烦，湿热可疗。（细腻洁白者佳。粗预清黑者勿用。研末以水飞过）

贝母微寒，止嗽化痰，肺痈肺痿，开郁除烦。（去心，黄白色轻松者佳）

大黄苦寒，实热积聚，蠲痰润燥，疏通便闭。

柴胡味苦，能泻肝火，寒热往来，疟疾均可。（去芦，要北者佳）

前胡微寒，宁嗽化痰，寒热头痛，痞闷能安。（去芦，要软者佳）

升麻性寒，清胃热毒，升提下陷，牙痛可逐。（去须，青绿者佳）

桔梗味苦，疗咽痛肿，载药上升，开胸利壅。（去芦，洁白者佳）

紫苏味辛，发表风寒，梗下诸风，消除胀满。（药背面并紫者佳）

麻黄叶辛，解表出汗，身热头痛，风寒发散。（去根节，宜陈久。止汗用根）

葛根味甘，苦风发散，温疟往来，止渴解酒。（白粉者佳）

薄荷味辛，最清头目，祛风化痰，骨蒸宜服。（一名炙苏，龙脑者佳）

防风甘温，能除头晕，骨节痹痛，诸风口噤。（去芦）

荆芥味辛，能清头目，表汗祛风，治疮消瘀。（一名假苏、用苏）

细辛辛温，少阴头痛，利窍通关，风湿皆用。（华阴者佳，反藜芦）

羌活微温，祛风除湿，身痛头疼，舒筋活骨。（一名羌青）

独活甘苦，颈项难舒，两足湿痹，诸风能除。（一名独摇草）

知母味苦，热渴能除，骨蒸有汗，痰咳皆舒。（去皮毛。生用泻胃火，酒炒泻肾火）

白芷辛温，阳明头痛，风热瘙痒，排脓通用。（一名芳香）

藁本气温，除头巅顶，寒湿可祛，风邪可屏。（去芦）

香附味甘，快气开郁，止痛调经，更消宿食。（即沙草根。忌铁器）

乌药辛温，心腹胀痛，小便滑数，顺气通用。（一名旁其，一名天台乌）

枳实味苦，消食除痞，破积化痰，冲墙倒壁。（如鹅眼色黑陈者佳。水浸，去瓤，切片，麸炒）

枳壳微温，快气宽肠，胸中气结，胀满堪尝。（水浸，去瓤，切片，麸炒）

白蔻辛温，能祛瘴翳，益气调元，止呕和胃。（去壳取仁）

青皮苦寒，能攻气滞，削坚平肝，安胃下食。（水浸，去瓤，切片）

陈皮甘温，顺气宽膈，留白和胃，消痰去白。（温水洗，刮去瓤。又名橘红）

苍术甘温，健脾燥湿，发汗宽中，更祛瘴翳。（米泔浸透，搓去黑皮，切片炒）

厚朴苦温，湿胀泄满，痰气泻痢，其功不缓。（要厚，如紫赤者佳，去粗皮，姜汁炒）

南星性热，能治风痰，破伤强直，风搐自安。（姜汤泡透，切片用，或为末装入牛胆内，名曰牛胆南星）

半夏味辛，健脾燥湿，痰厥头疼，嗽呕堪入。（一名守田，反乌头。滚水泡透，切片，姜汁炒）

藿香辛温，能止呕吐，发散风寒，霍乱为主。（或用叶，或用梗，或梗叶并用者）

槟榔辛温，破气杀虫，祛痰逐水，专除后重。（类如鸡心者佳）

腹皮微温，能下膈气，安胃健脾，浮肿消去。（多有雄粪毒，用黑豆汤洗净）

香薷味辛，伤暑便涩，霍乱水肿，除烦解热。（陈久者佳）

扁豆微凉，转筋吐泻，下气和中，酒毒能化。（微炒用）

猪苓味淡，利水通淋，消肿除湿，多服损肾。（削去黑皮，切片）

泽泻苦寒，消肿止渴，除湿通淋，阴汗自遏。（去芦）

木通性寒，小肠热闭，利窍通经，最能导滞。（去皮，切片）

车前子寒，溺涩眼赤，小便能通，大便能实。（去壳）

地骨皮寒，解肌退热，有汗骨蒸，强阴凉血。（去骨）

木瓜味酸，湿肿脚气，霍乱转筋，足膝无力。（酒洗）

威灵苦温，腰膝冷痛，消痰痃癖，风温皆用。（去芦，酒洗）

牡丹苦寒，破血通经，血分有热，无汗骨蒸。（去骨）

玄参苦寒，清热退火，消肿骨蒸，补肾亦可。（紫黑者佳。反藜芦）

沙参味苦，消肿排脓，补肝益肺，退热除风。（去芦用。反藜芦）

丹参味苦，破积调经，生新去恶，祛除带崩。（反藜芦）

苦参味苦，痈肿疮疥，下血肠风，眉脱赤癞。（反藜芦）

龙胆苦寒，疗眼赤疼，下焦湿肿，肝经热烦。

五加皮寒，祛痛风痹，健步坚筋，益精止沥。（此皮浸酒，轻身延寿，宁得一把五加，不用金玉满车）

防已气寒，风湿脚痛，热积膀胱，消痈散肿。

地榆沉寒，血热堪用，血痢带崩，金疮止痛。（如虚寒水泻，切宜忌之）

茯神补心，善镇惊悸，恍惚健忘，兼除怒恚。（去皮）

远志气温，能驱悸惊，安神镇心，令人多记。（甘草汤浸一宿，去骨晒干）

酸枣味酸，敛汗驱烦，多眠用生，不眠用炒。（去核取仁）

菖蒲性温，开心利窍，去皮除风，出声至妙。（去毛，一寸九节者佳，忌铁器）

柏子味甘，补心益气，敛汗扶阳，更疗惊悸。（去壳取仁，即柏仁）

益智辛温，安神益气，遗溺遗精，呕逆皆治。（去壳取仁，研碎）

甘松味香，善除恶气，治体香肌，心腹痛已。

小茴性温，能除疝气，腹痛腰疼，调中暖胃。（盐水炒）

大茴味辛，疝气脚气，肿痛膀胱，止呕开胃。（即香子）

干姜味辛，表解风寒，炮苦逐冷，虚热尤堪。（水浸，纸包火煨，切片，慢火炒至极黑，亦有生用者）

附子辛热，性走不守，四肢厥冷，回阳有功。（皮黑头正圆，一两一枚者佳。面裹火煨，去皮脐，童便浸一宿，慢火煮，晒干，蜜封，旋切片用，亦有生用者）

川乌大热，搜风入骨，湿痹寒疼，破积之物。（顶歪邪，制同附子）

木香微温，散滞和胃，诸风能调，行汗泻肺。（形如枯木，苦口粘牙者佳）

沉香降气，暖胃追邪，通天彻地，卫气为佳。

丁香辛热，能除寒呕，心腹痛疼，温胃可晓。（雄丁香如钉子长，雌丁香如枣核大）

砂仁性温，养胃进食，止痛安胎，通经破滞。（去壳取仁）

荜澄茄辛，除胀化食，消痰止哕，能逐鬼气。（系嫩胡椒青时摘取者是）

肉桂辛热，善通血脉，腹痛虚寒，温补可得。（去粗皮不见火，妊娠用要炒黑。厚者肉桂，薄者官桂）

桂枝小梗，横行手臂，止汗舒筋，治手足痹。（去梗，汤泡，微炒）

吴萸辛热，能调疝气，脐腹寒疼，酸水能治。

延胡气温，心腹辛痛，通经活血，跌扑血崩。（即玄胡索）

薏米味甘，专除湿痹，筋节拘挛，肺痈肺痿。（一名穿谷米，去壳取仁）

肉蔻辛温，脾胃虚冷，泻痢不休，功可立等。（一名肉果，面包煨熟，切片，纸包捶去油）

草蔻辛温，治寒犯胃，作痛呕吐，不食能食。（建宁有淡红花内白花子方是真的）

诃子味苦，涩肠止痢，痰嗽喘急，降火敛肺。（又诃藜勒，六棱黑色者佳。火煨去核）

草果味辛，消食除胀，截疟逐痰，解瘟辟瘴。（去壳取仁）

常山苦寒，截疟除痰，鲜伤寒热，水胀能宽。（酒浸，切片）

良姜性热，下血温中，转筋霍乱，酒食能攻。（结实秋收，名红豆蔻，能解酒毒，余治同）

山楂味甘，磨消肉食，疗疝催疮，消膨健胃。（一名糖球子，俗称山里红。蒸，去核用）

神曲味甘，开胃进食，破结逐痰，调中下气。（要六月六日制造方可用，要炒黄色）

麦芽甘温，能消宿食，心腹膨胀，行血散滞。（炒。孕妇忌用，恐堕胎）

苏子味辛，呕痰降气，止咳定喘，更润心肺。

白芥子辛，专化胁痰，疟蒸痞块，服之能安。（微炒）

甘遂甘寒，破癥消痰，面浮蛊胀，利水能安。（反甘草）

大戟甘寒，消水利便，腹胀癥坚，其功瞑眩。（反甘草）

芫花寒苦，能消胀蛊，利水泻湿，止咳痰吐。（反甘草）

商陆辛甘，赤白各异，赤者消风，白利水气。（一名樟柳）

海藻咸寒，消瘿散沥，除胀破癥，利水通闭。（粤海带、昆布，散结溃坚功同。反甘草）

牵牛苦寒，利水消肿，蛊胀痃癖，散滞除壅。（黑者属水，力速；白者属金，效迟。并取头末用）

葶苈辛苦，利水消肿，痰嗽癥瘕，治喘肺痈。（隔纸略炒）

瞿麦辛寒，专治淋病，且能堕胎，通经立应。

三棱味苦，利血消癖，气滞作痛，虚者当忌。（去毛，切片，火煨，醋炒）

五灵味甘，血痢腹痛，止血用炒，行血用生。

莪术温苦，善破痃癖，止渴消瘀，通经最宜。（去梗，火煨，切片，醋炒）

干漆辛温，通经破瘕，追积杀虫，效如奔马。（炒以烟尽，生则损人伤胃）

蒲黄味甘，逐瘀止崩，补血须炒，破血用生。

苏木甘咸，能行积血，产后月经，兼医扑跌。

桃仁甘寒，能润大肠，通经破瘀，血瘕堪尝。（汤浸，去皮、尖，研如泥）

姜黄味苦，消痈破血，心腹结痛，下气最捷。

郁金味苦，破血生肌，淋血溺血，郁结能舒。

金银花甘，疗痈无对，未成则散，已成则溃。（一名忍冬，一名鹭丝藤，一名金钗股，一名老翁须）

漏芦性温，祛恶疮毒，补血排脓，生肌长肉。（一名野兰）

蒺藜味苦，疗疮瘙痒，白癜头疮，翳除目朗。

白及味苦，功专收敛，肿毒疮疡，外科最宜。

蛇床辛苦，下气温中，恶疮疥癞，逐瘀祛风。

天麻味辛，能驱头眩，小儿惊痫，拘挛瘫痪。

白附辛温，治面百病，血痹风疮，中风痰症。

全蝎味辛，却风痰毒，口眼㖞邪，风痫发搐。（去毒）

蝉蜕甘平，消风定惊，杀疳除热，退翳侵睛。

僵蚕味咸，诸风惊痫，湿痰喉痹，疮毒瘢痕。（去丝酒炒）

蜈蚣味辛，蛇虺恶毒，杀鬼除邪，堕胎逐瘀。（头足赤者佳。炙黄，去头足用）

木鳖甘寒，能追疮毒，乳痈腰疼，消肿最速。（去壳）

蜂房咸苦，惊痫瘛疭，牙疼肿毒，瘰疬肺痈。

花蛇温毒，瘫痪㖞斜，大风疥癞，诸毒称佳。（两足孔，四獠牙，头戴二十四朵花，尾上有个佛情甲是，出蕲州者佳）

蛇蜕辟毒，能除翳膜，肠痔蛊毒，惊痫搐搦。

槐花味苦，痔漏肠风，大肠热痢，更杀蛔虫。

牛蒡子辛，能除疮毒，瘾疹风热，咽疼可逐。（一名鼠黏子，一名大力子，一名恶实）

茵陈味苦，退疸除黄，泻湿利水，清热为凉。

红花辛温，最消瘀热，多则通经，少则养血。

蔓荆子苦，头疼能医，拘挛湿痹，泪眼堪除。

兜铃苦寒，能熏痔漏，定喘消痰，肺热久嗽。（去隔膜，根名清木香，散气）

百合味甘，安心定胆，止嗽消浮，痈疽去痰。

秦艽微寒，除湿荣筋，肢节风痛，下血骨蒸。（新好罗纹者佳）

紫菀苦辛，痰喘咳逆，肺痈吐脓，寒热并济。（去芦）

款花甘温，理肺消痰，肺痈喘咳，补劳除烦。（要嫩蕊，去干）

金沸草寒，消痰止嗽，明目祛风，逐水尤妙。（一名旋覆花，一名金钱花）

桑皮甘辛，止嗽定喘，泻肺痈火，其功不少。（风寒新嗽生用，虚劳久咳蜜水炒）

杏仁温苦，风寒喘嗽，大肠气闭，便难切要。（单仁者，泡去皮、尖，麸炒入药。双仁者有毒，杀人，勿用）

乌梅酸温，收敛肺气，止渴生津，能治泻痢。

天花粉寒，止渴祛烦，排脓消毒，善除热痢。

瓜蒌仁寒，宁嗽化痰，伤寒结胸，解渴止烦。（去壳用仁。重纸包砖压榨之，只一度，去油用）

密蒙花甘，主能明目，虚翳青盲，服之效速。（酒洗，蒸过，晒干）

菊花味甘，除热祛风，头晕眼赤，收泪殊功。（家园内味甘、黄小者佳，去梗）

木贼味甘，益肝退翳，能止月经，更消积聚。

决明子甘，能祛肝热，目疼收泪，仍止鼻血。

犀角酸寒，化毒辟邪，解热止血，消肿毒蛇。

羚羊角寒，明目清肝，祛惊解毒，神智能安。

龟甲味甘，滋阴补肾，逐瘀续筋，更医颅囟。（即败龟甲）

鳖甲酸平，劳嗽骨蒸，散瘀消肿，去痞除崩。（去裙，醮醋炙黄）

海螵味咸，破血除痈，通经水肿，目翳心疼。

桑上寄生，风湿腰痛，安胎止崩，疮疡亦用。

火麻味甘，下乳催生，润肠通结，小水能行。（微炒，砖擦去壳，取仁）

山豆根苦，疗咽痛肿，敷蛇虫伤，可救急用。（俗名金锁匙）

益母味甘，女科为主，产后胎前，生新去瘀。（一名茺蔚子）

紫草苦寒，能通九窍，利水消膨，痘疹最要。

紫葳味酸，调经止痛，崩中带下，癥瘕通用。（即凌霄花）

地肤子寒，去膀胱热，皮肤瘙痒，除热甚健。（一名铁扫帚子）

楝根性寒，能追诸虫，疼痛立止，积聚立通。

樗根味苦，泻痢带崩，肠风痔漏，燥湿涩精。（去粗皮，取白皮，切片酒炒）

泽兰甘苦，痈肿能消，打扑伤损，肢体虚浮。

牙皂味辛，通关利窍，敷肿痛消，吐风痰妙。（去皮弦子，酥炙）

芜荑味辛，驱邪杀虫，痔瘘癣疥，化食除风。（火煅用）

雷丸味苦，善杀诸虫，癫痫蛊毒，治儿有功。（赤者杀人，白者佳。甘草煎水泡一宿）

胡麻仁甘，疔肿恶疮，热补虚损，筋壮力强。（一名巨胜，黑者佳）

苍耳子苦，疥癣细疮，驱风湿痹，瘙痒堪尝。（一名枲耳实，多小刺）

蕤仁味甘，风肿烂弦，热胀胬肉，眼泪立痊。

青葙子苦，肝脏热毒，暴发赤障，青盲可服。

谷精草辛，牙齿风痛，口疮咽痹，眼翳通用。（一名戴星草）

白薇大寒，疗风治疟，人事不知，鬼邪堪却。

白蔹微寒，儿疟惊痫，女阴肿痛，痈疔可啖。

青蒿气寒，童便热膏，虚寒盗汗，除骨蒸劳。

茅根味甘，通关逐瘀，止吐衄血，客热可去。

大小蓟苦，消肿破血，吐衄咳唾，崩漏可啜。

枇杷叶苦，偏理肺脏，吐哕不止，解酒清上。（布拭去毛）

木鳖大寒，口齿圣药，瘰疬能治，心烦可却。（一名胡桐）

射干味苦，逐瘀通经，喉痹口臭，痈毒堪凭。（一名乌扇根）

鬼箭羽苦，通经堕胎，杀虫祛结，驱邪除怪。（一名卫茅）

夏枯草苦，瘰疬瘿瘤，破癥散结，湿痹能疗。（冬至发生，夏至枯梓）

卷柏味苦，癥瘕血闭，风眩痿躄，更驱鬼疰。

马鞭味甘，破血通经，癥瘕痞块，服之最灵。

鹤虱味苦，杀虫追毒，心腹卒痛，蛇虫堪逐。

白头翁温，散癥逐血，瘿疬疟疝，止痛百节。

墨旱莲甘，生须黑发，赤痢可止，血流可截。

慈菇辛苦，疔肿痈疽，恶疮隐疹，蛇虺并施。

榆皮味甘，通水除淋，能利关节，敷肿痛定。（取里面白皮，切片晒干）

钩藤微寒，疗儿惊痫，手足瘛疭，抽搐口眼。（苗类钓钩，故曰钩藤）

豨莶味甘，追食除湿，聪耳明目，乌须黑发。（蜜酒浸九，晒干为丸服）

葵花味甘，带痢两功，赤治赤者，白治白者。

辛夷味辛，鼻塞流涕，香臭不闻，通窍之剂。（去心、毛）

续随子辛，毒疮蛊毒，通经消积，不可过服。（一名千金子，一名拒冬实，去皮壳，取仁，纸包压去油）

海桐皮苦，霍乱久痢，甘䘌疥癣，牙疼亦治。

石楠藤辛，肾衰脚弱，风淫湿痹，堪为妙药。（一名鬼目，女人不可服，犯则切思男）

薤白有毒，辟瘟除恶，虫毒鬼疰，风邪可却。

大青气寒，伤寒热毒，黄汗黄疸，时疫宜服。

侧柏叶苦，吐衄崩痢，能生须眉，除湿之剂。

槐实味苦，阴疮湿痒，五痔肿痛，止涎极莽。（即槐角黑子也）

瓦楞子咸，妇人血块，男子痰癖，癥瘕可瘥。（即蚶子壳，醋淬火煅用）

棕榈子苦，禁泄涩痢，带下崩中，肠风堪治。

冬葵子寒，滑胎易产，癃利小便，善通乳难。（即葵菜子）

淫羊藿辛，阴起阳兴，坚筋益骨，志强力增。（即仙灵脾，俗呼三枝九叶草）

松脂味甘，滋阴补阳，驱风安脏，膏可贴疮。（一名沥青，即松香）

覆盆子甘，肾损精竭，黑须明眸，补虚续绝。（去蒂）

合欢甘味，利人心志，安脏明目，快乐无虞。（即交枝树）

金樱子甘，梦遗精滑，禁止遗泄，寸白虫杀。（雷后红热者佳，去核用）

楮实子甘，壮筋明目，益气补虚，阴痿当服。

郁李仁酸，破血润燥，消肿利便，关格通导。（碎核取仁，汤泡，去皮，研碎）

没食子苦，益血生精，染发最妙，禁痢极灵。（即无食子）

空青气寒，治眼通灵，青盲赤肿，去暗回明。

密陀僧咸，止痢医痔，能除百瘢，诸疮可治。（即金炉底）

伏龙肝温，治疫安胎，吐血咳逆，心烦妙哉。（即灶心土，取年深色变褐者佳）

石灰味辛，性烈有毒，辟虫立死，堕胎甚速。（陈久者最佳）

穿山甲毒，痔癖恶疮，吹奶肿痛，鬼魅潜藏。（俗呼炮甲，用砂炒醋淬）

蚯蚓气寒，伤寒温病，大热狂言，投之立应。

蜘蛛气寒，狐疝偏痛，蛇虺咬涂，疔肿敷用。（腹大黑色者佳）

蟾蜍气凉，杀疳蚀癖，瘟疫能碎，疮毒可祛。

刺猬皮苦，主医五痔，阴肿疝痛，能开胃气。

蛤蚧味咸，肺痿血咯，传尸劳疰，邪魅可却。

蝼蛄味咸，治十水肿，上下左右，效不旋踵。（俗呼土狗虫类）

蜗牛味咸，口眼㖞僻，惊痫拘挛，脱肛咸治。

桑螵蛸咸，淋浊清泄，除疝腰痛，虚损莫缺。（即螳螂子）

田螺性冷，利大小便，消肿除热，醒酒立见。（浊酒煮热，挑肉食之）

象牙气平，杂物刺喉，能通小便，诸疮可疗。

水蛭味咸，除积瘀坚，通经堕产，折伤可痊。（一名蚂蝗）

贝子味咸，解肌散结，利水消肿，目翳清洁。

蛤蜊肉冷，能止消渴，酒毒堪除，开胃顿豁。

海粉味咸，大治顽痰，妇人白带，咸能软坚。（即海石，火煅研，如无，以蛤粉代之）

石蟹味咸，点目肿翳，解蛊胀毒，催生落地。

海螵蛸咸，漏下赤白，癥瘕惊气，阴肿可得。（一名乌贼鱼骨，见前）

无名异甘，金疮折损，去瘀止痛，生肌有准。

青礞石寒，硝煅金色，堕痰消食，神妙莫测。（用焰硝同入锅，为火煅如金色者佳）

磁石味咸，专杀铁毒，若误吞针，引之即出。（即吸铁石）

花蕊石寒，善止诸血，金疮血流，产后血涌。（火煅研）

代赭石寒，下胎崩带，儿疳泻痢，惊痫鬼怪。（火煅用）

黑铅味甘，止呕反胃，鬼疰瘿瘤，安神定智。

银屑味辛，语谵恍惚，定志养神，镇心明目。

金屑味甘，善安魂魄，癫狂惊痫，调和血脉。

狗脊味甘，酒蒸入剂，腰背膝疼，风寒湿痹。（根类金毛狗脊，酒炒）

骨碎补温，折伤骨节，风血积疼，最能破血。（去毛，即胡猕良姜）

茜草味苦，蛊毒吐血，经带崩漏，损伤虚热。

预知子贵，缀衣领中，遇毒声作，诛蛊杀虫。

王不留行，调经催产，除风痹痉，乳痈当啖。（即剪金子花，取酒蒸，火焙）

狼毒味辛，破积癥瘕，毒疮鼠瘘，杀毒鬼精。

藜芦味辛，最能发吐，肠澼泻痢，杀虫消蛊。（反芍药、细辛、人参、沙参、玄参、丹参、苦参，勿同用。本草注云：诸参辛芍反藜芦）

蓖麻子辛，吸出滞物，涂顶肚收，涂足胎出。（去壳取仁）

荜茇味辛，温中下气，痃癖阴疝，霍乱泻痢。

百部味甘，骨蒸痨瘵，杀疳蛔虫，久嗽功大。

京墨味辛，吐衄下血，产后崩中，止血甚健。

黄荆子苦，善治咳逆，骨节寒热，能下肺气。（又名荆实）

女贞实苦，黑发乌须，强筋壮力，去风补虚。（一名冬青子）

瓜蒂苦寒，善能吐痰，消身肿胀，并治黄疸。（一名苦丁香。散用则吐，丸用则泻）

粟壳性涩，泄痢怯嗽，劫病如神，杀人如剑。（不可轻用，蜜水炒）

巴豆辛热，除胃寒积，破癥消痰，大可通痢。（一名江子，一名巴椒。反牵牛。去角，看症制用）

夜明砂粪，能下死胎，小儿无辜，瘰疬堪裁。（一名伏翼粪，一名蝙蝠矢）

斑蝥有毒，破血通经，诸经瘰疬，水道能行。（去头翅足，糯米炒用）

蚕沙性温，湿痹隐疹，瘫风肠鸣，消渴可饮。

胡黄连苦，治劳骨蒸，小儿疳痢，盗汗虚惊。（折断一线烟出者佳。忌猪肉）

使君甘温，消疳消浊，泻痢诸虫，总能除却。（微火煨，去壳取仁）

赤石脂温，保固肠胃，溃疡生肌，涩精泻痢。（形赤粘舌为良。火煅醋淬，研碎）

青黛咸寒，能平肝木，惊痫疳痢，兼除热毒。（即靛花）

阿胶甘温，止咳脓血，吐血胎崩，虚羸可啜。

白矾味酸，化痰解毒，治症多能，难以尽述。（用火煅过名枯矾）

五倍甘酸，疗牙疳䘌，痔痈疮脓，兼除风热。（一名文哈，一名百虫疮）

玄明粉辛，能蠲宿垢，化结消痰，诸热可疗。（即朴硝，以萝卜制成者是）

通草味甘，善治膀胱，消痈散肿，能医乳房。

枸杞甘温，添精补髓，明目祛风，阴兴阳起。（紫色味甘膏润者佳。去枝蒂）

黄精味甘，能安脏腑，五劳七伤，此药大补。（与钩吻略同，切勿误用。洗净，九蒸九晒）

何首乌甘，添精种子，黑发悦颜，长生不死。（赤白兼用，泔水浸一宿，捣碎）

五味酸温，生津止渴，久嗽虚劳，经水枯竭。（风劳咳嗽者用南，虚损劳伤者用北，去梗）

山茱萸温，涩精益髓，肾虚耳鸣，腰膝痛止。（酒蒸，去核取肉，其核勿用，滑精难治）

石斛味甘，却惊定智，壮骨补虚，善驱冷痹。（去根，如黄色者佳）

补骨脂温，腰膝酸痛，兴阳固精，盐酒炒用。（一名破故纸。或盐水炒，或酒洗）

山药甘温，理脾止泻，益肾补中，诸虚可治。（一名薯蓣，一名山芋，产怀庆者佳）

苁蓉味甘，峻补精血，若骤用之，更动便滑。（酒洗，去鳞用，除心内膜筋）

菟丝甘平，梦遗滑精，腰痛膝冷，添髓壮筋。（水洗净，炒热，贮砂罐炖烂，捣碎晒干，合药同磨末为丸，不堪作汤）

牛膝味苦，除湿痹痿，腰膝酸疼，小便淋沥。（怀庆者佳。去芦，酒洗）

巴戟辛甘，大补虚损，精滑梦遗，强筋固体。（肉厚连珠者佳。酒浸过宿，追去骨，晒干。俗名二蔓草）

仙茅味辛，腰足挛痹，虚损劳伤，阳道兴起。

牡蛎微寒，涩精止汗，带崩胁痛，老痰祛散。（左顾大者佳。火煅红，研）

楝子味苦，膀胱疝气，中湿伤寒，利水之剂。（即金铃子。酒浸，蒸，去皮核）

萆薢甘苦，风寒湿痹，腰背冷痛，添精益气。（白者为妙。酒浸，切片）

寄生甘苦，腰痛顽麻，续筋壮骨，风湿尤佳。（要桑寄生，见前）

续断味辛，接骨续筋，跌扑折损，且固遗精。（酒洗，切片。如鸡脚者佳）

龙骨味甘，梦遗精泄，崩带肠痈，惊痫风热。（火煅）

人之头发，补阴甚健，吐衄血晕，风惊痫热。（一名血余）

天灵盖咸，传尸痨瘵，温疟血崩，投之立瘥。（即人脑盖枯也，烧存性）

雀卵气温，善扶阳痿，可致坚强，当能固闭。

鹿茸甘温，益气滋阴，泄精尿血，崩带堪任。（燎去毛，或酒、或酥炙，碗合）

鹿角胶温，吐衄虚羸，跌扑伤损，崩带安胎。

腽肭脐热，补益元阳，驱邪辟鬼，痃癖劳伤。（酒浸，微火炙合香）

紫河车温，疗诸虚损，痨瘵骨蒸，滋培根本。（一名混沌皮，一名混元衣，即人之胞衣也。以长流水净洗，或新瓦烘干，或甑蒸风干，忌铁器）

枫香味辛，外科要药，瘙疮隐疹，齿痛亦可。（一名白胶香）

檀香味辛，升胃进食，霍乱腹痛，中恶鬼气。

安息香辛，辟邪驱恶，逐鬼消蛊，鬼胎能落。（黑黄色，烧香鬼真神散）

苏合香甘，诛恶杀鬼，蛊毒痫痓，梦魇能起。

熊胆味苦，热蒸黄疸，恶疮虫痔，五疳惊痫。

硇砂有毒，溃痈烂肉，除翳生肌，破癥消毒。（水飞，去土石，生用。烂肉，火煅可用）

硼砂味辛，疗喉肿痛，膈上热痰，噙化立中。（大块光莹者为佳）

朱砂味甘，镇心养神，祛邪杀鬼，定魄安魂。（生饵无毒，炼服杀人）

硫黄性热，扫除疥疮，壮阳逐冷，寒邪敢当。

冰片甘辛，目痛头痹，狂躁妄语，真为良剂。（即龙脑）

芦荟气寒，杀虫消疳，癫痫惊搐，服之立安。（又俗名象胆）

天竺黄甘，急慢惊风，解热镇心，驱邪有功。（产天竺国）

麝香辛暖，善通关窍，伐鬼安惊，解毒甚妙。（勿见火）

乳香辛苦，疗诸恶疮，生肌止痛，心腹尤良。（去砂石，用灯心同研）

没药温平，治疮止痛，跌打损伤，破血通用。

阿魏性温，除癥破结，却鬼杀虫，传尸可灭。

水银性寒，治疥杀虫，断绝胎孕，催生立通。

轻粉性燥，外科要药，杨梅诸疮，杀虫可托。

灵砂性温，能通血脉，杀鬼辟邪，安魂定魄。（系水银硫黄水，火煅炼成形者）

砒霜大毒，风痰可吐，截疟除哮，能消沉痼。（一名人言，一名信石。畏绿豆，令水米醋姜内，误中毒，服中用一味即解）

雄黄甘辛，辟邪解毒，更治蛇虺，喉风息肉。

珍珠气寒，镇惊除痫，开聋磨翳，止渴堕痰。（未钻者，研如粉）

牛黄味苦，大治风痰，定魄定魂，惊痫灵丹。

琥珀味甘，安魂定魄，破瘀消癥，利水通淋。（拾起草芥者佳）

血竭味咸，跌仆伤损，恶毒疮痈，破血有准。（一名麒麟竭，敲断有猫脸光者佳）

钟乳石甘，气乃镖悍，益气固精，明目延算。

阳起石甘，肾气发绝，阴痿不起，其效甚健。（火煅，酒淬七次，再酒煮半日，研细）

桑椹子甘，解金石燥，清除热渴，染须发皓。

蒲公英苦，溃坚消肿，结核能除，食毒堪用（火煅，黄花地丁草）

石韦味苦，通利膀胱，遗尿或淋，发背疮疡。

萹蓄味苦，疥瘙疽痔，小儿蛔虫，女人阴蚀。

血见味苦，原号定风，杀鬼蛊毒，除疝疗痈。（即天麻苗也）

鸡内金寒，溺遗精泄，禁痢漏崩，更除烦热。（制酥用）

鳗鲡鱼甘，痨瘵杀虫，痔漏疮疹，崩疾有功。

螃蟹味咸，散血解结，益气养筋，除胸烦热。

马肉味辛，堪强腰脊，自死老死，并弃勿食。（好肉少食，宜酸酒下，无酒杀人。怀孕、痢疾、生疮者，禁食）

白鸽肉平，解诸药毒，能除疥疮，味胜猪肉。

兔肉味辛，补中益气，止渴健脾，孕妇勿食。（秋冬宜食，春夏忌之）

牛肉属土，补脾胃弱，乳养虚羸，善滋血涸。

猪肉味甘，量食补虚，动风痰物，多食虚肥。

羊肉味甘，专补虚羸，开胃补肾，不致阳痿。

雄鸡味甘，动风助火，补虚温中，血崩亦可。（有风人并患骨蒸者俱不可食）

鸭肉散寒，补虚劳怯，消水肿胀，退惊痫热。

鲤鱼味甘，消水肿满，下气安胎，其功不缓。

鲫鱼味甘，和中补虚，理胃进食，肠澼泻痢。

驴肉微寒，安心解烦，能发痼疾，以动风淫。

鳝鱼味甘，益智补中，能祛狐臭，善散湿风。（血涂口眼㖞斜，左患涂左，右患涂右）

白鹅肉甘，大补脏腑，最发疮毒，痼疾勿与。

犬肉性温，益气壮阳，炙食作渴，阴虚禁尝。（不可与蒜同食，顿损人）

鳖肉性冷，凉血补阴，癥瘕勿食，孕妇勿食。（合鸡子食杀人，合苋菜食即生鳖痈，切忌多食）

芡实味甘，能益精气，腰膝酸疼，皆主食痹。（一名鸡头，去壳取仁）

石莲子苦，疗噤白痢，白浊遗精，清心良剂。

藕味甘苦，解酒清热，消烦逐瘀，止吐衄血。

龙眼味甘，归脾益智，健忘怔忡，聪明广记。（俗名桂圆）

莲须味甘，益肾乌须，涩精固髓，悦颜补虚。

柿子气寒，能润心肺，止渴化痰，涩肠噤痢。

石榴皮酸，能禁精漏，止痢涩肠，染须尤妙。

陈仓谷米，调和脾胃，解渴除烦，能止泻痢。（愈陈愈佳，即枯米。陈粟米功同）

莱菔子辛，喘咳下气，倒壁冲墙，胀满消去。（即萝卜子是也）

芥菜味辛，除邪通鼻，能利九窍，多食通气。

浆水味酸，酷热当茶，除烦消食，泻利堪夸。

沙糖味甜，润肺和中，多食损齿，湿热生虫。

饴糖味甘，利脾润肺，止渴消痰，中满休食。

麻油性冷，善解诸毒，百病能除，功难尽述。

白果甘苦，嗽喘白浊，点茶压酒，不可多嚼。（一名银杏）

胡桃肉甘，补肾黑发，多食生痰，动气之物。

梨味甘酸，解酒除渴，止嗽消痰，善驱烦热。（勿多食，令人寒中作泻。产妇、金疮，属血虚等症，切忌）

榧实味甘，主治五痔，蛊毒三虫，不可多食。

竹茹止呕，能除寒热，胃热咳哕，不寐安歇。（姜汁炒）

竹叶味甘，退热安眠，化痰定喘，止渴消烦。（味淡者佳）

竹沥味甘，阴虚痰火，汗热渴烦，效如开锁。（截尺余，直劈数片，两砖架起，火烘，两头流沥。每沥一盏，姜汁二匙，冲服）

莱菔根甘，下气消谷，痰癖咳嗽，兼解面毒。（俗呼为萝卜）

灯草味甘，通利小水，癃闭成淋，湿肿为最。

艾叶温平，驱邪逐鬼，漏血安胎，心痛即愈。（宜陈久者佳。揉搓，醋浸炒之）

绿豆气寒，能解百毒，止渴除烦，诸热可服。

川椒辛热，祛邪逐寒，明目杀虫，温而不猛。（去目，微炒）

胡椒味辛，心腹冷痛，下气温中，跌扑堪用。

石蜜甘平，入药炼熟，益气补中，润燥解毒。

马齿苋寒，青盲白翳，利便杀虫，癥痈咸治。（即安药菜，一名九头狮子草）

葱白辛温，发表出汗，伤寒头痛，肿痛皆散。（忌与蜜同食）

胡荽味辛，上止头痛，肉消谷食，痘疹发生。

韭味辛温，祛除胃热，汁清血瘀，子医梦泄。

大蒜辛温，化肉消谷，解毒散痈，多用伤目。

食盐味咸，能吐中痰，心腹卒痛，过多损颜。

茶茗性苦，热渴能济，上清头目，下消食气。

酒通脉血，消愁遣兴，少饮壮神，过多损命。（用无灰者。凡煎药入酒，药热入方佳）

醋消肿毒，积瘕可去，产后金疮，血晕皆治。（一名苦酒，用味酸者）

乌梅味酸，除烦解渴，霍疟泻痢，止嗽劳热。（去核用，见前）

淡豆豉寒，能除懊侬，伤寒头痛，兼理瘴气。（用江西淡豉，黑豆造者佳）

莲子味甘，健脾理胃，止渴涩精，清心养气。（食不去心，恐成卒暴霍乱）

大枣味甘，调和百药，益气养脾，中满休嚼。

人乳味甘，补阴益阳，悦颜明目，羸劣仙方。（要壮盛妇人香浓者佳，病者勿用）

童便性凉，打扑瘀血，虚劳骨蒸，热嗽尤捷。（一名阳汤，一名轮回，一名还元汤。要七八岁儿童清白者佳，浊不合）

生姜性温，通畅神明，痰嗽呕吐，开胃极灵。（去皮即热，留皮即冷）

## 三、《分类药性》

### （一）补气药性

人参、黄芪（以蜜水拌炒）、淮山药、白茯苓（去皮）、白术（以土炒黄，去土）、紫河车（洗去膜血，以长流水洗净，以慢火焙干用。入气药则补气。又法，以米醋煮之，醋将干，又加水煮极烂，焙干研末入药）。

### （二）下气药性

厚朴（以刀削去皮，用生姜汁拌炙三五次）、沉香、紫苏叶、丁香、砂仁（去壳炒研）、神曲（炒黄用）、大腹皮（以汤洗三五次，剥去黑皮，晒干用之）、薄荷、杏仁（汤泡，剥去皮尖用）、前胡（去芦）、姜黄、乌药、藿香（去土净）、香附子（童便浸一时，炒用）、瓜蒌子（去壳）、白豆蔻（去壳，研用，宜少服）、萝卜子（略炒）、南木香（能治积年冷气）。

### （三）破气药性

青皮（去瓤）、槟榔、枳壳、三棱（水泡，切用）、莪术（泡切，以醋拌炒）、赤茯苓（去皮，能攻积气）、紫菀（能散胸中结气）、白及（攻中焦结气）。

### （四）补血药性

当归（酒浸洗）、熟地黄、生地黄（并酒浸洗）、白芍药（泡切，酒炒）、何首乌（竹刀切，以米泔水浸一夕，不犯铁器）、紫河车（又法，用布线引于急流水内漂二日，取起，用净米泔一碗，于小罐内微火煮一沸，取出勿令泄气，用小盒一个，四围用纸密糊，安紫河车在内，用慢火焙干，为末，入药内。又曰：入气药内则补气，入血药内则补血）。

### （五）止血药性

当归头、茅根、麦冬（抽去心）、韭汁、犀角（刮末）、藕节、大蓟、小蓟、茜草根、伏龙胆（研末）、胎发灰。

### （六）破血药性

当归尾、桃仁（研碎）、红花、苏木（以上四味破死血）、蓬术（醋炒）、赤茯苓、赤芍药、瞿麦、泽兰、大黄、姜黄、牡丹皮（去骨，并除瘀血。不犯铁器者）、芡实肉、刘寄奴（治金疮止疼）、延胡索、干漆（炒去烟，善治瘀血）。

### （七）健脾强胃药性

白术、山药、白芍药、神曲、腹皮、莲子（去心）、甘草（炙）、白扁豆。

### （八）温脾暖胃药性

草果（去壳）、砂仁、草豆蔻（以面包煨熟用，炒亦可）、香薷、良姜、陈皮（去白）。

### （九）调脾开胃药性

藿香、半夏、麦芽、茴香（炒）、白豆蔻、石莲子（去壳用肉）、豆蔻（以面包煨熟，去面用）、陈皮。

### （十）补肺虚嗽药性

紫菀（治唾血嗽）、阿胶（以面粉拌炒如珠，去面用，治咳血嗽）、五味子、马兜铃、瓜蒌子（去壳）、款冬花（又治肺痈）。

### （十一）泻肺实嗽药性

桔梗（又治肺内生痈之作脓者）、天花粉、杏仁、黄芩、葶苈子（炒用）、桑白皮（刮净，蜜水炒）。

### （十二）治诸咳嗽药性

细辛（去土）、前胡、知母、贝母、诃子、防已、百部、百合、麻黄（去根苗，勿犯铁器）、旋覆花、天门冬、麦门冬、薏苡仁（治咳嗽有痰血）。

### （十三）诸喘急药性

萝卜子、天门冬、麦门冬、阿胶、苏子、紫菀、款冬花、桑白皮。

### （十四）退诸火热药性

黄芩（泻肺经之火邪）、黄柏（以刀刮去皮，能泻膀胱火）、知母（泻胃火，盐炒，泻虚火）、黄连（去芦，能泻心火）、柴胡（去芦，能泻肝中之火邪）、栀子（炒用，能泻肺中之火邪）、连翘（去心，能泻诸经之火邪）、大黄（泻大肠一切风热）、石膏（泻胃中之火邪）、玄参（泻无根之火，治结毒风热）、升麻、滑石、木通（以刀削去皮，泻小肠之火）、甘草、竹茹（泻火）、麻黄、薄荷、葱白（三味并消风热）、犀角（以刀刮屑，用解心热）、天花粉、竹沥（去胸中烦热）、射干、香附子（去胸中常热也）。

### （十五）退虚热药性

黄芪、天门冬、知母、人参、甘草。

### （十六）退劳热骨蒸药性

青蒿、知母、地骨皮（去骨用。治有汗之骨蒸）、鳖甲（醋炙黄用）、柴胡、胡黄连、蔓荆子、牡丹皮（去心用皮，不犯铁器，治无汗骨蒸）。

### （十七）发汗药性

麻黄、荆芥、薄荷、苍术（以米泔浸一时，炒，切用）、葱白。

### （十八）止汗药性

黄芪、麻黄根、桂枝（削皮）、酸枣仁（去核）、龙骨、浮小麦、牡蛎（并以火煅用）。

### （十九）消食药性

青皮（去瓤）、山楂、麦芽（炒爆）、萝卜子、砂仁、炒神曲、炒厚朴、姜制枳壳、肉豆蔻（面炒）、枳实（面炒）、诃子。

### （二十）宽中药性

苍术、桔梗、枳实、香附子、瓜蒌子、青皮、厚朴、诃子。

### （二十一）散膨消痞药性

厚朴、麦芽、前胡、肉豆蔻、白术、枳实（二味同用，能消痞胀）、枳壳、大腹皮（汤洗净）、黄连（同）、枳实（可消心下痞）、葫芦巴。

### （二十二）止渴药性

干葛、石膏、滑石、天花粉、麦门冬、紫菀、乌梅、瓜蒌子、五味子。

### （二十三）解郁药性

川芎、苍术、香附子、贝母、栀子、神曲、赤茯苓。

### （二十四）通大便药性

大黄、滑石、芒硝、巴豆、杏仁、桃仁（通大便血结）、郁李仁、麻仁。

### （二十五）利小便药性

猪苓（去黑皮用之）、泽泻、槟榔、木通（又能消水肿）、赤茯苓、滑石、秦艽、葶苈，车前子、瞿麦、桑白皮、连翘。

### （二十六）消浮肿药性

猪苓、泽泻、木瓜、木通、桑白皮、泽兰、牵牛、防己、葶苈子、大腹皮、大戟、甘遂（又治腹大水肿）、海藻、薏苡仁、商陆、芫花、通草。

### （二十七）止呕吐及吐酸药性

生姜、木香、丁香、良姜、白豆蔻、藿香、芦柴根（大治噎、病呕）、小茴香、枇杷叶（去毛净用之）、草豆蔻、吴茱萸、草果（二味治吐泻）。

### （二十八）止泄泻药性

诃子、龙骨、砂仁、肉豆蔻、车前子、白术、使君子（治小儿泄泻）、白茯苓。

### （二十九）治痢疾药性

木香、当归、白芍药、肉豆蔻、阿胶、地肤子、神曲、砂仁、枳壳、槐花、诃子（火煨，去核）、赤石脂、鸡冠花、黄芩、黄柏、黄连、地榆（去土）、侧柏叶（同上治血痢）、石莲子（治噤口痢疾）、椿根皮、樗树皮。

### （三十）治疟疾药性

苍术、白术、柴胡、槟榔、草果、白薇、白蔹、知母、牡蛎、常山、青皮、干葛。

### （三十一）辟瘟消胀药性

藿香、苍术、茯神、草果、乌药、升麻。

### （三十二）治头痛药性

川芎、白芷（治自汗发热头痛者）、葱白、羌活（治恶风头痛）、苍耳子、柴胡（治往来寒热头痛）、蔓荆子。

### （三十三）治头风药性

细辛、天麻、薄荷、黄荆子、菊花、蔓荆子、旋覆花。

### （三十四）治头眩药性

独活、荜茇、菊花、山茱萸（取皮）、荆芥、辛夷（治眩晕，其身兀兀然如坐舟中者）。

### （三十五）治脑痛药性

南星、防风、藁本（又治头痛）、菊花（治腹痛及脐下痛）、砂仁、白芍药、赤芍药、草豆蔻（治胃脘痛）、木香、赤石脂、吴茱萸（治腹中冷气）、小茴香、沉香、良姜、苍术、玄胡索（治胸腹气痛）、熟地黄（忌犯铁器）、青皮、黄柏（已前共三味，并治脐下疼痛）。

### （三十六）治心痛药性

良姜、肉桂（刮皮）、木香、吴茱萸、芜荑、玄胡索、茯神（去水，治心下急痛）、狼毒（治九种心疼）、藿香（治霍乱心疼）、蓬术（醋炒）、五灵脂（治妇人心疼）、干漆（炒去烟，治心气疼）。

### （三十七）治腰痛药性

杜仲（去皮切碎，用盐水炒）、菟丝子（以酒浸，淘净，蒸热，捣细，焙干，再为末用）、续断（以酒浸一宿，去心，焙干用）、石斛、山药、补骨脂（一名破故纸，酒浸一宿，取晒干）阿胶、桑寄生、何首乌（以竹刀刮去皮，切碎，米泔浸一时，取晒干用）、桃仁（以汤泡，刮去皮尖，研细用）、芡实（去壳）。

### （三十八）治胁痛药性

肉桂、柴胡、桔梗。

### （三十九）治膝痛药性

杜仲、木瓜、补骨脂、牛膝（去根，以酒浸洗）、石斛、何首乌。

### （四十）治咽喉肿痛及声音不出药性

细辛、桔梗、杏仁（以汤泡，刮去皮尖，能出音）、石菖蒲（以碗片刮去皮毛，杵碎用。又除心痛）、玄参、射干（以米泔浸一夕，用治咽闭）、山豆根（去皮用）、僵蚕（炒去丝，治缠喉风）、白蒺藜（炒去刺，用治头疮，又治喉痹及遍身风痒）。

### （四十一）治眼目不明及肿痛药性

苦参、玄参、木贼、甘菊花、防风、荆芥、细辛、石决明（火煨）、草决明（治赤痛泪出）、白蒺藜、黄连、密蒙花（明目治虚翳目盲）、石菖蒲、射干、白豆蔻（治赤目生红翳）、白蔹、茺蔚子、前胡、川萆薢、蔓荆子、独活、款冬花、山药、胡麻子、车前子、葳蕤、苍耳子、秦皮（除盲翳白膜，目赤肿疼，又散目云翳）、枸杞子、栀子（治目赤）、瞿麦、炉甘石（火煨七次）、草龙胆（治双目赤肿，瘀肉高起疼）、谷精草、丹砂（引）、苍耳子。

### （四十二）治身体风痛药性

羌活、独活、防风、桑寄生、秦艽、威灵仙（以酒洗）、薏苡仁（治筋索如钩）、海风藤、海桐皮（刮净用）。

### （四十三）治齿牙疼痛药性

细辛、藁本、秦艽、谷精草（治齿痛）、韭根、升麻。

### （四十四）治耳聋药性

石菖蒲（又开心）、骨碎补、木通、全蝎（去头足）、乳香（安箬内火上煎，烊用）。

### （四十五）去风药性

防风、白鲜皮、白芷、川芎、升麻、羌活、白蒺藜（去风痒）、荆芥、天麻、苦参、牛蒡子、全蝎、僵蚕、枳壳（去痒）、白及、威灵仙、藁本、萆薢、蝉蜕（去足）、秦艽、地骨皮、干姜、石菖蒲、肉桂、独活、何首乌、乌药、巴戟、菊花、枸杞子（去皮肤肢节风气）、白附子、蔓荆子、防己（治四肢拘急，口眼㖞斜）、苍耳子（去挛、痒、大麻）。

### （四十六）去寒药性

干姜（火炮）、肉桂（刮去皮净）、黑附子（以火炮裂，去脐皮）、乌豆（煮）、吴茱萸（去梗，以盐水拌，炒用）。

### （四十七）去湿药性

苍术、白术、防己（去湿热）、木瓜、秦艽、萆薢、茵陈蒿、石菖蒲、龙胆草（治下焦湿肿）、猪苓、泽泻、天麻、黄柏、地骨皮、白茯苓。

### （四十八）补肾益精药性

杜仲、远志（以甘草入水同煎，取起剥皮去骨用）、萆薢、牛膝（去根，酒洗）、巴戟、石斛、黄柏（去皮，切细，盐水拌炒）、熟地黄（酒洗，手捣细）、山茱萸（去核用皮）、五味子、覆盆子、芡实、乳香、女贞子、葫芦巴、葫麻子（又止金疮痛）、菟丝子、枸杞子。

### （四十九）兴壮元阳药性

锁阳（以好酒润，炙）、肉苁蓉（以酒浸一宿，刮去鳞，破开中心去白膜脚，酒蒸，以酥涂，炙）、沉香、韭子、山茱萸、补骨脂、枸杞子、蛇床子、淫羊藿、丹砂、阳起石。

### （五十）滋补真阴药性

黄柏、知母（以碗片刮去皮毛，手摘碎用）、熟地黄、天门冬、菟丝子、败龟甲（酒炙）。

### （五十一）正心定聪药性

人参、山药、茯神（水洗净）、远志、酸枣仁、牛黄、龙骨（火煅）、益智仁（去壳，盐水拌炒）、麦门冬、丹砂。

### （五十二）强筋壮骨药性

杜仲、萆薢、天麻、菟丝子、胡麻子、枸杞子、虎胫骨（酒洗，火炙多次用之）。

### （五十三）治梦泄遗精药性

远志、韭子、巴戟（去骨）、菟丝子、破故纸、鹿茸（酥炙）、龙骨、益智子（又治夜多小便用）、续断、牡蛎（火煅红，候冷研碎用）。

### （五十四）补益虚损药性

人参、黄芪、山药、远志、当归、巴戟、鹿茸、锁阳、肉苁蓉、麦门冬、知母、茯神、紫河车、山茱萸、酸枣仁、胡麻子、柏子仁、熟地黄。

### （五十五）破积块药性

青皮、干漆、三棱、蓬术、枳实、姜黄（破血块）、阿魏、葶苈（治癥瘕积聚）。

### （五十六）理伤损药性

苍术、乳香、没药、骨碎补、白及、姜黄、泽兰、威灵仙、生地黄、熟地黄、牡丹皮（勿犯铁器）、桃仁、红花。

### （五十七）治痈疮止痛排脓消肿药性

连翘（去子）、天花粉、乳香、金银花、黄芪、白芷、川芎、南星、白芍、防风、地榆（止痛）、白及、桔梗、白蒺藜、羌活、苏木、泽兰、木通、赤石脂、血竭、龙骨（收疮口）、苍耳子、蒲公英、黄芩、黄连、大黄、姜黄、牡丹皮、黄柏

（治口疮）、白蔹（治恶疮疽）、苦参、无名异、玄参、栀子、射干、蛇床子（治风疮）、升麻（治痘疹毒）、瞿麦、牡蛎、荆芥。

### （五十八）治乳痈药性

白芷、续断、贝母、滑石、蒲公英、瓜蒌子、木鳖子（去壳）、漏芦。

### （五十九）治黄疸药性

山茵陈、秦艽、黄柏、苦参、天花粉。

### （六十）治心烦难眠药性

栀子、芍药、贝母、干葛、酸枣仁、扁豆、五味子。

### （六十一）治肠风下血药性

鸡冠花、槐花、芡实、白蔹、荆芥、苦参、秦艽、地榆、蒲黄、雄黄、五灵脂。

### （六十二）治淋病尿血药性

通草、瞿麦、龙骨、鹿茸、侧柏叶、伏龙肝（治尿血）。

### （六十三）治吐血药性

生地黄、生蒲黄、侧柏叶、百草霜、草决明、天门冬、龙骨、白及、犀角、茅根。

### （六十四）通经水药性

牛膝、红花、桃仁、苏木、生蒲黄、细辛、木通、连翘、天花粉、马鞭草、牡丹皮、牛膝、射干、京三棱、五灵脂、蓬术、赤芍。

### （六十五）调经水药性

泽泻、益母草、姜黄、玄胡索、肉桂（温经），地榆、山茱萸（二味并止经水）。

### （六十六）安胎药性

白术、黄芩、桑寄生、葱白、缩砂仁、阿胶、杜仲、前胡、续断。

### （六十七）治产后血迷药性

苏木、荆芥、红花、五灵脂、生地黄、川芎。

### （六十八）治产后气血诸病药性

乌药、当归、泽兰、延胡索、乳香、没药、干姜（治产后热）、益母草（勿犯铁器）。

### （六十九）治血崩药性

巴戟、鹿茸、续断、炒蒲黄、熟地黄、地榆、阿胶（治妊娠下血）、香附、何首乌、赤石脂（炒）、五灵脂、侧柏叶、阳起石。

### （七十）治带下药性

红葵花、白葵花、白扁豆花、地榆、何首乌、龙骨、海螵蛸。

### （七十一）治腹中诸虫药性

厚朴、使君子、槟榔、桑白皮、乌梅、干漆、黄柏、苦参、鹤虱、雷丸、贯仲。

### （七十二）治堕胎药性

南星、半夏、牛膝、干姜、桃仁、神曲、三棱、瞿麦、薏苡仁、通草、牡丹皮、茅根、皂角、巴豆、干漆。

### （七十三）治霍乱转筋及祛烦暑药性

扁豆、木瓜、香薷（又治口臭）。

### （七十四）治辟岚瘴药性诗

岚瘴非瘟却是瘟，樟木皮及黄茅根。槟榔草果凡堪用，常山原与合茵陈。

### （七十五）肠风酒痔药性歌

槐角地榆并苦参，椿皮猬皮及女椿。地茄若用酒来荫，肠风便血速如神。

### （七十六）药性治中有制诀

芫花本利水，无醋不能通。
绿豆本解毒，带壳不成功。
豆蔻大止泄，有油反又通。
渗湿用白术，去细方收功。
草果收膨胀，连壳反胀胸。
黑豆生利水，远志草毒逢。
蒲黄生通血，熟补血运通。
地榆医血药，连梢不住红。
陈皮专理气，连白补脾中。
附子救阴药，生用走皮风。
草乌解疯毒，生用使人蒙。
人言烧过用，诸石火煅红。
入醋能为末，制作必须工。
川芎炒去风，生用气痹痛。
从学要精理，药圣莫乱供。

### （七十七）膨胀忌服

白术、黄芪、白茯苓，蜂蜜及黄精，天麦门冬及五味，误补痰涎得上升。

### （七十八）用药凡例

上焦有寒，桂枝、麻黄；中焦有寒，肉桂、干姜；下焦有寒，沉香、附子。上焦有热，黄芩、赤芍；中焦有热，黄连、栀子；下焦有热，黄柏、知母。头风痛须用川芎，血枯亦可用，头顶痛须用藁本，遍身肢节痛须用羌活，风湿亦可，腹中痛须用白芍、厚朴，脐下痛须用黄柏、青皮，心下痛须用吴茱萸，胃脘痛须用草豆蔻，胁下痛须用柴胡，日晡潮热，寒热往来亦用，茎中痛须用生甘草梢，气刺痛用枳壳，血刺痛用当归。心下痞用枳实，胸中寒痞须用去白陈皮，腹中窄须用苍术。破血用桃仁，活血用当归，补血用川芎，调血用玄胡索。补元气用人参，调诸气用木香，破滞气用枳壳、青皮。肌表热用黄芩，去痰亦用，去痰用半夏，去风痰用南星。诸虚热用黄芪，盗汗亦用。脾胃受湿用白术，去痰亦用。下焦湿肿用汉防已、龙胆草，中焦湿热用黄连，下焦湿热用黄柏。烦渴须用白茯苓、干葛，嗽者用五味子，如咳有声恶痰者，用半夏、枳壳、防风、桔梗，喘者用阿胶、天麦门冬。诸泄泻用白芍、白术，诸水泻用白茯苓、白术、泽泻，诸痢疾用当归、白芍。上部见血用防风，中部见血用黄连，下部见血用地榆。眼暴发用当归、黄连、防风，眼久昏暗用熟地黄、当归、细辛。解利伤风用防风为君，白术、甘草为臣。解利伤寒甘草为君，防风、白术为佐。凡诸风痰用防风、天麻，诸疮疡用黄柏、知母为君，连翘、黄芩为臣。小便不利须用黄柏、知母为君，茯苓、泽泻为佐。疟疾用柴胡为君，随所发之时所属经部，分以引经药专导之。

以上诸药，此大略言之，以为处方之阶。医者当潜心于审择焉，则亦庶乎其可也。

## 四、《本经便读》

### （一）神农本草经上品

人参甘寒，开心益智，补五脏而安精神，定魂魄而止惊悸，久服则轻身延年，兼明目而除邪气。

黄芪甘温，败疮痈疽，既可排脓而止痛，并五痔鼠瘘而能医，又主大风与癞疾，小儿百病兼补虚。

白术气味甘温入脾，风寒湿痹，痉疸死肌，止汗除热，煎饵消食，久服轻身，延年不饥。

甘草甘平，功擅解毒，主治五脏与六腑，倍气力而坚筋骨，除寒热之邪气，解疮肿而长肌肉。

薯蓣甘平，入肺归脾，除寒热邪气，主伤中虚羸，补中益力，强阴长肌，久服耳目聪明，轻身延年而不饥。

肉苁蓉甘微温无毒，劳伤补中，除茎中痛，养五脏而强阴，益精气以多育，兼主妇人之癥瘕，若欲轻身须久服，洗去甲用。

地黄甘寒，绝筋折跌，填髓长肌，伤中逐血，生者作汤而除痹，兼除积聚之寒热，不老轻身，久服可得。

天冬气味苦平，主治诸暴风湿，疗偏痹而强骨髓，杀三虫而去伏尸，久服轻身益气，故延年而不饥。

麦冬甘平，心腹气结，伤中伤饱，胃络脉绝，又主羸瘦短气，久服轻身可得，不必去心。

细辛辛温，咳逆上气，头痛脑动，风湿痛痹，百节拘挛，死肌可治，久服则明目轻身，九窍亦利。

柴胡苦平，脏腑结气，推陈致新，饮食积聚，久服明目益精，兼主寒热邪气。

黄连苦寒，主治热气，目痛眥伤而泪出，肠澼腹痛而下痢，妇人阴中肿痛，久服不忘善记。

防风甘温，大风头眩，恶风风邪，目盲无见，骨节疼痛，久服身健。

续断气味苦温无毒，金疮痈疡，折跌筋骨，通妇人之乳难，主伤寒而补不足，欲益气力须当久服。

牛膝苦酸，气平无毒，痿痹肢挛，不可屈伸，伤热火烂，血气能逐，又主堕胎，孕妇忌服。

巴戟甘温，补中益气，安五脏而强筋骨，起阴痿而增肾志，专主大风，能除邪气。

石斛甘平，伤中除痹，虚劳羸瘦，补脏下气，强阴益精，兼厚肠胃。

泽泻甘寒，风寒湿痹，养五脏而益气力，肥健人而消水气，兼主妇人之乳难，久服则耳目聪慧。

五味无毒，气味酸温，主治咳逆，益气强阴，劳伤羸瘦，益男子精。

苡仁甘寒，久风湿痹，筋急拘挛，轻身益气。

菟丝辛平，主补不足，益气健人，绝伤可续，汁去面䵟，久服明目。

沙参苦寒，主除寒热，补中益肺，惊气血结。

葳蕤甘平，中风暴热，不能动摇，筋跌肉结，是诸不足，久服润泽。

远志苦温，伤中咳逆，聪耳明目，强志倍力，除邪气而补不足，利九窍而益智慧。

菖蒲辛温，风寒湿痹，开心通窍，咳逆上气，明目出声，耳聋便利，兼主痈疮，亦温肠胃，久服不忘，补脏益智，轻身延年，不老高志。

赤箭辛温，杀鬼精物，长阴肥健，恶风蛊毒，善益气力，须当久服。

车前甘寒，通便利水，湿痹能除，气癃痛止。

羌活气味苦甘而平，风寒所击，金疮止疼，女子疝瘕，痫痉奔豚，倘能久服，耐老身轻。

升麻甘平，苦寒无毒，头痛寒热，时气疠疫，喉痛口疮，风肿诸毒，中恶腹痛，蛊毒吐出，辟瘟瘴之邪气，杀鬼精与老物，轻身延年，久服不夭。

茵陈气味苦平微寒，热结黄疸，湿热风寒，久服益气耐老，白兔食之亦仙。

甘菊气味苦平无毒，诸风头眩，目痛泪出，去死肌而除湿痹，利血气而宜久服，耐老轻身，延年可卜。

龙胆气味苦涩大寒，定五脏而杀蛊毒，主寒热之在骨间，筋骨之绝伤可续，惊痫之邪气能安。

紫苏辛温，下气杀谷，除饮食而辟口臭，辟恶气而去邪毒，轻身通神，贵在久服。梗宽胀而止心痛，枝通经而达脉络，若用其子，下气尤速。

莲藕实茎，气味甘平，益气除疾，补中养神，久服不饥，耐老轻身。

芡实甘平，强志益精，主治湿痹，腰脊膝疼，补中除暴，耳目聪明，久服不饥，耐老轻身。

脂麻甘平，伤中虚羸，补五内而益气，填骨髓而长肌，轻身不老，久服奇效，色黑者良。

益母花子，辛甘微温，主除水气，明目益精。叶作浴汤，能治隐疹。

茜草苦寒，风寒湿痹，黄疸补中，血枯经闭。

茯苓甘平，胸胁逆气，心下结痛，则寒热烦满而咳逆，肝气上逆，则忧恚惊邪而恐悸，因之口焦舌干，惟期小便得利，若欲安魂养神，是非久服不至。

猪苓甘平，通利水道，蛊疰不祥，痎疟亦效。

牡桂辛温，上气咳逆，结气喉痹，兼治吐吸，利关节而补中益气，通神明而久服始益。

菌桂辛温，主治百病，养精神而和颜色，为诸药通使之先聘，不老轻身，久服乃应。

橘皮气味苦辛而温，瘕热逆气，水谷通行，久服去臭，下气通神。

枸杞苦寒，五内邪气，热中消渴，风湿周痹，久服则坚筋骨而耐寒暑，洵为服食之上剂。

木香辛温，主辟邪气，毒疫温鬼，淋露强志，久服则阴阳气和，不至梦寤而魇寐。

杜仲气味辛平，补中而益精气，主腰膝之疼痛，坚筋骨而强志，阴下之湿痒可除，小便之余沥亦治。

桑根白皮甘寒，主治伤中羸瘦，五劳六极可治，又主崩中绝脉，兼能补虚益气。

桑上寄生气味苦平，长须眉而坚发齿，充肌肤而主腰疼，兼治小儿之背强痈肿，女子之胎气安宁。

槐实苦寒，五内邪热，治五痔而疗火疮，止涎唾而补伤绝，兼主妇人乳难，子脏痛剧。

柏实甘平，主治惊悸，除风湿之痹痛，安五脏而益气，久服则耳目聪明，润泽美丽。

大枣甘平，心腹邪气，补气则通窍助经，安中则养脾平胃，滋津液而补不足，和百药而四肢亦利。

朴硝苦寒，百病可治，去固结留瘕，除寒热邪气，能化七十二种石，善逐脏腑之积聚。

丹砂味甘，微寒无毒，主身体五脏之百病，杀精魅邪恶之鬼物，安魂魄而养精神，益中气而明双目，不老通神，是在久服。

滑石甘寒，寒热积聚，身热泄澼，小便癃闭，女子乳难，兼益精气。

紫石英甘，气温无毒，主心腹咳逆之邪气，补肝脾二经之不足，女子风寒在子宫，绝孕十年而不育，久服温中。

石脂甘平，黄疸泄痢，肠澼脓血，赤白下利，恶疮头疡，痈肿疽痔，阴蚀疥瘙，补髓益气，肥健不饥，久服之利。石有五色，随五脏气。

馀粮甘寒，咳逆寒热，大热烦满，下利赤白，血闭癥瘕，能消湿热，炼饵服之，不忧粮绝。

发髲苦温，主治五癃，利小便水，关格不通，又能疗小儿惊，大人痓，而有自还神化之功。

龙骨甘平，鬼精物绝，又主咳逆，泄痢脓血，女子漏下，癥瘕坚结，小儿惊痫由气之热，治痰如神，水归其宅。

阿胶甘平，心腹内崩，劳极如疟，四肢酸疼，腰腹空痛，女子血崩，安胎有效，久服身轻。

白胶甘平，补中益气，腰痛羸瘦，劳伤可治，止痛安胎，无子血闭。

牛黄苦平，惊痫寒热，热盛狂痓，逐鬼除邪。

麝香辛温，主辟恶气，杀鬼精物，三虫可去，温疟惊痫，除邪魇寐，兼疗蛊毒，孕妇当忌。

石蜜甘平，补中益气，止痛解毒，诸惊痫痓，安五脏之不足，主心腹之邪气，和百药而除众病，久服则轻身强志。

龟板之气味甘平，破癥瘕而攻痎疟，疗五痔与阴蚀，去湿痹而健肢弱，又主漏下赤白，小儿囟骨不合。

牡蛎咸平，伤寒寒热，惊恚怒气，带下赤白，祛温疟而除拘缓鼠瘘，杀邪鬼而能坚强骨节。

桑螵咸平，利水通淋，伤中疝瘕，阴痿遗精，女子血闭，兼治腰疼。

空青甘酸，寒而无毒，主治青盲，聪耳明目，利九窍而通血脉，养精神而益肝木，轻身延年，是在久服。

矾石气味咸寒无毒，寒热泄痢，恶疮痛目，白沃阴蚀，坚强齿骨，轻身增年，须炼饵服。

胆矾酸辛，气寒有毒，主诸痫痓，金疮明目，女子阴蚀，崩中血出，石淋寒热，诸邪气毒。

蛇床之气味苦平，除痹气而利关节，男子阴痿湿痒，妇人阴肿痛剧，又主癫痫与恶疮，久服轻身好颜色。

蒺藜之气味苦温，主治恶血而破癥瘕，疗喉痹与乳难，并积聚而能平，久服则长肌肉，明目而轻身。

苋实气味甘寒无毒，主治青盲，除邪明目，利大小便，寒热可除，欲益气力，端在久服。

麻仁甘平，补中益气，久服肥健，神仙可至。

瓜蒂气味苦寒有毒，主身面四肢之浮肿，下水气而杀蛊毒，又主咳逆上气，及诸病之在胸腹，功兼吐下，虚人慎服。

松脂气温，味苦而甘，痈疽恶疮，可治白秃，头疡能痊，又主疥瘙之风，气热除而五脏亦安，久服轻身，不老延年。

辛夷无毒，气味辛温，主五脏身体之寒热，去面䵟而风动脑疼，久服则明目增年，耐老轻身。

枣仁酸平，邪结气聚，心腹寒热，酸痛湿痹，久服则五脏亦安，年延身利。

蕤仁甘温，主治明目，眦烂肿痛，赤伤泪出，又主邪热气结胸腹，益气轻身，尤在久服。

女贞气味苦平，安五脏而养精神，补中虚而除百病，久服则肥健轻身。

五加辛温，益气疗躄，心腹疝痛，疽疮阴蚀。

蔓荆气味苦而微寒，主筋骨间之寒热，祛湿痹而治拘挛，去白虫而轻身耐老，利九窍而目明齿坚。

地肤苦寒，补中益精，治膀胱热，利小便淋，久服耐老，耳目聪明。

龙齿涩凉，主杀精物，痉痓癫狂，惊痫可除，心下结气，喘息能续。

瓜子即冬瓜子，甘平令人悦泽，益气不饥，并好颜色。

云母甘平，身皮死肌，中风寒热，如在船车，益子精而轻身明目，安五脏而邪气可除。

蓬蘽无毒，气味酸平，主安五脏，益精长阴，强志倍力，久服身轻。

苍术苦温，风寒湿痹，痉疸可除，死肌能治，若欲轻身延年而不饥，是在久服作煎饵。

白英甘寒，补中益气，寒气入疸，消渴亦治，轻身延年，久服之利。

冬葵子甘，寒滑无毒，主脏腑寒热之羸瘦，利小便而五癃可除，久服轻身延年，坚骨而长肌肉。

草决咸平，主治青盲，赤白翳膜，目中肤淫，眼赤泪出，久服益精。

蒲黄之气味甘平，主心腹膀胱之寒热，兼利小便，消瘀止血。

干漆气味辛温无毒，主治绝伤，能续筋骨，填髓脑而安五脏，并风寒湿痹以消除，生者功能去长虫，耐老轻身。

文蛤无毒，气味寒平，主治恶疮，兼蚀五痔。

鲤鱼胆苦，气寒无毒，目热赤痛，青盲明目，益气强悍，是在久服。

雄鸡肉甘，气温无毒，主辟不祥，通神杀毒，女人崩漏，下赤白浊。

蜜蜡甘温，下痢脓血，主治金疮，补中续绝，益气不饥，耐老可得。

夜明砂辛，禀寒水气，治面痈肿，主除惊悸，皮肤时痛，腹中血气，兼破积聚寒热，后人用治目翳。

漏芦咸寒，皮肤热毒，恶疮疽痔，湿痹乳出，益气轻身，聪耳明目，不老延年，是在久服。

### （二）神农本草经中品

干姜辛温，咳逆上气，止血出汗，逐风湿痹，兼治胸满，肠澼下痢。生者尤良，温中之剂。

生姜气味辛而微温，久服去臭气，可以通神明。

葱白气味辛平无毒，治伤寒之发热恶寒，中风之浮肿面目，并能出汗，可作汤服。

当归苦温，上气咳逆，又主但热不寒之温疟，及寒热洒洒之在皮肤，妇人漏中绝子，疮疡金疮能治，如法饮之，贵在煎汁。

川芎味辛，禀春温气，主中风入脑之头痛，拘挛缓急而寒痹，又主金疮，妇人血闭。

淫羊藿辛，禀寒水气，主阴痿与绝伤，益气力而强志，茎中痛除，小便能利。

荆芥辛温，气胜于味，主阴寒热，破积聚气，鼠瘘瘰疬并生疮，除湿疸而下血瘀。

麻黄苦温，发汗之剂，风寒头痛，咳逆上气，去邪热而已温疟，破癥坚而消积聚。

葛根气平，具甘辛味，主消渴而解大热，止呕吐而愈诸痹，兼解诸毒，亦起阴气。至苦葛谷之气味甘平，通治十岁以上之下痢。

黄芩苦寒，肠澼泄痢，主诸热与黄疸，逐水而下血闭，恶疮疽蚀，火疡亦治。

玄参气寒，具有苦味，女子产乳余疾，腹中寒热积聚，令人目明，能补肾气。

丹参苦寒，心腹邪气，肠鸣幽幽，寒热积聚，破癥坚而除瘕，止烦满而益气。

丹皮辛寒，主治寒热，中风则瘛疭及惊痫，邪气留肠胃为舍宅，疗痈疮而安五脏，除癥坚而消瘀血。

防己辛平，热气诸痫，风寒温疟，除邪利便。

狗脊苦平，颇利老人，主腰背强而机关缓急，治周身痹痛而寒湿膝疼。

秦艽苦平，寒热邪气，肢节疼痛，寒湿风痹，又主下水，小便能利。

紫菀苦温，上气咳逆，又主胸中寒热气结，安脏去蛊，兼疗痿蹙。

知母气味苦寒无毒，主治消渴热中，下水而补不足，兼治肢体浮肿，益气而邪可除。

贝母气平，具有辛味，伤寒烦热，淋沥邪气，乳难金疮，疝痛喉痹，性主阳明，风痉亦治。

花粉苦寒，消渴身热，补虚安中，烦满大热，阴络有伤，能续其绝。

蒌仁用治胸痹结胸，以其能开胸前之结。

芍药苦平，腹痛邪气，破坚积疝瘕，除寒热血痹，益气止痛，小便能利。

木通气味辛平，主除脾胃寒热，通利九窍，血脉关节，令人不忘，恶蛊可减。

白芷辛温，漏下赤白，血闭阴肿，头风寒热，止目泪而长肌肤，作面脂而能润泽。

苦参苦寒，心腹结气，黄疸痈疽，癥瘕积聚，逐水补中，明目止泪。

水萍气寒，味甚辛辣，下水气而胜酒，除身痒而长须发，又主暴热与消渴，久服得轻身大法。

款冬气温，中含辛味，主治咳逆，善喘喉痹，疗诸惊痫，寒热邪气。

厚朴苦温，木气火味，风寒头痛，寒热惊悸，行气血而治痹痛死肌，散寒湿而治三蛊可去，能得言外之旨，用以宽胀下气。

栀子苦寒，五内邪热，酒皰齇鼻，癞疾赤白，又主疮疡，面赤胃热。

枳实之气味苦寒，主大风之在皮肤，如麻豆兮苦痒，寒热结兮可除，益气而利五脏，止痢而长肌肉。

黄檗苦寒，肠胃结热，疗黄疸与肠痔。主五脏而止痢泄，兼治女子阴伤蚀疮，漏下赤白。

山茱萸酸，气平无毒，主治心下邪气，寒湿之痹可逐，祛寒热而去三虫，温中轻身，久服去核。

吴茱萸辛，气温小毒，温中下气而止痛，并血痹湿气而能除，兼主咳逆寒热，开腠理而风邪可逐。

杏仁之性，质冷利有小毒，其气味则甘苦而带温，主咳逆上气，喉痹而雷鸣，通产乳兮而功专下气，疗金疮兮并寒心奔豚，汤泡去皮尖，双仁者大毒勿用。

乌梅酸涩，气禀温平，下气除热，烦满安心，止肢体痛，偏枯不仁，能蚀恶肉，去痣黑青。

犀角苦酸，咸寒无毒，主蛊疰邪鬼瘴气，解钩吻鸩羽蛇毒，除邪则不迷惑魇寐，轻身则贵在于久服。

羚羊角咸寒，主明目益气，辟蛊毒而止注下，去恶血而起阴器，兼辟恶鬼不祥，常不梦寤魇寐。

鹿茸甘温，漏下恶血，益气强志，惊痫寒热，生齿不老，大补肾脉。

鳖甲咸平，能去痞疾，心腹寒热，癥瘕坚积，痔核恶肉，蚀肉阴蚀。

僵蚕气味咸辛而平，主治小儿夜啼惊痫，减黑皯而令人面色光好，去三虫而疗男子之痒在阴。

蚱蝉咸寒，得金气全，主小儿惊痫夜啼，寒热病癫，古人用蝉，今人用蜕，气味亦相近。

石膏气寒，辛味白质，中风寒热，心下气逆，兼主口干舌焦，惊喘而不能息，除邪鬼而疗腹中坚痛，主阳明而产乳金疮有益。

寒水石辛，气寒无毒，主邪气身热之中皮肤，除烦满积聚之在胸腹。

食盐甘咸，气寒无毒，肠胃结热，喘逆可服，病在胸中，令人吐出。

阳起石咸，微温无毒，主治崩漏，子脏血郁，破癥瘕而疗腹痛，起阴痿而补不足。

水银气味辛寒有毒，主治疹瘘，痂疡白秃，杀皮肤虱及五金毒，除热堕胎，未可轻服。

雄黄味苦，平寒有毒，主治寒热，杀鬼精物，鼠瘘恶疮，疽痔虫毒，兼疗死肌，轻身炼服。

磁石无毒，气寒味辛，风湿周痹，肢节疼痛，消除烦满大热，以及耳聋无闻。

硫黄气味酸温有毒，主治妇人阴蚀疽痔，能化金银铜铁奇物，兼除白秃头疮，去恶血而坚筋骨。

紫参苦寒，心腹积聚，邪气寒热，通窍便利。

地榆气味苦寒无毒，主妇人乳产痓痛，并七伤五漏，兼治带下而止汗痛，疗金疮而除恶肉。

紫草气寒，其苦味治五疳而心腹邪除，利九窍而补中益气。

白鲜苦寒，咳逆淋漓，头风黄疸，湿痹死肌，兼主女子之阴中肿痛，并治不可屈伸之在四肢。

泽兰苦温，品列于中，主治金疮，痈肿疮毒。

木耳小毒，气味甘平，益气不饥，强志轻身。

茅根甘寒，补中益气，劳伤虚羸，瘀血血闭，兼除寒热，小便可利。

白薇气味苦咸而平，主暴中风而身热肢满，心忽忽而不知人，并治狂惑邪气，寒热酸疼，温疟洒洒，有时而兴。

藁本辛温，头风痛除，阴寒肿痛，腹中急促，兼主妇人之疝瘕，悦颜色而长肌肉。

海藻苦咸而寒，主治瘿瘤结气，散项下硬核痛坚，下水肿而消癥瘕痈肿，腹中上下雷鸣而亦安。

败酱苦平，疥瘙疽痔，兼主暴热，火疮赤气。

瞿麦苦寒，主治关格，明目去翳，便闭癃结，出刺决痈，堕胎下血。

蓼实辛温，温中明目，耐风寒而下水气，消浮肿而解痈毒。

紫葳即凌霄花，气味酸寒，主血崩中，癥瘕血闭寒热，补羸瘦而养胎，祛产乳之余疾。

黑大豆甘，气平无毒，生研则涂痈疮而止痛，煮熟则杀鬼精而解毒。卷主湿痹，膝痛挛缩。

赤小豆平，味甘而酸，主下水肿，痈脓排焉。

百合甘平，主治邪气，腹胀心痛，大小便利。

土瓜根苦，禀寒水气，寒热酸疼，血瘀月闭，益气愈聋，消渴肉痹。

石韦苦平，劳热邪气，癃闭不通，水道可利。

蜀椒有毒，气味辛温，主邪气咳逆，温中而下气，逐骨节皮肤寒热之痹疼，久服则头不白，增年而轻身。

秦椒有毒，气味辛温，除风邪气，去寒痹疼，坚齿明目，久服轻身。

秦皮苦寒，风寒湿痹，除身中之洒洒寒热，祛目中之白膜青翳。

皂角辛咸温有小毒，主治风痹头风泪出，利九窍而去死肌，逐邪气而杀精物。

竹叶苦平，上气咳逆，主杀小虫，恶疡筋急。根竹汤服，渴止气益，又能补虚，下气可必。

露蜂房毒，甘平气味，惊痫瘛疭，寒热邪气，癫疾鬼精，蛊毒肠痔，火熬之良，用克有济。

䗪虫有毒，咸寒气味，主心腹洒洒寒热，破癥瘕而下血闭。

虻虫苦寒而有毒，破坚积而逐瘀血，通血脉而利九窍，消癥瘕而除寒热。

蛴螬味咸有毒，禀春温之木气，主胁下坚满血痛，破血痹而通月闭，又主目中青翳白膜，消恶血而逐血瘀。

气味温咸，厥有乌贼，主治血闭，漏下赤白，阴蚀肿痛，癥瘕寒热。

蟹咸小毒，寒主热疾，邪气结痛，面肿㖞僻，烧之致鼠，火能败漆。

石灰气味辛温有毒，主治疡疽，疥瘙疮毒，死肌堕胎，热气可逐，杀五种痔虫，去黑子息肉。

蠡实甘平，风寒湿痹，皮肤寒热，胃中热气，久服身轻，筋骨坚致。花实著名，白虫可去。

铁落辛平，得金气强，主治风热，诸恶疮疡，气在皮肤，善怒发狂。

芜荑辛平，化食去虫，兼治五内邪气，温毒在皮骨中。

刺猬苦平，阴肿阴蚀，痛引腰背，下血赤白，又主五痔，五色血汁，酒煎服之，诸证以息。

## （三）神农本草经下品

葶苈辛寒，主治结气，饮食寒热，癥瘕积聚，破坚逐邪，水道通利。

连翘苦平，主治寒热，鼠瘘瘰疬，痈肿疮疖，兼疗瘿瘤，蛊毒热结。

夏枯草味苦而辛，寒热瘰疬，破癥散瘿，疗鼠瘘头疮结气，治脚肿湿痹而轻身。

代赭石苦寒气无毒，主鬼疰贼风，杀恶鬼精物，女子赤浊漏下，腹中邪气蛊毒。

戎盐咸寒，主治明目，可去毒蛊，能坚肌骨。

铅丹辛寒，反胃吐逆，除热下气，惊痫癫疾。

胡粉辛寒，主治伏尸，能杀三虫，兼治毒螫。

贯众苦味，微寒有毒，主腹中邪热之气，杀三虫而解诸毒。

白头翁苦温，温疟可折，癥瘕积聚，狂阳寒热，止腹痛而疗金疮，散瘿气而逐瘀血。

白及气平，味苦而辛，主治痈肿，恶疮败疽，胃中邪气，伤阴死肌，并贼风鬼击而可治，痱缓不收亦能医。

青葙茎叶，苦寒无毒，主治邪气风瘙痒，除皮肤中热，杀三虫毒。子疗唇口之青，后人用以明目。

泽漆味苦，微寒无毒，主皮肤热，水气大腹，四肢面目浮肿，丈夫阴气不足。

商陆气味辛平有毒，主治水肿，疝瘕痹熨，兼除痈肿，杀鬼精物。

藜芦气味辛寒有毒，主治毒蛊咳逆，泄痢肠澼可除，疗头疡疥瘙之恶疮，去死肌而杀诸虫之毒。

天雄大毒，气味辛温，主治大风寒湿痹疼，历节痛而拘挛缓急，强筋骨而轻身健行，破积聚邪气金疮，得暖而生。

乌头气味辛温大毒，中风恶风洒洒汗出，主寒热与咳逆上气，破积聚而寒湿痹除。

狼牙苦寒而有毒，主治邪气与热气，兼主疥疮及恶疡，去白虫而疗疮痔。

大戟气味苦寒小毒，主治蛊毒十二水，积聚急痛满在腹，中风皮肤之痛疼，呕吐气逆皆可除。

甘遂气味苦寒有毒，大肿疝瘕，浮肿面目，破癥坚积而消腹满，去留饮宿食而利水谷。

常山气味苦寒有毒，伤寒寒热，温疟鬼毒，痰结胸中，吐逆可服。

蜀漆有毒，辛平气味，治疟寒热，咳逆上气，腹中癥瘕，坚痞积聚，兼治蛊毒，鬼疰邪气。

南星大毒，气味苦温，寒热结气，伏梁伤筋，疗拘缓而利水道，去积聚而治心疼。《本经》名虎掌。

射干苦平有毒，主治上气咳逆，喉痹咽肿，不得消息，散饮食之大热，腹中气结咳逆。

芫花小毒，气味辛温，主治温疾，咽肿喉鸣，杀虫鱼疮痈肿可去，祛鬼疟而疝瘕亦平。

楝实小毒，气味苦寒，主治温疾，大热狂烦，杀三虫而疗疡疥，利小便而治伤寒。

巴豆辛温有毒，主治温疟寒热，去留饮肠澼，破癥坚结，去恶肉而除邪杀虫，利水谷而开通闭塞。

梓白皮苦，气寒无毒，能去三虫，主治热毒。

斑蝥辛寒有毒，主治鼠瘘疮疽，去寒热而除蛊疰，破石癃而蚀死肌。

水蛭气平，咸苦有毒，主利水道恶瘀，能逐善破血瘕，月闭可服。

蝼蛄咸寒，主治产难，除恶疮而溃痈肿，出肉刺而哽噎以安。

鼠妇酸温，气癃月闭，利水堕胎，血瘕痫痓。

蜣螂咸寒而有毒，主治寒热之腹胀，小儿惊痫瘛疭，大人癫疾狂阳。

白鱼无毒，温气咸味，摩小儿中风背起项强，治妇人疝瘕小便不利。

白敛苦平，主散气结，目赤痈疽，止痛除热，小儿惊痫温疟，女子阴蚀赤白。

雷丸苦寒，杀虫无比，逐毒气而除胃热，利丈夫不利女子。

羊蹄苦寒，主除热疾，头秃疥瘙，女子阴蚀。

苦瓠有毒，气寒味苦，主治水肿，能令人吐。

蔓椒苦温，风寒湿痹，历节膝痛，四肢厥气，煎作浴汤，取汗大利。

白垩味苦，禀春温气，寒热癥瘕，月闭积聚。

石南气味辛苦而平，主养肾气，内伤衰阴，疗风痹积聚，利皮毛骨筋。

蛇蜕咸甘温气味劣，主治小儿惊痫寒热，癫疾瘛疭，摇头弄舌，肠痔虫毒，取效甚捷，火熬之良。

茶叶气味苦甘微寒，止渴少睡，利便去痰。

# 五、名医别录

## （一）[梁] 陶弘景《名医别录》

藿香气味辛甘而温，去恶气而主风水毒肿，止霍乱而治心腹痛疼。

前胡苦寒，推陈致新，胸中痞满，气结腹心，伤寒寒热，头风疼痛，去痰下气，明目益精。

香附微寒，具有甘味，充皮毛而去胸中热，长须眉而令人益气。

茯神甘平，益智开心，疗虚劳风眩，止恚怒悸惊，辟不祥而善记忆，安魂魄而养精神。

竹茹甘寒，主治吐血，呕呃温气，崩中寒热。

竹沥味甘，大寒无毒，疗中风风痹胸热，止烦闷消渴劳复。

木瓜酸温，主治湿痹，吐下转筋，霍乱脚气。

枇杷叶苦，气平无毒，卒啘不止，下气最速。

龙眼甘平，久服强魂，安志厌食，不老轻身，去三虫而除蛊毒，安五脏而通神明。

小麦甘寒，主除客热，利小便而止咽燥烦渴，养肝气而止漏血唾血。

扁豆气味甘温无毒，主治和中，下气可止。

谷芽苦温，消谷下气，又主寒中，除热导滞。麦芽咸温，主治略同。

豆豉苦寒，头痛寒热，烦躁满闷，瘴气毒烈，两脚疼冷，虚劳喘吸。

饴糖甘温，止渴去血，主补虚之，建中可得。

香薷辛温，主治霍乱，腹痛吐下，水肿能散。

白芥子辛，气温无毒，胸膈痰冷，黄赤面目，发汗下气，敷射攻毒。

虎骨辛热，主邪恶气，疗鼠瘘而治恶疮，杀鬼疰而止惊悸。

槟榔苦辛，气温而涩，消谷逐水，除痰癖结，主杀三虫，兼疗寸白。

牵牛子苦，寒而有毒，主下气而疗水胀，利小便而除风毒。

忍冬无毒，气味甘温，主治寒热身肿，久服长年轻身。

钩藤无毒，气味微寒，主治小儿寒热惊痫。

人乳甘咸，气平补脏，令人肥白，悦泽有象。

小便气寒，具有咸味，主疗寒热，头痛温气。

萆薢苦平，主治气热，风寒湿痹及恶疮不疗，腰脊痰痛而坚强骨节，又主伤中恚怒，阳痿失溺，老人五缓，关节老血。

白前甘温，主治胸胁，咳逆上气，呼吸欲绝。

侧柏苦温，治吐衄血，益气轻身，崩中赤白，去湿痹而耐暑寒，生肌肉而止痢血。

艾叶苦温，吐血下利，辟风长肌，下部疮䘌，妇人漏血，阴气亦利，作炷灸疾，百病可治。

牛蒡子辛，气平无毒，主除风伤，补中明目。

王不留行气味苦平，金疮止血，出刺逐疼，止心烦鼻衄，除风痹疮侵，兼主妇人产难，久服耐老身轻。

蒴藋无毒，气味苦寒，主骨间痹，四肢拘挛，阴痿短气，疼酸膝寒。

陈仓米温，味酸而咸，调胃止泄，下气除烦。

秫米甘寒，主利大肠，兼治寒热，可疗漆疮。

米醋气温，酸苦无毒，主散水气，消痈杀毒。

米酒有毒，主行药势，气味苦甘而辛热，杀百邪与恶毒气。

韭味辛酸，气禀温涩，归心安脏，除胃中热，大利病人，久食可得。

韭子气味辛甘而温，主治梦中溺血遗精。

薤白辛苦而温滑，主归骨而除寒热，疗诸疮风寒水肿，去水气而温中散结，兼利病人，可作羹食。

大蒜有毒，辛温气味，主归五脏，散痈肿䘌，兼除风邪，亦杀毒气。

甘蔗平涩，实有甘味，下气而利大肠，和中而助脾气。

乳香无毒，气味辛温，主风水毒肿，去恶气隐疹。

李根白皮气味大寒，奔豚消渴，气逆心烦。

楮实甘寒，益气充饥，阳痿水肿，明目不饥。

良姜无毒，气味辛温，胃中冷逆，霍乱腹疼。

草果味辛，性涩气温，止呕吐而去口臭，主温中而治腹疼。

蝉蜕甘咸，气寒无毒，小儿惊痫，妇人难育，又治久痢，烧灰水服。

穿山甲咸，微寒有毒，主治五邪，惊啼悲哭，方寸匕烧灰水服，疗蚁瘘疮癞，及诸疰疾毒。

石决明咸平，主治青盲，目瘴翳痛，久服益精。

鸡子黄甘，禀春温气，醋煮治小儿发热，产后虚利，煎食则寒热可除，炼过则呕逆亦治。

味甘气寒，惟鸡子白，主目热赤痛，除心下伏热，止烦满咳逆，治小儿下泄，生吞治产难胞衣不出，醋浸疗黄疸破大烦热。

鸡矢白寒，主破石淋，伤寒寒热，消渴转筋，利便止遗，兼灭瘢痕。

乱发气味苦而微温，止血鼻衄，咳嗽五淋，二便不通，小儿惊痫。

羊肉大热，无毒，主暖中及字乳余疾，头风汗出，虚劳冷寒，补中益气，惊止心安。

白马通温，止渴无毒，主治吐血，下血鼻衄，妇人崩中，金疮血出。

獭肝气味甘温有毒，主除鱼鲠，鬼疰蛊毒，兼止久嗽，烧灰酒服。

灶心土辛，微温无毒，吐血崩中，咳逆血出，痈肿毒气，用醋调涂。

蜘蛛微寒而有小毒，治大人小儿㿉疝（㿉音颓，亦作癞，阴病也）及小儿丁奚大腹（奚音系，注云：联属也），三年而不能行，吸蜈蚣蜂虿螫毒。

粳米气平，苦味而甘，益气止泄，止渴止烦。

黄精甘平，主除风湿，五脏可安，补气益血，延年轻身，贵在久食。

大蓟甘温，安胎止血，又主女子带下赤白。小蓟性同，养精保血。

苎根甘寒，主贴热丹，行滞破瘀，胎气可安。沤麻之汁，可消渴烦。

薄荷气味辛温小毒，中蛊及疟，捣汁与服。

蔓菁根叶气味苦温，主利五脏，益气轻身。子苦辛平，常服明目。

沉香辛温，主去恶气，风水肿毒，并皆能治。

覆盆无毒，气味甘平，令发不白，益气轻身。

银屑辛平，安脏定神，除邪止悸，久服轻身。

### （二）［唐］苏恭《唐本草》

郁金苦温，止血生肌，下气破血，金疮可医。

山楂酸冷，主止水痢，沐头洗身，疮痒能治。

薄荷辛温，伤寒发汗，恶气贼风，胀满霍乱，下气消食，生熟随便。

蒲公英甘，气平无毒，乳痈水肿，外封内服。

椒目无毒，苦味寒气，除腹胀满，治水便利。

胡椒味辛，大温无毒，下气温中而去痰，脏腑风冷皆可除。

片脑辛苦，微禀寒气，主心腹邪，风湿积聚，耳聋明目，去目赤翳。

诃黎勒苦，无毒而温，主下食而治冷气，并胀满之在腹心。

苏木甘寒，气平无毒，产后血胀，取浓汁服。

胡黄连苦，气平无毒，治骨蒸劳热，补肝胆明目，疗泄痢与五痔，并五心烦热而可除。

陀僧辛平，主治久痢，面上瘢䵟，金疮五痔。

姜黄辛苦，下气破血，治心腹结积疰忤，消痈肿而除风热。

菟葵气味甘寒，下诸石淋，蛇虎诸疮，解毒止疼。

三白草寒，味辛而甘，利大小便，破癖消痰，积聚水肿，脚气亦安。

酢酱酸寒，主解热渴，杀诸小虫，瘑瘘疮恶。

芸苔辛温，主治乳痈，风游丹肿，捣敷效隆。

血竭气平，甘咸无毒，心腹卒痛，金疮血出，破积去邪，止痛生肉。

### （三）［唐］陈藏器《本草拾遗》

乌药气味辛温无毒，中恶腹痛，鬼气蛊毒，宿食不消，天行瘴翳，膀胱肾间，冷气冲突，兼治妇人血气，小儿诸蛊在腹。

小茴辛温，消胀下食，气结而两胁痞满，腹冷而霍乱呕逆。

益智辛温，益气安神，小便余沥，虚漏遗精，利三焦而补不足，调诸气而固肾根。

马齿苋酸，气寒无毒，止消渴而行痃癖，主肿瘘而治疣目。

猪胆苦寒，伤寒热中，敷小儿头疮，治大便不通。

山慈菇甘，微辛小毒，肿痈疮瘘，磨醋可涂，兼治瘰疬，面皯能除。

轻粉辛温有毒，主杀疮疥癣虫，瘰疬痞痹，大肠可通。

荜茇辛温，温中消食，温下补肾，疗阴疝癖。

### （四）［唐］甄权《药性论》

神曲味辛，甘温无毒，主消宿食，善化水谷，癥结积聚能除，暖胃健脾可服。

独活苦辛，诸中风湿，劳损风毒，奔喘气逆，皮肤苦痒，手足挛急。

### （五）［蜀］韩保升《蜀本草》

金樱酸涩，主涩精气，止小便多，脾泄下痢，耐寒轻身，久服有济。

### （六）［宋］马志《开宝本草》

何首乌苦，气温无毒，主治瘰疬，消痈肿毒，兼疗五痔风疮，带下诸疾可除，止心痛而黑髭发，益精髓而长筋骨，久疟久痢，是惟可服。

延胡辛温，主治破血，崩中淋露，月闭块积，产后血症，因损下血，和酒煮服，酒磨亦得。

肉蔻辛温，止泄滑脱，心腹胀痛，霍乱中恶，鬼气冷疰，精冷呕沫，温中消食，小儿乳霍。

故纸辛温，劳伤可疗，骨髓伤败，肾冷精流，妇人堕胎，服之无忧。

白蔻辛温，消谷下气，又主积冷，吐逆反胃。

砂仁辛温，虚劳冷痢，腹中虚痛，消食下气。

红花气温而味辛，主产后血晕口噤，腹中绞痛，恶血不尽，能下死胎，疗蛊毒病。

丁香辛温，主温脾胃，止霍乱壅肿风毒，治诸种齿牙疳䘌。

绿豆甘寒，主治丹毒，烦热风疹，奔豚气突，下气厌热，消肿解毒。

五灵脂甘温，主心腹冷气，小儿五疳，女子月闭，治肠风而辟疫，并血脉而通利。

马兜铃苦，气寒无毒，肺热咳嗽，痰结喘促，兼疗血痔瘘疮，凡属虚嗽勿服。

没药苦平，止痛破血，金疮杖疮，痔漏疮疖，目翳晕痛，卒暴下血。

使君甘温，杀虫之剂，小儿五疳，白浊泻痢。

五倍酸平，主肺风气，风湿癣疥，齿宣疳䘌，小儿面鼻疳疮，大人下血五痔。

胡桃味甘，兼平温气，润肌黑发，强健肥腻，其瓤烧研可和松脂而敷瘰疬，多食则利小便而去五痔。

灯心甘寒，主治五淋，生煮服之，败席尤珍。

木鳖甘温，主治折伤，除粉刺皯黯，消结肿恶疮，妇人乳痈，肛肿生肌，止痛尤良。

元精石咸，禀春温气，主除风冷，邪气湿痹，妇人漏下，心腹结聚，头痛解肌，兼益精气。

仙茅有毒，气味辛温，主治腰脚风冷，挛痹而不能行，疗虚劳而益阳道，助筋骨而长精神。

釜脐墨辛，气温无毒，吐血血晕，酒水温服，主中恶蛊，金疮可涂。

甘松甘温，主治恶气，心腹卒痛，泄满主气。

三棱苦平，癥瘕积聚，通经堕胎，止痛利气。

莪术苦辛而温，中恶鬼疰，心腹痛疼，霍乱冷气，消食通经，妇人血气，丈夫奔豚。

青黛咸寒，主治诸热，天行头痛，热毒肿疖，小儿惊痫，金疮下血。

威灵仙苦温，主诸风痰癖气块，膀胱宿脓，腰膝疼痛，五脏宣通，兼疗折伤，祛疫疟功。

芦荟苦寒无毒，清热杀虫，镇心明目。

密蒙花寒，甘平无毒，主治青盲，赤肿泪出，小儿麸豆，疳气攻目。

枳壳苦酸，禀寒水气，劳气咳嗽，胸膈痰滞，逐水消肿，散结安胃，诸风痹痛，关节通利。

然铜辛平，主治伤折，能破积聚，止痛散血。

砒石大毒，气味辛酸，主治疟疾，疗诸风痰。

骨碎补根，气味温苦，破血止血，伤折能补。

### （七）[宋]苏颂《图经本草》

青皮气温，苦辛无毒，破积下食，气滞可除。

佛指甲甘，气寒微毒，汤火灼伤，细研可涂。

### （八）[宋]掌禹锡《嘉祐本草》

花蕊石平，味酸而涩，妇人血晕，金疮出血。

葫芦巴苦，无毒大温，元脏虚冷，膀胱气冷，腹胁胀满，面色黑青。

木贼甘苦，主治目疾，益肝胆而退翳膜，疗肠风而消块积，又主血痢、崩中白赤。

铜青气味酸平无毒，能合金疮，止血明目，妇人血气心痛，弦风阔眼泪出，兼治恶疮疳疮，亦去赤肤息肉。

### （九）[宋]大明《日华子诸家本草》

硼砂苦辛，兼禀暖气，消痰止嗽，瘕结喉痹。

古钱气味辛平有毒，疗风赤眼，瘴翳明目（盐卤浸用），横产五淋，烧以醋淬。

### （十）[元]朱震亨《本草衍义补遗》

山茶花微辛，甘寒，主治吐衄，肠风下血。

### （十一）[明]李时珍《本草纲目》

土茯苓甘，温平无毒，调中止泄，进食消谷，兼疗疮肿，拘挛筋骨。

鸡冠甘凉，痔漏下血，带下崩痢，用分赤白。

山柰辛温，辟瘴暖中，寒湿霍乱，牙痛风虫，心腹疼痛，恶气能攻。

谷精草辛，气温无毒，主头风痛，目盲翳膜。

刀豆甘平，温中下气，能止咳逆，兼利肠胃。

萝卜子平，味辛而甘，下气定喘，消食治痰，下痢后重，疮疹发焉。

芙蓉辛平，清肺凉血，排脓止痛，解毒散热，痈肿恶疮，大小一切主治，有效不分花叶。

樟脑辛热，通关利滞，霍乱心疼，寒湿脚气，龋齿疥瘙，杀虫最利。

孩儿茶平，味苦而涩，化痰生津，清上膈热，生肌定痛，收湿止血，用治金疮，诸疮一切。

炉甘石甘，气温无毒，止血消肿，生肌明目，收湿除烂，能去翳膜。

猪膏甘寒，主破冷结，利肠胃而通小便，除五疸而散宿血。

## 六、《食鉴本草》养生调摄须知　却病延年要法

### 谷类

谷，人之养生，全赖谷食为主。若或一日不食，则饥饿难度。因以谷食居首。

**粳米**

过熟甚佳，冬春堆过黏热之性，不独易于消化，且最能补胃，老弱小儿便宜，陈稻新碾者尤佳。凡新谷初成，老年人体弱者不可食。

**糯米**

脾虚气弱，食之黏滞，不能消运，新者尤不可多食。妊娠与鸡肉同食，令子生寸白虫。

**黍米**

发宿疾，秫米似黍，而小发风动气，不可常食。

**稷米**

即（粟）米，发诸风，不宜多食。又与川乌、附子大忌。

**大麦**

久食多方健行，头发不白，又治蛊胀。大麦蘖消积，健胃，宽中。多食消肾。

**小麦**

占四时秋种夏收，北方多霜雪，面无毒益人，南方少霜雪，面有湿热损人。面筋性冷难消运。

**荞麦**

性沉寒，久食动风，心腹闷痛，头眩。同猪肉食，落眉发，同白矾食杀人。

**芝麻**

压油炼熟，宜食，能解诸毒。乳母食之，令小儿不生热病。黑芝麻炒食，不生风疾，有风人食遂愈。

**黑大豆**

同猪肉食，壅气至危，十岁以内小儿勿食。炒豆煮豆，脾虚人食最泻肚。

**白扁豆**

清胃解毒，久食须发不白，又能解酒毒及煎煿热毒，又和中下气，惟患寒热及冷气人忌食。

**绿豆**

清热解毒，不可去皮，去皮壅气，作枕明目。服药人不可食，令药无力。

**赤小豆**

解毒利小便，能逐津液，久食虚人。和鲤鱼煮食，能治脚气水肿。

## 菜类

菜性属阴，职司疏泄，是谓之蔬。日用之不可缺，因著于谷次。

**蔓菁菜**

菜中之最益人者，常食和中益气，令人肥健。凡往远方，煮青菜豆腐食，则无不服水土病。

**菠菜**

多食滑大小肠，久食脚软腰痛。

**芥菜**

多食动风发气，不可同兔肉食，能生恶疮，同鲫鱼食，能发水肿。

**苋菜**

动风，令人烦闷，冷中损腹。同鳖食，都变为小鳖，急饮马溺愈，亦不可食蕨。

**鹿角菜**

久食发病损经络，少颜色，又令脚冷痹，伤肾。

**芹菜**

生高田者宜食，和醋食损齿，赤色者害人。

**莼菜**

性冷发痔。

**紫菜**

多食发气，令人腹痛，吐白沫，饮多醋即消。其中小螺蛳损人须拣出，海菜亦然。

**茭白**

不可全生菜食，合蜜同食发痼疾，损阳气。

**蕨**

食之令人睡，弱阳，又令眼昏鼻塞，发落。小儿食之，脚弱不能行。气冷人食之多腹胀。

**茄**

性寒滑，动气发疮，多食主腹痛下利，妇人伤子宫。

**葱**

功能发汗，多食则昏神。与蜜同食，则下痢腹痛。葱与鸡雉犬肉同食，九窍出血害人。

**韭**

病人少食，多食助阳损神昏目，尤不可与蜜同食。若同牛肉食成瘕病。

**薤**

似葱而细，食之生痰涕，动邪火，反牛肉。

**蒜**

性辟恶气，快胃消滞，久食生痰火，伤肝损目，弱阳。食蒜行房伤肝气，令人面变颜色。

**胡荽**

久食损神，健忘，根大损阳，滑精，发痼疾。

**葵菜**

食之发宿疾，服一切药俱忌食，同鲤食害人。

**白萝卜**

消痰下气，利膈宽中，多食耗脾气，生食渗心血。如服地黄、何首乌、人参者食之，须鬓发皆白。

**瓠子**

滑肠，冷气人食之反甚。葫萝匏有小毒，多食令人吐烦闷。苦者不宜食。

**笋**

性冷难化，多食动气，不益脾胃，令人嘈杂。

**菌**

地生为菌，木生为蕈，为木耳，为蕈。凡新蕈有毛者，下无纹者，夜有光者，肉烂无虫者，煮熟照人无影者，春夏有蛇虫经过者，误食俱杀人。若食枫树菌者，往往笑不止而死，犯者掘地为坎，投水搅取清者，饮之即解。木菌惟楮、榆、柳、槐、桑、枣木六样耳可食，然大寒，滞膈难消，宜少食。凡煮菌可同银器灯草煮，如银器黑者有大毒，不可食。

**生姜**

专开胃，止呕吐，行药滞，制半夏毒。谚云：上床萝卜下床姜。盖晚食萝卜，则消酒食之滞，清晨食姜，能开胃御风，敌寒解秽。九月食姜伤人损寿。

## 瓜类

瓜为菜佐，因列菜后。

**一切瓜**

一切瓜苦者，双顶双蒂者，俱有毒，不可食。

**冬瓜**

霜降后，方可食。早食伤胃反病，及阴虚人不可食。能利水，多食动胃火，令人牙龈齿痛。又令阴湿痒生疮，发黄疸。

**菜瓜**

常食动气发疮，令脐下癥瘕。不可同乳酪鱼鲊食，令人脘痛。又暗人耳目，不可与小儿食。

**黄瓜**

多食动寒热，患疟疾，发百病，不可与醋同食。小儿尤忌，滑中，生疳虫。

**香瓜**

伤胃破腹，多食作泻。

**丝瓜**

性冷伤阳。凡小儿痘疮，方出未出，取近蒂三寸，连皮烧灰存性，砂糖调服，多者可少，少者可无。

**西瓜**

清暑消滞，多食伤脾胃，患泻痢。

## 果类

果实能滋阴，生果助湿热，小儿尤患多食。

**一切果**

食凡果实异常者，根下必有蛇，不可食。果实能浮，不浮者杀人。

**莲子**

生者动气，胀人，伤脾胃，熟者佳，宜去心，治泄精，补脾，久食轻身耐老，忌地黄、大蒜，建莲甚有力。

**藕**

生食清热破血，除烦渴，解酒毒。熟补五脏，实下焦。与蜜同食，令腹脏肥，不生诸虫，久服轻身耐老。藕节煎浓汤食，最能散血，吐血虚劳人宜多食。

**枣**

生食损脾作泻，令人寒热腹胀，滑肠难化，瘦弱人更不可食，熟食补脾，和诸药。凡中满与腹胀牙痛者，俱不可食，小儿多食生疳。忌同葱食。

**梅子**

止渴生津，多食坏齿损筋，令人膈上发寒热，服地黄人更不可食。乌梅安蛔止痢，敛肿，不可多食。

**樱桃**

多食发暗风，伤筋骨，小儿多食作热。

**橘**

甜者润肺，酸者聚痰，多食损气。

**柑**

多食令人脾冷发痼，大肠泄。

**橙皮**

多食伤肝，与槟榔同食，头旋恶。

**桃**

伤胃，多食作热。桃仁破血，润大肠，双仁者杀人，不可与同食，服术人不可食。

**李**

发疟，多食令人虚热，和蜜食伤五脏，不可临水啖，及同雀肉食，俱损人。李不沉水者大毒，不可食。

**杏**

多食伤筋骨盲目。杏仁泻肺火，消痰下气，止嗽，久服损须发，动宿疾，双仁者杀人。

**枇杷**

多食发痰热，不可与炙肉面同食，发黄病。

**梨**

益齿而损脾，治上焦热，醒酒消痰，病人虚人多食，泄泻水肿。以心小肉细，嚼之无渣，而味纯甘者佳。

**石榴**

生浸解咽喉热，多食损肺损齿。

**栗**

生食难消化，熟食滞气。灰火煨令汗出，杀其水气，或曝干炒食，略可多食，气壅患疯，及小儿忌多食。

**柿**

干饼性冷，生者尤冷，惟治肺热，解烦渴，多食腹痛，久食寒中，同蟹食，即腹痛泄泻。

**白果**

引疳解酒，小儿未满十五岁，食者发惊搐。

**核桃仁**

即胡桃，补肾利小便，动风动痰，久食脱眉，同酒肉食，令人咯血。若齿豁及酸物伤齿者，食之愈。

**松子**

润燥明目生痰，久服轻身不老。

**圆眼**

安神补血，久服轻身不老，同当归浸酒饮养血。

**荔子**

通神健气，美颜色，多食发虚热。

**榧子**

能消谷，助筋骨，杀诸虫，疗诸疮，润肺止嗽。

**榛子**

益气力，宽肠胃，又能健行。

**荸荠**

消食除满，作粉食之，厚肠胃。性毁铜，不可多食。

**菱**

多食冷脏伤脾。

**山药**

凉而补肺，久食强阴，耳目聪明，延年。

## 味类

味，阴之所生，本于五味，人之五脏，味能伤耗，善养生者，以淡食为主。

**水**

井泉平旦晨汲最佳，味淡大益人，资生日用，不齿其功，不可一日缺也。诸泉水，以雨水为最。

**盐**

多食伤肺，走血损筋，令人色黑。

**酱**

纯豆酿成，不宜煮鲫鱼食，令生疮。

**酒**

味辛，多食之体软神昏，是其有毒也。惟略饮数杯，御风寒，通血脉，壮脾胃而已。若常饮过多，即熏心神，生痰动火，甚则损肠烂胃，伤神损寿。凡中药毒，及一切毒，从酒得者，难治，盖酒能引毒入经络也。夜饮不可过多，盖睡而就枕，热壅伤心伤目，夜气收敛，酒以发之，伤其清明，饮食聚中，停湿生痰，又能助火动欲，因而不谨致病。总之切莫大醉。

**醋**

多食损脾胃，坏人颜色，敷痈肿能消。壁虎最喜吃醋，要藏紧密，若被沾吸，毒能杀人。

**茶**

气清，能解山岚障疠之气，江洋露雾之毒，及五辛炙煿之热。宜少饮，多饮去人脂，最忌空心茶，大伤肾气。清晨茶，黄昏饭，俱宜少食。漱口固齿。

**白糖**

润五脏，多食生痰。

**红糖**

即砂糖，多食损齿，发疳消肌，心痛生虫，小儿尤忌，同鲫食患疳，同笋食生痰，同葵菜食生流澼，能去败血，产后宜滚汤热服。

**饴糖**

进食健胃，多食发脾风，损齿，湿热中满人忌。

## 鸟类

鸟，凡属羽飞，能养阳。但人身阳常有余，阳盛而复补阳，阴益消矣。明哲知忌。

**一切禽鸟**

凡禽鸟死，不伸足，不闭目，俱有毒，不可食。

**鸡肉**

难消化，有风病人食之即发。老鸡有大毒，抱鸡食之生疽，小儿五岁内食之生虫，不可与蒜、薤、芥菜、李子、牛、犬、鲤同食，生痈疽。

**鸭**

滑中发冷痢脚气，不可与蒜、李、鳖同食。野鸭九月以后宜食，不动气，热疮久不好者，多食即好。

**鹅**

性冷，食发痼疾，疮疖霍乱，卵亦发痼疾。

## 兽类

兽，诸兽肉能助湿生火，俱宜少食。

**一切走兽肉**

凡兽有歧尾者，肉落地不沾尘者，煮熟不敛水者，生而敛者，煮不熟者，热血不断者，形色异常者，鸟兽自死无伤处者，俱有大毒，不可食。

**猪**

世虽常用，多食发风，生痰动气。猪肾理肾气，多食反令肾虚少子。猪肠滑肠，猪脑损阳，猪嘴猪头，助风尤毒，同荞麦食患热风，脱须眉。

**羊**

羊独角者，黑头白身者，俱不可食，夏月不可食。

**牛**

耕田大功于人，不可食。凡卒死者，瘟死者，极毒杀人，非惟不可食，即吸闻其气，亦能害人。

## 鳞类

鳞，鱼在水无息之物，多食动人热中。

**一切鱼**

诸鱼目能闭合，逆腮无腮，连珠连鳞，白著，腮有丹字，形状异常者不可食。

**鲤鱼**

发风热，凡一切风病大痈疽疮疥疟痢，俱不可食。

**鲫鱼**

多动火，不可与红糖、蒜、芥、猪肝同食。

**白鱼**

发脓，有疮疴疖人不可食。经宿者，令人腹冷。

**鲥鱼**

发痼疾生疳。

**鲟鱼**

动风气疮疥，多食心痛、腰痛，小儿食之成瘕。

**鳝鱼**

大冷，多食生霍乱，时行病起，食之再发。

**鳗鱼**

清热，治劳虫，孕妇食之胎病。凡重四五斤者，水昂头者，腹下有黑点者，无腮者，俱不可食。

**鲳鱼**

多食难消，生热痰，与荞麦同食，令人失声。

**河鲀**

有大毒。浸血不尽，有紫赤班眼者，或误破伤子者，或修治不如法误染屋尘者，俱能杀人。洗宜极净，煮宜极熟。中毒，橄榄、芦根汁解。凡服荆芥、菊花、附子、乌头之人，食之必死。

## 甲类

**鳖**

凡头足不缩，独目赤目，腹下不红，腹生王字形，或有蛇纹者，俱不可食，孕妇食之，生子项短。不可与苋菜、芥子及猪兔之肉、鸭、蛋同食，伤害人。

**蟹**

八月后，方可食，早食有毒。凡脚生不全，独螯独目，腹下有毛者，俱不可食。蟹性极冷，易成内伤腹痛。

**蛤蜊**

性冷，多食令腹痛。蚬能发嗽，消肾生痰。

**螺蛳**

大寒，解热醒酒，难消化，作泻。

## 虫类

**虾**

动火，发癣疥。小儿食之，令脚屈不能行。无须及腹下通黑，煮之色白者，俱不可食。

**海蜇**

去积滞。凡疟痢水泻者，及疮毒，宜切细多食。

## 风类

### 葱粥

治伤风鼻塞，用糯米煮粥，临熟入葱，连须数茎，再略沸食之。此方又治妊娠胎动，产后血晕。

### 苍耳粥

治耳目暗不明，及诸风鼻流清涕，兼治下血痔疮等。用苍耳子五钱，取汁和米三合，煮食，或作羹，或煎汤代茶。如无新者，即药铺干者亦可。

### 煮黑鱼

治一切癫狂风症。用大黑鱼去肠洗净，将苍耳子装满扎紧，用苍耳叶铺锅底，埋鱼煮熟，不可用盐醋，食鱼三四次神效。

### 羊脂粥

治半身不遂。用羊脂入粳米，葱白姜椒豉煮粥，日食一具，十日愈。

### 松精粉

治疠风，又名大麻风，即癞也。最为恶病，其病手足麻木，毛落眉落，遍身瘾疹成疮，有血无脓，肌肉溃烂，鼻梁折坏，甚则眉落声哑，身面如虫行，指节缩落，足底穿通，臭秽不堪，形貌俱变，且能传染人，虽亲属俱厌恶远避，岭南颇多，因设麻风院，以另居之。他如卑湿之处，湿热之人，亦间有之。此皆夙孽积愆所致，宜自忏悔，戒淫欲、忿怒，及一切鲜发猪羊鹅鱼蟹肉食之类。得此神方，久服自愈。但此病深重，服药须久。若服药不耐久无益也。服药不守戒无益也。不自忏悔，不自知过无益也。俗云：癞子吃肉，不图人身。信不诬也。既不知戒，又不痛自忏悔，一失人身，万劫难得，可不哀哉？用明净松香，不拘多少，去渣滓，取溪河淡水，或雨水，用净锅将松香煮化，不住手搅，视水色如米泔，尝味极苦，即倾冷水内，将松香乘热扯拔，冷定坚硬，另换清水再煮，再拔如前制法，不论几十次，只以松香体质松脆洁白，所煮之水，澄清不苦为度，阴干研末，重罗极细。凡服此药，每料二斤，日将白米作粥，候温度，量投药末和匀，任意食之。不可多嚼，饥则再食。日进数餐，不可更食。干饭只以菜干及笋干少许过口，一切油盐酱醋荤腥酒果糖面杂物，概行禁忌。渴时不可吃茶，用白滚水候温，投药和匀饮之。每日约服药数钱。以渐而进，不可太多。服至旬日，或作呕，或胸膈嘈逆，或大便内下诸毒物，此药力盛行，必须强服，不可中止。远年痼疾，尽料全愈，患病未深，只须半料，须眉再生，肌肤完好，筋骨展舒，平复如旧。饮食不忌，惟猪首鹅肉，及湿毒之物，终身忌食。此方药虽平常，效应如神。予得方甚难，今不吝惜，刊刻普传，仍盼仁人施制，功德最大。

### 黄牛脑髓酒

治远年近日，偏正头风。用牛脑髓一个，片白芷、川芎末，各三钱，同入瓷器内，加酒煮熟，乘热食之。尽量饮醉，醉后即卧，卧醒其病若失。

## 寒类

### 五合茶

但凡觉受风寒，头痛鼻塞，身体困痛，即用生姜大块，捣烂，连须葱白、红糖、胡桃捣碎，霍山茶滚水冲一大碗，热服，微汗即愈。

### 干姜粥

治一切汗冷气郁心痛，胸腹胀满。用粳米四合，入干姜、良姜各一两，煮熟食之。

### 吴萸粥

治冷气心痛不止，腹胁胀满，坐卧不安，用吴茱萸二分，和米煮粥食之。

### 川椒茶

治病同上，用细茶、川椒各少许同煎。

### 丁香熟水

治病亦同上，用丁香一二粒，捶碎，入壶，倾上滚水，其香芬芳，最能快脾利气，定痛避寒。

### 肉桂酒

治感寒身疼痛，用肉桂末，二钱，温酒调服。腹痛泄泻，俗以生姜捣酒饮，俱好。如大扑伤坠，瘀血疼痛，用桂枝。

## 暑类

### 绿豆粥

绿豆淘净熟煮，入米同煮食，最解暑。

### 桂浆

肉桂末，一两，炼熟，白蜜二碗，先以水二斗，煎至一斗，候冷，入搪瓷中，以桂蜜二物，搅一二百遍，用油纸一层，外加绵纸数层，以绳紧封，每日去纸一重，七日开之。气香味美，每服一杯，能解暑渴，去热生凉，益气消痰，百病不起。

### 面粥

痢色白而口不渴者为寒痢，用面炒过，煮米粥，调下一合，兼能治泄泻不止之病。

## 湿类

### 薏苡粥

去湿气肿胀，功胜诸药。用薏苡仁淘净，对配白米煮粥食之。

### 郁李仁粥

用郁李仁二两，研汁，和薏苡仁五合，煮粥食之。治水肿腹胀喘急，二便不通，体重疼痛。

### 赤小豆饮

治水气胀闷，手足水肿，气急烦满。用赤小豆三升，樟柳枝一升，同煮豆熟为度，空心去枝，取豆食之。渴则饮汁，勿食别物，大效。

**紫苏粥**

治老人脚气，用紫苏子研末，入水取汁，煮粥将熟，凉加苏子汁，搅匀食之。

**苍术酒**

治诸般风湿疮，脚气下重。用苍术三十斤，洗净，打碎，以东流水三担，浸二十日，去茎，以汁浸面，如家酝酒法，酒熟，任意饮之。

## 燥类

**地黄粥**

滋阴润肺，及妊娠下血，胎下目赤等疾。用生地黄捣汁，每煮粥米二合，临熟入生地黄汁一合，调匀，空心食。食久，心火自降，清凉，大益人。

**苏麻粥**

治产后血晕，汗多便闭，老年人血虚风秘，腹满不快，恶心吐逆。用紫苏子、麻子各五钱，水淘净，微炒如泥，水滤取汁，入米煮粥。

**人乳粥**

润肺通肠，补虚养血。用肥壮人乳，候煮粥半熟，丢下人乳代汤煮熟，搅匀食之。

**甘蔗粥**

用甘蔗捣汁，入米煮粥，空心食之。能治咳嗽虚热，口干舌燥，涕吐稠黏等症。

**小麦汤**

治五淋不止，身体壮热，小便满闷。用小麦一升，通草二两，水煎渐饮，须臾即愈。

**甘豆汤**

用黑豆二合，甘草二钱，生姜七片，水煎服。治诸烦渴，大小便涩，及风热入肾。

**藕蜜膏**

治虚热口渴，大便燥结，小便闭痛。用藕汁、蜜各五合，生地黄汁一升，和匀，微火熬成膏，每服半匙，渐含化下，不时可用，忌食煎汁。

**四汁膏**

此膏清痰化热，下气止血。用雪梨、甘蔗、泥藕、薄荷各等份捣汁，入瓦锅慢火熬膏，频服。

**梨膏**

清火滋阴。用好黄香大梨捣汁，入白砂糖、饴糖熬膏，随时挑服。痰多者加川贝母末。

**蒸柿饼**

大柿饼放饭锅内，蒸极烂，空心热服，最能清火凉血。凡有大便燥结，痔瘘便血等症，便宜多食。

## 气类

### 橘饼

一切气逆恼怒，郁结胸膈不开。用好橘饼或冲汤，或切片细嚼，最有神效。

### 木香酒

治病同上条，用广木香研细末，热酒冲服。

### 杏仁粥

治上气咳嗽。用扁杏仁去皮尖，二两，研如泥。或用猪肺同米三合煮食。

## 血类

### 阿胶粥

止血补虚，厚肠胃，又治胎动不安。用糯米煮粥，临熟，入阿胶末，一两，和匀食之。

### 桑耳粥

治五痔下血，常烦热羸瘦。用桑耳二两，取汁，和糯米三合，煮熟空心服。

### 槐茶

治风热下血，又可明目益气，止牙疼，利脏腑，顺气。用嫩槐叶，煮熟晒干，每日冲茶饮。

### 马齿苋羹

治下痢赤白，水谷不化，腹痛等症。用马齿苋菜煮熟，用盐豉或姜醋拌匀食之。

### 柏茶

采侧柏叶阴干，煎汤代茶，止血滋阴。

### 猪胆片

治肺损嗽血咯血。用猪胆切片煮熟，蘸苡仁末空心服之。盖苡仁能补肺，猪胆引经络也。如肺痈用米饮调服，或水煎服。

### 羊肺、羊肝、羊肾

治吐血咯血，损伤肺肝肾，随脏引用肺，或肝或肾，煮熟切片，蘸白及末食之，神效。

欲试血从何来，用水一碗，吐入水中，浮者肺血也，沉者肾血也，半浮半沉者肝血也。

### 藕粉

真藕粉空心滚水冲食，最能散血补阴。

### 藕节汤

治吐血咯血，用藕节打碎，煎汤频饮。

### 归元仙酒

用当归、大圆眼，以好酒浸饮，最养血。

## 痰类

### 茯苓粥

粳米煮粥，半熟，入茯苓末，和匀煮熟，空心食，能治湿痰，健脾。

### 竹沥粥

如常煮粥，以竹沥下半盏食之，治痰火。

### 蒸梨

大雪梨连皮安饭锅内蒸，熟食，能化痰清火。

### 苏子酒

主消痰下气，润肺止咳。用苏子炒香，研末，以绢袋盛，浸好酒中，每日少饮。

## 虚类

### 人乳

用肥壮妇人乳，或二盅，或一盅，清晨滚水中顿热，少入白糖调匀，空心服。补阴滋五脏，悦颜色，退虚热，久服不老，惟泄泻人忌服。

### 牛乳

服法功效俱同人乳，但力应略微。

### 人参粥

治翻胃吐酸，及病后脾弱。用人参末、姜汁各五钱，粟米一合，煮粥，空心食。

### 门冬粥

治肺经咳嗽及翻胃。麦冬煎汁，和米煮粥食。

### 粟米粥

治脾胃虚弱，呕吐不食，渐加羸瘦。用粟米、白米、面粉各等份，煮粥空心食之，极和养胃气。

### 理脾糕

治老人脾弱水泻。用百合、莲子、山药、苡仁、芡实、白蒺藜各末一升，粳米粉一斗二升，糯米粉三升，用砂糖一斤调匀蒸糕，火干，常食最妙。

### 山药粥

甚补下元，治脾泻。淮山药末，四五两，配米煮食。

### 芡实粥

益精气，强智力，聪耳目。用芡实去壳，三合，新者研成膏，陈者作粉，和粳米三合煮食。

### 莲子粥

功同芡实。建莲子两余，入糯米三合煮食。

### 茯苓粥

治虚泄脾弱，又治欲睡不睡。粳米三合，粥好下白茯苓末，一两，再煮食之。

### 扁豆粥

益精补脾，又治霍乱吐泻。用白扁豆半升，人参二钱，作片，先煮熟豆去皮，入参下米煮粥。

**苏蜜煎**

治噎病吐逆，饮食不通。用紫苏叶茎，二两，白蜜、姜汁各五合，和匀，微火煎沸，每服半匙，空心服。

**姜橘汤**

治胸满闷结，饮食不下。用生姜二两，陈皮一两，空心煎汤服，极开脾胃。

**莲肉膏**

治病后胃弱，不消水谷。莲肉、粳米各炒四两，茯苓二两，为末，砂糖调膏，每服五六匙。白滚汤下。

**豆麦粉**

治饮食不佳，口仍易饥饿。用绿豆、糯米、小麦各一升，炒熟为末。每用一盅滚水调食。

**茯苓膏**

白茯苓末，拌米粉蒸糕食，最补脾胃。

**清米汤**

治泄泻。用早米半升，以东壁土一两，吴茱萸三钱，同炒香熟，去土萸，取米煎汤饮。

**枸杞粥**

治肝家火旺血衰。用甘州枸杞一合，米三合，煮粥食。一方采叶煮粥食，入盐少许，空腹食。

**胡桃粥**

治阳虚腰痛，及石淋五痔，用胡桃肉煮粥食。

**参归腰子**

治心肾虚损，自汗。用人参五钱，当归四钱，猪腰子一对，细切同煮食之，以汁送下。

**补肾腰子**

治肾虚腰痛。用猪腰子一对，薄切五七片，以椒盐淹去腥水，将杜仲末，三钱，包在内外，加湿纸置火内煨熟，酒下。如脾虚，加补骨脂末，二钱。

**猪肾酒**

童便二盏，好酒一杯，猪肾一付，用瓦瓶泥封，日晚时慢火养熟，至五更初，火温开瓶，食腰子，饮酒。虚弱病笃，只一个月效，肾虚腰痛亦除。

**人参猪肚**

治虚羸乏气。人参五钱，干姜、胡桃各二钱，葱白七茎，糯米七合，为末，入猪肚内扎紧，勿泄气煮烂，空心食完，饮好酒一二杯，大效。

**鳗鱼羹**

鳗鱼切细，煮羹入盐、豆豉、生姜、川椒，空腹食，能补虚劳杀虫，治肛门肿痛，痔久不愈。

**建莲肉**

入猪肚缚定煮熟，空心食，最补虚。

## 实类

**开膈鱼**

凡膈症用大黑鱼一尾，去肠脏洗净，将蒜瓣装满扎紧煮熟饱食，莫放盐醋，虽蛊膈亦愈。

**珍珠粉**

治痰膈。用小紫蚯壳烧存性，碾细末，每二两，炒米末，三两，白糖调食。

# 附 录

**生产保全母子神方**

此方乃异人所授，专治妇人难产横生逆生，以至六七日不下者，或婴儿死于腹中，命已垂危，服之立刻即下，保全母子两命。凡难养诸症，切忌收生婆用手法，只以此药服之，则安然无恙。如临月三五日，觉行走动履不安，预服一剂，临产再服一剂，可保万全无虞。又有血晕阴脱，及小产伤动胎气，一概并治。此药屡试屡验，活人无数。

川贝母去心，一钱，生黄芪、荆芥穗各八分，蕲艾、厚朴姜汁炒，各七分，枳壳去穰，六分，川羌活、甘草各五分，白芍炒，一钱二分，冬月止用一钱。

水二盅，姜三片，煎八分。预服者，空心服。临产者，随时服。分两要准。

**产后必要芎归方**

此药生产后服一剂，去败血，止腹痛，并除妇人一切杂症。

当归尾五钱，川芎、山楂、红花各四钱。

水煎一盅，产毕，扶上床坐，即与热服。凡孕妇临月，可预备此药收贮瓷罐内，勿走药气，则夜晚临期，取用甚便。渣再煎，停一时服。

**稀痘奇方**

立春前一个月，将鸡蛋七个，用麻布袋盛上，用线挂好，浸尿桶内粪要稠的一个月，取出去袋，蛋勿水洗，埋土内二日不可人走踏碎。立春日早用瓷罐，煮三枚须糖心食，小儿易食，中午二枚，下午二枚，宜少进，恐太饱不能进，总期一日内吃完。如儿小者，一二枚亦可服。过三年毒重者必稀，毒轻者不出。按痘皆父母遗毒，用土埋法以培先天之气，又当立春百物回春之日，服之毒消痘稀，此必然之理也，勿为秽易忽之。

**秘传肥儿丸**大人亦可服

此方得之异授，复经十数明医较定，专治小儿肚大青筋，骨瘦毛焦，泻痢疳热等症。服之瘦者能肥，弱者能壮，效应如神。予生两儿病弱，俱赖此药服愈，岂可自秘，用后广传。

白术土炒，建莲子、山药、山楂肉各一两五钱，芡实、白茯苓各一两，以上六味俱饭上蒸晒两三次。神曲、白芍酒炒、白色大谷虫各五钱，陈皮、泽泻各四钱，甘草三钱。

如瘦极成疳，加芦荟三钱。腹中泄泻，加肉果面煨，三钱。内热口干结，加川黄连姜汁炒，三钱。外热加柴胡三钱。骨蒸热，加地骨皮五钱。有虫积，加君子肉炒，二钱。肚腹胀大，大便稀水，肠鸣作声，加槟榔五分，木香一钱。

上为末，炼蜜丸如弹子大，空腹米汤送下三四钱。此药不甚苦，平时可与常吃。若是腹泻，不必蜜丸，可作散末，盛瓷罐内，勿走气，用米汤调服，或少加白糖亦可。

**重刻大宗伯董玄宰先生秘传延寿丹方**

陈逊斋先生曰：延寿丹方，系云间大宗伯董玄宰先生久服方也。家先孟受业于门，余得聆先生教，蒙先生受余书法，深得运腕之秘，侍久乃获此方。先生年至耄耋，服此丹须发白而复黑，精神衰而复旺，信为却病延年之仙品。凡人每无恒心，一服辄欲见效，经书明示以久服二字，人不明察，咎药无功，误矣。余解组二十余年，家贫年老，专心轩岐之室，请益名流，勤力精进，寝餐俱忘，历二十余年，始悉《内经》之理，阴阳之道。余于壬子年其十五岁时，饥饱劳役，得病几危，因将丹方觅药修制，自壬子年八月朔日起，服至次年癸丑重九登雨花台，先友人而上，非复向年用人扶掖而且气喘，心甚异之。始敬此丹之神效。余向须发全白，今发全黑，而须黑其半，向之不能履，今且步行如飞。凡诸亲友，俱求此方，遂发自寿寿人之诚，因付梓广传，令天下俱得寿长。虽药力如是，必药力与德行并行不悖，乃自获万全矣。药品开后。

**何首乌**

大者有效，取赤、白二种，黑豆汁浸一宿，竹刀刮皮，切薄片，晒干。又用黑豆汁浸一宿，次早柳木甑桑柴火蒸三炷香，如是九次，记明不可增减。晒干听用，后群药共若干两，何首乌亦用若干两，此药生精益血，黑发乌须，久服令人有子，却病延年。

**菟丝子**

先淘去浮皮者，再用清水淘挤沙泥五六次，取沉者晒干，逐粒拣去杂子，取坚实腰样有丝者，用无灰酒浸七日，方入甑蒸七炷香，晒干，再另酒浸一宿，入甑蒸六炷香，晒干，如是九次记明，晒干磨细末一斤。此品养肌强阴，补卫气，助筋脉，更治茎中寒，精自出，溺有余沥，腰膝软痿，益体添精，悦颜色，增饮食，久服益气力，黑须发。

**豨莶草**

五六月采叶，长流水洗净晒干，蜂蜜同无灰酒和匀，拌潮一宿，次早蒸三炷香，如是九次，记明，晒干为细末一斤。此品驱肝肾风气，四肢麻痹，骨痿膝酸，治口眼㖞斜，免半身不遂，安五脏，生毛发。〔唐〕张咏进表云：服豨莶百服，眼目清明，筋力轻健，多服须发乌黑，久服长生不老。

**嫩桑叶**

四月采杭州湖州家园摘者入药，处处野桑俱生，不入药用。取叶，长流水洗净，晒干，照制豨莶法九制，取细末八两。此品能治五劳六极，羸瘦水肿，虚损。经云：蚕食生丝织经，人食生脂延年。

**女贞实**

冬至日乡村园林中，摘腰子样黑色者，走肾经。坟墓上圆粒青色者，为冬青子，不入药。用装布袋，剥去粗皮，酒浸一宿，蒸三炷香，晒干为细末，八两。此药黑发乌须，强筋力，安五脏，补中气，除百病，养精神，多服补血去风，久服返老还童。

**忍冬花**

一名金银花，夜合日开，有阴阳之义，四五月处处生，摘取阴干，照豨莶草法，九制晒干，细末四两。此品壮骨筋，生精血，除胀逐水，健身延年。

**川杜仲**

厚者是，去粗皮，青盐同姜汁拌潮，炒断丝八两。此药益精气，坚筋骨，脚中酸痛，不能践地，色欲劳，腰背挛痛强直，久服轻身耐老。

**雄牛膝**

怀庆府产者佳，去根芦净。肉屈而不断，粗而肥大为雄。细短硬脆，屈曲易断为母，不用。酒拌晒干八两。此品治寒湿痿痹，四肢拘挛，膝痛不可忍，男子阴消，老人失溺，续绝益精，利阴益体，黑发乌须。以上杜仲、牛膝制就，且莫为末，待何首乌八十四两，蒸过六次，不用黑豆汁拌，单用仲膝二种，同何首乌拌蒸三次，晒三次，以足九蒸之数。

**怀庆生地**

取钉头鼠尾，或原梗未入水曲成大枝者有效，掐如米粒，晒干为细末四两。

自菟丝子至生地黄共七十二两，何首乌赤白共七十二两。用四膏子，墨旱莲熬膏一斤，金樱子熬膏一斤，黑芝麻熬膏一斤，桑椹子熬膏一斤。同前药末一百四十四两，捣数千捶为率，如膏不足，白蜂蜜增补，捣润方足。

**加减法**

阴虚人加熟地黄一斤。阳虚人加附子四两，去地黄。下元虚，加虎骨一斤。麻木人加明天麻，当归八两。头晕人加玄参、明天麻各八两。目昏人加黄甘菊花、枸杞子各四两。肥人湿痰多者，加半夏、陈皮各八两。群药共数一半，何首乌一半，此活法也。

神农以前，人皆寿至数千岁，尝药之后，渐减至百岁、数十岁以至数岁。窃谓草根树皮，毒人脏腑，安得借七情六欲之伤，为老农解嘲哉？方吾儿病时，医人之履满户外，咸云必不生，最后逊斋先生至，独云必不死，随立方，参附至数两，视其方无不骇之，余亦不敢信，吾儿信而服之，果有起色。然其间危险呼吸之际，诸医之摇首属舌而不顾者，先生笑曰：此生机也。其说甚快，其理甚微，究其十年，枕上之人，竟一旦霍然而起，先生之力也。夫医犹医也，药犹药也。或用以死，或用以生，顾亦用之何如耳？乃先生不急病者，而急病病者，医之为医，药之为药，遂已怕仓扁之肩矣。每读列传，疑太史公好为奇谈，今于先生信之。然而先生盖得道者也，年七十有八，童颜渥丹，白髭再黑。自解组以来，一回相见一回少，岂非易凡胎为仙骨者哉？

顷刻延寿丹方行世，种种炮制，尽非诸家所知，利济之功，侔于造化，矧吾见以不起之症而能起之于床褥间，举世之无病者而服之于闲暇之日，何不可以晚冀之年而几乎神农以前之寿乎？年家弟何亮功偶笔。

客有问余曰：药能杀人乎？余曰：药何能杀人，杀人者医也。客曰：有是乎？余曰：客姑听之。余邀健身，又性不嗜药，每藏秘方，蓄善药以应世之多病而嗜药者，余心快焉。内侄何大椿，次德之元方也。负奇才，抱奇病，医言不起，众口同声，且为定其期日，或云三日，或云五日，或云七日，十日尽谢去。每与次德相对，无以解其愁苦。惟陈子逊斋，诊脉一过，笑谈甚适，曰：待将令之起而行也。既而三日不死，五日不死，七日十日又不死。今步履如风，壮健过于未病时，方信逊斋先生，真有见垣之妙矣。逊斋归隐白门，临池之余，留心方药，其所得董玄宰宗伯延寿丹，自服效验，辄刊方示人。虽业非岐黄，深究《太素》之精，逾于岐黄。人每延之，无不死而复生者，因思诸医以用药之道相兵，虽起剪颇牧不是过也。逊斋独为培养元气，余窃以次德之喜为喜，以次德之感为感。夫危险之症，可以回生，则延寿之丹，可以永年无疑，余愿人之急服勿失也。是又余之藏秘方，蓄善药之婆心，因以答客之问而为之言。年家弟方享咸题。

## 七、《药症忌宜》

### 风证

诸暴强直，支痛软戾，里急筋缩，皆属于风。真中风猝僵仆，口噤不言，不省人事，如遗尿直视，口开手撒，汗出如珠，属不治之症。西北高寒之地有此，东南无之。

忌破气、下、吐、苦寒、酸敛，诸药俱录后。

宜辛甘发散，峻补真气。

桂枝、附子、甘草、独活、羌活、天麻、麻黄、防风、川芎、细辛、藁本、牛黄、辛夷、白芷、蔓荆实、牡荆实、人参、黄芪。

有痰加竹沥、南星、半夏、姜汁。

**类中风**

口眼㖞斜，语言謇涩，半身不遂，口噤不言，四肢不举，痰涎壅盛，昏瞀不省人事。

忌汗、吐、下，大忌破气、温热、苦寒，及一切治风湿辛燥发散，并开窍走真气行血诸药，慎勿犯之，犯之则轻必重，重必毙。

麝香、苏合香、檀香、龙脑香、安息香，余忌药俱录后。

宜滋补，阳虚者补气，阴虚者补血，阴阳两虚则气血双补，兼宜清热降气豁痰，及保脾胃。天冬，脾胃薄弱者勿多用。

麦冬、荆芥、紫苏子、瓜蒌根、枇杷叶、贝母、橘红、甘草、竹沥、童溺、梨汁、黄柏。

次益血，于前药中加胡麻仁、石斛、生地黄、牛膝、薯蓣、五味子、甘菊花、丹参、枸杞子、竹叶、鳖甲、菟丝子、何首乌、木瓜、山茱萸、芍药、远志、白蒺藜、酸枣仁、青蒿、瓜蒌仁、沙参、茯苓、巴戟天、柏子仁、人参、车前子、茯神、羚羊角。

如便闭加肉苁蓉、当归，倍麻仁，兼气虚加人参、黄芪，有肺热者，勿入人参。

**感冒风寒**

俗名伤风，其症或头痛身热，轻者则两鼻必塞，兼流清涕，必恶风寒，或声重或声哑，甚者痰壅气喘咳嗽。

忌补气、酸敛、闭气，诸药录后。

宜发散、辛甘、温。

川芎、细辛、藁本、防风、甘草、荆芥、白芷、前胡、桔梗、紫苏叶、薄荷、杏仁。

**伤风热**

忌同感冒风寒。

宜辛寒、甘寒、发散。

石膏、知母、甘草、竹叶、麦冬、前胡、桔梗、薄荷、葛根、桑白皮。

久而不愈者属虚，阳虚者加人参、黄芪，阴虚者加五味子、地黄、麦冬、白芍。

## 寒证

诸病上下，所出水液，澄澈清冷，癥瘕癞疝坚痞，腹满急痛，下利清白，食已不饥，吐利腥秽，屈伸不便，厥逆禁固，皆属于寒。凡中寒必本于阳虚。

忌破气、下、苦寒、辛寒。诸药录后。

宜补气、散寒、辛甘、温热，轻者解表，重者温补。

桂枝、干姜、麻黄、人参、附子、黄芪。

伤寒冬月即病，宜从仲景法。

## 暑证

诸病喘呕，暴注下迫，霍乱转筋，身热瞀郁，小便浊赤，皆属于暑。

忌破气、升，复忌下、湿润、辛温、辛燥、热散、闭气、热。诸药录后。

宜清暑益气、健脾、甘寒、苦温、辛寒、酸寒、苦寒。

黄连、香薷、葛根、石膏、知母、甘草、人参、黄芪、白术、扁豆、神曲、橘皮、茯苓、木瓜、麦冬、五味子、白芍、白梅、乌梅。

大约用清暑益气汤、香薷饮、生脉散。凡病暑之人，其气必虚，暑伤气，无气以动，故当补气为本。惟肺热多火者，忌人参、白术。

**中暑**

猝昏晕，急以童便入即省。

忌宜俱同暑。

又方：用丝瓜叶一片，白盐梅肉一枚，并取核中仁，共研如泥，新汲水调灌立瘥，兼治中暑霍乱如神。

**太阳病中暍**

忌同暑。

宜人参白虎汤。有肺病不能服参者，用竹叶石膏汤。脾胃作泻者，水调六一散。

**霍乱**

见胃虚条内。

忌宜俱同暑。

**疰夏**

由于脾胃薄弱，胃家有湿热，及留饮所致。

忌同前。

宜益气健脾、酸寒、苦寒、淡渗。

人参、半夏、白术、橘皮、茯苓、扁豆、白芍、木瓜、泽泻，兼服生脉散。

## 湿证

诸痉强直，积饮痞膈中满，霍乱吐下，体重胕肿，肉如泥，按之不起，皆属于湿。经云：地之湿气，感则害人皮肉筋脉，故其病筋骨疼痛，腰重痛，不可转侧，身重四肢不利。湿在上，病呕吐头重胸满。湿在中，腹胀中满泄泻。湿在下，足胫跗肿，脚气臁疮久不愈。

忌湿润、甘、咸，诸药录后。宜散、渗泄、燥、辛、苦。

木瓜、薏苡仁、苍术、石斛、萆薢、石菖蒲、茯苓。

佐以防风、葛根，寒湿加半夏、五加皮，风湿加独活，湿热加黄柏、车前子、木通，甚者汉防己。

**脚气**

由于湿热。

忌温燥、湿热、补气，复忌破气、升，诸药录后。

宜清热、除湿、利小便、甘平、酸寒、苦寒、辛温、淡渗。

黄柏、石斛、麦冬、木瓜、茯苓、石菖蒲、木通、泽泻、薏苡仁、萆薢、防己、车前子。

## 燥证

诸涩枯涸，干劲皴揭，皆属于燥。角弓反张，筋挛急不舒，舌强不能言，二便闭涩，口渴口干，舌苦，皮肤皲揭，毛发脆折，津液不生，血枯胃槁，以致饮食不化，噎膈吐食。

忌升散、破气、下、辛燥、大热、温，药录后。

宜润、益血、辛、甘寒、酸寒、咸寒，有热证者，宜兼清热。

当归、地黄、麦冬、人乳、牛乳、肉苁蓉、酥、蜜、甘菊花、胡桃、麻仁、柏子仁、人参、胡麻、天冬、松实、蔗浆、五味子、白芍、枣仁、芦根汁、梨汁、韭汁、童溺，佐以姜汁。

## 火证

诸热瞀瘛，暴喑冒昧，躁扰狂越，骂詈惊骇，胕肿痛酸，气逆上冲，禁慄如丧神守，嚏呕疮疡，喉痹耳鸣及聋，呕涌溢，食不下，目昧不明，暴注瞤瘈，暴病暴死，皆属于火。

忌补敛、升发、闭气、辛燥、温热，诸药录后。

宜降折、下、咸寒、苦寒、辛寒、甘寒。

大黄、童溺、芒硝、黄芩、黄连、黄柏、连翘、石膏、山栀子、玄参、甘草、知母、天冬、麦冬、生地黄、蔗汁。

虚者宜甘寒、咸寒以滋水，不宜用苦寒伤胃。

**猝眩仆**

九窍流血，多不治。

忌同火。宜童溺、盐汤、竹沥、蔗汁、梨汁、生犀角汁。

**猝心痛**

忌同火。

宜山栀子、白芍、延胡索、生甘草、盐汤、紫苏子。

**目暴赤肿痛甚，见肝实条内**

忌宜俱同。

**二便忽闭，以利小便为先**

忌同火。

宜降润、苦寒、甘寒、辛寒、利窍。

大黄、紫苏子、生蜜、麻仁、桃仁、石膏、知母、天冬、麦冬、黄芩、山栀子、滑石、泽泻、猪苓、车前子、木通。

**头面赤肿**

忌同火。

宜清热解毒、发散、苦寒、辛寒、甘寒、咸寒。

甘菊花、鼠黏子、连翘、荆芥、薄荷、蝉蜕、大黄、玄参、石膏、知母、竹叶、童溺、生甘草。

**忽大渴思冰水**

忌同火。

宜润、生津液、辛寒、甘寒、咸寒。

石膏、知母、玄参、麦冬、竹叶、瓜蒌根、梨汁、蔗浆、童溺、凉水、冰、五味子。

**口干舌苦**

忌宜俱同火。

**暴喑**

忌同火。

宜降气、发音声、苦、苦寒、辛凉、咸寒。

紫苏子、枇杷叶、贝母、桔梗、百部、竹沥、梨汁、天冬、甘草、薄荷、玄参、童溺、麦冬、桑白皮。

**暴注**

忌同火。

宜利水、苦寒、酸寒。

茯苓、黄连、黄芩、白芍、生甘草、葛根、滑石、木通。

虚者加人参、白扁豆、莲子。

**躁扰狂越，骂詈惊骇**

忌同火。

宜清镇、苦寒、辛寒、咸寒。

丹砂、牛黄、黄连、黄芩、山栀子、滑石、石膏、知母、童溺。

大便闭者加大黄下之，不行加芒硝。

**禁栗如丧神守**

忌同火。

宜同躁扰狂越。

**气逆冲上**

忌同火。

宜降气、酸敛、甘寒、苦寒、咸寒。

紫苏子、枇杷叶、橘红、五味子、石斛、番降香、黄柏、山茱萸、牛膝、白芍、童溺、桑白皮、麦冬。

**瞤瘈瞀瘈**

忌同火。

宜清热和肝、酸寒、苦寒、辛寒、甘寒。

白芍、生甘草、竹叶、玄参、黄连、生地黄、甘菊花、麦冬、知母、石膏。

以上忌宜为风寒暑湿燥火六淫外症，下乃阴阳五脏六腑里虚实内症之忌宜也。

## 阳虚

即真气虚，其证恶寒，或发热自汗，汗多亡阳，阳虚不发热，单恶寒者居多。

忌破气、降泄、利水、苦寒，又忌辛热发散。

青皮、枳壳、厚朴、牵牛、槟榔，以上破气；大黄、石膏、山栀子、知母、天冬、生地黄、瓜蒌，以上降泄；泽泻、木通、瞿麦、汉防己、海金沙、葶苈子、猪苓、滑石，以上利水；黄芩、黄连、黄柏、玄参、槐花，以上苦寒；芍药、乌梅、醋，以上酸；麻黄、羌活、独活、前胡、防风、荆芥、吴茱萸，以上辛热发散。

宜补、甘、温、热。

人参、黄芪、白术、苍术、炙甘草、当归、肉桂、淫羊藿、附子、仙茅、鹿茸、羊肉、补骨脂、巴戟天。

## 阴虚

即精血虚，其证为咳嗽多痰，吐血咯血嗽血，鼻衄齿衄，盗汗自汗，发热寒热潮热，骨乏无力，不眠气急，腰背痛。

忌补气，复忌破气、燥热辛温，又忌大寒大苦伤胃，并升提发散利水。

人参、黄芪、白术、苍术，以上补气；南星、半夏、附子、肉桂、桂枝、仙茅、鹿茸、干姜、丁香、胡椒、乌头、火酒、吴茱萸、乌药、生姜，以上燥热辛温；山栀子、黄芩、黄连、大黄、芒硝、玄明粉，以上大寒大苦伤胃；麻黄、升麻、柴胡、羌活、独活、藁本、川芎、防风，以上升提发热；破气利水药录后。

宜生精补血，兼清虚热，敛摄、酸寒、甘寒、甘平、咸寒、略兼苦寒。

地黄、柏子仁、人乳、沙苑蒺藜、枸杞子、牛膝、麋角胶、阿胶、酸枣仁、沙参、石斛、白芍、山茱萸、远志、地骨皮、薯蓣、续断、车前子、五味子、鳖甲、麦冬、黄柏、知母、牡丹皮。

## 表虚

其证自汗恶风，洒淅寒，喜就温暖，脉浮无力。

忌破气、升发、辛热。

麻黄、升麻、防风、柴胡、羌活、独活、前胡、干葛、紫苏叶、薄荷、白芷、生姜、荆芥，以上升发；吴茱萸、桂枝表虚而中寒者不忌、干姜，以上辛热；破气药见后。

宜补敛、益气实表、甘、酸。

人参、黄芪、芍药、甘草、桂枝有热者勿用、五味子。

## 里虚

其证洞泄，或完谷不化，心腹痛，按之即止，或腹胀，或伤寒，下后痞满。

忌破气、下、苦寒。

大黄、芒硝、玄明粉、牵牛，以上下；黄芩、黄连、山栀子、天冬、防己、知母，以上苦寒；破气药录后。

宜温补、甘，佐以辛热。

人参、白术、炙甘草、大枣、糯米、肉桂、附子有热者勿用、干姜。

## 阳实

即表邪热盛，其证头痛寒热，遍身骨痛无力。

忌补敛、下、大热。

黄芪、人参、白术、苍术、桂枝、芍药、五味子、醋、米面食、猪羊犬，以上补敛；附子、胡椒、干姜、肉桂、蒜、吴茱萸，以上大热；下药录后。

宜辛寒发散，天寒略加辛热、辛温佐之。

石膏、知母、葛根、麦冬、前胡、柴胡、黄芩、紫苏叶、薄荷、升麻、防风、葱白、荆芥、羌活、麻黄冬月可用，春夏忌之。

## 阴实

即里实，外感证属邪热内结者，其证胸腹硬痛，手不可近，大便七八日不行，或挟热下痢。

忌辛温发散、补敛，药见上。

宜下、苦寒、咸寒、甘辛。

大黄、厚朴、枳实、滑石、山栀子、黄芩、黄连、茵陈、芒硝、桃仁。

## 阳厥

即热厥，其证四肢厥逆，身热面赤，唇燥大渴，口干舌苦，目闭或不闭，小便涩、短少，大便燥结，不省人事。

忌升发、补敛、燥热辛温，诸药俱录后。

宜下、清热、甘寒、苦寒、咸寒。

大黄、芒硝、石膏、黄芩、黄连、知母、童溺。

如挟虚有痰者，宜麦冬、竹沥、芦根汁、梨汁、牛黄、童溺；如妇人热入血室，因而厥者，药中以童溺为君，加赤芍、生地黄、牛膝、牡丹皮、桃仁；甚者大便结燥，加大黄、芒硝下之，通即止，勿尽剂。

## 阴厥

即寒厥，其证四肢厥逆。身冷面青，蜷卧，手指爪青黯，腹痛大便溏，或完谷不化，小便自利，不渴，不省人事。

忌下、破气、苦寒、咸寒、酸寒。

食盐、童溺，以上咸寒；芍药、醋，以上酸寒；下、破气、苦寒药录后。

宜补气，温中，甘温，辛热。

人参、干姜、附子、肉桂、吴茱萸。

## 上盛下虚

属阳盛阴虚。

忌升散、下、助阳补气，复忌破气、燥热、辛。

宜降、益阴、甘寒、酸寒，佐以咸寒、苦寒。

紫苏子、生地黄、沙参、牛膝、枇杷叶、枸杞子、麦冬、天冬、白芍、玄参、山茱萸、五味子、黄柏、童溺。

## 心虚

八证。

忌升发、破气、苦寒、辛燥、大热，诸药录后。

宜补血、甘温、酸敛，佐以咸寒、镇坠。

生地黄、龙眼肉、人参、石斛、丹参、茯神、炙甘草、酸枣仁、五味子、柏子仁、远志、炒盐。

**癫狂惊邪**

属心气虚，兼有热痰。

忌同上。

宜清热豁痰，合心虚加麦冬、犀角、羚羊角、竹沥、天竺黄、牛黄、胆星、贝母、琥珀、金箔。

**心烦不得眠**

属心血虚有热。

忌同上。

宜养阴血清热，加白芍、玄参、黄连、淡竹叶、沙参。

**怔忡**

心澹澹动，盗汗属心血虚，汗者心之液也。

忌同上。

宜补敛清热，合心虚加当归、黄芪、芍药、黄芩、黄柏。

**伏梁**

属心经气血虚，以致邪留不去。

忌破血、汗、下。

三棱、蓬莪、姜黄、虻虫、红花、水蛭、桃仁，以上破血，诸药录后。

宜活血，凉血，散热通结，辛咸。

当归、乳香、五灵脂、没药、赤芍、郁金、远志、石菖蒲、延胡索、茯神。

参用东垣伏梁丸治之。

## 肝虚

十证。

忌收敛、破气、苦寒、下，诸药录后。

宜辛散、甘缓。

当归、陈皮、生姜、地黄、甘菊、甘草、胡麻、谷精草、决明子、刺蒺藜。

因郁而虚者加细辛、沉水香、川芎、香附。

**转筋**

属血虚。

忌下，复忌升、燥热、闭气、苦寒、破气。

白术、苍术、黄芪、银杏、猪脂、羊肉、面，以上闭气。

宜酸、辛、甘平。

木瓜、牛膝、当归身、石斛、续断、陈皮、芍药、炙甘草、砂仁。

**目昏目光短**

属肝血虚，及肾水真阴不足。

忌破气、升、燥热，诸药录后。

宜补肝兼滋肾，甘温益血，甘寒除热。

甘枸杞子、生地黄、甘菊花、沙苑蒺藜、谷精草、五味子、决明子、天冬、麦冬。

**目翳**

属肝热，兼肾水不足。

忌破气、升、燥热、苦寒，诸药录后。

宜补肝血、除热、退翳。

甘菊花、生地黄、决明子、石决明、沙苑蒺藜、羚羊角、犀角、黄连、夜明砂、木贼、谷精草、密蒙花、人爪、蝉蜕、石蟹、珍珠、琥珀。

**亡血过多**

角弓反张，或小腹连阴作痛，属肝血虚有热。

忌同肝血虚。

宜补血清热、甘寒、甘温、酸寒、咸寒、辛润。

当归、生地黄、白芍、炙甘草、牛膝、麦冬、童溺、牡丹皮、甘菊花。

有汗加人参、黄芪、枣仁、五味子。

**偏头痛**

属血虚，肝家有热不急治，久之必损目。

忌同目昏。

宜养血、清虚热、甘寒、酸寒、辛寒。

生地黄、天冬、甘菊花、白芍、当归、川芎、乌梅、炙甘草、土茯苓、金银藤、黑豆。

有火实者加黄连酒炒、大黄酒蒸、石膏、雨前茶。

**目黑暗眩晕**

属血虚，兼肾水真阴不足。

忌同上。

宜养血补肝、清热、甘寒、甘平、酸寒、苦寒。

生地黄、枸杞子、甘菊花、五味子、白蒺藜、当归、山药、甘草、山茱萸、白芍、天冬、黄柏。

**肥气**

属气血两虚，逆气与瘀血相并而成。

忌同上，苦寒。

宜和肝散结气，兼行气血凝滞，甘温，甘平。

川芎、当归、沉香、干姜、肉桂、橘皮、红花、郁金、延胡索、赤芍、香附、山楂、红曲、砂仁。

参用东垣肥气丸治之。

## 脾虚

十二证。

忌下、降泄、破气、苦寒，诸药录后。

宜甘温，佐以辛香、酸平。

人参、大枣、黄芪、薯蓣、炙甘草、白茯苓、莲子、橘红、藿香、木瓜、白扁豆、白豆蔻、白芍、枣仁。

### 饮食劳倦伤脾

发热，或饮食不消化，补药中加麦蘖、谷蘖。

忌破气、消导克伐、苦寒，复忌燥。

草果、枳实、槟榔、蓬莪、三棱。

宜补中益气、甘温、升、酸。

人参、黄芪、白术、炙甘草、大枣、白芍、柴胡、升麻、石斛、麦冬、橘红、酸枣仁。

### 停饮

为恣饮汤水，或冷茶冷酒所致。

忌下、酸敛、湿润、滞腻。

桃仁、郁李仁。

宜健脾利水、淡渗，兼辛散。

人参、白术、半夏、茯苓、橘皮、泽泻、猪苓、木通、桑白皮、旋覆花、紫苏子、白豆蔻。

### 水肿

属脾气虚。

忌破气、下泄、湿润、咸、苦寒。

食盐、商陆，以上咸，诸药录后。

宜补脾益气、燥湿、利水、辛香、甘温，佐以淡渗。

人参、白术、苍术、薏苡仁、橘皮、山药、桑白皮、木瓜、茯苓、赤小豆、香薷、猪苓、砂仁、泽泻、姜皮。

### 脾虚中满

属脾气虚，兼脾阴虚。

忌破气、下、消导、利水、甘。

饴糖、大枣、蜜、甘草，以上甘，诸药录后。

昼剧夜静，属脾气虚，宜补气健脾、甘温、淡渗，佐以辛香。

人参、白术、苍术、白芍、茯苓、橘皮、桑白皮、姜皮、藿香、车前子、砂仁。

无热证佐以桂。

夜剧昼静，属脾阴虚，宜补脾阴，兼制肝清热，甘平，酸寒，淡渗。

酸枣仁、石斛、莲子、白芍、橘皮、白扁豆、五味子、紫苏子、木瓜、桑白皮、茯苓、车前子。

**噎膈**

属气血两虚，于血液衰少，而非痰气壅逆所成。

忌破气、升，复忌下、消导、燥、苦寒、辛热。

宜降、清热润燥、甘温甘平以益血，佐辛香顺气。

紫苏子、橘红、枇杷叶、人参、白芍、酸枣仁、人乳、牛乳、芦根汁、姜汁、龙眼肉、白豆蔻、蔗浆、梨汁、韭汁。

**脾泄**

属气虚。

忌破气、下、消导、苦寒，诸药录后。

宜温中补气、升清、甘温、甘平，佐以辛香。

人参、白术、炙甘草、山药、白扁豆、车前子、莲子、茯苓、白芍、升麻、肉豆蔻、砂仁、柴胡、橘皮、白莱菔子、木香、丁香、藿香。

兼有湿及痰，经年不愈，粪色白者，须服丸制松脂。

**健忘**

属气血两虚。

忌升、燥热，复忌苦寒、辛散，诸药录后。

宜益脾阴，兼补气，酸敛、甘温、甘寒、辛平、通窍。

酸枣仁、白芍、人参、黄芪、丹参、炙甘草、五味子、龙眼肉、茯神、远志、柏子仁、麦冬、石菖蒲、茯苓。

**倦怠嗜卧**

属脾气不足。

忌破气、消导、苦寒。

宜补气，兼健脾，甘温，辛香。

人参、白术、炙甘草、黄芪、茯苓、白扁豆、山药、谷蘖、砂仁、橘皮、藿香、白豆蔻。

脾虚腹痛，按之则止，属血虚。

忌破气、破血、香燥、苦寒，诸药录后。

宜益气补血、甘温、酸平。

酸枣仁、炙甘草、人参、大枣、石斛、龙眼肉、麦冬、白芍。

**痞气**

属脾气虚，及气郁所致。

忌破气、下、湿润、苦寒。

宜健脾，兼散结滞，甘温，辛香。

人参、白芍、橘红、砂仁、藿香、谷蘖、麦蘖、红曲、香附、吴茱萸、木香。参东垣益气丸治之。

## 肺虚

七证。

忌补气、升散、辛燥、温热，诸药录后。

宜清热、降气、酸敛、润燥。

贝母、紫苏子、沙参、百部、天冬、麦冬、百合、杏仁、蜜、梨、柿、枇杷叶、桑白皮、五味子、五倍子。

无热加人参。

**喘**

属肺虚有热，因而痰壅。

忌破气、升、发散、收涩。

诃子、亚芙蓉、粟壳，以上收涩，余录后。

宜降气、消痰、辛凉、甘寒、苦平。

枇杷叶、紫苏子、贝母、竹沥、桑白皮、瓜蒌根、款冬花、百部、百合、薄荷、天冬、麦冬、马兜铃、沙参、前胡、白前、射干。

**咳嗽**

吐血痰并声哑，属肺热甚。

忌升、破气，复忌补气、破血、辛燥、热、收涩。

宜降气清热，润肺生津液，凉血益血，甘寒，甘平，咸寒，佐以苦寒。

生地黄、郁金、蒲黄、桑白皮、白及、阿胶、侧柏叶、童溺、知母。

**肺痿**

属肺气虚，有热。

忌宜俱同肺虚。

**龟胸**

属肺热有痰。

忌宜俱同咆喘咳嗽。

**息贲**

属肺气虚，痰热壅结所致。

忌破气、辛热、补敛。

宜降气，清热开痰，佐以散结。

橘皮、白豆蔻、白芥子、旋覆花、射干、桔梗、桑白皮。

参用东垣息贲丸治之。

## 肾虚

即肾水真阴不足。

忌升、破气、利水、温热、辛燥，补命门相火。

仙茅、巴戟天、葫芦巴、人参、补骨脂、鹿茸、人胞，以上补命门相火，余药录后。

宜滋阴、润、生精补血、除热、甘寒、酸寒、苦寒、咸寒。

地黄、牛膝、枸杞子、人乳、肉苁蓉、柏子仁、胡麻、杜仲、山茱萸、续断、天冬、麦冬、知母、黄柏、五味子、鳖甲、菟丝子、车前子、丹参、童溺、地骨皮、沙苑蒺藜、薯蓣。

**肾虚腰痛**

属精气虚。

忌破气、燥热。

宜同肾虚。

**骨乏无力**

属阴精不足，肾主骨故也。

忌宜俱同肾虚。

**骨蒸潮热**

属精血虚极，以致阳无所附，火空上炎。

忌宜俱同肾虚。

**传尸痨**

忌同肾虚。

宜除热益阴，杀痨虫，兼清镇。诸药同肾虚，加鬼臼、干漆、漆叶、胡黄连、芦荟、象胆、獭肝、安息香、丹砂、磁石、神水。

**五心烦热**

属真阴不足。

忌宜俱同肾虚。

**梦遗泄精**

属肾虚有火。

忌同肾虚。

宜滋阴、生精补血、除热、酸敛，佐以涩精。

石斛、莲花蕊、生甘草、龙骨、鱼胶、莲子、牡蛎、砂仁、覆盆子、远志、韭菜子。

**小便短涩**

热赤频数，属肾虚有火。

忌宜俱同肾虚。

**溺有余沥**

属气虚。

忌同肾虚。

宜亦同肾虚，以五味子、黄柏、人参为君，加菟丝子、覆盆子为臣，益智仁为佐。

如觉平日肺家有热，或咳嗽有火者，忌人参，用沙参。

**溺血血淋**

属肾虚，有火热伤血分。

忌同肾虚。

宜同肾虚，加侧柏叶、阿胶、茅根、韭白、干地黄、戎盐、蒲黄。

**伤精白浊**

属房劳过度，以致精伤流出，似白浊证。

忌利小便、燥、辛热。

宜同肾虚。

**五淋**

属肾虚，兼有湿热。

忌同肾虚。

宜亦同，加清湿热。

茯苓、黄柏、车前子、石斛、萆薢、薏苡仁。

**精塞水窍不通**

属房欲不竟，或思欲不遂，或惧泄忍精，或老年人气不足以送精出窍。

忌破气、下、利小便、燥热。

宜行败精，壮实人宜兼泄火，老年人宜兼补气血，外治用吮法。

牛膝、生地黄、当归、桃仁、车前子、鹿角霜、红花。

**齿浮**

真牙摇动，及下龈软，或齿衄，肾虚有热。

忌同肾虚，又忌当归、芎䓖。

宜益阴、凉血、固肾，诸药略同肾虚，应以地黄、黄柏、五味子为君，桑椹、牛膝、沙苑蒺藜、鹿茸、天冬为臣，龙骨、牡蛎为使。

**下消**

属肾阴虚，火伏下焦。

忌同肾虚。

宜清热，及峻补真气，润，酸敛，诸药同肾虚，宜以黄柏、五味子、生地黄、天冬、麦冬、人参为君，石斛、牛膝、知母、人乳、童溺为臣，地骨皮、青蒿、侧柏为佐。

**善恐**

属肾气虚，肾藏志故也。

忌破气，苦寒，诸药录后。

宜补气强志，辛平，甘温，佐以辛香。

人参、远志、茯苓、酸枣仁、柏子仁、沉水香、鹿茸、石斛。

**阴窍漏气**

属肾气虚不固，肾主纳气，虚则不能纳故也。

忌破气、降、香燥、辛热。

紫苏子、郁金、降香、橘皮、沉水香、通草，以上降。白豆蔻、木香、香附，以上香燥。余药录后。

宜补真气、酸敛、固涩。

人参、五味子、山茱萸、覆盆子、龙骨、牡蛎、远志、枸杞子、益智仁、金樱子、沙苑蒺藜、莲须。

参用肾虚条内诸药。

**疝**

属肾虚，寒湿邪乘虚客之所致。丹溪谓与肾经绝无相干者，误也。又有先因寒邪为病，后成湿热者。药宜分寒热先后二途。

忌升、破气、苦寒、湿润，诸药录后。

宜补气、通肾气、除湿，有阴虚又有热之人病此，兼宜除湿。

人参、黄芪、橘核、合欢子、荔枝核、牛膝、木瓜、杜仲、萆薢、川楝子、巴戟天。

虚寒而痛加肉桂、茴香、补骨脂、仙茅。

虚热而痛加黄柏、车前子，湿盛者加苍术。

**奔豚**

属肾虚，脾家湿邪下传客肾所致。

忌同疝，兼忌燥。

宜补气、健脾、辛温、散结。

人参、薯蓣、肉桂、牛膝、山茱萸、蛇床子、茴香。

参用东垣奔豚丸治之。

## 命门虚

即元阳真火不足。四证。

忌下泄、破气、发散、辛寒、苦寒、淡渗、燥、补肾水苦寒药，诸药录后。

黄柏、知母、生地黄、天冬，以上补肾水苦寒药。

宜益真阴之气，甘温，咸温，甘热，酸敛。

人参、人胞、肉苁蓉、菟丝子、枸杞子、五味子、石枣、鹿茸、覆盆子、巴戟天、补骨脂、附子、仙茅。

**阴痿**

属命门火衰，下焦虚寒。

忌同命门虚。

宜同命门虚，加海狗肾、蛇床子、原蚕娥、牛膝、雀卵、狗阴茎。

### 肾泄

即五更及黎明泄泻者是也，亦名大泻泄，属命门真火不足。

忌同命门虚。

宜益火、甘温。

肉豆蔻、补骨脂、人参、山药、莲子、砂仁、吴茱萸、五味子、木香。

### 小肠虚遗尿

属小肠气虚，兼肾不足。

忌破气、辛散、燥热。

宜补气、甘温、酸温。

人参、黄芪、麦冬、五味子、山茱萸。

遗尿宜固涩，加益智仁、龙骨、金樱子、牡蛎。

## 胆虚

二证。

忌汗、下、苦寒、破气、燥、吐。

山栀子、瓜蒂、藜芦、盐汤、常山，以上吐，余录后。

宜甘温、甘平、酸敛，佐以微辛。

谷精草、人参、当归、决明子、甘草、木贼草、白芍、竹叶、竹茹、酸枣仁。

### 病后不得眠

易惊，属胆气虚。

忌破气、升发、燥热。

宜补胆气、甘温、辛温、酸平。

酸枣仁、人参、甘草、竹叶、当归、竹茹、白芍、橘皮。

## 胃虚

七证。

忌下、破气、苦寒、燥热，诸药录后。

宜益气、甘平、甘淡、酸。

人参、白术、扁豆、莲子、石斛、橘皮、茯苓、木瓜、芍药。

兼寒加生姜、白豆蔻、砂仁，兼热加竹茹、枇杷叶、麦冬、芦根汁、蔗浆。

### 胃弱不纳食

及不思饮食。

忌宜俱同胃虚，仍分寒热治。

### 胃虚呕吐

宜分寒热。

忌宜俱同胃虚。

### 霍乱转筋属胃虚

猝中邪恶气及毒气，兼有停滞所致。转筋与肝经血虚不同。

忌闭气、滞腻、收敛、温补、大热。

宜调气和中、辛散、消导。

**由于暑**

必口渴或口干，齿燥口苦，小水短赤。

白梅、滑石、石膏、甘草、橘皮、丝瓜叶、香藿、木瓜、童溺、食盐、砂仁、泥浆、厚朴、白扁豆并叶。

**由于寒**

则小水清白，不渴不热。

砂仁、丁香、橘皮、藿香。

甚者加吴茱萸、肉桂，外治用杉木、楠材煎汤浸洗。

**绞肠痧**

属胃气虚，猝中天地邪恶秽污之气。

忌温补、敛，尤忌火酒、生姜、蒜及谷气米饮，热汤入口即死。

宜通窍辟恶、辛散、咸寒。

龙脑香、苏合香、藿香、檀香、乳香、芒硝、童溺。

煎药亦宜冷服。

**中恶**

脑中疠痛，属胃气虚，恶气客之所致。

忌同绞肠痧。

宜辟恶气、通畅胃气、辛散。

龙脑香、檀香、麝香孕妇忌用、牛黄、乳香、苏合香、沉香、丹砂、雄黄、藿香、白豆蔻、石菖蒲、橘皮、木香、远志、干姜、桂枝。

**反胃**

属气虚，中酒属胃弱。

忌破气、升、苦寒、甘、燥热，诸药录后。

宜补气、降气、和胃、清热，酸敛以制肝。

枇杷叶、人参、紫苏子、橘皮、木瓜、麦冬、芦根汁、竹茹、石斛、蔗浆、白茯苓、白芍。

若因虚寒而得者，加生姜、白术、白豆蔻。

## 大肠虚

四证。

忌破气、下、燥热，诸药录后。

宜补气、润燥、甘温。

人参、黄芪、麦冬、五味子、白芍、炙甘草。

**虚热便闭不通**

属血虚，津液不足。

忌破气、下、燥热、苦温、损津液。

郁李仁损津液。

宜生津液、润燥、凉血、益血。

生地黄、五味子、麦冬、天冬、芝麻、麻仁、肉苁蓉、生蜜、当归、芦荟、炙甘草。

**虚热滑泄不禁**

属气虚。

忌破气、下、湿润、苦寒。

宜补气、升、甘温、酸敛。

人参、黄芪、白术、炙甘草、吴茱萸、肉豆蔻、莲子、升麻、木瓜、补骨脂、五味子、赤石脂。

**肠鸣脱肛**

属气虚，兼有湿热。

忌同大肠虚。

宜补气、升提、除湿热。

人参、黄芪、炙甘草、白术、莲子、白扁豆、升麻、干葛、柴胡、黄柏、防风、白芍、黄连、黄芩、樗根白皮。

外用五倍子敷之。

## 膀胱虚

三证。

忌破气、燥、利小便。

宜补气、酸敛。

人参、五味子、山茱萸、益智仁、金樱子。

**小便不禁**

属气血虚。

忌降下、湿润、燥热。

宜同膀胱虚，加牡蛎、龙骨、鹿茸、桑螵蛸、鸡胵。

频数不能少忍，加麦冬、五味子、山茱萸、天冬、黄柏、柏子仁、鳖甲、牛膝、甘枸杞子。

**遗尿**

属本经气虚，见小肠虚条内，因膀胱虚，亦能致遗尿，故复列此。

忌宜俱见小肠虚。

## 三焦虚

二证。

忌破气、降，复忌升发、苦寒。

宜补中益气，佐以辛温。

人参、黄芪、白术、益智仁、沉香、五味子。

**短气腹寒**

属中气虚。

忌宜俱同三焦。

## 心实

即实火实热。五证。

忌补敛、升、热、温燥。

宜降火清热，苦寒以折之，辛寒以散之，甘寒以缓之，咸寒以润之。

黄连、犀角、石膏、丹砂、牡丹皮、生甘草、滑石、竹叶、麦冬、童溺。

便结燥，加芒硝、大黄，发狂亦如之。

**谵语**

属心家邪热。舌破，属心火。烦躁，属心家邪热，及心火内炎。烦属心，躁属肾。自笑，属心家有热邪。发狂，属心家有邪热甚。

以上忌宜俱同心实。

## 肝实

五证。

忌补气、升、酸敛、辛热、辛温、燥，诸药录后。

宜清热降气、苦寒、辛寒、甘寒、酸寒。

橘皮、青皮、紫苏子、黄连、龙胆草、生甘草、黄芩、柴胡、竹叶、青黛、赤芍。

**善怒**

怒则气上逆，甚则呕血及飧泄。

忌补、升、热燥、闭气，诸药录后。

宜降气、清热、甘寒、酸寒、咸寒，佐以辛散。

紫苏子、郁金、青黛、麦冬、赤芍、生甘草、橘皮、蒲黄、当归、砂仁、香附、生地黄、童溺。

**善叹息**

忽忽不乐，胁痛呕血，属肝气逆，肝火盛，肝血虚。

忌宜俱同善怒。

**发搐**

属肝家邪热，热则生风，风主掉眩故也。

忌同善怒。

宜清热、降气、利小便、缓中。

黄连、芍药、丹砂、童溺、生地黄、羚羊角、紫苏子、麦冬、竹叶、茯苓、生甘草、甘菊花、木通。

**目赤肿痛**

属血热。

忌同肝实善怒。

宜凉血清热、甘寒、苦寒、酸寒。

生地黄、赤芍、谷精草、蜜蒙花、龙胆草、甘草、甘菊、荆芥、黄柏、大黄、连翘、黄连、玄参、山栀子、竹叶、空青、曾青、木通、童溺、芒硝。

急者宜以三棱针刺破眼眶肿处，捋出热血立解，迟则血贯瞳仁目损矣。

## 脾实

即湿热邪胜。六证。

忌湿润、收涩、滞腻、热、咸、甘，诸药录后。

宜除湿清热、利小便、辛散、风燥、苦寒。

苍术、山栀子、猪苓、泽泻、滑石、车前子、茯苓、防风、干葛、黄连、枳实、白豆蔻。

**虫胀**

由于脾家湿热积滞或内伤，瘀血停积而成。

忌破气、甘温、燥热。

宜除湿、清热、利小便、消积。

车前子、木通、防己、猪苓、泽泻、茯苓、乌喙鱼、葶苈子、山楂、红曲、三棱、蓬术、桑白皮。

易饥，属脾家邪火。

忌升、辛温、大热、香燥。

沉香、麝香、龙脑、豆蔻、藿香、砂仁，以上香燥。

宜清火除热、生津液、益脾阴、甘寒、苦寒、酸寒。

黄连、青黛、连翘、山栀子、麦冬、酸枣仁、芍药、石膏、竹叶、石斛。

**中消**

口糜，口唇生疮，属脾家热。

忌温燥、热。

宜甘寒、酸寒、苦寒、辛寒。

麦冬、甘草、乌梅、黄连、黄柏、生地黄、白芍、玄参、连翘、干葛、石膏、龙胆草、瓜蒌根、大青、竹叶。

**湿热腹痛**

按之愈甚。

忌闷气、酸敛、温热、燥。

宜利小便，兼升提、苦寒。

滑石、木通、黄连、黄芩、升麻、柴胡、葛根、防风、车前子。

不愈加熟大黄，即土郁则夺义也。

## 肺热

八证。

忌敛涩、补气、升、燥热、酸、咸。

宜降气、润、甘寒、苦寒，佐以辛散。

枇杷叶、紫苏子、桑白皮、贝母、杏仁、白前、天冬、前胡、车前子、知母、桑黄、石膏、瓜蒌根、黄芩。

**喘急**

属肺有实热，及肺气上逆。

忌同肺实。

宜亦同，加桔梗、甘草、瓜蒌仁、玄参、青黛。

**声重**

气壅痰稠，属肺热。

忌宜俱同肺热。

**喉癣、肺胀、肺痈**

属肺热。

忌同肺实。

宜清热、消痰、降火、解毒散结、甘寒、苦寒、辛寒。

桑白皮、桑黄、黄芩、瓜蒌根、贝母、薏苡仁、虎耳草、蕺米、连翘、鼠黏子、甘草、败酱草。

**吐脓血血痰　咳嗽嗽血**

属肝家火实热甚，此正邪气胜则实之谓。

忌同肺实。

宜清热降气、凉血、豁痰。

枇杷叶、桑白皮、童溺、紫苏子、剪草、蒲黄、麦冬、天冬、百部、桑黄、百合、甘草、生地黄、薏苡仁、贝母、白及、桔梗、紫菀、白芍、款冬花。

**上消**

属肺家实火，及上焦热。

忌同肺实。

宜降气、清热、补肺、生津、甘寒、苦寒、酸寒、辛寒。

紫苏子、桔梗、百部、百合、麦冬、枇杷叶、黄芩、沙参、黄连、葛根、桑白皮、天冬、知母、玄参、石膏、甘草、瓜蒌根、五味子、芦根、冬瓜、人乳、白芍、淡竹叶。

肾无实，故无泻法。

## 命门实

二证。

忌补气、温、热。

宜苦寒、甘寒、咸寒。

天冬、麦冬、黄柏、知母、玄参、木通、牡丹皮、车前子、泽泻。

**强阳不倒**

属命门火实，孤阳无阴所致，此证多不治。

忌同命门实。

宜亦同，加五味子、童溺、生地黄。

**水窍涩痛**

属命门实火。

忌同命门实。

宜清热、利窍、甘寒、苦寒、咸寒，佐以淡渗。

车前子、黄柏、知母、黄芩、牛膝、生地黄、天冬、甘草、童溺、茯苓、木通、麦冬。

## 小肠实

一证。

忌敛涩、补气。

宜通利、淡渗、苦寒、甘寒、咸寒。

车前子、茯苓、木通、黄柏、知母、生甘草、麦冬、黄芩、黄连、牛膝、童溺、生地黄。

**小水不利及赤**

或涩痛尿血。

忌宜俱同小肠实。

## 胆实

二证。

忌汗、吐、下。

宜和解、辛寒、甘寒、苦寒、辛温。

柴胡、黄芩、半夏、生姜、甘草、龙胆草、橘皮。

**口苦、耳聋、胁痛**

往来寒热。

忌同胆实。

宜用仲景小柴胡汤，随所见兼证加减。

**鼻渊**

属胆移热于脑。

忌辛温、燥热。

宜清热、补脑、甘寒、甘平，佐以辛寒。

天冬、沙参、薄荷、柴胡、辛夷、沙苑蒺藜、甘菊花、石枣、黄芩、玄参、知母、生地黄。

## 胃实

六证。

忌升、补敛、辛温、燥热、湿润。

宜下，如邪未结，宜清热发散、苦寒、辛寒、甘寒。

大黄、枳实、知母、石膏、葛根、竹叶、大青、小青、青黛、麦冬、甘草。

**谵语发狂**

发斑，弃衣而走，登高而歌，属胃家邪热实。

忌同胃实。

宜亦同。

如大便结者，加芒硝亟下之。发斑者，加鼠黏子、玄参、瓜蒌根，多用石膏为君，便结亦加大黄下之。

**嘈杂吞酸**

口臭口淡，数欲饮食，属胃火。

忌同胃实。

宜清热降火、苦寒、甘寒、辛寒。

黄连、青黛、连翘、麦冬、石斛、芦根汁、竹叶、石膏。

**呕吐**

属胃火者，必面赤，小便短赤，或涩，大便多燥，口苦或干渴。

忌同胃实。

宜亦同，加枇杷叶、竹茹、木瓜、芦根、橘皮、通草、茯苓。

## 大肠实

四证。

忌补敛、燥热。

宜润下、苦寒、辛寒。

麻仁、桃仁、黄连、黄芩、槐花、生地黄、大黄、石膏、知母、枳壳。

**便硬闭**

忌同大肠实。

宜亦同，加芒硝、猪胆、槟榔、郁李仁、石蜜。

**脏毒肠风下血**

属大肠湿热。

忌下、燥热。

宜清热、凉血、兼升、甘寒、苦寒。

槐花、地榆、黄连、黄芩、生地黄、白芍、荆芥、防风、甘草、红曲、侧柏叶、白头翁、蒲黄、鸡子、葛根。

**肠痈**

属大肠实火。

忌同肠风下血。

宜下、苦寒、酸寒。

大黄、白芷、白及、白蔹、白药子、忍冬藤、连翘、甘草、黄连、黄芪、生地黄、天明精、明矾、黄蜡、生蜜，以上后三味作丸。

## 膀胱实

一证。

忌燥热、收涩。

宜润、淡渗。

知母、黄柏、木通、瞿麦、车前子、滑石、茯苓、猪苓、泽泻。

**癃闭**

属膀胱实热。

忌破气、发散、燥热，如属水液不足，兼忌利小便。

宜同膀胱实，佐以升提，升麻，柴胡。

## 三焦实

三证。

忌补敛、升、燥热。

宜降、清热、调气、甘寒、苦寒、咸寒。

紫苏子、麦冬、知母、黄柏、玄参、山栀子、黄芩、黄连、童溺。

**喉痹**

即缠喉风，属少阳相火，少阴君火并炽，经曰："一阴一阳结为喉痹。"一阴者，少阴君火也；一阳者，少阳相火也。忌同三焦实。

宜辛散，佐以苦寒、咸寒，急则有针、吹、吐三法。

鼠黏子、射干、黄连、黄柏、山豆根、麦冬、犀角、知母、玄参、童溺、山慈菇、苦桔梗、续随子、紫苏子、贝母、甘草。

急治用胆矾、朴硝、牛黄，为末和匀，吹入喉中。又法用明矾三钱，巴豆七粒去壳，同矾煅，矾枯去巴豆，即取矾为细末，吹入喉中，流出热涎即宽。

**头面赤热**

属上焦火升。

忌同三焦实。

宜降、清热、甘缓，佐以酸敛。

紫苏子、天冬、麦冬、玄参、薄荷、枇杷叶、梨、柿、蔗、童溺、五味子、瓜蒌根、芍药。

**赤白游风**

属血热，热则生风，故善游走，俗名火丹。小儿多患此，大人亦时有之。

忌同三焦实。

宜清热、凉血，兼行血，辛寒、甘寒、苦寒、咸寒。

黄连、黄柏、蒲黄、生地黄、生甘草、牡丹皮、连翘、玄参、牛膝、红花、鼠黏子、赤芍、蔗汁、苎麻根、童溺、牡丹皮。

宜兼外治，砭出热血，及用漆姑草，慎火草，捣烂敷之，即易愈。

## 诸疟

**热多**

忌辛热。

宜清热。

贝母、石膏、橘红、干葛、滑石、麦冬、竹叶、牛膝、知母、黄芩、柴胡、何首乌、茯苓、乌梅、牡蛎、鳖甲。

**寒多**

忌苦寒。

宜辛温。

桂枝、姜皮、白术、苍术、草豆蔻、人参、黄芪、当归、半夏、炙甘草、白豆蔻、橘红。

**汗多**

忌散。

宜补敛。

人参、白术、黄芪，秋冬加桂枝。

**无汗**

忌补敛。

宜疏散。

干葛、柴胡、石膏、羌活、姜皮、人参、苍术。

**疟母**

忌纯补。

宜补中行滞。

鳖甲、射干、牡蛎、三棱、桂枝、砂仁、橘皮、青皮、人参。

## 诸痢

忌破、闭气、收涩、燥、温热、咸寒、滑腻。

宜清热消积，开胃气，升，利小便。

黄连、黄芩、白芍、红曲、山楂、广橘红、升麻、葛根、滑石、莲子、甘草、白扁豆、乌梅。

如胃弱加人参三四钱，莲子四十粒，橘红二钱，升麻二钱。如腹痛，以黄连四钱，白芍三钱，炙甘草一钱五分，黄柏一钱，升麻七分，煎服。如里急，同上药加当归二钱。如后重甚，加槟榔一钱五分，枳壳一钱五分，木香汁，七匙。如口渴，去木香倍滑石；如小便赤涩短少，或不利，亦倍之。赤多倍乌梅、山楂、红曲，白多加吴茱萸七分。恶心欲呕，即噤口痢，多用人参、莲子、扁豆、白芍，以绿色升麻佐之。久痢不止，加肉豆蔻一钱，人参三钱，砂仁一钱五分，白茯苓二钱。

## 泄泻

忌湿润、破气、下、苦寒、滑利。

宜安胃补脾，升，利小便。

人参、茯苓、莲子、白术、升麻、车前子、橘红、藿香、木瓜、干葛、炙甘草、白莱菔子、扁豆。

虚寒者，加肉豆蔻、茯苓、补骨脂、吴茱萸。虚热者，去白术加川黄连，倍芍药、莲子。

暑湿为病，则小水短赤或烦渴。倍用姜黄连为君，佐以干葛、升麻。由于感风寒者，白术、苍术、吴茱萸、砂仁、陈皮、干姜、紫苏主之。若由饮食停滞者，兼消导，山楂、麦芽、神曲、陈皮、肉豆蔻。

## 诸疸

忌破气、闭气、下、咸、滑利、滞腻、润燥热。有瘀血者，兼忌酸寒。

宜清热、利水、除湿、养胃气。有停滞者，宜消积滞。有瘀血者，宜行血。

茵陈蒿、黄连、菖蒲，酒疸非此不愈。栀子、紫草、滑石、瓜蒌根、秦艽、车前子、白鲜皮、黄芩、茯苓、连钱草一名蟹靥草，一名九里香。取汁入姜汁少许，饮之良。

虚者加人参。停滞者加红曲、橘红、谷芽、麦芽、山楂，瘀血加琥珀、牡丹皮、红曲、红花、桃仁、延胡索、蒲黄、五灵脂、韭。元气壮实者，服前药，瘀血不行，可加熟地黄，虚勿用。

### 痰由于热

忌燥、温热、补敛、升，诸药录后。

宜降、润、清热、苦寒、辛寒，佐以咸寒。

紫苏子、橘红、黄芩、薄荷、枇杷叶、桑白皮、百部、桔梗、贝母、蛤粉、瓜蒌根、瓜蒌仁、天冬、麦冬、竹沥、童溺。

胶固者，加霞天膏。

### 痰由于风寒

忌补敛、酸、咸、湿润，诸药录后。

宜降气、辛散。

橘红、紫苏子、杏仁、天麻、前胡、桑白皮、半夏、南星、葛根、薄荷、白前、生姜汁。

### 痰由于湿

忌润、咸、酸、滞腻、发散，诸药录后。

宜健脾、燥湿、辛散，佐以淡渗。

人参、白术、苍术、橘红、半夏、茯苓、桑白皮、泽泻。

**饮如涎而薄者**

或如涎而稠者，伏于胸中及脾胃间，或吐酸水苦水黄水绿水，或伏而不吐，上支心胸，胃脘作痛，不可忍，按之不得下，或发寒热呕吐，不得饮食。

忌宜俱同脾虚证内停饮条。

## 诸气

气有余即是火。

忌升、闭气、酸敛、滞腻。

虚者宜降、补敛、调、温、酸、辛、甘。

枇杷叶、紫苏子、橘红、甘蔗、麦冬、芦根汁、沉水香、白豆蔻、郁金、甘草、童溺、番降香、五味子、芍药。

因虚极而气不得行者，加人参。

实者，宜破散、香燥、辛苦、辛寒。

枳壳、青皮、槟榔、厚朴、木香、砂仁、沉香、香附、乌药、降香、藿香。

## 诸郁

忌酸敛、滞腻、补气、闭气，诸药录后。

属情抱者，宜开发志意、调、散结、和中健脾。

远志、贝母、郁金、香附、石菖蒲、白豆蔻、紫苏子、橘红、木香、麦冬、苏合香、砂仁。

属五脏者，木郁达之，宜升、吐。

升麻、柴胡、川芎、瓜蒂、人参芦。

火郁发之，宜下。

升麻、葛根、柴胡、防风、羌活。

土郁夺之，宜下。

槟榔、枳实、厚朴、大黄。

金郁泄之，宜降。

桑白皮、赤小豆、橘皮、紫苏子、猪苓、泽泻、车前子、乌喙鱼、木通。

## 关格

忌升、补敛、闭气、酸，诸药录后。

宜降下、辛寒、辛温。

白豆蔻、沉香、丁香、紫苏子、橘红、龙脑草、苏合香、生姜、藿香，次用大黄、车前子、黄柏、知母、滑石、木香、牛膝。

## 哕症

俗呼呃逆。

忌破气、升、散。

宜补敛、甘温、甘寒。

炙甘草、麦冬、人参、黄芪、石斛、五味子、益智仁、白芍。

**伤寒失下而发者**

忌补敛、酸、燥热、滞腻，诸药录后。

宜下大、小承气之类，便不硬闭，按之腹中和软，未经汗吐者，宜辛寒解表，白虎汤之类。

**气逆冲上而发者**

忌升、补，诸药录后。

宜降气、甘寒、咸寒。

枇杷叶、芦根汁、麦冬、紫苏子、橘红、竹茹、童溺。

**因痰水停膈而发者**

忌升、润、苦寒、甘寒、酸寒，诸药录后。

宜降气、开痰、辛散。

桑白皮、紫苏子、贝母、橘红、半夏、旋覆花、白豆蔻、生姜。

### 吐血、咯血、鼻衄、齿衄、耳衄、舌上出血

忌升提、发散、下、破血、补气、闭气、破气、温热、辛燥，复忌极苦寒伤胃，诸药录后。

宜降气、清热、凉血益阴，兼行血、咸寒、酸寒、甘寒。

紫苏子、天冬、麦冬、橘皮、枇杷叶、生地黄、降香、郁金、沙参、牛膝、熟地黄、枸杞子、五味子、阿胶、鳖甲、青蒿、牡丹皮、犀角屑、芍药、童溺、茅根、白药子、侧柏叶、稷灰、藕节、当归、蒲黄、小蓟。

蓄血发热，积瘀下行。

忌破气，复忌补气、下、苦寒、辛燥，诸药录后，辛行血，辛温，佐以咸寒。

### 瘀血行后

宜补血、益脾、和肝。

红蓝花、桃花、郁金、乳香、延胡索、桂有火勿用、当归尾、没药、䗪虫、蒲黄、苏方木、番降香、穿山甲、红曲、韭汁、童溺、五灵脂、麒麟竭、赤芍、桃枭。

甚者用大黄、花蕊石，瘀行则止，勿过剂。如元气虚，脾胃素弱者，慎勿轻用大黄。

**如瘀血行后宜**

生地黄、川续断、当归身、牛膝、大黄、芍药、酸枣仁、龙眼肉、枸杞子、石枣、炙甘草。

### 头痛挟风寒者

忌补敛，诸药录后。

宜辛温发散。

羌活、防风、细辛、蔓荆子、荆芥、薄荷、川芎、藁本、升麻、白芷、生姜、葱白。

## 头痛挟邪热者

忌同挟风寒。

宜辛寒、苦寒、解散。

石膏、薄荷、芽茶、黑豆、甘菊花、土茯苓、乌梅、黄芩酒炒。

热极目昏便燥者，加酒蒸大黄。

## 头痛挟痰者

忌升、补敛、酸甘、滞腻，诸药录后。

宜豁痰降气、辛燥。

紫苏子、橘红、苍术、贝母、半夏、前胡、竹沥、天麻。

## 头痛阴虚者

忌辛热发散，诸药录后。

宜补血益阴、甘寒、酸寒。

生地黄、甘菊花、当归、黄柏、天冬、麦冬、枸杞子、忍冬、乌梅、白芍、五味子。

## 眉棱骨痛

忌宜俱同阴虚。

## 齿痛

忌升、补敛、燥热、辛温，诸药录后。

宜清热凉血、苦寒、甘寒、辛寒、咸寒。

竹叶、知母、黄连、黄芩、麦冬、生地黄、黄柏、玄参、石膏、薄荷、赤芍、牡丹皮、紫苏子、甘草、童溺。

## 上下龈

属胃与大肠火。

宜熟地黄、石膏、黄芩、黄连、麦冬、赤芍、青黛、细辛、甘草、薄荷、生地黄、枇杷叶、紫苏子、木通、西瓜皮灰。

真牙浮动及黑烂，属肾虚有火，已见肾虚条内，忌宜俱同。

## 胃脘痛

### 因火者

忌补敛、燥热，诸药录后。

宜降、苦寒、甘寒、咸寒、辛寒。

紫苏子、橘红、黄连、山栀子、麦冬、炙甘草、石膏、知母、玄参、童溺。

### 因寒者

忌破气、滞腻、苦寒，诸药录后。

宜辛温发散。

草豆蔻、橘红、益智仁、丁香、桂枝、白术、白蔻、吴茱萸、厚朴、香附、干姜、砂仁、霍香。

**因宿食者**

忌升、补敛、苦寒，诸药录后。

宜消导，兼降气，因脾胃虚弱食停者消导。

加人参、山楂、草果、红曲、草豆蔻、谷麦蘖、枳实、槟榔、青皮、厚朴、白术、砂仁、橘皮。

**因瘀血者**

忌补气、酸敛，诸药录后。

宜辛温、苦温以行血。

桃仁、红曲、红花、韭菜、延胡索、山楂肉、郁金、肉桂、三棱、童溺、牡丹皮、赤芍、通草、牛膝、琥珀。

**因血虚者**

按之则痛止。

忌破气，复忌补气、燥热、辛温。

宜润、补敛、甘寒、甘温。

石斛、麦冬、炙甘草、酸枣仁、白芍、当归、生地黄。

**因虫者**

忌补、升、发散、甘，诸药录后。

宜杀虫、苦、酸。

苦楝根、使君子、薏苡仁根、锡灰、槟榔、鹤虱、雷丸、芜荑、大黄、乌梅。

**因恼怒者**

虚弱人忌破气，壮实人忌补气，总忌酸辛敛、升，诸药录后。

宜降气、辛温。

枇杷叶、白豆蔻、番降香、紫苏子、木香、橘红、砂仁、延胡索、五灵脂。

**因痰饮者**

忌宜俱见痰饮证下。

## 腹痛因于寒

忌苦寒、下利，诸药录后。

宜温中、辛散。

白术、厚朴、吴茱萸、砂仁、干姜、肉桂、木香、橘皮、炙甘草。

**因于热，火在少腹则绞痛**

忌辛散、香燥、补敛，诸药录后。

宜甘、苦寒。

山栀子、麦冬、石斛、白芍、甘草、桔梗、黄芩、黄连、滑石、木通、戎盐。

## 诸痛不可按

属实。

忌补气、大热，诸药录后。

宜破散、疏利、苦寒。

枳实、青皮、蓬莪、槟榔、三棱、滑石、木通、大黄有滞宜用，无者勿用。

## 诸痛可按

属虚。

忌破气、破血、下利、发散，诸药录后。

宜补气血、甘温、酸敛。

人参、黄芪、生地黄、白术、苍术、当归、炙甘草、白芍、薯蓣、枣仁、五味子。

## 痹

拘挛而痛也。因风寒湿三者合而成，风气胜者为行痹，寒气胜者为痛痹，湿气胜者为着痹。

忌下、收敛、酸毒苦寒、咸寒，诸药录后。

宜辛散、行气、燥湿、甘寒、淡渗。

漆叶、续断、黄芪、萆薢、甘菊花、车前子、甘草、防己、白术、防风、桑寄生、蔓荆实、羌活、独活、牛膝、秦艽、白鲜皮、原蚕沙、木瓜、天麻、泽泻、茯苓、威灵仙、海风藤、石菖蒲、狗脊、杜仲、石斛、细辛、松节、松叶。

## 痿

属湿热，经曰：治痿独取阳明。

忌破气、升、辛热发散。

宜大补气血、清热除湿、甘寒、甘温、苦寒、酸寒。

人参、黄芪、白术、苍术、麦冬、炙甘草、生地黄、木瓜、石斛、薏苡仁、黄柏、白芍、车前子、茯苓、木通、黄芩、川黄连。

## 交肠

其病大小便易拉而出。或因大怒，或因醉饱，遂至脏气乖乱，不循常道，法当宣吐以开提其气，使阑门清利，得司秘别职则愈矣。

忌破气、燥热，诸药录后。

宜升清降浊，兼补气、淡渗。

升麻、柴胡、紫苏子、降香、橘红、人参、白术、茯苓、泽泻、猪苓、木通、滑石、车前子。

## 鬼疰尸疰飞尸客忤

此系天地阴邪杀厉之气，乘虚中人，或遍身青黯，或忽消瘦声哑，面色青黄不定，或忽惊厥，目直视，手握拳，或遍身骨节疼痛非常。

忌破气，复忌补气、升、燥热、酸敛，诸药录后。

宜辟恶气，安神镇心，辛香发散，金石镇坠。

牛黄、丹砂、琥珀、乳香、苏合香、天竺黄、檀香、木香、麝香、沉香、龙脑香、安息香、珍珠、雄黄、犀角、金银箔、代赭石、虎骨、獭肝、远志、生地黄、龙齿、天灵盖、石菖蒲。

## 诸病应忌药总例

**补气**　人参　黄芪　白术　苍术　人胞　红铅

**温补**　人胞　红铅　白胶　鹿茸　人参　巴戟天　黄芪　白术　淫羊藿　肉苁蓉　补骨脂　当归　狗阴茎　菟丝子　蛇床子

**大热**　附子　肉桂　仙茅　乌头　阳起石　海狗肾　硫黄　羊肉　雀肉　天雄　葫芦巴

**破气**　青皮　枳实　枳壳　槟榔　厚朴　牵牛

**闭气**　银杏　白术　苍术　黄芪　米曲食　猪脂油

**降气**　紫苏子　郁金　橘红　沉香　枇杷叶　降真香　乌药

**破血**　桃仁　红花　干漆　乳香　苏方木　延胡索　没药　姜黄　三棱　蓬莪术　五灵脂　花蕊石　水蛭　虻虫　肉桂　穿山甲　麒麟竭　䗪虫

**升提发散**　升麻　柴胡　川芎　紫苏　麻黄　干葛　羌活　独活　防风　白芷　生姜　细辛　荆芥　前胡　藁本　葱白　薄荷

**辛温辛热发散**　干姜　桂枝　麻黄　吴茱萸　细辛　羌活　防风　藁本　川芎　白芷　葱白

**吐**　瓜蒂　栀子　豆豉　人参芦　皂荚　藜芦　常山　盐汤

**下**　大黄　芒硝　巴豆　牵牛　枳实　玄明粉　厚朴

**降泄**　山栀子　知母　玄参　天冬

**利水**　猪苓　泽泻　木通　瞿麦　葶苈子　海金沙　滑石　商陆　茯苓　萹蓄　琥珀　乌桕根皮　芫花　甘遂　大戟　车前子　续随子　汉防己　郁李仁

**损津液**　郁李仁　白矾　红矾　半夏

**敛摄**　白芍　五味子　醋　乌梅　白梅　酸枣仁

**固涩**　龙骨　牡蛎　粟壳　益智仁　山茱萸　桑螵蛸　肉果　蛇床子　阿芙蓉　金樱子　原蚕蛾　莲须　诃黎勒

**消导**　山楂　麦芽　草果　槟榔　三棱　蓬莪　神曲　枳壳　枳实　绿矾　红曲　橘红　莱菔子　砂仁

**开窍**　麝香　檀香　龙脑香　苏合香　安息香

**香燥**　沉香　麝香　豆蔻　龙脑香　砂仁　藿香　香附　丁香　乌药　木香

**辛燥**　火酒　蒜　半夏　天南星　白术　苍术

**辛热**　干姜　胡椒　巴豆　吴茱萸　茴香　龙脑香

**湿润**　地黄　当归　天冬　知母　肉苁蓉　瓜蒌仁　猪脂　麻仁

**滞腻**　猪肉　羊肉　犬肉　鹅肉　地黄　南面　油腻　炙煿

**滑利**　榆皮　牛乳　柿　瓜　冬葵子　桃　梨　蜜　青菜　莼菜　酥　椿根白皮　茄子

**发湿**　鳜鱼　南面

**苦寒伤胃**　山栀子　黄柏　黄芩　黄连　大黄　苦参　玄参　知母　芦荟

**补命门相火**　鹿茸　附子　红铅　巴戟天　阳起石　白胶　人胞　肉桂　仙茅　淫羊藿　腽肭脐　补骨脂　狗阴茎　菟丝子　原蚕蛾

**补肾水苦寒**　黄柏　玄参　知母　天冬

**酸寒**　牛膝　乌梅　芍药

**咸寒**　童溺　芒硝　玄参　秋石

**生冷**　菱　梨　菜　李

**甘**　甘草　饴糖　大枣　蜜

**咸**　食盐　商陆　碱水　鹿茸　蛤蜊　蛏　蛎黄

# 第4章　汤头入门

## 一、徐灵胎方剂论

### （一）方药离合论

方之与药，似合而实离也，得天地之气，成一物之性，各有功能，可以变易血气，以除疾病，此药之力也。然草木之性，与人殊体，入人肠胃，何以能如人之所欲，以致其效？圣人为之制方以调剂之，或用以专攻，或用以兼治，或相辅者，或相反者，或相用者，或相制者，故方之既成，能使药各全其性，亦能使药各失其性，操纵之法，有大权焉，此方之妙也。若夫按病用药，药虽切中，而立方无法，谓之有药无方。或守一方以治病，方虽良善，而其药有一二味与病不相关者，谓之有方无药。譬之作书之法，用笔已工，而配合颠倒，与夫字形俱备，而点画不成者，皆不得谓之能书。故善医者，分观之而无药弗切于病情，合观之而无方不本于古法，然后用而弗效，则病之故也，非医之罪也。而不然者，即偶或取效，隐害必多，则也同于杀人而已矣。至于方之大小奇偶之法，则《内经》详言之，兹不复赘云。

### （二）古方加减论

古人制方之义，微妙精详，不可思议。盖其审查病情，辨别经络，参考药性，斟酌轻重，其于所治之病，不爽毫发，故不必有奇品异术，而沉痼艰险之疾，投之辄有神效，此汉以前之方也。但生民之疾病不可胜穷，若必每病制一方，是曷有尽期乎，故古人即有加减之法。其病大端相同，而所现之证或不同，则不必更立一方，即于是方之内，因其现证之异，而为之加减。如《伤寒论》中治太阳病用桂枝汤，若见项背强者，则用桂枝加葛根汤；喘者，则用桂枝加厚朴杏子汤；下后胸满脉促者，桂枝去白芍汤；更恶寒者，去白芍加附子汤，此犹以药为加减者也。若桂枝麻黄各半汤，则以两方为加减矣。若发奔豚者，用桂枝为加桂枝汤，则又以药之轻重为加减矣。然一二味加减，虽不易本方之名，而必明著其加减之药。若桂枝汤倍用芍药而加饴糖，则又不名桂枝加饴糖汤，而为建中汤，其药虽同而义已别，则立名亦异，古法之严如此。后之医者，不识此义，而又欲托名用古，取古方中一二味，即以某方目之。如用柴胡，则即曰小柴胡汤，不知小柴胡之力，全在人参也。用猪苓、泽泻，即曰五苓散，不知五苓之妙，专在桂枝也。去其要药，杂以他药，而仍以某方目之，用而不效，不知自咎，或则归咎于病，或则归咎于药，以为古方不可治今病。嗟乎！即使果识其病，而用古方，支离零乱，岂有效乎？遂相戒以古方为难用，不知全失古方之精义，故与病毫无益而反有害也。然则当何如？曰：能识病情与古方合者，则全用之，有别证，则据古法加减之。如不尽合，则依古方之法，将古方所用之药，去取损益之，必使无一药之不对于证，自然不背于古人之法，而所投必有神效矣。

### （三）方剂古今论

后世之方已不知几亿万矣，此皆不足以名方者也。昔者圣人之制方也，推药理之本原，识药性之专能，察气味之从逆，审脏腑之好恶，合君臣之配偶，而又探索病源，推求经络，其思远，其义精，味不过三四，而其用变化不穷，圣人之智，真与天地同体，非人之心思所能及也。上古至今，千圣相传，无敢失坠。至张仲景先生，复申明用法，设为问难，注明主治证，其《伤寒论》《金匮要略》集千圣之大成，以承先而启后，万世不能出其范围，此之谓古方，与《内经》并垂不朽者。其前后名家，如仓公、扁鹊、华佗、孙思邈诸人，各有师承，而渊源又与仲景微别，然犹自成一家，但不能与《灵》《素》《本草》（指《神农本草经》）一线相传，为宗枝正脉耳。既而积习相仍，每著一书，必自撰方千百。唐时诸公，用药虽博，已乏化机。至宋人并不知药，其方亦板实肤浅。元时号称极盛，各立门庭，徒骋私见。迨乎前明，蹈袭元人绪余而已。今之医者，动云古方，不知古方之称，其指不一。若谓上古之方，则自仲景先生流传以外无几也。如谓宋元所制之方，则其可法可传者绝少，不合法而荒谬者甚多，岂可奉为典章。若谓自明人以前，皆称古方，则其方不下数百万，夫常用之药，不过数百品，而为方数百万，随拈几味，皆已成方，何必定云某方也。嗟嗟！古之方何其严，今之方何其易，其间亦有奇巧之法，用药之妙，未必不能补古人之所未及，可备参考者。然其大经大法，则万不能及，其中更有违经背法之方，反足贻害。安得有学之士，为之择而存之，集其大成，删其无当，实千古之盛举，余盖有志而未逮矣。

### （四）古今方剂大小论

今之论古方者，皆以古方分量太重为疑，以为古人气体厚，故用药宜重，不知此乃不考古而为此无稽之谈也。古时升斗权衡，历代各有异同，而三代至汉，较之今日，仅十之二（余亲见汉时有六升铜量容今之一升二合）。如桂枝汤乃《伤寒》大剂也，桂枝三两，芍药三两，甘草二两，共八两，二八不过一两六钱为一剂，分作三服，则一服药不过今之五钱三分零。他方间有药品多而加重者，亦不过倍之而已。今人用药必数品各一二钱，或三四钱，则反用三两外矣。更有无知妄人，用四五两作一剂。近人更有用熟地八两为一剂者，尤属不伦。用丸、散亦然，如古方乌梅丸，每服如梧子大二十丸，今不过四五分，若今人之服丸药，则用三四钱至七八钱不等矣。末药则用方寸匕，不过今之六七分，今亦服三四钱矣。古人之用药分量，未尝重于今日（《周礼·遗人》：凡万民之食，食者人四鬴。注：六斗四升曰鬴，四鬴共二石五斗六升，为人一月之食，则每日食八升有余矣）。而谬说相传，方剂日重，即此一端而荒唐若此，况其深微者乎。盖既不能深思考古，又无名师传授，无怪乎每举必成谈笑也。

### （五）煎药法论

煎药之法，最宜深讲，药之效不效，全在乎此。夫烹饪禽鱼羊豕，失其调度，尚能损人，况药专以之治病，而可不讲乎？其法载于古方之末者，种种各殊。如麻黄汤，先煮麻黄去沫，然后加余药同煎，此主药当先煎之法也。而桂枝汤又不必先煎桂枝，服药后须啜热粥以助药力，又一法也。如茯苓桂枝甘草大枣汤，则以甘澜水先煎茯苓。如五苓散则以白饮和服，服后又当多饮暖水。小建中汤则先煎五味去渣，而后纳饴糖。大柴胡煎减半去渣，再煎柴胡。如龙骨牡蛎汤，则煎药成而后纳大黄。其煎之多寡，或煎水减半，或十分煎去二三分，或止煎一二十沸。煎药之法，不可胜数，皆各有意义。大都发散之药及芳香之药不宜多煎，取其生而疏荡，补益滋腻之药宜多煎，取其熟而停蓄，此其总诀也。故方药虽中病，而煎法失度，其药必无效。盖病家之常服药者，或尚能依法为之，其粗鲁贫苦之家，安能如法制度，所以病难愈也。若今之医者，亦不能知之矣，况病家乎？

### （六）服药法论

病之愈不愈，不但方必中病，方虽中病而服之不得其法，则非特无功而反有害，此不可不知也。如发散之剂，欲驱风寒出之于外，必热服而暖覆其体，令药气行于营卫，热气周遍，挟风寒而从汗解。若半温而饮之，仍当风坐立，或仅寂然安卧，则药留肠胃，不能得汗，风寒无暗消之理，而荣气反为风药所伤矣。通利之药，欲其化积滞而达之于下也，必空腹顿服，使药性鼓动，推其垢浊从大便解。若与饮食杂投，则新旧混杂，而药气与食物相乱，则气性不专，而食积愈顽矣。故《伤寒论》等书服药之法，宜热宜温，宜凉宜冷，宜缓宜急，宜多宜少，宜饱宜饥，宜早宜晚，更有宜汤不宜散，宜散不宜丸，宜膏不宜丸，其轻重大小，上下表里，治法各有所当，此皆一定之至理。深思其义，必有得于心也。

## 二、方耕霞《新辑汤头歌诀》

### （一）表散之剂

**1. 人参败毒散** 暑湿热时行。

人参败毒茯苓草，桔枳柴前羌独芎。
薄荷少许姜三片，风寒感冒有奇功。
去参名为败毒散，加入消风治亦同。
喻氏借治湿热痢，逆流挽舟法亦通。

羌活、独活、柴胡、川芎，乃辛温发表之剂，佐以人参益气，载以桔梗，利以枳壳，则中气有权，肺气得化，羌活等得力。更以生姜、薄荷为使，则在表在里之风寒湿热，一切不正之邪，可一汗而解，永推此方为第一。合消风散，名为消风败毒散，若温邪初起，但热无寒，舌干口燥者不可服，嫌其辛温也。喻嘉言借治湿热下痢，乃阳邪陷入阴中，提其邪仍从表达，得汗而解，可谓灵巧矣。

**2. 杏苏散** 散寒利气。

杏苏散治风寒咳，枳桔前草半陈苓。
姜枣为引或加减，风邪伤肺此方灵。
葱豉汤亦宣解法，风寒暴感太阳经。

吴鞠通治伤风咳嗽之方也。紫苏芳香辛散，宣散肺家风寒而利气；杏仁泻肺降气消痰；桔梗、枳壳开泄肺气而利咽喉；前胡、甘草降肺化风开结；陈皮、半夏化痰理气；茯苓渗湿，佐陈、半以消痰。形寒畏寒口不燥，加生姜、红枣；畏热口燥，加芦、茅根。又葱白三根，豆豉三钱同煎，名葱豉汤，治暴感风寒，畏风、恶寒、鼻塞，初起可一汗而解。

**3. 银翘散** 津气内虚。

银翘散用牛蒡豉，荆芥薄荷竹叶枝。
甘桔芦根辛凉法，风温初感此方宜。
咳加杏贝渴花粉，热甚栀芩次第施。

亦吴氏方也。治温邪初起，以牛蒡宣利肺气而滑肺窍，豆豉发越少阴陈伏之邪为君臣，以银花、连翘，甘凉轻清，宣泄上焦心肺之邪，荆芥散血中之风，薄荷辛凉，宣肺肾之热而泄风，竹叶清心肺，甘、桔解毒开肺，载诸药上浮，芦根清胃热，茅根清肺热，合辛凉轻剂而治肺胃上焦风温。但热无寒，咳嗽不爽，加杏仁、象贝；口燥加花粉；热重加山栀、黄芩；脉洪口渴，石膏亦可加。吴氏以银、翘为主，治津气内虚之人。

**4. 桑菊饮** 肺胃风热。

桑菊饮中杏仁翘，薄荷甘草桔梗饶。
芦茅根引轻清剂，气分燥热加石膏。
风温治法开吴叶，勿用辛温功最高。

亦吴氏方也，比银翘散更轻。桑叶、菊花泄风宣肺热，杏仁泄肺降气，连翘清热润燥，薄荷泄风利肺，甘、桔解毒利咽喉，能开肺泄肺，芦、茅根清肺胃之热，合辛凉轻解之法，以泄化上焦肺胃之风温。阳明热甚，加知母、石膏。温热之治，自汉唐元明，其法未备，并以伤寒辛温之方而发散之，误人多矣。自喻嘉言始论及之，叶天士畅发之，吴鞠通著方论名《温病条辨》，沾溉后人，功亦伟矣。

**5. 防风解毒汤** 肺胃实热。

防风解毒荆薄荷，石膏牛蒡竹叶和。
知翘甘桔木通枳，风温痧疹肺经多。

此缪仲淳方也。痧子症，乃肺胃感时令风温之热，亦有挟胎毒者，小儿多此症。故以牛蒡、荆芥、防风之宣散利肺，石膏、知母之清热养阴，甘、桔解毒开肺，竹叶、连翘清上焦，木通、枳壳泻心、小肠、下焦之热。虽专清解上焦，而实三焦同治也。益以薄荷清上焦游行之风热。

**6. 竹叶柳蒡汤** 肺胃虚热。

竹叶柳蒡石膏知，蝉衣荆薄麦冬司。
干葛元参粳米草，小儿痧疹此宜施。

亦缪氏方也。以石膏、知母、元参、麦冬清肺胃，泻火之中即寓救阴之义；竹叶、西河柳、牛蒡、荆芥、薄荷泄肺风而解肺热；蝉衣、葛根清阳明肌表；草、米清肺和胃。乃从竹叶石膏汤变化而来，治小儿丹痧风温，咳嗽不爽等证，较防风解毒有力。麦冬补肺，邪盛肺不虚者易杏仁，否恐留邪，咳不已也。

**7. 普济消毒饮** 大头瘟天行。

普济消毒芩连牛，元参甘桔蓝根俦。
升柴马勃僵蚕薄，连翘陈皮为末投。
或加人参及大黄，大头温邪力能疗。
升柴升散温邪忌，减加银菊妙难求。

李东垣方。芩泻上，连泻中，元参泻下，同泻三焦之火；板蓝根、马勃清解郁勃之毒；连翘、薄荷、僵蚕轻清化风；牛蒡、桔梗滑利肺窍，开泄上焦，引领诸药达肺，使邪从肺解，最为稳便；升、柴升散郁热而达表；陈皮化痰理气。热盛便秘，加大黄以利之；元虚正弱，加人参以补养之。是方不独治大头瘟，并治一切时行温毒之病，惟当随症加减。如热盛神昏，渴饮喜凉等，升、柴须去之，或加犀角、生地、丹皮、麦冬之类，或佐牛黄、紫雪开窍豁痰。东垣最喜升、柴，而吴中温热之病，升燥药多不合也。

**8. 甘露消毒饮** 形寒无汗。

甘露消毒蔻藿香，茵陈黄芩滑石菖。
木通射干连翘贝，薄荷生晒为末尝。
芳淡苦辛化湿热，湿温暑疫治皆良。

蔻仁辛香，藿香芳香，宣解肺脾；茵陈发越陈伏之湿热，黄芩泻肺火，木通泻小肠之火，兼滑石之淡渗，从阳通阴，而泻三焦之郁热；连翘、象贝，清心肺而化痰热；射干、菖蒲利咽喉，苦辛芳淡，宣解三焦、表里湿热之邪。不专主发汗，使上焦肺气宣通，则玄府自开，汗出热化，便通痞开矣。治暑令一切时邪，形寒无汗，胸痞呕恶，泄泻等证。

**9. 麻黄汤** 寒伤营无汗。

麻黄汤中用桂枝，杏仁甘草四般施。
发热恶寒头项痛，伤寒服此汗淋漓。
麻杏甘石勿用桂，肺家喘热更相宜。

张仲景方。麻黄去节，三两，为太阳证无汗恶寒，发表之主药；臣以桂枝二两，温营气而致汗；佐以杏仁七十粒，泄利肺气；和以炙甘草一两，亦以麻黄、杏仁太猛太刚，监制不令汗大出而致亡阳也。按：桂、麻二汤，虽治太阳表证，而先正每云皆肺药，以伤寒必自皮毛而入，而麻、桂亦入肺经也。此汤南人每不敢用，若用之得当，可一汗而解。古时分量与今不同，汉之一两，约今三钱，宜酌之。

**10. 桂枝汤** 风伤卫有汗。

桂枝汤治太阳风，芍药甘草姜枣同。
无汗能发多汗止，调和营卫擅其功。
更加黄芩名阳旦，合入柴胡治疟通。
或同五苓人参用，春泽新加名亦从。

张仲景方。桂枝、甘草，辛甘发散为阳；芍药、甘草，酸甘敛津和阴；佐以姜、枣之辛甘，助桂枝之不足。究以辛甘为主，而助营卫之阳气，故能发散寒邪，无汗者使之有汗，汗多卫虚者有芍药之酸甘敛阴，自能止汗，能发能收，功在和营阴而固卫阳也。若麻桂相合，又能治恶寒发热，太阳经如疟无汗之伤寒，此虽伤寒之方，实调和营卫，无所不宜。加黄芩名阳旦汤，嫌桂枝温也。合五苓散名春泽汤，治寒湿小便不利也。加人参名桂枝新加汤，因营气虚也。

**11. 大青龙汤** 风寒两解。

大青龙汤桂麻黄，杏草石膏姜枣藏。
太阳无汗兼烦躁，风寒两解此为良。

张仲景方也。麻黄汤治寒，桂枝汤治风，若风寒两感，须桂、麻同用。阳明热盛，故烦而且躁，须石膏之气凉质重，以泄肺胃之郁热，而后麻、桂得力，始云腾雨致，大汗而解，烦躁顿失。若不得石膏，肺胃之热不化，虽麻、桂之散寒散风，里热不解，表邪决不化也，惟麻桂得石膏，犹青龙之得云而后可以化雨。是方以麻黄、杏仁、石膏为主，桂枝、姜、枣为佐，得力在前三味耳。

**12. 小青龙汤** 太阳行水发汗。

小青龙汤治水气，喘咳呕哕渴利秘。
姜桂麻黄芍药甘，细辛半夏兼五味。
后人加减治痰饮，咳逆痰多亦有义。

张仲景。是方得力在干姜、五味子、半夏，能敛肺气入于肾中，而后麻黄之开肺，桂枝之温肺，能使水气从毛窍而出，和以芍药、甘草，佐以细辛，能泄少阴之风寒，有五味子之敛，监麻黄不致大泄肺气，有姜、桂之辛温，能祛上、中焦水饮之寒邪，水饮化而肺胃宁，上、中两焦清旷，则清升浊降，渴呕自平，肺气化而高源利，则喘咳、便秘皆疗矣。后人每减去麻、辛，而治咳逆痰多之寒饮宿恙。

**13. 葛根汤** 太阳无汗恶风。

葛根汤内麻黄襄，二味加入桂枝汤。
轻可去实因无汗，有汗加葛无麻黄。

仲景方。伤寒病从太阳传入阳明者，口渴、鼻燥、不眠，故从麻黄桂枝汤内加清润余热之葛根，名葛根汤，乃治阳明而仍兼太阳也。有汗不用麻黄，不欲其太发也。恶风仍用桂枝，病从风伤卫也。观仲景三阳证中，连制三方，有条不紊，后人治表证，一味发散，不分经络，不问是否伤寒、温病，无怪轻病致重，重病致死耳。

**14. 九味羌活汤** 解表通剂。

九味羌活用防风，细辛苍芷与川芎。
黄芩生地同甘草，三阳解表益姜葱。
温邪口渴勿浪用，加减临时在变通。

张洁古。此方辛温猛烈，在西北方高燥气寒之伤寒病可施，吾吴地卑气湿，温病多而伤寒少，未可概施，用者审之，虽有黄芩、生地之监制，不敌羌、细、芎、芷、苍术之雄烈。若西北人犯严寒杀厉之邪，其皮肤厚密，又非此不足以发之耳，用方贵在因地制宜。其方以羌、防、苍、辛、芎、芷为主，黄芩、生地为制，甘草为和，姜、葱为使。

**15. 小续命汤** 中风实证。

小续命汤治外风，桂附芎麻参芍充。
防风防己杏芩草，中风加减六经通。
内风或因气痰火，勿信前人法乱攻。

此方通治六经中风，㖞僻蹇涩，乃治中风之实证也。若虚证，五脏真气不支，岂辛温散风之药所能治乎？所言中风者，与伤寒论风伤卫，寒伤营同类，西北方或多实证，亦见㖞僻蹇涩者，若东南方地卑气暖，且多湿痰。所有此病涉虚者十有八九，断不可以此概治之。方中加减，不离范围，乃易老法也。然中风证一味蛮补，亦不合法，多有因痰火风寒、外感实邪而起，须知何重何轻，何缓何急，投剂乃无差谬。

**16. 再造散** 阳虚不能作汗。

再造散用参芪甘，桂附羌防芎芍参。
细辛加枣煨姜煎，阳虚无汗此法探。

伤寒病连服发表之药，而汗不出热不退，乃营阴卫阳不足，气血虚也。须发表药中加人参、黄芪之补气，更加附、桂之助阳，芍药之和阴，而后表药得补益之助，始气血得补益之力，营卫充足，所谓云腾致雨，大汗出而邪自解矣。昧者恐补药助邪不敢用，一汗而再汗之，终不得汗，迁延日久，变症百出，谁之咎乎？

**17. 五积散** 发散表里。

五积散治五般积，麻黄苍芷芍归芎。
枳桔桂姜甘茯朴，陈皮半夏加姜葱。
除桂枳陈余略炒，熟料尤增温散功。
温中解表祛寒湿，散痞调经用各充。

此温中解表之方也。药味庞杂，甚无可取，惟脍炙人口，后学胸中不可无此方，故录之。然西北之人，肌腠厚密，感风寒湿之邪，以此通发之亦合。所言调经，乃祛其风寒湿邪，气通而血自利，经自调耳。

**18. 羌活胜湿汤** 湿气在表。

羌活胜湿羌独芎，甘蔓藁本与防风。
湿气在表头腰重，发汗升阳有异功。
风能胜湿升能降，不与行水渗湿同。

此方汇聚散风之药，以胜风寒湿之在表者从发汗而散，所谓开鬼门者是也，乃治风湿在表水肿之方。

**19. 三物香薷饮** 散暑清脾。

三物香薷豆朴先，若云热甚加黄连。
或加苓草名五物，舒筋利湿木瓜联。
再加参芪与陈术，兼治内伤十味全。
二香合入香苏饮，仍有藿薷香葛传。

《局方》(《太平惠民和剂局方》简称《局方》) 也。香薷为夏月发表之药，因避暑而感冒寒邪者用之。佐以厚朴消湿满痞胀，扁豆清脾热，加黄连治湿热盛也，加茯苓以渗湿，甘草以和中，木瓜平肝舒筋，参、芪、陈、术，虚多邪少者宜之。若与藿香正气葛根合用，名藿薷香葛汤，亦治暑月痧秽不正之气而夹表邪者。

**20. 川芎茶调散** 头目风热。

川芎茶调散荆防，辛芷薄荷甘草羌。
目昏鼻塞风攻上，正偏头痛悉平康。
更有三阴虚头痛，消痰降补法皆良。

以羌活治太阳，白芷入阳明，川芎治少阴、厥阴，细辛治少阴，防风通治三阳，皆散风之药，而加好茶叶三钱，以清降头目、咽喉风热，则六经头痛皆可平矣。然此方多不效，以头痛一症，虚实寒热，夹痰夹火夹气不同，须寻某源而治之，而夹虚火痰热者尤多，此惟治外感风邪，身若阴虚之人，不更提其风阳，而增它证乎？

**21. 金沸草散** 咳嗽多痰，小肠为丙火，心为丁火。

金沸草散前胡辛，半夏荆甘赤茯因。
煎加姜枣除痰嗽，肺感风寒头目颦。
局方不用细辛茯，加入麻黄赤芍均。

旋覆花软坚降气消痰，细辛散少阴伏风，荆芥散血分之风，并治肺经风寒咳嗽，半夏化痰和胃，炙甘草调中补虚，茯苓渗湿降气亦消痰，前胡辛甘而散，亦泻肺除咳者也，乃散风散寒消痰止嗽之方。

**22. 苍耳散** 风热鼻渊。

苍耳散中用薄荷，辛夷白芷四般和。
葱茶调服疏肝肺，清升浊降鼻渊瘥。

陈无择方也。苍耳子二钱五分，薄荷、辛夷各五钱，白芷一两，四味皆入肝入肺，轻清上浮，散风清热之剂，助以葱管之辛通，茶叶之苦降，能上化脑户中之伏风伏热，而鼻管以清，则鼻流浊涕之病可除矣。

**23. 清震汤**　雷头风。

清震汤治雷头风，升麻苍术两般充。
荷叶一枚升胃气，邪从上散不传中。

头面肿痛，疙瘩鸣响，憎寒发热，名雷头风。此症罕见，治以荷叶升清化热散风，苍术化湿燥脾，亦能发表。乃三阳巅顶之疾，若用重剂反增他病，故以轻清宣解之法治之。荷叶象震卦，震为雷，取象形之义。

**24. 香苏饮**　内伤外感。

香苏饮用苏藿朴，桔枳陈皮杏赤茯。
蔻仁滑石宣三焦，胸痞寒热呕哕服。
寒加姜桂热栀翘，湿热时邪皆可逐。

新制此方，治春末夏初湿温初起。以紫苏叶宣肺，藿香宣脾，枳、桔开胸，陈皮、杏仁、蔻仁、滑石、赤苓从中焦而宣通上下。不必用解表药，而表邪自解，以肺主皮毛，皮毛之气通畅，不待发汗而津液流通矣。余因此两证无开首之方，故制此以便来学，不识有合于用否，与《局方》不同。

**25. 牛蒡豆豉汤**　冬温春温。

牛蒡豆豉治风温，桑防前贝桔枳存。
陈皮连翘消痰热，寒加姜枣热茅根。
大江南北伤寒少，冬春风热此可遵。

新制此方，治冬温春温初起。以牛蒡之辛润滑利，宣肺而泄皮毛，豆豉以黑豆罨蒸而成，入肾经而发越少阴陈伏之邪，防风为风药之卒徒，桑叶清肺络而宣肺热，合前胡、川贝泄肺化痰，枳壳、桔梗开肺利气，陈皮化痰，连翘清热，则一切肺胃初感之风温，可从此而化矣。盖湿温、风温，初起在表而未入里者，虽要从汗而解，并无正汗之法，只宜疏利肌表足矣。寒加生姜，热加茅根、芦根，皆轻扬之味，因证而使。

### （二）攻里之剂

**1. 大、小承气汤**　胃腑三焦大热大实，胃腑实满。

大承气汤用芒硝，枳实大黄厚朴饶。
救阴泻热功偏擅，急下阳明有数条。
减去芒硝小承气，中焦痞硬亦能消。
陶氏加参甘归桔，黄龙汤法治虚超。

仲景方。大黄酒洗，下降亦能上升，无坚不破；芒硝咸寒软坚，佐大黄以速下；厚朴治胸中无形之湿热；枳实治中焦痞结。合四味而痞满燥实兼全之邪可去。是方须舌苔灰厚、渴饮、脉实，阳明有余之证乃可用。若中气不足，痞满燥实未全者，只可小承气耳。若虚体而见实证，或证实脉虚，脉实证虚，及认证未的者，有陶氏黄龙汤法在。若危急之际，当投而不投，错过时日，又噬脐无及。

**2. 调胃承气汤**　胃虚缓攻。

调胃承气硝黄草，甘缓微和将胃保。
不用朴实伤上焦，中下燥实服之好。
调胃加入桂桃仁，下焦蓄血此可导。
参姜归附和调胃，千金温脾方亦效。

仲景方。大黄酒洗、芒硝、炙甘草，此治大承气之后，犹有余滞余热未尽，制小其服，不欲再伤胃气也。加桃仁、肉桂，则入血分，而攻中下焦蓄血凝滞攻痛不便之证，或经事不利，或产后温病伤寒，兼瘀露不净之证，而结块攻痛有形。若正虚邪实，当用承气，而元气、胃气虚寒，恐攻下之后呃忒虚脱随之，可进千金温脾汤。参、附、姜、归温中补气，硝、黄、炙草泻热通腑，使便通邪去，而正气不致脱亡。

**3. 大、小陷胸汤**　结胸。

小陷胸汤栝蒌实，黄连半夏三味合。
伤寒误下成结胸，痰热相阻痛如失。
大陷甘遂与硝黄，表邪入里夹痰食。

仲景方。黄连、半夏苦辛相合，以开上、中焦之痞满，然二味能治无形之痞，不能治有形实满，惟合栝蒌实之滑利，始能治有形之实满。盖伤寒下早，有形之邪尚未聚于阳明，下之徒伤中气，邪滞转结于阳位，乃阴气结于阳位也，故以黄连之苦泄，合半夏之辛通，栝蒌之辛润，以润下之。若与桂枝、薤白同用，则可以开痹而治无形之邪，乃苦泄温运耳。大陷胸，甘遂同硝、黄并用，乃泻肠胃有形之痰积耳。

**4. 增液承气汤**　津枯肠燥。

增液承气元参重，麦冬细地三般共。
温邪液涸便不通，功加鲜乌须重用。

承气而名增液，其命名之义已可想见，此治邪去津枯，二肠燥结，大便不通，故重用元参以滋肾液，生地以助肝液，麦冬以助肺液，使二肠津回液润，腑气自通，再助以鲜首乌之清润肝胆，则阳明之气，自可顺降。此方仍寓救阴泄热之法，与蜜导、猪胆导不同。

**5. 大柴胡汤**　发表攻里。

大柴胡汤用大黄，枳实芩夏白芍将。
煎加姜枣表兼里，妙法内攻并外攘。
柴胡芒硝义亦尔，更有桂枝大黄汤。

仲景方。大黄、柴胡、枳实、半夏、黄芩、芍药、生姜、大枣，治阳邪入里，表证未除，里证又急者，为少阳阳明病。小柴胡加芒硝，为柴胡芒硝汤。桂枝汤加大黄、芍药，治太阳误下，转属太阴，腹中大实痛者。此皆仲景《伤寒》方也。

**6. 凉膈散**　表里实热。

凉膈硝黄栀子翘，黄芩甘草薄荷饶。

竹叶蜜煎疗膈上，中焦燥实服之消。

此调胃承气之变方，以栀子、连翘清上，硝、黄泻下，甘草、白蜜、薄荷缓中凉中。使三焦之热滞无所留存，则上膈下膈之邪，扩清而通泰矣，故曰凉膈。此较三承气轻缓，然亦须阳明实热者可投，否则亦当审慎也。

**7. 蜜煎导** 降黏便秘。

蜜煎导法通大便，或将胆汁灌肛中。

不欲苦寒伤胃腑，土瓜根汁亦可攻。

仲景方。用蜂蜜熬如饴，软硬得中，捻作挺子如指大，上尖下粗，拌皂角末，趁热纳谷道中，或掺盐，顷欲大便去之。或用猪胆，以细竹管一端磨尖滑，一端插胆中，线扎紧，将尖滑一头，拌麻油缓缓插入肛中，挤胆汁入肛内，大便亦通，名猪胆导。土瓜根汁酸寒润肠，较胆汁更好。西药有辛拿叶，又名洋泻叶，又有补丸，亦通大便，恐亦伤胃，惟较承气轻耳。

**8. 木香槟榔丸** 一切食积。

木香槟榔青陈皮，枳壳柏连棱术随。

大黄二丑兼香附，芒硝水丸量服之。

一切食积能推荡，泻痢初起用咸宜。

张子和方。大黄、芒硝推荡血分，牵牛推荡气分，佐以木香、槟榔之行气，黄连、黄柏之清湿热，三棱、莪术之攻坚消积，青、陈、香附、枳壳走利三焦气分。三焦之气通畅，湿热之积自行，况有峻速推荡之药，积滞无有不去者也。泻痢因乎湿热积滞而起，正气胃气尚未大坏，若不速为逐之，淹缠日久，气血津液胃气败坏，虽欲攻之，奈正气不支，何况宿垢不去，清阳不升，正气有不败者乎？此方为通因通用之法。

**9. 枳实导滞丸** 湿热食积。

枳实导滞首大黄，芩连面术茯苓襄。

泽泻蒸饼糊丸服，湿热积滞力能攘。

若还后重兼气滞，木香导滞加槟榔。

李东垣方。大黄为君，分量独重，枳实、连、芩、神曲为佐，分量减半，白术、茯苓、泽泻为使，分量再轻。丸以蒸饼，使湿热积滞去，而中气不致大伤。是方少流走三焦气分之药，故较木香槟榔丸力逊，且攻坚削积药并轻，正气较弱，小便欠利，积滞较轻者宜之。加木香、槟榔行气，亦治下痢后重。

**10. 疏凿饮子** 阳水。

疏凿槟榔及商陆，苓皮大腹同椒目。

赤豆艽羌泻木通，煎益姜皮阳水服。

槟榔、商陆根、茯苓皮、大腹皮、椒目、赤小豆、秦艽、羌活、泽泻、木通等分，加生姜皮、枣煎。艽、羌散风湿上升通泻，泻湿下降，苓、腹、姜皮行水于皮肤，椒、豆、商陆、槟榔攻水于腹里，乃上下表里分消之法。此方商陆行水最猛，然较舟车丸轻矣。

**11. 舟车丸** 燥湿阳水。

舟车牵牛及大黄，甘遂芫花戟木香。
青皮陈皮加轻粉，燥实阳水去相当。

河间方。口渴、面赤、气粗、便秘而肿胀者为阳水，乃湿热壅结，肺肾之气化不行使然。黑牵牛四钱炒研，大黄二两酒浸，甘遂面裹煨、芫花醋炒、大戟面裹煨、青皮炒、橘皮各一两，木香五钱，轻粉一钱，水丸。乃行水厉药，非实证不可轻投。服不过一钱，多则一钱五分，其水从大便泻去。泻三五次，以糯米饮止之，续服调中运脾药三四日，再进一服，如是三四次，其肿可以全消矣。以后宜善为调理，否则再发，元气益不支耳。

**12. 滚痰丸** 顽痰怪病。

滚痰丸中芩大黄，礞石硝煅沉木香。
百病多因痰作祟，顽痰怪症用之康。
竹沥达痰加陈半，减轻二黄添草姜。
控涎丹亦治痰怪，白芥遂戟古方良。

王隐君方。青礞石一两，同焰硝入瓦罐中，煅至石色如金星为度，大黄酒蒸、黄芩酒洗各八两，沉香五钱，共为末，水丸，姜汤送下，量虚实服。礞石剽悍，直达下降，与焰硝同煅，其坠降之性尤速，大黄荡实热以开下行之路，黄芩清上、中焦之热，沉香能上升下降，并能消热下气，推荡顽固之痰。夫痰为阴物，非气火不升，亦非气火不为患，气火降化，而痰自降化矣。若竹沥达痰，加陈、半，减二黄（大黄、黄芩），更加甘草以和之，姜汁、竹沥以化之，则降火之力缓，而消痰利气之力多矣。

**13. 实脾饮** 虚寒阴水。

实脾苓术与木瓜，甘草木香大腹加。
草蔻附子姜厚朴，虚寒阴水效堪夸。

严氏方也。方名实脾，实温脾散寒，利气行水之方耳。苓、术崇土化湿，木瓜和肝，木香、大腹、川朴燥脾湿，开胸痞，草蔻辛香快脾，附子温阳，炮姜暖胃，合为温化脾阳以御寒水之方。

**14. 清气化痰方** 顺气行痰。

清气化痰星夏橘，杏仁枳实瓜蒌实。
芩苓姜汁为糊丸，气顺火平痰自失。
涤痰减杏芩蒌姜，加竹菖参草亦良。

南星、半夏、橘红之化痰燥湿，杏仁、瓜蒌、枳实之滑痰下气，黄芩清痰热，茯苓渗湿痰，丸以姜汁，使中、上焦之痰热开化，则类中风之舌蹇、语涩、肢废可除。此方减去杏仁、黄芩、瓜蒌，加竹沥、石菖蒲、人参、炙草，名涤痰汤，亦治上病，较前多扶正之药，而化痰清热之力逊矣。是两方治类中因痰，颇为合法。

**15. 枳实消痞丸**　补脾消痞。

枳实消痞四君全，麦芽夏曲朴姜连。
蒸饼糊丸消积满，化邪养正法无偏。
枳术丸亦消兼补，荷叶裹饭在升宣。

东垣方。以四君子参、苓、术、草扶正气，以枳实、麦芽化滞消痞，佐以半夏曲、厚朴之开痞化痰，生姜、黄连一苦一辛，而治中焦无形湿热之满，丸以蒸饼，和中化滞，去邪不伤正，斯为王道之法。若枳、术二味，一消一补，以荷叶裹饭煮烂捣丸，意在升胃家清阳耳。

**16. 八正散**　淋痛尿血。

八正木通与车前，萹蓄大黄滑石研。
草梢瞿麦兼栀子，煎加灯草通淋痊。

《局方》也。木通、灯草、瞿麦，降心、小肠之火；车前清肝火，入膀胱；栀子泻三焦郁火；大黄、滑石泻火利水之专药；萹蓄利水通淋；草梢去尿茎寒痛。虽分利下焦湿热之方，乃疏导三焦湿热之方也。

**17. 五苓散**　行水总剂。

五苓散治太阳腑，白术泽泻猪茯苓。
膀胱化气添官桂，利便消热烦渴清。
去桂名为四苓散，无表但里服之灵。
猪苓汤除桂与术，更加阿滑以存津。
此为利湿兼泻热，疸黄便闭渴呕宁。

仲景。本方乃太阳之邪热传入膀胱腑者用之。由标传本，故仍从桂枝汤变化，去芍药之酸寒，炙草、姜、枣之甘缓，加二苓、泽泻之分利膀胱，使邪热由近而出，加白术之崇土御水，官桂能气化下焦，小便通利，邪热不留。除桂名四苓散，治湿阻下焦，渴不能饮，分利其湿，则渴自止。或去桂、白术，加阿胶、滑石，一以存津液，一以泻湿热，名猪苓汤，亦治黄疸病、便秘、口渴、作呕。

**18. 茵陈蒿汤**　黄疸。

茵陈蒿汤治黄疸，阴阳寒热细推详。
阳黄大黄栀子入，阴黄附子与干姜。
亦有不用茵陈者，仲圣柏皮栀子汤。

仲景方也。茵陈经冬不凋，明春再叶，故用治陈伏之湿热；佐大黄以治湿热蒸郁，面目皆黄；栀子泻三焦之郁热，屈曲从小便出。此治阳黄，色如金明亮，脉实、口渴之证。若阴黄，则黄而色晦，脉细不渴，二便通利，当与温通阳气，佐分利湿热。栀子柏皮汤亦治阳黄实证。

**19. 龙胆泻肝汤**　肝火。

龙胆泻肝栀芩柴，生地车前泽泻偕。
木通甘草当归合，肝经湿热力能排。

《局方》。龙胆、生地、黄芩为君，以清肝胆而泻邪火；柴胡入肝升阳为使；木通、栀子合车前、泽泻，引热下走膀胱；当归入血，清血分之热；甘草合苦药，不致过于伤胃也。此方乃大苦寒，非肝胆有湿热实火、胃气尚旺者不宜服。

**20. 导赤散**　心火肠火。

导赤生地与木通，草梢竹叶四般从。
口糜淋痛小肠火，引热同归小便中。

钱乙方。各等份，生地黄清解血分、肝、肾、心、脾之火；木通泻小肠之火；竹叶泻心、肺之火；草梢亦泻心、脾、小肠，而能通茎中塞痛。故合治口疮、血淋、小便涩痛。

**21. 泻黄散**　胃热口疮，脾胃郁火。

泻黄甘草与防风，石膏栀子藿香充。
炒香蜜酒调和服，胃热口疮并见功。
钱乙泻黄升防芷，芩夏枳甘斛治同。

东垣方。泻黄者，泻胃中秽浊之热也。秽浊之热非辛香升散不化，故用藿香之芳香辛温，防风之疏风升气，而后石膏、栀子之清热降火，得以建功。胃热化，斯口疮愈，若一味清凉化热，即不效也。钱乙用升麻、白芷、黄芩、半夏、枳壳、甘草、石斛，亦即此义，而制方之妙不及东垣。

**22. 泻白散**　肺火。

泻白桑皮地骨皮，甘草粳米四般宜。
参苓知杏皆可入，肺热喘咳此方施。

钱乙方。地骨、桑皮，名为清肺胃，而实清肾热也。地骨入土最深，桑皮乃近根之皮，故入肾，清下焦。惟甘草、粳米二味，乃肺胃之药，能清养肺金虚热，而泻伏火。后人加入人参、知母、杏仁、茯苓，补肺虚，泄肺热，始为得之。此方治肺热久咳，若肺有风邪外感者不宜服。

**23. 泻青丸**　肝火。

泻青丸用龙胆栀，下行泻火大黄资。
羌防上发芎归润，火郁肝经实热宜。

钱乙方。龙胆、大黄大苦大寒，泻肝胆实火；佐以栀子，兼泻心、肺、小肠之火；发之以羌、防，升散其郁热；助之以芎、归。始肝胆血分之郁热伏火，有不上升下降，同时泄散者乎？惟胃气虚寒者慎之。

**24. 葶苈大枣汤**　痰喘实热。

葶苈大枣治痰喘，肺实咳嗽气难转。
葶苈泻气降下速，缓以大枣法乃善。

仲景方也。葶苈子有甜苦两种，苦者泻肺犹猛，甜者稍缓，并能泻肺中郁热而降气，上焦有逆满之气，故痰喘实热者，用以为君，佐大枣之甘缓温补，以缓葶苈速降之性，则痰喘平而肺胃元气不致大伤，斯为善治。若虚寒喘逆者不合。

**25. 洁古芍药汤**　湿热痢。

洁古芍药归芩连，大黄木香槟榔全。

甘草肉桂温肝脾，里急后重痛痢痊。

此治夏秋湿热痢之正方。芩、连清湿热，大黄荡积滞，佐以槟榔、木香之下滞气而去后重，和以芍药之缓肝调血，平里急而清血分，温以肉桂而祛肝、脾之寒，甘草调和乎其间，则气血寒热湿滞之邪化解。此方通因通用，甚为周密，正气未大伤者投之颇效。

**26. 附子泻心汤**　寒痞满。

附子泻心用三黄，寒加热药以维阳。

痞乃热邪寒药治，恶寒加附始相当。

大黄附子汤同意，温药下之妙异常。

仲景方也。芩、连各一两，大黄二两，附子一枚炮。恐三黄重损其阳，故加附子，然此方即是温下之法。伤寒病心下痞满，乃邪热留阳明也，宜用三黄，心下痞而又恶寒、汗出、脉软弱，故加附子以温中，恐芩、连苦寒，伤其胃阳耳。若杂证痞满，或湿温痞满，则宜甘辛宣通之法。然用大黄必有形实满，断非虚痞，中阳素不足，故用附子以监之。

**27. 半夏泻心汤**　胸下虚痞。

半夏泻心黄连芩，干姜甘草与人参。

大枣和之治虚痞，法在降阳而和阴。

除参加草名甘草，加重生姜亦泻心。

此仲景妙方也。以芩、连之苦寒，而与干姜、半夏之辛温同用，佐以人参、甘草、大枣之甘温，使药留胃中不速下，则芩、连得以降热和阴，姜、半得以开痞通阳，使中焦痞转为泰，名为泻心，实泻胃中寒热不和之邪耳。此方若去干姜则不效，盖半夏之辛不敌芩、连之苦，且人参、甘草反滞中气，故人参之用尚可斟酌，干姜则断不可去。除人参重加甘草，名甘草泻心，治中虚虚痞。重加生姜名生姜泻心，治呕恶烦痞。

**28. 润肠丸**　血秘、风秘。

润肠丸用归尾羌，桃仁麻仁及大黄。

或加艽防皂角子，血秘风秘善通肠。

东垣方也。归尾、羌活、大黄酒煮各五钱，桃仁、麻仁各一两，蜜丸。归尾、桃仁润燥活血；麻仁、大黄通腑滑肠；佐羌活之散风升清，或加秦艽、防风以祛湿，皂角子以润肠。此方乃搜风祛湿之剂，湿去风化，则大肠清利，热不留而血不瘀，大便不致燥结，下血之病可绝矣。

**29. 通幽汤**　噎塞、便秘。

通幽汤中二地俱，桃仁红花归草濡。

升麻升清以降浊，噎塞便秘此方需。

有加麻仁大黄者，当归润肠汤名殊。

东垣方也。生、熟地清血分热而养血，桃仁、红花活血润燥，当归养血润肠，甘草和中，升麻升清降浊，则血自归经，大便自润，下窍通则上窍也通，可无噎塞之患矣。或加麻仁、大黄，则更兼泻火，大肠有火热者宜之。

**30. 万氏牛黄丸**　温邪昏陷。

万氏牛黄丸犀黄，芩连朱砂各相当。
山栀郁金为细末，温邪昏陷须此方。
有加雄麝冰珠者，金箔犀角小儿尝。

牛黄丸有数方，若治温邪邪热入于胞络，惟万氏此方最为合法。调入犀、羚、金汁、人中黄、连翘、薄荷等，汤剂中颇建奇功。盖邪犯胞络，已入里与气血混合，草木之香仅能达表，必借牛黄幽香物性乃能内透。然犹在佐使合宜，内用芩、连、山栀以泻心火，郁金以通心气，辰砂以镇心神，合牛黄相使之妙。若《局方》有雄、麝等，与小儿相宜。

**31. 至宝丹**　神昏透表。

至宝丹中犀玳瑁，琥珀朱砂雄黄凑。
牛黄脑麝安息香，金银箔衣开昏昧。
《本事》[①] 增入竺南星，总为开痰亦入彀。

犀角、玳瑁清解心肝营分之热毒，琥珀、朱砂镇心神而开心窍，牛黄、脑麝幽香透窍，雄黄开结，安息透窍安神，金银箔重以镇怯，亦可坠痰，治心脏神昏，从表透里之方也。热入心包络，舌绛、神昏者，以此丹入寒凉汤药中用之，能祛阴起阳，立展神明，非他药所可及。

**32. 紫雪丹**　瘟毒邪火。

紫雪黄金寒水石，磁石石膏滑石著。
犀羚青木沉丁香，升元甘草为佐药。
调入二硝砂麝香，磁器收藏治病剧。

黄金、寒水石、磁石、石膏、滑石皆寒凉镇坠之品，犀、羚清心肝肺之火而解毒，合木香、丁香、沉香宣发三焦气分，升麻、元参、甘草解毒救阴，二硝开结，麝香透窍，朱砂入心。萃气血三焦、通澈表里上下之药，而解穿经入络之邪火，其效如神，乃治瘟毒邪火奇怪之症。

**33. 太乙玉枢丹**　痧秽中恶。

太乙玉枢紫金锭，大戟千金五倍并。
慈菇麝香合朱雄，能治痧秽中恶病。

大戟、千金子、五倍子并化痰开结，慈菇化痰消滞，麝香透窍，雄黄开结，朱砂安神、凝阳气。治一切霍乱吐泻、痧秽不正之邪，并能治疟疾寒热，小儿惊风痰热气闭等证，总以其开窍豁痰之功耳。

---

①《本事》：为〔宋〕许叔微所著《普济本事方》的简称。

**34. 苏合香丸**　开闭安神。

苏合香丸安息香，犀角脑麝香附良。
木香熏陆沉丁术，朱砂为衣蜡匮藏。
局方增入檀筚勒，燥涩太甚不相当。

苏合香，诸香合成，出自外国，安息香出安息国，并能透窍开闭，犀角、脑麝幽香凉心肺，香附、木香、乳香、丁香、沉香宣气通窍化痰，以白术一味，坐镇中宫，朱砂宁心安神，而后诸香澈上澈下，无所不通，亦无所不开，斯气厥、痰稠、尸厥，一切不正之邪，无所不祛矣。此方专治气分闭结，不入血分。若《局方》燥涩，大不合耳。

**35. 活络丹**　活血通络。

活络丹用芎草乌，胆星地龙乳没俱。
经络不通通风湿，消痰行气活机枢。
加味更有大活络，通经宣窍亦相符。

草乌、胆星豁痰，川芎、乳香、没药散风活血，地龙通络舒筋，乃活血通络之方也。大活络加气血走动之物，亦不相远耳。

### （三）和解之剂

**1. 小柴胡汤**　半表半里利解。

小柴胡汤和解通，半夏人参甘草从。
更用黄芩加姜枣，少阳表证此方宗。

仲景方也。柴胡为君，半夏、人参、甘草、黄芩、生姜、大枣为佐，治往来寒热，胸满，胁痛，心烦，呕苦，耳聋，咳嗽，一切半表半里之证。以胆为清静之腑，无出入之路，故为半表半里，与他腑不同。若郁热伏寒，须藉胃腑之升清降浊，胆木寄之而为荣枯者也。惟柴胡苦温升阳，黄芩清热和阴，法夏化痰消湿，参、甘、姜、枣辛甘调中，使胃家湿热痰浊去，而胆木自欣欣向荣。然此方能治伤寒之往来寒热，不治疟邪之往来寒热，盖疟邪病在脾胃，湿热痰暑风皆有，须辛通苦泄开之。若早用此方，虚阳上升，疟邪不化，有增无减。惟久疟胆木郁结者宜之，不可过信前人之说。

**2. 黄连汤**　升降阴阳。

黄连汤内干姜半，人参桂草大枣伴。
平调寒热胃气通，中焦呕痛如冰涣。
喻氏进退法甚佳，用治关格亦奇算。

仲景方也。黄连炒干、姜炒、甘草、桂枝各三两，人参、半夏各二两，大枣十二枚。黄连之苦寒和以桂枝、干姜之辛温，佐以人参、甘草、半夏、大枣之辛甘，则苦寒者，亦随辛温甘温之药而和中开中，分调寒热错杂之邪不得独行其志矣，故能治胸中有热，丹田有寒，并治中焦寒饮痞满，口苦作痛。盖黄连一味不敌姜、桂之辛温，故可治如上诸证。若中气不虚者，可去参、枣之甘缓满中。

**3. 逍遥散** 温郁调金。

逍遥散用芍当归，柴苓术草薄荷陪。

除蒸散郁疏肝胆，热佐丹栀理可推。

《局方》(《太平惠民和剂局方》简称《局方》)。柴胡，当归酒拌，白芍酒炒，白术土炒，茯苓，炙甘草，煨姜，薄荷。夫肝虚则血耗，归、芍养血润肝；木盛则土衰，术、草和中补土；柴胡升阳解郁；茯苓利湿宁心；生姜暖胃化痰；薄荷消风清热。方中柴胡、薄荷最妙，盖木喜风摇，寒则萎，温则生，木郁则火、土、金、水相因而郁，五行相生，自然之道也。治木郁而诸郁皆解，逍遥散是也。妇人最多此证，用以调经亦妙，若经行躐前，血分有热，可加丹、栀，寒加艾绒、姜炭，理可类推。

**4. 藿香正气汤** 解一切不正之气。

藿香正气大腹苏，甘桔梗苓术朴俱。

夏曲白芷加姜枣，感伤岚瘴并能驱。

《局方》。藿香、大腹皮、紫苏、茯苓、白芷各三两，陈皮、白术土炒、川朴姜汁炒、半夏曲、桔梗各二两，甘草一两。每服五钱，加姜、枣煎。藿、苏理气和中，辟恶止呕，白芷、桔梗散寒利膈，以疏表邪，腹、朴、陈、夏除痰疏里滞，苓、术、甘草益脾去湿而调正气，正气调畅则邪逆自除矣。此宜于暑令感湿热痧秽，一切不正之气方也。

**5. 六和汤** 调和六气。

六和藿朴杏砂烹，半夏木瓜赤茯呈。

术参甘扁同姜枣，脾肺调和六气平。

或益香薷或苏叶，伤风伤暑须用明。

《局方》。藿香、厚朴、杏仁、砂仁、半夏、木瓜、赤苓、白术、人参、扁豆、甘草，加姜、枣煎。能调六腑一切不正之气，故曰六和。藿、朴、杏、砂理气化滞，参、术、陈皮扶正和脾，豆、瓜祛暑平肝，赤苓利湿，大抵以助肺健脾为主。若伤风则加紫苏叶，伤暑则加香薷，在用之合宜耳。

**6. 平胃汤** 除湿散满。

平胃散是苍术朴，陈皮甘草四般药。

除湿散满祛瘴岚，化湿诸方从此扩。

或合二陈或五苓，硝黄麦曲均堪着。

若合小柴名柴平，煎加姜枣能除疟。

又不换金正气散，即是此方加夏藿。

《局方》也。苍术米泔水浸、土炒二钱，厚朴姜汁炒、陈皮、炙草各一钱，姜、枣煎。苍术燥湿除满，厚朴散满开痹，陈皮化痰理气，甘草培土和中，此方能去湿土之敦阜，乃燥烈之方也。合二陈则化痰；合五苓则利小便；加硝、黄治有形之滞；合麦曲则消食；合小柴胡名柴胡平胃，治湿疟；加半夏、藿香名不换金正气散，亦治暑令湿热。

**7. 保和丸** 饮食轻伤。

保和神曲与山楂，苓夏陈翘菔子加。
曲糊为丸麦汤下，亦可方中用麦芽。
大安丸内加白术，调中化滞效堪夸。

山楂去核三两，神曲、茯苓、半夏各一两，陈皮、菔子、连翘各五钱，大麦芽一两。山楂消肉积，麦芽消谷积，菔子消麦积，神曲消一切食积，合茯苓利湿，连翘散结清热，陈、半健脾化痰，乃治内伤积滞尚未大病者，故以和平之药化之。加白术亦培土调中之法也。

**8. 越鞠丸** 火郁。

越鞠丸治六般郁，气血痰火湿食因。
芎苍香附兼栀曲，气畅郁舒痛闷伸。
又六郁汤苍芎附，甘苓橘半栀砂仁。

丹溪方也。苍术治湿郁，川芎治血郁，香附治气郁，山栀治火郁，神曲治食郁。又苍术、香附相合，亦可治痰郁。究竟湿热化而气分宣通，则诸郁皆解，不必按味而治也。

**9. 四磨饮** 七情气逆。

四磨饮治七情侵，人参乌药及槟沉。
浓磨煎服调逆气，实者枳实易人参。
或加木香苏梗服，五磨调气效亦神。

严氏方也。乌药疏肝利肺，人参补气调中，槟榔性如铁石，降逆气尤速，沉香能降肺气入肾，上可至天，下可至泉。而气虚者不用人参则不效，因虚气得补则气有所归而不逆矣。气不虚者，人参可易枳实，或木香、苏梗同磨，总属调气降逆耳。

**10. 苏子降气汤** 降气行痰。

苏子降气橘半归，前胡桂朴草姜依。
气虚痰盛寒咳喘，或加人参贵合机。

《局方》也。苏子、橘红、半夏、当归、前胡、厚朴姜汁炒各一钱，肉桂、炙甘草各五分，加姜煎。一方无桂加沉香。此云降气，乃治痰饮咳逆，肾气上迫之气也。苏子、橘、半化痰理气，合厚朴、前胡除肺家逆满，当归、炙甘草辛甘，调气血而安中气，盖得力在官桂一味，去即不效耳。若加人参，则肺气或不支平，否则转窒凝肺气，用者审之。

**11. 旋覆代赭汤** 痞哽噫气。

代赭旋覆治中寒，参半姜甘大枣餐。
重以镇逆咸软痞，痞硬噫气力能安。

仲景方也。代赭石色赤入心脾，重以镇逆；旋覆花咸温软坚，降气化痰；人参补气调中；干姜、半夏、炙甘草、大枣，辛甘温中，亦能降气。胃气温而寒痰化，则上逆之痞硬、噫气自平矣。

**12. 橘皮竹茹汤** 胃虚呃逆。

橘皮竹茹金匮方，参甘姜枣呃逆尝。
加半麦苓枇杷叶，化痰降气亦相当。

此和胃降逆之方也。橘皮辛苦香甘，竹茹凉胃降气，佐以姜、半之辛通化痰，降气止呕，枇杷、麦冬清金化热，茯苓、大枣和中化湿，人参助正气之不足。合香甘凉润补虚之品，以降太阴、阳明之逆气，逆气降则呃逆自平，此治胃气虚逆，痰浊中阻，肝肾之气上冲作呃忒者。若肝肾虚寒，中气不守，非此方所能治。

**13. 丁香柿蒂汤** 因寒呃逆。

丁香柿蒂人参姜，呃逆因寒中气戕。
济生香蒂仅二味，或加竹橘用皆良。

严氏方也。丁香、生姜温中降逆，柿蒂苦温而敛降肺胃，合人参以补中虚，竹茹、橘红化痰开胃，与前方大略相近，不及前方之周密，可以治呃逆之轻证。若重证，非大虚即大实。虚者下焦肝肾虚寒，龙火上冲清道，中气不守致呃呃连声，其声长而急，宜参附理中、黑锡丹之类。实者痰火也、食也，痰火阻胃脘，或食阻胃脘，中焦之升降不利，下焦郁热之气冲之，亦作呃忒，须明辨之。

**14. 二陈汤** 一切痰饮。

二陈汤用半夏陈，益以苓姜甘草臣。
利气调中兼去湿，一切痰饮此为珍。
若加竹枳名温胆，化痰开热妙绝伦。
湿温胸痞呕不眠，或加姜连或枣仁。
化湿单用姜苓半，小半夏汤治亦神。

《局方》。生姜、半夏、陈皮化痰理气，茯苓渗湿，甘草调中，治中焦一切痰饮。加竹茹、枳实清胃热而化滞气，名温胆汤，亦治湿温病，胸痞、呕恶、不眠，皆和中化痰，胆虚加酸枣仁以安神补肝。此方看似轻浅，用之最有效验，乃祛湿热痰浊之良法也。盖南人多湿多痰，湿痰多则气滞，诸病丛生矣。

**15. 半夏天麻白术汤** 痰厥头痛。

半夏天麻白术汤，参芪橘柏及干姜。
苓泻麦芽苍术曲，风虚痰厥头痛良。

东垣方也。风虚痰厥由于中寒，中寒则肝肾之逆气挟痰火而上攻，蒙秘清阳致头痛欲厥。以干姜、人参、黄芪、二术温中补中，坐镇中州，再佐以天麻之定风化痰，半、橘之消痰去饮，茯苓、泽泻、麦芽、神曲并渗湿消痰化滞，使中宫痰消饮化，少佐黄柏以平下焦之火，则中州清肃而厥痛可愈矣。

**16. 三子养亲汤** 痰阻气升。

三子养亲治痰饮，芥子菔子苏子任。
痰阻胸膈膜壑间，气升咳喘受其荫。

紫苏子温肺化痰降气，白芥子辛通开肺胃，化膜囊之痰，合莱菔子消痰积而下气最速。凡温胃之药皆能降逆化痰，此治痰饮宿恙、胸膈逆满、喘咳白沫之证，乃张子和母痰饮宿恙，事亲之方也。

**17. 定喘白果汤** 哮喘。

定喘白果与麻黄，款冬半夏杏仁桑。

苏子黄芩生姜草，肺寒膈热喘哮尝。

白果、款冬、苏子、生姜温肺降逆，可以定喘，麻黄、杏仁泄肺散寒，合半夏化痰和胃，黄芩清肺热痰，甘草和中。此感时令风寒错杂之邪，而咳嗽哮喘，痰黏咳窒者宜之。若痰饮久病恐多未合，或宿饮而夹新感者，亦可与之。

**18. 五皮饮** 脾虚肤肿。

五皮饮用五般皮，陈茯姜桑大腹奇。

或入香加易桑腹，脾虚肤胀此方司。

五皮若与五子合，咳嗽浮肿两相宜。

《局方》也。陈皮、茯苓皮、桑白皮、姜皮、大腹皮，五皮同用，故名。脾不能为胃行其津液，故水肿半身以上宜汗，半身以下宜利小便。此方利肺和脾，于泻水利气之中，仍寓调补之法。皆用皮者，以皮入皮也，或加香橼皮、五加皮，去桑皮、腹皮，亦疏和肝脾气分，盖气通则水湿自行也。合杏仁、冬瓜仁、苏子、苡仁等，治水肿咳嗽，乃肺脾兼治法。

**19. 清脾饮** 清疟。

清脾饮用青朴柴，芩夏甘苓白术偕。

更加草果姜煎服，热多阳疟此方佳。

严用和方也。青皮、厚朴醋炒、半夏姜制、甘草炙、白术土炒、草果煨、柴胡、茯苓、黄芩，加姜煎。疟不止，加酒炒常山、乌梅；大渴加麦冬、知母。暑风作疟名脾寒疾，大抵脾伤者居多，此乃从小柴胡、温脾诸方而变出也。青、柴疏肝胆之郁，朴、夏平胃祛痰，芩、苓清热利湿，草果散太阴积寒而截疟，甘草补土和中。汤名清脾，乃专清脾家之邪耳。

**20. 绝疟七宝饮** 切痰截疟。

绝疟七宝常山陈，果草槟榔青朴臣。

水酒合煎露一宿，阳经实疟服之珍。

加知贝梅减青朴，常山饮子治亦神。

《易简方》也。无痰不作疟，故绝疟必用常山，以能化膜原之疟痰也；佐以槟榔、草果快脾，化瓜果之寒积，此疟根也；青皮、陈皮、厚朴，并开痞化痰消湿；和之以甘草，不使辛烈耗气。水酒合煎，露一宿服，取入气血和阴阳之义耳。加知母、贝母、乌梅，减青皮、厚朴，名常山饮子，乃酸敛和阴之法，治亦略同。

**21. 何人饮** 虚疟。

何人饮治久虚疟，人参首乌归陈约。

煨姜大枣法同煎，休疟追疟柴半酌。

四兽六君加梅果，气虚血虚须量度。

景岳方也。何首乌和阴敛肝，以截血分，人参壮阳补气，以截气分为主。当归调血，陈皮调气，煨姜、大枣和营卫，使阴阳和而气血旺，则疟邪自无所容矣。此补正化邪之法，治邪少虚多，阴阳气血并亏，而疟邪尚恋恋不清者。若邪势盛而寒热初起者非所宜。加柴胡、半夏，名休疟饮。六君子汤加乌梅、草果，名四兽饮，亦截疟之方，当随证用之。

**22. 鳖甲饮子** 泻母。

鳖甲饮子治疟母，甘陈芪术芍芎偶。

草果槟榔厚朴增，乌梅姜枣同煎服。

严氏方也。黄芪、白术、炙草，补气扶正为君；陈皮、芍药和阴化痰利气为臣；佐以槟榔、草果、厚朴、川芎之化疟痰开痞满，入气入血，无所不攻；和以姜枣调营卫，使中气有权，宿痰伏饮、暑风之疟可祛；更主以鳖甲之入阴和阴，攻守并使，则槟、朴、果、芎祛邪更为有力。

**23. 达原饮** 疟在膜原。

达原饮中槟果常，厚朴芩知石菖良。

青皮甘草为佐使，疟在膜原此方尝。

达原者，达膜原之邪也，膜原即膜壑，乃肌肉之里层皮也。本草无治膜原之药，吴又可治瘟疫制此方，后人加减，治疟邪在膜原用之。常山、草果、槟榔、厚朴并消痰快气截疟，黄芩、知母和阴清热，菖蒲、青皮开痰化气，甘草调中。原方有柴胡、升麻，嫌其升散而去之。

**24. 橘核丸** 㿉疝。

橘核丸中川楝桂，朴实延胡藻带昆。

桃仁二木酒糊合，㿉疝痛顽盐酒吞。

更有寒疝汤导气，川楝茴木吴萸尊。

《济生方》(《严氏济生方》简称《济生方》)。橘核、川楝子辛香苦泄，疏利阳明、厥阴之逆气；肉桂温肝，散下焦结气；厚朴、枳实开中焦逆满；延胡、桃仁和血中气滞、气中血滞；昆布、海藻寒而下降，咸而软坚；木香利三焦气滞；木通渗小肠膀胱湿热。合而散寒通气，疏利厥少膀胱，其少腹胀痛、睾丸结疝可冰释而消矣。又寒疝导气汤，用吴萸温肝下气，茴香散结通阳，亦可加入。

**25. 中满分消汤** 中满。

中满分消汤朴半，连柏川乌姜萸贯。

草蔻木香参茯苓，泽泻生姜为作伴。

血虚夜热加归芪，表实脉浮麻柴汗。

中满须分实与虚，临证四诊宜细玩。

厚朴、半夏、川乌、干姜、吴萸、草豆蔻，皆辛温通气，化痰解结之药，佐以川连、黄柏之苦寒，使苦辛相济，湿热之痞满可开，中焦之逆气可化，而人参之扶正，反以为使，茯苓、泽泻之渗化，使水道通畅，合以木香、生姜之宣气导滞，为使中之使，乃湿热化而痞满开，此治湿热实满之方。若夜分发热，加黄芪、当归以养血。脉浮无汗，加柴、麻以汗之。

**26. 韭汁牛乳饮**　反胃噎膈。

韭汁牛乳反胃滋，养营散瘀润肠奇。
五汁安中姜梨藕，三般加入用咸宜。

牛乳半斤，韭菜汁少许，滚汤顿服，名韭汁牛乳饮。牛乳六分，韭汁、姜汁、藕汁、梨汁各一分，名五汁安中饮，并治噎膈反胃。夫反胃由火盛血枯，或因瘀血寒痰，阻塞胃口，阳明之气顺降失职，故食入反出也。牛乳润燥养血为君，韭汁、藕汁消瘀润燥，姜汁温胃降逆，梨汁消痰降火，共成滋燥祛瘀降逆之功。

**27. 瓜蒌薤白汤**　寒痰胸痹。

瓜蒌薤白治胸痹，益以桂酒温肺气。
或加姜枣或芍甘，滑以去著能降利。

桂枝合薤白、瓜蒌，温以行气散寒，辛以开痞，滑以去痰著，佐以白酒之温，行三焦血分，而上焦之痞结痹气可开。此方治寒痰结肺络，在有形无形之间，而胸中痞结不通者。然痰著肺络，肺失宣化，不克肃降，脉必浮滑而数，不可因其脉数而不用桂、薤也。

**28. 栀子豆豉汤**　痰食实热。

栀子豉汤栀子豉，阳明虚烦此方施。
和解中宫并不吐，无形烦懊实相宜。

豆豉乃黑豆蒸罨而成，山栀凉苦入心、小肠，二味同治阳明胃中无形之热，而发越陈伏。前人谓能吐阳明有形之邪，以豆豉能发越也。然豆豉之发越，乃发无形之郁热，非比瓜蒂、白矾，苦涩不堪，能使胃气不容而呕有形之邪。懊侬证亦胃家无形之热郁而不化，使胸中烦懊难名，火郁发之，亦发无形之邪耳，莫信前人之说作为吐剂。

**29. 黄土汤**　便血。

黄土汤治便后血，芩附甘术调寒热。
生地阿胶养血佳，更加灶土便血绝。

仲景方也。黄芩、附子清热温脾，调其寒热，炙甘草、白术调中培土，生地、阿胶养血祛风，加灶心土，以土为火炼，培土兼以焙火，使火土相生，阳气上升，阴血始不下走矣，妙方也。

**30. 脚气鸡鸣散**　脚气。

脚气鸡鸣苏木瓜，槟榔桔梗陈姜茱。
脚气肿痛五更服，顷刻能使脚痛无。

脚气之痛，亦胃有湿痰积饮，肝胆之气不能升化而郁塞，下走三阴之络，致足肚胫中胀痛，故名脚气，南方地卑多湿常有之。方中紫苏、桔梗、陈皮开肺快气，茱萸温肝降逆，下气最速，生姜温肺、胃，下气化痰，槟榔下气降逆，木瓜和肝通经。乃疏肺金而制肝木，下气化痰泄湿，温肝温胃而降逆者也。五更服之，趁阳升阴未逆之际，则药力行而胀痛除，此病每甚于日暮阴盛之时故耳。

**31. 顺风匀气散** 中风。

顺风匀气术乌沉，白芷天麻苏叶参。
木瓜甘草青皮合，㖞僻偏枯口舌暗。

此中风调气之方也。气逆即火逆，气平火降，痰涎也因之而下。参、术补中益气，白芷、苏叶利肺散风，天麻、木瓜息风平肝，沉香、乌药、青皮疏利肺肝气分，甘草调和诸药。合息风、降逆、利气、平肝、化痰为剂，则上、中焦之逆气顺降，关窍无阻而偏枯㖞喑自疗矣。

**32. 独活寄生汤** 风痹麻木。

独活寄生艽防辛，芎归地芍桂苓均。
杜仲牛膝人参草，冷风顽痹屈能伸。
若去寄生加芪续，汤名三痹古方珍。

以参芪四物一派养血通络之药，加艽、防、细辛、寄生、独活散风，桂枝和营散寒，杜仲、续断、补骨、牛膝引导，以治冷风顽痹、麻木之证。少化湿之药，风药亦能胜湿，或照此加减则善矣。本方专治血虚生风致痹。

**33. 奔豚汤** 腹痛。

奔豚汤治肾中邪，气上冲胸腹痛佳。
芎归芩芍半甘草，生姜干葛李根加。
往来寒热少阳病，肾肝寒气桂枝嘉。

仲景方也。芎、归、芍养血和肝，半夏、甘草化痰调中，生姜、黄芩、葛根开痞气，化阳明之气以平寒热之邪，妙加李根皮通络平肝。若寒热往来，腹痛气上冲胸者，加桂枝或肉桂、附、椒等，则存乎其人尔，录则以见奔豚亦有寒热错杂而得者。

**34. 痛泻要方** 痛泻。

痛泻要方陈皮芍，防风白术煎丸酌。
补土泻木理肝脾，若作食伤医便错。

白术土炒、白芍酒炒为君，陈皮、防风为佐，或煎或丸，久泻加升麻。夫伤食腹痛，得泻便减，今泻而痛不减，故责之土败木贼也。若真属土败木贼，固属难治，即可治亦当加官桂、人参、黑姜、炙草之类，以崇土御木，温中助火之法，使火能生土，土有权而不为木所侮。

**35. 清暑益气汤** 补肺生津、燥湿、清热。

清暑益气参草芪，当归麦味青陈皮。
曲柏葛根苍白术，升麻泽泻枣姜随。

东垣方也。此方最杂最难用，然亦有可用者，暑月中气不足，津液虚亏而微兼外感暑风，恶寒发热，补之恐滞，表之太散，用此扶正却邪。升清即以散邪，和阴即以化热，然须随证加减，乃可合拍。余每嫌东垣方一味升散补中以了事，余多不问。

**36. 三仁汤** 湿温留痹。

三仁汤中杏蔻薏，朴半竹滑通草寄。
甘澜水煎取轻扬，三焦留痹湿温饵。

吴氏方也。杏仁、蔻仁、厚朴、半夏，苦辛开泄上、中焦之湿热，而除满开痞，滑石、通草、苡仁、淡竹叶，甘淡分渗以宣利下焦，使湿热从小便而化。甘澜水以活水置器，杓扬数百遍，取甘淡轻扬，不助肾邪，速于下降耳。此方乃苦辛淡，宣利三焦湿热之留痹者也。

### （四）寒凉之剂

**1. 白虎汤** 肺胃实热。

白虎汤用生石膏，知母生草粳米饶。
气虚加入人参佐，阳明燥热此方超。
或加桂枝或苍术，湿温暑热任人调。

仲景方也。白虎乃西方金神，白虎啸而谷风生，则炎熇之令顿化清凉。生石膏色白质重，专清手太阴、足阳明之燥热，佐以知母清肺肾，生甘草泻虚火，更兼粳米之培土清金，乃阳明炎熇之热可化为清凉之地矣。气虚者更佐人参。湿温病热盛而兼湿者，与苍术同用，名为苍术白虎汤。用之得当可一汗而解，然此方亦峻剂，须口渴、脉洪长、有汗、不恶寒者，乃可投。加桂枝名桂枝白虎。

**2. 竹叶石膏汤** 肺胃虚热。

竹叶石膏汤人参，麦冬半夏与竹林。
甘草生姜兼粳米，暑烦热渴脉虚寻。

此白虎汤之变方也。从人参白虎加麦冬之清肺，半夏之和胃，竹叶之清肝肺，生姜之辛通润燥，共臻清肺胃、除烦热、润燥渴、补虚怯之功。

**3. 犀角地黄汤** 胃热吐衄。

犀角地黄芍药丹，血升胃热火邪干。
斑黄阳毒堪兼治，肝经火郁柴芩攒。

生地一两半，白芍一两，犀角、丹皮各二钱半。每服五钱。犀角大凉，解肝、心、脾、胃、血分之热，亦能上升，以角生于巅顶之上也。芍药酸寒和阴，生地凉营清火，能救肝肾之阴，丹皮泻血中伏火，故治伤寒温病发斑、狂言乱语、邪犯胞络等证。以其清胃、胆、心、肝、血分之火也，并能解毒。加柴胡、黄芩，亦发泄肝胆之邪热耳。

**4. 六一散** 消暑利湿。

六一滑石同甘草，解肌利水兼清燥。

统治表里入三焦，热渴暑湿泻痢保。
益元碧玉与鸡苏，砂黛薄荷加之好。
有加干姜或红曲，温六红玉血痢妙。

水飞滑石六两，甘草一两，名六一散，又名天水散。滑石气轻解肌，质重泻火，滑能入窍，淡可利水，故能治三焦湿热之邪，而利小便。甘草泻火和中，以缓滑石之寒滑也。加飞辰砂同研，名益元散，兼清心、小肠之热。加薄荷叶同研，名鸡苏散，兼辛凉解肌。加青黛同研，名碧玉散，清肝胆之火。加干姜同研，名温六散，可温中止吐泻。加红曲米同研，名红玉散，治血痢后重。

**5. 葛根芩连汤**　太阳、阳明解表清里。

葛根黄芩黄连汤，甘草四般治二阳。
解表清里治湿热，喘汗自痢保平康。

仲景方也。太阳桂枝证，医误下之，邪入阳明，协热下痢，脉促数，喘而汗出，故用葛根以清阳明表热，芩、连以清阳明里热，外而喘汗，内而热痢自止。今人借以治湿热下痢，脉证不合，故多不效。夫夏秋湿热痢有热亦有寒，且兼血分者，多需苦辛温淡，宣通气分之湿热，始气通邪化乃解。

**6. 消斑青黛饮**　胃热发斑。

消斑青黛栀连犀，知母元参生地齐。
石膏柴胡人参草，便实参去大黄须。
姜枣煎加一匙醋，阳邪里实此方稽。

陶节庵方也。青黛、黄连清肝火，栀子清心肺之火，元参、知母、生地清肾火，犀角、石膏清胃火，引以柴胡，使达肌表，佐以姜、枣，以和营卫，加醋者，酸先入肝也。若元气不支，更加人参；邪火热毒盛而便秘者，大黄可加。发斑毒虽由阳明，阳明为六腑之总司，气血皆盛，温毒之邪六经会聚，气血皆犯，故方中气血双清，三焦同泻耳。

**7. 化斑汤**　温邪斑毒。

化斑汤用知母元，犀角石膏米草存。
或加大青银丹地，温邪斑毒退神昏。

犀角清心、肝，解毒火，石膏清肺、胃而泻郁热，一气一血。知母、粳米、甘草，白虎汤也，并泻阳明、太阴，生地、元参、丹皮，地黄汤也，佐大青、银花凉解温毒，合白虎、地黄二方以救温邪发斑，气血双清，补泻并进，诚炽危泻火之良方。

**8. 清宫汤**　温毒余热。

清宫汤内翘莲心，犀角元参竹叶寻。
带心麦冬去心热，加减临时在救阴。

从犀角地黄变化而来，加竹叶、麦冬之清养心肺，元参佐犀角解毒救阴，莲心佐麦冬、竹叶，清补心肺，连翘亦清心肺解毒之品，乃治温毒发斑，大邪化后，余热犹存，阴津虽回而神明尚未了了者，乃善后之法也。

**9. 冬地三黄汤** 温病燥渴。

冬地三黄芩柏连，麦冬细地元参全。
芦根汁冲银花露，阳明温病燥渴煎。

黄芩、黄柏、黄连并泻实火，细地、元参、麦冬退热养阴，佐以芦根汁、银花露之轻清甘凉，使温邪之燥灭，实热化而阴津不致大伤，并泻火止渴之方，温毒病之轻者可用。

**10. 玉女煎** 降火滋阴。

降火滋阴煎玉女，生地石膏牛膝侣。
泻南补北救肾阴，麦冬知母法同煮。
加减临时在变通，莫忘前贤法外语。

景岳方也。生地清阳明血分，石膏清阳明气分，麦冬、知母佐石膏之不足，牛膝佐生地之不足，乃泻阳明胃火而救肺、肾。阴虚者但可暂服，不可常服，加减之法存乎其人。

**11. 清瘟败毒饮** 瘟毒斑疹。

清瘟败毒栀连芩，丹地石膏甘竹寻。
犀角元翘知芍桔，时行瘟毒可救阴。

山栀、黄芩、黄连、石膏泻气分之实火，犀角、生地、丹皮泻血分之实火，元参、白芍佐犀、地、知母，连翘、竹叶，佐石膏、芩、连，生草和阴解毒，桔梗开结利肺，并泻气分、血分之瘟毒斑疹，而护阴救液者也。此病不可发表，表则津伤液涸，化火愈速。

**12. 神犀丹** 清热解毒。

神犀丹中犀角君，菖蒲芩地银花群。
元翘金汁蓝根紫，香豉花粉有功勋。

以犀角、生地为君，大清血分之毒热；发以豆豉，逐少阴陈伏之邪；佐以银花、连翘、元参，清热解毒；蓝根、紫草、金汁并解血分之毒；黄芩、花粉清肺、胃气分之热；菖蒲开窍豁痰。乃治时行天化挟温毒郁伏血分，不能透解，而神明不清者。若表分透发不足，可与牛蒡、薄荷等同用亦可，少用荆芥以宣血分。

**13. 甘露饮** 平胃湿热。

甘露二地与茵陈，芩枳枇杷石斛伦。
甘草二冬平胃热，桂苓犀角可加均。
河间五苓与三石，子和藿木葛参臣。
芳香凉化兼淡渗，湿热烦躁此为珍。

《和剂局方》(为《太平惠民和剂局方》的简称)也。二地清血热而养阴，茵陈除陈伏之郁热，黄芩、枳壳、枇杷叶、石斛，清肺胃之热而养津液，合甘草、二冬平胃热，有若甘露之润燥生津。若加犀角，又加肉桂，似乎不伦，不知温胃乃可生津润燥，惟胃津升，始肺津润而上焦不燥矣。然非老手不能用，亦不敢用。

**14. 沙参麦冬饮** 秋燥。

沙参麦冬玉竹草，花粉桑叶扁豆宝。

秋燥耗伤肺胃阴，咳嗽痰黏此方好。

沙参、麦冬、玉竹清滋甘润，并补肺气而养肺液，桑叶清肺络，花粉清胃热，白扁豆清脾热并养阴，生甘草生津和胃，共成清肺热养肺阴，治深秋燥热伤肺咳嗽之证。挟外感者，沙参、麦冬恐嫌滋腻。

**15. 杏仁滑石汤** 暑湿。

杏仁滑石汤芩橘，黄连通半郁金朴。

苦辛凉法宣三焦，湿温暑温皆可服。

杏仁苦泄利肺，滑石甘淡清肺，黄芩、黄连苦燥泻湿热之火，半夏、橘红苦辛燥湿开痰，木通、郁金芳香苦泄，泻心、小肠，利气化热，厚朴苦辛温，泻中焦逆满。全方苦辛芳淡，宣解三焦气分、血分之暑湿热者也。

**16. 清燥救肺汤** 清燥救肺。

清燥救肺杏石膏，参草阿胶麦冬饶。

麻仁桑叶枇杷叶，肺伤燥热此方高。

喻嘉言方也。喻氏改《内经》秋伤于燥，冬生咳嗽之文，而立此方治之。人参、甘草、阿胶、麦冬，补肺气而救肺阴，杏仁泄肺化痰，石膏泻肺胃之火，麻仁润燥而滋大肠，桑叶、枇杷叶清肺络，化痰止咳。肺胃之火热去，津液还，秋燥平而津气复矣。

**17. 清胃散** 心火牙痛。

清胃散内升麻连，当归生地牡丹全。

或益石膏平胃热，口疮吐衄及牙宣。

此方全藉石膏之平胃热，乃生地、牡丹得力，升麻能升清降浊，黄连泻火降逆，当归导血归经，使阳明之邪火下降而不上升，吐血、衄血可平矣。

**18. 当归六黄汤** 自汗盗汗。

当归六黄君黄芪，芩连地柏此方施。

阴虚盗汗营中热，胃虚食减不相宜。

或加麻黄根龙牡，敛汗固表功更奇。

重用黄芪固表益气，佐以当归养阴血，生地滋阴虚，连、柏、黄芩泻阴火，则血分之热去，而盗汗可止。或更加麻黄根之走表，引诸药走卫而固腠理，龙、牡之涩敛，以固虚脱。醒而汗自出名自汗，属表阳虚，当温补以固之。寐而汗出名盗汗，属营分伏热，人寐则表气敛而归阴，营中之热蒸迫其津，乘表气不守而化汗，故盗汗，宜此方主之。

**19. 秦艽白术汤** 肠风下血。

秦艽白术归桃仁，枳实地榆泽泻臣。

血痔便难加皂子，防风苍柏亦通神。

槐花侧柏荆枳壳，肠风下血亦堪珍。

秦艽风药润剂，白术燥湿安神，归尾、桃仁养血润肠，枳实宽肠化滞，地榆凉血清热，泽泻化湿，清膀胱之热，此治湿热壅结二肠，化风燥而便难下血者。若大便秘燥，加皂角子以通润之。槐花散侧柏、荆芥、防风亦清血分湿热，而化肠风者，加苍术燥湿，枳壳宽肠，并治便燥下血，内痔外痔之疾。下血有数种，名肠风脏毒，又有远近之分。

**20. 滋燥养营汤**　血虚风燥。

滋燥养营二地黄，芍药黄芩秦艽藏。

当归防风炙甘草，血虚风秘爪枯尝。

此养阴益血方也。血虚风秘，爪枯筋急，乃血燥而风生，养之润之使血不燥，筋络濡润而风可熄矣。二地、归、芍专主养血生养，佐以秦艽之息风润燥，黄芩之清火和阴，防风之化风，炙甘草之和中，则燥去液滋，营可养矣。

**21. 左金丸**　肝火。

左金茱连六一丸，佐金平木治吞酸。

黄连六分吴萸一，丹溪妙法细当观。

香连六一治血痢，连萸同炒畏连寒。

脏连治痢亦此意，以脏补脏病当安。

再加芍药名戊己，平肝清热泻痢餐。

连附六一温脾胃，温中止痛笑颜欢。

黄连六两，吴茱萸一两，同炒研末水丸，名左金丸，治胃中积饮，吞酸吐酸，乃胃中寒湿不化，肝胆之气火郁而不升，横逆攻冲，侮其所不胜而作痛也。吴萸辛温下气，黄连清火解郁，使胃气化而酸苦之饮去，胆木得升，则痛平矣。黄连与吴萸同炒，去萸加木香一两同炒，治湿热郁于血分为血痢腹痛后重。以黄连入猪肚煮烂捣丸，名脏连丸，治湿热久痢，脏液耗伤，取以脏补脏之意。黄连、吴萸同炒再加芍药三两，名戊己丸，取和肝疏木，使木不克土，亦治脘痛下痢等证。若再加附子，名连附六一丸，亦温脾胃阳气而止胀痛、呕吐作痛。

**22. 补肺阿胶汤**　止嗽生津。

补肺阿胶马兜铃，鼠黏甘草杏糯停。

肺虚火盛人当服，顺气生津嗽自宁。

鼠粘子利膈化痰，佐以杏仁，究是泄肺开肺之品，更兼马兜铃之苦降，清肺热，惟阿胶、甘草、糯米为补肺之品，乃治肺阴虚，而有痰热风温壅阻其中者宜之。若全属肺虚生热而胃气不旺，谷食不多者，非所宜也。盖兜铃之苦异常，最伤胃耳，名谓补肺，实泻肺多耳。

**23. 千金苇茎汤**　清热破瘀。

千金苇茎生苡仁，瓜瓣桃仁四味邻。

肺痈咳吐痰秽浊，降气消浊自生津。

《千金方》也。以苇茎之轻，清上焦肺胃之壅热，瓜瓣、桃仁破血泻瘀，苡仁清肺下结，此方看似无奇，而治肺痈咳吐臭秽之痰颇有效验，古人方已有不可思议者。苇茎即芦管也。

**24. 猪肾荠苨汤** 强中消渴。

猪肾荠苨参茯神，知芩葛草石膏因。

磁石天花同黑豆，强中消渴此方珍。

《千金方》。治强中、消渴、不交精泄之证，此肝肾龙火下强，邪火独盛于上而成上消之病。以猪肾引磁石、石膏从上降下，而泄邪火，清以知母、黄芩、花粉，补以人参、甘草、黑豆，以荠苨清解肺肾之毒火，葛根清阳明之郁热，茯神安神宁心，庶上焦之邪火化而消渴平，下焦之邪火化而强中可平矣。

**25. 消渴方** 胃热消渴。

消渴方中花粉连，藕汁地汁牛乳研。

或加姜蜜为膏服，泻火生津益血全。

丹溪方也。花粉三钱，黄连五分，以生地黄捣汁，藕捣汁，和入牛乳一杯，或加白蜜、姜汁数匙，炖温调服。黄连清心泻火，生地凉血，藕汁祛瘀，牛乳养血润燥，花粉生津化热，共成泻火、润燥、降逆之功。

**26. 小蓟饮子** 血淋。

小蓟饮子藕蒲黄，木通滑石生地襄。

归草黑栀淡竹叶，血淋热结服之良。

藕节五枚，蒲黄炒黑三钱，滑石、生地、当归各三钱，木通、生草、竹叶各一钱五分。小蓟、藕节散瘀通窍，生地、归身和血凉血，滑石、木通、甘草梢利水通淋，而泻心、小肠之火，竹叶清肺热而肃高源，合成止血通淋之方。

**27. 清心莲子饮** 虚火淋渴。

清心莲子石莲参，地骨柴胡赤茯苓。

芪草麦冬车前子，躁烦消渴及崩淋。

柴胡、黄芪、人参，补上焦而泻虚火，麦冬、地骨清肺肾，赤苓、车前渗伏热，佐以石莲、甘草为之枢纽，则上之躁烦，中之消渴，下之崩淋，皆可平矣。名为清心，实清肺、肾，固涩之方也。

**28. 白头翁汤** 阳明热痢。

白头翁汤秦柏连，阳明热痢能保全。

肝肾郁热苦可泄，能坚能涩又能宣。

白头翁、秦皮、黄柏、黄连四味，皆苦寒坚阴，而化下焦湿热之邪，治热痢下血而属厥阴、阳明经者，又能涩肠厚胃，即坚阴之意。然非实火正可支者不合，为其味苦寒耳。

**29. 黄连阿胶汤**　湿热下痢。

黄连阿胶治下痢，赤白相粘茯苓使。
延年驻车加姜归，气血两调有深义。
仲景芩芍鸡子黄，热伤少阴和阴地。

黄连清中焦二肠之湿热，阿胶养血和阴，乃二味治痢伤阴血而湿热未清者，佐以茯苓之渗湿，而走小便通阳气。若加干姜、当归温中和血，使阳气得化，阴血不妄行下走，名驻车丸，治白痢后重里急，滞气奔迫下行，故名驻车。原方加黄芩、白芍、鸡子黄，仲景名鸡子阿胶黄连汤，治热伤少阴，津枯液涸之证。

**30. 清骨散**　骨蒸劳热。

清骨散用银柴胡，胡连秦艽鳖甲扶。
地骨青蒿知母草，骨蒸劳热保无虞。

银柴胡一钱五分，胡黄连、秦艽、鳖甲（炙）、童便、地骨皮、青蒿、知母各一钱，炙甘草五分。胡连清脾胃食积之热，知母、地骨清肺肾之热，青蒿、秦艽清营分之热而止往来寒热，鳖甲和阴而敛虚热，炙甘草调中而和诸药，合治虚热劳疟之证。银柴胡和阴之功多，而升散之力少，故虚证用之。

### （五）温热之剂

**1. 理中汤**　寒客中焦。

理中汤主理中乡，甘草人参术黑姜。
呕利腹痛阴寒盛，或加附子总扶阳。
加入黄连名连理，要在时师细审量。

仲景方也。人参补气益肺脾为君，二两；白术土炒，燥湿健脾为臣，二两；炙甘草和中补土为佐，干姜温胃散寒为使，各一两。能温中燥湿，培土通阳，故曰理中。若干姜不足，更增附子之温肾散寒，益火生土，治腹痛、吐泻虚寒之证。若中焦兼有湿热，更与黄连同用，使辛苦寒热相制。或有积滞痞胀作痛，增入枳实尤妙。

**2. 真武汤**　汗多亡阳。

真武汤救肾亡阳，茯苓术芍附生姜。
少阴腹痛有水气，悸眩瞤惕保安康。

仲景方。真武，北方水神也。此方专治寒水泛滥而克土凌火，故以为名。如心悸头眩，多汗亡阳，肉瞤筋惕，皆肾阳衰，不能制寒水之上泛使然，故以附子之温肾助火为君，臣以白术，佐以生姜，和以炙草，使以茯苓。使阳旺而阴水下走归壑，则中焦之阳气得升，而诸证自平矣。加盐白芍之酸寒以平肝，兼制姜、附之辛烈。

**3. 四逆汤**　阴证厥逆。

四逆汤中姜附草，三阴厥逆太阳沉。
或益姜葱参芍桔，通阳复脉力能任。

仲景方。此方重用姜、附，佐以甘草，救肾中之阳。盖厥逆无脉，阴盛格阳于上，面目红赤，反恶热喜凉，下焦之阳欲乘走脱亡矣。故用桔梗以开之，芍药以敛之，姜、葱以引之，气虚者更加人参，以主持其间。若格阳证，须冰冷服之。四肢逆冷，名曰四逆。

**4. 白通汤** 阴盛格阳。

白通加尿猪胆汁，干姜附子与葱白。
热因寒用妙义深，阴盛格阳厥无脉。

仲景方。此方妙不可言，以干姜、附子之重温下焦而救亡阳，更佐以葱白通阳，犹恐阴寒盛而浮阳上格，热药急不能入，更用人尿、胆汁之阴寒，且冷服，使浮阳得之，喜而肯受，乃下咽之后，寒性既消，热药得力，因致大益，犹兵家之诱敌伏兵也，良工苦心，于此信然。此证乃阴阳相离，将欲脱亡矣，非此不治。

**5. 吴茱萸汤** 吐利寒厥。

吴茱萸汤人参草，重用生姜温胃好。
阳明寒呕少阴痢，厥阴头痛皆能保。
中宫积饮胃脘痛，良姜香附亦能扫。

仲景方。诸热药皆上升，惟吴茱萸温而能降，故可平肝家厥逆之气，而治寒厥头痛、呕吐酸苦，此皆胃阳不化，饮食水谷凝聚其汁，而变水饮酸苦也。胃气凝滞则肝胆之气郁而不升，横逆作痛于中脘，消去其酸苦水，而后气升痛平，更佐以参、姜之辛甘降补，恐中气之虚也。若中气不大虚，人参可不用，恐补则中气转滞，姜、萸反不得力耳。若中宫积有寒饮，心脘结痛，高良姜一分，香附二分，名良附丸，能治之，入煎剂亦可。

**6. 四神丸** 肾脾泻。

四神骨脂吴茱萸，肉蔻五味四般须。
大枣百枚姜八两，五更肾泻火衰扶。

此亦妙方也。补骨脂补肾命之火而壮阳且涩，吴萸温肝下气，肉果温胃健脾，佐以五味敛肾关而固脱，使少阴秘而太阳开，则便溺有节矣，更助以大枣之甘温和脾，使四味不致燥烈太过，治五更寅卯泄泻，确有殊切。若用砂、术、苓、泽，品斯下矣。古方之妙如此，读者宜细心参玩，则得制方之妙。

**7. 苓桂术甘汤** 痰饮。

苓桂术甘治痰饮，药味简捷仅四品。
或合二陈或小半，温肺化气有所审。

桂枝温肺，白术健脾，茯苓化湿渗饮，炙草和中温中，使肺脾之阳气旺，则痰饮何自而生哉？合二陈、合小半夏皆化痰泄饮之药也。夫痰饮之生，皆由中阳式微，阳气不能运化，斯水谷之精化，皆化痰饮，少化气血耳。温助其阳气，健用其脾胃，则痰饮不生矣。故仲景云：痰饮必以温药和之。

**8. 芪附汤** 阳虚。

芪附汤治表阳虚，黄芪附子两般俱。
参附术附各有当，气虚脾弱总能扶。

黄芪大补肺中元气，而能实表固卫，加附子之助阳，使卫阳得力有权，表气坚固，亡阳之自汗何从而出。若脾阳不足加白术，名术附汤，则专健中焦脾胃之阳。若肺脾皆虚，则合人参用，名人参芪附汤，更为有力。阳气盛壮则湿不留，亦能除湿。

**9. 天台乌药散**　疝痛。

天台乌药茴木香，青皮槟榔及良姜。

川楝巴豆为细末，酒下一钱疝痛尝。

乌药、大茴香、木香、青皮，并疏通厥阴之气，槟榔沉降破坚，良姜辛通，化肝胃之寒结，巴豆泻寒积、破积气，引以川楝子之苦寒入厥阴。全方并温通厥、少气分，而化寒痰结气者也，故能治睾丸肿胀，寒疝下坠，气结不通作痛之病，亦治气厥、寒厥。或加麝香三厘调服。

**10. 回阳救急汤**　三阴寒厥。

回阳救急用六君，桂附干姜五味群。

加麝三厘或胆汁，三阴寒厥见奇勋。

陶节庵方也。从白通汤变出，较为轻缓。参与肉桂之入肝走血分，五味之敛，和肺肾阴阳，四君之调中益气，加麝香、胆汁，取其宣通关窍而热因寒用也。素体阳气虚者，此方更合。

**11. 大顺散**　夏暑感寒。

大顺杏仁姜桂甘，专治暑月寒凉贪。

吐痢厥逆或无脉，理中四逆亦司参。

豆梅草果名缩脾，砂仁甘葛调肝肺。

寻常吐泻亦能医，治异六合与正气。

此方专治夏月贪凉，飧冷露卧，因暑而感受寒邪者。故用姜、桂之辛温散寒，杏仁之泄降肺气，恐杏仁油滑，用白沙炒燥，炙甘草和中缓中。若阴寒太甚，厥逆肢冷、脉伏者，吐泻清水，四逆理中亦可用。若缩脾饮，则开中燥湿，升清化热，宣通中焦气分耳。有恶寒、发热、无汗之表者，恐不合，以乌梅之酸敛，早服恐留表邪。乃治筋络抽掣，取其平肝耳。

**12. 来复丹**　暑月吐泻。

来复太阴元精石，硫黄硝石橘红著。

青皮灵脂通阴阳，吐泻逆厥可镇宅。

来复丹者，取一阳来复之义也。硫黄为火中之精，能回垂绝之元阳，硝石破结通阳，其性急速，元精石盐卤之精，擅通阴降火，硫黄得硝石之力，能破结开蒙固之阴，得元精而沉坠下降，更佐以橘红、青皮、五灵脂之通阴阳，丸以酽醋，先入厥阴也，使固秘之阴开，而阳得以升达，阴霾可化，故曰来复。治暑月吐泻过多，阳气脱亡，四肢厥冷，脉伏，烦燥难名，欲坐卧冷地之证，乃真阴假阳之象。

**13. 黑锡丹** 痰喘气脱。

黑锡丹用附沉香，芦巴阳起桂纸藏。
茴香肉蔻金铃木，硫黄黑锡结沙良。
上盛下虚痰气喘，坠痰镇逆此方长。

附子、葫芦巴、阳起石、肉桂、破故纸、大茴香、肉豆蔻，皆温肝肾助阳之品，复主以硫黄，为火中之精，黑铅为水中之精，二味结沙，乃阴阳合结，牢固不开。降以沉香，通以木香，导以金铃，使直走厥、少二脏以回垂绝之元阳，并能导引虚火而归下元，故治上盛下虚，痰喘之危证，实回阳救急之妙方也。

**14. 半硫丸** 便秘。

半硫半夏与硫黄，二味等份各相当。
中风虚秘及冷秘，辛能润燥滑通肠。
金液丹只硫一味，制法精妙擅兴阳。

倭硫黄与生半夏各等份，研极细末，以生姜自然汁为细丸，服一钱。治中风虚寒证，冷气秘结大便不通，或老年人气虚便秘，不能服苦寒泻药者。又上好倭硫黄十两，置瓦罐中，用赤石脂研细，盐水拌，封固极密，慢火炼七日夜，取出研极细，蒸饼为丸，名金液丹，米饮下。治沉寒固冷虚损之证，或小儿慢惊。制法宜精，否则伤人，土硫气臭不可用。

**15. 浆水散** 吐泻。

浆水散治吐泻好，桂附干姜半夏宝。
良姜甘草地浆煎，旋阴转阳暑可扫。

治暑天贪凉饮冷，多食瓜果生冷之物，致上吐下泻，阳气暴脱，阴寒隔拒，反喜凉畏热，脉伏肢冷，外阳内阴之证。与大顺散、冷香饮子同意，须认清脉证，不可有误。方用桂枝、制附子、炮干姜、高良姜、制半夏、炙甘草六味。用墙阴后掘坎灌来水半桶，搅浑澄清，名土浆水。取一大碗煎药，待冷服。

### （六）补益之剂

**1. 四君子汤** 助阳补气。

四君子备中和德，参苓术草补方则。
或加陈半或香砂，补气化痰六君职。
若将参术易归地，金水六君景岳设。
单佐陈皮名异功，调中利气两相得。

人参、白术、茯苓各二钱，炙甘草一钱，气味和平，备中和之德，故名君子。加陈皮一钱，半夏一钱，名六君，补气化痰，治脾弱阳虚，有湿痰者宜之。再加木香、砂仁少许，利气温中，名香砂六君。钱氏单加陈皮，名异功散，亦调气化痰，补而不滞也。景岳以归、地易参、术，名金水六君，乃治肺虚阴虚，恐参、术燥滞耳。

**2. 四物汤** 养血通剂。

四物汤为血家首，芎归流走地芍守。
四君合剂名八珍，双调气血可回春。
八珍加入黄芪桂，十全大补功更神。
十全除去芪地草，胃风加粟效堪陈。

《局方》也。当归辛苦甘温，入心脾，主血为君；生地甘凉，入心肾，滋血为臣；芍药酸寒入肝脾，敛阴为佐；川芎辛温，行血中之气为使。为补血之主方。合四君子名八珍汤，气血双调。加黄芪助气固卫，肉桂温肝脾，引虚火下行，名十全大补，为补方之首。除生地、黄芪、甘草，加陈粟米三钱，名胃风汤，张元素治风客肠胃，飧泄完谷及瘛疭抽掣，亦养血益气，则筋络润而抽掣自平也。

**3. 小建中汤** 温中散寒。

小建中汤芍药多，饴姜甘桂大枣和。
增入黄芪名亦尔，表虚腹冷服之瘥。
大建参姜饴椒合，寒邪攻痛效无过。
又有建中十四味，阴斑劳损起沉疴。
十全大补加附子，麦味苁蓉仔细哦。

仲景方也。姜、桂辛甘通阳，芍药、饴糖、枣酸甘和阴，可以温胃阳即可以和肝阴，加黄芪固肺气而养表，治脾寒腹痛，兼能固表虚自汗。若大建中去芍药之酸寒，增参、椒之补气温阳，直治下焦阴寒腹痛。十四味建中，乃四君、四物、黄芪、肉桂、附子、麦冬、五味、苁蓉，峻补中、下焦阳虚腹痛，兼治阴证发斑，淡红隐约，乃营卫之阳气不能鼓荡托出其邪者。此证若投以寒凉之剂，立即凶危，宜细审之。黄芪建中除饴糖，名黄芪五物汤，专固肺气而温卫阳者。

**4. 补中益气汤** 补气升阳。

补中益气芪术陈，升柴参草当归身。
劳倦中虚功独擅，阴虚升散恐耗真。
木香苍术易归术，调中燥湿畅脾神。

东垣方也。参、芪、术为君，归身、陈皮为佐，升、柴为使，乃补中气而升清阳者。若虚人外感，以虚多邪少为治，不可徒事表散，使正气充而邪不容。若阴虚劳倦而感外邪，则升、柴恐嫌升散，以肾水不能滋溉故耳。若以木香、苍术易去归、术，直燥湿升阳补气矣。言调中者，乃湿去脾健，中气自调耳。此云劳倦中虚，即《内经》中气不足而生虚热者，非咳嗽、遗精、失血、劳损之虚劳可比，慎勿误治。

**5. 归脾汤** 引血归脾。

归脾汤用术参芪，归草茯神远志随。
酸枣木香龙眼肉，煎加姜枣益心脾。
怔忡健忘俱可却，肠风崩漏总能医。

《济生方》也。以参、芪、术为君，当归、甘草、桂圆肉为佐，远志、茯神、姜、枣为使，补肺脾之气，而养心脾之血，故可治健忘，怔忡，益心血，使心阴不虚，天君自泰。并治肠风、崩漏者，养其血，益其气，使气能帅血，血自归经，不妄行下走耳。盖便血久则气血两亡，非肠风湿热盛者可比。夫治病必先明因情，因情不明，无怪药多不效耳。

**6. 参苓白术散**　补脾。

参苓白术扁豆陈，山药甘莲砂薏仁。
桔梗上浮为舟楫，枣汤调服益脾神。

人参、白术培土，补肺脾之气；茯苓、山药去湿和中；扁豆清脾热；陈皮理痰气，合甘草和中；莲心、苡仁、砂仁，皆调中快脾之品；桔梗开利肺气，载诸药上浮；佐以大枣，亦补脾安中之物。

**7. 养心汤**　补心宁心。

养心汤用参苓神，芪草芎归柏子仁。
夏曲远志枣桂味，宁心生血可回春。

此治心脾血虚而神不宁者。黄芪蜜炙、二茯、川芎、当归酒洗为君，炙甘草、人参、柏仁、桂心、枣仁各为臣，夏曲、五味、远志为佐使，乃补气补血，宁心敛肾，化痰安神，汇集一方，而名之曰养心，实调补脾、肺、肾之虚也。惟远志能通心气于肾耳，其中川芎太多当减之，嫌辛散也。

**8. 人参养营汤**　双补气血。

人参养营即十全，除去川芎五味联。
陈皮远志加姜枣，脾肺气血补方先。

即十全大补汤除川芎，加五味、陈皮、远志。此方双补气血，以心、脾、肺、肾为主。若虚多邪少，咳嗽虚热往来者可用，但治其虚，正气复而邪自不容矣。此从归脾加减，无甚深义。

**9. 金匮肾气汤**　补肝肾。

金匮肾气治肾虚，熟地山药及茱萸。
丹皮苓泽加附桂，引火归原热下趋。
济生加入车牛膝，二便通调肿胀除。
钱氏六味去附桂，专治小儿阳有余。
六味再加五味麦，八仙都气治相殊。
更有知柏或杞菊，纷纷八味各分途。

此《金匮》(指《金匮要略》)方也。熟地八两，山萸四两，温肝补肾而摄下焦精气，山药四两，茯苓三两，补脾渗湿，丹皮三两，凉肝和血，泽泻三两，泄肾化下焦湿热，桂一两，以温肝血，附二两以温肾气，乃补肝肾之祖方。能引火下行，治痰饮喘咳。《济生》(指《严氏济生方》)加车前、牛膝，以利小便而通阴，治肾虚水肿，盖补肾气，摄肾家阴水之上泛，使二便通畅，气下水行，喘胀自平。钱仲阳减附、桂，治小儿阳盛，专益先天阴虚，名六味丸。加五味子、麦冬，敛肺补肺止咳，名八仙长寿丸。单加五味，名都气丸。六味加知、柏各二两，名知柏八味，治阴虚火旺。加杞、菊名杞菊地黄，治老人目疾，滋肝明目。更有加牛膝、杜仲者，单加肉桂者，纷纷加味，治各分途。又加磁石、五味，名左慈丸，治阴虚耳聋，虚阳上升者。

**10. 炙甘草汤**　虚劳肺痿。

炙甘草汤参桂姜，麻仁阿麦生地黄。
大枣加酒治肺痿，虚劳悸代此方尝。
或去桂姜加三甲，温邪厥少救阴良。

汤名炙甘草，以纯甘壮水为主，佐以人参之甘温，生地、阿胶、麦冬之养血益阴，麻仁润燥，大枣之悦脾，寒加桂、姜，能补益精气、血液，而复脉者也，治伤寒脉结代。结代者，脉中气血将不续之意也。心动悸及肺痿，皆精血亏耗之病。《千金》治虚劳，实兼治呃逆，乃中气虚寒，下焦阴邪上冲之证。若吴鞠通治温病，阴伤液亡，去姜、桂，而加三甲，名三甲复脉，亦救阴通络之法。此为仲景补方之祖，后人叨光不少，又名复脉汤。

**11. 生脉散**　保肺复脉。

生脉散治暑伤气，人参麦冬与五味。
汗多气竭脉欲绝，保肺生津滋灌溉。

人参补肺气，麦冬保肺津，五味子敛肺纳气而收肾。暑月肥白气虚之人，及老年津气两虚者，能保肺养津，免酷暑之耗伤，宜常服之。今人用以治脱亡之证，乃无聊之极思耳，亦何益哉。以脉为肺气所化，补肺即以生脉，故曰生脉散。

**12. 地黄饮子**　痰厥风痱。

地黄饮子山茱斛，麦味菖蒲远志茯。
苁蓉桂附巴戟天，少入薄荷姜枣服。
喑厥风痱能治之，火归水中水生木。

河间方也。熟地补肾，山萸补肝，苁蓉、巴戟润肾燥而补肝虚，合附、桂以滋水中之火，石斛、麦冬滋肺胃之阴，远志、五味通心交肾，收肺气而入肾中，菖蒲、茯苓通窍利水化痰，亦能燥湿。全方峻补肺肾而交通坎离，温而不燥，清而不滞，使浮阳敛熄，心肾交宁，则水火还返其宅，何有虚风喑痱之患哉？夫所谓虚风，即水不济火，火升气逆，痰涎上涌，堵窍塞关为之也，此治类中，虚多邪少者相合。

**13. 右归饮**　补肾。

景岳右归茱山药，枸杞杜仲熟地著。
更加炙草与桂附，命门火衰补阳弱。
左归壮水去附桂，麦冬龟甲加斟酌。

此从肾气汤变化而来。山萸、熟地温补肝肾之阴，枸杞、杜仲滋养肝肾之精，而联著筋骨。炙甘草纯甘壮水，不仅调和诸药，宜重用之，山药健脾化痰，附、桂助肾命之阳，偏于温，补命火，故曰右归，从右命左肾之说也。去附、桂、杜仲之温，加龟板、麦冬之助阴，即左归，以滋真水之虚衰。

**14. 当归补血汤** 益气生血。

当归补血汤甚妙，黄芪一两当归少。
阳生阴长有奇功，敛汗固卫玉屏风。
芪得防风功益胜，更加白术妙无穷。

东垣方也。此方重用黄芪之益气一两，而养血之当归只用二钱，补气方可生血，深得阳生阴长之理，不知奥妙者，必疑而不敢用。若玉屏风之固卫气，而止虚盗自汗，亦须君黄芪而臣白术、当归，使防风，乃得制方之妙。

**15. 七宝美髯丹** 涩精润气。

七宝美髯何首乌，当归茯苓牛膝俱。
枸杞菟丝补骨脂，涩精固气肾肝虚。

何首乌非数十年不能长大，得阴气最全，故补肝肾之阴，能涩精固气，枸杞色红入心，味甘香带苦，补心肝之阳，悦脾之阴而能兴阳助火，与破故纸同功，菟丝益肾精凝阳气，当归补血，牛膝下行补腰膝筋骨，茯苓渗湿安神。故益阴精壮阳道，使气血不衰精不溢，而须髯可长美，故名。

**16. 天王补心丹** 养阴安神。

天王补心元丹人，二冬生地柏枣仁。
桔梗茯苓归五味，朱砂远志养心神。
或加菖草减五味，劳心思虑过耗真。

昔有高僧诵经劳心，得不寐之疾，梦天王授以此方，服之而愈。元参、丹参、人参、生地养心、肺、脾、肾之阴，二冬补肺，柏、枣仁悦脾补肝，佐当归以养肝血，五味敛肺纳肾，佐以朱砂、远志，补心神通心气，使以茯苓、桔梗，安神开肺气。或加菖蒲，减五味，亦通心气于肾而嫌酸收者。全体不独养阴去虚热，兼养心肝之血而宁心安神者也。盖心虚则热收于内，而肝火上浮，泻心补肾，益肝清肺斯得之矣。

**17. 紫菀汤** 气极六气之一。

紫菀汤中知贝母，参苓五味阿胶偶。
再加甘桔治肺伤，咳血吐痰劳热久。

海藏方也。以知母、贝母、紫菀、阿胶为君，人参、五味、茯苓为臣，桔梗利膈化痰引入肺经为使。集清肺、补肺、益气、化痰，而治咯血劳热之病，培土生金，补中兼清，化中兼养，即胃气虚者，亦不至败胃伤肾。

**18. 黄芪鳖甲散** 劳热。

黄芪鳖甲地骨皮，艽菀参苓柴半知。
地黄芍药天冬桂，甘桔桑皮劳热宜。

此罗谦甫方也。以黄芪、人参、鳖甲、地黄、天冬、芍药为主，地骨、秦艽、紫菀、川贝、知母、半夏、甘草为佐，柴胡、茯苓、桂枝、桔梗、桑皮为使。会萃补气养血，和阴退热，清肺化肝之药，而虚热劳嗽可平。然药味太多太杂，柴胡、桂枝恐非咯血劳嗽所宜，日久服伤胃气。若饮食减少，尤当兼理胃气，未有胃气败坏而咳血虚热能愈者。

**19. 妙香散**　惊悸梦遗。

妙香山药与参芪，甘桔二苓远志随。
木香麝香辰砂佐，惊悸郁结梦中遗。
荆公原方无芪桔，益智龙骨亦相宜。

山药分量独重，味淡力薄能健脾固精；人参、黄芪补气固精；茯神、茯苓、远志、辰砂，安神宁志；桔梗、甘草载药力，引正气上升；木香、麝香宣气清心，不用涩剂而遗滑之病可除。夫精之不固，固由肾关不摄，亦由心、肺、肾元气之虚，而不能固摄之也。《内经》曰：阳气者，若天与日。阳不固则阴不密，故寐则阴精流出耳，固阳即所以摄阴，知斯理者方可言治。

**20. 黑地黄丸**　便血久痔。

黑地黄丸用干姜，苍术五味熟地黄。
便血久痔气虚陷，燥湿滋阴两擅长。

是方妙在苍术、干姜与地黄同用，使姜、术不燥，熟地不滋。地宜重用，佐以五味益肾，助地黄之不足，干姜轻用，佐苍术使温中和血，术更得力，则胃气旺而脾阳升，健肾滋阴而固摄有权，清升浊降，血自归经，便血久痔可愈矣。喻嘉言甚赞此方之妙，治去血过多，脾肾阴阳两虚，面黄神倦者。若湿热盛而肠胃风秘燥秘，尚嫌温燥滞气也。

**21. 虎潜丸**　养血液。

虎潜丸用地知柏，虎胫龟板酥蜜炙。
锁阳归芍牛膝陈，羊肉酒丸养血液。
精枯血燥步履难，刚柔相济舒筋脉。

此证重在精枯血燥，肝无血养，筋络不柔，无力以行。故用虎骨以壮之，龟板、生地以滋之，当归、羊肉以养之，知母、黄柏以清之、坚之，锁阳以温之，牛膝以引之，陈皮以利之。刚柔相济，温凉得中，斯筋骨柔润，肝肾精血得养，而步履有力矣。

**22. 通关滋肾丸**　壮水通阳。

通关滋肾丸元妙，知柏为君肉桂导。
肾家虚热小便秘，壮水通阳有奇效。
丹溪去桂加龟地，大补阴丸须胃好。

以知母、黄柏苦寒泻下焦相火而平虚热，少用肉桂通阳化气，则肾阳振动，膀胱气化得力，使知、柏纯阴不至呆滞。乃滋肾在知、柏，通关在肉桂，治阴虚阳结气秘而小便不通者。与湿热秘结，肺脾之气不化未可同语。若大补阴，乃去肉桂之通阳，合龟、地之滋阴，纯乎阴类，须阳实阴虚，胃气尚好者可投，否恐阴未益而阳已伤，胃气受害。

**23. 河车大造丸** 峻补精血。

河车大造生熟地，牛膝杜仲归五味。
锁阳苁蓉杞天冬，烂捣河车接元气。
晋三加减吴珠方，峻补先天此为贵。

大为天地，造为造物，言此方之妙，夺天地造化之功，故名。紫河车乃父母精血结成，包裹小儿以长养成人者，以为君；佐以生熟地、归身、牛膝、杜仲、苁蓉、枸杞之补精血；天冬、五味之补肺敛肺；黄柏之清相火；锁阳之温肾固神。始不寒不燥而为峻补先天精血之方。老年精血衰弱，或类中，或早衰，可长服之。

**24. 斑龙丸** 补阳益血。

斑龙鹿角胶茸霜，菟丝柏子熟地黄。
酒化等分为丸服，能补玉堂关下穴。
或加归枣附蓉芪，阳起砂仁壮气血。

鹿为纯阳之兽，角为巅顶，血肉有情之物，霜能升阳，胶能补血，佐以菟丝凝正阳之气，熟地补肝肾之血，柏仁养心而悦脾，陈酒益血通经。若兼黄芪、附子、苁蓉、当归、枣仁、阳起石、鹿茸、砂仁，更峻补阳气，而益肝、脾、肾之阴血者也。补精血，升阳气，温而不燥，惟鹿茸最妙，余深信之。

### （七）固涩之剂

**1. 金锁固精丸** 梦遗精滑。

金锁固精芡莲须，龙骨蒺藜牡蛎需。
莲粉糊丸盐酒下，涩精秘气滑精无。

莲心交通心肾，莲须尤为花中之精，含花气而通阴阳者，芡实水中之精而入肾固精，龙、牡涩精秘气，蒺藜补肾益精，并为涩以固脱之品。然遗精一证，致病多端，非一味固涩所能治，须寻其源而治之。若绝色欲，薄滋味，少劳心，尤为最要治法。

**2. 真人养脏汤** 虚寒、脱肛、久痢。

真人养脏诃粟壳，肉蔻当归桂木香。
术芍参甘为涩剂，脱肛久痢早煎尝。

罗谦甫方也。诃子、粟壳涩肠固脱，肉桂、肉蔻温脾散寒，人参、白术补气健脾，当归、白芍和肝养血，佐以木香、甘草调中调气。斯清阳升而浊邪降，久痢、肛脱可止矣。脏寒甚，可加附子。虚气陷，可加升麻，或加干姜，减当归之滑，宜因证而施。

**3. 茯菟丹** 遗精消渴。

茯菟丹治精滑脱，菟苓五味石莲末。
酒煮山药为糊丸，亦治强中及消渴。

菟丝子强阴益阳，能益精固气，五味子上敛肺，下摄肾，合石莲子清心交肾，并能下固精关，益以茯苓之分渗，山药之补中健脾，共能固肾清肝，上可以除消渴，下可治滑精、强阳之病。此方和平中正，但无近功耳。

**4. 桑螵蛸散** 便数、健忘。数频也，欠短也。

桑螵蛸散治便数，参苓龙骨同龟壳。
菖蒲远志及当归，补肾宁心健忘觉。

桑螵蛸俗名螳螂，生子于桑树故名，其子乃精气凝结，一窠九十九只之多，用以补精固气。龟板乃介虫之长，最灵而寿，故名守神，乃沉潜水底不动，用以补肾阴而守神。龙为鳞虫之长，能飞升而兴云雨，其骨涩敛，一阴一阳，一动一静，用以交通心肾，涩精固气。佐以参、苓之补气泄湿，菖蒲、远志化湿热而下通心肾，当归益血养肝，共成补心肾精气滑脱之方。

**5. 诃子散** 寒泻脱肛。

诃子散用治寒泻，炮姜粟壳橘红也。
河间木香诃草连，仍用术芍煎汤下。
二方药异治略同，亦主脱肛便血者。

诃子煨用一钱，秘气而治气滑泄痢，炮姜温中健脾，粟壳涩敛肺气而固大肠虚滑，橘红化痰理气，合治泻痢脱肛，因乎脾胃虚寒者。河间加木香、黄连，用术、芍汤送入，乃兼治湿热而调肝脾，故亦治便血。

**6. 桃花汤** 久痢。

桃花汤治少阴利，石脂干姜与粳米。
更有馀粮赤石脂，亦治清利与胸痞。

赤石脂色如桃花，能涩肠胃之滑泻，佐以干姜之温中，粳米之扶胃气，乃久痢中气虚弱，肠胃之门不固，涩以固脱之方也。石脂合馀粮，亦涩以固脱之法，然惟中气尚未败坏者有效。或同人参以扶中气，更为合拍，否恐徒涩无益耳。

**7. 柏子仁丸** 阴虚盗汗。

柏子仁丸人参术，麦麸牡蛎麻黄根。
再加半夏五味子，阴虚盗汗枣加吞。

柏子仁炒研去油一两二钱，宁心悦脾，固心虚；人参、白术健脾补气；牡蛎、麻黄根涩以敛之，引诸味走表以收之；麸皮凉心，清皮肤之热；半夏化痰和胃；五味敛肺收肾，共治阴虚盗汗之方。

**8. 阳虚自汗牡蛎粉** 阳虚自汗。

阳虚自汗牡蛎粉，芪皮浮麦麻黄根。
扑法芎藁牡蛎粉，或加龙骨牡蛎温。

上方煎服，亦治阴虚盗汗，与六黄汤有异，及柏子仁丸略同。下方研粉扑身，亦涩以固脱之法，盖阳虚乃肺中之阳气虚而心热甚，迫其津液外流，卫气不能固密者也，须重用参、芪，佐以干姜、白芍、龙、牡等，补助阳气而固虚脱，乃克有济。否则自汗、盗汗不分，恐不效也。甚加附子，芎、藁宜轻。

**9. 猪肚丸** 湿热遗精。

猪肚丸中苦参术，牡蛎丸加猪胆汁。

能治湿热致遗精，肥贵高粱此方职。

刘松石方也。苦参味苦而涩，能坚少阴之精，白术燥湿安中，牡蛎涩精闭气，数味入猪肚中煮烂捣丸，名猪肚丸。治遗精滑泄，因于湿热阻脾肾，而肾气不固，精关不摄者。若非湿热所致，则此方不合用。夫遗精之病，所因甚多，不可以数味固涩之药了事。胆汁清相火，丸时研入。

**10. 萆薢分清饮** 膏淋白浊。

萆薢分清石菖蒲，草梢乌药益智俱。

或益茯苓盐煎服，通心固肾浊精驱。

缩泉益智同乌药，山药糊丸便数需。

方名分清，实乃固摄肾关，开水窍之方也，专治遗精白浊，尿有余沥。萆薢、草梢通茎塞、利小便，乌药、益智通心气，菖蒲乃水中之精，领益智而由心入肾，使心肾交而水火济，则精窍闭塞，水窍自开，精浊不下，小便自清矣。缩泉丸亦是此意。

### （八）因证之剂

**1. 瓜蒂散** 痰食实热。

瓜蒂散中赤小豆，或入藜芦郁金凑。

此吐实热与风痰，虚者参芦一味彀。

古人尚有烧盐方，剧痰乌附尖能透。

仲景方。甜瓜蒂炒黄，赤小豆等分为末，热水或虀水调，量虚实服下。探喉吐之，吐去风痰湿热苦水，其病自减。张子和用赤豆、藜芦、防风，或去赤豆，加郁金、韭汁，名三圣散，并治风痰，或缠喉危证。虚人不宜此方，煎参芦一味探吐之。丹溪用乌附尖，大吐风痰。又有烧盐泡汤，乘热饮之，随手探吐，治霍乱伤食等证。若有形之邪，停于上脘，速为吐去，大胜用药。

**2. 稀涎散** 吐中风痰。

稀涎皂角白矾斑，或益藜芦微吐间。

风中痰升人眩仆，当先服此通其关。

通关散用细辛皂，吹鼻得嚏保生还。

皂角四挺去皮、丝、子，炙，白矾一两，为末。每服五分，或一钱。白矾酸苦涌泄，能软顽痰，皂角辛咸通窍，专平风木，此夺斗之兵也。中风初起，痰阻喉间，声如拽锯，宜此吐之。吐之而神气较清，再进他药。或佐藜芦之苦泄，亦能宣能通之法也。通关散吹鼻，乃辛通开肺之法，有嚏无嚏之说，亦未必尽然。

**3. 乌梅丸** 寒厥。

乌梅丸用细辛桂，人参附子椒姜继。

黄连黄柏及当归，温脏安蛔寒厥剂。

安蛔者，安胃也，合苦辛甘酸温之法，而治中焦阴阳不和，寒热错杂之病。蛔虫之生，亦由胃中阴阳寒热错杂，兼积滞留而不化使然。故用乌梅之酸以敛之，附子、椒、姜之辛以散之，连、柏之苦以泻之，桂枝、细辛之辛甘发散，人参、当归之补气和血，以平中焦错杂之邪，而蛔虫得诸辛苦之味，不敢发动而死也。仲景亦治久痢并脘痛，此两者亦属寒热错杂，留于肠胃不化所致。

4. **化虫丸**　肠胃诸虫。

化虫鹤虱及使君，槟榔芜荑苦楝群。

白矾胡粉糊丸服，肠胃诸虫永绝氛。

鹤虱、芜荑臭恶之气最能杀虫，兼楝根之苦寒，泻肝胆之郁热，白矾、胡粉涩敛酸苦，并杀虫之品，槟榔坠气苦涩，化坚消积，使君甘酸，本杀虫之物，合诸杀虫之药，兼去湿热之积。是证小儿最多，此方化虫化积固妙，而臭恶苦涩太甚，胃气虚者，投之宜慎。

5. **集效丸**　温下杀虫。

集效鹤虱与大黄，槟榔诃子芜荑当。

木香干姜制附子，往来腹痛虫啮良。

更有雄槟白矾末，虫啮攻痛亦堪尝。

大黄与槟榔同用，荡泻积滞，兼姜、附之散寒，乃温下杀虫之方也，较化虫丸更峻厉。

6. **葛花解酲汤**　温中利湿。

葛花解酲香砂仁，二苓参术蔻青陈。

神曲干姜兼泽泻，温中利湿酒伤珍。

酒为湿热水谷合成，最伤肺胃，以胃为酒瓮，肺为瓮盖，时时熏蒸，无有不为所腐者。故有酒客，每病肺胃，或咳或呕，皆肺胃气逆而顺降失常也。故治之必以辛通降逆，疏利中焦气分为主，此方惟葛花擅解酒积，余皆辛化淡渗，调中、补中、温中之品，使肺胃之气化而后酒积可去，然惟戒酒不饮乃妙。

7. **烧裈散**　阴阳易。

烧裈散治阴阳易，男女相遗两相给。

伤寒余毒早行房，发热昏眩如冰释。

仲景方也。男病初愈，邪热留伏三阴，精髓未清，即与女人交接，无端发热，形寒、头痛、昏蒙，名阳易。女病初愈，留邪未清，早与男子交接，病亦如之，名阴易，统名之曰阴阳易。治以病人裈裆一块烧灰，陈酒调服即安。男病用女，女病用男，故曰两相给也。病此者身重少气，少腹里急，或引阴中拘挛，热上冲胸，头重目花，膝胫拘急，此方乃同气相求，病从小便而去也。

8. **妊娠六合汤**　妊娠伤寒。

妊娠六合汤四物，更加胶艾名六合。

随证加味各有当，栀芩柴桂须相得。

阳明石膏知母藏，虚痞朴实颇相当。

脉沉寒厥亦桂附，便秘蓄血桃仁黄。

安胎养血先为主，余因各证细参详。

芎、归、地、芍名四物，或加胶、艾以养血温宫，或加参、芪以补气，或加石膏、知母以清肺胃之火，或加芩、连以化中焦湿热，或加柴、桂以和表，或加大黄、桃仁以祛瘀滞，或加附、桂以温中下，而祛沉寒，或加朴、实以开痞化湿，统名之曰六和汤。治胎前、产后、经带一切之证，审证而施。是方专理血分之病，而与气分无涉。愚谓病多由气及血，或由血及气，须气血兼治，贵有法度。若专治血分，腻滞少通，恐不合者多，前人之说未可尽泥也。

**9. 达生散** 滑胎、子悬。

达生紫苏大腹皮，参术甘陈归芍随。

再加葱叶黄杨脑，孕妇临盆先服之。

若将川芎易白术，紫苏饮子子悬宜。

达，小羊也，丹溪取意如小羊之易产，故名。紫苏利肺气，大腹皮宽脾肝之气而散滞，参、术补气，归、芍养血，陈皮、炙草利气和中，葱叶、黄杨脑利气而滑胎易产。临盆时服之，可无难产之忧。若川芎易白术，名紫苏饮，治子悬。乃肺脾之气室滞中焦，痰浊不化，胎气上冲，心中懊烦难名，悬悬不安耳。

**10. 交加饮子** 产后寒热。

交加饮用姜地捣，二汁交拌各自炒。

姜不辛散地不寒，和阴通阳热如扫。

随证加味各有当，产后伏热此为宝。

治产后阴虚阳弱，热伏血分或血室，寒热往来如疟，口不燥渴，胸不痞，面白脉虚之证。用鲜生地五六钱，或七八钱，打自然汁炒生姜渣；焦生姜片三四钱，打自然汁拌炒生地渣。焦姜不辛散，地不寒滞，能和气分、血分之邪热。再随证加味，寒则桂、附，热则和芩、芎、归、柴胡、豆豉、朴、蔻、枳、桔等，无所不可。

**11. 清魂散** 产后昏晕。

清魂散用泽兰叶，人参甘草川芎协。

荆芥理血兼祛风，产中昏晕神魂贴。

泽兰、荆芥、川芎芳香辛散，能祛肝脏血分之风寒，并祛巅顶之风，人参补气以摄血，炙草调中以和气，治产后伤风，头痛、昏晕之证。若头痛而肝家虚火上扰者，可加羚羊。今人动辄产后不用人参，不知古方用之颇多，盖人参固气以摄血者，产后气血百脉皆虚，非人参之补气大力者主持其间，将血无气依，益脱而不止，阳生阴长之谓何？

**12. 黑神散** 消瘀下胎。

黑神散中熟地黄，归芍甘草桂炮姜。

蒲黄黑豆童便酒，消瘀下胎痛逆忘。

熟地、当归、白芍养血和阴，肉桂、炮姜温肝脾行血，蒲黄、黑豆益肾通瘀，和以炙草，降以童便，行以陈酒，使血和气平，生胎安而死胎下，自无痛逆之患。《局方》也。

**13. 羚羊角散** 子痫。

羚羊角散杏苡仁，防独芎归又茯神。

酸枣木香和甘草，子痫风中可回春。

《本事方》(《普济本事方》简称《本事方》)，许叔微著。治子痫。羚羊凉肝清肺而降痰火；杏仁、苡仁泄肺化痰；防风、独活、川芎，散厥、少、太阴之风；当归、枣仁、茯神，养血安神；木香、甘草调中利气。治胎前、产后一切瘀血化风而为癫痫、妄言、妄笑者。

**14. 牡丹皮散** 血瘕。

牡丹皮散延胡索，归尾桂心赤芍药。

牛膝棱莪酒水煎，气行瘀散血瘕削。

《妇人良方大全》。延胡索、三棱、莪术破气通血，而化癥瘕之积，归尾行瘀，丹皮清血热，桂心温血寒，赤芍破血和血，牛膝引诸药以入下焦。酒水合煎，乃行血化瘀也。此方治肝脾气阻，血瘕结痛。

**15. 天仙藤散** 子气。

天仙藤散治子气，香附乌药陈甘继。

等分加苏木瓜姜，足肿喘闷此可贵。

天仙藤乃青木香藤也，宣通肺肝气分，香附、乌药、陈皮、紫苏，并宣利肺脾气分之药，木瓜酸甘和阴，平肝舒筋，甘草和中，生姜入肺脾气分，散寒利湿，乃宣利肺脾气机，而导泄水湿下行，则胎前之喘闷可平矣。

**16. 白术散** 子肿。

白术散中用四皮，姜陈苓腹五般奇。

妊娠水肿如水胀，病名子肿此能医。

以皮利皮，故用姜皮、陈皮、苓皮、大腹皮之利滞气，而化水湿之邪，主以白术之健补脾气，使肺脾之气得以宣布，而肿胀可消也。胎前每有此证，古方用鲤鱼汤、桑皮、杏仁等，宣利肺脾之气，使水湿下行，亦是此意。

**17. 竹叶汤** 肺胃虚热。

竹叶汤治子烦闷，人参黄芩茯苓存。

知母麦冬加竹沥，躁烦悸怯此方吞。

子烦乃胎热上迫心肺，心中烦闷燥热，故治以竹叶、黄芩之清心肺，知母、麦冬、竹沥之润燥养肺阴，更加入人参补气，茯苓引热下行，则上焦心肺之分，烦热去而悸怯自安矣。夫胎前悸怯，乃水饮挟胎热上扰心肺，不得安宁所致，故用茯苓、竹沥以化之。

**18. 紫菀良方** 子嗽。

紫菀良方治子嗽，天冬甘桔杏桑贝。
更加竹茹入蜜煎，孕妇咳逆此为最。

紫菀温肺气而平咳逆，且能润大肠而通腑；杏仁、桑叶、贝母，泄肺化痰；天冬清金养肺而去虚热；竹茹清胃；甘、桔润肺开结。胎前嗽咳，名子嗽，最难治，每有诸药不效而俟产去后愈者，亦有产后尚不愈者，须早为治之。否恐胎元不固，亦多延为虚劳者，并有产后致成褥劳者。

**19. 失笑散** 去瘀生新。

失笑散治瘀血痛，蒲黄灵脂二味供。
或合芎归延桂桃，恶露不通此方奉。

五灵脂，寒号虫矢也，入肝而破血通瘀，蒲黄生用破瘀，炒黑亦能生新去旧，二味合用，乃攻瘀行污之方。取名失笑，言腹痛若失，而欢笑如常之义。或与芎、归、延胡、肉桂、桃仁同用，则温肝脾而去瘀生新，更为周密。

**20. 如圣汤** 崩漏、带下。

如圣乌梅同黑姜，棕榈烧炭崩漏良。
固经龟芍芩柏附，樗皮酒丸亦可尝。

乌梅酸甘敛阴，棕炭黑以止红，亦涩血止崩，黑姜温摄肝脾血分，并涩以固脱，而入血分之药，若加龟板、白芍、黄芩、黄柏、香附、樗根皮，乃燥湿清热，养阴和血，涩以固脱，并治一切崩漏、带下诸证。

**21. 生化汤** 产褥。

生化汤中归黑姜，芎桃益母佐使良。
虚寒加入桂枝草，去瘀生新产褥康。

此产后神方也。芎、归养血，祛痰生新，黑姜温中止脱，桃仁补肝，亦祛瘀生新，以益母草汤代水煎药。或产时去血已多，不得再多服益母草汤。盖益母二字，其名虽美，实无补血之力，乃祛瘀生新者也。以上二字为主，不可误认。

**22. 保产无忧散** 保胎。

保产无忧当归芍，贝芪菟朴艾荆著。
枳芎羌草为佐使，保胎顺气此方酌。

此安胎妙方。以归、芍、芎养血活血，以黄芪补气举胎元，枳壳利气安胎，不一味补血，一味补气，而使胎气安和。药味分量，自以归、芍、黄芪为主，余皆用数分，乃前人制方之妙，不可不知。

**23. 参术饮** 妊妇转胞。

参术饮治孕转胞，小便淋沥此方高。
归地芎芍参术半，陈皮甘草生姜饶。
补中益气东垣法，服之探吐妙义超。
少佐淡渗苓车泽，芩薇清热随证调。

丹溪方也。转胎者乃胎气重滞，中气不足以升举，压住膀胱，膀胱逼仄，致小便淋沥，或数或秘。用八珍汤去茯苓，加陈、半、生姜，双补气血，兼化湿痰而升举之。或服补中益气汤，随服用探吐之，亦升举滞气之法。并不用通利小便之药，以通利之药，多降而少升耳。或少佐利水之药，如车前、茯苓、泽泻。若有郁热，佐黄芩、白薇亦可。

**24. 升阳举经汤** 升阳举经。

升阳举经东垣法，清阳下陷崩漏约。
自汗短气倦胃呆，补中益气姜栀芍。
固经亦治崩漏方，附樗芩归芍黄柏。
虚实寒热治不同，此乃紫黑血热药。

以补中益气加生姜、黑栀、白芍，即名升阳举经汤，其义可思。下方即固经汤也，乃凉血涩敛，清湿热固脱之法。

**25. 真人活命饮** 一切痈疽（金银花一名忍冬藤）。

真人活命金银花，防芷归陈草节加。
贝母花粉兼乳没，山甲角刺酒煎嘉。
一切痈疽能溃散，溃后禁忌用毋差。

此方治阳证一切肿毒初起，憎寒发热，漫肿作痛者。银花、甘草消肿毒，防风、白芷散风散寒，贝母、花粉消痰清热，乳香、没药活血止痛，山甲、角刺消瘀攻滞，亦能发头，当归、甘草活血和营。治一切痈疽，未成者散，已成者溃。更加酒煎，通行经络，无所不到矣。名之曰活命饮，盛赞此方之妙也。

**26. 托里十补汤** 托里散表。

托里十补参芪芎，归桂白芷及防风，
甘桔厚朴酒调服，痈疡脉弱赖之充。

《局方》也。参、芪补气，芎、归补血；白芷、防风散风通络；肉桂温血，通瘀止痛；甘、桔调中散结；厚朴开痞除满；酒以通经活血。则一切痈疡得此，或散或溃，正气可恃，邪气不致炽张，已溃者，腐化自速矣。方名托里，乃补益气血而托脓腐化也。

**27. 瘈狗咬灵方** 瘈狗咬毒。

瘈狗咬毒无妙方，其为恶毒不可当。
桃仁大黄醉地鳖，蜜酒煎浓连渣尝。
不问剂数服多少，逐尽瘀毒乃平康。
更有败毒加榆法，亦云灵效有非常。

瘈狗咬毒，从来无善治之方，遭其毒而枉死者，不知几何人矣。此即仲景下瘀血汤也。宁波象山县有牛为瘈狗咬，发狂而死，破其腹有血块如斗大数枚，尚蠕动。有一儒士知医，思得此方，曾试之，百发百中。用好大黄三钱，桃仁七粒（去尖打），地鳖虫七只（去翅、足，酒醉死），以蜜三钱、陈酒一碗，煎浓连渣服下。小儿减半，孕妇不忌不饮，酒水各半，亦可空心服。后备净桶，验二便，必有如鱼肠、猪肝之恶物，小便如苏木汁。不计帖数，须下净恶物，二便清，毒乃净，止服，否恐留毒不尽再发。如无恶物者，非瘈狗也。败毒散照方加地榆一两，或云榆白皮能行瘀通腑，地榆不合，亦通。不可服斑蝥等毒物，闷乱而死，戒之。不可闻罗鼓声，忌食狗肉，犯者再发，戒之。

**28. 锡类散** 烂喉要药。

锡类散治烂喉痧，珠黄青黛冰象牙。
壁钱指甲同研细，喉蛾疳烂尽堪搽。

治一切烂喉丹痧危险之证，并双单乳蛾，日吹三五次。若挟风邪，可加桑叶、薄荷各五分，兼治咽喉肿痛，牙龈腐烂，方用象牙屑、珍珠各三分，飞真青黛、梅花冰片三厘，真西黄五厘，墙上壁喜窠二十个，人指甲五厘，男用女，女用男，二味略烘脆，共研极细末，装瓷瓶内勿泄气，吹患处日三五次，神效。

# 中篇　经典理论

# 第5章　内经入门

## 《灵素辑要》[①]

### 一、道生

《素问·上古天真论》曰：夫上古圣人之教下也，皆谓之：虚邪贼风，避之有时。恬澹虚无，真气从之，精神内守，病安从来？（上古圣人，谓古之医圣，如黄帝、岐伯等是也。下，人也。教下，教人避病害之法也。虚邪贼风，足以害人。如春旺于木，东风为正，西风为邪；夏旺于火，南风为正，北风为邪；秋旺于金，西风为正，东风为邪；冬旺于水，北风为正，南风为邪。言风从后来，乘虚而入之邪也。风之乘虚而入，犹贼之乘人不备而入人室也，故谓之贼风，皆当随所遇而审所以避之也，故曰避之有时。恬澹，安也。安则内无所营，外无所逐。虚无，空也。空则虚极静笃，臻于自然。真气，有生以来所有之元神也。从之，神不外散也。安于空虚，元神克保，则精无或伤，邪自难犯，病无由生。故曰精神内守，病安从来？）

黄帝曰：余闻上古有真人者，提挈天地，把握阴阳，呼吸精气，独立守神，肌肉若一。故能寿敝天地，无有终时，此其道生。（真人者，无七情六欲、声色货利之人也。望之若愚，即之也和。其所受之天者，行必本乎天时；其所受之地者，行不违乎地气。天，阳也。地，阴也。遵天地，即所以和阴阳也。提挈于前而把握于后，庶几不失天地阴阳固有之真也。呼者，气出也。吸者，气入也。出气至高，上可接天根；入气至深，下可通地脉。气炼成精，精化为气，故曰呼吸精气。至于精气皆化，则独在乎神，故曰独立守神。肌肉若一者，犹言恬澹虚无，虽具形体，乃若空虚无有也。天地固空虚，尚不能若无有，故天地有混沌之劫，故曰寿敝天地。若真人之无为而成。直可前乎无始，后乎无终，寿超天地以上，故曰无有终时。道生者，明乎神注于天地之外，非藉形体以为生也，故曰道生。）

中古之时，有至人者，淳德全道，和于阴阳，调于四时，去世离俗，积精全神，游行天地之间，视听八远（他本作达）之外。此盖益其寿命而强者也，亦归于真人。（至人者，无仙凡畛域，纯任自然，能造其极之人也。其修德出于不自知，日

---

①《灵素辑要》：节选自陈修园《灵素辑要浅注》。

积月累，至于无穷，故曰淳德。其乐道，行乎不自己，规行矩步，从无出轨，故曰全道。知阴阳之不可偏胜，而恒能变理之，故曰和。知时序之不可或逆，而恒能顺受之，故曰调。无丝毫争竞之心，故曰去世。无斯须尘俗之见，故曰离俗。不求名，不露影，聚精会神，亦能呼接天根，吸通地脉，臻于气化精，精化气，精气化神之境，故曰积精全神。如是而游行于天地之间，有不耳目聪明，无远勿屈，视听极于八荒者乎？是为有为而至之至人，亦自能永增其寿命而称强于世，全其形而生垂不朽，以炼神还虚，终得侪于真人，故曰亦归于真人。）

**有圣人者，处天地之和，从八风之理，适嗜欲于世俗之间，无恚嗔之心。行不欲离于世，被服章，举不欲观于俗。外不劳形于事，内无思想之患。以恬愉为务，以自得为功。形体不敝，精神不散，亦可以百数。**（圣人者，大莫能载，小莫能破，无过不及之人也。其德足以配天地，以天地之教化为教化，以天地之覆载为覆载。滋培涵养，天地同功，故曰处天地之和。其序足以合四时，以四时之寒热御寒热，以四时之燥湿御燥湿，阴晴凉燠，不背四时，故曰从八风之理。其与世俗相处也，其间虽一饮食之微，亦必饥乃食，饱即止，渴乃饮，否则已。一居起之细，亦必夜就卧，早即兴，无昼寝，无梦惊。无在肯变其常度，而不即于安，故曰适嗜欲。有恨怒之谓恚，有盛气之谓嗔。圣人于恨怒，则豫能防之，于盛气，则豫能平之，故曰无恚嗔之心。然其所作所为，又匪必绝异于人，故曰行不欲离于世。但其被服有常，章身有制，断不至耻恶衣服，妄致美乎绂冕，效法流俗人之所为，故曰举不欲观于俗。劳形之事，有所不为，劳神之患，有所必避，故曰外不劳形于事，内无思想之患。如是则七情可使不扰，六欲可使不侵。乐不使极，惟期适当，素位而行，不愿乎外，故曰以恬愉为务，以自得为功。贞固不摇则不衰，静默归真则完聚。形体不衰退，精神完聚，岂犹有不及百岁而萎者乎？故曰形体不敝，精神不散，亦可以百数。）

**有贤人者，法则天地，象似日月，辨列星辰，逆从阴阳，分别四时，将从上古，合同于道，亦可使益寿而有极时。**（贤人者，有过则改，无则加勉之人也。即所谓已病而能治者也。亦能合天时，行地利，体天之滋养众生，察地之安育万物，以施其补救之方，故曰法则天地。亦能和乎阴阳，顺乎时序，如日之升，如月之恒，以照临下土，而资人瞻仰，故曰象似日月。又如星众拱辰，能识南箕北斗，东启明，西长庚，以比病之能识春温、夏热、秋燥、冬寒之各有阴阳从逆之理，以施其针砭药石之术，故曰辨列星辰，逆从阴阳，分别四时。几与古人有志同道合之慨，特仅得以古为徒，而未能与之同其归趣耳，故曰将从上古，合同于道。至能如是，亦自勿犯天地之和，可以保夭扎之患，使男妇各得至于天癸数穷之期，形体衰惫之日，实在无可用力之时，乃及终年，故曰亦可使益寿而有极时。）

**《素问·四气调神大论》曰：春三月，此谓发陈，天地俱生，万物以荣。夜卧早起，广步于庭。被发缓形，以使志生。生而勿杀，予而勿夺，赏而勿罚。此春气之应，养生之道也。逆之则伤肝，夏为寒变，奉长者少。**（春三月，春天三个月也。为春夏秋冬四季之首，故先说春三月。发陈者，发生春前未发生之物也。如春旺于木，草木畅茂，凡秋冬所枯之草，至春一概生芽是也，故曰发陈。当此之时，天地有生生不绝之机，蓬蓬发育之气，使各种萌芽，无一物不得其养，是谓天地俱生。使众生畅旺，无一点不改其观，是谓万物以荣。上言在天地发生之令，在人亦当因其发生，而不令戕其所生。夜当即卧，以养阴精，晨当早起，以吸清气，故曰夜卧早起。广步于庭者，足使舒筋活络，亦养阳之道也。人生如发生于头，应春之为四季首也，故宜松散以俟生。若发髻紧扎，便妨碍其生气，故曰被发缓形。被发，即松散之谓。缓形，即不紧扎之谓。以使志生者，要晓得物各有志，发亦物也，其志当以余血贯彻，使之适意，方觉无碍生气。松散不紧扎，即所以使其志生也，故曰以使志生。生而勿杀者，犹言当发生之初，不可用揠苗助长手段，使之不长大也。予而勿夺者，犹言让他生之时，小草不可樵，嫩木不可伐，斧斤以时入山林之意也。赏而勿罚者，犹言当此之时，只可赏鉴，不可因其不好而去之，亦《诗》云“勿翦勿伐”之意也。春气之应，本当如是，方不碍养生之道，故曰此春气之应，养生之道也。逆者，不顺也。逆之即不能如上之顺养生之道也。不能顺养生之道，于春则伤肝。以肝属木，旺于春，春旺不得旺，至夏不受火济，定当变热为寒，故曰夏为寒变。而能承奉以长者自少也，故曰奉长者少。）

**夏三月，此谓蕃秀，天地气交，万物华实。夜卧早起，毋厌于日。使志无怒，使华英成秀，使气得泄，若所爱在外。此夏气之应，养长之道也。逆之则伤心，秋为痎疟。奉收者少，冬至重病。**（夏三月，夏天三个月也。蕃，护叶也。秀，开花也。故曰蕃秀。直天地泰交之时，其气正盛，又以火旺，譬之蒸物，未有不藉火而成熟者也。以视发芽，至于开花，至于结果，亦犹是也，故曰天地气交，万物华实，此物之滋长之时也。在人当之，亦应夜卧早起，不失其时，一如春令。但当避热就凉，勿可为日所厌苦，故曰无厌于日。尤不可无故动怒，怒则生火，以火助火，其火益烈。譬之花将就实，而欲迫之使老，恐不老而反致萎也。故必使之不动怒，庶得如花之渐渐成秀也，故曰使志无怒，使华英成秀。使气得泄者，谓夏令热多，最忌闭塞，大宜开通。假如闭汗，便当开其肌腠，以泄其气是也。如曰汗由外出，不是内攻，所爱在外，而非在内也。不知外泄正由内攻而然也，爱外实所以爱内也，故曰若所爱在外。夏气之应，本当如是，故曰此夏气之应，养长之道也。若逆养长之道，则闭而不通，便易伤心，以心属火也。若逢收肃之秋，则酿成痎疟矣，故曰秋为痎疟。绵延至冬，则水来克火，病必加重，故曰冬至重病。）

**秋三月，此谓容平。天气以急，地气以明。早卧早起，与鸡俱兴。使志安宁，以缓秋刑。收敛神气，使秋气平。无外其志，使肺气清。此秋气之应，养收之道也。逆之则伤肺，冬为飧泄，奉藏者少。**（秋三月，秋天三个月也。容，盛也。平，正也。凉生热减，物许容盛，阳降阴升，气归平正，故曰容平。风露日逼，故曰天气以急。草木渐凋，故曰地气以明。早卧以避新凉，早起以致新爽，故曰早卧早起。鸡鸣而起，故曰与鸡俱兴。斯时也，大火西行，金归秋旺，肃杀之气日厉，温和之气日衰。端宜自怡自悦，以期安适而绝感触，故曰使志安宁，以缓秋刑。神不外露，气不外散，故曰收敛神气。燥则润之，湿则化之，故曰使秋气平。守志不阿，故曰无外其志。腥臭禁闻，秽浊忌吸，即使肺气清之谓也，此为养收之道。秋气之应，当如是也。苟其逆之，则肺伤矣。以肺属金，旺于秋，失其养，则寒无所依，二便失固，故曰冬为飧泄。而欲奉以为冬藏，有几何哉？故曰奉藏者少。）

**冬三月，此谓闭藏。水冰地坼，无扰乎阳。早卧晚起，必待日光。使志若伏若匿，若有私意，若已有得，去寒就温，无泄皮肤，使气亟夺。此冬气之应，养藏之道也。逆之则伤肾，春为痿厥，奉生者少。**（冬三月，冬天三个月也。闭，阖也，不开也。藏，匿也，不露也。言至冬而阴盛阳衰，寒多热少，宜闭而不宜开，藏而不露也，故曰闭藏。时当闭藏，露结为霜，霜凝成冻，而水冰矣。风冷无尘，尘坚如石，而地坼矣。是以君子退藏于密，不让风寒侵犯，是谓无扰乎阳。早卧避寒，亦如秋日，惟起则必待日出，以免早易伤寒，故曰早卧晚起，必待日光。伏，潜也，匿藏也。若伏若匿，俨若此志，有不可对人之处而潜藏也。又若有不可告人之事而独存私见，故曰若有私意。又若外无所求而惟恐有失，故曰若已有得。不使寒邪偶袭，故曰去寒。常宜围炉对酒，故曰就温。无泄皮肤者，谓当此闭藏之时，不可使无故汗出也。如无故使出汗，便是夺气，夺之再夺，便是亟夺，故曰无泄皮肤，使气亟夺。此养藏之道，冬气之应，当如是也。逆之则肾伤矣，以肾属水，水旺于冬，冬不能藏，则所主之筋骨弛张，不得自由矣。至春宜其痿厥也，奉为春生者不多，故曰春为痿厥，奉生者少。）

**天气，清静光明者也，藏德不止，故不下也。天明则日月不明，邪害空窍，阳气者闭塞，地气者冒明。云雾不精，则上应雨露不下，交通不表万物命，故不施[①]，不施则名木多死。恶气不发，风雨不节，雨露不下，则菀槁不荣。贼风数至，暴雨数起，天地四时不相保，与道相失，则未央绝灭。惟圣人从之，故身无奇病，万物不失，生气不竭。**（书云：气之轻清而上浮者为天，故曰天气。天为清虚之府，纯一不杂，故曰清净。言天之体也。有体必有用，如万里无云，则光昭天下，如昼日夜月，则明遍环球。天之用如是，故曰光明者也。天德不可明，亦不可见，故曰藏德。无声无臭，周行不已，故曰不止。故不下也者，谓天高在上，无所不覆。有颂以有好生之德者，听之。有詈以无好生之德者，亦听之。既无损居上之尊，又安见临下之赫，以故曰故不下也。天体本明，假使天体自明，竟无藉日月之明以附丽，则障碍悉除，光明自露，其德不藏至矣。一旦云生雾罨，天为昏黑，气为闭塞，邪害空窍矣。人亦天也，以喻元本不藏，不亦善乎。故曰天明则日月不明，邪害空窍。阳气者闭塞，即天为昏黑，气为闭塞之谓也。地气者冒明，即云生雾罨之谓也。云雾生于地，必得输精于上，上乃有雨露之降，否则不下，故曰云雾不精，则上应雨露不下，亦犹人气化不输，水道不通也。然天地交则泰，表彰万物，生命以充。若交



① 云雾不精，则上应雨露不下，交通不表万物命，故不施，此段应标点断句为："云雾不精，则上应雨露不下，交通不表，万物命故不施，"但依注文之意，则应如上断句。

通不能表见万物之生命，则必孤阳不生，孤阴不长，阴阳乖舛，生机顿息，故曰不施，不能化生万物之谓也。不能化生万物，虽名山草木，有不并见枯槁者乎？故曰名木多死。恶气者，浊气也。发者，散也。恶气不发，谓浊气不散也。风雨不节，谓不能五日一风，十日一雨，当风不风，当雨不雨，气候乖乱也，不表之义也。雨露不下，谓地气不得上为云雾，天气不得下为雨雾也，不施之义也。菀槁不荣，即天地不得交通，名木多死之义也。大凡阴阳不和，则气候乖乱，气候乖乱，则贼风暴雨叠相侵侮，故曰贼风数至，暴雨数起。春养生，夏奉长；夏养长，秋奉收；秋养收，冬奉藏；冬养藏，春奉生。故曰天地四时不相保者，谓四时失常。阴阳惨舒之道相失，则无论何物，不得长成，无论何人，不得永寿，故曰未央绝灭。未央，不及半之谓也。譬如人寿百岁，不及五十而殂，一年四季，未交夏冬而尽也。其能藏德不露，无害空窍，顺乎四时，克保真神者，厥惟圣人，故曰惟圣人从之。从之则气候不乖乱，阴阳不失常度，安得有奇疾之生？故曰身无奇病。随遇而安，故万物不失。与时偕行，无或违忤，则天地之气化无穷，靡有尽期，故曰生气不竭。）

**《素问·阴阳应象大论》曰：能知七损八益，则二者可调。不知用此，则早衰之节也。年四十，而阴气自半也，起居衰矣。年五十，体重，耳目不聪明矣。年六十，阴痿，气大衰，九窍不利，下虚上实，涕泣俱出矣。故曰：知之则强，不知则老，故同出而名异耳。智者察同，愚者察异，愚者不足，智者有余。有余则耳目聪明，身体轻强，老者复壮，壮者益治。是以圣人为无为之事，乐恬澹之能，从欲快志于虚无之守，故寿命无穷，与天地终。**（七，数之奇也，阳也。八，数之偶，阴也。损，减消之谓。益，增长之谓。七损八益，则阳消阴长之谓也。二者，即阴阳也。盖阴宜常损，阳宜常益，乃合顺阳者生，顺阴者灭之谓也。能知，即能察其消长之机，得以扶抑之术，使阳常盛而阴不乘也。调，调和阴阳也，故曰二者可调。不知用此，谓不明阴阳损益之作用也。不明阴阳损益之作用，未有不未及中半而颓败者也。衰，颓败也。早，谓未及中半也。节，关节也。故曰早衰之节也。年四十而阴气自半者，谓人年四十，升降之气适得其平也。半，平也，即平均各半之义也。过此则降多升少，阴胜于阳，而衰兆见矣。盖阳胜阴则强，阴胜阳则衰。起居，谓动作休沐。致于阴胜于阳，故曰起居衰矣。年五十体重者，亦以降气多而升气少也。降者，阴也。升者，阳也。阳气清轻，阴气重浊。人身至阳少阴多之年，自然清轻不举，重浊易凝，身体见重，不亦宜乎。不特身重已也，抑且阳主通达，升少则通达少，阴主闭塞，降多则闭塞多。以是而耳不聪，目不明，亦所必至，故曰耳目不聪明矣。至于六十，则阳气大衰，已及独阴不成之年，故曰阴痿。痿，不振之谓也。又及九窍不利。九窍者，口鼻耳目大小便也。不利者，言謇鼻塞，耳聋目昏，二便不禁也。下虚者，谓下元之火已衰，阳气不升也。上实者，谓阴气发越，阳为阴乘也。涕泣俱出者，谓阳衰至极，气不足以摄纳也，故曰涕泣俱出矣。故，所以也。曰，说也。所以说晓得七损八益，有调和阴阳之术者，则其人强。不晓得七损八益，调和阴阳之作用者，则其人衰。衰，老也。故曰知之则强，不知则老。阴阳出于同，衰老名实异，故曰同出而异名耳。惟聪明人必能洞烛其何以出于同，而必使调乎阴阳，使同而不同，故曰智者察同。其笨俗人，但知前后之名实异，而不究强老之何以异，故曰愚者察异。以是，愚者阴日增长，阳日衰削，气自不足，故曰愚者不足。智者阳日增长，阴日衰削，气自有余，故日智者有余。有余，则视听及于八远，耳无不聪，目无不明，故曰有余则耳目聪明。阳多阴少，则身体轻健。健，强也。故曰身体轻强。如是，虽应老弱，而仍益强壮，故曰老者复壮。若在壮盛之时，更加强旺，保无纤毫疾病，故曰壮者益治。是以无为而治之圣人，纯任自然，一若无所作为，而实无乎不为，故曰为无为之事。恬澹自安，一若乐不可及，而但求乐之得全其大者，故曰乐恬澹之能。从欲者，从心所欲也。快志者，自足自慊之谓也。虚，实之对。无，有之对。盖实有之物则易损，虚无之体则难坏也。能守从欲快志于虚无之体，则可与天地并立为参，损无可损，永无穷期，故曰寿命无穷，与天地终。）

## 二、望色

《素问·脉要精微论》曰：夫精明五色者，气之华也。（目下为睛明穴。精明五色者，气之华也，是五脏之精华上见为五色，变化于精明之间，某色为善，某色为恶，可先知也。）赤欲如帛裹朱，不欲如赭；白欲如鹅羽，不欲如盐；青欲如苍璧之泽，不欲如蓝；黄欲如罗裹雄黄，不欲如黄土；黑欲如重漆色，不欲如地苍。五色精微象见矣，其寿不久也。夫精明者，所以视万物，别白黑，审短长。以长为短，以白为黑，如是则精衰矣。

《灵枢·五色》篇曰：明堂者，鼻也。阙者，眉间也。庭者，颜也。蕃者，颊侧也。蔽者，耳门也。其间欲方大，去之十步，皆见于外，如是者寿必中百岁……明堂骨高以起，平以直，五脏次于中央，六腑挟其两侧，首面上于阙庭，王宫在于下极，五脏安于胸中。真色以致，病色不见，明堂润泽以清，五官恶得无辨乎？……五色之见也，各出其色部。（谓五脏之病色，各见于本部也。）部骨陷者，必不免于病也。（谓本部之色，隐然陷于骨间。）其色部乘袭者，虽病甚，不死矣。（乘袭者，谓子袭母气也。如心部见黄，肝部见赤，肺部见黑，肾部见青。此子之气色，承袭于母部，虽病甚不死，盖从子以波其母病也。）

黄帝曰：其色粗以明者为间，沈夭者为甚。其色上行者，病益甚。其色下行，如云彻散者，病方已。五色各有脏部，有外部，有内部也。色从外部走内部者，其病从外走内。其色从内走外者，其病从内走外。病生于内者，先治其阴，后治其阳，反者益甚。其病生于外者，先治其阳，后治其阴，反者益甚……常候阙中，薄泽为风，冲浊为痹，在地为厥。此其常也，各以其色言其病。（风乃阳邪，故其色薄泽。寒乃阴邪，故其色冲浊。地者，面之下部，名地阁也。风乃天气，故常候于阙庭。寒湿，地气，故常候在地部。此言风湿邪可并于脉中，大气可入于脏腑，而为卒死之不救。）……大气入于脏腑者，不病而卒死矣。（大气者，外淫之邪也。不病者，无在外之形证也。）赤色出两颧，大如拇指者，病虽少愈，必卒死。黑色出于庭，大如拇指，必不病而卒死。（赤者，火之色。黑者，水之色。少愈者，水济其火也。卒死者，水淫而火灭也。盖五行之气，制则生化，淫胜则绝灭矣。夫病在气者，其色散而不聚。乘于脉中者，其色聚而不散。大如拇指者，血之脉之聚色也。肾脉注胸中，上络心。赤脉出两颧者，肾上乘心，而心火之气外出也。黑色出于庭者，肾乘心而心先病，肾为应而亦随之外出，故色皆如拇指也。盖脏者，存也。五色之见于面者，五脏之气见于色也。聚色外见者，脏真之外泄也。）

黄帝曰：庭者，首面也。阙上者，咽喉也。阙中者，肺也。下极者，心也。直下者，肝也。肝左者，胆也。下者，脾也。方上者，胃也。中央者，大肠也。挟大肠者，肾也。当肾者，脐也。面王以上者，小肠也。面王以下者，膀胱子处也。颧者，肩也。颧后者，臂也。臂下者，手也。目内眦上者，膺乳也。挟绳而上者，背也。循牙车以下者，股也。中央者，膝也。膝以下者，胫也。当胫以下者，足也。巨分者，股里也。巨屈者，膝膑也。此五脏六腑肢节之部也，各有部分。用阴和阳，用阳和阴。当明部分，万举万当。能别左右，是谓大道。男女异位，故曰阴阳。（此节论内因之色，有阴阳左右，死生顺逆之分。察五脏五行之色，以知所死之时也。如赤色出两颧者，所死之期，其日壬癸，其时夜半也。黑色出于庭者，所死之期，其日戊己，其时辰戌丑未也。男从左，女从右，气之顺者，顺则散。如男从右，女从左，气之逆也，逆则聚。散则有胜克绝灭之患。）

审察泽夭，谓之良工。沉浊为内，浮泽为外。黄赤为风，青黑为痛，白为寒，黄为膏润为脓，赤甚为血，痛甚为挛，寒甚为皮不仁。五色各见其部，察其浮沉，以知浅深。察其泽夭，以观成败。察其散抟，以知远近。视色上下，以知病处。积神于心，以知往今。（此言审察其色以知外因之病也。）故相气不微，不知是非，属意勿去，乃知新故。色明不粗，沉夭为甚。不明不泽，其病不甚。（若色明不见粗，反见沉夭者，其病为甚。其色虽不明泽，而不沉夭者，其病不甚。盖外因之病，宜从外散，而不宜内入也。）其色散，驹驹然未有聚，其病散而气痛，聚未成也。肾乘心，心先病，肾为应，色皆如是。（肾乘心者，则心先病，而抟聚之赤色出于两颧，大如拇指矣。肾即为应，而黑色出于庭，亦大如拇指矣。此脏邪乘于脏，从血脉相乘，故色如是之聚而不散也。《金匮要略》云：血气入脏即死，入腑即愈。非为一病，百病皆然。在外者可治，入里者即死矣。）男子色在于面王，为小腹痛，下为卵痛，其圜直为茎痛。高为本，下为首，狐疝㿉阴之属也。（此言外因之病色见于腑部者，其病在腑。色虽抟聚，非死征也。面王以上者，小肠也。面王以下者，膀胱子处也。卵者，睾丸也。㿉，即颓也。圜圆同。）女子在于面王，为膀胱子处之病，散为痛，抟为聚。方圆左右，各如其色形。其随而下至胝，为淫。有润如膏状，为暴食不洁。左为左，右为右，其色有邪，聚散而不端，面色所指者也。（男女之病，散在气分，则为痛。抟于血分，则为聚。夫狐疝阴㿉之属，乃有形之证。其形之或方或圆，或左或右，各如其色形。盖病聚于内，则见聚色于外。形方则色方，形圆则色圆。此病形而不病脏，虽有聚色，非死色也。胝者，面王之下部也。其面王之色随而下至胝者，主有淫浊之证。其色润如膏状者，为暴食不洁之物。盖府为阳而主外，主受纳水谷，导糟粕，是以或外受风寒，或内伤饮食，皆为病腑，而色见于腑部也。色见于左，则为病在左，色见于右，则为病在右。其所见之色，或聚或散，皆斜而不端，其抟聚之面色，所谓如指者是也。）**色者，青黑赤白黄，皆端满有别乡，别乡赤者其色赤，大如榆荚，在面王为不日。**（此言色之抟聚而端满者，乃大气入脏而为卒死矣。青黄赤白黑者，五脏行之色也。别乡者，如小肠之部在面王，而面王者，乃心之别乡也。大如榆荚者，即如拇指之状也。不日者，不终日而卒死也。）**其色上锐，首空上向，下锐下向。在左右如法。**（锐，尖也。空，虚也。其色上行者，上锐首虚，浮而上行。其色下行者下锐，首虚浮而下行。盖病从内而外者，其本在下，其首在上。病从外而内者，其本在上，其首在下。是以本沉实而首虚浮，此端满之色状也。有斜而不端者，其本在左，其首身右行，其本在右，其首向左行，皆如上锐首空，下锐首空之法。此病在腑，而抟为聚之聚色也。余仿此。）**以五色命脏，青为肝，赤为心，白为肺，黄为脾，黑为肾。肝合筋，心合脉，肺合皮，脾合肉，肾合骨也。**

**《素问·五脏生成》曰：五脏之气**（五味出于肠胃，以养五脏之气，五脏内存五神，五气外见五色），**色见青如草兹者死**（兹，蓐席也。草兹者死，草之色青而带白者也），**黄如枳实者死**（黄而带青色也），**黑如炱者死**（炱，音台，烟尘也。色黑而带黄），**赤如衃血者死**（衃者，败恶凝聚之血色也，赤黑也），**白如枯骨者死**（死白而枯干也），**此五色之见死也。**（五色干枯，而兼有所胜之色，故死。）**青如翠羽者生，赤如鸡冠者生，黄如蟹腹者生，白如豕膏者生，黑如乌羽者生，此五色之见生也。生于心，如以缟裹朱；生于肺，如以缟裹红；生于肝，如以缟裹绀；生于脾，如以缟裹栝楼实；生于肾，如以缟裹紫。此五脏所生之外荣也。凡相五色之奇脉，面黄目青，面黄目赤，面黄目白，面黄目黑者，皆不死也。面青目赤，面赤目白，面青目黑，面黑目白，面赤目青，皆死也。**（经云：人无胃气者死。面无黄色，无胃土之阳矣。面之青黑赤色，皆脏邪乘阳，纯阴无阳，故皆死也。）

**《素问·皮部论》曰：其色多青则痛，多黑则痹，黄赤则热，多白则寒。五色皆见，则寒热也。**（按：察色之妙，全在察神。血以养气，气以养神，病则交病。失睡之人，神有饥色。丧亡之子，神有呆色。气索，自神失所养耳。小儿布痘，壮火内动，两目先现水晶光者，不俟痘发，急用大剂壮水以制阳光，俾毒火一线而出，不致燎原，可免劫也。）

## 三、闻声

**按：《内经》闻声之法，编见脏象，其义精详，不过数语而已。喻昌《声闻论》，合《金匮》而表明之，义理更精。故录于此。**

**喻昌曰：声者，气之从喉舌而宣于口者也。新病之人声不变，小病之人声不**

变，惟久病苛病，其声乃变。迨声变，其病机显呈而莫逃，所可闻而知之者矣。经云：闻而知之谓之神。果何修而若是？古人闻隔垣之呻吟叫哀，未见其形，先得其情，若尽心体验，积久诚通。如瞽者之耳聪，岂非不分其心于目耶？然必问津于《内经》《金匮》，以求生心变化，乃始称为神耳。《内经》本宫商角徵羽五音，呼笑歌哭呻五声，以参求五脏表里虚实之病。五气之邪，其为肝木，在音为角，在声为呼，在变动为握。心火，在音为徵，在声为笑，在变动为忧。脾土，在音为宫，在声为歌，在变动为哕。肺金，在音为商，在声为哭，在变动为咳。肾水，在音为羽，在声为呻，在变动为僳。变动者，迁改其常志也。以一声之微，分别五脏，并及五脏变动，以求病之善恶，法非不详。然人之所以主持一身者，尤在气与神焉。经谓：中盛脏满，气胜伤恐者，声如从室中言，是中气之湿也。谓：言而微，终日乃复言者，此夺气也。谓：言语善恶，不避亲疏者，此神明之乱也。是听声中并可得其神气之变动，义更精矣。《金匮》复以病声内合病情，谓病人语声寂寂然喜惊呼者，骨节间病。语声喑喑然不彻者，心膈间病。语声啾啾然细而长者，头中病。只此三语，而下、中、上三焦受病，莫不有变动可征。妙义天开，直可隔垣洞晰。语声寂寂然者，不欲语而欲嘿也。静嘿统属三阴，此则专系厥阴所主。何以知之？厥阴在志为惊，在声为呼。病本缄默，而有时惊呼，故知之耳。惟在厥阴，病必深入下焦骨属筋间也。喑喑然声出不彻者，声出不扬也。胸中大气不转，出入升降之机艰而且迟，是可知其病在中焦胸膈间也。啾啾然细而长者，谓其声自下焦阴分而上。缘足太阳主气，与足少阴为表里，所以肾邪不剂颈而还，得从太阳部分达于巅顶。肾之声本为呻吟，肾气从太阳经脉直攻于上，则肾之呻并从太阳变动，而啾啾细长，为头中病也。得仲师此段，更张其说，而听声察病，愈推愈广，所以书不尽言，学者当自求无尽之藏也矣。

## 四、察问

《素问·疏五过论》曰：凡未诊病者，必问尝贵后贱，虽不中邪，病从内生，名曰脱荣。尝富后贫，名曰失精。五气留连，病有所并。医工诊之，不在脏腑，不变躯形，诊之而疑，不知病名。身体日减，气虚无精，病深无气，洒洒然时惊。病深者，以其外耗于卫，内夺于荣。良工所失，不知病情，此亦治之一过也。凡欲诊病者，必问饮食居处，暴乐暴苦，始乐后苦，皆伤精气。精气竭绝，形体毁沮。暴怒伤阴，暴喜伤阳。厥气上行，满脉去形。愚医治之，不知补泻，不知病情，精华日脱，邪气乃并，此治之二过也。善为脉者，必以比类奇恒，从容得之，为工而不知道，此诊之不足贵，此治之三过也。诊有三常，必问贵贱，封君败伤，及欲侯王。故贵脱势，虽不中邪，精神内伤，身必败亡。始富后贫，虽不伤邪，皮焦筋屈，痿躄为挛。医不能严，不能动神，外为柔弱，乱至失常，病不能移，则医事不行，此治之四过也。凡诊者，必知终始，有知余绪。切脉问名，当合男女。离绝菀结，忧恐喜怒，五脏空虚，血气离守，工不能知，何术之语。尝富大伤，斩筋绝脉，身体复行，令泽不息。故伤败结，留薄归阳，脓积寒炅。粗工治之，亟刺阴阳，身体解散，四肢转筋，死日有期。医不能明，不问所发，惟言死日，亦为粗工，此治之五过也。凡此五者，皆受术不通，人事不明也。故曰：圣人之治病也，必知天地阴阳，四时经纪，五脏六腑，雌雄表里。刺灸砭石，毒药所主，从容人事，以明经道，贵贱贫富，各异品理，问年少长，勇怯之理，审于分部，知病之始，八正九候，诊必副矣。治病之道，气内为宝，循求其理，求之不得，过在表里。守数据治，无失俞理，能行此术，终身不殆。不知俞理，五脏菀热，痈发六腑。诊病不审，是谓失常。谨守此治，与经相明。《上经》《下经》，揆度阴阳，奇恒五中，决以明堂。审于终始，可以横行。

《素问·三部九候论》曰：必审问其所始病与今之所方病，而后各切循其脉，见其经络浮沉，以上下逆从循之。

## 五、切脉

《素问·脉要精微论》曰：诊法常以平旦，阴气未动，阳气未散，饮食未进，经脉未盛，络脉调匀，气血未乱，故乃可诊有过之脉。

切脉动静而视精明，察五色，观五脏有余不足，六腑强弱，形之盛衰，以此参伍，决死生之分。

尺内两旁，则季胁也，尺外以候肾，尺里以候腹。中附上，左外以候肝，内以候膈。右外以候胃，内以候脾。上附上，右外以候肺，内以候胸中。左外以候心，内以候膻中。前以候前，后以候后。上竟上者，胸喉中事也。下竟下者，少腹腰股膝胫足中事也。

粗大者，阴不足，阳有余，为热中也。来疾去徐，上实下虚，为厥巅疾。来徐去疾，上虚下实，为恶风也。故中恶风者，阳气受也。有脉俱沉细数者，少阴厥也。沉细数散者，寒热也。浮而散者，为眴仆。诸浮不躁者皆在阳，则为热，其有躁者在手。诸细而沉者皆在阴，则为骨痛，其有静者在足。数动一代者，病在阳之脉也，泄及便脓血。

心脉搏坚而长，当病舌卷不能言。其软而散者，当消渴自已。肺脉搏坚而长，当病唾血。其软而散者，当病灌汗，至令不复散发也。肝脉搏坚而长，色不青，当病坠若搏，因血在胁下，令人喘逆。其软而散色泽者，当病溢饮。溢饮者，渴暴多饮，而易入肌皮肠胃之外也。胃脉搏坚而长，其色赤，当病折髀。其软而散者，当病食痹。脾脉搏坚而长，其色黄，当病少气。其软而散色不泽者，当病足胻肿若水状也。肾脉搏坚而长，其色黄而赤者，当病折腰。其软而散者，当病少血，至令不复也。

帝曰：诊得心脉而急，此为何病？病形何如？岐伯曰：病名心疝，少腹当有形也。帝曰：何以言之？岐伯曰：心为牡脏，小肠为之使，故曰少腹当有形也。帝曰：诊得胃脉，病形何如？岐伯曰：胃脉实则胀，虚则泄。

《素问·平人气象论》曰：人一呼脉再动，一吸脉亦再动，呼吸定息脉五动，闰以太息，命曰平人。平人者，不病也。常以不病调病人，医不病，故为病人平息以调之为法。人一呼脉一动，一吸脉一动，曰少气。人一呼脉三动，一吸脉三动而躁，尺热曰病温，尺不热脉滑曰风病。脉涩曰痺。人一呼脉四动以上曰死，脉绝不至曰死，乍数乍疏曰死。

平人之常气禀于胃，胃者，平人之常气也。人无胃气曰逆，逆者死。春胃微弦曰平，弦多胃少曰肝病，但弦无胃曰死。胃而有毛曰秋病，毛甚曰今病，脏真散于肝，肝藏筋膜之气也。夏胃微钩曰平，钩多胃少曰心病，但钩无胃曰死。胃而有石曰冬病，石甚曰今病，脏真通于心，心藏血脉之气也。长夏胃微软弱曰平，弱多胃少曰脾病，但代无胃曰死。软弱有石曰冬病，弱甚曰今病，脏真濡于脾，脾藏肌肉之气也。秋胃微毛曰平，毛多胃少曰肺病，但毛无胃曰死。毛而有弦曰春病，弦甚曰今病，脏真高于肺，以行荣卫阴阳也。冬胃微石曰平，石多胃少曰肾病，但石无胃曰死。石而有钩曰夏病，钩甚曰今病，脏真下于肾，肾藏骨髓之气也。

胃之大络，名曰虚里，贯膈络肺，出于左乳下，其动应衣，脉宗气也。盛喘数绝者，则病在中，结而横，有积矣。绝不至曰死。乳之下，其动应衣，宗气泄也。

欲知寸口太过与不及，寸口之脉中手短者，曰头痛。寸口脉中手长者，曰足胫痛。寸口脉中手促上击者，曰肩背痛。寸口脉沉而坚者，曰病在中。寸口脉浮而盛者，曰病在外。寸口脉沉而弱，曰寒热及疝瘕少腹痛。寸口脉沉而横，曰胁中有积，腹中有横积痛。寸口脉沉而喘，曰寒热。脉盛滑坚者，曰病在外。脉小实而坚者，曰病在内。脉小弱以涩，谓之久病。脉滑浮而疾者，谓之新病。脉急者，曰疝瘕少腹痛。脉滑曰风，脉涩曰痹。缓而滑曰热中，盛而紧曰胀。脉从阴阳病易已，脉逆阴阳病难已。脉得四时之顺，曰病无他。脉反四时及不间脏，曰难已。

臂多青脉，曰脱血。尺脉缓涩，谓之解㑊安卧。（解㑊，懈懒也，此脾脏之为病也。）尺热脉盛，谓之脱血。尺涩脉滑，谓之多汗。尺寒脉细，谓之后泄。脉尺粗常热者，谓之热中。

肝见庚辛死，心见壬癸死，脾见甲乙死，肺见丙丁死，肾见戊己死，是谓真脏见者死。

颈脉动喘疾咳，曰水。目裹微肿如卧蚕起之状，曰水。溺黄赤安卧者，黄疸。已食如饥者，胃疸。面肿曰风，足胫肿曰水，目黄者曰黄疸。妇人手少阴脉动甚者，妊子也。

脉有逆从四时，未有脏形，春夏而脉沉涩，秋冬而脉浮大，命曰逆四时也。风热而脉静，泄而脱血脉实，病在中脉虚，病在外脉涩坚者，皆难治，命曰反四时也。

人以水谷为本，故人绝水谷则死，脉无胃气亦死。所谓无胃气者，但得真脏脉，不得胃气也。所谓脉不得胃气者，肝不弦，肾不石也。

太阳脉至，洪大以长。少阳脉至，乍数乍疏，乍短乍长。阳明脉至，浮大而短。

夫平心脉来，累累如连珠，如循琅玕，曰心平，夏以胃气为本。病心脉来，喘喘连属，其中微曲，曰心病。死心脉来，前曲后居，如操带钩，曰心死。

平肺脉来，厌厌聂聂，如落榆荚，曰肺平，秋以胃气为本。病肺脉来，不上不下，如循鸡羽，曰肺病。死肺脉来，如物之浮，如风吹毛，曰肺死。

平肝脉来，软弱招招，如揭长竿末梢，曰肝平，春以胃气为本。病肝脉来，盈实而滑，如循长竿，曰肝病。死肝脉来，急益劲，如新张弓弦，曰肝死。

平脾脉来，和柔相离，如鸡践地，曰脾平，长夏以胃气为本。病脾脉来，实而盈数，如鸡举足，曰脾病。死脾脉来，锐坚如乌之喙，如鸟之距，如屋之漏，如水之流，曰脾死。

平肾脉来，喘喘累累如钩，按之而坚，曰肾平，冬以胃气为本。病肾脉来，如引葛，按之益坚，曰肾病。死肾脉来，发如夺索，辟辟如弹石，曰肾死。

《素问·玉机真脏论》曰：春脉者，肝也，东方木也，万物之所以始生也。故其气来软弱轻虚而滑，端直以长，故曰弦，反此者病。何如而反？岐伯曰：其气来实而强，此谓太过，病在外。其气来不实而微，此谓不及，病在中。帝曰：春脉太过与不及，其病皆何如？岐伯曰：太过则令人善怒，忽忽眩冒而巅疾。其不及则令人胸痛引背，下则两胁胠满。

夏脉如钩，何如而钩？岐伯曰：夏脉者，心也，南方火也，万物之所以盛长也。故其气来盛去衰，故曰钩，反此者病。何如而反？岐伯曰：其气来盛去亦盛，此谓太过，病在外。其气来不盛，去反盛，此谓不及，病在中。帝曰：夏脉太过与不及，其病皆何如？岐伯曰：太过则令人身热肤痛，为浸淫。其不及，则令人烦心，上为咳唾，下为气泄。

秋脉者，肺也，西方金也，万物之所以收成也。故其气来轻虚以浮，来急去散，故曰浮，反此者病。何如而反？岐伯曰：其气来毛而中央坚，两傍虚，此为太过，病在外。其气来毛而微，此谓不及，病在中。帝曰：秋脉太过与不及，其病皆何如？岐伯曰：太过则令人逆气而背痛愠愠然。其不及，则令人喘，呼吸少气而咳，上气见血，下闻病音。

冬脉者，肾也，北方水也，万物之所以合藏也。故其气来沉以搏，故曰营，反此者病。帝曰：何如而反？岐伯曰：其气来如弹石者，此谓太过，病在外。其去如数者，此谓不及，病在中。帝曰：冬脉太过与不及，其病皆何如？岐伯曰：太过则令人解㑊，脊脉痛而少气不欲言。其不及则令人心悬如病饥，䏚中清，脊中痛，少腹满，小便变赤黄。

四时之序，逆从之变异也。然脾脉独何主？岐伯曰：脾脉者，土也，孤脏以灌四旁者也。帝曰：然则脾善恶可得见乎？岐伯曰：善者不可得见，恶者可见。恶者如何可见？岐伯曰：其来如水之流者，此谓太过，病在外。如鸟之喙者，此谓不及，病在中。帝曰：夫子言脾为孤脏，中央土以灌四旁，其太过与不及，其病皆何如？岐伯曰：太过则令人四肢不举，其不及则令人九窍不通，名曰重强。

其脉绝不来，若人一息五六至，其形肉不脱，真脏虽不见，犹死也。

真肝脉至，中外急，如循刀刃责责然，如按琴瑟弦，色青白不泽，毛折乃死。真心脉至，坚而搏，如循薏苡子累累然，色赤黑不泽，毛折乃死。真肺脉至，大而虚，如以毛羽中人肤，色白赤不泽，毛折乃死。真肾脉至，搏而绝，如指弹石辟辟然，色黑黄不泽，毛折乃死。真脾脉至，弱而乍数乍疏，色黄青不泽，毛折乃死。诸真脏脉见者，皆死不治也。

黄帝曰：见真脏曰死，何也？岐伯曰：五脏者，皆禀气于胃，胃者，五脏之本也。脏气者，不能自致于手太阴，必因于胃气，乃至于手太阴也。故五脏各以其时，自为而至于手太阴也。故邪气胜者，精气衰也。故病甚者，胃气不能与之俱至于手太阴，故真脏之气独见，独见者，病胜脏也，故曰死。

凡治病，察其形气色泽，脉之盛衰，病之新故，乃治之，无后其时。形气相得，谓之可治。色泽以浮，谓之易已。脉从四时，谓之可治。脉弱以滑，是有胃气，命曰易治，取之以时。形气相失，谓之难治。色夭不泽，谓之难已。脉实以坚，谓之益甚。脉逆四时，为不可治。必察四难而明告之。所谓逆四时者，春得肺脉，夏得肾脉，秋得心脉，冬得脾脉，其至皆悬绝沉涩者，命曰逆四时。未有藏形，于春夏而脉沉涩，秋冬而脉浮大，名曰逆四时也。病热脉静，泄而脉大，脱血而脉实，病在中脉实坚，病在外脉不实坚者，皆难治。

《素问·阴阳别论》曰：脉有阴阳，知阳者知阴，知阴者知阳。凡阳有五，五五二十五阳。所谓阴者，真脏也，见则为败，败必死也。所谓阳者，胃脘之阳也。别于阳者，知病处也。别于阴者，知死生之期。

凡持真脏之脉者，肝至悬绝，十八日死。心至悬绝，九日死。肺至悬绝，十二日死。肾至悬绝，七日死。脾至悬绝，四日死。

《素问·五脏生成》曰：诊病之始，五决为纪，欲知其始，先建其母。所谓五决者，五脉也。

赤脉之至也，喘而坚，诊曰有积气在中，时害于食，名曰心痹，得之外疾，思虑而心虚，故邪从之。白脉之至也，喘而浮，上虚下实，惊有积气在胸中，喘而虚，名曰肺痹，寒热，得之醉而使内也。青脉之至也，长而左右弹，有积气在心下支胠，名曰肝痹，得之寒湿，与疝同法，腰痛足清头痛。黄脉之至也，大而虚，有积气在腹中，有厥气，名曰厥疝，女子同法，得之疾使四肢汗出当风。黑脉之至也，上坚而大，有积气在小腹与阴，名曰肾痹，得之沐浴清水而卧。

《素问·三部九候论》曰：天地之至数，始于一，终于九焉。一者天，二者地，三者人，因而三之，三三者九，以应九野。故人有三部，部有三候，以决死生，以处百病，以调虚实，而除邪疾。

帝曰：何谓三部？岐伯曰：有下部，有中部，有上部，部各有三候。三候者，有天，有地，有人也。必指而导之，乃以为真。上部天，两额之动脉；上部地，两颊之动脉；上部人，耳前之动脉。中部天，手太阴也；中部地，手阳明也；中部人，手少阴也。下部天，足厥阴也：下部地，足少阴也；下部人，足太阴也。故下部之天以候肝，地以候肾，人以候脾胃之气。

中部之天以候肺，地以候胸中之气，人以候心。上部之天以候头角之气，地以候口齿之气，人以候耳目之气。三部者，各有天，各有地，各有人，三而成天，三而成地，三而成人。三而三之，合则为九,九分为九野，九野为九脏。故神脏五，形脏四，合为九脏。五脏已败，其色必夭，夭必死矣。

决死生奈何？岐伯曰：形盛脉细，少气不足以息者危。形瘦脉大，胸中多气者死。形气相得者生，参伍不调者病。三部九候皆相失者死。上下左右之脉相应如参舂者病甚。上下左右相失不可数者死。中部之候虽独调，与众脏相失者死。中部之候相减者死。目内陷者死。

察九候，独小者病，独大者病，独疾者病，独迟者病，独热者病，独寒者病，独陷下者病。以左手足上去踝五寸而按之，右手当踝而弹之，其应过五寸以上，蠕蠕然者不病，其应疾，中手浑浑然者病，中手徐徐然者病。其应上不能至五寸，弹之不应者死。是以脱肉身不去者死，中部乍疏乍数者死。其脉代而钩者，病在络脉。九候之相应也，上下若一，不得相失。一候后则病，二候后则病甚，三候后则病危。所谓后者，应不俱也。察其脏腑，以知死生之期。必先知经脉，然后知病脉，真脏脉见者，邪胜，死也。足太阳气绝者，其足不可屈伸，死必戴眼。

九候之脉，皆沉细悬绝者为阴，主冬，故以夜半死。盛躁喘数者为阳，主夏，故以日中死。是故寒热病者，以平旦死。热中及热病者，以日中死。病风者，以日夕死，病水者，以夜半死。其脉乍数乍疏，乍迟乍疾者，日乘四季死。形肉已脱，九候虽调，犹死。七诊虽见，九候皆从者不死。所言不死者，风气之病及经月之病，似七诊之病而非也，故言不死。若有七诊之病，其脉候亦败者死矣，必发哕噫。

《素问·宣明五气》曰：五邪所见，春得秋脉，夏得冬脉，长夏得春脉，秋得夏脉，冬得长夏脉，名曰阴出之阳，病善怒，不治。是谓五邪，皆同命，死不治。

《素问·至真要大论》曰：春不沉，夏不弦，冬不涩，秋不数，是为四塞。沉甚曰病，弦甚曰病，涩甚曰病，数甚曰病。参见曰病，复见曰病，未去而去曰病，去而不去曰病，反者死。

《素问·五脏别论》曰：气口何以独为五脏主？岐伯曰：胃者，水谷之海，六腑之大源也。五味入口，藏于胃，以养五脏气。气口亦太阴也，是以五脏六腑之气味皆出于胃，变见于气口。故五气入鼻，藏于心肺，心肺有病，而鼻为之不利也。

《素问·经脉别论》曰：食气入胃，散精于肝，淫气于筋。食气入胃，浊气归心，淫精于脉。脉气流经，经气归于肺，肺朝百脉。输精于皮毛，毛脉合精，行气于府。府精神明，留于四脏，气归于权衡。权衡以平，气口成寸，以决死生。饮入于胃，游溢精气，上输于脾。脾气散精，上归于肺，通调水道，下输膀胱。水精四布，五经并行。合于四时五脏阴阳，揆度以为常也。

《素问·脉要精微论》曰：夫脉者，血之府也。长则气治，短则气病，数则烦心，大则病进，上盛则气高，下盛则气胀，代则气衰，细则气少，涩则心痛。

脉其四时动奈何？知病之所在奈何？知病之所变奈何？知病乍在内奈何？知病乍在外奈何？请问此五者，可得闻乎？岐伯曰：请言其与天运转大也。万物之外，六合之内，天地之变，阴阳之应，彼春之暖，为夏之暑，彼秋之忿，为冬之怒。四变之动，脉与之上下。以春应中规，夏应中矩，秋应中衡，冬应中权。是故冬至四十五日，阳气微上，阴气微下。夏至四十五日，阴气微上，阳气微下。阴阳有时，与脉为期，期而相失，知脉所分，分之有期，故知死时。微妙在脉，不可不察，察之有纪，从阴阳始，始之有经，从五行生，生之有度，四时为宜。补泻勿失，与天地如一，得一之情，以知死生。是故声合五音，色合五行，脉合阴阳。

《素问·通评虚实论》曰：何为虚实？岐伯对曰：邪气盛则实，精气夺则虚。帝曰：虚实何如？岐伯曰：气虚者，肺虚也；气逆者，足寒也。非其时则生，当其时则死，余脏皆如此。帝曰：何谓重实？岐伯曰：所谓重实者，言大热病，气热脉满，是为重实。

帝曰：经络俱实何如？何以治之？岐伯曰：经络皆实，是寸脉急而尺缓也，皆当治之，故曰滑则从，涩则逆也。夫虚实者，皆从其物类始，故五脏骨肉滑利，可以长久也。

帝曰：络气不足，经气有余何如？岐伯曰：络气不足，经气有余者，脉口热而尺寒也。秋冬为逆，春夏为从，治主病者。

帝曰：经虚络满何如？岐伯曰：经虚络满者，尺热满，脉口寒涩也，此春夏死，秋冬生也。帝曰：治此者奈何？岐伯曰：络满经虚，灸阴刺阳，经满络虚，刺阴灸阳。

帝曰：何谓重虚？岐伯曰：脉虚气虚尺虚，是谓重虚。帝曰：何以治之？岐伯曰：所谓气虚者，言无常也；尺虚者，行步恇然；脉虚者，不象阴也。如此者，滑则生，涩则死也。

帝曰：寒气暴上，脉满而实者何如？岐伯曰：实而滑则生，实而逆则死。

帝曰：脉实满，手足寒，头热何如？岐伯曰：春秋则生，冬夏则死。脉浮而涩，涩而身有热者死。

帝曰：其形尽满何如？岐伯曰：其形尽满者，脉急大坚，尺涩而不应也。如是者，故从则生，逆则死。帝曰：何谓从则生，逆则死？岐伯曰：所谓从者，手足温也。所谓逆者，手足寒也。

帝曰：乳子而病热，脉悬小者何如？岐伯曰：手足温则生，寒则死。帝曰：乳子中风病热，喘鸣肩息者，脉何如？岐伯曰：喘鸣肩息者，脉实大也，缓则生，急则死。

帝曰：肠澼便血何如？岐伯曰：身热则死，寒则生。帝曰：肠澼下白沫何如？岐伯曰：脉沉则生，脉浮则死。帝曰：肠澼下脓血何如？岐伯曰：脉悬绝则死，滑大则生。帝曰：肠澼之属，身不热，脉不悬绝何如？滑大者曰生，悬涩者曰死，以脏期之。

帝曰：癫疾何如？岐伯曰：脉搏大滑，久自已；脉小坚急，死不治。帝曰：癫疾之脉，虚实何如？岐伯曰：虚则可治，实则死。帝曰：消瘅虚实何如？岐伯曰：脉实大，病久可治；脉悬小坚，病久不可治。

《灵枢·玉版》曰：诸病皆有逆顺，可得闻乎？岐伯曰：腹胀身热脉小，是一逆也；腹鸣而满，四肢清，泄，其脉大，是二逆也；衄血不止，脉大，是三逆也；咳且溲血，脱形，其脉小劲，是四逆也；咳，脱形身热，脉小以疾，是五逆也。如是者，不过十五日而死矣。其腹大胀，四末清，形脱泄甚，是一逆也；腹胀便血，其脉大时绝，是二逆也；咳溲血，形肉脱，脉搏，是三逆也；呕血，胸满引背，脉小而疾，是四逆也；咳呕，腹胀且飧泄，其脉绝，是五逆也。如是者，不过一时而死矣。

《灵枢·五禁》曰：何谓五逆？岐伯曰：热病脉静，汗已出，脉盛躁，是一逆也；病泄脉洪大，是二逆也；著痹不移，䐃肉破，身热，脉偏绝，是三逆也；淫而夺形，身热，色夭然白，及后下血衃，血衃笃重，是谓四逆也；寒热夺形，脉坚搏，是谓五逆也。

《灵枢·邪气脏腑病形》曰：诸急者多寒，缓者多热，大者多气少血，小者血气皆少，滑者诸气盛，微有热，涩者多血少气，微有寒。诸小者，阴阳形气俱不足。

《灵枢·根结》曰：一日一夜五十营，以营五脏之精，不应数者，名曰狂生。所谓五十营者，五脏皆受气，持其脉口，数其至也。五十动而不一代者，五脏皆受气也。四十动一代者，一脏无气。三十动一代者，二脏无气。二十动一代者，三脏无气。十动一代者，四脏无气。不满十动一代者，五脏无气。予之短期，要在终始。所谓五十动而不一代者，以为常也。以知五脏之期，予之短期者，乍数乍疏也。

《素问·至真要大论》曰：脉从而病反者，其诊何如？岐伯曰：脉至而浮，按之不鼓，诸阳皆然。帝曰：诸阴之反，其脉何如？岐伯曰：脉至而从，按之鼓甚而盛也。

《素问·六节脏象论》曰：人迎一盛，病在少阳；二盛，病在太阳；三盛，病在阳明；四盛以上为格阳。寸口一盛，病在厥阴；二盛，病在少阴；三盛，病在太阴；四盛以上为关阴。人迎与气口俱盛四倍以上，为关格。关格之脉羸，不能极于天地之精气，则死矣。

《素问·阴阳应象大论》曰：善诊者，察色按脉，先别阴阳。审清浊，而知部分；视喘息，听声音，而知所苦；观权衡规矩，而知病所主；按尺寸，观浮沉滑涩，而知病所生。以治无过，以诊则不失矣。

《素问·金匮真言论》曰：善为脉者，谨察五脏六腑，一逆一从，阴阳表里，雌雄之纪，藏之心意，合心于精。非其人勿教，非其真勿授，是谓得道。

# 六、经络

《灵枢·经脉》曰：肺手太阴之脉，起于中焦，下络大肠，还循胃口，上膈，属肺，从肺系横出腋下，下循臑内，行少阴心主之前，下肘中，循臂内上骨下廉，入寸口，上鱼，循鱼际，出大指之端。其支者，从腕后直出次指内廉，出其端。（《经脉》篇何以首及肺？盖以肺为华盖，位居最高，罩于心上。又百脉朝肺，故脉必自肺首传大肠，次胃，次脾，次心，次小肠，次膀胱，次肾，次心包络，次三焦，次胆，次肝，十二经周遍，复接手太阴肺。起于中焦，中焦，脐上胸下，中脘也。肺与大肠相表里，故下络大肠。复上绕胃口，故曰还循胃口。膈居肺之下，以阻下之浊气上熏心肺，故上膈属肺。肺系喉咙、腋下、膊下、胁上之处也。肺脉自喉咙横出腋下，谓之从肺系横出腋下。臑，膊之内侧上至腋，下至肘，从腋至肘，谓之下循，故曰下循臑内。少阴，手少阴心也。心主，手厥阴心包络也。手三阴，以太阴在前，少阴居中，厥阴居后，故曰行少阴心主之前，即太阴在前，谓行于少阴、厥阴之前也。肘中，即曲泽穴也，心包厥阴所入之会合处，亦膊与臂交接之区。臂内，臂之内侧也。曰下肘中，谓自腋而下肘中也。曰循臂内，谓由肘依臂之内侧行也。骨，掌后高骨，曰上骨，谓由肘下而上掌后高骨也。廉，是掌后高骨下侧，曰下廉，谓自高骨下于内之下侧也。寸口，寸脉之口，即动脉也。入寸口，谓由下廉而入寸口也。鱼，手腕上大指下高耸肉也。上鱼，即由寸口而上此高耸之肉也。鱼际，穴名，在寸口之上，鱼之下口，即大指本节后内侧。循鱼际，谓依鱼际穴行也。大指，手之第一指也。端，指尖头也。出大指之端，谓手太阴之脉，出大指之端而止也。其支，谓手太阴之分支也。太阴脉经脉为正经，太阴分支为别络，其别络直出腕后次指内廉。腕后，手掌后。内廉，内侧也。次指内廉，商阳穴也。出其端，谓出次指尖头也。谓太阴别络，从腕后次指内廉出商阳穴，而接手阳明大肠也。）

大肠手阳明之脉，起于大指次指之端，循指上廉，出合谷两骨之间，上入两筋之中，循臂上廉，入肘外廉，上臑外前廉，上肩，出髃骨之前廉，上出于柱骨之会上，下入缺盆，络肺，下膈，属大肠。其支者，从缺盆上颈，贯颊，入下齿中，还出挟口，交人中，左之右，右之左，上挟鼻孔。（手三阳，从手至头。阳明属大肠，脉与商阳穴相交接，故曰大肠手阳明之脉，起于大指次指之端。循指上廉，循两指上侧也。出合谷两骨之间，谓由合谷两骨间出也。合谷，穴名，在大指示指交界中，即俗呼为虎口者是，手阳明之所过也。上入两筋之中，谓腕中上侧两筋陷中，即阳溪穴，亦手阳明脉之所必过也。循臂上廉，入肘外廉，谓依臂之上侧，入于肘之外侧也。上臑外前廉，谓上膊外之前侧也。前侧，前面也，阳面也。又由肩而上出髃骨之前廉，谓上出前侧之肩井穴也。肩井穴，在肩端骨之罅漏处，亦手阳明之所过也。又上出于柱骨之会上，柱骨，颈后背上第一椎骨，六阳皆会于此大椎之间，督脉之要冲，六阳所必过也，故曰上出于柱骨之会上。柱骨，谓天柱骨。会上，谓六阳大会之上也。自会上而前入缺盆，谓之下入缺盆。缺盆穴，在胸上颈下两肩内侧，两骨陷中，亦手阳明络肺必由之道也。故下入缺盆，络肺，下膈，下阻浊气，上熏心肺之上膈也，于是由脐旁而入大肠，谓之下膈属大肠。其支者，谓大肠脉之分支也。分支直从缺盆穴上颈而贯两颊。颊，耳下曲处也。下入于齿中，齿在颊下，故曰下入。还出挟口，谓复出环绕口之四周也。交于人中，左之右，右之左，谓鼻下水沟穴也，左右互交，谓左之右，右之左。上挟鼻孔，谓上而环绕鼻孔。手阳明之脉，自水沟穴上挟鼻孔，而接足阳明胃而止也。）

**胃足阳明之脉，起于鼻交頞中，旁纳太阳之脉，下循鼻外，入上齿中，还出挟口环唇，下交承浆，却循颐后下廉，出大迎，循颊车，上耳前，过客主人，循发际，至额颅。其支者，从大迎前下人迎，循喉咙，入缺盆，下膈，属胃，络脾。其直者，从缺盆下乳内廉，下挟脐，入气街中。其支者，起于胃口，下循腹里，下至气街中而合，以下髀关，抵伏兔，下膝膑中，下循胫外廉，下足跗，入中指内间。其支者，下膝三寸而别，下入中指外间。其支者，别跗上，入大指间，出其端。**（足三阳之脉，从头至足。起于山根，起于鼻交頞中，即起于山根也。頞为鼻茎，即山根，俗呼为眉心者是。旁纳，旁入也，足太阳之脉起于目内眦，与頞交通，故曰旁纳太阳之脉。下循，谓下行也。鼻外，鼻孔外也。由是入上齿中，上齿，足阳明胃主之。下齿，手阳明大肠主之。还出挟口，环唇，谓自齿中复出，而环绕口唇也。下交承浆，承浆，穴名，在唇下颔上陷中，足阳明所过也。故曰下交承浆。却循颐后下侧，出大迎穴，谓之却循颐后下廉，出大迎。大迎，穴名，在腮下颔中，两颐旁。颊车，耳下之牙床骨也，动能翕张，故曰颊车。上耳前，过客主人，谓在耳前足少阳经穴也，下交足阳明经，故阳明脉亦循发际至额颅。其支者，阳明胃之支脉也，自大迎穴前下人迎穴。人迎穴在耳下腮后左项中。循喉咙，入缺盆，下膈，谓与手阳明胃同途异辙而下膈也。属胃，谓属足阳明胃也。络脾，谓胃与脾为表里也。其直络从缺盆下乳内廉，下乳之内侧也。又挟脐入气街中，气街，即气冲穴也，在毛际两旁鼠鼷上一寸，足阳明之所入也，故曰下挟脐，入气街中。其支者，又阳明之别络也，从胃口起，从腹中下及气街，与直络合于气街，故曰起于胃口，下循腹里，下至气街中而合。由气街穴下髀关穴至伏兔穴，髀关、伏兔两穴，皆在膝上，足阳明之所由也，故曰以下髀关，抵伏兔。又下膝膑中，膝盖曰膑，膑中，膝盖中也。又由膑中下循胫外廉，下足跗，谓下胫外廉骭骨之外侧也。足跗，足显面也。更由跗入中指内间，谓足阳明之脉入足中指内间而止矣。人中指外间者，又阳明别络之分支也。下廉三寸，谓下侧三寸也。更有别跗上入大指出其端者，乃又一支脉之斜出足厥阴之次，而与足太阴经相接也。）

**脾足太阴之脉，起于大指之端，循指内侧白肉际，过核骨后，上内踝前廉，上踹内，循胫骨后，交出厥阴之前，上膝股内前廉，入腹，属脾，络胃，上膈，挟咽，连舌本，散舌下。其支者，复从胃别上膈，注心中。**（足三阴，从足走腹。故脾太阴之脉，起于大指之端。大指，足踇趾也。端，指尖也。循指内侧白肉际，过核骨后，谓由足大指尖内廉本节后，过圆骨也。上内踝前廉，谓达于里孤拐骨之前侧也。上踹内，上裹小腿也。循胫骨后，行腿脚骨之后也。交出厥阴之前，即太阴陵泉穴，在足内辅骨下陷者中，足太阴之所入也。上膝股内前廉，谓从阴陵穴直上大腿上侧也。入腹，入于腹中，归脾之本经也。属脾，谓太阴脉属脾。络胃，以与脾相表里也。其外行者，上胸膈而绕喉咙，达于舌根，故曰上膈挟咽。连舌本，散舌下者，谓由腹而上，止于此散也。其分支之行内者，又自胃脘上膈，而注于心，以与手少阴经相接，故曰其支者复从胃别上膈，注心中。）

**心手少阴之脉，起于心中，出属心系，下膈，络小肠。其支者，从心系上挟咽，系目系。其直者，复从心系却上肺，下出腋下，下循臑内后廉，行太阴心主之后，下肘内，循臂内后廉，抵掌后锐骨之端，入掌内后廉，循小指之内，出其端。**（心，君主也。手少阴之脉，起于心中，出属心系者，以系于心之各脏为属下也。心系有五，上系肺，下系心，外三系连脾、肝、肾，故心通五脏，而为君主也。小肠居膈之下，与心相表里，故曰下膈络小肠。其支者，谓少阴别络之分支也。从心系上挟咽，系目系，谓自心之系于肺之系，上张喉咙，而与目系相连属也。其直者，又指少阴别络之行于外者言也。复从心系却上肺，下出腋下，谓肺下系心之系，辞却上系之肺，而出腋下也。下循臑内后廉，谓行于膊内之后侧青灵穴也，在腋下肘上，手少阴之所行也。行太阴心主之后者，以少阴居太阴、厥阴之后言也。下肘内，谓下行于内肘也。循臂内后廉，谓依臂以内之后侧行也。抵掌后锐骨之端。掌后锐骨，谓外高骨也。抵，至也。锐骨之端，神门穴也，在手背之外踝骨后，手少阴之所经也。入掌内后廉，小指之侧也。故循小指之内出其端，谓依小指内，交小指外侧，而接手太阴经也。）

**小肠手太阳之脉，起于小指之端，循手外侧上腕，出踝中，直上循臂骨下廉，出肘内侧两筋之间，上循臑外后廉，出肩解，绕肩胛，交肩上，入缺盆，络心，循咽，下膈，抵胃，属小肠。其支者，从缺盆循颈上颊，至目锐眦，却入耳中。其支者，别循颊，上䪼，抵鼻，至目内眦，斜络于颧。**（小指外侧，为手太阳经必由之道，故曰小肠手太阳之脉，起于小指之端，端，指尖也。循手外侧上腕，腕，腕骨穴也，在手掌后外腕中，手太阳之所出也。出踝中，谓出于外踝中前谷穴、后溪穴也。前谷，在外踝前。后溪，在外踝后。皆手太阳之所过也。直上循臂骨下廉，谓直过臂下阳谷穴也，在臂下肘上，亦手太阳之所出也。出肘内侧两筋之间，即小海穴也，在肘内侧两骨尖陷中，手太阳之所出也。出肩解，出肩后骨缝也。绕肩胛，绕过臑俞、天宗等处也。交肩上，谓左秉风，右曲垣两穴，交于两肩之上也。秉风穴在左肩之右，曲垣穴在右肩之左，交会于督脉之大椎旁，皆手太阳之所过也。入缺盆，络心，以心与小肠相表里也。循咽，下膈，抵胃，谓由咽喉过膈，至于胃也。属小肠者，当脐上二寸，为小肠本经也。其支者，从缺盆循颈上颊，谓行乎外之别络由缺盆穴过颊，上颊骨也。至目锐眦，却入耳中，谓由颧髎以入耳中听宫穴也。听宫穴在耳后做鸣天鼓处，手太阳经之所止也。其支者，又一分支之络也。又一支络，另循䪼，上颊抵鼻，䪼，目下面骨也。至目内眦，谓至于目内角也。斜络于颧，即斜络颧髎穴也，在颊上目下耳前。由此交目内眦而接足太阳经也。)

膀胱足太阳之脉，起于目内眦，上额交巅。其支者，从巅至耳上角。其直者，从巅入络脑，还出别下项，循肩髆内，挟脊，抵腰中，入循膂，络肾，属膀胱。其支者，从腰中下挟脊，贯臀，入腘中。其支者，从髆内左右，别下贯胛，挟脊内，过髀枢，循髀外，从后廉下合腘中，以下贯踹内，出外踝之后，循京骨，至小趾外侧。(膀胱足太阳之脉，起于目内眦，谓由目内角起也。上额交巅，谓由攒竹穴上额，历曲差穴、五处穴，而自络却穴左右斜行，交于巅顶之百会穴也。支者，支脉也。支脉从巅至耳上角，谓由百会穴旁行，而至于耳上角也。直者，谓直入也。从巅入络脑，谓自百会穴入络于脑也。还出，谓由脑后复出也。别下项，谓别百会穴而下颈也。循肩髆内，谓由天柱下会督脉之大椎，循肩髆内下行也。下行于背脊及腰，谓之挟脊抵腰。挟，绕过也。抵，至也。入循膂，谓入附两挟脊旁之肉也。络肾属膀胱者，以肾为表里，故曰络膀胱，为足太阳本经，故曰属也。又一支脉，自肾腧下绕尻骨，直贯于臀，而入委中穴，谓之其支者，从腰中下挟脊，贯臀，入腘中。又一支脉从髆内左右，别下贯胛，挟脊内者，谓从大杼穴两行，分别左右而直贯肩胛，复去脊各三寸，绕过脊而入内也。过髀枢，过于髀枢穴下腿上也。循髀外，循髀也，肉外侧也。从后廉下合腘中，谓自髀之后侧下于委中穴，与前入腘中之络相会合也。以下贯踹内，谓下贯其小腿内也。出外踝之后，谓出于外孤拐骨也。循京骨，谓遵从足太阳经之京骨穴也。至小指外侧，谓至小指外侧与足少阴经相接，而明足太阳之脉止于此也。)

肾足少阴之脉，起于小趾之下，邪走足心，出于然谷之下，循内踝之后，别入跟中，以上踹内，出腘内廉，上股内后廉，贯脊，属肾，络膀胱。其直者，从肾上贯肝膈，入肺中，循喉咙，挟舌本。其支者，从肺出络心，注胸中。(足少阴之脉，肾脉也。起于小趾之下，太阳少阴交接处也。邪走足心，谓由小指下斜行足底中心也。出于然谷之下，谓由足心出然谷穴之下也。然谷穴，在内踝前大骨下。复自内踝前，行于内踝后，谓之循内踝之后。又由内踝后入跟中，谓之别入跟中。跟中，即太溪穴、大钟穴也，在踵后左右，足少阴之所入也。以上踹内，谓上于少股内也。出腘内廉，谓出于委中穴后侧也。上股内后廉，即肾脉之长强穴也。在臀下股上两端间贯脊，谓贯尻上脊骨也。属肾者，少阴本经也。络膀胱者，以与肾相表里也。其直者，谓其直行也。从肾上贯肝膈者，谓自肾直上而循商曲穴、石关穴、阴都穴、通谷穴，贯肝上膈，历步廊穴入肺中也。肺中，母也。经肺中而循喉咙，挟舌本，盖少阴之脉自舌本而终也。其支者，从肺出络心，注胸中，谓其支络自太阴及手少阴而停注胸中，以接手厥阴也。)

心主手厥阴心包络之脉，起于胸中，出属心包络，下膈，历络三焦。其支者，循胸出胁，下腋三寸，上抵腋下，循臑内，行太阴少阴之间，入肘中，下臂，行两筋之间，入掌中，下循中指出其端。其支者，别掌中，循小指次指出其端。(心之所主，谓之心主，于三阴为手厥阴包络。包络，即膻中。膻中，胸中也。故曰手厥阴心包络之脉，起于胸中。出属心包络者，以包络为心君之外卫也。下膈，历络三焦者，以三焦与包络为表里也。其，指包络言。支，指心包别络言。循胸出胁，谓由胸达胁也。下腋三寸，谓腋下三寸，即天池穴也，在腋下三寸，手厥阴之所出也。上抵腋下，谓天泉穴也，在天池穴上。循臑内，谓膊内也。行太阴少阴之间，以手三阴惟厥阴居中，故曰太阴少阴之间也。入肘中，曲泽穴也。下臂，行两筋之间，谓下郄门穴、大陵穴之间也。入掌中，劳宫穴也。循中指出其端者，即中指尖之中冲穴，厥阴经脉之所止也。又其支者，别掌中，谓自劳宫穴别行也。循小指，循京骨穴也。次指，无名指也。出其端，谓出于小指、无名指之端而接手少阳三焦之脉也。)

三焦手少阳之脉，起于小指次指之端，上出两指之间，循手表腕，出臂外两骨之间，上贯肘，循臑外，上肩，而交出足少阳之后，入缺盆，布膻中，散络心包，下膈，循属三焦。其支者，从膻中上出缺盆，上项，系耳后，直上出耳上角，以屈下颊至𩒉。其支者，从耳后入耳中，出走耳前，过客主人前，交颊，至目锐眦。(三焦，上、中、下三焦也。手阳明三焦脉也，起于小指次指之端，谓脉自小指无名指之尖起也。上出两指之间者，谓上出液门穴、中渚穴也。循手表腕，循阳池穴也。出臂外两骨之间，谓出外关穴、支沟穴也。穴有名天井穴者，在肘之屈转处，手少阳之所出也，故曰上贯肘。循臑外上肩，即出天井穴，从膊外上肩髎骨。肩髎骨，天髎穴。自髎骨而交出足少阳胆之后，谓之交出足少阳之后。入缺盆，入于肩前缺盆穴也。布膻中，散络心包，下膈者，谓出缺盆，散布胸中包络，又自上膈而下也。循属三焦，为手少阳本经，与包络表里，自上而行于中下也。其支者，行于外之别络也。自下而上谓之上，故曰从膻中上出缺盆。上项，上于缺盆耳后，又上于项，故曰上项系耳后。直上出耳上角者，谓至耳上角，必自百会穴过足少阳之曲鬓穴、率谷穴、天冲穴、浮白穴、窍阴穴、完骨穴而直上也。以屈下颊至𩒉者，谓循天牖穴，与耳后之翳风等穴，出耳上角，以下颊而至目下之面骨也。又一支络，从耳后翳风穴入耳中，谓之其支者，从耳后入耳中。出走耳前，出过手太阳之听宫穴也。过客主人，谓过足少阳经悬厘、颔厌二穴也。前交颊至目锐眦者，谓前而与颊车交合，至于目锐眦而止，以接足少阳胆也。)

胆足少阳之脉，起于目锐眦，上抵头角，下耳后，循颈，行手少阳之前，至肩上，却交出手少阳之后，入缺盆。其支者，从耳后入耳中，出走耳前，至目锐眦后。其支者，别锐眦，下大迎，合于手少阳，抵于𩒉，下加颊车，下颈，合缺盆，以下胸中，贯膈，络肝，属胆，循胁里，出气街，绕毛际，横入髀厌中。其直者，从缺盆下腋，循胸，过季胁，下合髀厌中以下，循髀阳，出膝外廉，下外辅骨之前，直下抵绝骨之端，下出外踝之前，循足跗上，入小指次指之间。其支者，别跗上，入大指之间，循大指歧骨内，出其端，还贯爪甲，出三毛。(胆为肝之府，足少阳本脉系焉。而足少阳本经，自目内眦起，故曰起于目内眦。由客主人本经而至头角，谓之上抵头角。更由耳后下行天冲、浮白、窍阴、完骨等穴，谓之下耳后。循颈，行手少阳之前者，谓依颈而下及天牖穴也。至肩上，谓至肩井穴之上也。却交出手少阳之后，入缺盆者，谓自肩井过督脉之大椎骨，而复入于足阳明缺盆穴也。其支者，谓胆之别络也。从耳后入耳中，谓从耳后之颞颥穴，转过耳少阳之翳风穴入耳中也。出走耳前，谓手太阳听宫穴也。复自听宫横上，而至本经目锐眦后，故曰至目锐眦后。又自目外下行之支络，则辞目内眦而下足阳明大迎穴，谓之其支者，别目锐眦，下大迎。由手少阳之丝竹穴、和髎穴而至目下面骨，谓之合于手少阳，抵于䪼。下加颊车，谓加于颊车下也。下颈，合缺盆，谓自颊车下颈，而与前之入于缺盆之别络会合也。以下胸中，贯膈者，谓由缺盆下于胸之手厥阴天池穴，分贯上膈之厥阴期门穴，肝也。络肝属胆，谓肝与胆相表里，故属本经胆而络肝也。胁里，足厥阴章门穴也。气街，足阳明气冲穴也。循胁里，循章门穴下行也。出气街，出气冲穴。绕毛际，绕脐下鼠鼷上一寸也。横入髀厌中，谓合足厥阴以横行而入环跳穴也。其直者，其直行于外者也。从缺盆下腋循胸，谓自缺盆穴直下青灵穴，过天池穴，又过季胁章门穴，与前入环跳穴之支络会合，谓之下合髀厌中。以下循髀阳，出膝外廉，谓由髀之外侧历中渎穴、阳关穴而出膝外侧也。下外辅骨之前，谓下于膝两旁之高骨，自阳陵泉穴以下阳交等穴也。直下，由膝辅骨直下也。绝骨，外踹上骨际阳辅穴也。抵绝骨之端，即至阳辅穴之处也。下出外踝之前，谓下行出悬钟穴也。又循足而行，谓之循足跗上。入小指次指之间者，即入于小指次指间之窍阴穴也。别跗上，辞别足面也。又其支者，辞别足面而入大指之间，复循大指次指交骨骑缝处而出，谓之循大指歧骨内出其端。还贯爪甲，谓回环而贯彻大指甲也。出三毛，谓自爪甲出于大指丛毛之际，而与足厥阴肝相接也。）

**肝足厥阴之脉，起于大指丛毛之际，上循足跗上廉，去内踝一寸，上踝八寸，交出太阴之后，上腘内廉，循股阴，入毛中，环阴器，抵小腹，挟胃，属肝，络胆，上贯膈，布胁肋，循喉咙之后，上入颃颡，连目系，上出额，与督脉会于巅。其支者，从目系下颊里，环唇内。其支者，复从肝，别贯膈，上注肺。**（足厥阴之脉，肝脉也。起于大指丛毛之际，谓起自大指甲后二节间也。上循足跗上廉，谓循足面上侧太冲穴也。去内踝一寸，谓离里孤拐骨一寸之中封穴也。上踝八寸，谓踝之八寸以上也。交出太阴之后，谓历蠡沟穴、中都穴而交出太阴之后也。上腘内廉，谓腘之里侧，即委中穴也。大腿为股，股内为阴，故曰循股阴，循股内之五里穴、阴廉穴，上会于足太阴之冲门、府舍。入阴毛中，谓之入毛中。又左右交通，环绕阴器，而会于任脉之曲骨，是谓过阴器。抵小腹，谓入于小腹，会于任脉之中极穴、关元穴也。挟胃，谓循章门穴至期门穴而绕足阳明胃也。属本经，曰属肝。以相为表里为络，曰络胆。上贯膈，谓上行过膈，出足太阴食窦穴外，大包穴里也。布胁肋，谓上布足少阳渊液穴、手太阴云门穴也。循喉咙之后，上入颃颡者，谓行于足阳明大迎穴、地仓穴、四白穴之外也。连目系，上出额者，谓上出足少阳阳白穴之外，临泣穴之里也。与督脉会于巅者，谓会于百会穴也。其支者，谓肝之别络也。从目系下颊里，谓从目系下行于悬里穴、颔厌穴之里也。环唇内，谓由颊里而环绕唇之内也。又其支者，自期门穴行足太阴食窦穴之外，本经章门之里，谓之复从肝别贯膈。上注肺，以十二经周遍而复接手太阴经肺也。）

《素问·骨空论》曰：**任脉者，起于中极之下，以上毛际，循腹里，上关元，至咽喉，上颐，循面，入目。**（任脉，奇经八脉之一也。起于中极之下，谓起于中极穴之下也，在曲骨上一寸为中极，中极之下，属胞宫。以上毛际，上气冲穴也，即两旁鼠鼷上一寸之处。循腹里，上关元，谓循小腹之里，以上关元穴也。至咽喉，上颐，谓自关元挟脐上行，以达咽喉，过大迎穴而上颐也。循面，入目，谓由颐循面而入于任脉之本脉也。任脉系目，故曰入目。）

**冲脉者，起于气街，并少阴之经，挟脐上行，至胸中而散。**（冲脉，奇经八脉之又一脉也。起于气街，即毛际气冲穴也。并少阴之经，谓起于气街而并任督出于会阴穴也。挟脐上行，至胸中而散者，谓冲脉之前行者，亦挟脐胸行，并少阴而散胸中也。）

**任脉为病，男子内结七疝，女子带下瘕聚。冲脉为病，逆气里急。督脉为病，脊强反折。督脉者，起于少腹，以下骨中央，女子入系廷孔。其孔，溺孔之端也。其络循阴器，合篡间，绕篡后，别绕臀，至少阴与巨阳中络者，合少阴上股内后廉，贯脊属肾。**（任脉为病，谓任脉如果有病之为状也。男子内结七疝，谓男子当病内结七疝也。七疝，乃寒疝、水疝、筋疝、血疝、气疝、狐疝、颓疝也。女子带下瘕聚，带下即淋症。淋症有五：白淋、黄淋、血淋、砂淋、石淋也。瘕症有八：黄瘕、青瘕、燥瘕、血瘕、脂瘕、狐瘕、蛇瘕、鳖瘕也。冲脉为病，谓冲脉如有病也，病当如何，以冲脉绕脐上行及胸，气不顺则上逆，血不和则里急也，故曰逆气里急。督脉为病，何以脊强反折？盖督脉行于后，贯脊而上，病则脊强反如折也。督脉起于少腹者，谓督脉与冲任皆起于胞宫也。以下于骨中央者，谓下由会阴而出行于背也。骨，阴器当户之横骨，即交骨也。中央，近于外之居中处也，故下接曰女子入系廷孔，犹言入系于尿管之正中也。其孔，即尿管也，有孔为端，管之忍痛处也。管之尽处，故曰溺孔之端。其络，督脉之别络也。循阴器，谓循行于阴器也。合篡间，谓合前后交关处也。绕篡后，谓自前后交关处而绕行于后也。别绕臀，谓别络于尻旁大内也。至少阴与巨阳中络者，谓绕少阴肾脉而贯脊与足太阳同络也。少阴之脉，上股内后廉，故曰合少阴上股内后廉。合，会合也，会合并行也。足太阳之脉，外行者过髀枢，中行者挟脊贯臀属肾，故曰贯脊属肾。）

**与太阳起于目内眦，上额交巅，上入络脑，还出别下项，循肩髆内，挟脊抵腰中，入循膂，络肾。其男子循茎下至篡，与女子等。其少腹直上者，贯脐中央，上贯心入喉，上颐环唇，上系两目之下中央。**（与太阳起于目内眦者，谓可并足太阳经而上于头也，此督脉之又一别络也。上额交巅，上天庭而会于百会穴也。上入络脑，谓由巅顶而内入络脑也。还出别下项者，谓复外出而下行于项也。循肩髆内，行于肩下臂里也。挟脊抵腰中，谓下绕背脊而至于腰间也。入循膂络肾，谓复自尻上脊，下两胯间，而归于肾也。篡，前阴后阴交界处也。本无分男女，皆谓之篡，故曰其男子循茎下至篡，与女子等。茎，玉柱也。其少腹直上者，谓由小腹直上任脉之道也。贯脐中央，谓不由脐之两旁而上也。心居中央，喉亦居乎正中，故曰上贯心入喉。上顺环唇者，谓直上颐而环绕于唇也。亦中央也，由此更上系两目之下中央，盖以任脉系目，由中央而上，故曰上两目之下中央。）

**此生病，从少腹上冲心而痛，不得前后，为冲疝。其女子不孕，癃痔，遗溺，嗌干。督脉生病治督脉，治在骨上，甚者在脐下营。**（此生病，即此任脉生病也。在任脉自脐上贯心，病则易致冲心痛症，故曰从少腹上冲心而痛。若病冲疝，则又任督交病矣。任行于前腹，督行于后背，腹背皆病，谓之不行前后，故曰不得前后。为冲疝，冲疝，谓冲气疝气也，皆男子之病也。至于女子诸证，又有变也，如不得任脉以涵养，则不孕；如不得任脉以濡染，则癃闭；如不得督脉以运行，则生痔；如不得冲脉以摄纳，则遗溺；如不得冲脉以润燥，则嗌干。嗌干，作渴也。故曰其女子不孕、癃痔、遗溺、嗌干。督脉生病治督脉，谓舍冲任而专治督也。治督于何？在骨上也，谓曲骨上毛际中，冲门府舍也。甚者，谓重者也，在脐下营，又明谓脐下一寸之阴交穴也，此皆明刺之各穴以求治也。）

**《灵枢·脉度》曰：跷脉者，少阴之别，起于然谷之后，上内踝之上，直上循阴股入阴，上循胸里，入缺盆，上出人迎之前，入頄，属目内眦，合于太阳、阳跷而上行，气并相还，则为濡目，气不荣，则目不合。**（跷脉，又奇经八脉之一也，而阴跷阳跷又有分焉。少阴之别，谓足少阴肾经之别络也。起于然谷之后，谓起于然谷穴之后也，在足内踝前大骨下陷中。自内踝直上，谓之上内踝之上。又自内踝直上，依阴股入阴中，谓之直上循阴股入阴。上循胸里者，谓足少阴肾并由阴而上也。入缺盆，谓又上而入于缺盆穴也。上出人迎之前，谓更上而出于人迎穴前。入頄，入颊下之骨，较人迎又上一层焉。属目内眦，比頄骨更上一层，谓属于眼内角。以合于足太阳之阳跷脉也，故下接曰合于太阳阳跷而上行。阴跷阳跷，二气并行，回环而上，濡于目，谓之气并相还则为濡目。气不荣，谓跷脉之气不得上荣于目也。跷气不得上荣则目病不得合，故曰目不能合。此明阴阳二跷，而并不及阴阳二维者，以二维者，阳维为病苦寒热，阴维为病苦心痛二语该之，故未及也。）

## 七、病机

**《素问·六节藏象论》曰：五气更立，各有所胜，盛虚之变，此其常也。**（五运之气，五岁更立。太过之年，则胜己所胜，而悔所不胜。不及之年，则为己所不胜而胜之，己所胜而侮之，故各有所胜也。所胜之气，不务其德，则反虚其本，而复受其侮，此盛虚之变，乃理之常也。）

**帝曰：何谓所胜？岐伯曰：春胜长夏，长夏胜冬，冬胜夏，夏胜秋，秋胜春，所谓得五行时之胜，各以气命其脏。**（春应木，木胜土。长夏应土，土胜水。冬应水，水胜火。夏应火，火胜金。秋应金，金胜木。所谓得五行之主时而为胜也。春木合肝，夏火合心，长夏土合脾，秋金合肺，冬水合肾，各以四时五行之气以名其脏焉。）**帝曰：何以知其胜？岐伯曰：求其至也，皆归始春。未至而至，此谓太过，则薄所不胜，而乘所胜也，命曰气淫……五治不分，邪僻内生，工不能禁也。**（气至谓之至，气分谓之分。至则气同，分则气异，所谓天地正纪也。如所主岁运之气惟太过，淫胜而不分，则民之邪僻内生，虽有良工，不能禁也。）

**至而不至，此谓不及，则所胜妄行，而所生受病，所不胜薄之也，命曰气迫。**（木火之气虚，则己所不胜之金气薄而侮之也，名曰气迫，谓主气不及，而所胜所不胜之气交相迫也。）

**《素问·阴阳应象大论》曰：阴阳者，天地之道也，万物之纲纪**（总之曰纲，周之曰纪），**变化之父母**（物生谓之化，物极谓之变），**生杀之本始**（天以阳生阴长，以阳杀阴藏），**神明之府也。**（阴阳不测之谓神，明者，阴阳合而灵显昭著也。）**治病必求于本。**（人之脏腑气血，表里上下，皆本乎阴阳，而外淫之风寒暑湿，四时五行，亦总属阴阳之二气，故于治病之气味，用针之左右，诊别色脉，引越高下，皆不出乎阴阳之理也。）**故积阳为天，积阴为地，阴静阳躁。**（地之阴主静而有常，天之阳主动而不息。）

**阳生阴长，阳杀阴藏。阳化气，阴成形。寒极生热，热极生寒。**（寒热乃阴阳之正气。）**寒气生浊，热气生清。清气在下，则生飧泄；浊气在上，则生䐜胀。此阴阳反作，病之从逆也。**（寒气下凝，故生浊阴，阳气在上，故生清阳。）

**故清阳为天，浊阴为地，地气上为云，天气下为雨。雨出地气，云出天气。**（此言阴阳之气上下相交，然后云行雨施而化生万物矣。）**故清阳出上窍，浊阴出下窍。**（此言人之阴阳犹云之升，雨之降，通乎天地之气也。）**清阳发腠理，浊阴走五脏。**（腠者，三焦通会元真之处。理者，皮肤脏腑之文理。）**清阳实四肢，浊阴归六腑。**（此言饮食所生之清阳，充实于四肢，而浑浊者归于六腑也。）

**水为阴，火为阳。阳为气，阴为味。**（此以水火而徵兆气味之阴阳也。）**味归形，形归气，气归精，精归化。精食气，形食味，化生精，气生形。味伤形，气伤精。精化为气，气伤于味。**（此论饮食之阴阳气味，以生精气之阴阳，而养此形。）**阴味出下窍，阳气出上窍。**（味有质，故下流于便泻之窍；气无形，故上出于呼吸之门。）**味厚者为阴，薄为阴之阳。气厚者为阳，薄为阳之阴。**（此阴阳之中而又分阴阳也。）**味厚则泄，薄则通。气薄则发泄，厚则发热。**（味厚为阴中之阴，降也，故主下泄。味薄为阴中之阳，升也，故主宣通。气薄为阳中之阴，降也，故主发泄。气厚为阳中之阳，升也，故主发热。此节论气味之阴阳升降。）**壮火之气衰，少火之气壮，壮火食气，气食少火，壮火散气，少火生气。**（夫气为阳，火为阳，合而言之，气即火也。少阳三焦之气，生于命门，游行于中焦而主化，纳化水谷之精微，而生此精，以养此形。如五味太过，则有伤于气，而阴火太过，亦有伤于气矣。盖气生于精，而精之所生，由气之所化，形食其味，而味之入胃，亦由气化以养此形，故气不可伤也。故曰：壮火之气衰，少火之气壮。盖阳亢则火旺而生气反衰，阳和则火平而气壮盛大矣。如火壮于内则食气，气盛于外则散气，火平于外则生气，故曰相火为元气之贼。欲养此精气形者，又当一息其相火焉。）**气味辛甘发散为阳，酸苦涌泄为阴。阴胜则阳病，阳胜则阴病。阳胜则热，阴胜则寒。**（用酸苦之味至于太过，则阴胜矣，阴胜则吾人之阳分不能敌阴寒，而阳斯病也。用辛甘之味至于太过，则阳胜矣，阳胜则吾人之阴分不能敌阳热，而阴斯病也。）**重寒则热，重热则寒。**（苦化火，酸化木，久服酸苦之味，则反有木火之热化矣。辛化金，甘化土，久服辛甘之味，则反有阴湿之寒化矣。）**寒伤形，热伤气，气伤痛，形伤肿。**（阳化气，阴成形。寒则阴甚，故伤形。热则阳盛，故伤气。气无形故痛，形有形故肿也。）**故先痛而后肿者，气伤形也；先肿而后痛者，形伤气也。**（形归气而气生形，阴阳形气之相合也，故气伤则转及于形，形伤则病及于气。以上论气味阴阳寒热偏胜之为病如此。）**风胜则动，热胜则肿，燥胜则干，寒胜则浮，湿胜则濡泻。**（风热，天之阳气也，寒燥湿，天之阴气也。此以下，天之四时五行，人之五脏五气，外感六淫之邪，内伤五志，亦有阴阳寒热之为病也。）

**天有四时五行，以生长收藏，以生寒暑燥湿风。**（此言天之四时五行，成象成形者，而应乎阴阳也。）**人有五脏化五气，以生喜怒悲忧恐。**（此言人之五脏化生五气五志，有形无形者，而应乎阴阳也。）**故喜怒伤气，寒暑伤形。**（喜怒由内发，故伤阴阳之气。外淫之邪，由皮毛而入于肌络脏腑，故伤形。举喜怒而忧悲恐可知矣，举寒暑而燥湿风可知也。）**暴怒伤阴，暴喜伤阳。厥气上行，满脉去形。**（此言寒暑伤于外形，身之阴阳喜怒伤于内脏，气之阴阳也。）**喜怒不节，寒暑过度，生乃不固。故重阴必阳，重阳必阴。**（此言天有四时之寒暑，人有五气之阴阳。合而论之，在天阴阳之邪，又由吾身之阴阳气化也，是以受天之阴邪而必阳也，受阳邪而必阴也。）**故曰：冬伤于寒，春必病温。春伤于风，夏生飧泄。夏伤于暑，秋必痎疟。秋伤于湿，冬生咳嗽。**（秋冬，时之阴也。寒湿，气之阴也。冬伤寒，秋伤湿，谓之重阴。冬伤寒而春必温，秋伤湿而冬咳嗽，乃重阴而变阳病也。春夏，时之阳也。风暑，气之阳也。春伤风而夏伤暑，谓之重阳。春伤风而飧泄，夏伤暑而秋病痎疟，乃重阳而变阴病也。寒邪伏存，春时阳气外出，化寒而为温热也。暑气伏存，秋时阴气外出，化热而为痎疟也。天之阴阳，又由吾身之阴阳而变化也。）

**帝曰：法阴阳奈何？岐伯曰：阳胜则身热，腠理闭**（热在表），**喘粗**（热在里）**为之俯仰**（阴胜在腹，则谓之俯。阳胜在背，则谓之仰），**汗不出而热，齿干以烦冤**（肾主精液，齿干则精液竭矣。心主血液，烦冤则血液枯矣），**腹满死**（中焦之生气绝矣），**能冬不能夏**（然亦可迁于冬，而不能幸免于夏）。**阴胜则身寒汗出**（阳虚），**身常清**（阴寒在表），**数栗而寒**（阴寒在里），**寒则厥**（表里俱寒，四肢皆冷），**厥则腹满死，能夏不能冬。此阴阳更胜之变，病之形能也。**（乃阴寒偏胜之死证，得夏月之阳热，乃可救其阴寒。）

**《素问·太阴阳明论》曰：阴阳易位，更虚更实，更逆更从，或从内，或从外，**

所从不同，故病异名也……阳者，天气也，主外。阴者，地气也，主内。（天包乎地，故阳外而阴内。）故阳道实，阴道虚。（阳刚阴柔，故阳道常实，阴道常虚。）故犯贼风虚邪者，阳受之。食饮不节，起居不时者，阴受之。（贼风，贼害之风也。虚邪，不正之邪也。）阳受之则入六腑，阴受之则入五脏。入六腑则身热不时卧，上为喘呼。（入六腑者，谓阳明之行气于三阳，阳明病则六腑之气皆为之病矣。阳明主肉，故身热不时卧也。胃者六腑之海，其气亦下行，阳明逆，不得从其故道，故不得以时卧也。经曰：胃不和则卧不安，此之谓也。阳明气厥，则上为喘呼。）入五脏则䐜满闭塞，下为飧泄，久为肠澼。（入五脏者，谓太阴为之行气于三阴，太阴病，则五脏之气皆为之病矣。总属太阴阳明之所主也。䐜，胀也。脾气逆则胀满，太阴为开，开则仓廪无所输而为飧泄，久则为肠澼矣。）故喉主天气，咽主地气。（喉乃太阴呼吸之门，主气而属天也。咽乃阳明水谷之道路，属胃而主地。）故阳受风气，阴受湿气。（手太阴主气而主皮毛，故风气乘之。身半以下，足太阴阳明皆主之，故感地之湿气。）故阴气从足上行至头，而下行循臂至指端。阳气从手上行至头，而下行至足。故曰：阳病者上行极而下，阴病者下行极而上。故伤于风者，上先受之；伤于湿者，下先受之。（上先受之者，言邪气之中人也高，故邪气在上也。下先受之者，言清湿地气之中人也必从足始，故清气在下也。）

《素问·调经论》曰：经言阳虚则外寒，阴虚则内热，阳盛则外热，阴盛则内寒，余已闻之矣，不知其所由然也。（此论表里阴阳有寒热虚实之别。）岐伯曰：阳受气于上焦，以温皮肤分肉之间，今寒气在外，则上焦不通，上焦不通则寒气独留于外，故寒栗。（凡伤于寒则病热，得阳气以化热也，寒栗而不能为热者，上焦之气不通也。）阴虚生内热奈何？岐伯曰：有所劳倦，形气衰少，谷气不盛，上焦不行，下脘不通，胃气热，热气熏胸中，故内热。（夫饮食劳倦则伤脾，脾主肌肉，故形气衰少也。水谷入胃，由脾气之转输，脾不运行，则谷气不盛矣。上焦不能宣五谷之味，下焦不能生水谷之精，胸为阳热之腑，气留而不行，则热气熏于胸中而为内热矣。）帝曰：阳盛生外热奈何？岐伯曰：上焦不通利，则皮肤致密，腠理闭塞，玄府不通，卫气不得泄越，故外热。（上焦为宗气之海，宗气积于胸中，上出于肺，以司呼吸。肺主气而上合于皮毛，于是上焦通利则育肤泽毛，有若雾露之溉。上焦不通，则皮肤致密，腠理闭塞，玄府不通矣。玄府，毛窍之汗孔也。毫毛之腠理闭塞，则卫气不得泄越而为热矣。）帝曰：阴盛生内寒奈何？岐伯曰：厥气上逆，寒气积于胸中而不泻，不泻则温气去，寒独留，则血凝泣，凝则脉不通，其脉盛大以涩，故中寒。（厥气上逆，下焦之阴阳厥逆于上也。阴寒之气积于胸中而不泻，则中焦、上焦之阳气去，而寒气独留于上，寒则血凝泣而脉不通矣。阴盛则脉大，血凝泣故脉涩也，阳热去而寒独留，故中寒也。）

《素问·生气通天论》曰：阳气者，若天与日，失其所则折寿而不彰。故天运当以日光明，是故阳因而上，卫外者也。

因于寒，欲如运枢，起居如惊，神气乃浮。因于暑，汗，烦则喘喝，静则多言，体若燔炭，汗出而散。因于湿，首如裹，湿热不攘，大筋软短，小筋弛长，软短为拘，弛长为痿。因于气，为肿，四维相代，阳气乃竭。

阳气者，烦劳则张，精绝，辟积于夏，使人煎厥。目盲不可以视，耳闭不可以听，溃溃乎若坏都，汩汩乎不可止。

阳气者，大怒则形气绝，而血菀于上，使人薄厥。有伤于筋，纵，其若不容，汗出偏沮，使人偏枯。汗出见湿，乃生痤痱。膏粱之变，足生大疔，受如持虚。劳汗当风，寒薄为皶，郁乃痤。

阳气者，精则养神，柔则养筋，开阖不得，寒气从之，乃生大偻。陷脉为瘘，留连肉腠。俞气化薄，传为善畏，及为惊骇。营气不从，逆于肉理，乃生痈肿。魄汗未尽，形弱而气烁，穴俞以闭，发为风疟。

故风者，百病之始也，清静则肉腠闭拒，虽有大风苛毒，弗之能害，此因时之序也。（能顺苍天清静之气，而调摄其元神，则肉腠固密，虽有大风苛毒，勿之能害也。）

故病久则传化，上下不并，良医弗为。故阳畜积病死，而阳气当隔，隔者当泻。不亟正治，粗乃败之。（病久者，邪留而不去也。传者，始伤皮毛，留而不去，则入于肌腠，留而不去，则入于经脉冲俞，留而不去，则入于募原脏腑。化者，或化而为寒，或化而为热，或化而为燥结，或化而为湿泻。盖天有六淫之邪，而吾身亦有六邪之化也。久而传化，则上下阴阳不相交并，虽有良工，勿能为已。故病在阳分而蓄积至死者，以其病久而传化也。故病在阳分而良工当亟助阳气，以隔拒其邪，勿使其传化。隔者当泻却其邪，更勿使其留而不去也。若不急用此正治之法，皆粗工之败乃事也。）

故阳气者，一日而主外，平旦人气生，日中而阳气隆，日西而阳气已虚，气门乃闭。是故暮而收拒，无扰筋骨，无见雾露，反此三时，形乃困薄。

阴者，存精而起亟也；阳者，卫外而为固也。阴不胜其阳，则脉流薄疾，并乃狂。阳不胜其阴，其五脏气争，九窍不通。

风客淫气，精乃亡，邪伤肝也。（风为阳邪，客于肤表，则淫伤于气矣，阳气伤则阴寒精自出矣。风木之邪，内通肝气，主藏血，肝气受邪，则伤其血矣。此言阳为阴藏精血之固。）因而饱食，筋脉横解，肠澼为痔。因而大饮，则气逆。因而强力，肾气乃伤，高骨乃坏。（高骨，腰高之骨。腰者肾之府，高骨坏而不动摇，肾将惫矣。）

凡阴阳之要，阳密乃固。（盖阳密则邪不外淫，而精不内亡矣。无烦劳则阳不外张，而精不内绝矣。）两者不和，若春无秋，若冬无夏。因而和之，是为圣度。故阳强不能密，阴气乃绝。（阳强，邪客于阳而阳气盛也。阳病而不能为阴之固密，则阴气乃绝于内矣。）阴平阳秘，精神乃治；阴阳离决，精气乃绝。（调养精气神者，当先平秘其阴阳，惟圣人能敷陈其阴阳之和平也。）

《素问·宣明五气》曰：五病所发，阴病发于骨（肾为阴脏，在体为骨，故肾阴之病而发于骨也），**阳病发于血**（心为阳中之太阳，在体为脉，故心阳之病发于血也），**阴病发于肉**（脾为阴中之至阴，在体为肉，是以太阴之病而发于所主之肌肉也），**阳病发于冬**（肝为阴中之少阳，逆冬气则奉生者少，春为痿厥，故肝脏之阳病发于冬），**阴病发于夏**（肺为牝脏，逆夏气则奉收者少，秋为痎疟，故肺脏之阴病而发于夏也）。**是为五发**（谓五脏皆有所发之处，各有所发之因）。

**五邪所乱**（言正气为邪气所乱），**邪入于阳则狂**（邪入于阳则阳盛，阴不胜其阳，则脉流薄疾，并乃狂。又四肢为诸阳之本，阳盛则四肢实，实则能登高也，热盛于外，则弃衣而走也，阳盛则使人骂詈不避亲疏也），**邪入于阴则痹**（痹者，闭也，痛也。邪入于阴，闭而不行，则留着为痹痛之证，故曰病在阳者名曰狂，病在阴者名曰痹），**搏阳则为巅疾**（气上不下，头痛巅疾，盖邪气与阳气搏击于上，则为头痛巅顶之疾也），**搏阴则为喑**（足少阴上系于舌，络于横骨，终于会厌，邪搏于阴，则厌不能发，发不能下，至其开阖不致，故为喑），**阳入之阴则静**（阳分之邪而入之阴，则病者静，盖阴盛则静也）。**阴出之阳则怒**（阴分之邪而出之阳，则病者多怒，盖阳盛则怒）。**是谓五乱**（谓邪气乱于五脏之病）。

**五气所病**（五脏阳逆而为病），**心为噫**（噫，不平之气也），**肺为咳**（肺变动为咳），**肝为语**（肝气欲达则为语），**脾为吞**（脾主为胃行其津液，脾气病而不能灌溉于四脏，则津液反溢于脾窍之口，故为吞咽之证），**肾为欠，为嚏**（少阴之气在下，病则反逆于上，而欲引于下，欲引于下则欠，反逆于上则嚏，盖肾络上通于肺也），**胃为气逆为哕，大肠、小肠为泄**（大肠、小肠受盛之官，变化糟粕，病则不能化糟粕而为泄）。**下焦溢为水**（下焦如渎，水道出焉，病则反溢而为水病），**膀胱不利为癃，不约为遗溺**。（《灵枢经》曰：三焦下俞出于委阳，入太阳之正，入络膀胱，约下焦，实则闭癃，虚则遗溺，遗溺则补之，闭癃则泻之也。）**胆为怒**（胆为中正之官，性秉过大，病则气郁而为怒），**是为五病**（谓病五脏五行之气，而六腑亦配合于五行）。

**五精所并**（谓五脏之精气相并），**精气**（有精相并者，有气相并者，故首提曰精气）。**并于心则喜**（多阳者多喜，心为阳脏，阴精并之，故喜。本经曰：神有余则笑不休），**并于肺则悲**（悲哀动中则伤魂，肺虚而肝气并于肺，则悲），**并于肝则忧**（忧愁不解则伤意，肝虚而脾气并于肝，则忧），**并于脾则畏**（恐惧不解则伤精，脾虚而肾气并于脾，则畏），**并于肾则恐**（本经曰：所谓恐，如人将捕之者，阴气少，阳气入于阴，阴阳相搏，故恐也）。**是谓五并，虚而相并者也**（此申明病者因虚而相并也）。

**五劳所伤**（劳谓太过也），**久视伤血**（久视损神，故伤血），**久卧伤气**（久卧则气不行，故伤气），**久坐伤肉**（脾喜运动，故久坐伤肉），**久立伤骨**（久立则伤腰肾膝胫，故伤肾），**久行伤筋**（行走罢极，故伤筋），**是谓五劳所伤**（是五劳而伤五脏所主之血气肉筋骨也）。

**《素问·金匮真言论》曰；春善病鼽衄**（凡所谓善病者，言五脏之经俞在外，风伤肌腠，则易入于经也。鼽衄，头面之经证也），**仲夏善病胸胁**（心之经俞，在胸胁也），**长夏善病洞泄寒中**（夏时阳气在外，里气虚寒，长夏湿土主气，风入于经俞，即内薄而为洞泄，风木乘虚而胜土也。阴中之至阴，不能化热，而为寒中也），**秋善病风疟**（秋时阳气内收，阴气外出。疟论云：风气留其处，疟气随经络，风入于经，即欲内薄经脉之阴气外出，邪正相持，故成风疟也）。

《素问·调经论》曰：**神有余则笑不休，神不足则悲。**（神者，心之所藏也，心藏脉，脉合神，心在志为喜，在声为笑，故神有余则笑不休，不足则金气反胜而为悲。）

**形有余则腹胀，泾溲不利，形不足则四肢不用。**（腹乃脾土之郛郭，故有余则胀。脾气实则泾溲不利，盖土气盛实，则克制其水而不流，脾主四肢，故虚则不用。）

**气有余则喘咳上气，不足则息利少气。**（肺主气而司呼吸，故有余则喘咳上逆，不足则呼吸不利而少气也。）

**血有余则怒，不足则恐。**（肝志怒，肾志恐，故血有余则肝气盛而主怒，不足则母气衰而并于脾，故为恐也。）

**志有余则腹胀飧泄，不足则厥。**（肾者，胃之关也，关门不利，则聚水而为腹胀飧泄矣。肾为生气之源，故不足则厥逆而冷。）

《灵枢·百病始生论》曰：**夫百病之始生也，皆生于风雨寒暑，清湿喜怒。喜怒不节则伤脏，风雨则伤上，清湿则伤下。三部之气，所伤异类，愿闻其会。岐伯曰：三部之气各不同，或起于阴，或起于阳，请言其方。喜怒不节则伤脏，脏伤则病起于阴也。清湿袭虚则病起于下，风雨袭虚则病起于上，是谓三部。至于其淫泆，不可胜数。岐伯曰：风雨寒热，不得虚，邪不能独伤人，卒然逢疾风暴雨而不病者，盖无虚，故邪不能独伤人。此必因虚邪之风，与其身形，两虚相得，乃客其形。两实相逢，众人肉坚。其中于虚邪也，因于天时，与其身形，参以虚实，大病乃成。气有定舍，因处为名，上下中外，分为三员。是故虚邪之中人也，始于皮肤，皮肤缓则腠理开，开则邪从毛发入，入则抵深，深则毛发立，毛发立则淅然，故皮肤痛。留而不去，则传舍于络脉，在络之时，痛于肌肉，其痛之时息，大经乃代。留而不去，传舍于经，在经之时，洒淅喜惊。留而不去，传舍于腧，在腧之时，六经不通四肢，则肢节痛，腰脊乃强。留而不去，传舍于伏冲之脉，在伏冲之时，体重身痛。留而不去，传舍于肠胃，在肠胃之时，贲响腹胀，多寒则肠鸣飧泄，食不化，多热则溏出麋。留而不去，传舍于肠胃之外，募原之间，留着于脉，稽留而不去，息而成积，或着孙脉，或着络脉，或着经脉，或着腧脉，或着于伏冲之脉，或着于膂筋，或着于肠胃之募原，上连于缓筋，邪气淫泆，不可胜论。**（此言风雨虚邪伤于形身之上，从形身传舍于内而成积也。）

**岐伯曰：其着孙络之脉而成积者，其积往来上下，臂手孙络之居也，浮而缓，不能拘积而止之，故往来移行肠胃之间，水凑渗注灌，濯濯有音，有寒则䐜满雷引，**

故时切痛。其着阳明之经，则挟脐而居，饱食则益大，饥则益小。其着于缓筋也，似阳明之积，饱食则痛，饥则安。其着于伏冲之脉者，揣揣应手而动，发手则热气下于两股，如汤沃之状。其著于膂筋，在肠后者，饥则积见，饱则积不见，按之不得。其着于腧之脉者，闭塞不通，津液不下，孔窍干壅。此邪气之从外入内，从上下也。（此申明留着而成积者，各有形证也。）

黄帝曰：积之始生，至其已成，奈何？岐伯曰：积之始生，得寒乃生，厥乃成积也。（风雨者，在天之邪而伤上，清湿者，在地之邪而伤下。在天曰生，在地曰成，故积之始生，得寒而生，厥逆于下而成积也。）黄帝曰：其成积奈何？岐伯曰：厥气生足悗，悗生胫寒，胫寒则血脉凝涩，血脉凝涩则寒气上入于肠胃，入于肠胃则生䐜胀，䐜胀则肠外之汁沫迫聚不得散，日以成积。卒然而多食饮，则肠满，起居不节，用力过度，则络脉伤。阳络伤则血外溢，血外溢则衄血，阴络伤则血内溢，血内溢则后血。肠胃之络伤，则血溢于肠外，肠外有寒，汁沫与血相抟，则并合凝聚不得散，而积成矣。卒然外中于寒，若内伤于忧怒，则气上逆，气上逆则六腧不通，温气不行，凝血蕴里而不散，津液涩渗，着而不去，而积皆成矣。（此言清湿之邪，伤下之形而成积也。悗，闷也。）

《素问·玉机真脏论》曰：风者，百病之长也。（风为阳邪，伤人阳气。为百病之长者，言四时八方之邪风虽从阳分而入，而善行数变，乃为他病也。）今风寒客于人，使人毫毛毕直，皮肤闭而为热。当是之时，可汗而发也。或痹不仁肿痛，当是之时，可汤熨及火灸刺而去之。弗治，病入舍于肺，名曰肺痹，发咳上气。（皮毛者，肺之合也。邪在皮毛，弗以汗解，则邪气乃从其合矣。夫皮毛气分为阳，五脏为阴，病在阳者名曰风，病在阴者名曰痹，病舍于肺，名肺痹也。痹者，闭也，邪闭于肺，故咳而上气。）弗治，肺即传而行之肝，病名曰肝痹，一名曰厥，胁痛出食。当是之时，可按若刺耳。弗治，肝传之脾，病名曰脾风，发瘅，腹中热，烦心，出黄。当此之时，可按可药可浴。弗治，脾传之肾，病名曰疝瘕，少腹冤热而痛，出白，一名曰蛊。当此之时，可按可药。弗治，肾传之心，病筋脉相引而急，病名曰瘛。当此之时，可灸可药。弗治，满十日，法当死。肾因传之心，心即复反传而行之肺，发寒热，法当三岁死，此病之次也。（心主神明而多不受邪，如肾传之心，心不受邪，则反传之肺，是从肺而再传矣。邪复出于皮肤络脉之间，阴阳气血相乘，是以发往来寒热，法当至三岁而死。盖心不受邪而复传，故又有三岁之久，此邪病复传之次第也。）

然其卒发者，不必治其传。（卒发者，即《伤寒论》之中风伤寒卒病，三阴三阳之气一时寒热交作，气脉不通，与病形脏之传邪而为瘕痹之证者不同，故不必以病传之法治之。）或其传化有不以次，不以次入者，忧恐悲喜怒，令不得以其次，故令人有大病矣。（风则伤卫，寒则伤荣，荣卫内陷，脏气逆传，而五脏相移，亦皆有次。设不以次入者，此又因五志内伤，故令不得以次相传，致令人有大病矣。）因而喜大虚则肾气乘矣，怒则肝（当作肺）气乘矣，悲则肺（当作肝）气乘矣，恐则脾气乘矣，忧则心气乘矣，此其道也。

《灵枢·邪气脏腑病形》曰：邪气之中人也奈何？岐伯答曰：邪气之中人高也。黄帝曰：高下有度乎？岐伯曰：身半以上者，邪中之也，身半以下者，湿中之也。故曰：邪之中人也，无有恒常。中于阴则溜于腑，中于阳则溜于经。（此为论脏腑阴阳色脉气血皮肤经脉外内相应，能参合而行之，可为上工。邪气者，风雨寒暑，天之邪也，故中人也高。湿乃水土之气，故中于身半以下。此天地之邪，中于人身而有上下之分。然邪之中人，又无有恒常，或中于阴，或中于阳，或溜于经，或溜入于腑，或入于脏之无常。）黄帝曰：阴之与阳也，异名同类，上下相会，经络之相贯，如环无端。邪之中人，或中于阴，或中于阳，上下左右，无有恒常，其故何也？岐伯曰：诸阳之会，皆在于面。人之方乘虚时，及新用力，若饮食汗出，腠理开而中于邪。中于面则下阳明，中于项则下太阳，中于颊则下少阳，其中于膺背两胁，亦中其经。黄帝曰：其中于阴奈何？岐伯答曰：中于阴者，常从臂胻始。夫臂与胻，其阴皮薄，其肉淖泽，故俱受于风，独伤于阴。黄帝曰：此故伤其脏乎？岐伯答曰：身之中于风也，不必动脏，故邪入于阴经，则其脏气实，邪气入而不能客，故还之于腑，故中阳则溜于经，中于阴则溜于腑。（此论皮肤之气血与经络相通，而内连脏腑也。阴之与阳者，谓脏腑之血气虽有阴阳之分，然总属一气血耳。）黄帝曰：邪之中人脏奈何？岐伯曰：愁忧恐惧则伤心，形寒饮冷则伤肺，以其两寒相感，中外皆伤，故气逆而上行。有所堕坠，恶血留内，若有所大怒，气上而不下，积于胁下则伤肝。有所击仆，若醉入房，汗出当风则伤脾。有所用力举重，若入房过度，汗出浴水则伤肾。黄帝曰：五脏之中风奈何？岐伯曰：阴阳俱感，邪乃得往。黄帝曰：善哉。（此论脏气伤而邪中于脏也。夫邪中于阴而溜腑者，脏气实也。脏气者，神气也。神气内存，则血脉充盛。若脏气内伤，则邪乘虚入矣，善行而数变，阴阳俱感，外内皆伤也。）

黄帝曰：邪之中人，其病形何如？岐伯曰：虚邪之中身也，洒淅动形，正邪之中人也微，先见于色，不知于身，若有若无，若亡若存，有形无形，莫知其情。（此论人气与天气之相合也。风寒湿暑燥火，天之六气也，而人亦有此六气，是以正邪之中人也微见于色。色，气色也。中于气故微见于色，不知于身，若有若无，若亡若存。夫天之六气，有正有邪，如虚邪之中于身也，洒淅动形。虚者，八正之虚邪气，形者，皮肉筋脉之有形。此节论天地之气中于人也，有病在气而见于色者，有病在形而见于脉者，有病在气而见于尺肤者，有病在形而见于尺脉者，有病在气而应于形者，有病在形而应于气者。邪之变化，无有恒常，而此身之有形无形，亦莫知其情，故能参合而行之者，斯司为上工也。）黄帝问于岐伯曰：余闻之，见其色，知其病，命曰明。按其脉，知其病，命曰神。问其病，知其处，命曰工。余愿闻见而知之，按而得之，问而极之，为之奈何？岐伯答曰：夫色脉与尺之相应也，如桴鼓影响之相应也，不得相失也。此亦本末根叶之出候也，故根死则叶枯矣。色脉形肉，不得相失也，故知一则为工，知二则为神，知三则神且明矣。黄帝曰：愿卒闻之。岐伯答曰：色青者，其脉弦也。赤者，其脉钩也。黄者，其脉代也。白者，其脉毛。黑者，其脉石。见其色而不得其脉，反得其相胜之脉，则死矣。得其相生之脉，则病已矣。黄帝问于岐伯曰：五脏之所生，变化之病形何如？岐伯答曰：先定其五色五脉之应，其病乃可别也。黄帝曰：色脉已定，别之奈何？岐伯曰：调其脉之缓、急、小、大、滑、涩，而病变定矣。黄帝曰：调之奈何？岐伯答曰：脉急者，尺之皮肤亦急。脉缓者，尺之皮肤亦缓。脉小者，尺之皮肤亦减而少气。脉大者，尺之皮肤亦贲而起。脉滑者，尺之皮肤亦滑。脉涩者，尺之皮肤亦涩。凡此六变者，有微有甚。故善调尺者，不待于寸；善调脉者，不待于色。能参合而行之者，可以为上工。上工十全九，行二者为中工，中工十全七，行一者为下工，下工十全六。

黄帝曰：愿闻六腑之病。大肠病者，肠中切痛而鸣濯濯，冬日重感于寒即泄，当脐而痛，不能久立，与胃同候。（大肠者，传道之官，故病则腹中切痛而鸣濯濯。阳明乘清金之气，故冬日重感于寒即泻，当脐而痛。大肠主津液，津液者，淖泽注于骨，故病而不能久立也。大肠应胃，故与胃同候。）胃病者，腹䐜胀，胃脘当心而痛，上肢两胁膈咽不通，食饮不下。（腹者，肠胃之郛郭。胃脘在鸠尾内正当心处，故病则腹䐜胀，胃脘当心而痛。上肢，心肺之分，两胁，肝之分也。食饮入胃，散积于肝，浊气归心，输布于肺胃。病则气逆而不能输转，是以上肢两胁膈咽不通，食饮不下也。）小肠病者，小腹痛，腰脊控睾而痛，时窘之后，当耳前热。若寒甚，独肩上热甚，及手小指次指之间热，若脉陷者，此其候也。（小肠病者，谓病小肠之腑气也。小肠名赤肠，为受盛之腑，上接于胃，下通大肠，从阑门济泌别汁，而渗入膀胱。其气与膀胱相通，是以小腹痛，腰脊控睾而痛。时窘之后，当耳前热者，病腑气而痛，窘之后则入于手之经脉矣。）三焦病者，腹胀气满，小腹尤坚，不得小便，窘急，溢则为水，留即为胀，候在足太阳之外大络，大络在太阳、少阳之间，亦见于脉。（三焦者，下约膀胱，为决渎之府，病则气不输化，是以腹气满而不得小便也。不得小便，则窘急而水溢于上，留于腹中，而为胀。候在足太阳经外之大络，大络在太阳、少阳经脉之间，其脉亦见于皮部也。）膀胱病者，小腹偏肿而痛，以手按之，即欲小便而不得，肩上热，若脉陷，及足小指外廉，及胫踝后皆热。（膀胱者，津液之腑，气化则出。腑气病，故小腹肿痛，不得小便也。肩上足小指外廉及胫踝后，乃足太阳经脉之所循，若热而脉陷，此病腑而及于经。）胆病者，善太息，口苦，呕宿汁，心下澹澹，恐人将捕之，嗌中吤吤然，数唾。（胆病则胆气不升，故太息以伸出之。口苦呕宿汁者，胆汁也。心下澹澹，恐人将捕之者，胆气虚也。嗌中吤吤然，数唾者，少阳之脉病也。足少阳经脉之本在下，其末在项嗌之间也。）

《灵枢·脉度》曰：五脏常内阅于上七窍也。故肺气通于鼻，肺和则鼻能知香臭矣。心气通于舌，心和则舌能知五味矣。肝气通于目，肝和则目能辨五色矣。脾气通于口，脾和则口能知五谷矣。肾气通于耳，肾和则耳能闻五音矣。五脏不和，则七窍不通，六腑不和，则留为痈。故邪在腑则阳脉不和，阳脉不和则气留之，气留之则阳气盛矣，阳气太盛则阴脉不和，阴脉不和则血留之，血留之则阴气盛矣。阴气太盛则阳气不能荣也，故曰关。阳气太盛则阴气弗能荣也，故曰格。阴阳俱盛，不得相荣，故曰关格。关格者，不得尽期而死也。（夫手足六阳内通于六腑，六阴内通于六脏，十二经脉之血气，由脏腑之所生，故虚者饮药以补之，是脏腑之气荣于脉内者也。此论脏腑之气通于脉外之皮肤七窍，以应天地之纪阅历也。）

《素问·刺志论》曰：愿闻虚实之要。岐伯曰：气实形实，气虚形虚，此其常也，反此者病。（形归气，气生形，形气之宜相应也。反此者，谓气盛身寒，气虚身热，皆为寒暑之所病。）谷盛气盛，谷虚气虚，此其常也，反此者病。（人受气于谷，谷入于胃，以传于肺，五脏六腑皆以受气，清者为荣，浊者为卫，是以谷之多少与气之盛虚，宜相应也。反此者，谓谷入多而气少，谷不入而气多，亦为邪病之所致。）脉实血实，脉虚血虚，此其常也，反此者病。（脉者血之府，故虚实宜相应也。反此者，或因饮中热，或风气留于脉中，亦因病之所致也。）

帝曰：如何而反？岐伯曰：气盛身寒，气虚身热，此谓反也。谷入多而气少，此谓反也。谷不入而气多，此谓反也。脉盛血少，此谓反也。脉少血多，此谓反也。（盛者，实也。少者，虚也。脉盛者，脉大也。脉少者，脉小也。）

气盛身寒，得之伤寒。气虚身热，得之伤暑。（气盛身热者，邪气实也。气虚身寒者，形气虚也。寒伤形，故气盛身寒。暑伤气，故气虚身热。）谷入多而气少者，得之有所脱血，湿居下也。谷入少而气多者，邪在胃及与肺也。脉小血多者，饮中热也。脉大血少者，脉有风气，水浆不入，此之谓也。夫实者，气入也；虚者，气出也。（夫虚者须其实，气入则实矣。实者须其虚，气出则虚矣。此言气之开阖也。）气实者热也，气虚者寒也。（虚者补之，实者泻之。）

《素问·脏气法时论》曰：肝病者，两胁下痛引少腹，令人善怒，虚则目𥆨𥆨无所见，耳无所闻，善恐，如人将捕之……气逆则头痛，耳聋不聪，颊肿。心病者，胸中痛，胁支满，胁下痛，膺背肩胛间痛，两臂内痛，虚则胸腹大，胁下与腰相引而痛。脾病者，身重，善肌肉痿，足不收，行善瘈，脚下痛，虚则腹满肠鸣，飧泄，食不化。肺病者，喘咳气逆，肩背痛，汗出，尻阴股膝髀腨胻足皆痛，虚则少气不能报息，耳聋嗌干。肾病者，腹大胫肿，喘咳身重，寝汗出，憎风，虚则胸中痛，大腹小腹痛，清厥，意不乐。

《素问·阴阳别论》曰：二阳之病发心脾，有不得隐曲，女子不月。其传为风消，其传为息贲者，死不治。（二阳者，足阳明胃经也。夫人之精血，由胃府水谷之所资生，脾主为胃行其津液者也。二阳病，则中焦之汁竭，无以奉心神而化赤，则血虚矣。水谷之精，脾无所转输于五脏，则肾无所存而精虚矣。男子无精，有不得为隐曲之事，在女子阴血则月事不得以时下矣。此病本于二阳而发于心脾也。气血两虚，则热甚而生风，风热交炽，则津液愈消竭矣。火热灼金，而传为喘急息贲者，死不治。盖胃乃津液之生原，肺乃津液之化原也。）曰：三阳为病发寒热，下为痈肿，及为痿厥腨痟。（三阳者，太阳之为病也。太阳之气主表，邪之中人，始于皮毛，邪正相搏，发为寒热之病矣。太阳主开，病则开阖不得，邪气从之，逆于肉理，乃生痈肿也。太阳为诸阳主气而主筋，筋伤则为痿，气伤则为厥也。腨，腘股也。痟，酸疼也。此皆太阳筋脉之为病也。）**其传为索泽，其传为颓疝。**（太阳之经气，生于膀胱，膀胱者，主存津液，气化则出。太阳之气，病热于表，传入于里，则水泽枯索而泽竭矣。颓疝，小腹腔卵肿痛，所谓膀胱疝也。盖始病标而及本，始病气而及经脉与筋络也。）**曰：一阳发病少气，善咳善泄。**（一阳者，少阳气病也。少阳主初生之气，病则生气少矣。足少阳相火主气，气少则火壮矣，火灼金，故善咳。木火之邪贼伤中土，故善泄也。）**其传为心掣，其传为膈。**（饮食入胃，浊气归心，脾胃受伤而为泄，故心虚而掣痛矣。）**二阳一阴发病，主惊骇背痛，善噫善欠，名曰风厥。**（二阳一阴者，阳明厥阴之为病也。东方肝木，其病发惊骇，足阳明之病脉，闻木音则惕然而惊，背为阳，厥阴主春阳肝木，故引背痛也。邪气客于胃，故为噫也。欠者，气引而上。风木为病，干及胃土，故名风厥。）**二阴一阳发病，善胀，心满善气。**（二阴一阳者，少阴少阳之为病也。少阳之气生于肾脏水中，经云：肾气实则胀。三焦病者，腹气满，小腹尤坚，此肾与生阳并逆，故善胀。心肾之气不能相交，故心满善气也。善气者，太息也，心系急则气道约，故太息以伸出之，三焦气也，此一阳之气病，故引论于三焦也。）**三阳三阴发病，为偏枯痿易，四肢不举。**（三阳三阴者，太阳太阴之为病也。偏枯者，半身不遂也。痿易者，委弃而不能如常之动作也。太阳为诸阳主气而主筋，阳气虚则为偏枯，阳虚而不能养筋，则为痿。脾属四肢，故不举也。此水府为病，而逆乘脾土也。）

**阴争于内，阳扰于外，魄汗未藏，四逆而起。起则熏肺，使人喘鸣。阴之所生，和本曰和。**（阴之所生之阳脉，与所本之阴脉，相和而始名曰和。）**是故刚与刚，阳气破散，阴气乃消亡。**（刚与刚，是阳不与阴和矣，阳不归阴，则阳气破散，阳气外散，而孤阴亦内亡矣。）**淖则刚柔不和，经气乃绝。**（淖，和也。此言柔与柔而生气绝，阴与阴和而刚柔不和，则阴气所生之阳绝矣。孤阴不生，则经气乃绝，不过三日四日而死也。）**死阴之属，不过三日而死。生阳之属，不过四日而已。所谓生阳死阴者，肝之心谓之生阳，心之肺谓之死阴。**（之，往也，传也。夫肝脉传肺，肺传大肠，大肠传胃，胃传脾，脾传心，心传小肠，小肠传膀胱，膀胱传肾，肾传心包络，包络传三焦，三焦传胆，胆传肝。一脏一腑，一雌一雄，阴阳相间，循环无端。如肝之心，心之肺，肺之肾，肾之脾，此皆经气绝而死不治者也。）**肺之肾谓之重阴，肾之脾谓之辟阴，死不治。**（肺之肾亦生阳之属，因肺肾为牝脏，以阴传阴，故名重阴。辟，偏辟也。以水脏而反传所不胜之脾土，故谓之辟阴，此皆不治之死候也。）

**结阳者**（辨脉篇曰：脉有阳结阴结者，何以别之？答曰：其脉浮而数，能食，不大便者，名曰阳结也。其脉沉而迟者，不能食，身体重，大便反硬，名曰阴结也），**肿四肢**（此言阴阳之气不和，自结而为病也。四肢为诸阳之本，气归形，气结故形肿也。此概三阳而言也），**结阴者，便血一升，再结二升，三结三升。**（阴气结于内而不得流行，则血亦留聚而下泄矣。一阴结，便血一升，三阴俱结，便血三升，此概三阴而言也。）**阴阳结斜，多阴少阳曰石水，少腹肿。**（结斜者，偏结于阴阳之间也。夫外为阳，内为阴，胃为阳，肾为阴，此结形身之内，脏腑之外，胃肾空廓之间而为肿也。石水，肾水也。肾者，胃之关，关门不利，故聚水皆从其类也。此多偏于肾脏，故为多阴少阳，而少腹肿也。）二阳结谓之消（二阳，阳明胃气也。消，消渴也。盖阳明气结，则水谷之津液不生，以致消渴而为病也），三阳结谓之膈（三阳，太阳也。太阳之气生于膀胱，从内膈而出于胸胁，从胸胁而达于肤表。阳气结则膈气不通，内膈之前当胃脘贲门之处，膈气无则饮食亦膈塞而不下矣），三阴结谓之水（三阴，太阴脾土也。脾为转输之官，脾气结，则入胃之水液不行，液不行则为水逆之病矣），一阴一阳结，谓之喉痹（一阴一阳者，厥阴少阳也。厥阴风木主气，而得少阳之火化，风火气结，则金气受伤，是以喉痛而为痹也。痹者，痛也，闭也），阴搏阳别，谓之有子（阴搏者，尺脉滑利而搏击应手也。阳别者，与寸口之阳似乎别出而不相贯，此当主有妊，盖有诸内，而是以尺脉滑利如珠也）。阴阳虚，肠澼死。（阴阳指尺寸而言，肠澼，澼积下利也。）阳加于阴谓之汗（汗乃阴液，由阳盛之宣发，而后能充身泽毛，若动数之阳脉加于尺部，是谓之汗。当知汗乃阳气之加于阴液，而脉亦阳脉之加于阴部也），阴虚阳搏谓之崩（阴虚阳盛，则迫血妄行）。

《灵枢·师传》曰：夫中热消瘅则便寒，寒中之属则便热。胃中热则消谷，令人悬心善饥，脐以上皮热。肠中热则出黄如糜，脐以下皮寒。胃中寒则腹胀，肠中寒则腹鸣飧泄。胃中寒，肠中热，则胀而且泄。胃中热，肠中寒，则疾饥小腹痛胀。（便者，所以更人之逆也。热者更之寒，寒者更之热，热中寒中者，以热之气，皆由中而发，内而外也。脐以上皮热者，肠中热。脐以下皮寒者，胃中寒，寒热外内之相应也。）

《素问·脉解》曰：太阳所谓肿腰脽痛者，正月太阳寅，寅，太阳也，正月阳气出于上，而阴气盛，阳未得自次也，故肿腰脽痛也。病偏虚为跛者，正月阳气冻解地气而出也，所谓偏虚者，冬寒颇有不足者，故偏虚为跛也。所谓强上引背者，阳气大上而争，故强上也。（强上引背者，头项强而引于背也。）所谓耳鸣者，阳气万物盛上而跃，故耳鸣也。（春正月，所谓发陈，天地俱生，万物以荣。天地万物之气皆盛上而跃，而人之阳气亦盛于上，是以经脉上壅，而耳所以鸣也。）所谓甚则狂颠疾者，阳尽在上，而阴气从下，下虚上实，故狂颠疾也。所谓浮为聋者，皆在气也。（狂颠疾者，病在太阳之经也。聋者，病在太阳之气也。）所谓入中为喑者，阳盛已衰，故为喑也。（阳盛已衰，人中之气不足，则阴虚而为喑矣。）内夺而厥，则为喑俳，此肾虚也。（内夺者，谓阳盛于外，内夺其所存之气，则肾虚矣。俳之为病，四肢不收，盖不能言而兼之四肢不收，此肾虚厥逆之所致也。）少阴不至者，厥也。（少阴之气，肾所主也。肾虚以致少阴之气不至者，则手足厥冷也。）

少阳所谓心胁痛者，言少阳盛也。盛者，心之所表也。九月阳气尽而阴气盛，故心胁痛也。（少阳之上，相火主之，心主无为，相火代君行令，君相之火，为时所遏，故心胁痛也。少阴主心痛，少阳主胁痛。）所谓不可反侧者，阴气藏物也。物藏则不动，故不可反侧也。（九月之时，万物之气俱收存于阴，物藏则不动矣。是以少阳之气亦不能转枢，故不可反侧也。）所谓甚则跃者，九月万物尽衰，草木毕落而堕，则气去阳而之阴，气盛而阳之下长，故谓跃也。（此言少阳之气正盛，不肯随时而存于阴，故病多跳跃进也。）

阳明所谓洒洒振寒者，阳明者午也，五月盛阳之阴也，阳盛而阴气加之，故洒洒振寒也。所谓胫肿而股不收者，是五月盛阳之阴也。阳者衰于五月，而一阴气上，与阳始争，故胫肿而股不收也。（五月阳气始衰而下，一阴始生而上，阴与阳交争，以致经脉不和，而为胫肿不收也。）所谓上喘而为水者，阴气下而复上，上则邪客于脏腑间，故为水也。（阴气下而复上者，谓冬至一阳初生，阴气下降，至五月而阴气复上也。邪，水邪也。调阴气下归于水脏，至阴气复上而渐盛，则水邪随气而上升，上客于脏腑之间，故喘而为水也。）所谓胸痛少气者，水气在脏腑也，水者阴气也，阴气在中，故胸痛少气也。（水火者，阴阳之兆征也，在天呈象，在地成形，诸病水者，阴气也。上节论有形之水邪上客而为喘，此论无形之水邪上乘而为胸痛少气。）所谓甚则厥，恶人与火，闻木音则惕然而惊者，阳气与阴气相搏，水火相恶，故惕然而惊也。（所谓甚者，谓阳气下之甚，阴气上之甚也。甚则阴阳相搏，水火相恶，而阳明之脉病矣。阳明脉病，则恶人与火，闻木音则惕然而惊也。）所谓欲独闭户牖而处者，阴阳相搏也，阳尽而阴盛，故欲独闭户牖而居。（此言阳气尽归于下，阴气独盛于上也。）所谓病至则欲乘高而歌，弃衣而走者，阴阳复争，而外并于阳，故使之弃衣而走也。（此申明阴阳之气有上下，而复有表里也。阴阳复争者，谓阴阳之气上下相搏，而复交争于外内也。阴阳之气外并于阳，则阳盛而为病矣，阳盛故使之乘高而歌，弃衣而走也。）所谓客孙脉则头痛鼻鼽腹肿者，阳明并于上，上者则其孙络太阴也，故头痛鼻鼽腹肿也。（此复申明阴阳之气上下升降，内外出入，行于脉外之气分。气分者，皮肤肌腠之间。上，谓皮肤之上也。夫诸脉之浮而当见者，皆络脉也。足太阴之脉亦见于皮肤之上，而无所隐，是以阳明之气并于上则迫于阳明之孙络与太阴之经脉也，迫于阳明之孙脉，则头痛鼻鼽，迫于太阴之经脉则腹肿也。）

太阴所谓病胀者，太阴至阴也，十一月万物气皆藏于中，故曰病胀。（太阴为阴中之至阴，故至阴尽之十一月也。十一月万物之气皆藏于中，故主病胀，谓腹胀也。）所谓上走心为噫者，阴盛而上走于阳明，阳明络属心，故曰上走心为噫也。（阳明者，太阴之表也。太阴为阴中之至阴，阴极则复，故上走于阳明，阳明络属心，故上走心为噫。噫者，嗳噫也。）所谓食则呕者，物盛满而上溢，故呕也。（十一月万物气皆存于中，则盛满而上溢，故呕也。经云：足太阴独受其浊，太阴之清气上出为噫，太阴之浊气上盛则为呕也。）所谓得后与气则快然如衰者，十二月阴气下衰，而阳气且出，故曰得后与气则快然如衰也。（得后者，得后便也。气者，转矢气也。）

少阴所谓腰痛者，少阴者肾也，十月万物阳气皆伤，故腰痛也。（少阴之经，主九月十月为首，十月寒水用事，并主于足少阴肾，少阴之上，君火主之，故九月主手少阴心。然阴阳六气合六经，皆从下而生，故不及于手，惟少阴主水火。阴阳之气，有标本寒热之气，故九月主手少阴，而十月主足少阴也。其余皆有阴阳，止论足而不论手。）**所谓呕咳上气喘者，阴气在下，阳气在上，诸阳气浮，无所依从，故呕咳上气喘也。**（此言上下阴阳之气不相交合而为病也。少阴寒水在下，君火之气在上，上下水火不交，则诸阳之气上浮而无所依从矣。是以阳气上逆而为呕咳气喘之病矣。）**所谓邑邑不能久立久坐，起则目䀮䀮无所见者，万物阴阳不定未有主也，秋气始至，微霜始下，而方杀万物，阴阳内夺，故目䀮䀮无所见也。**（此即论少阳主七八月为首，因上首论少阳为心之表，其气正盛在九月，故不复提少阳二字。七月之交，阴气上升，阳气下降，万物阴阳不定，而未有所主，是以邑邑不能而亦未定也。秋气始至，则阳气始下，而未盛于内，阴气正出，而阴气内虚，则阴阳之气夺于内矣。阴阳内夺，故目䀮䀮无所见也。高士宗曰：邑邑，犹种插也，邑邑不能，犹言种插不能自如也。久立久坐，而起则目䀮䀮无所见，非邑邑不能之谓欤。）**所谓少气善怒者，阳气不治，阳气不治则阳气不得出，肝气当治而未得，故善怒，善怒者，名曰煎厥。**（秋时阳气下降，而不治于外，则少阳之气亦不得出，故少气也。厥阴肝气与少阳标本相合，少阳之气不得出，则肝气当治而亦未得矣，肝气内随，故善怒。煎厥者，焦烦颠倒也。）**所谓恐如人将捕之者，秋气万物未有毕去，阴气少，阳气入，阴阳相搏，故恐也。**（秋时阳气虽入，而阴气尚少，故万物虽衰退，而未尽去，阴气少则阴气正出矣，阳气入，则与所出之阴相搏矣。阴阳相搏，则少阳厥阴之气皆伤，肝气虚则恐，胆病者，心下澹澹如人将捕之。）**所谓恶闻食臭者，胃无气，故恶闻食臭也。**（秋深之时，阳尽而阴盛，是以胃无气而恶闻食臭也。论少阳而提胃气者，言奇恒所主之四时，亦皆以胃气为本也。）**所谓面黑如地色者，秋气内夺，故变于色也。**（秋时阴气正出，则内夺其所存之阴，阴气上乘，故面黑如生地色也。）**所谓咳则有血者，阳脉伤也。阳气未盛于上而脉满，满则咳，故血见于鼻也。**（阳气未盛于上者，言至九月而少阳始盛也，夫血随气行，气未盛而脉先满，则血流而上逆也。）

**厥阴所谓㿗疝，妇人少腹肿者，厥阴者辰也，三月阳中之阴，邪在中，故曰㿗疝少腹肿也。**（厥阴木火主气，故主于三月四月之交，三月阳盛之时，而厥阴主气，故为阳中之阴邪，谓阴气也。厥阴之气，在内而未得尽出，故为㿗疝腹肿也。）**所谓腰脊痛不可以俯仰者，三月一振荣华，万物一俯而不仰也。**（三月阳气振发，万物荣华，草木繁茂，枝叶下垂，一惟俯而不仰，人为万物之灵，是以腰脊痛而亦不可以俯仰也。）**所谓㿗癃疝肤胀者，曰阴亦盛而脉胀不通，故曰㿗癃疝也。**（阴亦盛者，厥阴之气亦盛于外也，阴盛而脉胀不通，故㿗癃而肤胀也。㿗癃疝者，阴器肿而不得小便也。）**所谓甚则嗌干热中者，阴阳相搏而热，故嗌干也。**（所谓甚者，谓阳气甚盛也，厥阴之气与其阳相搏，则阴亦为热也，热甚故嗌干而热中矣。）

**《素问·阳明脉解》曰：足阳明之脉病，恶人与火，闻木音则惕然而惊，钟鼓不为动，闻木音而惊何也？愿闻其故。岐伯对曰：阳明者胃脉也，胃者土也，故闻木音而惊者，土恶木也。**（阳明之所以热盛者，乃脉病也。阳明之脉者，乃胃之悍气别走阳明，悍热之气盛，则胃府之气虚，胃者土也，故闻木音而惊者，土恶木也。）帝曰：善。其恶火者何也？岐伯曰：阳明主肉，其脉血气盛，邪客之则热，热甚则恶火。（此言三阳之气主于皮肤肌腠之间，邪客之而易于为热也。太阳之气主皮毛，阳明之气主肌肉，少阳之气主胸膈，言三阳之气主于肤腠气分之间者也。其邪之中人，始于皮毛，次于肌肉，以及于经脉。邪在肌腠，则合于阳明气分之阳也。入于经脉，而阳明又多气多血，是以邪客之则热，热甚则恶火也。）帝曰：其恶人何也？岐伯曰：阳明厥则喘而惋，惋则恶人。（此言胃络上通于心也，惋，惊恐貌，厥气上逆于肺则喘，逆于心则惊。经言阳气入阴，阴阳相搏，则恐如人将捕之。盖阳明之热，上逆于少阴，阴阳相搏，则恐而恶人也。）帝曰：或喘而死者，或喘而生者，何也？岐伯曰：厥逆连脏则死，连经则生。（连，谓脏腑经络之相连也。盖手太阴还循胃，阳明之络通于心，如热邪厥逆于上，干于心肺之经而为喘惋者生，干于心肺之脏则死矣。）

病甚则弃衣而走，登高而歌，或至不食数日，逾垣上屋，所上之处，皆非其素所能也，病反能者何也？岐伯曰：四肢者，诸阳之本也。阳盛则四肢实，实则能登高也。（阴者主脏，阳者主腑，阳受气于四末，阴受气于五脏，故四肢为诸阳之本，阳盛则四肢实，实则能登高矣。盖阳盛则升，四旁俱盛，故能升高。）其弃衣而走者何也？岐伯曰：热盛于身，故弃衣欲走也。（《伤寒论》曰：阳明病外证云何？答曰：身热，汗自出，不恶寒，反恶热也。其热在外，故不欲衣。）其妄言骂詈，不避亲疏而歌者何也？岐伯曰：阳盛则使人妄言骂詈不避亲疏，而不欲食，不欲食故妄走也。（胃络上通于心，阳盛则心神昏乱，故使人妄言骂詈，不避亲疏。如热盛于胃，则不欲食，不欲食故妄走，盖四肢禀气于胃故也。）

《素问·太阴阳明论》曰：脾病而四肢不用，何也？岐伯曰：四肢皆禀气于胃，而不得至经，必因于脾，乃得禀也。（胃乃阳土，脾属阴土，畅于四肢，坤之德也。）今脾病不能为胃行其津液，四肢不得禀水谷气，气日以衰，脉道不利，筋骨肌肉皆无气以生，故不用焉。（四肢者，五脏六腑之经俞也。经云：人之所受气者，谷也，谷之所注者，胃也。胃者，水谷之海也。海之所行云气者，天下也。胃之所出血气者，经隧也。经隧者，五脏六腑之大络也。盖四肢受水谷之气者，由脾脏之转输，脾之转输，各因其脏腑之经隧而受气于阳明，是以脉道不利，则筋骨肌肉皆无气以生养矣。）

《素问·水热穴论》曰：少阴何以主肾？肾何以主水？（此言肾为阴，而阴主水也。）岐伯对曰：肾者，至阴也。至阴者，盛水也。肺者，太阴也。少阴者，冬脉也。故其本在肾，其末在肺，皆积水也。（此言水由地中生，上升于天，下归于泉。大气与水气上下相通，故在地为水，而在天为寒。夫天为阳，地为阴，泉在地之下，故为至阴而盛水。盛者，受盛而多也。夫肺主天，太阴之气主湿土，土气上于天而为云，天气下降而为水，是水由天降，云自地生，故曰肺者，太阴也，谓天地之气相合也。少阴主水，而司冬令，其脉贯膈入肺中，故其本在肾，其末在肺，上下皆积水也。盖肺主气而发原在肾，是气从下而生，水亦从下而上，下则为溲，上则为汗，留聚则溢于皮肤而为胕肿矣。）**帝曰：肾何以能聚水而生病？岐伯曰：肾者，胃之关也，关门不利，故聚水而从其类也。**（此言水由中焦入胃之饮而生，从下焦决渎而出，故关门不利，则聚水而从其类，盖肾者主水，水不通流，则水类聚矣。）**上下溢于皮肤，故为胕肿。胕肿者。聚水而生病也。**（胕肿，胀也。皮肤者，肺之合，水聚于下，则反溢于上，故肿胀于皮肤之间，盖因水聚而生病也。）

**帝曰：诸水皆生于肾乎？岐伯曰：肾者牝脏也，地气上者属于肾，而生水液也，故曰至阴。**（此复言水生于中焦之胃土，然由下焦之气上升以化合。夫胃为阳府，肾为牝脏，肾气上交于阳土，戊癸合化，而后入胃之饮，从地土之气，上输于肺，肺气通调而下输决渎，故曰地气上者属于肾而生水液也。夫水在地之下，地气上者，直从泉下之气而生，故曰至阴，是地气上通于天，而水气亦上通于天也。）**勇而劳甚则肾汗出，肾汗出逢于风，内不得入于脏腑，外不得出于皮肤，客于玄府，行于皮里，传为胕肿，本之于肾，名曰风水。所谓玄府者，汗空也。**（上文论关门不利，水聚于下，溢于上而为胕肿。此言劳动致肾液上出为汗，逢于风而闭溢于皮肤之间，为胕肿。当知胕肿之有三因也。玄府者，乃汗所出之空孔，又名鬼门，盖幽元而难见也。）**帝曰：水俞五十七处者，是何主也？岐伯曰：肾俞五十七穴，积阴之所聚也，水所从出入也。尻上五行行五者，此肾俞。故水病，下为胕肿大腹，上为喘呼，不得卧者，标本俱病，故肺为喘呼，肾为水肿，肺为逆不得卧，分为相输俱受者，水气之所留也。**（此言水随经而上下也。尻，臀也。尻上五行，中行乃督脉所循，旁四行乃太阳之经脉，盖督脉起于至阴，循阴器，绕篡后，别绕臀，合少阴太阳，贯脊入肾，是以病水则下为胕肿大腹，上则为喘呼不得卧者，此标本俱病，盖肾为本，肺为标，在肺则为喘呼，在肾则为水肿，肺为气逆，故不得卧也。）

**《素问·气厥论》曰：五脏六腑，寒热相移者何？岐伯曰：肾移寒于脾，痈肿少气。**（脾主肌肉，寒气化热，则腐肉而为痈脓。脾统摄元真之气，脾脏受邪，故少气也。）**脾移寒于肝，痈肿筋挛。**（肝主血，寒则血凝注，经曰：荣气不行，乃发为痈，肝主筋，故筋挛也。）**肝移寒于心，狂膈中。**（肝为阳脏，而木火主气，阳并于阳故狂。心居膈上，肝处于膈下，膈下母子之气上下相通，肝邪上移于心，留于心下，故为膈中。）**心移寒于肺，肺消，肺消者饮一溲二，死不治。**（肺受心邪，则不能通调水液，而惟下泄矣。肺为金水之原，寒随心火，消灼肺精，是以饮一溲二者，肺液并消，故为不治之死证。）**肺移寒于肾，为涌水，涌水者，按腹不坚，水气客于大肠，疾行则鸣濯濯如囊裹浆，水之病也。**（夫在地为水，在天为寒，肾为水脏，肺主生原，是以肺之寒邪下移于肾，而肾之水气反上涌于肺矣。大肠乃肺之府，肺居膈上，故水气客于大肠，疾行则鸣，濯濯有声，如以囊裹水者，水不沾流，走于肠间也。）

**脾移热于肝，则为惊衄。**（东方肝木，其病发惊骇，肝主血，故热甚则衄。）**肝移热于心，则死。**（心主君火，而不受邪，邪热乘之，故死耳。）**心移热于肺，传为**

膈消。（心肺居于膈上，火热乘之，则金水之液涸矣。膈消者，膈上之津液耗竭而为膈消矣。）**肺移热于肾，传为柔痓。**（肾者水也，而主骨，肾脏燥热则髓精不生，是以筋骨痿弱，而为柔痓。）**肾移热于脾，传为虚，肠澼，死不可治。**（太虚湿土主气，不能制水，而反受湿热相乘，脾气虚伤，则不能磨运水谷，而为肠澼下利，谷气已绝，故为不治之死证也。）**胞移热于膀胱，则癃溺血。**（膀胱者，胞之室也。冲任起于胞中，为经血之海。胞移热于膀胱，是经血之邪移于膀胱，故溺血，热则水道燥涸，故癃闭也。）**膀胱移热于小肠，膈肠不便，上为口糜。**（小肠之脉络循咽下膈，属小肠，小肠之下，名曰关门，济泌别汁，渗入膀胱。膀胱反移热于小腹，是以膈肠不能下渗，湿热之气反随经上逆，而口为之糜烂矣。）**小肠移热于大肠，为伏瘕，为沉痔。**（瘕者，假也，假津血而为聚汁也。盖小肠主津，小肠移热于大肠则津液留聚而为伏瘕矣。小肠主火，大肠主金，火热淫金，则为肠痔。经云：肾脉沉涩，为沉痔。）**大肠移热于胃，善食而瘦，又谓之食亦。**（胃主受纳水谷，大肠为传导之官，大肠热，邪反逆乘于胃，是以胃热，则消谷善食，阳明燥热，则营卫津液不生，故虽能食而瘦。亦，解㑊也。谓虽能食而身体懈惰，故又谓之食亦。）**胃移热于胆，亦曰食亦。胆移热于脑，则辛頞鼻渊，鼻渊者，浊涕下不止也。**（胆气上升，则热随入脑，挟鼻两旁曰辛頞。頞者，鼻頞，辛，酸也。盖脑为精髓之海，髓者骨之充也，脑者阴也，故脑渗为涕也。）**传为衄衊瞑目，故得之气厥也。**（此总释脏腑寒热相移，皆在气而不在经，故曰得之气厥也。夫热上升，迫于络脉，则为衄。淡渗皮毛之血，不能化液为汗，则为衊。邪伤热气而阳气虚，则目瞑矣。）

**《灵枢·厥病》曰：真头痛，头痛甚，脑尽痛，手足寒至节，死不治。**（真头痛者，非大气之厥逆，乃客邪犯脑，故头痛甚而脑尽痛。头为诸阳之会，脑为精水之海，手足寒至节，此真气为邪所伤，故死不治。）**厥心痛，与背相控，善瘛，如从后触其心，伛偻者，肾心痛也。**（此论五脏之经气厥逆而为厥心痛也。脏真通于心，心存血脉之气也，是以四脏之气厥，皆从脉而上乘于心，背为阳，心为阳中之太阳，故与背相控而痛，心与背相应也。心脉急甚为瘛疭，如从后触其心者，肾附于骨，肾气从背而上注于心也，肾心痛，故伛偻而不能仰，此肾逆之气逆于心下而为痛也。）**厥心痛，腹胀胸满，心尤痛甚，胃心痛也。**（胃气上逆，故腹胀胸满，胃气上通于心，故心痛尤甚。）**厥心痛，如以锥针刺其心，心痛甚者，脾心痛也。**（脾脉上膈注心中，故痛如锥针刺其心也。）**厥心痛，色苍苍如死状，终日不得太息，肝心痛也。**（肝主血而属春生之气，肝气逆，故色苍苍如死状。肝病则胆气亦逆，故终日不得太息，此肝气逆乘于心，为肝心痛。）**厥心痛，卧若徒居，心痛间，动作痛益甚，色不变，肺心痛也。**（夫肺主周身之气，卧若徒然居于此者，气逆于内，而不运用于形息也，动作则心气内动，故痛。或少间而动，则益甚也。夫心之合脉也，其荣色也，肺者心之盖，此从上而逆于下，故心气不上出于面也，而色不变也。）**真心痛，手足青至节，心痛甚，旦发夕死，夕发旦死。**（夫四脏厥而为心痛者，从经络而薄于心之分也。心为君主之官，神明出焉，故心不受邪，盖伤其脏真而为真心痛者，不竟日而死矣。)

《素问·平人气象论》曰：颈脉动喘疾咳曰水，目内微肿如卧蚕起之状曰水。溺黄赤，安卧者，黄疸。已食如饥者，胃疸。面肿曰风，足颈肿曰水，目黄者曰黄疸。(此以视疾而知其病也。)

《素问·逆调论》曰：人身非常温也，非常热也，为之热而烦满者，何也？(此论上下阴阳之不和也。非常温者，谓非常有温热之病在表也。非常热者，谓非常有五脏之热在里也。为之者，乃阳热之气为之也。)岐伯对曰：阴气少而阳气胜，故热而烦满也。(火为阳而居上，水为阴而居下，阴气少而阳气胜，故热而烦满于上也。)帝曰：人身非衣寒也，中非有寒气也，寒从中生者何？(身非衣寒，表无寒也。中非有寒气，里无寒也。寒从中生者，谓寒从阴中而生也。)岐伯曰：是人多痹气也，阳气少，阴气多，故身寒如从水中出。(痹气者，气闭也。阳气少而阴气多者，因是人多肺气故也。病在阴者名曰痹，寒湿之气闭于里，则火热不得下交于阴，而阴气盛，阴气盛则阳气少也。阴寒之气过多，故身寒如从水中出，盖热出于阳火故烦，寒出于阴也，故如从水中出。此上下水火阴阳之不和也。)

人有四肢热，逢风寒如炙如火者，何也？(此论表里阴阳之不和也。四肢为诸阳主气，四肢热者，阳热之气在表也，逢风寒而如炙如火者，邪正相搏，因表阳之热，而热更盛极也。)岐伯曰：是人者，阴气虚，阳气盛，四肢者阳也，两阳相得，而阴气虚少，少水不能灭盛火，而阳独治，独治者不能生长也，独胜而止耳。(阴气虚者，里阴之气虚也，阳气盛者，表阳之气盛也。阳受气于四末，阴受气于五脏。四肢者，阳明之所主也。两阳，阳明也，两阳合明，故曰阳明。相得者，自相得而为热也。阴气少者，少阴之气少也。少水者，津液少也。津液少而不能还入胃中，则火盛而不能灭矣。夫肾主存精，阳明之所生也。肾之精气复上与阳明相合，戊癸合而化火，火土之气，阴气虚少，则阳独治矣，然独阳不生，谓不能再生长其阳热，惟此独胜而止矣。)逢风而如炙如火者，是人当肉烁也。(此释明阳明之气主于四肢，而又所主肌肉也。二阳之气在于皮肉肌腠之间，而又逢风热之阳邪，邪正相搏，则火热炽而消灼其肌肉矣。)

帝曰：人有身寒，汤火不能热，厚衣不能温，然不冻栗，是为何病？(身寒而汤火不能热，厚衣不能温者，太阳气衰，而寒在表也。不冻栗者，二阳火热之在里也。)岐伯曰：是人者，素肾气胜，以水为事，太阳气衰，肾脂枯不长，一水不能胜两火，肾者水也，而生于骨，肾不生则髓不能满，故寒甚至骨也。(肾气胜者，肾水之气胜也。以水为事者，膀胱之水胜也。谓其人水寒之气偏胜，水寒偏胜，则太阳之气衰，太阳气衰，则孤阴不长矣。水，精水也，肾脏之精枯不长，而膀胱之一水不能胜二火矣。夫肾生骨髓，水生肝，肾脂不生，则髓不能生满于骨，是以寒至骨也。以上兼论阴阳水火互相生长之道也。)所以不能冻栗者，肝一阳也，心二阳也，肾孤脏也，一水不能胜二火，故不冻栗，病名曰骨痹，是人当挛节也。(肝者，一阳初生之木火也，心者，地二所生之君火也。肾为牝脏，孤脏也。孤脏之阴藉太阳标本以合化，太阳气衰，则孤阴不长矣。膀胱之津液不能胜二火，故其人不能冻栗者，二阳之火热在内也，病名曰骨痹，骨髓枯而骨痛也，故其人当骨节拘挛。此论表里阴阳之不调也。）

帝曰：人之肉苛者，虽近衣絮，犹尚苛也，是谓何疾？（苛，恶寒冷也。）岐伯曰：荣气虚，卫气实也。（虚实者，不和也，言荣气不得卫气之和，则荣气虚，卫气不得与荣气相和，则卫实也，盖阳道常实，故曰实，然则过犹不及也。）荣气虚则不仁，卫气虚则不用，荣卫俱虚，则不仁且不用，肉如故也。（不仁者，不知痛痒也，痿而不胜也。）人身与志不相有，曰死。（人身者，荣卫之所循行也。志者，五脏之神志也。上言荣气当与卫气和调，荣卫之气又当与神志和调者也，此三者皆相失而不相有，则气血不行，魂魄离散而死矣。）

帝曰：人有逆气不得卧而息有音者，有不得卧而息无音者，有起居如故而息有音者，有得卧，行而喘者，有不得卧，不能行而喘者，有不得卧，卧而喘者，皆何脏使然？愿闻其故。（此论经气上下之不调也。经气生于脏腑，故曰何脏使然。）岐伯曰：不得卧而息有音者，是阳明之逆也，足三阳者下行，今逆而上行，故息有音也。（一呼一吸曰息，息有音者，呼吸有声，气逆之所致也。足之三阳，从头走足，故三阳者下行，今反逆而上，以致呼吸之有音也。）阳明者，胃脉也，胃者，六腑之海，其气亦下行，阳明逆，不行从其道，故不得卧也。《下经》曰：胃不和则卧不安，此之谓也。（胃者，水谷血气之海也。胃之所出血气者，从大络而上注于肺，从胃脉而下注足少阴也，如阳明逆，不得从其道，则为不得卧而息有音，手太阴逆，则为起居如故而息有音，足少阴逆则为不得卧而喘也。）夫起居如故而息有音者，此肺之络脉逆也。络脉不得随经上下，故留经而不行，络脉之病人也微，故起居如故而息有音也。（此言手太阴之经脉也，肺主呼吸，肺络脉逆，故呼吸不利而息有音也。夫脉之循于里曰经，浮而外者为络，外内上下，经络相贯，循环无端，络脉逆则气留于经而不行于络矣。络者，浮于皮肤之间，其病轻微，故止息有音而起居如故也。）夫不得卧，卧则喘者，是水气之客也。夫水者，循津液而流也。肾者水脏，主津液，主卧与喘也。（此言足少阴之调逆也。夫津液者，水谷之所生，肾者，胃之关也，胃之水液，从关而下入于肾者，顺也。如阳明逆，不得从其道而下入于肾，则肾之水气反循津液之道路而上乘于胃矣，是以胃不和而卧不安也。故曰：肾者水脏，主存津液，又主卧与喘也。夫手太阴足少阳阳明，主血气，生始之根原，经脉呼息之道路，人之一身，总不外乎水火阴阳，荣卫气血，是以上文论水火阴阳之寒热，下文论呼吸经脉之逆调。）

《灵枢·邪客》曰：夫邪气之客人也，或令人目不瞑不卧出者，何气使然？（此篇论卫气行于形身之外内，宗气行于经脉之外内，行于脉内者，偕荣气而行，行于脉外，随卫气而转，外内自相逆顺而行也。）伯高曰：五谷入于胃也，其糟粕、津液、宗气，分为三隧，故宗气积于胸中，出于喉咙，以贯心脉，而行呼吸焉。荣气者，泌其津液，注之于脉，化以为血，以荣四末，内注五脏六腑，以应刻数焉。卫气者，出其悍气之慓疾，而先行于四末分肉皮肤之间，而不休者也。昼日行于阳，夜行于阴，常从足少阴之分间，行于五脏六腑。今厥气客于五脏六腑，则卫气独卫于外，行于阳，不得入于阴，行于阳则阳气盛，阳气盛则阳跻陷，不得入于阴，阴虚，故目不瞑。（盖宗气随肺气行于皮肤，呼则气出，而八万四千宅寿皆阖。吸则气入，而八万四千毛窍皆开。呼吸定息，脉行六寸，昼夜一万三千五百息，脉行八百十丈以终五十荣之一周。是宗气荣气，皆半荣于脉中，而半行脉外者也。卫气慓悍滑疾，独行于脉外，昼行于阳，夜行于阴，以司昼夜之开阖，行于阳则目张而起，行于阴则目瞑而卧，如厥逆之气客于五脏六腑，则卫气独卫于外，行于阳不得入于阴，故目不得瞑。）黄帝曰：善。治之奈何？伯高曰：补其不足，泻其有余，调其虚实，以通其道而除其邪，饮以半夏汤一剂。阴阳已通，其卧立至。此所谓决渎壅塞，经络大通，阴阳和得者也。（此论调足少阴阳明之气，以通卫气之行于内，盖卫气之行于阴，从手足阳明下行至足，而交于足少阴，从足少阴而注五脏六腑，故当调此二经之气焉。补不足者，补卫气之不足，泻有余者，泻厥气之有余，调虚实者，调内外之虚实，以通其道路而去其厥逆之邪。）

半夏汤方：半夏五合，秫米一升。长流水千里以外者八升，扬之万遍，取其清五升煮之，炊以苇薪，火沸，纳二药，徐煎令竭为一升半，去渣，饮汁一小杯。日三，稍益，以知为度。故其病新发者，覆杯则卧，汗出故已矣。久者，三饮而已也。

《素问·评热病论》曰：有病温者，汗出辄复热而脉躁疾，不为汗衰，狂言不能食，病名为何？岐伯对曰：病名阴阳交，交者死也。（温病者，冬伤于寒，先夏至日发者为病温也。阴阳交者，谓汗乃阴液，外出于阳，阳热不从汗解，复入之阴，名曰阴阳交，交者乃正不胜邪，而邪复伤正气，故为死证。）帝曰：愿闻其说。岐伯曰：人所以汗出者，皆生于谷，谷生于精。（汗生于水谷之精，水谷之精由精气之所化，故曰谷生于精。夫汗之发原有二，一出于水谷之精，一出于肾脏之精，而曰皆生于谷者，言肾脏之精亦谷之所生也。）今邪气交争于骨肉而得汗者，是邪却而精胜也。精胜则当能食而不复热，复热者邪气也，汗者精气也，今汗出而辄复热者，是邪胜也。不能食者，精无俾也。病而留者，其寿可立而倾也。且夫《热论》曰：汗出而脉尚躁盛者死。（此复引《热论》以释明汗生于谷，谷生于精，能食而精无俾者之义也。）今脉不与汗相应，此不胜其病也，其死明矣。狂言者是失志，失志者死。（脉小与汗相应者，胃气虚而不胜其邪，正不胜邪，是胃气将绝，其死明矣。肾失志狂言者，是精气伤而志先死，志先死者，不过一日半而死矣。）今见三死，不见一生，虽愈必死也。（病而留者，一死也，胃气绝者，一死也，肾气绝者，一死也。夫肾为生气之原，肾之精气由水谷之所生，水谷之精由肾气之所化，如汗不胜邪而肾脏之精气尚在，一生也，如精气受伤而阳明之生原未绝，一生也。愈者，是邪病去也，邪虽去而生气已绝，必死之道也。以上论邪正阴阳之道，而归重于正气之生原不可伤也。）

帝曰：有病身热汗出烦满，烦满不为汗解，此为何病？岐伯曰：汗出而身热者，风也，汗出而烦满不解者，厥也，病名曰风厥。（风为阳邪，开发肌腠，腠理之汗，水谷之精也。津液外泄，风热留之，故身热也。风热不去则动，伤其肾气而上逆，逆于上则心烦，乘于脾土则中满，病名曰风厥，谓因风邪而使肾气之厥逆也。）帝曰：愿卒闻之。岐伯曰：巨阳主气，故先受邪，少阴与其为表里也，得热则上从之，从之则厥也。（巨阳者，太阳也，太阳之气主表，风为阳邪，伤人阳气，两阳相搏，则为病热。少阴与太阳相为表里，阳热在上，则阴气从之，从之则为厥逆矣。）治之奈何？岐伯曰：表里刺之，饮之服汤。（表里者，阴阳也，刺表以泻风热之阳邪，刺里以下少阴之逆气。饮之以汤，以助水津之汗。）

帝曰：劳风为病何如？（此论劳病当风而伤其肾也。烦劳则阳气鸱张，精气内绝，阳虚于外，则易于受风，精虚于内，则反动其水气也。）岐伯曰：劳风法在肺下。（风动寒水之气，法当在肺下，《水热穴论》曰：肾者，至阴也，至阴者，盛水也，肺者，太阴也，少阴者，冬脉也，故其本在肾，其末在肺，皆积水者也。）其为病也，使人强上冥视（强上者，头项也，阳气张而重感于风，则使人强于上，阴精竭而更受其伤，故目盲不可以视也），唾出若涕，恶风而振寒，此为劳风之病。（肾之水液，入肺为涕，自入为唾，风动肾水，法在肺下，故唾出若涕，肺主皮毛，故恶风而振寒，此为勇而劳甚则肾汗出，肾汗出而逢于风，肺受风寒也。）帝曰：治之奈何？岐伯曰：以救俛仰。（《金匮》水气篇曰：气强则为水，难以俛仰，此水寒之气厥逆于上，则有形之水邪将欲随之，故当急救其水邪，勿使其上溢，以致不能俯仰也。）巨阳引精者三日，中年者五日，不精者七日。（此言救俯仰之法，当从小便而出也。巨阳引精者，谓太阳膀胱之府津液存焉，气化则出。巨阳气盛，能引肾精之邪水从小便而出者，三日而愈，中年精气虚者，五日，老年精气衰者，七日。三五七者，阳之数也，谓得阳气之化而阴水自出矣。）咳出青黄涕，其状如脓，大如弹丸，从口中若鼻中出，不出则伤肺，伤肺则死也。

帝曰：有病肾风者，面胕痝然，壅害于言，可刺不？（肾风者，因风而动肾脏之水，故又名风水。胕，足跗也。痝然，肿貌，言胕足痝然而肿也。少阴之脉贯肾，系舌本，水邪上逆，故壅害不言。）岐伯曰：虚不当刺，不当刺而刺，后五日其气必至。（肾为风邪所伤，则精气已虚，故不当刺。虚反刺之，后五日其逆气必至。）帝曰：其至何如？岐伯曰：至必少气而时热，时热从胸背上至头，汗出手热，口干苦渴，小便黄，目下肿，腹中鸣，身重难以行，月事不来，烦而不能食，不能正偃，正偃则咳甚，病名曰风水。论在刺法中。（病名风水者，因风而动其水也。）岐伯曰：邪之所凑，其气必虚，阴虚者阳必凑之，故少气时热而汗出也。小便黄者，少腹中有热也。不能正偃者，胃中不和也。正偃则咳甚，上迫肺也。诸有水气者，微肿先见于目下也。帝曰：何以言之？岐伯曰：水者阴也，目下亦阴也，腹者至阴之所居，故水在腹者，必使目下肿也。（太阴者，至阴也，水邪上乘于腹，故伤胃而渐及于脾，故微肿先见于目下，脾主约束也。）真气上逆，故口苦舌干。（真气者，脏真之心气也，心属火而恶水邪，水气上乘，则迫其心气上逆，是以口苦舌干也。）卧不得正偃，正偃则咳出清水也。（此言水气上乘，始胃而脾，脾而心，心而肺也。肾为本，肺为末，金水子母之脏，皆积水也，是以水气上逆于肺，则咳出清水。）诸水病者，故不得卧，卧则惊，惊则咳甚也。（水邪乘胃，故不得卧。胃络上通于心，阳气入阴，阴阳相搏，故惊恐也。心气上乘于肺，金畏火热，故咳甚也。）腹中鸣者，病本于胃也，搏脾则烦不能食，食不下者，胃脘膈也。身重难以行者，胃脉在足也。（水病本于胃，而随经下泄，故腹作雷鸣，搏于脾则烦而不能食，盖脾络上膈注心中，故烦，上焦主纳，故不能食也，胃脘阻隔，故食不下，水气随经下流，故身重难以行也。）月事不来者，胞脉闭也，胞脉者属心而络于胞中，今气上迫肺，心气不得下通，故月事不来也。（中焦之汁，流溢于肾而为精，奉心化赤而为血，血之液为汗，此节首论风伤肾脏之精，末结不能奉心化赤。盖此篇评论阳热之邪惟藉阴精汗液以制胜，前文论谷精之汁不能胜邪者死，此言肾脏之精为风邪所伤而又不得心气下通以化赤，是风邪不得从汗解矣。）

《素问·腹中论》曰：有病心腹满，旦食则不能暮食，此为何病？岐伯曰：名为鼓胀。（鼓胀者，如鼓革之空胀也。此因脾土气虚不能磨谷，故旦食而不能暮食，以致虚胀如鼓也。）帝曰：治之奈何？岐伯曰：治之以鸡矢醴，一剂和，二剂已。（鸡矢，取鸡矢上之白色者，鸡之精也。鸡属阳明秋金，在卦配巽风木，此乃脾土艰于运化，以致胀满不食，风木制化土气，阳明燥合太阴，醴乃熟谷之精液，酿以稻米，炊之稻薪，主补益中土，而先行于荣卫者也，故一剂则腹中温和，二剂其病则已。）

法用：鸡矢白一升，老酒二斤炖热渍鸡矢，乘温以布囊绞取渍服。

帝曰：有病胸胁支满者，妨于食，病至则先闻腥臊臭，出清液，先唾血，四支清，目眩，时时前后血，病名为何？何以得之？岐伯曰：病名血枯，此得之年少时有所大脱血，若醉入房中，气竭肝伤，故月事衰少不来也。（有所大脱血，则伤肝，肝伤在女子则月事衰少不来矣。醉以入房，在男子则伤精，精伤则无从而化赤矣。气生于精血，精血虚脱则气竭。）帝曰：治之奈何？复以何术？岐伯曰：四乌鲗骨，一芦茹，二物并合之，丸以雀卵，大如小豆，以五丸为后饭，饮以鲍鱼汁，以利肠中及伤肝也。

法用：乌贼骨四两，一名海螵蛸。芦茹一两，一名茜草。共研极细末，以雀卵为丸小豆大，每服五丸，饭后以鲍鱼汁一杯送下，早晚二服。

帝曰：有病膺肿颈痛，胸满腹胀，此为何病？何以得之？岐伯曰：名厥逆。帝曰：治之奈何？岐伯曰：灸之则喑，石之则狂。须其气并，乃可治也。帝曰：何以然？岐伯曰：阳气重上，有余于上，灸之则阳气入阴，入则喑；石之则阳气虚，虚则狂。须其气并而治之，可使全也。（夫诸阳之气而腹气又厥逆于上，是阳气重上，而有余于上矣。夫阳气陷下则灸之，今阳气盛于上而反灸之，则阳热之气反入于经脉之阴，则为喑。若以石砭之，则阳气外泄而虚，虚则狂矣。气并者，血气合并也，须其厥逆之气合血相并，而后治之，可使全也。）帝曰：何以知怀子之且生也？岐伯曰：身有病而无邪脉也。（此论腹中之血气和平，有生成之造化也。夫气主生物，血主成物，怀子者，血气之相和也。且生者谓血气之所以成，胎者虚系于腹中，而无经脉之牵带，故至十月之期可虚脱而出，当知月事。怀妊之血在气分而不在经脉也，身有病者，月事不来也，无邪脉者，血气和平也。）**帝曰：病热而有所痛者，何也？岐伯曰：病热者，阳脉也，以三阳之动也，人迎一盛少阳，二盛太阳，三盛阳明。入阴也，夫阳入于阴，故病在头与腹，乃䐜胀而头痛也。**（盖言表里阴阳之气各有所主之部署，如阴气厥逆于上，则为膺肿颈痛，阳气下入于阴中，则腹中䐜胀也。）

《素问·奇病论》曰：**人有重身，九月而瘖，此为何也？**（此论奇恒之府，而为奇恒之府病也。）**岐伯曰：胞之络脉绝也。**（胞之络脉，胞络之脉也。绝，谓阻隔不通也。盖妊至九月，胞长已足，设有碍于胞络，即使阻绝而不通。）**帝曰：何以言之？岐伯曰：胞络者系于肾，少阴之脉贯肾系舌本，故不能言。**（声音之道，在心主言，在肺主声，然由肾间之动气上出于舌，而后能发其音声，故曰舌者音声之机也。）**帝曰：治之奈何？岐伯曰：无治也，当十月复。**（十月胎出，则胞络通而音声复矣。）

**帝曰：病胁下满，气逆，二三岁不已，是为何病？岐伯曰：病名曰息积，此不妨于食，不可灸刺，积为导引服药，药不能独治也。**（此肺积之为病也。肺主气而司呼吸定息，故肺之积曰息奔，在本经曰息积。积者，渐积而成，是以二三岁不已。夫肝肺之积，皆生胁下满，积在肝，则妨于食。此积在肺，故不妨于食也。此病腹中有形，不可灸刺，凡积当日用导引之功，调和之药，二者并行，斯病可愈。若只用药而不导引，则药不能以独治也。）**帝曰：人有身体髀股胻皆肿，环脐而痛，是为何病？岐伯曰：病名曰伏梁，此风根也，其气溢于大肠，而著于肓，肓之原在脐下，故环脐而痛也。不可动之，动之为水溺涩之病也。**（此其气积于大肠之外，而为伏梁也。大肠为肺之府，气逆不通，是以身体髀股胻皆肿。此根因于风邪伤气，流溢于大肠之间而著为肓，肓者，即肠外之膏膜，其原出于脖胦，正在脐下，故环脐而痛也。不可动者，不可妄攻以动之。盖风气流溢于脐下，与水脏水腑相连，动之则风行水逆而为水病也。水逆于上，则小便为之不利矣。）

**帝曰：人有病头痛，以数岁不已，此安得之？名为何病？岐伯曰：当有所犯大寒，内至骨髓，髓者以脑为主，脑逆故令头痛，齿亦痛，病名厥逆。**（此论脑髓之为病也。夫在地为水，在天为寒，寒生水，水生咸，咸生肾，肾生骨髓，故所犯大寒之气，而内至骨髓也。诸髓皆属于脑，故以脑为主，髓邪上逆则入于脑，是以头痛数岁不已。齿乃骨之余，故齿亦痛也。此下受之寒，上逆于巅顶，故名曰厥逆。）**帝曰：有病口甘者，病名为何？何以得之？岐伯曰：此五气之溢也，名曰脾瘅。**（五气者，土气也，主位中央，在数为五，在味为甘，在臭为香，在脏为脾，在窍为口，多食甘美，则臭味留于脾中，脾气溢而证见于外窍也。瘅，热也。）**夫五味入口，藏于胃，脾为之行其精气，津液在脾，故令人口甘也。此肥美之所发也，其人必常食甘美而多肥也。肥者令人多热，甘者令人中满，故其气上溢，转为消渴，治之以兰，除陈气也。**（兰，香草。陈气，积物也，盖味有所积，以气行之。）

帝曰：有病口苦，取阳陵泉，口苦者，病名为何？何以得之？岐伯曰：病名曰胆瘅。夫肝者，中之将也，取决于胆，咽为之使。（肝者将军之官，谋虑出焉，胆者中之官，决断出焉。夫谋虑在肝，决断在胆，故肝为中之将，而取决于胆也。肝脉挟胃贯膈，循喉咙，入颃颡，环唇内，故得为肝之外使，是以肝病而亦证见于口也。）此人者，数谋虑不决，故胆虚气上溢而口为之苦。（谋虑不决，则肝气郁而胆气虚矣，胆之虚气上溢，而口为之苦矣。）治之以胆募俞，治在《阴阳十二官相使》中。（胸腹曰募，背脊曰俞。胆募在乳下十肋之外期门下同身寸之五分，俞在脊第十四椎两旁相去脊中各有一寸五分。）帝曰：有癃者，一日数十溲，此不足也。身热如炭，颈膺如格，人迎躁盛，喘息气逆，此有余也。太阴脉微细如发者，此不足也。其病安在？名为何病？岐伯曰：病在太阴，其盛在胃，颇在肺，病名曰厥，死不治。（此病在脾与胃肺也。夫阳明乃燥热之经，从中见太阴之湿化，太阴不足，则胃气热而人迎躁盛矣。胃气上逆，颇关在肺而为息，息气逆矣。胃气强盛，不能游溢精气，而太阴不足矣。太阴不足，则五脏六腑皆无所受气，而为阳明厥证也。）此所谓得五有余二不足也。帝曰：何谓五有余二不足？岐伯曰：所谓五有余者，五病之气有余也。二不足者，亦病气之不足也。今外得五有余，内得二不足，此其身不表不里，亦正死明矣。（阳明者，表也，外得五有余，不能行气于三阳之表也。太阴主里，内得二不足，不能行气于三阴之里矣。此其身之表里阴阳，皆为断绝，亦正死之证也明矣。）帝曰：人生而有病癫疾者，病名曰何？安所得之？岐伯曰：病名为胎病，此得之在母腹中时，其母有所大惊，气上而不下，精气并居，故令子发为癫疾也。（此女子胞之为病也，有所大惊，则气暴上而不下。夫精以养胎，而精气并居者也。母受惊而气上，则子之精气亦逆，故令子发为癫疾也。）帝曰：有病痝然如有水状，切其脉大紧，身无痛者，形不瘦，不能食，食少，名为何病？岐伯曰：病生在肾，名为肾风。肾风而不能食，善惊，惊已，心气痿者死。（肾为水脏，水者，火之胜。不能食者，水邪直入于上焦也。善惊者，水气薄于心下也。夫心不受邪，惊已而心气痿者，心受邪伤也。）

《素问·病能论》曰：人病胃脘痈者，诊当何如？岐伯曰：诊此者，当候胃脉，其脉当沉细，沉细者气逆，逆者，人迎甚盛，甚盛则热。（胃脉者，手太阴之右关脉也。人迎者，右寸口之脉也。盖胃气逆则不至于手太阴，而胃脉沉细矣。气逆于胃，则人迎甚盛，人迎甚盛，则热聚于胃矣。）人迎者，胃脉也，逆而盛，则热聚于胃口而不行，故胃脘为痈也。（胃气逆则人迎脉盛，热聚于胃，则留滞而为痈也。）帝曰：人有卧而有所不安者，何也？岐伯曰：脏有所伤及，精有所之寄则安，故人不能悬其病也。（此言胃不和，则卧不安，盖五味入胃，津液各走其道，是胃府所生之精，能分寄于五脏则安，逆留于胃，即为卧不安之病也。）帝曰：人之不得偃卧者，何也？岐伯曰：肺者脏之盖也，肺气盛则脉大，脉大则不得偃卧。论在《奇恒阴阳》中。（此言肺气逆而为病也。脏真高于肺，为五脏之华盖，朝百脉而输精于脏腑，肺气逆，则气盛而脉大，脉大则不得偃卧矣。偃，仰也。）帝曰：有病厥者，诊右脉沉而紧，左脉浮而迟，不然，病主安在？（此论肾气逆而为病也。夫左脉主血，当沉，右脉主气，当浮。今脉不然，其所主之病安在？）岐伯曰：冬诊之，右脉固当沉紧，此应四时，左脉浮而迟，此逆四时，在左当主病在肾，颇关在肺，当腰痛也。（脉合四时，故冬诊之左右脉皆当沉紧，今左脉反浮而迟，是逆四时之气也，而又反浮在左，故当主病在肾，颇关在肺，当为腰痛之病也。）帝曰：何以言之？岐伯曰：少阴脉贯肾络肺，今得肺脉，肾为之病，故肾为腰痛之病也。（行奇恒之法，以太阴始，脏相通，移皆有次。）帝曰：有病颈痈者，或石治之，或针灸治之而皆已，其真安在？岐伯曰：此同名异等者也。夫痈气之息者，宜以针开除去之。夫气盛血聚者，宜石而泻之，此所谓同病而异治也。帝曰：有病怒狂者，此病安生？岐伯曰：生于阳也。帝曰：阳何以使人狂？岐伯曰：阳气者，因暴折而难决，故善怒也。病名曰阳厥。（折，厥逆也。决，流行也。此言肝气上逆，则阳气暴折而不得出，阳气难于流行，则肝气亦未得而治，故善怒也。）帝曰：何以知之？岐伯曰：阳明者常动，巨阳少阳不动，不动而动太疾，此其候也。（心为阳中之太阳，巨阳者，心之标阳也。少阳者，肝之表气也。夫阳明乃胃之悍气，故独动而不休，巨阳少阳不动者也，今不动之气，反动而太疾，故使人怒狂也。）帝曰：治之奈何？岐伯曰：夺其食即已。夫食入于阴，长气于阳，故夺其食则已。使之服以生铁落为饮，夫生铁落者，下气疾也。（夫所谓怒狂者，肝邪上乘于心，铁乃乌金，能伐肝木，故下肝气之疾速也。夺其食者，使阴气衰而阳动息矣。）帝曰：有病身热懈惰，汗出如浴，恶风少气，此为何病？岐伯曰：病名曰酒风。（此言脾气逆而为病也。夫酒数醉，气聚于脾，热盛于中，故热偏于身而四肢懈惰也。热盛则生风，风热相搏，是以汗出如浴而恶风少气也。）帝曰：治之奈何？岐伯曰：以泽泻、术各十分，麋衔五分，合以三指撮，为后饭。（易曰：山泽通气。泽泻服之能行水，上如泽气之上升为云，而复下泻为雨也。术乃山之精，得山土之气，能通散脾气于四旁。麋衔草有风不动，无风独摇，能去风除湿者也。合三指撮者，三乃木之数，取制化土气之义。后饭者，复以谷气助脾者也。）

生铁落一两，水三杯，煮取一杯服。

泽泻十分，白术十分，麋衔五分，共研为细末，以三指撮百沸汤冲服，复以饭食。

《灵枢·口问》曰：夫百病之始生也，皆生于风雨寒暑，阴阳喜怒，饮食居处。大惊卒恐，则血气分离，阴阳破败，经络厥绝，脉道不通，阴阳相逆，卫气稽留，经脉虚空，血气不次，乃失其常。论不在经者，请道其方。黄帝曰：人之欠者，何气使然？岐伯答曰：卫气昼日行于阳，夜半则行于阴，阴者主夜，夜者卧，阳者主上，阴者主下，故阴气积于下，阳气未尽，阳引而上，阴引而下，阴阳相引，故数欠……人之哕者，何气使然？岐伯曰：谷入于胃，胃气上注于肺，今有故寒气与新谷气俱还入于胃，新故相乱，真邪相攻，气并相逆，复出于胃，故为哕。补手太阴，泻足少阴。黄帝曰：人之唏者，何气使然？岐伯曰：此阴气盛而阳气虚，阴气疾而阳气徐，阴气盛而阳气绝，故为唏。补足太阳，泻足少阴。黄帝曰：人之振寒者，何气使然？岐伯曰：寒气客于皮肤，阴气盛，阳气虚，故为振寒寒栗，补诸阳。黄帝曰：人之噫者，何气使然？岐伯曰：寒气客于胃，厥逆从下上散，复出于胃，故为噫。补足太阴、阳明，一曰补眉本也。（此言土位中央而气出于上下也。寒气客于胃者，乃太阳寒水之气也，补太阴阳明，以助其分散焉。眉本，乃足太阳之经，一曰补太阳之阳气于上，而客中之寒气可散也。噫者，嗳气也。）黄帝曰：人之嚏者，何气使然？岐伯曰：阳气和利，满于心，出于鼻，故为嚏。补足太阳荥、眉本。黄帝曰：人之亸者，何气使然？岐伯曰：胃不实则诸脉虚，诸脉虚则筋脉懈惰，筋脉懈惰则行阴用力，气不能复，故为亸。因其所在，补分肉间。（此言筋脉皆本于胃府之所生也。亸者，垂首斜倾懈惰之态。夫阳明主润宗筋，阳明虚则宗脉纵，是以筋脉懈惰，则阳明之气行于宗筋而用力于阴矣，行阴用力，则阳明之气不能复养于筋脉，故为亸。因其所在行阴，故补分肉间以取阳明之气外出。）黄帝曰：人之哀而泣涕出者，何气使然？岐伯曰：心者，五脏六腑之主也。目者，宗脉之所聚也，上液之道也。口鼻者，气之门户也。故悲哀愁忧则心动，心动则五脏六腑皆摇，摇则宗脉感，宗脉感则液道开，液道开故涕泣出焉。液者，所以灌精濡空窍者也。故上液之道开则泣，泣不止则液竭，液竭则精不灌，精不灌则目无所见矣。故命曰夺精，补天柱，经挟颈。黄帝曰：人之太息者，何气使然？岐伯曰：忧思则心系急，心系急则气道约，约则不利，故太息以伸出之。补手少阴、心主、足少阳，留之也。（此言上焦之宗气与下焦之生气相通而行呼吸者也。夫宗气积于胸中，出于喉咙，以贯心脉而行呼吸。气道敛约不利，故太息以伸出之。益肾为生气之原，少阳属肾，乃肾中所生之初阳，上通于心主包络，故补手少阳心主以通上焦之气，补足少阳留之，以候下焦之生气以上交也。）黄帝曰：人之涎下者，何气使然？岐伯曰：饮食者，皆入于胃，胃中有热则虫动，虫动则胃缓，胃缓则廉泉开，故涎下。补足少阴。黄帝曰：人之耳中鸣者，何气使然？岐伯曰：耳者宗脉之所聚也，故胃中空则宗脉虚，虚则下溜，脉有所竭者，故耳鸣，补客主人。（此言经脉之血气资生于胃而资始于肾也。夫肺朝百脉，宗脉者，百脉一宗，肺所主也。脉中血气有竭，故耳中鸣也。客主人，乃足少阳之脉，当补客主人，以引下焦之脉气上行者也。）

黄帝曰：人之自啮舌者，何气使然？岐伯曰：此厥逆走上，脉气辈至也。少阴气至则啮舌，少阳气至则啮颊。阳明气至则啮唇矣。视主病者则补之。（此总结脉气生于中焦，后天之水谷本于下焦，先天之阴阳中天之气相合而行者也。齿者，肾气之所生也，少阴之脉挟舌本，少阳之脉循于颊，阳明之脉挟口环唇下。如肾脏之生气厥逆走上，与中焦所生之脉气相辈而至，舌在齿之内，而反向外矣，唇在齿之外，而反向内矣，颊在齿之旁，而反向中矣。此盖假啮舌啮唇以明阳明之血脉，本于先天之生气，相合而偕行者也，故当视其主病则补之。）

凡此十二邪者，皆奇邪之走空窍者也。故邪之所在，皆为不足。故上气不足，脑为之不满，耳为之苦鸣，头为之苦倾，目为之眩。中气不足，溲便为之变，肠为之苦鸣。下气不足，则乃为痿厥心悗，补足外踝下留之。（此总结十二邪者，皆缘膀胱所存之津液，不能灌精濡空窍故也。所谓奇邪者，外不因于风雨寒暑，内不因于阴阳喜怒，饮食居处，皆缘津液不足，而空窍虚无，故邪之所在皆为之不足，盖因正气不足而生奇邪之证也。）

《灵枢·大惑论》曰：人之善忘者，何气使然？岐伯曰：上气不足，下气有余，肠胃实而心肺虚，虚则荣卫留于下，久之不以时上，故善忘也。（肠胃，阳明也，先天之气逆于下，则后天之气亦逆于中，中下并逆，则上气大虚，故善忘也。）黄帝曰：人之善饥而不嗜食者，何气使然？岐伯曰：精气并于脾，热气留于胃，胃热则消谷，谷消故善饥，胃气逆上，则胃脘塞，故不嗜食也。（脾主为胃行其津液者也，精气并于脾，则脾家实，而不能为胃转输，则热气留于胃，而消谷善饥矣。胃气上逆者，胃之悍气上冲于头而走空窍也，胃脘者，胃之上脘，大气不行，则上焦虚，胃脘寒，上焦虚寒不能主纳，故不嗜食也。）

《灵枢·忧恚无言》曰：人之卒然忧恚，而言无音者，何道之塞？何气不行，使音不彰？愿闻其方。少师答曰：人卒然无音者，寒气客于厌，则厌不能发，发不能下，至其开阖不利，故无音。（盖少阴之脉上系于舌，络于横骨，终会厌，其正气上行而后音声乃发。如寒气客于厌，则脉不能发，谓不能开也，发不能下，谓不能阖也，是以至其开阖不致，而无音声矣。）

《素问·脉要精微论》曰：中盛脏满，气胜伤恐者，声如从室中言，是中气之湿也。言而微，终日乃复言者，此夺气也。衣被不敛，言语善恶，不避亲疏者，此神明之乱也。

帝曰：诊得心脉而急，此为何病？病形何如？岐伯曰：病名心疝，少腹当有形也。帝曰：何以言之？岐伯曰：心为牡脏，小肠为之使，故曰少腹当有形也。帝曰：诊得胃脉病形何如？岐伯曰：胃脉实则胀，虚则泄。帝曰：病成而变何谓？（变者，病已成而又变为别病。）岐伯曰：风成为寒热，瘅成为消中，厥成为巅疾，久风为飧泄，脉风成为疠。病之变化，不可胜数。帝曰：诸痈肿筋挛骨痛，此皆安生？岐伯曰：此寒气之肿，八风之变也。（此言四时风寒之邪为痈肿挛痛之热病。）帝曰：治之奈何？岐伯曰：此四时之病，以其胜治之愈也。（以五行气味之胜而治之，可愈也。）

《灵枢·终始》曰：手屈而不伸者，其病在筋。伸而不屈者，其病在骨。（夫皮肉，五脏之外合，脉外之气分也。肝之气在筋，肾之气在骨，是五脏之气虚者，各随其所在而病之。）

《灵枢·邪客》曰：人有八虚，各何以候？岐伯答曰：以候五脏。黄帝曰：候之奈何？岐伯曰：肺心有邪，其气留于两肘。肝有邪，其气留于两腋。脾有邪，其气留于两髀。肾有邪，其气留于两腘。凡此八虚者，皆机关之室，真气之所过，血络之所游，邪气恶血，固不得住留，住留则伤经络骨节，机关不得屈伸，故拘挛也。

《素问·脉要精微论》曰：阴盛则梦涉大水恐惧，阳盛则梦大火燔灼，阴阳俱盛则梦相杀毁伤。（此言天地之阴阳五行，而合于人之阴阳脏腑也。梦者，魂魄神气之所游行，肝主血而存魂，肺主气而存魄，心主火而为阳，肾主水而为阴，是以阴盛则梦大水，阳盛则梦大火，阴阳俱盛，两不相降，故梦相杀毁伤也。）上盛则梦飞，下盛则梦堕。（气上则梦上，故飞。气下则梦下，故堕。）甚饱则梦予，甚饥则梦取。（有余则梦予，不足则梦取，此言中焦脾胃之气有虚有实，而形诸梦也。）肝气盛则梦怒，肺气盛则梦哭。（气并于肝则怒，并于肺则悲，故与梦相合。）短虫多则梦聚众，长虫多则梦相击毁伤。（此言腑气实而征之于梦也。长虫短虫，肠胃之所生也。）

《灵枢·寒热病》曰：身有五部，伏兔一，腓二。腓者，腨也。背三，五脏之腧四，项五。此五部有痈疽者死。（伏兔，肾之街也，腨者，脾之部也，背者，肺之俞也。五脏俞者，谓五椎之心俞也，项者，肝之俞也。盖痈疽之发，不从天下，不从地生，乃五脏渐积之郁毒，外应于气血之不和而为痈疽，故五部有此者死。）

《灵枢·胀论》曰：夫气之令人胀也，在于血脉之中耶，脏腑之内乎？岐伯曰：三者皆存焉，然非胀之舍也。黄帝曰：愿闻胀之舍。岐伯曰：夫胀者，皆在于脏腑之外，排脏腑而郭胸胁，胀皮肤，故命曰胀。

黄帝曰：未解其意，愿闻其故。岐伯曰：五脏六腑，各有畔界，其病各有形状。荣气循脉，卫气逆为脉胀，卫气并脉循分为肤胀。

黄帝曰：愿闻胀形。岐伯曰：夫心胀者，烦心短气，卧不安。肺胀者，虚满而喘咳。肝胀者，胁下满而痛引小腹。脾胀者，善哕，四肢烦悗，体重不能胜衣，卧不安。肾胀者，腹满引背央央然，腰髀痛。六腑胀：胃胀者，腹满，胃脘痛，鼻闻焦臭，妨于食，大便难。大肠胀者，肠鸣而痛濯濯，冬日重感于寒则飧泄不化。小肠胀者，少腹䐜胀，引腰而痛。膀胱胀者，少腹满而气癃。三焦胀者，气满于皮肤中，轻轻然而不坚。胆胀者，胁下胀痛，口中苦，善太息。（此卫气逆于城郭之中，而为脏腑之胀也。愿闻胀形者，问五脏六腑之胀形，始在无形而及于有形也。）

《素问·热论》曰：今夫热病者，皆伤寒之类也。或愈或死，其死皆以六七日之间，其愈皆以十日以上者，何也？不知其解，愿闻其故。岐伯曰：巨阳者，诸阳之属也，其脉连于风府，故为诸阳主气也。人之伤于寒也，则为病热，热虽甚不死，其两感于寒而病者，必不免于死。帝曰：愿闻其状。岐伯曰：伤寒一日，巨阳受之，故头项痛，腰脊强。二日，阳明受之，阳明主肉，其脉挟鼻络于目，故致身热目疼而鼻干，不得卧也。三日，少阳受之，少阳主胆，其脉循胁络于耳，故胸胁痛而耳聋。三阳经络皆受其病，而未入于脏者，故可汗而已。四日，太阴受之，太阴脉布胃中络于嗌，故腹满而嗌干。五日，少阴受之，少阴脉贯肾络于肺，系舌本，故口燥舌干而渴。六日，厥阴受之，厥阴脉循阴器而络于肝，故烦满而囊缩。三阴三阳，五脏六腑皆受病，荣卫不行，五脏不通，则死矣。其不两感于寒者，七日巨阳病衰，头痛少愈。八日阳明病衰，身热少愈。九日少阳病衰，耳聋微闻。十日太阴病衰，腹减如故，则思饮食。十一日少阴病衰，渴止不满，舌干已而嚏。十二日厥阴病衰，囊纵，少腹微下，大气皆去，病日已矣。帝曰：治之奈何？岐伯曰：治之各通其脏脉，病日衰已矣。其未满三日者，可汗而已。其满三日者，可泄而已。（前三日在阳分，故当从汗解。后三日在阴分，故当从下解。）帝曰：热病已愈，时有所遗者，何也？岐伯曰：诸遗者，热甚而强食之，故有所遗也。（盖因伤寒热甚之时，而强食其食，故有宿食之所遗也。）若此者，皆病已衰而热有所存，因其谷气相搏，两热相合，故有所遗也。（谓其余热未尽，而强增谷食也。）帝曰：治遗奈何？岐伯曰：视其虚实，调其逆从，可使必已矣。（夫邪之所凑，其正必虚，补其正气，余热未尽者，清其余邪。）帝曰：病热当何禁之？岐伯曰：病热少愈，食肉则复，多食则遗，此其禁也。（肉谓豕肉，豕乃水畜，其性躁善奔，水畜之肉，其性寒冷，是以多食则遗。）帝曰：其病两感于寒者，其脉应与其病形如何？岐伯曰：两感于寒者，病一日则巨阳与少阴俱病，则头痛口干而烦满。二日则阳明与太阴俱病，则腹满身热，不欲食，谵言。三日则少阳与厥阴俱病，则耳聋囊缩而厥，水浆不入，不知人，六日死。帝曰：五脏已伤，六腑不通，荣卫不行，如是之后，三日乃死，何也？岐伯曰：阳明者，十二经脉之长也，其血气盛，故不知人三日其气乃尽，故死矣。凡病伤寒而成温者，先夏至日为病温，后夏至日为病暑，暑当与汗皆出，勿止。（此复论邪气留连之热病也。凡伤于寒则为病热者，此即病之伤寒也。如邪气留连而不即病者，至春时阳气外出，邪随正出而发为温病。盖春温夏暑随气而化，亦随时而命名也。伏匿之邪与汗共并而出，故不可止也。）

《素问·刺热》曰：肝热病者，小便先黄，腹痛多卧身热，热争则狂言及惊，胁满痛，手足躁，不得安卧……其逆则头痛员员，脉引冲头也。（员员，周转也。）心热病者，先不乐，数日乃热，热争则卒心痛，烦闷善呕，头痛面赤无汗……脾热病者，先头重颊痛，烦心颜青，欲呕身热。热争则腰痛不可用俯仰，腹满泄，两颔痛……肺热病者，先淅然厥，起毫毛，恶风寒，舌上黄，身热。热争则喘咳，痛走胸膺背，不得太息，头痛不堪，汗出而寒……肾热病者，先腰痛䯒酸，苦渴数饮，身热。热争则项痛而强，䯒寒且酸，足下热，不欲言，其逆则项痛员员澹澹然。（其争气上逆，则为项痛，员员澹澹，痛之徵也。）

《素问·疟论》曰：夫痎疟皆生于风，其蓄作有时者，何也？（痎，亦疟也。夜病者为痎，昼病者为疟。方书言夜市谓之痎市，盖本乎此也。蓄，病息邪伏也。）岐伯曰：疟之始发也，先起于毫毛，伸欠乃作，寒栗鼓颔，腰脊俱痛，寒去则内外皆热，头痛如破，渴欲冷饮。帝曰：何气使然？愿闻其道。岐伯曰：阴阳上下交争，虚实更作，阴阳相移也。阳并于阴则阴实而阳虚，阳明虚则寒栗鼓颔也。巨阳虚则腰背头项痛。三阳俱虚则阴气胜，阴胜则骨寒而痛。寒生于内，故中外皆寒。阳盛则外热，阴虚则内热，外内皆热则喘而渴，故欲冷饮也。（阳虚于外，则阴胜于里矣。按不列少阳形证者，以太阳为开，阳明为阖，少阳为枢，而开之能开，阖之能阖，枢转之也。设舍枢则无开阖矣，离开阖无觅枢矣。故开阖既陷，枢机岂能独留，倘中见枢象，即为开阖两持，所以持则俱持，陷则俱陷也。）此皆得之夏伤于暑，热气盛，存于皮肤之内，肠胃之外，此荣气之所舍也。此令人汗空疏，腠理开，因得秋气，汗出遇风，及得之以浴，水气舍于皮肤之内，与卫气并居。卫气者，昼日行于阳，夜行于阴，此气得阳而外出，得阴而内薄，内外相薄，是以日作。帝曰：其间日而作者，何也？岐伯曰：其气之舍深，内薄于阴，阳气独发，阴邪内著，阴与阳争不得出，是以间日而作也。帝曰：其作日晏与其日早者，何气使然？岐伯曰：邪气客于风府，循膂而下，卫气一日一夜大会于风府，其明日日下一节，故其作也晏。此先客于脊背也，每至于风府则腠理开，腠理开则邪气入，邪气入则病作，以此日作稍益晏也。其出于风府，日下一节，二十五日下至骶骨，二十六日入于脊内，注于伏膂之脉，其气上行，九日出于缺盆之中，其气日高，故作日益早也。其间日发者，由邪风内搏于五脏，横连募原也，其道远，其气深，其行迟，不能与卫气俱行，不得皆出，故间日乃作也。（募原者，横连脏腑之膏膜，即《金匮》所谓皮肤脏腑之文理，乃卫气游行之腠理也。不得与卫气皆出，故间日也。）帝曰：夫子言卫气每至于风府，腠理乃发，发则邪气入，入则病作。今卫气日下一节，其气之发也不当风府，其日作者奈何？岐伯曰：此邪气客于头项，循膂而下者也，故虚实不同，邪中异所，则不得当其风府也。故邪中于头项者，气至头项而病。中于背者，气至背而病。中于腰脊者，气至腰脊而病。中于手足者，气至手足而病。卫气之所在，与邪气相合，则病作，故风无常府，卫气之所发，必开其腠理，邪气之所合，则其府也。（卫气之所在者，谓卫气行至邪气所在之处，与邪相合而病作。故风邪或中于头项，或中于腰背手足，无有常处，非定客于风府也。夫卫气之行，至于所在之处而发，必开其腠理，腠理开，然后邪正故相合，邪与卫合之处，即其府也。）帝曰：夫风之与疟也，相似同类，而风独常在，疟得有时而休者何也？岐伯曰：风气留其处，故常在。疟气随经络沉以内搏，故卫气应乃作。帝曰：疟先寒而后热者何也？岐伯曰：夏伤于大暑，其汗大出，腠理开发，因遇夏气凄沧之水寒，藏于腠理皮肤之中，秋伤于风则病成矣。（风寒曰凄，水寒曰沧。）夫寒者，阴气也。风者，阳气也。先伤于寒而后伤于风，故先寒而后热也。病以时作，名曰寒疟。帝曰：先热而后寒者何也？岐伯曰：此先伤于风而后伤于寒，故先热而后寒也。亦以时作，名曰温疟。其但热而不寒者，阴气先绝，阳气独发，则少气烦冤，手足热而欲呕，名曰瘅疟。

帝曰：夫经言有余者泻之，不足者补之。今热为有余，寒为不足。夫疟者之寒，汤火不能温也，及其热，冰水不能寒也，此皆有余不足之类。当此之时，良工不能止，必须其自衰，乃刺之，其故何也？愿闻其说。岐伯曰：经言无刺熇熇之热，无刺浑浑之脉，无刺漉漉之汗，故为其病逆，未可治也。（阳热为有余，阴寒为不足，熇熇，热盛貌。浑浑，邪盛而脉乱也。漉漉，汗大出也。）夫疟之始发也，阳气并于阴，当是之时，阳虚而阴盛，外无气，故先寒栗也。阴气逆极，则复出之阳，阳与阴复并于外，则阴虚而阳实，故先热而渴。夫疟气者，并于阳则阳胜，并于阴则阴胜。阴胜则寒，阳胜则热。疟者，风寒之气不常也，病极则复，至病之发也，如火之热，如风雨不可挡也。故经言：方其盛时必毁，因其衰也，事必大昌，此之谓也。夫疟之未发也，阴未并阳，阳未并阴，因而调之，真气得安，邪气乃亡。故工不能治其已发，为其气逆也。帝曰：攻之奈何？早晏何如？岐伯曰：疟之且发也，阴阳之且移也，必从四末始也。阳已伤，阴从之，故先其时坚束其处，令邪气不得入，阴气不得出，审候见之，在孙络盛坚而血者，皆取之，此真往而未得并者也。帝曰：疟不发，其应何如？岐伯曰：疟气者，必更盛更虚，当气之所在也。病在阳则热而脉躁，在阴则寒而脉静，极则阴阳俱衰。卫气相离，故病得休，卫气集，则复病也。

帝曰：时有间二日或至数日发，或渴或不渴，其故何也？岐伯曰：其间日者，邪气与卫气客于六腑，而有时相失，不能相得，故休数日乃作也。疟者，阴阳更胜也，或甚或不甚，故或渴或不渴。帝曰：论言夏伤于暑，秋必病疟，今疟不必应者，何也？岐伯曰：此应四时者也。其病异形者，反四时也。其以秋病者寒甚，以冬病者寒不甚，以春病者恶风，以夏病者多汗。帝曰：夫病温疟与寒疟而皆安舍，舍于何脏？岐伯曰：温疟者，得之冬中于风，寒气存于骨髓之中，至春则阳气大发，邪气不能自出，因遇大暑，脑髓烁，肌肉消，腠理发泄。或有所用力，邪气与汗皆出，此病藏于肾，其气先从内出之于外也。如是者，阴虚而阳盛，阳盛则热矣。衰则气复反入，入则阳虚，阳虚则寒矣。故先热而后寒，名曰温疟。（脑髓灼者，暑气盛而积髓灼热也。肌肉消者，腠理开而肌肉消疏也。）帝曰：瘅疟何如？岐伯曰：瘅疟者，肺素有热，气盛于身，厥逆上冲，中气实而不外泄。因有所用力，腠理开，风寒舍于皮肤之内，分肉之间而发，发则阳气盛，阳气盛而不衰，则病矣。其气不及于阴，故但热而不寒，气内藏于心而外舍于分肉之间，令人消烁脱肉，故命曰瘅疟。（此复论瘅疟之有因于内热者也。）

《素问·咳论》曰：肺之令人咳，何也？岐伯曰：五脏六腑皆令人咳，非独肺也。帝曰：愿闻其状。岐伯曰：皮毛者，肺之合也。皮毛先受邪气，邪气以从其合也。其寒饮食入胃，从肺脉上至于肺，则肺寒，肺寒则外内合邪，因而客之，则为肺咳。五脏各以其时受病，非其时，各传以与之。人与天地相参，故五脏各以治时感于寒则受病。微则为咳，甚则为泄为痛。乘秋则肺先受邪，乘春则肝先受之，乘夏则心先受之，乘至阴则脾先受之，乘冬则肾先受之。帝曰：何以异之？岐伯曰：肺咳之状，咳而喘息有音，甚则唾血。心咳之状，咳则心痛，喉中介介如梗状，甚则咽肿喉痹。肝咳之状，咳则两胁下痛，甚则不可以转，转则两胠下满。脾咳之状，咳则右胁下痛阴阴引肩背，甚则不可以动，动则咳剧。肾咳之状，咳则腰背相引而痛，甚则咳涎。帝曰：六腑之咳奈何？安所受病？岐伯曰：五脏之久咳，乃移于六腑。脾咳不已，则胃受之，胃咳之状，咳而呕，呕甚则长虫出。肝咳不已，则胆受之，胆咳之状，咳呕胆汁。肺咳不已，则大肠受之，大肠咳状，咳而遗矢。心咳不已，则小肠受之，小肠咳状，咳而失气，气与咳俱失。肾咳不已，则膀胱受之，膀胱咳状，咳而遗溺。久咳不已，则三焦受之，三焦咳状，咳而腹满，不欲食饮。此皆聚于胃，关于肺，使人多涕唾而面浮肿气逆也。帝曰：治之奈何？岐伯曰：治脏者治其俞，治腑者治其合，水肿者治其经。

《素问·举痛论》曰：人之五脏卒痛，何气使然？岐伯曰：经脉流行不止，环周不休，寒气入经而稽迟，涩而不行，客于脉外则血少，客于脉中则气不通，故卒然而痛。帝曰：其痛或卒然而止者，或痛甚不休者，或痛甚不可按者，或按之而痛止者，或按之无益者，或喘动应手者，或心与背相引而痛者，或胁肋与少腹相引而痛者，或腹痛引阴股者，或痛宿昔而成积者，或卒然痛死不知人，有少间复生者，或痛而呕者，或腹痛而后泄者，或痛而闭不通者，凡此诸痛，各不同形，别之奈何？岐伯曰：寒气客于脉外则脉寒，脉寒则缩踡，缩踡则脉绌急，则外引小络，故卒然而痛。得炅则痛立止，因重中于寒，则痛久矣。（绌，犹屈也。寒则血凝涩，故脉缩踡，缩踡则屈急而外引小络，夫经脉为里，浮而外者为络，外内因急，故卒然而痛也。炅气，太阳之气也，脉寒而得热之气则缩绌可舒。故其痛立止，若复感于寒，则阳气受伤，故痛久而不止也。）寒气客于经脉之中，与炅气相薄，则脉满，满则痛而不可按也。寒气稽留，炅气从上，则脉充大而血气乱，故痛甚不可按也。寒气客于肠胃之间，膜原之下，血不得散，小络急引，故痛。按之则血气散，故按之痛止。寒气客于夹脊之脉则深，按之不能及，故按之无益也。寒气客于冲脉，冲脉起于关元，随腹直上，寒气客则脉不通，脉不通则气因之，故喘动应手矣。寒气客于背俞之脉则脉涩，脉涩则血虚，血虚则痛，其俞注于心，故相引而痛，按之则热气至，热气至则痛止矣。寒气客于厥阴之脉，厥阴之脉者，络阴器，系于肝，寒气客于脉中，则血涩脉急，故胁肋与少腹相引痛矣。厥气客于阴股，寒气上及少腹，血涩在下相引，故腹痛引阴股。寒气客于小肠膜原之间，络血之中，血涩不得注于大经，血气稽留不得行，故宿昔而成积矣。（大经，脏腑之大络也。）寒气客于五脏，厥逆上泄，阴气竭，阳气未入，故卒然痛死不知人，气复反则生矣。寒气客于肠胃，厥逆上出，故痛而呕也。寒气客于小肠，小肠不得成聚，故后泄腹痛矣。热气留于小肠，肠中痛，瘅热焦渴，则坚干不得出，故痛而闭不通矣。

帝曰：余知百病生于气也，怒则气上，喜则气缓，悲则气消，恐则气下，寒则气收，炅则气泄，惊则气乱，劳则气耗，思则气结。九气不同，何病之生？岐伯曰：怒则气逆，甚则呕血及飧泄，故气上矣。喜则气和志达，荣卫通利，故气缓矣。悲则心系急，肺布叶举而上焦不通，荣卫不散，热气在中，故气消矣。恐则精却，却则上焦闭，闭则气还，还则下焦胀，故气不行矣。寒则腠理闭，气不行，故气收矣。炅则腠理开，荣卫通，汗大泄，故气泄。惊则心无所倚，神无所归，虑无所定，故气乱矣。劳则喘息汗出，外内皆越，故气耗矣。思则心有所存，神有所归，正气留而不行，故气结矣。

《素问·风论》曰：风之伤人也，或为寒热，或为热中，或为寒中，或为疠风，或为偏枯，或为风也。其病各异，其名不同，或内至五脏六腑，不知其解，愿闻其说。岐伯曰：风气藏于皮肤之间，内不得通，外不得泄。风者，善行而数变，腠理开则洒然寒，闭则热而闷，其寒也，则衰食饮，其热也，则消肌肉，故使人怢栗而不能食，名曰寒热。风气与阳明入胃，循脉而上至目内眦，其人肥则风气不得外泄，则为热中而目黄，人瘦则外泄而寒，则为寒中而泣出。风气与太阳俱入行诸脉俞，散于分肉之间，与卫气相干，其道不利，故使肌肉愤䐜而有疡，卫气有所凝而不行，故其肉有不仁也。疠者有荣气热胕，其气不清，故使其鼻柱坏而色败，皮肤疡溃。风寒客于脉而不去，名曰疠风，或名曰寒热。以春甲乙伤于风者为肝风，以夏丙丁伤于风者为心风，以季夏戊己伤于邪者为脾风，以秋庚辛中于邪者为肺风，以冬壬癸中于邪者为肾风。风中五脏六腑之俞，亦为脏腑之风，各入其门户所中，则为偏风。风气循风府而上，则为脑风。风入系头，则为目风眼寒。饮酒中风，则为漏风。入房汗出中风，则为内风。新沐中风，则为首风。久风入中，则为肠风飧泄。外在腠理，则为泄风。故风者，百病之长也，至其变化，乃为他病也，无常方，然致有风气也。

帝曰：五脏风之形状不同者何？愿闻其诊及其病能。岐伯曰：肺风之状，多汗恶风，色皏然白，时咳短气，昼日则瘥，暮则甚，诊在眉上，其色白。心风之状，多汗恶风，焦绝善怒吓，赤色，病甚则言不可快，诊在口，其色赤。肝风之状，多汗恶风，善悲，色微苍，嗌干善怒，时憎女子，诊在目下，其色青。脾风之状，多汗恶风，身体怠惰，四肢不欲动，色薄微黄，不嗜食，诊在鼻上，其色黄。肾风之状，多汗恶风，面痝然浮肿，脊痛不能正立，其色炲，隐曲不利，诊在肌上，其色黑。胃风之状，颈多汗恶风，食饮不下，膈塞不通，腹善满，失衣则䐜胀，食寒则泄，诊形瘦而腹大。首风之状，头面多汗恶风，当先风一日则病甚，头痛不可以出内，至其风日，则病少愈。漏风之状，或多汗，常不可单衣，食则汗出，甚则身汗，喘息恶风，衣常濡，口干善渴，不能劳事。泄风之状，多汗，汗出泄衣上，口中干，上渍其风，不能劳事，身体尽痛而寒。

《素问·痹论》曰：痹之安生？岐伯曰：风寒湿三气杂至，合而为痹也。（痹者，闭也，邪闭而为痛也。言风寒湿三气错杂而至，相合而为痹）。其风气胜者为行痹，（风者，善行而数变，故其痛流行而无定处。）寒气胜者为痛痹。（寒为阴邪，痛者，阴也。）湿气胜者为著痹也。（湿流关节，故为流著之痹。按《灵枢经》有风痹，《伤寒论》有湿痹，是感一气而为痹也。本篇论风寒湿三气杂至合而为痹，是三邪合而为痹也。）帝曰：其有五者，何也？（问三气之外而又有五痹也。）曰：以冬遇此者为骨痹，以春遇此者为筋痹，以夏遇此者为脉痹。以至阴遇此者为肌痹，以秋遇此者为皮痹。帝曰：内舍于五脏六腑，何气使然？岐伯曰：五脏皆有合病，久而不去者，内舍于其合也。故骨痹不已，复感于邪，内舍于肾。筋痹不已，复感于邪，内舍于肝。脉痹不已，复感于邪，内舍于心。肌痹不已，复感于邪，内舍于脾。皮痹不已，复感于邪，内舍于肺。所谓痹者，各以其时，重感于风寒湿之气也。

凡痹之客五脏者，肺痹者，烦满喘而呕。心痹者，脉不通，烦则心下鼓，暴上气而喘，嗌干善噫，厥气上则恐。肝痹者，夜卧则惊，多饮数小便，上为引如怀。肾痹者，善胀，尻以代踵，脊以代头。脾痹者，四肢懈惰，发咳呕汁，上为大塞。肠痹者，数饮而出不得，中气喘争，时发飧泄。胞痹者，少腹膀胱按之内痛，若沃以汤，涩于小便，上为清涕。阴气者，静则神存，躁则消亡。饮食自倍，肠胃乃伤。

淫气喘息，痹聚在肺，淫气忧思，痹聚在心，淫气遗溺，痹聚在肾，淫气乏竭，痹聚在肝，淫气肌绝，痹聚在脾。诸痹不已，亦益内也。其风气胜者，其人易已也。帝曰：痹，其时有死者，或疼久者，或易已者，其故何也？岐伯曰：其入脏者死，其留连筋骨间者疼久，其留皮肤间者易已。帝曰：其客于六腑者何也？岐伯曰：此亦其食饮居处，为其病本也。六腑亦各有俞，风寒湿气中其俞，而食饮应之，循俞而入，各舍其腑也。

帝曰：痹或痛，或不痛，或不仁，或寒或热，或燥或湿，其故何也？岐伯曰：痛者，寒气多也，有寒故痛也。其不痛不仁者，病久入深，荣卫之行涩，经络时疏，故不通。皮肤不营，故为不仁。其寒也，阳气少，阴气多，与病相益，故寒也。其热者，阳气多，阴气少，病气胜阳遭阴，故为痹热。其多汗而濡者，此其逢湿甚也。阳气少，阴气盛，两气相感，故汗出而濡也。帝曰：夫痹之为病，不痛何也？岐伯曰：痹在于骨则重，在于脉则血凝而不流，在于筋则屈不伸，在于肉则不仁，在于皮则寒，故具此五者，则不痛也。凡痹之类，逢寒则虫，逢热则纵。（此承上文而言，凡此五痹之类，如逢吾身之阴寒则如虫行皮肤之中，逢吾身之阳热，则筋骨并皆放纵。）

《素问·痿论》曰：五脏使人痿，何也？岐伯曰：肺主身之皮毛，心主身之血脉，肝主身之筋膜，脾主身之肌肉，肾主身之骨髓。故肺热叶焦则皮毛虚弱急薄，著则生痿躄也。心气热则下脉厥而上，上则下脉虚，虚而生脉痿，枢折挈，胫纵而不任地也。肝气热则胆泄口苦，筋膜干，筋膜干则筋急拘挛，发为筋痿。脾气热则胃干而渴，肌肉不仁，发为肉痿。肾气热则腰脊不举，骨枯而髓减，发为骨痿。帝曰：何以得之？岐伯曰：肺者，脏之长也，为心之盖也，有所失亡，所求不得，则发肺鸣，鸣则肺热叶焦，故曰：五脏因肺热叶焦，发为痿躄，此之谓也。悲哀太甚则胞络绝，胞络绝则阳气内动，发则心下崩，数溲血也。故《本病》曰：大经空虚，发为肌痹，传为脉痿。思想无穷，所愿不得，意淫于外，入房太甚，宗筋弛纵，发为筋痿，及为白淫。故《下经》曰：筋痿者，生于肝使内也。有渐于湿，以水为事，若有所留，居处相湿，肌肉濡渍，痹而不仁，发为肉痿。故《下经》曰：肉痿者，得之湿地也。有所远行劳倦，逢大热而渴，渴则阳气内伐，内伐则热舍于肾，肾者水脏也，今水不胜火，则骨枯而髓虚，故足不任身，发为骨痿。故《下经》曰：骨痿者，生于大热也。帝曰：何以别之？岐伯曰：肺热者，色白而毛败。心热者，色赤而络脉溢。肝热者，色苍而爪枯。脾热者，色黄而肉蠕动。肾热者，色黑而齿槁。帝曰：如夫子言可矣，论言治痿者独取阳明，何也？岐伯曰：阳明者，五脏六腑之海，主润宗筋，宗筋主束骨而利机关也。冲脉者，经脉之海也，主渗灌溪谷，与阳明合于宗筋，阴阳揔宗筋之会，会于气街，而阳明为之长，皆属于带脉，而络于督脉。故阳明虚则宗筋纵，带脉不引，故足痿不用也。帝曰：治之奈何？岐伯曰：各补其荥而通其俞，调其虚实，和其逆顺，筋脉骨肉，各以其时受月，则病已矣。（治痿之法虽取阳明，而当兼收其五脏之荥俞也。各补其荥者，补五脏之真气也。通其俞者，通利五脏之热也。调其虚实者，气虚则补之，热实则泻之也。和其顺逆，和其气之往来也。筋脉骨肉，内合五脏，五脏之气，外应四时，各以其四时受气之月，随其浅深而取之，其病已矣。）

《素问·厥论》曰：厥之寒热者，何也？岐伯曰：阳气衰于下则为寒厥，阴气衰于下则为热厥。（阴阳二气皆从下而上，是以寒热厥之因，由阴阳之气衰于下也。）帝曰：热厥之为热也，必起于足下者，何也？（足下，足心也。热为阳厥，而反起于阴分，故问之。）岐伯曰：阳气起于足五指之表，阴脉集于足下而聚于足心，故阳气胜则足下热也。帝曰：寒厥之为寒也，必从五指而上于膝者，何也？岐伯曰：阴气起于五指之里，集于膝下而聚于膝上，故阴气胜则从五指至膝上寒，其寒也，不从外，皆从内也。帝曰：寒厥何失而然也？岐伯曰：前阴者，宗筋之所聚，太阴阳明之所合也。（宗筋根起于胞中，内连于肾脏，阴阳二气生于胃腑，输于太阴，存于肾脏，太阴阳明合聚于宗筋者，中焦之太阳阳明中下相合，而会合于前阴之间。）春夏则阳气多而阴气少，秋冬则阴气盛而阳气衰，此人者质壮，以秋冬夺于所用，下气上争不能复，精气溢下，邪气因从之而上也。气因于中，阳气衰，不能渗营其经络，阳气日损，阴气独在，故手足为之寒也。帝曰：热厥何如而然也？岐伯曰：酒入于胃则络脉满，而经脉虚，脾主为胃行其津液者也，阴气虚则阳气入，阳气入则胃不和，胃不和则精气竭，精气竭则不营其四肢也。此人必数醉，若饱以入房，气聚于脾中不得散，酒气与谷气相搏，热盛于中，故热遍于身，内热而溺赤也。夫酒气盛而慓悍，肾气有衰，阳气独胜，故手足为之热也。帝曰：厥或令人腹满，或令人暴不知人，或至半日，远至一日乃知人者，何也？岐伯曰：阴气盛于上则下虚，下虚则腹胀满。阳气盛于上则下气重上，而邪气逆，逆则阳气乱，阳气乱则不知人也。

帝曰：愿闻六经脉之厥状病能也。岐伯曰：巨阳之厥则肿首头重，足不能行，发为眴仆。阳明之厥则癫疾欲走呼，腹满不能卧，面赤而热，妄见而妄言。少阳之厥则暴聋颊肿而热，胁痛，骱不可以运。太阴之厥则腹满䐜胀，后不利，不欲食，食则呕，不得卧。少阴之厥则口干溺赤，腹满心痛。厥阴之厥则少腹肿痛，腹胀，泾溲不利，好卧屈膝，阴缩肿，骱内热。盛则泻之，虚则补之，不盛不虚，以经取之。太阴厥逆，骱急挛，心痛引腹，治主病者。少阴厥逆，虚满呕变，下泄清，治主病者。厥阴厥逆，挛腰痛，虚满前闭，谵言，治主病者。三阴俱逆，不得前后，使人手足寒，三日死。（三阴俱逆，是阴与阳别矣，不得前后者，阴阖于下也，诸阳之气皆生于阴，三阴俱逆，则上气绝灭，是以手足寒而三日即死矣。）太阳厥逆，僵仆呕血善衄，治主病者。少阳厥逆，机关不利，机关不利者，腰不可以行，项不可以顾，发肠痈，不可治，惊者死。阳明厥逆，喘咳身热，善惊、衄、呕血。手太阴厥逆，虚满而咳，善呕沫，治主病者。手心主少阴厥逆，心痛引喉，身热，死不可治。手太阳厥逆，耳聋泣出，项不可以顾，腰不可以俯仰，治主病者。手阳明少阳厥逆，发喉痹，嗌肿，痓，治主病者。

## 八、审治

《素问·至真要大论》曰：诸风掉眩，皆属于肝。诸寒收引，皆属于肾。诸气膹郁，皆属于肺。诸湿肿满，皆属于脾。诸热瞀瘛，皆属于火。诸痛痒疮，皆属于心。诸厥固泄，皆属于下。诸痿喘呕，皆属于上。诸禁鼓栗，如丧神守，皆属于火。诸痉项强，皆属于湿。诸逆冲上，皆属于火。诸胀腹大，皆属于热。诸躁狂越，皆属于火。诸暴强直，皆属于风。诸病有声，鼓之如鼓，皆属于热。诸病胕肿，疼酸惊骇，皆属于火。诸转反戾，水液浑浊，皆属于热。诸病水液，澄彻清冷，皆属于寒。诸呕吐酸，暴注下迫，皆属于热。故大要曰：谨守病机，各司其属，有者求之，无者求之，盛者责之，虚者责之，必先五胜，疏其血气，令其调达，而致和平，此之谓也。帝曰：善。五味阴阳之用何如？岐伯曰：辛甘发散为阳，酸苦涌泄为阴。咸味涌泄为阴，淡味渗泄为阳。六者，或收或散，或缓或急，或燥或润，或软或坚，以所利而行之，调其气，使其平也。帝曰：非调气而得者，治之奈何？有毒无毒，何先何后？愿闻其道。岐伯曰：有毒无毒，所治为主，适大小为制也。帝曰：请言其制。岐伯曰：君一臣二，制之小也；君一臣三佐五，制之中也；君一臣三佐九，制之大也。寒者热之，热者寒之，微者逆之，甚者从之，坚者削之，客者除之，劳者温之，结者散之，留者攻之，燥者濡之，急者缓之，散者收之，损者益之，逸者行之，惊者平之，上之下之，摩之浴之，搏之劫之，开之发之，适事为故。帝曰：何谓逆从？岐伯曰：逆者正治，从者反治，从少从多，观其事也。帝曰：反治何谓？岐伯曰：热因寒用，寒因热用，塞因塞用，通因通用，必伏其所主，而先其所因。其始则同，其终则异，可使破积，可使溃坚，可使气和，可使必已。帝曰：气调而得者何如？岐伯曰：逆之从之，逆而从之，从而逆之，疏气令调，则其道也。帝曰：病之中外何如？岐伯曰：从内之外者调其内，从外之内者治其外，从内之外而盛于外者，先调其内而后治其外，从外之内而盛于内者，先治其外而后调其内。中外不相及，则治主病。

帝曰：病之中外何如？岐伯曰：调气之方，必别阴阳，定其中外，各守其乡。内者内治，外者外治，微者调之，其次平之，盛者夺之，汗之下之，寒热温凉，衰之以属，随其攸利，谨道如法，万举万全。气血正平，长有天命。

《素问·五常政大论》曰：补上下者从之，治上下者逆之，以所在寒热盛衰而调之。故曰：上取下取，内取外取，以求其过。能毒者以厚药，不胜毒者以薄药，此之谓也。气反者，病在上，取之下；病在下，取之上；病在中，傍取之。治热以寒，温而行之。治寒以热，凉而行之。治温以清，冷而行之。治清以温，热而行之。故消之削之，吐之下之，补之泻之，久新同法。帝曰：病在中而不实不坚，且聚且散，奈何？岐伯曰：悉乎哉问也！无积者求其脏，虚则补之，药以祛之，食以随之，行水渍之，和其中外，可使毕已。帝曰：有毒无毒，服有约乎？岐伯曰：病有久新，方有大小，有毒无毒，固宜常制矣。大毒治病，十去其六，常毒治病，十去其七，小毒治病，十去其八，无毒治病，十去其九。谷肉果菜，食养尽之，无使过之，伤其正也。不尽，行复如法。（约，规则也。）必先岁气，无伐天和，无盛盛，无虚虚，而遗人夭殃。无致邪，无失正，绝人长命。

《素问·六元正纪大论》曰：土郁之发……民病心腹胀，肠鸣而为数后，甚则心痛胁䐜，呕吐霍乱，饮发注下，胕肿身重。金郁之发……民病咳逆，心胁满引少腹，善暴痛，不可反侧，嗌干，面尘色恶。水郁之发……民病寒客心痛，腰椎痛，大关节不利，屈伸不便，善厥逆，痞坚腹满。木郁之发……民病胃脘当心而痛，上支两胁，膈咽不通，食饮不下，甚则耳鸣眩转，目不识人，善暴僵仆。火郁之发……民病少气，疮疡痈肿，胁腹胸背，面首四肢䐜愤胪胀，疡痱呕逆，瘛疭骨痛，节乃有动，注下，温疟，腹中暴痛，血溢流注，精液乃少，目赤心热，甚则瞀闷懊侬，善暴死。

厥阴所至为里急，少阴所至为疡胗身热，太阴所至为积饮痞膈，少阳所至为嚏呕，为疮疡，阳明所至为浮虚，太阳所至为屈伸不利，此春病之常也。厥阴所至为肢痛，少阴所至为惊惑、恶寒战栗、谵妄，太阴所至为稸满，少阳所至为惊躁、瞀昧、暴病，阳明所至为鼽，尻阴股膝髀腨胻足病，太阳所至为腰痛，此夏病之常也。厥阴所至为緛戾，少阴所至为悲妄衄衊，太阴所至为中满霍乱吐下，少阳所至为喉痹耳鸣呕涌，阳明所至为皴揭，太阳所至为寝汗痉，此秋病之常也。厥阴所至为胁痛呕泄，少阴所至为语笑，太阴所至为重胕肿，少阳所至为暴注瞤瘛暴死，阳明所至为鼽嚏，太阳所至为流泄禁止，此冬病之常也。故风胜则动，热胜则肿，燥胜则干，寒胜则浮，湿胜则濡泄。甚则水闭胕肿，随气所在以言其变尔。

夫六气之用，各归不胜而为化，故太阴雨化，施于太阳；太阳寒化，施于少阴；少阴热化，施于阳明；阳明燥化，施于厥阴；厥阴风化，施于太阴。各命其所在以征之也。

帝曰：论言热无犯热，寒无犯寒，余欲不远寒，不远热奈何？岐伯曰：发表不远热，攻里不远寒。帝曰：不发不攻而犯热犯寒何如？岐伯曰：寒热内贼，其病益甚。帝曰：愿闻无病者何如？岐伯曰：无者生之，有者甚之。帝曰：生者何如？岐伯曰：不远热则热至，不远寒则寒至，寒至则坚痞腹满，痛急下利之病生矣。热至则身热，吐下霍乱，痈疽疮疡，瞀郁注下，瞤瘛肿胀，呕，鼽衄头痛，骨节变，肉痛，血溢血泄，淋闭之病生矣。帝曰：治之奈何？岐伯曰：时必顺之，犯者治以胜也。黄帝问曰：妇人重身，毒之何如？岐伯曰：有故无殒，亦无殒也。帝曰：愿闻其故何谓也？岐伯曰：大积大聚，其可犯也，衰其大半而止，过者死。帝曰：郁之甚者，治之奈何？岐伯曰：木郁达之，火郁发之，土郁夺之，金郁泄之，水郁折之。然调其气，过者折之，以其畏也，所谓泻之。

《素问·标本病传论》曰：有其在标而求之于标，有其在本而求之于本，有其在本而求之于标，有其在标而求之于本。故治有取标而得者，有取本而得者，有逆取而得者，有从取而得者。故知逆与从，正行无问，知标本者，万举万当，不知标本，是谓妄行。夫阴阳逆从标本之为道也，小而大，言一而知百病之害，少而多，浅而博，可以言一而知百也。以浅而知深，察近而知远。言标与本，易而勿及，治反为逆，治得为从。先病而后逆者治其本，先逆而后病者治其本，先寒而后生病者治其标，先病而后生寒者治其本，先热而后生病者治其本，先热而后生中满者治其标，先病而后泄者治其本，先泄而后生他病者治其本。必且调之，乃治其他病。先病而后生中满者治其标，先中满而后烦心者治其本。人有客气，有同气，小大不利治其标，小大利治其本。（如中满而大、小便不利者，当先利二便。如人小便利者，仍治其中满，盖邪气入于腹内，必随二便而出。）病发而有余，本而标之，先治其本，后治其标。病发而不足，标而本之，先治其标，后治其本。谨察间甚，以意调之。间者并行，甚者独行，先小大不利，而后生病者治其本。

《素问·阴阳应象大论》曰：病之始起也，可刺而已；其盛，可待衰而已。因其轻而扬之，因其重而减之，因其衰而彰之。形不足者温之以气，精不足者补之以味。其高者，因而越之；其下者，引而竭之；中满者，泻之于内；其有邪者，渍形以为汗；其在皮者，汗而发之；其慓悍者，按而收之；其实者，散而泻之。审其阴阳，以别刚柔，阳病治阴，阴病治阳，定其血气，各守其乡，血实宜决之，气虚宜掣引之。

《素问·脏气法时论》曰：毒药攻邪，五谷为养，五果为助，五畜为益，五菜为充。气味合而服之，以补精益气。此五者，有辛酸甘苦咸，各有所利，或散所收，或缓或急，或坚或耎，四时五脏，病随五味所宜也。

肝欲散，急食辛以散之，用辛补之，酸泻之。

心欲耎，急食咸以耎之，用咸补之，甘泻之。

脾欲缓，急食甘以缓之，用苦泻之，甘补之。

肺欲收，急食酸以收之，用酸补之，辛泻之。

肾欲坚，急食苦以坚之，用苦补之，咸泻之。

《素问·宣明五气》曰：五味所禁：辛走气，气病无多食辛。咸走血，血病无多食咸。苦走骨，骨病无多食苦。甘走肉，肉病无多食甘。酸走筋，筋病无多食酸。

《素问·五脏生成》曰：多食咸则脉凝泣而色变，多食苦则皮槁而毛拔，多食辛则筋急而爪枯，多食酸则肉胝䐢而唇揭，多食甘则骨痛而发落，此五味之所伤也。

《素问·生气通天论》曰：阴之所生，本在五味，阴之五宫，伤在五味。是故味过于酸，肝气以津，脾气乃绝。味过于咸，大骨气劳，短肌，心气抑。味过于甘，心气喘满，色黑，肾气不衡。味过于苦，脾气不濡，胃气乃厚。味过于辛，筋脉沮弛，精神乃央。是故谨和五味，骨正筋柔，气血以流，腠理以密，如是则骨气以精，谨道如法，长有天命。（无烦劳以伤其阳，节五味以养其阴，谨能调养如法，则阴阳和平而长有天命矣。）

《素问·四气调神大论》曰：圣人不治已病治未病，不治已乱治未乱，此之谓也。夫病已成而后药之，乱已成而后治之，譬犹渴而穿井，斗而铸锥，不亦晚乎！（治未病者，如见肝之病，知肝传脾，当先实脾，余脏仿此。）

《素问·五脏别论》曰：拘于鬼神者，不可与言至德；恶于针石者，不可与言至巧；病不许治者，病必不治，治之无功矣。（不能在此精神以通鬼神，病以针石治其外，汤药治其内。若恶于针石不许治，以汤药治之，亦无功矣。）

《灵枢·五禁》曰：形肉已夺，是一夺也；大夺血之后，是二夺也；大汗出之后，是三夺也；大泄之后，是四夺也；新产及大血之后，是五夺也。此皆不可泻。（形肉血气已虚脱者，虽有实邪，皆不可泻。）

《素问·阴阳应象大论》曰：故善治者治皮毛，其次治肌肤，其次治筋脉，其次治六腑，其次治五脏。治五脏者，半死半生也。

## 九、生死

《素问·玉机真脏论》曰：五脏受气于其所生，传之于其所胜，气舍于其所生，死于其所不胜。病之且死，必先传行至其所不胜，病乃死，此言气之逆行也，故死。肝受气于心，传之于脾，气舍于肾，至肺而死。心受气于脾，传之于肺，气舍于肝，至肾而死。脾受气于肺，传之于肾，气舍于心，至肝而死。肺受气于肾，传之于肝，气舍于脾，至心而死。肾受气于肝，传之于心，气舍于肺，至脾而死。此皆逆死也。一日一夜五分之，此所以占死生之早暮也。

别于阳者，知病从来，别于阴者，知死生之期，言知至其所困而死。

大骨枯槁，大肉陷下，胸中气满，喘息不便，其气动形，期六月死。真脏脉见，乃予之期日。大骨枯槁，大肉陷下，胸中气满，喘息不便，内痛引肩项，期一月死。真脏见，乃予之期日。大骨枯槁，大肉陷下，胸中气满，喘息不便，内痛引肩项，身热，脱肉破䐃，真脏见，十月之内死。大骨枯槁，大肉陷下，肩髓内消，动作益衰，真脏来见，期一岁死。见其真脏，乃予之期日。大骨枯槁，大肉陷下，胸中气满，腹内痛，心中不便，肩项身热，破䐃脱肉，目眶陷，真脏见，目不见人，立死。其见人者，至其所不胜之时则死。急虚身中卒至，五脏绝闭，脉道不通，气不往来，譬于堕溺，不可为期。

黄帝曰：余闻虚实以决死生，愿闻其情。岐伯曰：五实死，五虚死。脉盛，皮热，腹胀，前后不通，闷瞀，此谓五实。脉细，皮寒，气少，泄利前后，饮食不入，此谓五虚。帝曰：其时有生者何也？岐伯曰：浆粥入胃，泄注止，则虚者活，身汗得后利，则实者活，此其候也。

《素问·脉要精微论》曰：夫五脏者，身之强也。头者，精明之府，头倾视深，神将夺矣。背者，胸中之府，背曲肩随，府将坏矣。腰者，肾之府，转摇不能，肾将惫矣。膝者，筋之府，屈伸不能，行则偻附，筋将惫矣。骨者，髓之府，不能久立，行则振掉，骨将惫矣。得强则生，失强则死。

《素问·诊要经终论》曰：太阳之脉，其终也，戴眼反折瘛疭，其色白，绝汗乃出，出则死矣。少阳终者，耳聋百节皆纵，目圜绝系，绝系一日半死，其死也，色先青白，乃死矣。阳明终者，口目动作，善惊妄言，色黄，其上下经盛，不仁，则终矣。少阴终者，面黑齿长而垢，腹胀闭，上下不通而终矣。太阴终者，腹胀闭，不得息，善噫善呕，呕则逆，逆则面赤，不逆则上下不通，不通则面黑皮毛焦而终矣。厥阴终者，中热嗌干，善溺心烦，甚则舌卷卵上缩而终矣。此十二经之所败也。

《灵枢·经脉》曰：手太阴气绝则皮毛焦，太阴者，行气温于皮毛者也，故气不荣则皮毛焦，皮毛焦则津液去皮节，津液去皮节者，则爪枯毛折，毛折者，则气先死。丙笃丁死，火胜金也。手少阴气绝则脉不通，少阴者，心脉也，心者，脉之合也。脉不通则血不流，血不流则色不泽，故其面黑如漆柴者，血先死。壬笃癸死，水胜火也。足太阴气绝则脉不荣肌肉，唇舌者，肌肉之本也，脉不荣则肌肉软，肌肉软则舌痿人中满，人中满则唇反，唇反者，肉先死。甲笃乙死，木胜土也。足少阴气绝则骨枯，少阴者，冬脉也，伏行而濡骨髓者也，故骨不濡，则肉不能著也，骨肉不相亲则肉软却，肉软却故齿长而垢，发无泽，发无泽者，骨先死。戊笃已死，土胜水也。足厥阴气绝则筋绝，厥阴者，肝脉也，肝者，筋之合也，筋者聚于阴器，而脉络于舌本也，故脉弗荣则筋急，筋急则引舌与卵，故唇青舌卷挛缩，则筋先死。庚笃辛死，金胜木也。五阴气俱绝则目系转，转则目运，目运者，为志先死，志先死则远一日半死矣。六阳气绝则阴与阳相离，离则腠理发泄，绝汗乃出，故旦占夕死，夕占旦死。

《素问·平人气象论》曰：肝见庚辛死，心见壬癸死，脾见甲乙死，肺见丙丁死，肾见戊已死，是谓真脏见者死。

《灵枢·岁露论》曰：其有卒然暴死暴病者，何也？少师答曰：得三虚者，其死暴疾也；得三实者，邪不能伤人也。黄帝曰：愿闻三虚。少师曰：乘年之衰，逢月之空，失时之和，因为贼风所伤，是谓三虚。故论不知三虚，工反为粗。帝曰：愿闻三实。少师曰：逢年之盛，遇月之满，得时之和，虽有贼风邪气，不能危之也，命曰三实。

《素问·标本病传论》曰：夫病传者，心病先心痛，一日而咳（肺气），三日胁支痛（肝病），五日闭塞不通，身痛体重（脾病）。三日不已，死，冬夜半，夏日中。肺病喘咳，三日而胁支满痛（肝病），一日身重体痛，五日而胀（胃病），十日不已，死，冬日入，夏日出。肝病头目眩，胁支满。三日体重身痛，五日而胀，三日腰脊少腹痛（肾病），胫酸，三日不已，死，冬日入，夏早食。脾病身痛体重，一日而胀，二日少腹腰脊痛，胫酸，三日背膂筋痛，小便闭（肾病），十日不已，死，冬人定，夏晏食。肾病少腹腰脊痛，骺酸，三日背膂筋痛，小便闭，三日腹胀，三日两胁支痛，三日不已，死，冬大晨，夏晏晡。胃病胀满，五日少腹腰脊痛，骺酸，三日背膂筋痛，小便闭，五日身体重，六日不已，死，冬夜半后，夏日昳。膀胱病小便闭，五日少腹胀，腰脊痛，骺酸，一日腹胀，一日身体重，二日不已，死，冬鸡鸣，夏下晡。诸病以次相传，如是者，皆有死期。

## 十、杂论

《素问·六节脏象论》曰：天食人以五气，地食人以五味。五气入鼻，藏于心肺，上使五色修明，音声能彰。五味入口，藏于肠胃，味有所藏，以养五气。气和而生，津液相成，神乃自生。

《灵枢·五音五味》曰：妇人无须者，无血气乎？岐伯曰：冲脉、任脉皆起于胞中，上循背里，为经络之海。其浮而外者，循腹上行，会于咽喉，别而络唇口。血气盛则充肤热肉，血独盛则淡渗皮肤，生毫毛。今妇人之生，有余于气，不足于血，以其数脱血也。冲任之脉不荣口唇，故须不生焉。

《灵枢·荣卫生会》曰：老人之不夜瞑者，何气使然？少壮之人不昼瞑者，何气使然？岐伯答曰：壮者之气血盛，其肌肉滑，气道通，荣卫之行不失其常，故昼精而夜瞑。老者之气血衰，其肌肉枯，气道涩，五脏之气相搏，其营气衰少而卫气内伐，故昼不精，夜不瞑。

黄帝曰：人有热，饮食下胃，其气未定，汗则出，或出于面，或出于背，或出于身半，其不循卫气之道而出，何也？岐伯曰：此外伤于风，内开腠理，毛蒸理泄，卫气走之，故不得循其道。此气慓悍滑疾，见开而出，故不得从其道，故命曰漏泄。

黄帝曰：夫血之与气，异名同类，何谓也？岐伯答曰：荣卫者，精气也，血者，神气也，故血之与气，异名同类焉。故夺血者无汗，夺汗者无血，故人生有两死，而无两生。

黄帝曰：人饮酒，酒亦入胃，谷未熟而小便独先下，何也？岐伯答曰：酒者，熟谷之液也，其气悍以清，故后谷而入，先谷而液出焉。

# 第6章　金匮入门

## 一、张仲景《金匮要略》

### （一）脏腑经络先后病脉证

问曰：上工治未病，何也？师曰：夫治未病者，见肝之病，知肝传脾，当先实脾。四季脾旺不受邪，即勿补之。中工不晓相传，见肝之病，不解实脾，惟治肝也。

夫肝之病，补用酸，助用焦苦，益用甘味之药调之。酸入肝，焦苦入心，甘入脾。脾能伤肾，肾气微弱，则水不行；水不行，则心火气盛，则伤肺；肺被伤，则金气不行；金气不行，则肝气盛，则肝自愈。此治肝补脾之要妙也。肝虚则用此法，实则不再用之。

经曰："虚虚实实，补不足，损有余"，是其义也。余藏准此。

夫人禀五常，因风气而生长。风气虽能生万物，亦能害万物，如水能浮舟，亦能覆舟。若五脏元真通畅，人即安和。客气邪风，中人多死。千般疢难，不越三条：一者，经络受邪，入脏腑，为内所因也；二者，四肢九窍，血脉相传，壅塞不通，为外皮肤所中也；三者，房室、金刃、虫兽所伤。以此详之，病由都尽。

若人能养慎，不令邪风干忤经络。适中经络，未流传脏腑，即医治之。四肢才觉重滞，即导引、吐纳、针灸、膏摩，勿令九窍闭塞。更能无犯王法、禽兽灾伤，房室勿令竭乏，服食节其冷热苦酸辛甘，不遗形体有衰，病则无由入其腠理。腠者，是三焦通会元真之处，为血气所注；理者，是皮肤脏腑之文理也。

问曰：病人有气色见于面部，愿闻其说。师曰：鼻头色青，腹中痛，苦冷者死。鼻头色微黑者，有水气；色黄者，胸上有寒；色白者，亡血也。设微赤非时者，死。其目正圆者，痉，不治。又色青为痛，色黑为劳，色赤为风，色黄者便难，色鲜明者有留饮。

师曰：病人语声寂寂然喜惊呼者，骨节间病；语声喑喑然不彻者，心隔间病；语声啾啾然细而长者，头中病。

师曰：息摇肩者，心中坚；息引胸中上气者，咳；息张口短气者，肺痿唾沫。

师曰：吸而微数，其病在中焦，实也，当下之则愈，虚者不治。在上焦者，其吸促，在下焦者，其吸远，此皆难治。呼吸动摇振振者，不治。

师曰：寸口脉动者，因其旺时而动，假令肝旺色青，四时各随其色。肝色青而反色白，非其时色脉，皆当病。

问曰：有未至而至，有至而不至，有至而不去，有至而太过，何谓也？师曰：冬至之后，甲子夜半少阳起，少阳之时，阳始生，天得温和。以未得甲子，天因温和，此为未至而至也；以得甲子，而天未温和，为至而不至也；以得甲子，而天大寒不解，此为至而不去也；以得甲子，而天温如盛夏五六月时，此为至而太过也。

师曰：病人脉浮者在前，其病在表；浮者在后，其病在里。腰痛背强不能行，必短气而极也。

问曰：经云："厥阳独行"，何谓也？师曰：此为有阳无阴，故称厥阳。

问曰：寸脉沉大而滑，沉则为实，滑则为气，实气相搏，血气入脏即死，入腑即愈，此为卒厥，何谓也？师曰：唇口青，身冷，为入脏，即死；如身和，汗自出，为入腑，即愈。

问曰：脉脱，入脏即死，入腑即愈，何谓也？师曰：非为一病，百病皆然。譬如浸淫疮，从口起流向四肢者可治，从四肢流来入口者，不可治。病在外者可治，入里者即死。

问曰：阳病十八，何谓也？师曰：头痛，项、腰、脊、臂、脚掣痛。

阴病十八，何谓也？师曰：咳，上气，喘，哕，咽，肠鸣，胀满，心痛，拘急。

五脏病各有十八，合为九十病。人又有六微，微有十八病，合为一百八病。五劳，七伤，六极，妇人三十六病，不在其中。

清邪居上，浊邪居下。大邪中表，小邪中里。谷饪之邪，从口入者，宿食也。五邪中人，各有法度。风中于前，寒中于暮。湿伤于下，雾伤于上。风令脉浮，寒令脉急，雾伤皮腠，湿流关节，食伤脾胃。极寒伤经，极热伤络。

问曰：病有急当救里救表者，何谓也？师曰：病，医下之，续得下利清谷不止，身体疼痛者，急当救里。后身体疼痛，清便自调者，急当救表也。

大病痼疾，加以卒病，当先治其卒病，后乃治其痼疾也。

师曰：五脏病各有所得者愈。五脏病各有所恶，各随其所不喜者为病，病者素不应食而反暴思之，必发热也。

夫诸病在脏，欲攻之，当随其所得而攻之，如渴者，与猪苓汤。余皆仿此。

### （二）痉湿暍病脉证治

太阳病，发热无汗，反恶寒者，名曰刚痉。

太阳病，发热汗出，而不恶寒，名曰柔痉。

太阳病，发热，脉沉而细者，名曰痉，为难治。

太阳病，发汗太多，因致痉。

夫风病，下之则痉。复发汗，必拘急。

疮家虽身疼痛，不可发汗，汗出则痉。

病者身热足寒，颈项强急，恶寒，时头热，面赤目赤，独头动摇，卒口噤，背反张者，痉病也。若发其汗者，寒湿相得，其表益虚，即恶寒甚。发其汗已，其脉如蛇。

暴腹胀大者，为欲解。脉如故，反伏弦者痉。

夫痉脉，按之紧如弦，直上下行。

痉病有灸疮，难治。

太阳病，其证备，身体强，几几然，脉反沉迟，此为痉，瓜蒌桂枝汤主之。

太阳病，无汗而小便反少，气上冲胸，口噤不得语，欲作刚痉，葛根汤主之。

痉为病，胸满口噤，卧不着席，脚挛急，必龂齿，可与大承气汤。

太阳病，关节疼痛而烦，脉沉而细者，此名湿痹。湿痹之候，小便不利，大便反快，但当利其小便。

湿家之为病，一身尽疼，发热，身色如熏黄也。

湿家，其人但头汗出，背强，欲得被覆向火。若下之早则哕，或胸满，小便不利，舌上如苔者，以丹田有热，胸中有寒，渴欲得水而不能饮，则口燥烦也。

湿家下之，额上汗出，微喘，小便利者，死。若下利不止者，亦死。

风湿相搏，一身尽疼痛，法当汗出而解，值天阴雨不止，医云此可发汗，汗之病不愈者，何也？盖发其汗，汗大出者，但风气去，湿气在，是故不愈也。若治风湿者，发其汗，但微微似欲汗出者，风湿俱去也。

湿家病身疼发热，面黄而喘，头痛鼻塞而烦，其脉大，自能饮食，腹中和无病，病在头中寒湿，故鼻塞，内药鼻中则愈。

湿家身烦疼，可与麻黄加术汤发其汗为宜，慎不可以火攻之。

病者一身尽疼，发热，日晡所剧者，名风湿。此病伤于汗出当风，或久伤取冷所致也。可与麻黄杏仁薏苡甘草汤。

风湿，脉浮、身重，汗出恶风者，防已黄芪汤主之。

伤寒八九日，风湿相搏，身体疼烦，不能自转侧，不呕不渴，脉浮虚而涩者，桂枝附子汤主之。若大便坚，小便自利者，去桂加白术汤主之。

风湿相搏，骨节疼烦掣痛，不得屈伸，近之则痛剧，汗出短气，小便不利，恶风不欲去衣，或身微肿者，甘草附子汤主之。

太阳中暍，发热恶寒，身重而疼痛，其脉弦细芤迟。小便已，洒洒然毛耸，手足逆冷，小有劳，身即热，口开，前板齿燥。若发其汗，则恶寒甚；加温针，则发热甚；数下之，则淋甚。

太阳中热者，暍是也。汗出恶寒，身热而渴，白虎加人参汤主之。

太阳中暍，身热疼重而脉微弱，此以夏月伤冷水，水行皮中所致也，一物瓜蒂汤主之。

### （三）百合狐惑阴阳毒病脉证治

论曰：百合病者，百脉一宗，悉致其病也。意欲食，复不能食。常默默然，欲卧不能卧，欲行不能行。欲饮食或有美时，或有不欲闻食臭时。如寒无寒，如热无热，口苦，小便赤，诸药不能治。得药则剧吐利，如有神灵者。身形如和，其脉微数。每溺时头痛者，六十日乃愈。若溺时头不痛者，淅淅然者，四十日愈。若溺快然，但头眩者，二十日愈。其证或未病而预见，或病四五日而出，或病二十日或一月微见者，各随证治之。

百合病，发汗后者，百合知母汤主之。

百合病，下之后者，百合滑石代赭汤主之。

百合病，吐之后者，百合鸡子汤主之。

百合病，不经吐、下、发汗，病形如初者，百合地黄汤主之。

百合病，一月不解，变成渴者，百合洗方主之。

百合病，渴不差者，瓜蒌牡蛎散主之。

百合病，变发热者，百合滑石散主之。

百合病，见于阴者，以阳法救之，见于阳者，以阴法救之。见阳攻阴，复发其汗，此为逆；见阴攻阳，乃复下之，此亦为逆。

狐惑之为病，状如伤寒，默默欲眠，目不得闭，卧起不安。蚀于喉为惑，蚀于阴为狐。不欲饮食，恶闻食臭，其面目乍赤、乍黑、乍白。蚀于上部则声嘎，甘草泻心汤主之。

蚀于下部则咽干，苦参汤洗之。

蚀于肛者，雄黄熏之。

病者脉数，无热，微烦，默默但欲卧，汗出。初得之三四日，目赤如鸠眼。七八日，目四眦黑。若能食者，脓已成也，赤小豆当归散主之。

阳毒之为病，面赤斑斑如锦文，咽喉痛，吐脓血。五日可治，七日不可治，升麻鳖甲汤主之。

阴毒之为病，面目青，身痛如被杖，咽喉痛，五日可治，七日不可治，升麻鳖甲汤去雄黄、蜀椒主之。

### （四）疟病脉证并治

师曰：疟脉自弦，弦数者多热，弦迟者多寒，弦小紧者下之瘥，弦迟者可温之，弦紧者可发汗、针灸也，弦浮大者可吐之，弦数者风发也，以饮食消息止之。

病疟，以月一日发，当以十五日愈。设不差，当月尽解。如其不差，当云何？师曰：此结为癥瘕，名曰疟母，当急治之，宜鳖甲煎丸。

师曰：阴气孤绝，阳气独发，则热而少气烦冤，手足热而欲呕，名曰瘅疟。若但热不寒者，邪气内藏于心，外舍分肉之间，令人消铄肌肉。

温疟者，其脉如平，身无寒但热，骨节疼烦，时呕，白虎加桂枝汤主之。

疟多寒者，名曰牝疟，蜀漆散主之。

### （五）中风历节病脉证并治

夫风之为病，当半身不遂，或但臂不遂者，此为痹。脉微而数，中风使然。

寸口脉浮而紧，紧则为寒，浮则为虚。寒虚相搏，邪在皮肤。浮者血虚，络脉空虚。贼邪不泄，或左或右。邪气反缓，正气即急，正气引邪，喎僻不遂。邪在于络，肌肤不仁。邪在于经，即重不胜。邪入于腑，即不识人。邪入于脏，舌即难言，口吐涎。

寸口脉迟而缓，迟则为寒，缓则为虚。荣缓则为亡血，卫缓则为中风。邪气中经，则身痒而隐疹；心气不足，邪气入中，则胸满而短气。

寸口脉沉而弱，沉即主骨，弱即主筋，沉即为肾，弱即为肝。汗出入水中，如水伤心，历节黄汗出，故曰历节。

趺阳脉浮而滑，滑则谷气实，浮则汗自出。

少阴脉浮而弱，弱则血不足，浮则为风。风血相搏，即疼痛如掣。盛人脉涩小，短气自汗出，历节疼，不可屈伸，此皆饮酒汗出当风所致。

诸肢节疼痛，身体尪羸，脚肿如脱，头眩短气，温温欲吐，桂枝芍药知母汤主之。

味酸则伤筋，筋伤则缓，名曰泄；咸则伤骨，骨伤则痿，名曰枯。枯泄相搏，名曰断泄。营气不通，卫不独行，营卫俱微，三焦无所御，四属断绝，身体羸瘦，独足肿大，黄汗出，胫冷。假令发热，便为历节也。

病历节不可屈伸，疼痛，乌头汤主之。

### （六）血痹虚劳病脉证并治

问曰：血痹病从何得之？师曰：夫尊荣人骨弱肌肤盛，重困疲劳汗出，卧不时动摇，加被微风，遂得之。但以脉自微涩在寸口，关上小紧，宜针引阳气，令脉和紧去则愈。

血痹阴阳俱微，寸口关上微，尺中小紧，外证身体不仁，如风痹状，黄芪桂枝五物汤主之。

夫男子平人，脉大为劳，极虚亦为劳。

男子面色薄者，主渴及亡血，卒喘悸，脉浮者，里虚也。

男子脉虚沉弦，无寒热，短气里急，小便不利，面色白，时目瞑，兼衄，少腹满，此为劳使之然。

劳之为病，其脉浮大，手足烦，春夏剧，秋冬瘥，阴寒精自出，酸削不能行。

男子脉浮弱而涩，为无子，精气清冷。

夫失精家，少腹弦急，阴头寒，目眩发落，脉极虚芤迟，为清谷亡血失精。脉得诸芤动微紧，男子失精，女子梦交，桂枝龙骨牡蛎汤主之。

男子平人，脉虚弱细微者，善盗汗也。

人年五六十，其病脉大者，痹侠背行，若肠鸣，马刀侠瘿者，皆为劳得之。

脉沉、小、迟，名脱气，其人疾行则喘喝，手足逆寒，腹满，甚者溏泄，食不消化也。

脉弦而大，弦则为减，大则为芤，减则为寒，芤则为虚，虚寒相搏，此名为革。妇人则半产漏下，男子则亡血失精。

虚劳里急，悸，衄，腹中痛，梦失精，四肢酸疼，手足烦热，咽干口燥，小建中汤主之。

虚劳里急，诸不足，黄芪建中汤主之。

虚劳腰痛，小腹拘急，小便不利者，八味肾气丸主之。

虚劳诸不足，风气百疾，薯蓣丸主之。

虚劳虚烦不得眠，酸枣汤主之。

五劳虚极羸瘦，腹满不能饮食，食伤，忧伤，饮伤，房室伤，饥伤，劳伤，经络荣卫气伤，内有干血，肌肤甲错，两目黯黑，缓中补虚，大黄䗪虫丸主之。

### （七）肺痿肺痈咳嗽上气病脉证治

问曰：热在上焦者，因咳为肺痿。肺痿之病，从何得之？师曰：或从汗出，或从呕吐，或从消渴，小便利数，或从便难，又被快药下利，重亡津液，故得之。曰：寸口脉数，其人咳，口中反有浊唾涎沫者何？师曰：为肺痿之病。若口中辟辟燥，咳即胸中隐隐痛，脉反滑数，此为肺痈，咳唾脓血。脉数虚者为肺痿，数实者为肺痈。

问曰：病咳逆，脉之何以知此为肺痈？当有脓血，吐之则死，其脉何类？师曰：寸口脉微而数，微则为风，数则为热，微则汗出，数则恶寒。风中于卫，呼气不入，热过于营，吸而不出。风伤皮毛，热伤血脉。风舍于肺，其人则咳，口干喘满，咽燥不渴，多唾浊沫，时时振寒。热之所过，血为之凝滞，蓄结痈脓，吐如米粥。始萌可救，脓成则死。

上气，面浮肿，肩息，其脉浮大，不治，又加下利尤甚。

上气喘而躁者，属肺胀，欲作风水，发汗则愈。

肺痿吐涎沫而不咳者，其人不渴，必遗尿，小便数。所以然者，以上虚不能制下故也。此为肺中冷，必眩，多涎唾，甘草干姜汤以温之。若服汤已渴者，属消渴。

咳而上气，喉中水鸡声，射干麻黄汤主之。

咳逆上气，时时唾浊，但坐不得眠，皂荚丸主之。

咳而脉浮者，厚朴麻黄汤主之。

咳而脉沉者，泽漆汤主之。

大逆上气，咽喉不利。止逆下气者，麦门冬汤主之。

肺痈，喘不得卧，葶苈大枣泻肺汤主之。

咳而胸满，振寒，脉数，咽干不渴，时出浊唾腥臭，久久吐脓如米粥者，为肺痈，桔梗汤主之。

咳而上气，此为肺胀，其人喘，目如脱状，脉浮大者，越婢加半夏汤主之。

肺胀，咳而上气，烦躁而喘，脉浮者，心下有水，小青龙加石膏汤主之。

肺痈，胸满胀，一身面目浮肿，鼻塞清涕出，不闻香臭酸辛，咳逆上气，喘鸣迫塞，葶苈大枣泻肺汤主之。

### （八）奔豚气病脉证治

师曰：病有奔豚，有吐脓，有惊怖，有火邪，此四部病，皆从惊发得之。

师曰：奔豚病，从少腹起，上冲咽喉，发作欲死，复还止，皆从惊恐得之。

奔豚，气上冲胸，腹痛，往来寒热，奔豚汤主之。

发汗后，烧针令其汗，针处被寒，核起而赤者，必发奔豚，气从少腹上至心。灸其核上各一壮，与桂枝加桂汤主之。

发汗后，脐下悸者，欲作奔豚，茯苓桂枝甘草大枣汤主之。

### （九）胸痹心痛短气病脉证治

师曰：夫脉当取太过不及，阳微阴弦，即胸痹而痛，所以然者，责其极虚也。今阳虚知在上焦，所以胸痹、心痛者，以其阴弦故也。

平人无寒热，短气不足以息者，实也。

胸痹之病，喘息咳唾，胸背痛，短气，寸口脉沉而迟，关上小紧数，栝蒌薤白白酒汤主之。

胸痹，不得卧，心痛彻背者，栝蒌薤白半夏汤主之。

胸痹，心中痞，留气结在胸，胸满，胁下逆抢心，枳实薤白桂枝汤主之，人参汤亦主之。

胸痹，胸中气塞，短气，茯苓杏仁甘草汤主之，橘枳姜汤亦主之。

胸痹，缓急者，薏苡附子散主之。

心中痞，诸逆，心悬痛，桂枝生姜枳实汤主之。

心痛彻背，背痛彻心，乌头赤石脂丸主之。

### （十）腹满寒疝宿食病脉证治

趺阳脉微弦，法当腹满，不满者必便难，两胠疼痛，此虚寒从下上也，当以温药服之。

病者腹满，按之不痛为虚，痛者为实，可下之。舌黄未下者，下之黄自去。

腹满时减，复如故，此为寒，当与温药。

病者痿黄，躁而不渴，胸中寒实而利不止者，死。

寸口脉弦者，即胁下拘急而痛，其人啬啬恶寒也。

夫中寒家，喜欠。其人清涕出，发热色和者，善嚏。

中寒，其人下利，以里虚也，欲嚏不能，此人肚中寒。

夫瘦人绕脐痛，必有风冷，谷气不行，而反下之，其气必冲，不冲者，心下则痞。

病腹满，发热十日，脉浮而数，饮食如故，厚朴七物汤主之。

腹中寒气，雷鸣切痛，胸胁逆满，呕吐，附子粳米汤主之。

痛而闭者，厚朴三物汤主之。

按之心下满痛者，此为实也，当下之，宜大柴胡汤。

腹满不减，减不足言，当须下之，宜大承气汤。

心胸中大寒痛，呕不能饮食，腹中寒，上冲皮起，出见有头足，上下痛而不可触近，大建中汤主之。

胁下偏痛，发热，其脉紧弦，此寒也，以温药下之，以大黄附子汤。

寒气厥逆，赤丸主之。

腹痛，脉弦而紧，弦则卫气不行，即恶寒，紧则不欲食，邪正相搏，即为寒疝。绕脐痛苦，发则白汗出，手足厥冷，其脉沉紧者，大乌头煎主之。

寒疝，腹中痛，及胁痛里急者，当归生姜羊肉汤主之。

寒疝，腹中痛，逆冷，手足不仁，若身疼痛，灸刺、诸药不能治，抵当乌头桂枝汤主之。

其脉数而紧乃弦，状如弓弦，按之不移。脉弦数者，当下其寒，脉紧大而迟者，必心下坚，脉大而紧者，阳中有阴，可下之。

问曰：人病有宿食，何以别之？师曰：寸口脉浮而大，按之反涩，尺中亦微而涩，故知有宿食，大承气汤主之。

脉数而滑者，实也，此有宿食，下之愈，宜大承气汤。

下利不欲食者，有宿食也，当下之，宜大承气汤。

宿食在上脘，当吐之，宜瓜蒂散。

脉紧如转索无常者，有宿食也。

脉紧，头痛风寒，腹中有宿食不化也。

### （十一）五脏风寒积聚病脉证并治

肺中风者，口燥而喘，身运而重，冒而肿胀。

肺中寒，吐浊涕。

肺死脏，浮之虚，按之弱如葱叶，下无根者，死。

肝中风者，头目瞤，两胁痛，行常伛，令人嗜甘。

肝中寒者，两臂不举，舌本燥，喜太息，胸中痛，不得转侧，食则吐而汗出也。

肝死脏，浮之弱，按之如索不来，或曲如蛇行者，死。

肝着，其人常欲蹈其胸上，先未苦时，但欲饮热，旋覆花汤主之。

心中风者，翕翕发热，不能起，心中饥，食即呕吐。

心中寒者，其人苦病心如啖蒜状，剧者心痛彻背，背痛彻心，譬如蛊注，其脉浮者，自吐乃愈。

心伤者，其人劳倦，即头面赤而下重，心中痛而自烦，发热，当脐跳，其脉弦，此为心脏伤所致也。

心死脏，浮之实如丸豆，按之益燥疾者，死。

邪哭使魂魄不安者，血气少也。血气少者，属于心，心气虚者，其人则畏，合目欲眠，梦远行而精神离散，魂魄妄行。阴气衰者为癫，阳气衰者为狂。

脾中风者，翕翕发热，形如醉人，腹中烦重，皮目瞤瞤而短气。

脾死脏，浮之大坚，按之如覆杯，洁洁状如摇者，死。

趺阳脉浮而涩，浮则胃气强，涩则小便数，浮涩相搏，大便则坚，其脾为约，麻子仁丸主之。

肾着之病，其人身体重，腰中冷，如坐水中，形如水状，反不渴，小便自利，饮食如故，病属下焦，身劳汗出，衣里冷湿，久久得之，腰以下冷痛，腹重如带五千钱，甘姜苓术汤主之。

肾死脏，浮之坚，按之乱如转丸，益下入尺中者，死。

问曰：三焦竭部，上焦竭，善噫，何谓也？师曰：上焦受中焦气，未和，不能消谷，故能噫耳。下焦竭，即遗溺失便，其气不和，不能自禁制。不须治，久则愈。

师曰：热在上焦者，因咳为肺痿；热在中焦者，则为坚；热在下焦者，则尿血，亦令淋秘不通。大肠有寒者，多鹜溏，有热者，便肠垢。小肠有寒者，其人下重便血，有热者，必痔。

问曰：病有积、有聚、有谷气，何谓也？师曰：积者，脏病也，终不移；聚者，腑病也，发作有时，展转痛移，为可治。谷气者，胁下痛，按之则愈，复发为谷气。诸积大法：脉来细而附骨者，乃积也。寸口，积在胸中；微出寸口，积在喉中；关上，积在脐旁；上关上，积在心下；微下关，积在少腹；尺中，积在气冲。脉出左，积在左；脉出右，积在右；脉两出，积在中央。各以其部处之。

### （十二）痰饮咳嗽病脉证并治

问曰：夫饮有四，何谓也？师曰：有痰饮，有悬饮，有溢饮，有支饮。

问曰：四饮何以为异？师曰；其人素盛今瘦，水走肠间，沥沥有声，谓之痰饮。饮后水流在胁下，咳唾引痛，谓之悬饮。饮水流行，归于四肢，当汗出而不汗出，身体疼重，谓之溢饮。咳逆倚息，短气不得卧，其形如肿，谓之支饮。

水在心，心下坚筑，短气，恶水不欲饮。

水在肺，吐涎沫，欲饮水。

水在脾，少气身重。

水在肝，胁下支满，嚏而痛。

水在肾，心下悸。

夫心下有流饮，其人背寒冷如掌大。

留饮者，胁下痛引缺盆，咳嗽则转甚。

胸中有留饮，其人短气而渴，四肢历节痛，脉沉者，有留饮。

膈上病痰，满喘咳吐，发则寒热，背痛，腰疼，目泣自出，其人振振身瞤剧，必有伏饮。

夫病人饮水多，必暴喘满，凡食少饮多，水停心下，甚者则悸，微者短气。脉双弦者，寒也，皆大下后善虚。脉偏弦者，饮也。

肺饮不弦，但苦喘，短气。

支饮亦喘而不能卧，加短气，其脉平也。

病痰饮者，当以温药和之。

心下有痰饮，胸胁支满，目眩，苓桂术甘汤主之。

夫短气有微饮，当从小便去之，苓桂术甘汤主之，肾气丸亦主之。

病者脉伏，其人欲自利，利反快。虽利，心下续坚满，此为留饮欲去故也，甘遂半夏汤主之。

脉浮而细滑，伤饮。

脉弦数，有寒饮，冬夏难治。

脉沉而弦者，悬饮内痛。病悬饮者，十枣汤主之。

病溢饮者，当发其汗，大青龙汤主之，小青龙汤亦主之。

膈间支饮，其人喘满，心下痞坚，面色黧黑，其脉沉紧，得之数十日，医吐下之不愈，木防己汤主之。虚者即愈，实者三日复发，复与不愈者，宜木防己汤去石膏加茯苓芒硝汤主之。

心下有支饮，其人苦冒眩，泽泻汤主之。

支饮胸满者，厚朴大黄汤主之。

支饮不得息，葶苈大枣泻肺汤主之。

呕家本渴，渴者为欲解，今反不渴，心下有支饮故也，小半夏汤主之。

腹满，口舌干燥，此肠间有水气，己椒苈黄丸主之。

卒呕吐，心下痞，膈间有水，眩悸者，小半夏加茯苓汤主之。

假令瘦人脐下有悸，吐涎沫而癫眩，此水也，五苓散主之。

咳家，其脉弦，为有水，十枣汤主之。

夫有支饮家，咳烦，胸中痛者，不卒死，至一百日或一岁，宜十枣汤。

久咳数岁，其脉弱者，可治。实大数者，死。其脉虚者，必苦冒。其人本有支饮在胸中故也，治属饮家。

咳逆倚息不得卧，小青龙汤主之。

青龙汤下已，多唾口燥，寸脉沉，尺脉微，手足厥逆，气从小腹上冲胸咽，手足痹，其面翕热如醉状，因复下流阴股，小便难，时复冒者，与茯苓桂枝五味甘草汤，治其气冲。

冲气即低，而反更咳，胸满者，用苓桂五味甘草汤，去桂加干姜、细辛，以治其咳满。

咳满即止，而更复渴，冲气复发者，以细辛、干姜为热药也。服之当遂渴，而渴反止者，为支饮也。支饮者，法当冒，冒者必呕。呕者，复纳半夏以去其水。

水去呕止，其人形肿者，加杏仁主之。其证应纳麻黄，以其人遂痹，故不纳之。若逆而纳之者必厥。所以然者，以其人血虚，麻黄发其阳故也。若面热如醉，此为胃热上冲熏其面，加大黄以利之。

先渴后呕，为水停心下，此属饮家，小半夏加茯苓汤主之。

### （十三）消渴小便不利淋病脉证并治

厥阴之为病，消渴，气上冲心，心中疼热，饥而不欲食，食则吐蛔，下之利不止。

寸口脉浮而迟，浮即为虚，迟即为劳。虚则卫气不足，劳则荣气竭。趺阳脉浮而数，浮即为气，数即消谷而大坚。气盛则溲数，溲数则坚，坚数相搏，即为消渴。

男子消渴，小便反多，以饮一斗，小便亦一斗，肾气丸主之。

脉浮，小便不利，微热消渴者，宜利小便，发汗，五苓散主之。

渴欲饮水，水入则吐者，名曰水逆，五苓散主之。

渴欲饮水不止者，文蛤散主之。

淋之为病，小便如粟状，小腹弦急，痛引脐中。

趺阳脉数，胃中有热，即消谷引食，大便必坚，小便即数。

淋家不可发汗，发汗必便血。

小便不利者，有水气，其人若渴，用栝蒌瞿麦丸主之。

小便不利，蒲灰散主之，滑石白鱼散、茯苓戎盐汤并主之。

渴欲饮水，口干舌燥者，白虎加人参汤主之。

脉浮发热，渴欲饮水，小便不利者，猪苓汤主之。

### （十四）水气病脉证并治

师曰：病有风水，有皮水，有正水，有石水，有黄汗。风水其脉自浮，外证骨节疼痛，恶风。皮水其脉亦浮，外证胕肿，按之没指，不恶风，其腹如鼓，不渴，当发其汗。正水其脉沉迟，外证自喘。石水其脉自沉，外证腹满，不喘。黄汗其脉沉迟，身发热，胸满，四肢头面肿。久不愈，必致痈脓。

脉浮而洪，浮则为风，洪则为气，风气相搏，风强则为隐疹，身体为痒，痒为泄风，久为痂癞。气强则为水，难以俯仰，风气相击，身体洪肿，汗出乃愈。恶风则虚，此为风水。不恶风者，小便通利，上焦有寒，其口多涎，此为黄汗。

寸口脉沉滑者，中有水气，面目肿大，有热，名曰风水。视人之目窠上微肿，如蚕新卧起状，其颈脉动，时时咳，按其手足上，陷而不起者，风水。

太阳病，脉浮而紧，法当骨节疼痛，反不疼，身体反重而酸，其人不渴，汗出即愈，此为风水。恶寒者，此为极虚，发汗得之。渴而不恶寒者，此为皮水。身肿而冷，状如周痹。胸中窒，不能食，反聚痛，暮躁不得眠，此为黄汗。痛在骨节，咳而喘，不渴者，此为脾胀，其状如肿，发汗即愈。然诸病此者，渴而下利，小便数者，皆不可发汗。

里水者，一身面目黄肿，其脉沉，小便不利，故令病水。假如小便自利，此亡津液，故令渴也，越婢加术汤主之。

趺阳脉当伏，今反紧，本自有寒，疝瘕，腹中痛，医反下之，下之则胸满短气。

趺阳脉当伏，今反数，本自有热，消谷，小便数，今反不利，此欲作水。

寸口脉浮而迟，浮脉则热，迟脉则潜，热潜相搏，名曰沉。趺阳脉浮而数，浮脉即热，数脉即止，热止相搏，名曰伏。沉浮相搏，名曰水。沉则络脉虚，伏则小便难，虚难相搏，水走皮肤，即为水矣。

寸口脉弦而紧，弦则卫气不行，即恶寒，水不沾流，走于肠间。

少阴脉紧而沉，紧则为痛，沉则为水，小便即难。脉得诸沉者，当责有水，身体肿重。水病脉出者，死。

夫水病人，目下有卧蚕，面目鲜泽，脉伏，其人消渴，病水腹大，小便不利，其脉沉绝者，有水，可下之。

问曰：病下利后，渴饮水，小便不利，腹满阴肿者，何也？答曰：此法当病水，若小便自利及汗出者，自当愈。

心水者，其身重而少气，不得卧，烦而躁，其人阴肿。

肝水者，其腹大，不能自转侧，胁下腹痛，时时津液微生，小便续通。

肺水者，其身肿，小便难，时时鸭溏。

脾水者，其腹大，四肢苦重，津液不生，但苦少气，小便难。

肾水者，其腹大，脐肿腰痛，不得溺，阴下湿如牛鼻上汗，其足逆冷，面反瘦。

师曰：诸有水者，腰以下肿，当利小便，腰以上肿，当发汗乃愈。

师曰：寸口脉沉而迟，沉则为水，迟则为寒，寒水相搏，趺阳脉伏，水谷不化。脾气衰则鹜溏，胃气衰则身肿。少阳脉卑，少阴脉细，男子则小便不利，妇人则经水不通。经为血，血不利则为水，名曰血分。

师曰：寸口脉沉而数，数则为出，沉则为入，出则为阳实，入则为阴结。趺阳脉微而弦，微则无胃气，弦则不得息。少阴脉沉而滑，沉则为在里，滑则为实，沉滑相搏，血结胞门，其脏不泻，经络不通，名曰血分。

问曰：病有血分，水分，何也？师曰：经水前断，后病水，名曰血分，此病难治；先病水，后经水断，名曰水分，此病易治。何以故？去水，其经自下。

问曰：病者苦水，面目身体四肢皆肿，小便不利，脉之不言水，反言胸中痛，气上冲咽，状如炙肉，当微咳喘，审如师言，其脉何类？

师曰：寸口脉沉而紧，沉则为水，紧则为寒，沉紧相搏，结在关元，始时当微，年盛不觉，阳衰之后，荣卫相干，阳损阴盛，结寒微动，肾气上冲，喉咽塞噎，胁下急痛。医以为留饮，而大下之，气击不去，其病不除。复重吐之，胃家虚烦，咽燥欲饮水，小便不利，水谷不化，面目手足浮肿。又与葶苈丸下水，当时如小差，食饮过度，肿复如前，胸胁苦痛，象若奔豚，其水扬溢，则浮咳喘逆。当先攻击冲气令止，乃治咳。咳止，其喘自瘥。先治新病，病当在后。

风水，脉浮身重，汗出，恶风者，防已黄芪汤主之。腹痛者加芍药。

风水恶风，一身悉肿，脉浮不渴，续自汗出，无大热，越婢汤主之。

皮水为病，四肢肿，水气在皮肤中，四肢聂聂动者，防已茯苓汤主之。

里水，越婢加术汤主之，甘草麻黄汤亦主之。

水之为病，其脉沉小，属少阴。浮者为风，无水虚胀者，为气水，发其汗即已。脉沉者，宜麻黄附子汤；浮者，宜杏子汤。

厥而皮水者，蒲灰散主之。

问曰：黄汗之为病，身体肿，发热汗出而渴，状如风水，汗沾衣，色正黄如柏汁，脉自沉，何从得之？师曰：以汗出入水中浴，水从汗孔入得之，宜黄芪芍药桂枝苦酒汤主之。

黄汗之病，两胫自冷，假令发热，此属历节。食已汗出，又身常暮卧盗汗出者，此劳气也。若汗出已，反发热者，久久其身必甲错，发热不止者，必生恶疮。若身重，汗出已辄轻者，久久必身瞤，瞤即胸中痛，又从腰以上必汗出，下无汗，腰髋弛痛，如有物在皮中状，剧者不能食，身疼重，烦躁，小便不利，此为黄汗，桂枝加黄芪汤主之。

师曰：寸口脉迟而涩，迟则为寒，涩为血不足。趺阳脉微而迟，微则为气，迟则为寒。寒气不足，即手足逆冷；手足逆冷，则荣卫不利；荣卫不利，则腹满胁鸣相逐，气转膀胱，荣卫俱劳。阳气不通，即身冷；阴气不通，即骨疼。阳气前通则恶寒，阴气前通则痹不仁，阴阳相得，其气乃行，大气一转，其气乃散。实则矢气，虚则遗溺，名曰气分。

气分，心下坚，大如盘，边如旋杯，水饮所作，桂枝去芍药加麻黄附子细辛汤主之。

心下坚，大如盘，边如旋盘，水饮所作，枳实白术汤主之。

### （十五）黄疸病脉证并治

寸口脉浮而缓，浮则为风，缓则为痹。痹非中风，四肢苦烦，脾色必黄，瘀热以行。

趺阳脉紧而数，数则为热，热则消谷；紧则为寒，食即为满。尺脉浮为伤肾，趺阳脉紧为伤脾。风寒相搏，食谷即眩，谷气不消，胃中苦浊，浊气下流，小便不通，阴被其寒，热流膀胱，身体尽黄，名曰谷疸。额上黑，微汗出，手足中热，薄暮即发，膀胱急，小便自利，名曰女劳疸，腹如水状，不治。心中懊憹而热，不能食，时欲吐，名曰酒疸。

阳明病，脉迟者，食难用饱，饱则发烦头眩，小便必难，此欲作谷疸。虽下之，腹满如故，所以然者，脉迟故也。

夫病酒黄疸，必小便不利，其候心中热，足下热，是其证也。

酒黄疸者，或无热谵言，小腹满欲吐，鼻燥。其脉浮者，先吐之；沉弦者，先下之。酒疸，心中热，欲呕者，吐之愈。

酒疸下之，久久为黑疸，目青面黑，心中如啖蒜齑状，大便正黑，皮肤爪之不仁，其脉浮弱，虽黑微黄，故知之。

师曰：病黄疸，发热烦喘，胸满口燥者，以病发时，火劫其汗，两热所得。然黄家所得，从湿得之。一身尽发热而黄，肚热，热在里，当下之。脉沉，渴欲饮水，小便不利者，皆发黄。

腹满，舌痿黄，躁不得睡，属黄家。

黄疸之病，当以十八日为期，治之十日以上瘥，反剧，为难治。

疸而渴者，其疸难治；疸而不渴者，其疸可治。发于阴部，其人必呕；发于阳部，其人振寒而发热也。

谷疸之为病，寒热不食，食即头眩，心胸不安，久久发黄，为谷疸，茵陈蒿汤主之。

黄家，日晡所发热，而反恶寒，此为女劳得之。膀胱急，少腹满，身尽黄，额上黑，足下热，因作黑疸。其腹胀如水状，大便必黑，时溏，此女劳之病，非水也。腹满者难治，硝石矾石散主之。

酒黄疸，心中懊侬，或热痛，栀子大黄汤主之。

诸黄家病，但利其小便。假令脉浮者，当以汗解之，宜桂枝加黄芪汤主之。

诸黄，猪膏发煎主之。

黄疸病，茵陈五苓散主之。

黄疸腹满，小便不利而赤，自汗出，此为表和里实，当下之，宜大黄硝石汤。

诸黄，腹痛而呕者，宜柴胡汤。

黄疸病，小便色不变，欲自利，腹满而喘，不可除热，热除必哕。哕者，小半夏汤主之。

男子黄，小便自利，当与虚劳小建中汤。

### （十六）惊悸吐衄下血胸满瘀血病脉证治

寸口脉动而弱，动即为惊，弱则为悸。

师曰：夫脉浮，目睛晕黄，衄未止。晕黄去，目睛慧了，知衄今止。

又曰：从春至夏衄者太阳，从秋至冬衄者阳明。

衄家不可汗，汗出必额上陷，脉紧急，直视不能眴，不得眠。

病人面无血色，无寒热，脉沉弦者，衄；脉浮弱，手按之绝者，下血；烦咳者，必吐血。

夫吐血，咳逆上气，其脉数而有热，不得卧者，死。

夫酒客咳者，必致吐血，此因极饮过度所致也。

寸口脉弦而大，弦则为减，大则为芤，减则为寒，芤则为虚，寒虚相击，此名为革。妇人则半产漏下，男子则亡血。

亡血，不可发其表，汗出即寒栗而振。

病人胸满，唇痿，舌青，口燥，但欲漱水，不欲咽，无寒热，脉微大来迟，腹不满，其人言我满，为有瘀血。

病者如热状，烦满，口干燥而渴，其脉反无热，此为阴状，是瘀血也，当下之。

火邪者，桂枝去芍药加蜀漆牡蛎龙骨救逆汤主之。

心下悸者，半夏麻黄丸主之。

吐血不止者，柏叶汤主之。

下血，先便后血，此远血也，黄土汤主之。

下血，先血后便，此近血也，赤小豆当归散主之。

心气不足，吐血，衄血，泻心汤主之。

### （十七）呕吐哕下利病脉证并治

夫呕家有痈脓，不可治呕，脓尽自愈。

先呕却渴者，此为欲解。先渴却呕者，为水停心下，此属饮家。呕家本渴，今反不渴者，心下有支饮故也，此属支饮。

问曰：病人脉数，数为热，当消谷引食，而反吐者，何也？师曰：以发其汗，令阳气微，膈气虚，脉乃数，数为客热，不能消谷，胃中虚冷故也。

脉弦者，虚也，胃气无余，朝食暮吐，变为胃反。寒在于上，医反下之，今脉反弦，故名曰虚。

寸口脉微而数，微则无气，无气则荣虚，荣虚则血不足，血不足则胸中冷。

趺阳脉浮而涩，浮则为虚，虚则伤脾，脾伤则不磨，朝食暮吐，暮食朝吐，宿谷不化，名曰胃反。脉紧而涩，其病难治。

病人欲吐者，不可下之。

哕而腹满，视其前后，知何部不利，利之即愈。

呕而胸满者，吴茱萸汤主之。

干呕，吐涎沫，头痛者，吴茱萸汤主之。

呕而肠鸣，心下痞者，半夏泻心汤主之。

干呕而利者，黄芩加半夏生姜汤主之。

诸呕吐，谷不得下者，小半夏汤主之。

呕吐而病在膈上，后思水者，解，急与之。思水者，猪苓散主之。

呕而脉弱，小便复利，身有微热，见厥者，难治，四逆汤主之。

呕而发热者，小柴胡汤主之。

胃反呕吐者，大半夏汤主之。

食已即吐者，大黄甘草汤主之。

胃反，吐而渴欲饮水者，茯苓泽泻汤主之。

吐后渴欲得水而贪饮者，文蛤汤主之，兼主微风，脉紧头痛。

干呕，吐逆，吐涎沫，半夏干姜散主之。

病人胸中似喘不喘，似呕不呕，似哕不哕，彻心中愦愦然无奈者，生姜半夏汤主之。

干呕哕，若手足厥者，橘皮汤主之。

哕逆者，橘皮竹茹汤主之。

夫六腑气绝于外者，手足寒，上气，脚缩；五脏气绝于内者，利不禁，下甚者，手足不仁。

下利，脉沉弦者，下重。脉大者，为未止。脉微弱数者，为欲自止，虽发热，不死。

下利，手足厥冷，无脉者，灸之不温；若脉不还，反微喘者，死。少阴负趺阳者，为顺也。

下利，有微热而渴，脉弱者，令自愈。

若下利脉数，有微热，汗出，令自愈。设脉紧，为未解。

下利，脉数而渴者，令自愈。设不差，必清脓血，以有热故也。

下利，脉反弦，发热身汗者，自愈。

下利气者，当利其小便。

下利，寸脉反浮数，尺中自涩者，必清脓血。

下利清谷，不可攻其表，汗出必胀满。

下利，脉沉而迟，其人面少赤，身有微热，下利清谷者，必郁冒，汗出而解，病人必微厥。所以然者，其面戴阳，下虚故也。

下利后，脉绝，手足厥冷，晬时脉还，手足温者生，脉不还者死。

下利，腹胀满，身体疼痛者，先温其里，乃攻其表。温里宜四逆汤，攻表宜桂枝汤。

下利，三部脉皆平，按之心下坚者，急下之，宜大承气汤。

下利，脉迟而滑者，实也，利未欲止，急下之，宜大承气汤。

下利，脉反滑者，当有所去，下乃愈，宜大承气汤。

下利已差，至其年月日时复发者，以病不尽故也，当下之，宜大承气汤。

下利谵语者，有燥屎也，小承气汤主之。

下利便脓血者，桃花汤主之。

热利下重者，白头翁汤主之。

下利后更烦，按之心下濡者，为虚烦也，栀子豉汤主之。

下利清谷，里寒外热，汗出而厥者，通脉四逆汤主之。

下利，肺痛，紫参汤主之。

气利，诃黎勒散主之。

### （十八）疮痈肠痈浸淫病脉证并治

诸浮数脉，应当发热，而反洒淅恶寒，若有痛处，当发其痈。

师曰：诸痈肿，欲知有脓无脓，以手掩肿上，热者为有脓，不热者为无脓。

肠痈之为病，其身甲错，腹皮急，按之濡，如肿状，腹无积聚，身无热，脉数，此为腹内有痈脓，薏苡附子败酱散主之。

肠痈者，少腹肿痞，按之即痛，如淋，小便自调，时时发热，自汗出，复恶寒。其脉迟紧者，脓未成，可下之，当有血。脉洪数者，脓已成，不可下也，大黄牡丹汤主之。

问曰：寸口脉微而涩，法当亡血，若汗出，设不汗者云何？曰：若身有疮，被刀斧所伤，亡血故也。

病金疮，王不留行散主之。

浸淫疮，从口流向四肢者可治，从四肢流来入口者不可治。

浸淫疮，黄连粉主之。

### （十九）趺蹶手指臂肿转筋阴狐疝蛔虫病脉证治

师曰：病趺蹶，其人但能前，不能却，刺腨入二寸，此太阳经伤也。病人常以手指臂肿动，此人身体瞤瞤者，藜芦甘草汤主之。

转筋之为病，其人臂脚直，脉上下行，微弦，转筋入腹者，鸡屎白散主之。

阴狐疝气者，偏有小大，时时上下，蜘蛛散主之。

问曰：病腹痛有虫，其脉何以别之？师曰：腹中痛，其脉当沉，若弦，反洪大，故有蛔虫。

蛔虫之为病，令人吐涎，心痛，发作有时。毒药不止者，甘草粉蜜汤主之。

蛔厥者，其人当吐蛔，今病者静而复时烦，此为脏寒，蛔上入膈，故烦，须臾复止，得食而呕，又烦者，蛔闻食臭出，其人当自吐蛔。

蛔厥者，乌梅丸主之。

### （二十）妇人妊娠病脉证并治

师曰：妇人得平脉，阴脉小弱，其人渴，不能食，无寒热，名妊娠，桂枝汤主之。于法六十日当有此证，设有医治逆者，却一月，加吐下者，则绝之。

妇人宿有癥病，经断未及三月，而得漏下不止，胎动在脐上者，此为癥痼害。妊娠六月动者，前三月经水利时，胎也。下血者，后断三月衃也。所以血不足者，其癥不去故也。当下其癥，桂枝茯苓丸主之。

妇人怀妊六七月，脉弦，发热，其胎愈胀，腹痛恶寒，少腹如扇，所以然者，子脏开故也。当以附子汤温其脏。

师曰：妇人有漏下者，有半产后，因续下血都不绝者，有妊娠下血者，假令妊娠腹中痛，为胞阻，胶艾汤主之。

妇人怀妊，腹中㽲痛，当归芍药散主之。

妊娠呕吐不止，干姜人参半夏丸主之。

妊娠小便难，饮食如故，当归贝母苦参丸主之。

妊娠有水气，身重，小便不利，洒淅恶寒，起即头眩，葵子茯苓散主之。

妇人妊娠，宜常服当归散主之。

妊娠养胎，白术散主之。

妇人伤胎，怀身腹满，不得小便，从腰以下重，如有水气状，怀身七个月，太阴当养不养，此心气实，当刺泻劳宫及关元，小便微利则愈。

### （二十一）妇人产后病脉证治

问曰：新产妇人有三病，一者病痉，二者病郁冒，三者大便难，何谓也？师曰：新产血虚，多汗出，喜中风，故令病痉。亡血复汗，寒多，故令郁冒。亡津液，胃燥，故大便难。

产妇郁冒，其脉微弱，不能食，大便反坚，但头汗出。所以然者，血虚而厥，厥而必冒。冒家欲解，必大汗出。以血虚下厥，孤阳上出，故头汗出。所以产妇喜汗出者，亡阴血虚，阳气独盛，故当汗出，阴阳乃复。大便坚，呕不能食，小柴胡汤主之。

病解能食，七八日更发热者，此为胃实，宜大承气汤主之。

产后腹中㽲痛，当归生姜羊肉汤主之。并治腹中寒疝，虚劳不足。

产后腹痛，烦满不得卧，枳实芍药散主之。

师曰：产妇腹痛，法当以枳实芍药散，假令不愈者，此为腹中有干血着脐下，宜下瘀血汤主之。亦主经水不利。

产后七八日，无太阳证，少腹坚痛，此恶露不尽。不大便，烦躁发热，切脉微实，再倍发热，日晡时烦躁者，不食，食则谵语，至夜即愈，宜大承气汤主之。热在里，结在膀胱也。

产后风，续之数十日不解，头微疼，恶寒，时时有热，心下闷，干呕，汗出，虽久，阳旦证续在耳，可与阳旦汤。

产后中风，发热，面正赤，喘而头痛，竹叶汤主之。

妇人乳中虚，烦乱呕逆，安中益气，竹皮大丸主之。

产后下利虚极，白头翁加甘草阿胶汤主之。

### （二十二）妇人杂病脉证并治

妇人中风七八日，续来寒热，发作有时，经水适断者，此为热入血室，其血必结，故使如疟状，发作有时，小柴胡汤主之。

妇人伤寒发热，经水适来，昼日明了，暮则谵语，如见鬼状者，此为热入血室。治之无犯胃气及上二焦，必自愈。

妇人中风，发热恶寒，经水适来，得之七八日，热除，脉迟，身凉和，胸胁满，如结胸状，谵语者，此为热入血室也。当刺期门，随其实而取之。

阳明病，下血谵语者，此为热入血室，但头汗出，当刺期门，随其实而泻之，濈然汗出者愈。

妇人咽中如有炙脔，半夏厚朴汤主之。

妇人脏躁，悲伤欲哭，象如神灵所作，数欠伸，甘麦大枣汤主之。

妇人吐涎沫，医反下之，心下即痞。当先治其吐涎沫，小青龙汤主之。涎沫止，乃治痞，泻心汤主之。

妇人之病，因虚、积冷、结气，为诸经水断绝，至有历年，血寒积结胞门，寒伤经络。凝坚在上，呕吐涎唾，久成肺痈，形体损分。在中盘结，绕脐寒疝，或两胁疼痛，与脏相连，或结热中，痛在关元，脉数无疮，肌若鱼鳞，时着男子，非止女身。在下来多，经候不匀，令阴掣痛，少腹恶寒。或引腰脊下根，气街、气冲急痛，膝胫疼烦，奄忽眩冒，状如厥癫。或有忧惨，悲伤多嗔。此皆带下，非有鬼神。久则羸瘦，脉虚多寒。

三十六病，千变万端。审脉阴阳，虚实紧弦。行其针药，治危得安。其虽同病，脉各异源。子当辨记，勿谓不然。

问曰：妇人年五十，所病下利，数十日不止，暮即发热，少腹里急，腹满，手掌烦热，唇口干燥，何也？师曰：此病属带下。何以故？曾经半产，瘀血在少腹不去。何以知之？其证唇口干燥，故知之，当以温经汤主之。

带下，经水不利，少腹满痛，经一个月再见者，土瓜根散主之。

寸口脉弦而大，弦则为减，大则为芤，减则为寒，芤则为虚，寒虚相搏，此名曰革，妇人则半产漏下，旋覆花汤主之。

妇人陷经，漏下黑不解，胶姜汤主之。

妇人少腹满，如敦状，小便微难，而不渴，生后者，此为水与血俱结在血室也，大黄甘遂汤主之。

妇人经水不利下，抵当汤主之。

妇人经水闭，不利，脏坚癖不止，中有干血，下白物，矾石丸主之。

妇人六十二种风，及腹中血气刺痛，红蓝花酒主之。

妇人腹中诸疾痛，当归芍药散主之。

妇人腹中痛，小建中汤主之。

问曰：妇人病，饮食如故，烦热不得卧，而反倚息者，何也？师曰：此名转胞，不得溺也。以胞系了戾，故致此病，但利小便则愈，宜肾气丸主之。

妇人阴寒，温中坐药，蛇床子散主之。

少阴脉滑而数者，阴中即生疮，阴中蚀疮烂者，狼牙汤洗之。

胃气下泄，阴吹而正喧，此谷气之实也，膏发煎导之。

## 二、陈修园《金匮方歌括》

### （一）痉湿暍病方

**瓜蒌桂枝汤**

瓜蒌根三两，桂枝三两，生姜切、芍药各三两，甘草二两，炙，大枣十二枚，擘。上六味，㕮咀，以水九升，微火煮取三升，温分三服，微汗。汗不出，食顷啜热粥。

歌曰：太阳症备脉沉迟，身体几几欲痉时，三两蒌根姜桂芍，二甘十二枣枚宜。

**葛根汤**

歌见伤寒。

**大承气汤**

三承气汤歌解见于《伤寒长沙方歌括》。

**麻黄加术汤**

麻黄三两，去节，桂枝二两，甘草一两，炙，白术四两，杏仁七十个，去皮尖。上五味，以水九升，先煮麻黄减二升，去上沫，纳诸药，煮取二升半，去渣，温服八合，覆取微汗。

歌曰：烦疼湿气里寒中，发汗为宜忌火攻，莫讶麻黄汤走表，术加四两里相融。

**麻黄杏仁薏苡甘草汤**

麻黄半两，杏仁十个，去皮尖，薏苡仁半两，甘草一两，炙。上剉麻豆大，每服四钱匕，水一盏半，煎八分，去渣，温服，有微汗，避风。

歌曰：风湿身疼日晡时，当风取冷病之基，薏麻半两十枚杏，炙草扶中一两宜。

**防己黄芪汤**

防己一两，甘草半两，炙，白术七钱半，黄芪一两一分，一本作一两。上剉麻豆大，每服五钱匕，生姜四片，大枣一枚，水盏半，煎八分，去渣，温服。

喘者加麻黄半两，胃中不和者加芍药三分，气上冲加桂枝三分，下有沉寒者加细辛三分。服后当如虫行皮中，从腰下如冰，后坐被上，又以一被绕腰下，温令微汗，差。

歌曰：身重脉浮汗恶风，七钱半五术甘通，己芪一两磨分服，四片生姜一枣充。

附加减歌：喘者再入五钱麻，胃不和兮芍药加。三分分字去声读，七钱五分今不差。寒取细辛腹冲桂，俱照三分效可夸。服后如虫行皮里，腰下如水取被遮。遮绕要温得微汗，伊歧秘法阐长沙。

**桂枝附子汤　白术附子汤　甘草附子汤**

以上三方歌俱见伤寒入门。

**白虎加人参汤**

歌见伤寒入门。

**瓜蒂汤**

瓜蒂二十个。上剉，以水一升，煮取五合，去渣，温服。

歌曰：暍病阴阳认要真，热疼身重得其因，暑为湿恋名阴暑，二七甜瓜蒂可珍。

## （二）百合狐惑阴阳毒方

总歌：百合病从百脉成，起居冒昧各难名，药投吐利如神附，头痛参观溺更明。

**百合知母汤**

百合十枚，知母三两。上先以水洗百合，渍一宿，当白沫出，去其水。别以泉水二升，煮取一升，去渣。别以泉水二升煎知母，取一升，后合煎取一升五合，分温再服。

歌曰：病非应汗汗伤阴，知母当遵三两箴，渍去沫涎十百合，别煎泉水是金针。

**百合滑石代赭石汤**

百合七枚，擘，滑石三两，碎，棉裹，代赭石如弹丸大一枚，碎，棉裹。上先煎百合如前法，别以泉水二升，煎滑石、代赭石，取一升，去渣，后合和重煎，取一升五合。分温服五合。

歌曰：不应议下下之差，既下还当竭旧邪，百合七枚赭弹大，滑须三两效堪夸。

**百合鸡子黄汤**

百合七枚，鸡子黄一枚。上先煎百合如前法，取一升，去渣，纳鸡子黄，搅匀，煎五分，温服。

歌曰：不应议吐吐伤中，必伏阴精上奉功，百合七枚洗去沫，鸡子黄入搅匀融。

**百合地黄汤**

百合七枚，生地黄汁。上洗煎百合如前法，取一升，去渣，纳地黄汁，煎取一升三合。温分再服，中病勿更服，大便当如漆。

歌曰：不经汗下吐诸伤，形但如初守太阳，地汁一升百合七，阴柔最是化阳刚。

**百合洗方**

上以百合一升，以水一斗，渍之一宿，以洗身。洗已，食煮饼，勿以咸豉也。

歌曰：月周不解渴因成，邪热流连肺不清，百合一升水一斗，洗身食饼不和羹。

**栝蒌牡蛎散**

栝蒌根，牡蛎熬，等份。上为细末，饮服方寸匕，日三服。

歌曰：洗而仍渴属浮阳，牡蛎蒌根并等量，研末饮调方寸匕，寒兼咸苦效逾常。

**百合滑石散**

百合一两，炙，滑石三两。上为散，饮服方寸匕，日三服。当微利者，止服，热则除。

歌曰：前此寒无热亦无，变成发热热堪虞，清疏滑石宜三两，百合烘筛一两需。

**甘草泻心汤**

甘草四两，炙，黄芩三两，干姜三两，人参三两，半夏半升，黄连一两，大枣十二枚。上七味，以水一斗，煮取六升，去渣，再煎，取三升，温服一升，日三服。

歌曰：伤寒甘草泻心汤，却妙增参三两匡，彼治痞成下利甚，此医狐惑探源方。

**苦参汤**

苦参一升。以水一斗，煎取七升，去渣，熏洗，日三次。

**雄黄熏法**

雄黄一味为末，筒瓦二枚合之，烧，向肛熏之。

歌曰：苦参汤是洗前阴，下蚀咽干热更深，尚有雄黄熏法在，肛门虫蚀亦良箴。

**赤小豆当归散**

赤小豆三升，侵令芽出，曝干，当归十分。上二味杵为散，浆水服方寸匕，日三服。

歌曰：眼眦赤黑变多般，小豆生芽曝令干，豆取三升归十分，杵调浆水日三餐。

**升麻鳖甲汤**

升麻二两，当归一两，甘草一两，蜀椒炒去汗，一两，鳖甲手指大一片，炙，雄黄半两，研。上六味，以水四升，煮取一升，顿服之。老少再服取汗，阴毒去蜀椒、雄黄。

歌曰：赤斑咽痛毒为阳，鳖甲周围一指量，半两雄黄升二两，椒归一两草同行。

**升麻鳖甲汤去蜀椒雄黄**

歌曰：身痛咽痛面皮青，阴毒苛邪隶在经，即用前方如法服，椒黄务去特丁宁。

## （三）疟病方

**鳖甲煎丸**

鳖甲十二分，炙，乌扇四分，烧即射干，黄芩三分，柴胡六分，鼠妇三分，熬，干姜、大黄、桂枝、石韦去毛、厚朴、紫葳（即凌霄）、半夏、阿胶、芍药、牡丹皮、䗪虫各五分，葶苈、人参各一分，瞿麦二分，蜂巢四分，炙，赤硝十二分，蜣螂六分，熬，桃仁二分。上二十三味，为末，取煅灶下灰一斗，清酒一斛五升，浸灰俟酒尽一半，着鳖甲于中，煮令泛烂如胶漆，绞取汁，内诸药，煎为丸，如梧子大，空腹服七丸，日三服。

歌曰：寒热虚实相来往，全凭阴阳为消长，天气半月而一更，人身之气亦相仿，不则天人气再更，邪行月尽衰可想，疟病一月不能瘥，疟母结成癥瘕象，《金匮》急治特垂训，鳖甲赤硝十二分，方中三分请详言，姜芩扇妇朴苇问，葳胶桂黄亦相均，相均端令各相奋，君不见十二减半六分数，柴胡蜣螂表里部，一分参葶二瞿桃，牡夏芍蟅分各五，方中四分独蜂巢，体本轻清质水土，另取灶下一斗灰，一斛半酒浸另服，纳甲酒内煮如胶，绞汁煎药丸遵古，空腹七丸日三服，老疟得此效桴鼓。

**白虎加桂枝汤**

知母六两，石膏一斤，甘草二两，炙，粳米六合，桂枝三两。上五味，以水一斗，煮米熟汤成，去渣，温服一升，日三服。

歌曰：白虎原汤论已详，桂加三两另名方，无寒但热为温疟，骨节烦疼呕又妨。

**蜀漆散**

蜀漆烧去腥、云母烧二日夜、龙骨各等份。上三味，杵为散，未发前以浆水服半钱匕。

歌曰：阳为痰阻伏心间，牡疟阴邪自往还，蜀漆云龙平等杵，先时浆服不逾闲。

**附《外台秘要》三方**（牡蛎汤、柴胡去半夏加栝蒌根汤、柴胡桂姜汤）

牡蛎汤　治牡疟。

牡蛎、麻黄各四两，甘草二两，蜀漆三两。上四味，以水八升，先煮麻黄、蜀漆，去上沫，得六升，内诸药，煮取二升，温服一升。若吐，则勿更服。

歌曰：先煮三漆四麻黄，四蛎二甘后煮良，邪郁胸中须吐越，驱寒散结并通阳。

**柴胡去半夏加栝蒌根汤**

柴胡八两，人参、黄芩、甘草各三两，栝蒌根四两，生姜三两，大枣十二枚。上七味，以水一斗二升，煮取六升，去渣，再煎，取三升，温服一升，日三服。

歌曰：柴胡去夏为伤阴，加入蒌根四两珍，疟病渴因邪灼液，蒌根润燥可生津。

**柴胡桂姜汤**

柴胡半斤，桂枝三两，干姜二两，栝蒌根四两，黄芩三两，甘草二两，牡蛎二两。上七味，以水一斗，煮取六升，去渣，再煎，取三升，温服一升，日三服。初服微烦，复服汗出便愈。

歌见伤寒入门。

## （四）中风历节方

**侯氏黑散**

菊花四十分，白术、防风各十分，桔梗八分，黄芩五分，细辛、干姜、人参、茯苓、当归、川芎、牡蛎、矾石、桂枝各三分。上十四味，杵为散，酒服方寸匕，日一服。初服二十日，温酒调服，禁一切鱼肉、大蒜等，常宜冷食，六十日止服。药积在腹中不下也，热食即下矣，冷食自能助药力。

歌曰：黑散辛苓归桂芎，参姜矾蛎各三同，菊宜四十术防十，桔八芩须五分通。

**风引汤**

大黄、干姜、龙骨各四两，桂枝三两，甘草、牡蛎各二两，寒水石、滑石、赤石脂、白石脂、紫石英、石膏各六两。上十二味，杵，粗筛，以韦囊盛之，取三指撮，井花水三升，煎三沸，温服一升。

歌曰：四两大黄二牡甘，龙姜四两桂枝一，滑寒赤白紫膏六，瘫痫诸风个里探。

**防己地黄汤**

防己、甘草各一两，桂枝、防风各三分。上四味，以酒一杯渍之，绞取汁。生地黄二斤，㕮咀，蒸之如斗饭久，以铜器盛药汁，更绞地黄汁，和分再服。

歌曰：妄行独语病如狂，一分己甘三桂防，杯酒淋来取清汁，二斤蒸地绞和尝。

**头风摩散**

大附子一枚、盐各等份。上，附子为散，和盐以方寸匕，摩头上，令药力行。

歌曰：头之偏痛治如何，附子和盐等份摩，躯壳病生须外治，马膏桑引亦同科。

**桂枝芍药知母汤**

桂枝四两，芍药三两，甘草、麻黄、附子各二两，白术、知母、防风各四两，生姜五两。上九味，以水七升，先煮麻黄，减二升，去上沫，内诸药同煎，取二升，温服七合，日三服。

歌曰：脚肿身羸欲吐形，芍三姜五是前型，知防术桂皆须四，附子麻甘二两停。

**乌头汤**

麻黄、芍药、黄芪、甘草各三两，炙，乌头五枚。上将乌头㕮咀，以蜜二升，煎取一升，即出乌头。另四味，以水三升，煮取一升，去渣，内蜜煎中更煎之，服七合，不知，尽服之。

歌曰：历节疼来不屈伸，或加脚气痛维均，芍芪麻草皆三两，五粒乌头蜜煮匀。

**矾石汤**

矾石二两。上一味，以浆水一斗五升，煎三五沸，浸脚良。

歌曰：脚气冲心矾石汤，煮须浆水浸之良，湿收毒解兼除热，补却《灵枢》外法彰。

**附方**（《古今录验》续命汤、《千金》三黄汤、《近效》术附汤、崔氏八味肾气丸、《千金》越婢加术汤）

**《古今录验》续命汤**

麻黄、桂枝、人参、甘草、干姜、石膏、当归各三两，川芎一两五钱，杏仁四十枚。上九味，以水一斗，煮取四升，温服一升，当小汗，薄覆脊，凭几坐，汗出则愈。不汗更服，无所禁，勿当风。并治但伏不得卧，咳逆上气，面目浮肿。

歌曰：姜归参桂草膏麻，三两均匀切莫差，四十杏仁芎两半，古今录验主风邪。

**《千金》三黄汤**

麻黄五分，独活四分，细辛二分，黄芪二分，黄芩三分。上五味，以水六升，煮取二升，分温三服，一服小汗，二服大汗。心热加大黄二分，腹满加枳实一枚，气逆加人参三分，悸加牡蛎三分，渴加瓜蒌根三分，先有寒加附子一枚。

歌曰：风乘火势乱心中，节痛肢拘络不通，二分芪辛四分独，黄芩三分五麻攻。

加减歌曰：二分黄加心热端，消除腹满枳枚单，虚而气逆宜参补，牡蛎潜阳悸可安。增入蒌根能止渴，各加三分效堪观，病前先有寒邪在，附子一枚仔细看。

**《近效》术附汤**

白术二两，附子一枚半，炮去皮，甘草一两，炙。上三味剉，每五钱匕，生姜五片，大枣一枚，水盏半，煎七分，去渣，温服。

歌曰：一剂分服五钱匕，五片生姜一枣饵，枚半附子镇风虚，二术一草君须记。

**崔氏八味丸**

即肾气丸，见妇人科。

**《千金》越婢加术汤**

麻黄六两，石膏半斤，甘草二两，生姜三两，白术四两，大枣十二枚。上六味，以水六升，先煮麻黄，去上沫，内诸药，煮取三升，分温三服。恶风加附子一枚。

歌见水气病。

### （五）血痹虚劳方

**黄芪五物汤**

黄芪、芍药、桂枝各三两，生姜六两，大枣十二枚。上五味，以水六升，煮取二升，温服七合，日三服。

歌曰：血痹如风体不仁，桂枝三两芍芪均，枣枚十二生姜六，须令阳通效自神。

**桂枝龙骨牡蛎汤**

桂枝、芍药、生姜各三两，甘草二两，大枣十二枚，龙骨、牡蛎各三两。上七味，以水七升，煮取三升，分温三服。

歌曰：男子失精女梦交，坎离救治在中爻，桂枝汤内加龙牡，三两相匀要细敲。

**天雄散**

天雄三两，炮，白术八两，桂枝六两，龙骨三两。上四味，杵为散，酒服半钱匕，日三服，不知，稍增之。

歌曰：阴精不固本之阳，龙骨天雄三两匡，六两桂枝八两术，酒调钱匕日三尝。

**小建中汤**

见《伤寒长沙方歌括》。

**黄芪建中汤**

即小建中汤加黄芪一两五钱。气短胸满者加生姜，腹中满者，去枣加茯苓一两半，及疗肺虚损不足，补气加半夏三两。

歌曰：小建汤加两半芪，诸虚里急治无遗，急当甘缓虚当补，愈信长沙百世师。

加减歌曰：气短胸满生姜好，三两相加六两讨，女逢腹满胀难消，加苓两半除去枣，及疗肺虚损不足，补气还须开窍早，三两半夏法宜加，蠲除痰饮为至宝。

**八味肾气丸**

方见妇人科。

**薯蓣丸**

薯蓣三十分，人参七分，白术六分，茯苓五分，甘草二十分，当归十分，芍药六分，川芎六分，干地黄十分，麦冬六分，阿胶七分，干姜三分，大枣百枚为膏，桔梗五分，杏仁六分，桂枝十分，防风六分，神曲十分，柴胡五分，白蔹二分，豆黄卷十分。上二十一味，末之，炼蜜和丸，如弹子大，空腹酒服一丸，一百丸为剂。

歌曰：三十薯蓣二十草，三姜二敛百枚枣，桔茯柴胡五分匀，人参阿胶七分讨，更有六分不参差，芎芍杏防麦术好，豆卷地归曲桂枝，均宜十分和药捣，蜜丸弹大酒服之，尽一百丸功可造，风气百疾并诸虚，调剂阴阳为至宝。

**酸枣仁汤**

酸枣仁二升，甘草一两，知母二两，茯苓二两，川芎一两。上五味，以水八升，煮酸枣仁得六升，内诸药，煮取三升，分温三服。

歌曰：枣仁二升先煮汤，茯知二两佐之良，芎甘各一相调剂，服后安然足梦乡。

**大黄䗪虫丸**

大黄十分，蒸，黄芩二两，甘草三两，桃仁一升，杏仁一升，芍药四两，干漆一两，虻虫一升，干地黄十两，水蛭百枚，蛴螬百枚，䗪虫半升。上十二味，末之，炼蜜和丸小豆大，酒服五丸，日三服。

歌曰：干血致痨穷源委，缓中补虚大治旨，螬蛭百个䗪半升，桃杏虻虫一升止，一两干漆十地黄，更用大黄十分已，三甘四芍二黄芩，五劳要证须用此，此方世医勿惊疑，起死回生大可恃。

**附方**（《千金翼》炙甘草汤、《肘后》獭肝散）

**《千金翼》炙甘草汤**

歌见伤寒入门。

**《肘后》獭肝散**

獭肝一具，炙干，末之，水服方寸匕，日三服。

歌曰：獭肝变化少人知，一月能生一叶奇，鬼疰冷劳宜此物，传尸虫蛊是专司。

### （六）肺痿肺痈咳嗽上气方

**甘草干姜汤**

甘草四两，炙，干姜二两，炮。上㕮咀，以水三升，煮取一升五合，去渣，分温再服。

歌曰：二两干姜四炙甘，姜须炮透旨须探，肺中津涸方成痿，气到津随得指南。

**射干麻黄汤**

射干三两，麻黄、生姜各四两，细辛、紫菀、款冬花各三两，大枣七枚，半夏半升，五味半升。上九味，以水一斗二升，先煮麻黄两沸，去上沫，纳诸药，煮取三升，分温三服。

歌曰：喉中咳逆水鸡声，三两干辛款菀行，夏味半升枣七粒，姜麻四两破坚城。

**皂荚丸**

皂荚八两，刮去皮，酥炙。上一味，末之，蜜丸梧子大，以枣膏和汤服三丸，日三夜一服。

歌曰：浊痰上气坐难眠，痈势将成壅又坚，皂荚蜜丸调枣下，绸缪须在雨之前。

**厚朴麻黄汤**

厚朴五两，麻黄四两，石膏如鸡子大，杏仁半升，半夏半升，干姜、细辛各二两，小麦一升，五味半升。上九味，以水一斗二升，先煮小麦熟，去渣，纳诸药，煮取三升，温服一升，日三服。

歌曰：杏仁夏味半升量，一麦四麻五朴良，二两姜辛膏蛋大，脉浮咳喘此方当。

**泽漆汤**

半夏半升，泽漆三升，以东流水五斗，煮取一斗五升，紫参（一本作紫菀）、生姜、白前各五两，甘草、黄芩、人参、桂枝各三两。上九味，㕮咀，纳泽漆汤中，煮取五升，温服五合，至夜尽。

歌曰：五两紫参姜白前，三升泽漆法分煎，桂芩参草同三两，半夏半升涤饮专。

**麦门冬汤**

麦门冬七升，半夏一升，人参、甘草各二两，粳米三合，大枣十二枚。上六味，以水一斗二升，煮取六升，温服一升，日三夜一服。

歌曰：火逆原来气上冲，一升半夏七升冬，参甘二两粳三合，枣十二枚是正宗。

**葶苈大枣泻肺汤**

葶苈熬令黄色，捣丸如鸡子大，大枣十二枚。上先以水三升，煮枣取二升，去枣，纳葶苈，煮取一升，顿服。

歌曰：喘而不卧肺痈成，口燥胸疼数实呈，葶苈一丸十二枣，雄军直入夺初萌。

**桔梗汤**

桔梗一两，甘草二两。上二味以水三升，煮取一升，分温再服，则吐脓血也。

歌曰：脓如米粥肺烦清，毒溃难支药要轻，甘草二分桔一两，土金合化得生生。

**越婢加半夏汤**

麻黄六两，石膏半斤，生姜三两，大枣十二枚，甘草二两，半夏半斤。上六味，以水六升，先煮麻黄，去上沫，纳诸药，煮取三升，分温三服。

歌曰：风水多兮气亦多，水风相搏浪滔滔，全凭越婢平风水，加夏半斤奠巨波。

**小青龙加石膏汤**

小青龙方见《伤寒论》，再加石膏二两，即此方也。

歌曰：小龙分两照原方，二两膏加仔细详，水饮得温方可散，欲除烦躁籍辛凉。

**附方**（《外台》炙甘草汤、《千金》甘草汤、《千金》生姜甘草汤、《千金》桂枝去芍药加皂荚汤、《外台》桔梗白散、《千金》苇茎汤、葶苈大枣泻肺汤）

**《外台》炙甘草汤**

方歌见伤寒入门。

**《千金》甘草汤**

见《伤寒长沙方歌括》。

**《千金》生姜甘草汤**

生姜五两，人参三两，甘草三两，大枣十二枚。上四味，以水七升，煮取三升，分温三服。

歌曰：肺痿唾涎咽燥殃，甘须四两五生姜。枣枚十二参三两，补土生津润肺伤。

**《千金》桂枝去芍药加皂荚汤**

桂枝、生姜各三两，甘草二两，大枣十二枚，皂荚一枚，去皮子，炙焦。上五味，以水七升，微火煮取三升，分温三服。

歌曰：桂枝去芍本消阴，痰饮挟邪迫肺金，一个皂躯黏腻浊，桂枝运气是良箴。

**《外台》桔梗白散**

桔梗、贝母各三分，巴豆一分，去皮，熬研如霜。上三味为散，强人饮服半钱匕，羸者减之。病在膈上者吐脓，在膈下者泻出，若下多不止，饮冷水一杯即定。

歌见《伤寒歌括》。

**《千金》苇茎汤**

苇茎三升，薏苡仁半升，桃仁五十粒，瓜瓣半升。上四味，以水一斗，先煮苇茎得五升，去渣，内诸药，煮取二升，服一升，再服，当吐如脓。

歌曰：胸中甲错肺痈成，烦满咳痰数实呈，苡瓣半升桃五十，方中先煮二升茎。

**葶苈大枣泻肺汤**

方见上。三日一剂，可至三四剂。此先服小青龙汤一剂，乃进。

### （七）奔豚方

**奔豚汤**

甘草、当归、川芎、黄芩、芍药各二两，半夏、生姜各四两，生葛根五两，甘李根白皮一升。上九味，以水二斗，煮取五升，温服一升，日三夜一服。

歌曰：气冲腹痛号奔豚，四两夏姜五葛根，归芍芎芩甘二两，李皮须到一升论。

**桂枝加桂汤**

歌见伤寒入门。

**茯苓桂枝甘草大枣汤**

歌见伤寒入门。

### （八）胸痹心痛短气方

**栝蒌薤白白酒汤**

栝蒌实一枚，捣，薤白半升，白酒七升。上三味，同煮，取二升，分温再服。

歌曰：胸为阳位似天空，阴实弥沦痹不通，薤白半升蒌一个，七升白酒奏奇功。

**栝蒌薤白半夏汤**

栝蒌实一枚，捣，薤白三两，半夏半斤，白酒一斗。上四味，同煮，取三升，温服一升，日三服。

歌曰：胸背牵疼不卧时，半升半夏一蒌施，薤因性湿惟三两，斗酒同煎涤饮奇。

**枳实栝蒌薤白桂枝汤**

枳实四枚，薤白半升，桂枝一两，厚朴四两，栝蒌实一枚，捣。上五味，以水五升，先煮枳、朴，取二升，去滓，入诸药，再煮数沸，分温再服。

歌曰：痞连胸胁逆攻心，薤白半升四朴寻，一个栝蒌一两桂，四枚枳实撤浮阴。

**人参汤**

即桂枝人参汤，方见《伤寒论》。

歌曰：理中加桂人参汤，阳复阴邪不散藏，休讶补攻分两道，道消道长细推详。

**茯苓杏仁甘草汤**

茯苓三两，杏仁五十粒，甘草一两。上三味，以水一斗，煮取五升，温服一升，日三服。不差，更服。

歌曰：痹而短气孰堪医，甘一茯三淡泄之，更有杏仁五十粒，水行气顺不求奇。

**橘皮枳实生姜汤**

橘皮一斤，枳实三两，生姜半斤。上三味，以水五升，煮取二升，分温再服。

歌曰：痹而气塞又何施，枳实辛香三两宜，橘用一斤姜减半，气开结散勿迟疑。

**薏苡附子散**

薏苡仁十五两，大附子十枚，炮。上二味，杵为散，服方寸匕，日三服。

歌曰：痹来缓急属阳微，附子十枚切莫违，更有苡仁十五两，筋资阴养得阳归。

**桂枝生姜枳实汤**

桂枝、生姜各三两，枳实五两。上三味，以水六升，煮取三升，分温三服。

歌曰：心悬而痛痞相连，痰饮上弥客气填，三两桂姜五两枳，祛寒散逆并攻坚。

**乌头赤石脂丸**

乌头一分，炮，蜀椒、干姜各一两，附子半两，赤石脂一两。上五味，末之，蜜丸如桐子大，先食服一丸，日三服。不知，稍加服。

歌曰：彻背彻胸痛不休，阳光欲熄实堪忧，乌头一分五钱附，赤石椒姜一两求。

**附方**（九痛丸）

**九痛丸**

附子三两，炮，生狼牙、巴豆去皮，熬研如膏、干姜、吴茱萸、人参各一两。上六味，末之，炼蜜丸如梧桐子大，酒下。强人初服三丸，日三服，弱者二丸。

歌曰：九种心疼治不难，狼萸姜豆附参安，附须三两余皆一，攻补同行仔细看。

## （九）腹满寒疝宿食方

**附子粳米汤**

附子一枚，炮，半夏、粳米各半升，甘草一两，大枣十枚。上五味，以水八升，煮米熟汤成，去滓，温服一升，日三服。

歌曰：腹中切痛作雷鸣，胸胁皆膨呕吐成，附子一枚枣十个，半升粳夏一甘烹。

**厚朴七物汤**

厚朴半斤，甘草、大黄各三两，大枣十枚，枳实五枚，桂枝二两，生姜五两。上七味，以水一斗，煮取四升，温服八合，日三服。呕者加半夏五合，下利去大黄，寒多者加生姜至半斤。

歌曰：满而便闭脉兼浮，三两甘黄八朴投，二桂五姜十个枣，五枚枳实效优优。

**大柴胡汤**

歌见伤寒入门。

**厚朴三物汤**

厚朴八两，大黄四两，枳实五枚。上三味，以水一斗一升，先煮二味，取五升，纳大黄，煮取三升，温服一升，以利为度。

歌曰：痛而便闭下无疑，四两大黄朴倍之，枳用五枚先后煮，小承变法更神奇。

**大承气汤**

歌见伤寒入门。

**大建中汤**

蜀椒二合，炒去汗，干姜四两，人参二两。上三味，以水四升，煮取二升，去渣，纳胶饴一升，微火煎取二升，分温再服。如一炊顷，可饮粥二升，后更服，当一日食糜粥，温服之。

歌曰：痛呕食难属大寒，腹冲头足触之难，干姜四两椒二合，参二饴升食粥安。

**大黄附子汤**

大黄三两，附子三枚，细辛二两。上三味，以水五升，煮取二升，分温三服。若人强者，取二升半，分温三服。服后如人行四五里，进一服。

歌曰：胁下偏疼脉紧弦，若非温下恐迁延，大黄三两三枚附，二两细辛可补天。

**赤丸方**

乌头二两，炮，茯苓四两，细辛一两，半夏四两。上四味，末之，纳真朱为色，炼密为丸，如麻子大，先饮食酒下三丸。日再服，一服不知，稍增，以知为度。

歌曰：寒而厥逆孰为珍，四两夏苓一两辛，中有乌头二两炮，蜜丸朱色妙通神。

**大乌头煎**

乌头大者五枚，熬去皮，不必咀。上一味以水三升，煮取一升，去渣，纳蜜三升，煎令水气尽，取三升。强人服七合，弱人服五合。不差，明日再服，不可一日更服。

歌曰：沉紧而弦痛绕脐，白津厥逆冷凄凄，乌头五个煮添蜜，顷刻颠危快掣提。

**当归生姜羊肉汤**

当归三两，生姜五两，羊肉一斤。上三味，以水八升，煮取三升，温服七合，日三服。若寒多，加生姜成一斤；痛多而呕者，加橘皮二两，白术一两。加生姜者，亦加水五升，煮取三升二合服之。

歌曰：腹痛胁痛急不堪，羊斤姜五并归三，于今豆蔻香砂法，可笑依盲授指南。

加减歌：寒多增到一斤姜，痛呕宜加橘术商，术用一分橘二两，祛痰止呕补中方。

**乌头桂枝汤**

桂枝汤见伤寒入门。

乌头五枚。上一味，以蜜二斤，煎减半，去渣，以桂枝汤五合解之，令得一升后，初服五合。不知，即服三合。又不知，即加至五合。其知者如醉状，得吐者为中病。

歌曰：腹痛身痛肢不仁，药攻刺灸治非真，桂枝汤照原方煮，蜜煮乌头合用神。

**附方**（《外台》乌头汤、《外台》柴胡桂枝汤、《外台》走马汤）

**《外台》乌头汤**

即大乌头煎，方见前。

**《外台》柴胡桂枝汤**

柴胡四两，黄芩一两半，人参一两半，半夏二合半，大枣十二枚，生姜三两，甘草一两，桂枝一两半，芍药一两。上九味，以水六升，煮取三升，温服一升，日三服。

歌见伤寒入门。

**《外台》走马汤**

巴豆二枚，去皮心，熬，杏仁二枚。上二味，以棉缠槌，令碎，热汤二合，捻取白汁，饮之当下，老少量之。通治飞尸鬼击病。

歌曰：外来异气伤人多，腹胀心疼走马搓，巴杏二枚同捣细，冲汤捻汁好驱邪。

**大承气汤**

歌见伤寒入门。

**瓜蒌散**

歌见《伤寒长沙方》。

### （十）五脏风寒积聚方

**旋覆花汤**

旋覆花三两，葱十四茎，新绛少许。上三味，以水三升，煮取一升，顿服。

歌曰：肝著之人欲蹈胸，热汤一饮便轻松，覆花三两葱十四，新绛通行少许从。

**麻仁丸**

歌见伤寒入门。

**甘姜苓术汤**

一名肾著汤。

甘草、白术各二钱，干姜、茯苓各四钱。上四味，以水五升，煮取三升，分温三服，腰即温。

歌曰：腰冷溶溶坐水泉，腹中如带五千钱，术甘二两姜苓四，寒湿同驱岂偶然。

### （十一）痰饮咳嗽方

**苓桂术甘汤**

歌见伤寒入门。

**肾气丸**

歌见妇人杂病。

**甘遂半夏汤**

甘遂大者三枚，半夏十二枚，以水一升，煮取半升，去渣，芍药五枚，甘草如指大一枚，炙。上四味，以水二升，煮取半升，去渣，以蜜半升，和药汁煎取八合，顿服之。

歌曰：满从利减续还来，甘遂三枚芍五枚，十二夏枚指大草，水煎加蜜法双该。

**十枣汤**

歌见伤寒入门。

**大青龙汤**

歌见伤寒入门。

**小青龙汤**

歌见伤寒入门。

**木防己汤**

木防己三两，石膏如鸡子大二枚，桂枝二两，人参四两。上四味，以水六升，煮取二升，分温再服。

歌曰：喘满痞坚面色黧，己三桂二四参施，膏枚二个如鸡子，辛苦寒温各适宜。

**木防己去石膏加茯苓芒硝汤**

木防己三两，桂枝二两，茯苓、人参各四两，芒硝三合。上五味，以水六升，煮取三升，去渣，纳芒硝，再微煎，分温再服，微利则愈。

歌曰：四两苓加不用膏，芒硝三合展奇韬，气行复聚知为实，以软磨坚自不劳。

**泽泻汤**

泽泻五两，白术二两。上二味，以水三升，煮取一升，分温再服。

歌曰：清阳之位饮邪乘，眩冒频频若不胜，泽五为君术二两，补脾制水有奇能。

**厚朴大黄汤**

厚朴二尺，大黄六两，枳实四枚。上三味，以水五升，煮取二升，分温再服。

歌曰：胸为阳位似天空，支饮填胸满不通，尺朴为君调气分，四枚枳实六黄攻。

**葶苈大枣泻肺汤**

歌见肺痈。

**小半夏汤**

半夏一升，生姜半斤。上二味，以水七升，煮取一升半，分温再服。

歌曰：呕家见渴饮当除，不渴应知支饮居，半夏一升姜八两，源头探得病根除。

**己椒苈黄丸**

防己、椒目、葶苈子、大黄各一两。上四味，末之，蜜丸如梧子大。先食饮服一丸，日三服，稍增，口中有津液。渴者，加芒硝半两。

歌曰：肠中有水口带干，腹里为肠按部观，椒己苈黄皆一两，蜜丸饮服日三餐。

**小半夏加茯苓汤**

半夏一升，生姜半斤，茯苓四两。上三味，以水七升，煮取一升五合，分温再服。

歌曰：呕吐悸眩痞又呈，四苓升夏八姜烹，膈间有水金针度，澹渗而辛得病情。

**五苓散**

歌见伤寒入门。

**附方**（《外台》茯苓饮）

**《外台》茯苓饮**

茯苓、人参、白术各三两，枳实二两，橘皮二两半，生姜四两。上六味，以水六升，煮取一升八合，分温三服。如人行八九里，通作一服进之。

歌曰：中虚不运聚成痰，枳二参苓术各三，姜四橘皮二两半，补虚消满此中探。

**桂苓五味甘草汤**

桂枝、茯苓各四两，五味子半升，甘草三两，炙。上四味，以水八升，煮取三升，去渣，分温三服。

歌曰：青龙却碍肾元亏，上逆下流又冒时，味用半升苓桂四，甘三扶土镇冲宜。

**桂苓五味甘草去桂加姜辛汤**

茯苓四两，甘草、干姜、细辛各三两，五味子半升。上五味，以水八升，煮取三升，去渣，温服半升，日三服。

歌曰：冲气低时咳满频，前方去桂益姜辛，姜辛三两依原法，原法通微便出新。

**苓甘五味姜辛半夏汤**

茯苓四两，甘草、细辛、干姜各三两，半夏、五味子各半升。上六味，以水八升，煮取三升，去渣，温服半升，日三服。

歌曰：咳满平时渴又加，旋而不渴饮余邪，冒而必呕半升夏，增入前方效可夸。

**苓甘五味姜辛半夏杏仁汤**

茯苓四两，甘草、干姜、细辛各三两，五味子、半夏、杏仁各半升。上七味，以水一斗，煮取三升，去渣，温服半升，日三服。

歌曰：咳轻呕止肿新增，面肿须知肺气凝，前剂杏加半升煮，可知一味亦规绳。

**苓甘五味姜辛夏杏大黄汤**

茯苓四两，甘草、干姜、细辛各三两，五味子、半夏、杏仁各半升，大黄三两。上八味，以水一斗，煮取三升，去渣，温服半升，日三服。

歌曰：面热如醉火邪殃，前剂仍增三两黄，驱饮辛温药一派，别能攻热制阳光。

### （十二）消渴小便不利淋病方

**肾气丸**

歌见妇人杂病。

**五苓散**

歌见伤寒入门。

**文蛤散**

歌见伤寒入门。

**瓜蒌瞿麦丸**

薯蓣、茯苓各三钱，栝蒌根二两，附子一枚，炮，瞿麦一两。上五味，末之，炼蜜丸如梧子大，每服二丸，日三服。不知，增至七八丸，以小便利、腹中温为知。

歌曰：小便不利渴斯成，水气留中液不生，三两蓣苓瞿一两，一枚附子二蒌行。

**蒲灰散**

蒲灰半分，滑石三分。上二味，杵为散，饮服方寸匕，日三服。

歌曰：小便不利用蒲灰，平淡无奇理备该，半分蒲灰三分滑，能除湿热莫疑猜。

**滑石白鱼散**

滑石、乱发烧、白鱼各二分。上三味，杵为散，饮服方寸匕，日三服。

歌曰：滑石余灰与白鱼，专司血分莫踌躇，药皆平等擂调饮，水自长流不用疏。

**茯苓戎盐汤**

茯苓半斤，白术二两，戎盐弹丸大一枚。上三味，先将茯苓、白术煎成，入戎盐再煎，分温三服。

歌曰：一枚弹大取戎盐，茯用半斤火自潜，更有白术二两佐，源流不滞自濡沾。

**白虎加人参汤**

歌见伤寒入门。

**猪苓汤**

歌见伤寒入门。

### （十三）水气病方

**越婢加术汤**

即越婢汤加白术四两，方见下。

歌曰：里水脉沉面目黄，水风相搏湿为殃，专需越婢平风水，四两术司去湿良。

**防己黄芪汤**

歌见湿病中。

**越婢汤**

麻黄六两，石膏半斤，生姜三两，甘草二两，大枣十二枚。上五味，以水六升，先煮麻黄，去上沫，纳诸药，煮取三升，分温三服。恶风者加附子一枚，风水加术四两。

歌曰：一身悉肿属风多，水为风翻涌巨波，二草三姜十二枣，石膏八两六麻和。

**防己茯苓汤**

防己、黄芪、桂枝各三两，茯苓六两，甘草二两。上五味，以水六升，煮取二升，分温三服。

歌曰：四肢聂聂动无休，皮水情形以此求，己桂芪三草二两，茯苓六两砥中流。

**甘草麻黄汤**

甘草二两，麻黄四两。上二味，以水五升，先煮麻黄，去上沫，纳甘草，煮取三升。温服一升，重覆汗出，不汗再服，慎风寒。

歌曰：里水原来自内生，一身面目肿黄呈，甘须二两麻黄四，气到因知水自行。

**麻黄附子汤**

歌见伤寒入门。

**杏子汤**

缺，疑是麻杏甘石汤。

**蒲灰散**

歌见消渴。

**黄芪芍药桂枝苦酒汤**

黄芪五两，芍药、桂枝各三两。上三味，以苦酒一升，水七升，相合煮取三升。温服一升，当心烦，服至六七日乃解。若心烦不止者，以苦酒故也。

歌曰：黄汗脉沉出汗黄，水伤心火郁成殃，黄芪五两推方主，桂芍均三苦酒勷。

**桂枝加黄芪汤**

桂枝、芍药、生姜各三两，甘草、黄芪各二两，大枣十二枚。上六味，以水八升，煮取三升，温服一升。须臾，啜热稀粥一升余，以助药力，温覆取微汗。若不汗，更服。

歌曰：黄汗都由郁热来，历详变态费心裁，桂枝原剂芪加二，啜粥重温令郁开。

**桂甘姜枣麻辛附子汤**

桂枝、生姜各三两，细辛、甘草、麻黄各二两，附子一枚，炮，大枣十二枚。上七味，以水七升，先煮麻黄，去上沫，纳诸药，煮取二升，分温三服。当汗出，如虫行皮中，即愈。

歌曰：心下如盘边若杯，辛甘麻二附全枚，桂姜三两枣十二，气分须从气转回。

**枳术汤**

枳实七枚，白术二两。上二味，以水五升，煮取三升，分温三服，腹中软，即当散也。

歌曰：心下如盘大又坚，邪结聚散验其边，术宜二两枳枚七，苦泄专疗水饮愆。

**附方**（《外台》防己黄芪汤）

方见风湿。

### （十四）黄疸病方

**茵陈蒿汤**

歌见伤寒入门。

**硝石矾石散**

硝石熬黄、矾石烧，等份。上二味为散，大麦粥汁和服方寸匕，日三服。病随大小便去，小便正黄，大便正黑，是其候也。

歌曰：身黄额黑足如烘，腹胀便溏晡热丛，等份矾硝和麦汁，女劳疸病夺天空。

**栀子大黄汤**

栀子十四枚，大黄二两，枳实五枚，豆豉一升。上四味，以水六升，煮取二升，分温三服。

歌曰：酒疸懊侬郁热蒸，大黄二两豉盈升，山栀十四枳枚五，上下分消要顺承。

**桂枝加黄芪汤**

歌见水气病中。

**猪膏发煎**

猪膏半斤，乱发如鸡子大三枚。上二味，和膏中煎之，发消药成。分再服，病从小便出。

歌曰：诸黄腹鼓大便坚，古有猪膏八两传，乱发三枚鸡子大，发消药熟始停煎。

**茵陈五苓散**

茵陈十分，五苓散五分。上二味和，先食饮方寸匕，日三服。

歌曰：疸病传来两解分，茵陈末入五苓尝，五苓五分专行水，十分茵陈却退黄。

**大黄硝石汤**

大黄、黄柏、硝石各四两，栀子十五枚。上四味，以水六升，煮取二升，去渣，纳硝，更煮取一升，顿服。

歌曰：自汗屎难腹满时，表和里实贵随宜，硝黄四两柏同数，十五枚栀任指麾。

**小半夏汤**

歌见痰饮。

**小柴胡汤**

歌见伤寒入门。

**小建中汤**

歌见伤寒入门。

**附方**（瓜蒂散、《千金》麻黄醇酒汤）

**瓜蒂散**

歌见伤寒入门。

**《千金》麻黄醇酒汤**

麻黄一两。上一味，以美酒五升，煮取二升半，顿服尽。冬月用酒，春日用水煮之。

歌曰：黄疸病由郁热成，驱邪解表仗雄兵，五升酒煮麻三两，春换水兮去酒烹。

### （十五）惊悸吐衄下血方

**桂枝去芍药加蜀漆牡蛎龙骨救逆汤**

歌见伤寒入门。

**半夏麻黄丸**

半夏、麻黄各等份。上二味，末之，炼蜜为丸，小豆大，饮服三丸，日三服。

歌曰：心悸都缘饮气维，夏麻等份蜜丸医，一升一降存其意，神化原来不可知。

**柏叶汤**

柏叶、干姜各三两，艾三把。上三味，以水五升，取马通汁一升，合煮取一升，分温再服。《千金》加阿胶三两亦佳。

歌曰：吐血频频不肯休，马通升许溯源流，干姜三两艾三把，柏叶行阴三两求。

**黄土汤**

甘草、干地黄、白术、附子炮、阿胶、黄芩各三两，灶中黄土半斤。上七味，水八升，煮取三升，分温三服。

歌曰：远血先便血续来，半斤黄土莫徘徊，术胶附地芩甘草，三两同行血证该。

**赤小豆散**

歌见狐惑。

**泻心汤**

大黄二两，黄连、黄芩各一两。上三味，以水三升，煮取一升，顿服之。

歌曰：大热上攻心气伤，清浊二道血洋洋，大黄二两芩连一，釜下抽薪请细详。

### （十六）呕吐哕下利方

**吴茱萸汤**

歌见伤寒入门。

**半夏泻心汤**

歌见伤寒入门。

**黄芩加半夏生姜汤**

歌见伤寒入门。

**小半夏汤**

见痰饮。

**猪苓散**

猪苓、茯苓、白术各等份。上三味，杵为散，饮服方寸匕，日三服。

歌曰：呕余思水与之佳，过与须防饮气乖，猪术茯苓等份捣，饮调寸匕自和谐。

**四逆汤**

歌见伤寒入门。

**小柴胡汤**

歌见伤寒入门。

**大半夏汤**

半夏二升，人参三两，白蜜一升。上三味，水一斗二升，和蜜扬之二百四十遍，煮药取二升半，温服一升。余分再服。

歌曰：从来胃反责冲乘，半夏二升蜜一升，三两人参劳水煮，纳冲养液有奇能。

**大黄甘草汤**

大黄四两，甘草二两。上二味，以水三升，煮取一升，分温再服。

歌曰：食方未久吐相随，两热冲来自不支，四两大黄二两草，上从下取法神奇。

**茯苓泽泻汤**

茯苓半斤，泽泻四两，甘草、桂枝各二两，白术三两，生姜四两。上六味，以水一斗，煮取三升，纳泽泻，再煮取二升半，温服八合，日三服。

歌曰：吐方未已渴频加，苓八生姜四两夸，二两桂甘三两术，泽须四两后煎嘉。

**文蛤汤**

文蛤、石膏各五两，麻黄、甘草、生姜各三两，杏仁五十粒，大枣十二枚。上七味，以水六升，煮取二升，温服一升。汗出即愈。

歌曰：吐而贪饮证宜详，文蛤石膏五两量，十二枣枚杏五十，麻甘三两等生姜。

**半夏干姜散**

半夏、干姜各等份。上二味，杵为散，取方寸匕，浆水一升半，煮取七合，顿服之。

歌曰：吐而干呕沫涎多，胃腑虚寒气不和，姜夏等分浆水煮，数方相类颇分科。

**生姜半夏汤**

半夏半升，生姜汁一升。上二味，以水三升，煮半夏取二升，纳生姜汁，煮取一升半，小冷，分四服，日三夜一。呕止，停后服。

歌曰：呕哕都非喘又非，彻心愦愦莫从违，一升姜汁半升夏，分煮同煎妙入微。

**橘皮汤**

橘皮四两，生姜半斤。上二味，以水七升，煮取三升，温服一升，下咽即愈。

歌曰：哕而干呕厥相随，气逆于胸阻四肢，初病未虚一服验，生姜八两四陈皮。

**橘皮竹茹汤**

橘皮二斤，竹茹二升，大枣三十枚，生姜半斤，甘草五两，人参一两。上六味，以水一斗，煮取三升，温服一升，日三服。

歌曰：哕逆因虚热气乘，一参五草八姜胜，枣三十枚二斤橘，生竹青皮刮二升。

**四逆汤**

歌见伤寒入门。

**桂枝汤**

歌见伤寒入门。

**大承气汤**

歌见伤寒入门。

**小承气汤**

歌见伤寒入门。

**桃花汤**

歌见伤寒入门。

**白头翁汤**

歌见伤寒入门。

**栀子豉汤**

歌见伤寒入门。

**通脉四逆汤**

歌见伤寒入门。

**紫参汤**

紫参半斤，甘草三两。上二味，以水五升，先煮紫参，取二升，纳甘草，煮取一升半，分温三服。

歌曰：利而肺痛是何伤，浊气上干责胃肠，八两紫参三两草，通因通用细推详。

**诃黎勒散**

诃黎勒十枚。上一味，为散，粥饮和顿服。

歌曰：诃黎勒散涩肠便，气利还须固后天，十个诃黎勒研末，调和米饮不须煎。

**附方**（《千金翼》小承气汤、《外台》黄芩汤）

**《千金翼》小承气汤**

歌见伤寒入门。

**《外台》黄芩汤**

黄芩、人参、干姜各三两，桂枝一两，大枣十二枚，半夏半升。上六味，以水七升，煮取三升，分温三服。

歌曰：干呕利兮责二阳，参芩三两等干姜，桂枝一两半升夏，枣十二枚转运良。

### （十七）疮痈肠痈浸淫病方

**薏苡附子败酱散**

薏苡仁十分，附子二分，败酱草五分。上三味，杵为散，取方寸匕，以水二升，煎减半，顿服，小便当下。

歌曰：气血凝痈阻外肤，腹皮虽急按之濡，附宜二分苡仁十，败酱还须五分驱。

**大黄牡丹汤**

大黄四两，牡丹一两，桃仁五十个，冬瓜仁半升，芒硝三合。上五味，以水六升，煮取一升，去渣，纳芒硝，再煎数沸，顿服之。有脓当下，如无脓当下血。

歌曰：肿居少腹下肠痈，黄四牡丹一两从，瓜子半升桃五十，芒硝三合泄肠脓。

**王不留行散**

王不留行十分，八月八日采，蒴藋细叶十分，七月七日采，甘草十八分，桑东南根白皮十分，三月三日采，黄芩二分，蜀椒三分，厚朴二分，干姜二分，芍药二分。上九味，王不留行、蒴藋、桑皮三味，烧灰存性，各别杵筛，合治之为散，服方寸匕。小疮即粉之，大疮但服之，产后亦可服。

歌曰：金疮诹采不留行，桑蒴同行十分明，芩朴芍姜均三分，三椒十八草相成。

**排脓散**

枳实十六枚，芍药六分，桔梗二分。上三味，杵为散，取鸡子黄一枚，以药散与鸡黄相等，揉和令相得，饮和服之，日一服。

歌曰：排脓散药本灵台，枳实为君十六枚，六分芍兮二分桔，鸡黄一个简而该。

**排脓汤**

甘草二两，桔梗三两，生姜一两，大枣十枚，上四味，以水三升，煮取一升，温服五合，日再服。

歌曰：排脓汤与散悬殊，一两生姜二草俱，大枣十枚桔三两，通行荣卫是良图。

**黄连粉**

方未见。

歌曰：浸淫疮药末黄连，从口流肢顺自然，若起四肢流入口，半生常苦毒牵缠。

## （十八）趺蹶手指臂肿转筋狐疝蛔虫方

**藜芦甘草汤**

方未见。

歌曰：体瞤臂肿主藜芦，痫痹风痰俱可驱，芦性升提甘草缓，症详趺厥遍寻无。

**鸡屎白散**

鸡屎白为散，取方寸匕，以水六合和，温服。

歌曰：转筋入腹脉微弦，肝气凌脾岂偶然，木畜为鸡其屎土，研来同类妙周旋。

**蜘蛛散**

蜘蛛十四枚，熬焦，桂枝半两。上二味为散，取八分一匕，饮和，日再服。蜜丸亦可。

歌曰：阴狐疝气久难医，大小攸偏上下时，熬杵蜘蛛十四个，桂枝半两恰相宜。

**甘草粉蜜汤**

甘草二两，白粉一两，白蜜四两。上三味，以水三升，先煮甘草，取二升，去渣，纳粉、蜜，搅令和，煎如薄饼，温服一升，差即止。

歌曰：蛔虫心痛吐涎多，毒药频攻痛不瘥，一粉二甘四两蜜，煮分先后取融和。

**乌梅丸**

歌解见伤寒入门。

## （十九）妇人妊娠病方

**桂枝汤**

歌见伤寒入门。

**桂枝茯苓丸**

桂枝、茯苓、丹皮、桃仁去尖、枣熬、芍药各等份。上五味，末之，炼蜜丸，如兔屎大，每日食前服一丸。不知，加至三丸。

歌曰：癥痼未除恐害胎，胎安癥去悟新裁，桂苓丹芍桃同等，气血阴阳本末该。

**附子汤**

方见伤寒入门。

**胶艾汤**

干地黄六两，川芎、阿胶、甘草各二两，艾叶、当归各三两，芍药四两。上七味，以水五升，清酒三升，合煮取三升，去滓，纳胶令消尽，温服一升，日三服，不差更作。

歌曰：妊娠腹满阻胎胞，二两芎䓖草与胶，归艾各三芍四两，地黄六两去枝梢。

**当归芍药散**

当归、川芎各三两，芍药一斤，茯苓、白术各四两，泽泻半斤。上六味，杵为散，取方寸匕，日三服。

歌曰：妊娠病痛势绵绵，三两归芎润且宣，芍药一升泽减半，术苓四两妙盘旋。

**干姜人参半夏丸**

干姜、人参各一两，半夏二两。上三味，末之，以生姜汁糊为丸，桐子大，饮服十丸，日三服。

歌曰：呕吐迁延恶阻名，胃中寒饮苦相萦，参姜一两夏双两，姜汁糊丸古法精。

**当归贝母苦参丸**

当归、贝母、苦参各四两。上三味，末之，炼丸如小豆大，饮服三丸，加至十丸。

歌曰：饮食如常小水难，妊娠郁热液因干，苦参四两同归贝，饮服三丸至十丸。

**葵子茯苓散**

葵子一升，茯苓三两。上二味，杵为散，饮服方寸匕，日二服，小便利则愈。

歌曰：头眩恶寒水气干，胎前身重小便难，一升葵子苓三两，米饮调和病即安。

**当归散**

当归、黄芩、芍药、川芎各一斤，白术半斤。上五味，杵为散，酒服方寸匕，日再服。妊娠常服，即易产胎，无疾苦，产后百病悉主之。

歌曰：万物原来自土生，土中涵湿遂生生，一斤芎芍归滋血，八术斤芩大化成。

**白术散**

白术、川芎、蜀椒各三分，去汗，牡蛎。上四味，杵为散，酒服一钱匕，日三服，夜一服。但苦痛加芍药；心下毒痛，倍加芎䓖；心烦吐痛，不能食饮，加细辛一两，半夏大者二十枚。服之后，更以醋浆水服之。若呕，以醋浆水服之。复不解者，小麦汁服之。已后渴者，大麦粥服之。病虽愈，服之勿置。

歌曰：胎由土载术之功，养血相资妙有䓖，阴气上凌椒摄下，蛎潜龙性得真诠。

加减歌曰：苦痛芍药加最美，心下毒痛倚芎是，吐痛不食心又烦，加夏廿枚一细使，醋浆水须服后吞，若还不呕药可以，不解小麦煮汁尝，已后渴者大麦喜，既愈常服勿轻抛，壶中阴阳大燮理。

## （二十）妇人产后方

**小柴胡汤**

歌见伤寒入门。

**大承气汤**

歌见伤寒入门。

**当归生姜羊肉汤**

歌见寒疝。

**枳实芍药散**

枳实烧令黑，勿太过、芍药等份。上二味，杵为散，服方寸匕，日三服。并主痈脓，大麦粥下之。

歌曰：满烦不卧腹痛频，枳实微烧芍药平，羊肉汤方应反看，散调大麦稳而新。

**下瘀血汤**

大黄三两，桃仁二十个，䗪虫二十枚，去足熬。上三味，末之，炼蜜和为四丸，以酒一升煮一丸，取八合，顿服之。

歌曰：脐中著痛瘀为殃，廿粒桃仁三两黄，更有䗪虫二十个，酒煎大下亦何伤。

**竹叶汤**

竹叶一把，葛根三两，防风、桔梗、桂枝、人参、甘草各一两，附子一枚，炮，生姜五两，大枣十五枚。上十味，以水一斗，煮取二升半，分温三服，温覆使汗出。颈项强用大附子一枚，破之如豆大，煎药，扬去沫。呕者加半夏半升，洗。

歌曰：喘热头疼面正红，一防桔桂草参同，葛三姜五附枚一，枣十五枚竹把充。

加减歌曰：颈项强用大附抵，以大易小不同体，呕为气逆更议加，半夏半升七次洗。

**竹皮大丸**

生竹茹、石膏各二分，桂枝、白薇各一分，甘草七分。上五味，末之。枣肉和丸弹子大，饮服一丸，日三夜二服。有热倍白薇；烦喘者，加柏实一分。

歌曰：呕而烦乱乳中虚，二分石膏与竹茹，薇桂一兮草七分，枣丸饮服效徐徐。

加减歌曰：白薇退热绝神异，有热倍加君须记，柏得金气厚且深，叶叶西向归本位，实中之仁又宁心，烦喘可加一分饵。

**白头翁加甘草阿胶汤**

白头翁、阿胶、甘草各二两，黄连、黄柏、秦皮各三两。上五味，以水七升，煮取三升，去渣，入阿胶，更上微火煎，胶烊消，取二升，温服一升。不愈，更服一升。

歌曰：白头方见伤寒歌，二两阿胶甘草和，产后利成虚已极，滋而且缓莫轻过。

**附方**（《千金》三物三黄汤、《千金》内补当归建中汤）

**《千金》三物三黄汤**

黄芩一两，苦参二两，干地黄四两。上三味，以水六升，煮取二升，温服一升，多吐下虫。

歌曰：妇人发露得风伤，头不痛兮证可详，肢苦但烦芩一两，地黄四两二参良。

**《千金》内补当归建中汤**

当归四两，桂枝三两，芍药六两，生姜三两，甘草二两，大枣十二枚。上六味，以水一斗，煮取三升，分温三服，一日令尽。若大虚，加饴糖六两，汤成纳之，于火上暖令饴消。若去血过多，崩伤内衄不止，加地黄六两，阿胶二两，合八味汤成，纳阿胶。

若无当归，以川芎代之；若无生姜，以干姜代之。

歌曰：补中方用建中汤，四两当归去瘀良，产后虚羸诸不足，调荣止痛补劳伤。

加减歌曰：服汤行瘀变崩伤，二两阿胶六地黄，若厥生姜宜变换，温中止血用干姜，当归未有川芎代，此法微芒请细详。

### （二十一）妇人杂病方

**小柴胡汤**

歌见伤寒入门。

**半夏厚朴汤**

半夏一升，厚朴三两，茯苓四两，生姜五两，苏叶二两。上五味，以水一斗，煮取四升，分温四服，日三夜一服。

歌曰：状如炙脔贴咽中，却是痰凝气不通，半夏一升茯苓四，朴三姜五二苏攻。

**甘麦大枣汤**

甘草三两，小麦一升，大枣十枚。上三味，以水六升，煮取三升，分温三服，亦补脾气。

歌曰：妇人脏燥欲悲伤，如有神灵太息长，小麦一升三两草，十枚大枣力相当。

**小青龙汤**

方解见伤寒入门。

**泻心汤**

方解见伤寒入门。

**温经汤**

吴茱萸三两，当归、川芎、芍药、人参、桂枝、阿胶、丹皮、甘草各二两，生姜三两（一本二两），半夏半升（一本一升），麦冬一升。上十二味，以水一斗，煮取三升，分温三服。亦主妇人少腹寒，久不受胎，兼治崩中去血，或月水来多，及至期不来。

歌曰：温经芎芍草归人，胶桂丹皮二两均，半夏半升麦倍用，姜萸三两对君陈。

**土瓜根散**

土瓜根、芍药、桂枝、䗪虫各三分。上四味，杵为散，酒服方寸匕，日三服。

歌曰：带下端由瘀血停，月间再见不循经，䗪瓜桂芍均相等，调协阴阳病自宁。

**旋覆花汤**

歌见积聚。

**胶姜汤**

方缺。或云即是干姜、阿胶二味煎服。林云即是胶艾汤。《千金》胶艾汤亦可取用。

歌曰：胶姜肢厥症犹藏，漏下陷经黑色详，姜性温提胶养血，刚柔运化配阴阳。

**大黄甘遂汤**

大黄四两，甘遂、阿胶各二两。上三味，以水三升，煮取一升，顿服，其血当下。

歌曰：小腹敦形小水难，水同瘀血两弥漫，大黄四两遂胶二，顿服瘀行病自安。

**抵当汤**

歌解见伤寒入门。

**矾石丸**

矾石三分，烧，杏仁一分。上二味，末之，炼蜜丸枣核大，服四丸，剧者再服之。

歌曰：经凝成癖闭而坚，白物时流岂偶然，矾石用三杏一分，服时病去不迁延。

**红蓝花酒**

红蓝花一两。上一味，酒一大升，煎减半，顿服一半，未止再服。

歌曰：六十二风义未详，腹中刺痛势彷徨，治风先要行其血，一两蓝花酒煮尝。

**当归芍药散**

方见妊娠。

**小建中汤**

歌见伤寒入门。

**肾气丸**

干地黄八两，山药、山茱萸各四两，茯苓、丹皮、泽泻各三两，附子一枚，炮，桂枝一两。上八味，末之，炼蜜丸如梧子大，酒下十五丸，加至二十丸，日再服。

歌曰：温经暖肾整胞宫，丹泽苓三地八融，四两萸薯桂附一，端教系正肾元充。

**蛇床子散**

蛇床子。上一味，末之，以白粉少许，和合相得，如枣大，棉裹纳之，自然温。

**狼牙汤**

狼牙三两。上一味，以水四升，煮取半升，以棉缠筋如茧，浸汤沥阴中，日四遍。

歌曰：胞寒外候见阴寒，纳入蛇床佐粉安，更有阴疮匶烂者，狼牙三两洗何难。

**膏发煎**

歌见黄疸。

**小儿疳虫蚀齿方**

雄黄，葶苈。上二味，末之，取腊月猪脂熔，以槐枝棉裹头四五枚，点药烙之。

歌曰：忽然出此小儿方，本治疳虫蚀齿良，葶苈雄黄猪点烙，阙疑留与后推详。

# 第7章　伤寒入门

## 一、张仲景《伤寒论》

### （一）辨太阳病脉证并治

太阳之为病，脉浮，头项强痛而恶寒。

太阳病，发热，汗出，恶风，脉缓者，名为中风。

太阳病，或已发热，或未发热，必恶寒，体痛，呕逆，脉阴阳俱紧者，名为伤寒。

伤寒一日，太阳受之。脉若静者，为不传也。颇欲吐，若烦躁，脉数急者，为传也。

伤寒二三日，阳明、少阳证不见者，为不传也。

太阳病，发热而渴，不恶寒者，为温病。若发汗已，身灼热者，名风温。风温为病，脉阴阳俱浮，自汗出，身重，多眠睡，鼻息必鼾，语言难出。若被下者，小便不利，直视失溲。若被火者，微发黄色，剧则如惊痫，时瘛疭。若火熏之，一逆尚引日，再逆促命期。

病有发热恶寒者，发于阳也；无热恶寒者，发于阴也。发于阳者七日愈，发于阴者六日愈。以阳数七、阴数六故也。

太阳病，头痛至七日以上自愈者，以行其经尽故也。若欲作再经者，针足阳明，使经不传则愈。

太阳病欲解时，从巳至未上。

风家，表解而不了了者，十二日愈。

病人身大热，反欲得衣者，热在皮肤，寒在骨髓也；身大寒，反不欲近衣者，寒在皮肤，热在骨髓也。

太阳中风，阳浮而阴弱。阳浮者，热自发；阴弱者，汗自出。啬啬恶寒，淅淅恶风，翕翕发热，鼻鸣干呕者，桂枝汤主之。

太阳病，头痛，发热，汗出，恶风，桂枝汤主之。

太阳病，项背强几几，反汗出恶风者，桂枝加葛根汤主之。

太阳病，下之后，其气上冲者，可与桂枝汤，方用前法。若不上冲者，不得与之。

太阳病三日，已发汗，若吐，若下，若温针，仍不解者，此为坏病，桂枝不中与之也。观其脉证，知犯何逆，随证治之。

桂枝本为解肌，若其人脉浮紧，发热汗不出者，不可与之也。当须识此，勿令误也。

若酒客病，不可与桂枝汤，得之则呕，以酒客不喜甘故也。

喘家作，桂枝汤加厚朴、杏子佳。

凡服桂枝汤吐者，其后必吐脓血也。

太阳病，发汗，遂漏不止。其人恶风，小便难，四肢微急，难以屈伸者，桂枝加附子汤主之。

太阳病，下之后，脉促，胸满者，桂枝去芍药汤主之。若微恶寒者，桂枝去芍药加附子汤主之。

太阳病，得之八九日，如疟状，发热恶寒，热多寒少，其人不呕，清便欲自可，一日二三度发。脉微缓者，为欲愈也。脉微而恶寒者，此阴阳俱虚，不可更发汗、更下、更吐也。面色反有热色者，未欲解也，以其不能得小汗出，身必痒，宜桂枝麻黄各半汤。

太阳病，初服桂枝汤，反烦不解者，先刺风池、风府穴，却与桂枝汤则愈。

服桂枝汤，大汗出，脉洪大者，与桂枝汤如前法。若形似疟，一日再发者，汗出必解，宜桂枝二麻黄一汤。

服桂枝汤，大汗出后，大烦渴不解，脉洪大者，白虎加人参汤主之。

太阳病，发热恶寒，热多寒少，脉微弱者，此无阳也，不可发汗，宜桂枝二越婢一汤。

服桂枝汤，或下之，仍头项强痛，翕翕发热，无汗，心下满微痛，小便不利者，桂枝去桂加茯苓白术汤主之。

伤寒脉浮，自汗出，小便数，心烦，微恶寒，脚挛急，反与桂枝汤以攻其表，此误也。得之便厥，咽中干，烦躁，吐逆者，作甘草干姜汤与之，以复其阳。若厥愈足温者，更作芍药甘草汤与之，其足即伸。若胃气不和，谵语者，少与调胃承气汤。若重发汗，复加烧针者，四逆汤主之。

问曰：证象阳旦，按法治之而增剧，厥逆，咽中干，两胫拘急而谵语。师曰：言夜半手足当温，两足当伸，后如师言。何以知此？答曰：寸口脉浮而大，浮为风，大为虚。风则生微热，虚则两胫挛，病证象桂枝，因加附子参其间，增桂令汗出，附子温经，亡阳故也。厥逆，咽中干，烦躁，阳明内结，谵语烦乱，更饮甘草干姜汤，夜半阳气还，两足当温。胫尚微拘急，重与芍药甘草汤，尔乃胫伸。以承气汤微溏，则止其谵语，故知病可愈。

太阳病，项背强几几，无汗，恶风，葛根汤主之。

太阳与阳明合病者，必自下利，葛根汤主之。

太阳与阳明合病，不下利，但呕者，葛根加半夏汤主之。

太阳病，桂枝证，医反下之，利遂不止，脉促者，表未解也。喘而汗出者，葛根黄芩黄连汤主之。

太阳病，头痛，发热，身疼，腰痛，骨节疼痛，恶风，无汗而喘者，麻黄汤主之。

太阳与阳明合病，喘而胸满者，不可下，宜麻黄汤。

太阳病，十日已去，脉浮细而嗜卧者，外已解也。设胸满胁痛者，与小柴胡汤。脉但浮者，与麻黄汤。

太阳中风，脉浮紧，发热恶寒，身疼痛，不汗出而烦躁者，大青龙汤主之。若脉微弱，汗出恶风者，不可服之。服之则厥逆，筋惕肉瞤，此为逆也。

伤寒脉浮缓，身不疼，但重，乍有轻时，无少阴证者，大青龙汤发之。

伤寒表不解，心下有水气，干呕，发热而咳，或渴，或利，或噎，或小便不利，少腹满，或喘者，小青龙汤主之。

伤寒，心下有水气，咳而微喘，发热不渴，服汤已渴者，此寒去欲解也，小青龙汤主之。

太阳病，外证未解，脉浮弱者，当以汗解，宜桂枝汤。

太阳病，下之微喘者，表未解故也，桂枝加厚朴杏子汤主之。

太阳病，外证未解，不可下也，下之为逆。欲解外者，宜桂枝汤。

太阳病，先发汗不解，而复下之，脉浮者不愈。浮为在外，而反下之，故令不愈。今脉浮，故在外，当须解外则愈，宜桂枝汤。

太阳病，脉浮紧，无汗，发热，身疼痛，八九日不解，表证仍在，此当发其汗。服药已微除，其人发烦，目瞑，剧者必衄，衄乃解。所以然者，阳气重故也，麻黄汤主之。

太阳病，脉浮紧，发热，身无汗，自衄者，愈。

二阳并病，太阳初得病时，发其汗，汗先出不彻，因转属阳明，续自微汗出，不恶寒。若太阳病证不罢者，不可下，下之为逆，如此可小发汗。设面色缘缘正赤者，阳气怫郁在表，当解之熏之。若发汗不彻，不足言，阳气怫郁不得越，当汗不汗，其人烦躁，不知痛处，乍在腹中，乍在四肢，按之不可得，其人短气但坐，以汗出不彻故也，更发汗则愈。何以知汗出不彻？以脉涩故知也。

脉浮数者，法当汗出而愈。若下之，身重，心悸者，不可发汗，当自汗出乃解。所以然者，尺中脉微，此里虚。须表里实，津液自和，便自汗出愈。

脉浮紧者，法当身疼痛，宜以汗解之。假令尺中迟者，不可发汗。何以知然，以荣气不足，血少故也。

脉浮者，病在表，可发汗，宜麻黄汤。

脉浮而数者，可发汗，宜麻黄汤。

病常自汗出者，此为荣气和。荣气和者，外不谐，以卫气不共荣气谐和故尔。以荣行脉中，卫行脉外。复发其汗，荣卫和则愈，宜桂枝汤。

病人脏无他病，时发热，自汗出，而不愈者，此卫气不和也。先其时发汗则愈，宜桂枝汤。

伤寒脉浮紧，不发汗，因致衄者，麻黄汤主之。

伤寒不大便六七日，头痛有热者，与承气汤。其小便清者，知不在里，仍在表也，当须发汗。若头痛者，必衄，宜桂枝汤。

伤寒发汗已解，半日许复烦，脉浮数者，可更发汗，宜桂枝汤。

凡病，若发汗，若吐，若下，若亡血，亡津液，阴阳自和者，必自愈。

大下之后，复发汗，小便不利者，亡津液故也。勿治之，得小便利，必自愈。

下之后，复发汗，必振寒，脉微细。所以然者，以内外俱虚故也。

下之后，复发汗，昼日烦躁不得眠，夜而安静，不呕不渴，无表证，脉沉微，身无大热者，干姜附子汤主之。

发汗后，身疼痛，脉沉迟者，桂枝加芍药生姜各一两人参三两新加汤主之。

发汗后，不可更行桂枝汤。汗出而喘，无大热者，可与麻黄杏仁甘草石膏汤。

发汗过多，其人叉手自冒心，心下悸，欲得按者，桂枝甘草汤主之。

发汗后，其人脐下悸者，欲作奔豚，茯苓桂枝甘草大枣汤主之。

发汗后，腹胀满者，厚朴生姜半夏甘草人参汤主之。

伤寒，若吐、若下后，心下逆满，气上冲胸，起则头眩，脉沉紧，发汗则动经，身为振摇者，茯苓桂枝白术甘草汤主之。

发汗，病不解，反恶寒者，虚故也，芍药甘草附子汤主之。

发汗，若下之，病仍不解，烦躁者，茯苓四逆汤主之。

发汗后，恶寒者，虚故也，不恶寒，但热者，实也。当和胃气，与调胃承气汤。

太阳病，发汗后，大汗出，胃中干，烦躁，不得眠。欲得饮水者，少少与饮之，令胃气和则愈。若脉浮，小便不利，微热，消渴者，五苓散主之。

发汗已，脉浮数，烦渴者，五苓散主之。

伤寒，汗出而渴者，五苓散主之。不渴者，茯苓甘草汤主之。

中风发热，六七日不解而烦，有表里证，渴欲饮水，水入则吐者，名曰水逆，五苓散主之。

未持脉时，病人叉手自冒心，师因教试令咳，而不咳者，此必两耳聋，无闻也。所以然者，以重发汗，虚故如此。

发汗后，饮水多必喘，以水灌之亦喘。

发汗后，水药不得入口，为逆。若更发汗，必吐下不止。

发汗、吐下后，虚烦不得眠，若剧者，必反覆颠倒，心中懊侬，栀子豉汤主之。若少气者，栀子甘草豉汤主之。若呕者，栀子生姜豉汤主之。

发汗，若下之，而烦热，胸中窒者，栀子豉汤主之。

伤寒五六日，大下之后，身热不去，心中结痛者，未欲解也，栀子豉汤主之。

伤寒下后，心烦，腹满，卧起不安者，栀子厚朴汤主之。

伤寒，医以丸药大下之，身热不去，微烦者，栀子干姜汤主之。

凡用栀子汤，病人旧微溏者，不可与服之。

太阳病发汗，汗出不解，其人仍发热，心下悸，头眩，身瞤动，振振欲擗地者，真武汤主之。

咽喉干燥者，不可发汗。

淋家，不可发汗，发汗必便血。

疮家，虽身疼痛，不可发汗，发汗则痓。

衄家，不可发汗，汗出必额上陷，脉急紧，直视不能眴，不得眠。

亡血家，不可发汗，发汗则寒栗而振。

汗家，重发汗，必恍惚心乱，小便已阴疼，与禹余粮丸。

病人有寒，复发汗，胃中冷，必吐蛔。

本发汗而复下之，此为逆也。若先发汗，治不为逆。本先下之，而反汗之，为逆。若先下之，治不为逆。

伤寒，医下之，续得下利清谷不止，身疼痛者，急当救里。后身疼痛，清便自调者，急当救表。救里，宜四逆汤；救表，宜桂枝汤。

病发热，头痛，脉反沉，若不差，身体疼痛，当救其里，宜四逆汤。

太阳病，先下之而不愈，因复发汗，以此表里俱虚，其人因至冒，冒家汗出自愈。所以然者，汗出表和故也。里未和，然后复下之。

太阳病未解，脉阴阳俱微，必先振栗，汗出而解。但阳脉微者，先汗出而解，但阴脉微者，下之而解。若欲下之，宜调胃承气汤。

太阳病，发热，汗出者，此为荣弱卫强，故使汗出。欲救邪风者，宜桂枝汤。

伤寒五六日，中风，往来寒热，胸胁苦满，默默不欲饮食，心烦喜呕，或胸中烦而不呕，或渴，或腹中痛，或胁下痞硬，或心下悸，小便不利，或不渴，身有微热，或咳者，与小柴胡汤。

血弱气尽，腠理开，邪气因入，与正气相搏，结于胁下，正邪分争，往来寒热，休作有时，默默不欲饮食，脏腑相连，其痛必下，邪高痛下，故使呕也，小柴胡汤主之。服柴胡汤已，渴者，属阳明，以法治之。

得病六七日，脉迟浮弱，恶风寒，手足温，医二三下之，不能食，而胁下满痛，面目及身黄，颈项强，小便难者，与柴胡汤，后必下重。本渴而饮水呕者，柴胡汤不中与也，食谷者哕。

伤寒四五日，身热，恶风，颈项强，胁下满，手足温而渴者，小柴胡汤主之。

伤寒，阳脉涩，阴脉弦，法当腹中急痛，先与小建中汤。不差者，与小柴胡汤主之。

伤寒中风，有柴胡证，但见一证便是，不必悉俱。凡柴胡汤病证而下之，若柴胡汤病证不罢者，复与柴胡汤，必蒸蒸而振，却复发热汗出而解。

伤寒二三日，心中悸而烦者，小建中汤主之。

太阳病，过经十余日，反二三下之，后四五日，柴胡证仍在者，先与小柴胡汤。

呕不止，心下急，郁郁微烦者，为未解也，与大柴胡汤下之则愈。

伤寒十三日不解，胸胁满而呕，日晡所发潮热，已而微利。此本柴胡证，下之而不得利，今反利者，知医以丸药下之，此非其治也。潮热者，实也，先宜小柴胡汤以解外，后以柴胡加芒硝汤主之。

伤寒十三日不解，过经，谵语者，以有热也，当以汤下之。若小便利者，大便当硬，而反下利，脉调和者，知医以丸药下之，非其治也。若自下利者，脉当微厥，今反和者，此为内实也，调胃承气汤主之。

太阳病不解，热结膀胱，其人如狂，血自下，下者愈。其外不解者，尚未可攻，当先解其外。外解已，但少腹急结者，乃可攻之，宜桃核承气汤。

伤寒八九日，下之，胸满烦惊，小便不利，谵语，一身尽重，不可转侧者，柴胡加龙骨牡蛎汤主之。

伤寒，腹满，谵语，寸口脉浮而紧，此肝乘脾也，名曰纵，刺期门。

伤寒发热，啬啬恶寒，大渴欲饮水，其腹必满，自汗出，小便利，其病欲解，此肝乘肺也，名曰横，刺期门。

太阳病二日，反躁，凡熨其背而大汗出，大热入胃，胃中水竭，烦躁，必发谵语。十余日振栗自下利者，此为欲解也。故其汗从腰以下不得汗，欲小便不得，反呕，欲失溲，足下恶风，大便硬，小便当数，而反不数，及不多，大便已，头卓然而痛，其人足心必热，谷气下流故也。

太阳病中风，以火劫发汗，邪风被火热，血气流溢，失其常度。两阳相熏灼，其身发黄。阳盛则欲衄，阴虚小便难。阴阳俱虚竭，身体则枯燥，但头汗出，剂颈而还，腹满，微喘，口干，咽烂，或不大便，久则谵语，甚者至哕，手足躁扰，捻衣摸床。小便利者，其人可治。

伤寒脉浮，医以火迫劫之，亡阳，必惊狂，卧起不安者，桂枝去芍药加蜀漆牡蛎龙骨救逆汤主之。

病形作伤寒，其脉不弦紧而弱，弱者必渴，被火必谵语。弱者发热，脉浮，解之当汗出愈。

太阳病，以火熏之，不得汗，其人必躁。到经不解，必清血，名为火邪。

脉浮，热甚，而反灸之，此为实。实以虚治，因火而动，必咽燥，唾血。

微数之脉，慎不可灸，因火为邪，则为烦逆，追虚逐实，血散脉中，火气虽微，内攻有力，焦骨伤筋，血难复也。脉浮，宜以汗解，用火灸之，邪无从出，因火而盛，病从腰以下，必重而痹，名火逆也。欲自解者，必当先烦，烦乃有汗而解。何以知之？脉浮，故知汗出解。

烧针令其汗，针处被寒，核起而赤者，必发奔豚，气从少腹上冲心者，灸其核上各一壮，与桂枝加桂汤，更加桂二两也。

火逆下之，因烧针，烦躁者，桂枝甘草龙骨牡蛎汤主之。

太阳伤寒者，加温针，必惊也。

太阳病，当恶寒发热，今自汗出，反不恶寒发热，关上脉细数者，以医吐之过也。一二日吐之者，腹中饥，口不能食。三四日吐之者，不喜糜粥，欲食冷食，朝食暮吐。以医吐所致也，此为小逆。

太阳病吐之，但太阳病当恶寒，今反不恶寒，不欲近衣者，此为吐之内烦也。

病人脉数，数为热，当消谷引食，而反吐者，此以发汗，令阳气微，膈气虚，脉乃数也。数为客热，不能消谷，以胃中虚冷，故吐也。

太阳病，过经十余日，心下温温欲吐，而胸中痛，大便反溏，腹微满，郁郁微烦。此先时自极吐下者，可与调胃承气汤。若不尔者，不可与。但欲呕，胸中痛，微溏，此非柴胡证，以呕，故知极吐下也。调胃承气汤。

太阳病，六七日，表证仍在，脉微而沉，反不结胸，其人发狂者，以热在下焦，少腹当硬满，小便自利者，下血乃愈。所以然者，以太阳随经，瘀热在里故也，抵当汤主之。

太阳病，身黄，脉沉结，少腹硬，小便不利者，为无血也。小便自利，其人如狂者，血证谛也，抵当汤主之。

伤寒有热，少腹满，应小便不利，今反利者，为有血也，当下之，不可余药，宜抵当丸。

太阳病，小便利者，以饮水多，必心下悸。小便少者，必苦里急也。

问曰：病有结胸、有脏结，其状何如？答曰：按之痛，寸脉浮，关脉沉，名曰结胸也。何谓脏结？答曰：如结胸状，饮食如故，时时下利，寸脉浮，关脉小细沉紧，名曰脏结。舌上白苔滑者，难治。

脏结，无阳证，不往来寒热，其人反静，舌上苔滑者，不可攻也。

病发于阳，而反下之，热入，因作结胸；病发于阴，而反下之，因作痞也。所以成结胸者，以下之太早故也。结胸者，项亦强，如柔痓状，下之则和，宜大陷胸丸。

结胸证，其脉浮大者，不可下，下之则死。

结胸证悉具，烦躁者亦死。

太阳病，脉浮而动数，浮则为风，数则为热，动则为痛，数则为虚，头痛，发热，微盗汗出，而反恶寒者，表未解也。医反下之，动数变迟，膈内拒痛，胃中空虚，客气动膈，短气，烦躁，心下懊憹，阳气内陷，心下因硬，则为结胸，大陷胸汤主之。若不结胸，但头汗出，余处无汗，剂颈而还，小便不利，身必发黄，大陷胸汤。

伤寒六七日，结胸，热实，脉沉而紧，心下痛，按之石硬者，大陷胸汤主之。

伤寒十余日，热结在里，复往来寒热者，与大柴胡汤。但结胸，无大热者，此为水结在胸胁也。但头微汗出者，大陷胸汤主之。

太阳病，重发汗而复下之，不大便五六日，舌上燥而渴，日晡所小有潮热，从心下自少腹硬满而痛不可近者，大陷胸汤主之。

小陷胸病，正在心下，按之则痛，脉浮滑者，小陷胸汤主之。

太阳病二三日，不能卧，但欲起，心下必结，脉微弱者，此本有寒分也。反下之，若利止，必作结胸。未止者，四日复下之，此作协热利也。

太阳病，下之，其脉促，不结胸者，此为欲解也。脉浮者，必结胸。脉紧者，必咽痛。脉弦者，必两胁拘急。脉细数者，头痛未止。脉沉紧者，必欲呕。脉沉滑者，协热利。脉浮滑者，必下血。

病在阳，应以汗解之，反以冷水潠之，若灌之，其热被劫不得去，弥更益烦，肉上粟起，意欲饮水，反不渴者，服文蛤散。若不差者，与五苓散。寒实结胸，无热证者，与三物小陷胸汤，白散亦可服。

太阳与少阳并病，头项强痛，或眩冒，时如结胸，心下痞硬者，当刺大椎第一间、肺俞、肝俞。慎不可发汗，发汗则谵语，脉弦。五六日谵语不止，当刺期门。

妇人中风，发热恶寒，经水适来，得之七八日，热除而脉迟，身凉，胸胁下满，如结胸状，谵语者，此为热入血室也，当刺期门，随其实而泻之。

妇人中风，七八日，续得寒热，发作有时，经水适断者，此为热入血室。其血必结，故使如疟状，发作有时，小柴胡汤主之。

妇人伤寒，发热，经水适来，昼日明了，暮则谵语，如见鬼状者，此为热入血室。无犯胃气及上二焦，必自愈。

伤寒六七日，发热，微恶寒，支节烦痛，微呕，心下支结，外证未去者，柴胡桂枝汤主之。

伤寒五六日，已发汗而复下之，胸胁满微结，小便不利，渴而不呕，但头汗出，往来寒热，心烦者，此为未解也，柴胡桂枝干姜汤主之。

伤寒五六日，头汗出，微恶寒，手足冷，心下满，口不欲食，大便硬，脉细者，此为阳微结，必有表，复有里也，脉沉亦在里也。汗出为阳微，假令纯阴结，不得复有外证，悉入在里，此为半在里半在外也。脉虽沉紧，不得为少阴证。所以然者，阴不得有汗，今头汗出，故知非少阴也，可与小柴胡汤。设不了了者，得屎而解。

伤寒五六日，呕而发热者，柴胡汤证具，而以他药下之，柴胡证仍在者，与柴胡汤。此虽已下之，不为逆。必蒸蒸而振，却发热汗出而解。若心下满而硬痛者，此为结胸也，大陷胸汤主之。但满而不痛者，此为痞，柴胡不中与之，宜半夏泻心汤。

太阳、少阳并病，而反下之，成结胸，心下硬，下利不止，水浆不入，其人心烦。

脉浮而紧，而复下之，紧反入里，则成痞，按之自濡，但气痞耳。

太阳中风，下利，呕逆，表解者，乃可攻之。其人漐漐汗出，发作有时，头痛，心下痞硬满，引胁下痛，干呕，短气，汗出，不恶寒者，此表解里未和也，十枣汤主之。

太阳病，医发汗，遂发热恶寒。因复下之，心下痞。表里俱虚，阴阳气并竭，无阳则阴独，复加烧针，因胸烦，面色青黄，肤瞤者，难治。今色微黄，手足温者，易愈。

心下痞，按之濡，其脉关上浮者，大黄黄连泻心汤主之。

心下痞，而复恶寒，汗出者，附子泻心汤主之。

本以下之，故心下痞，与泻心汤，痞不解，其人口渴而烦躁，小便不利者，五苓散主之。

伤寒，汗出解之后，胃中不和，心下痞硬，干噫食臭，胁下有水气，腹中雷鸣，下利者，生姜泻心汤主之。

伤寒中风，医反下之，其人下利，日数十行，谷不化，腹中雷鸣，心下痞硬而满，干呕，心烦不得安。医见心下痞，谓病不尽，复下之，其痞益甚。此非热结，但以胃中虚，客气上逆，故使硬也，甘草泻心汤主之。

伤寒，服汤药下利不止，心下痞硬，服泻心汤已，复以他药下之，利不止。医以理中与之，利益甚。理中者，理中焦。此利在下焦，赤石脂禹余粮汤主之。复利不止，当利其小便。

伤寒，吐下后，发其汗，虚烦，脉甚微。八九日，心下痞硬，胁下痛，气上冲咽喉，眩冒，经脉动惕者，久而成痿。

伤寒发汗，若吐若下后，心下痞硬，噫气不除者，旋覆代赭汤主之。

下后，不可更行桂枝汤，若汗出而喘，无大热者，可与麻黄杏子甘草石膏汤。

太阳病，外证未除而数下之，遂协热而利，利下不止，心下痞硬，表里不解者，桂枝人参汤主之。

伤寒大下后，复发汗，心下痞。恶寒者，表未解也，不可攻痞，当先解表，表解乃可攻痞。解表宜桂枝汤，攻痞宜大黄黄连泻心汤。

伤寒发热，汗出不解，心下痞硬，呕吐而下利者，大柴胡汤主之。

病如桂枝证，头不痛，项不强，寸脉微浮，胸中痞硬，气上冲咽喉，不得息者，此为胸有寒也，当吐之，宜瓜蒂散。

病胁下素有痞，连在脐旁，痛引少腹，入阴筋者，此名脏结，死。

伤寒病，若吐若下后，七八日不解，热结在里，表里俱热，时时恶风，大渴，舌上干燥而烦，欲饮水数升者，白虎加人参汤主之。

伤寒，无大热，口燥渴，心烦，背微恶寒者，白虎加人参汤主之。

伤寒脉浮，发热无汗，其表不解者，不可与白虎汤。渴欲饮水，无表证者，白虎加人参汤主之。

太阳、少阳并病，心下硬，颈项强而眩者，当刺大椎、肺俞、肝俞，慎勿下之。

太阳与少阳合病，自下利者，与黄芩汤。若呕者，黄芩加半夏生姜汤主之。

伤寒，胸中有热，胃中有邪气，腹中痛，欲呕者，黄连汤主之。

伤寒八九日，风湿相搏，身体疼烦，不能自转侧，不呕不渴，脉浮虚而涩者，桂枝附子汤主之。若其人大便硬，小便自利，去桂枝加白术汤主之。

风湿相搏，骨节烦疼，掣痛不得屈伸，近之则痛剧，汗出，短气，小便不利，恶风不欲去衣，或身微肿者，甘草附子汤主之。

伤寒，脉浮滑，此为表有热，里有寒，白虎汤主之。

伤寒，脉结代，心动悸者，炙甘草汤主之。

脉按之来缓，时一止复来者，名曰结。又脉来动而中止，更来小数，中有还者反动，名曰结，阴也。脉来动而中止，不能自还，因而复动者，名曰代，阴也。得此脉者，必难治。

### （二）辨阳明病脉证并治

问曰：病有太阳阳明，有正阳阳明，有少阳阳明，何谓也？答曰：太阳阳明者，脾约是也。正阳阳明者，胃家实是也。少阳阳明者，发汗，利小便，胃中燥、烦、实，大便难是也。

阳明之为病，胃家实是也。

问曰：何缘得阳明病？答曰：太阳病，若发汗，若下，若利小便，此亡津液，胃中干燥，因转属阳明。不更衣，内实大便难者，此名阳明也。

问曰：阳明病外证云何？答曰：身热，汗自出，不恶寒反恶热也。

问曰：病有得之一日，不发热而恶寒者，何也？答曰：虽得之一日，恶寒将自罢，即自汗出而恶热也。

问曰：恶寒何故自罢？答曰：阳明居中，主土也，万物所归，无所复传。始虽恶寒，二日自止，此为阳明病也。

本太阳，初得病时，发其汗，汗先出不彻，因转属阳明也。伤寒发热，无汗，呕不能食，而反汗出濈濈然者，是转属阳明也。

伤寒三日，阳明脉大。

伤寒脉浮而缓，手足自温者，是为系在太阴。太阴者，身当发黄，若小便自利者，不能发黄。至七八日，大便硬者，为阳明病也。

伤寒转系阳明者，其人濈然微汗出也。

阳明中风，口苦，咽干，腹满，微喘，发热，恶寒，脉浮而紧。若下之，则腹满小便难也。

阳明病，若能食，名中风，不能食，名中寒。

阳明病，若中寒者，不能食，小便不利，手足濈然汗出，此欲作固瘕，必大便初硬后溏。所以然者，以胃中冷，水谷不别故也。

阳明病，初欲食，小便反不利，大便自调，其人骨节疼，翕翕如有热状，奄然发狂，濈然汗出而解者，此水不胜谷气，与汗共并，脉紧则愈。

阳明病，欲解时，从申至戌上。

阳明病，不能食，攻其热必哕。所以然者，胃中虚冷故也。以其人本虚，攻其热必哕。

阳明病，脉迟，食难用饱，饱则微烦头眩，必小便难，此欲作谷瘅，虽下之，腹满如故。所以然者，脉迟故也。

阳明病，法多汗，反无汗，其身如虫行皮中状者，此以久虚故也。

阳明病，反无汗而小便利，二三日呕而咳，手足厥者，必苦头痛。若不咳不呕，手足不厥者，头不痛。

阳明病，但头眩，不恶寒，故能食而咳，其人咽必痛。若不咳者，咽不痛。

阳明病，无汗，小便不利，心中懊侬者，身必发黄。

阳明病，被火，额上微汗出，而小便不利者，必发黄。

阳明病，脉浮而紧者，必潮热，发作有时。但浮者，必盗汗出。

阳明病，口燥，但欲漱水，不欲咽者，此必衄。

阳明病，本自汗出，医更重发汗，病已差，尚微烦不了了者，此必大便硬故也。以亡津液，胃中干燥，故令大便硬。当问其小便日几行，若本小便日三四行，今日再行，故知大便不久出。今为小便数少，以津液当还入胃中，故知不久必大便也。

伤寒呕多，虽有阳明证，不可攻之。

阳明病，心下硬满者，不可攻之。攻之，利遂不止者死，利止者愈。

阳明病，面合色赤，不可攻之。必发热，色黄者，小便不利也。

阳明病，不吐不下，心烦者，可与调胃承气汤。

阳明病，脉迟，虽汗出不恶寒者，其身必重，短气，腹满而喘，有潮热者，此外欲解，可攻里也。手足濈然汗出者，大便已硬也，大承气汤主之。若汗多，微发热恶寒者，外未解也，其热不潮，未可与承气汤。若腹大满不通者，可与小承气汤，微和胃气，勿令至大泄下。

阳明病，潮热、大便微硬者，可与大承气汤。不硬者，不可与之。若不大便六七日，恐有燥屎，欲知之法，少与小承气汤，汤入腹中，转矢气者，此有燥尿也，乃可攻之。若不转矢气者，此但初头硬，后必溏，不可攻之，攻之必胀满不能食也。欲饮水者，与水则哕，其后发热者，必大便复硬而少也，以小承气汤和之。不转矢气者，慎不可攻也。

夫实则谵语，虚则郑声。郑声者，重语也。直视，谵语，喘满者死，下利者亦死。

发汗多，若重发汗者，亡其阳，谵语，脉短者死，脉自和者不死。

伤寒，若吐若下后，不解，不大便五六日，上至十余日，日晡所发潮热，不恶寒，独语如见鬼状，若剧者，发则不识人，循衣摸床，惕而不安，微喘，直视，脉弦者生，涩者死。微者，但发热谵语者，大承气汤主之。若一服利，则止后服。

阳明病，其人多汗，以津液外出，胃中燥，大便必硬，硬则谵语，小承气汤主之。若一服谵语止者，更莫复服。

阳明病，谵语，发潮热、脉滑而疾者，小承气汤主之。因与承气汤一升，腹中转气者，更服一升。若不转气者，勿更与之。明日又不大便，脉反微涩者，里虚也，为难治，不可更与承气汤也。

阳明病，谵语，有潮热，反不能食者，胃中必有燥屎五六枚也。若能食者，但硬耳，宜大承气汤下之。

阳明病，下血，谵语者，此为热人血室。但头汗出者，刺期门，随其实而泻之，濈然汗出则愈。

汗出谵语者，以有燥屎在胃中，此为风也。须下者，过经乃可下之。下之若早，语言必乱，以表虚里实故也，下之愈，宜大承气汤。

伤寒四五日，脉沉而喘满。沉为在里，而反发其汗，津液越出，大便为难，表虚里实，久则谵语。

三阳合病，腹满，身重，难以转侧，口不仁，面垢，谵语，遗尿。发汗则谵语，下之则额上生汗，手足逆冷。若自汗出者，白虎汤主之。

二阳并病，太阳证罢，但发潮热，手足漐漐汗出，大便难而谵语者，下之则愈，宜大承气汤。

阳明病，脉浮而紧，咽燥，口苦，腹满而喘，发热汗出，不恶寒反恶热，身重。若发汗则躁，心愦愦，反谵语。若加温针，必怵惕，烦躁不得眠。若下之，则胃中空虚，客气动膈，心中懊侬，舌上苔者，栀子豉汤主之。

若渴欲饮水，口干舌燥者，白虎加人参汤主之。

若脉浮，发热，渴欲饮水，小便不利者，猪苓汤主之。

阳明病，汗出多而渴者，不可与猪苓汤。以汗多胃中燥，猪苓汤复利其小便故也。

脉浮而迟，表热里寒，下利清谷者，四逆汤主之。

若胃中虚冷，不能食者，饮水则哕。

脉浮，发热，口干，鼻燥，能食者则衄。

阳明病，下之，其外有热，手足温，不结胸，心中懊侬，饥不能食，但头汗出者，栀子豉汤主之。

阳明病，发潮热，大便溏，小便自可，胸胁满不去者，与小柴胡汤。

阳明病，胁下硬满，不大便而呕，舌上白苔者，可与小柴胡汤。上焦得通，津液得下，胃气因和，身濈然汗出而解。

阳明中风，脉弦浮大，而短气，腹部满，胁下及心痛，久按之气不通，鼻干，不得汗，嗜卧，一身及目悉黄，小便难，有潮热，时时哕，耳前后肿，刺之小差。外不解，病过十日，脉续浮者，与小柴胡汤。

脉但浮，无余证者，与麻黄汤。若不尿，腹满加哕者，不治。

阳明病，自汗出，若发汗，小便自利者，此为津液内竭，虽硬不可攻之。当须自欲大便，宜蜜煎导而通之。若土瓜根及大猪胆汁，皆可为导。

阳明病，脉迟，汗出多，微恶寒者，表未解也，可发汗，宜桂枝汤。

阳明病，脉浮，无汗而喘者，发汗则愈，宜麻黄汤。

阳明病，发热，汗出者，此为热越，不能发黄也。但头汗出，身无汗，剂颈而还，小便不利，渴引水浆者，此为瘀热在里，身必发黄，茵陈蒿汤主之。

阳明证，其人喜忘者，必有畜血。所以然者，本有久瘀血，故令喜忘。屎虽硬，大便反易，其色必黑者，宜抵当汤下之。

阳明病，下之，心中懊憹而烦，胃中有燥屎者，可攻。腹微满，初头硬，后必溏，不可攻之。若有燥屎者，宜大承气汤。

病人不大便五六日，绕脐痛，烦躁，发作有时者，此有燥屎，故使不大便也。

病人烦热，汗出则解。又如疟状，日晡所发热者，属阳明也。脉实者，宜下之。脉浮虚者，宜发汗。下之与大承气汤，发汗宜桂枝汤。

大下后，六七日不大便，烦不解，腹满痛者，此有燥尿也。所以然者，本有宿食故也，宜大承气汤。

病人小便不利，大便乍难乍易，时有微热，喘冒不能卧者，有燥屎也，宜大承气汤。

食谷欲呕，属阳明也，吴茱萸汤主之。得汤反剧者，属上焦也。

太阳病，寸缓，关浮，尺弱，其人发热汗出，复恶寒，不呕，但心下痞者，此以医下之也。如其不下者，病人不恶寒而渴者，此转属阳明也。小便数者，大便必硬，不更衣十日，无所苦也。渴欲饮水，少少与之，但以法救之。渴者，宜五苓散。

脉阳微而汗出少者，为自和也，汗出多者，为太过。阳脉实，因发其汗，出多者，亦为太过。太过者，为阳绝于里，亡津液，大便因硬也。

脉浮而芤，浮为阳，芤为阴，浮芤相搏，胃气生热，其阳则绝。

趺阳脉浮而涩，浮则胃气强，涩则小便数。浮涩相搏，大便则硬，其脾为约，麻子仁丸主之。

太阳病三日，发汗不解，蒸蒸发热者，属胃也，调胃承气汤主之。

伤寒吐后，腹胀满者，与调胃承气汤。

太阳病，若吐、若下、若发汗后，微烦，小便数，大便因硬者，与小承气汤，和之愈。

得病二三日，脉弱，无太阳柴胡证，烦躁，心下硬。至四五日，虽能食，以小承气汤，少少与，微和之，令小安。至六日，与承气汤一升。若不大便六七日，小便少者，虽不受食，但初头硬，后必溏，未定成硬，攻之必溏。须小便利，屎定硬，乃可攻之，宜大承气汤。

伤寒六七日，目中不了了，睛不和，无表里证，大便难，身微热者，此为实也，急下之，宜大承气汤。

阳明病，发热，汗多者，急下之，宜大承气汤。

发汗不解，腹满痛者，急下之，宜大承气汤。

腹满不减，减不足言，当下之，宜大承气汤。

阳明、少阳合病，必下利。其脉不负者，为顺也；负者，失也。互相克贼，名为负也。脉滑而数者，有宿食也，当下之，宜大承气汤。

病人无表里证，发热七八日，虽脉浮数者，可下之。假令已下，脉数不解，合热则消谷喜饥。至六七日，不大便者，有瘀血，宜抵当汤。

若脉数不解，而下不止，必协热便脓血也。

伤寒发汗已，身目为黄，所以然者，以寒湿在里不解故也。以为不可下也，于寒湿中求之。

伤寒七八日，身黄如橘子色，小便不利，腹微满者，茵陈蒿汤主之。

伤寒身黄发热，栀子柏皮汤主之。

伤寒瘀热在里，身必黄，麻黄连轺赤小豆汤主之。

### （三）辨少阳病脉证并治

少阳之为病，口苦，咽干，目眩也。

少阳中风，两耳无所闻，目赤，胸中满而烦者，不可吐下，吐下则悸而惊。

伤寒，脉弦细，头痛发热者，属少阳。少阳不可发汗，发汗则谵语。此属胃，胃和则愈。胃不和，烦而悸。

本太阳病不解，转入少阳者，胁下硬满，干呕不能食，往来寒热，尚未吐下，脉沉紧者，与小柴胡汤。

若已吐、下、发汗、温针，谵语，柴胡汤证罢，此为坏病。知犯何逆，以法治之。

三阳合病，脉浮大，上关上，但欲眠睡，目合则汗。

伤寒六七日，无大热，其人躁烦者。此为阳去入阴故也。

伤寒三日，三阳为尽，三阴当受邪。其人反能食而不呕，此为三阴不受邪也。

伤寒三日，少阳脉小者，欲已也。

少阳病欲解时，从寅至辰上。

### （四）辨太阴病脉证并治

太阴之为病，腹满而吐，食不下，自利益甚，时腹自痛。若下之，必胸下结硬。

太阴中风，四肢烦疼，阳微阴涩而长者，为欲愈。

太阴病欲解时，从亥至丑上。

太阴病，脉浮者，可发汗，宜桂枝汤。

自利，不渴者，属太阴，以其脏有寒故也，当温之，宜服四逆辈。

伤寒，脉浮而缓，手足自温者，系在太阴。太阴当发身黄，若小便自利者，不能发黄。至七八日，虽暴烦下利，日十余行，必自止。以脾家实，腐秽当去故也。

本太阳病，医反下之，因尔腹满时痛者，属太阴也，桂枝加芍药汤主之。大实痛者，桂枝加大黄汤主之。

太阴为病，脉弱，其人续自便利，设当行大黄、芍药者，宜减之，以其人胃气弱，易动故也。

### （五）辨少阴病脉证并治

少阴之为病，脉微细，但欲寐也。

少阴病，欲吐不吐，心烦，但欲寐，五六日自利而渴者，属少阴也，虚故引水自救。若小便色白者，少阴病形悉具。小便白者，以下焦虚有寒，不能制水，故令色白也。

病人脉阴阳俱紧，反汗出者，亡阳也。此属少阴，法当咽痛而复吐利。

少阴病，咳而下利，谵语者，被火气劫故也。小便必难，以强责少阴汗也。

少阴病，脉细沉数，病为在里，不可发汗。

少阴病，脉微，不可发汗，亡阳故也。阳已虚，尺脉弱涩者，复不可下之。

少阴病，脉紧，至七八日自下利，脉暴微，手足反温，脉紧反去者，为欲解也，虽烦，下利，必自愈。

少阴病，下利，若利自止，恶寒而踡卧，手足温者，可治。

少阴病，恶寒而踡，时自烦，欲去衣被者，可治。

少阴中风，脉阳微阴浮者，为欲愈。

少阴病欲解时，从子至寅上。

少阴病，吐利，手足不逆冷，反发热者，不死。脉不至者，灸少阴七壮。

少阴病，八九日，一身手足尽热者，以热在膀胱，必便血也。

少阴病，但厥，无汗而强发之，必动其血，未知从何道出，或从口鼻，或从目出者，是名下厥上竭，为难治。

少阴病，恶寒，身踡而利，手足逆冷者，不治。

少阴病，吐利，烦躁，四逆者，死。

少阴病，下利止而头眩，时时自冒者，死。

少阴病，四逆，恶寒而身踡，脉不至，不烦而躁者，死。

少阴病，六七日，息高者，死。

少阴病，脉微细沉，但欲卧，汗出不烦，自欲吐，至五六日自利，复烦躁不得卧寐者，死。

少阴病，始得之，反发热脉沉者，麻黄细辛附子汤主之。

少阴病，得之二三日，麻黄附子甘草汤，微发汗。以二三日无里证，故微发汗也。

少阴病，得之二三日以上，心中烦，不得卧，黄连阿胶汤主之。

少阴病，得之一二日，口中和，其背恶寒者，当灸之，附子汤主之。

少阴病，身体痛，手足寒，骨节痛，脉沉者，附子汤主之。

少阴病，下利便脓血者，桃花汤主之。

少阴病，二三日至四五日，腹痛，小便不利，下利不止，便脓血者，桃花汤主之。

少阴病，下利便脓血者，可刺。

少阴病，吐利，手足逆冷，烦躁欲死者，吴茱萸汤主之。

少阴病，下利，咽痛，胸满，心烦，猪肤汤主之。

少阴病，二三日，咽痛者，可与甘草汤。不差，与桔梗汤。

少阴病，咽中伤，生疮，不能语言，声不出者，苦酒汤主之。

少阴病，咽中痛，半夏散及汤主之。

少阴病，下利，白通汤主之。

少阴病，下利，脉微者，与白通汤。利不止，厥逆无脉，干呕，烦者，白通加猪胆汁汤主之。服汤，脉暴出者死，微续者生。

少阴病，二三日不已，至四五日，腹痛，小便不利，四肢沉重疼痛，自下利者，此为有水气，其人或咳，或小便利，或下利，或呕者，真武汤主之。

少阴病，下利清谷，里寒外热，手足厥逆，脉微欲绝，身反不恶寒，其人面色赤，或腹痛，或干呕，或咽痛，或利止脉不出者，通脉四逆汤主之。

少阴病，四逆，其人或咳，或悸，或小便不利，或腹中痛，或泄利下重者，四逆散主之。

少阴病，下利六七日，咳而呕，渴，心烦，不得眠者，猪苓汤主之。

少阴病，得之二三日，口燥咽干者，急下之，宜大承气汤。

少阴病，自利清水，色纯青，心下必痛，口干燥者，可下之，宜大承气汤。

少阴病，六七日，腹胀，不大便者，急下之，宜大承气汤。

少阴病，脉沉者，急温之，宜四逆汤。

少阴病，饮食入口则吐，心中温温欲吐，复不能吐。始得之，手足寒，脉弦迟者，此胸中实，不可下也，当吐之。若膈上有寒饮，干呕者，不可吐也，当温之，宜四逆汤。

少阴病，下利，脉微涩，呕而汗出，必数更衣，反少者，当温其上，灸之。

### （六）辨厥阴病脉证并治

厥阴之为病，消渴，气上撞心，心中疼热，饥而不欲食，食则吐蛔，下之利不止。

厥阴中风，脉微浮，为欲愈。不浮，为未愈。

厥阴病欲解时，从丑至卯上。

厥阴病，渴欲饮水者，少少与之愈。

诸四逆厥者，不可下之。虚家亦然。

伤寒，先厥后发热而利者，必自止。见厥复利。

伤寒，始发热六日，厥反九日而利。凡厥利者，当不能食，今反能食者，恐为除中，食以索饼。不发热者，知胃气尚在，必愈。恐暴热来出而复去也，后日脉之，其热续在者，期之旦日夜半愈。所以然者，本发热六日，厥反九日，复发热三日，并前六日，亦为九日，与厥相应，故期之旦日夜半愈。后三日脉之，而脉数，其热不罢者，此为热气有余，必发痈脓也。

伤寒脉迟，六七日，而反与黄芩汤彻其热。脉迟为寒，今与黄芩汤复除其热，腹中应冷，当不能食。今反能食，此名除中，必死。

伤寒，先厥后发热，下利必自止。而反汗出，咽中痛者，其喉为痹。发热无汗，而利必自止，若不止，必便脓血。便脓血者，其喉为痹。

伤寒一二日至四五日厥者，必发热，前热者，后必厥。厥深者，热亦深；厥微者，热亦微。厥应下之，而反发汗者，必口伤烂赤。

伤寒病，厥五日，热亦五日，设六日当复厥，不厥者自愈。厥终不过五日，以热五日，故知自愈。

凡厥者，阴阳气不相顺接，便为厥。厥者，手足逆冷者是也。

伤寒脉微而厥，至七八日肤冷，其人躁，无暂安时者，此为藏厥，非蛔厥也。蛔厥者，其人当吐蛔。今病者静，而复时烦者，此为藏寒。蛔上入其膈，故烦，须臾复止。得食而呕，又烦者，蛔闻食臭出，其人常自吐蛔。蛔厥者，乌梅丸主之。又主久利。

伤寒，热少微厥，指头寒，嘿嘿不欲食，烦躁。数日，小便利，色白者，此热除也，欲得食，其病为愈。若厥而呕，胸胁烦满者，其后必便血。

病者手足厥冷，言我不结胸，小腹满，按之痛者，此冷结在膀胱关元也。

伤寒，发热四日，厥反三日，复热四日。厥少热多者，此病当愈。四日至七日热不除者，必便脓血。

伤寒厥四日，热反三日，复厥五日，其病为进。寒多热少，阳气退，故为进也。

伤寒六七日，脉微，手足厥冷，烦躁，灸厥阴。厥不还者，死。

伤寒发热，下利，厥逆，躁不得卧者，死。

伤寒发热，下利至甚，厥不止者，死。

伤寒六七日，不利，便发热而利，其人汗出不止者，死，有阴无阳故也。

伤寒五六日，不结胸，腹濡，脉虚，复厥者，不可下。此亡血，下之死。

发热而厥，七日下利者，为难治。

伤寒脉促，手足厥逆，可灸之。

伤寒脉滑而厥者，里有热，白虎汤主之。

手足厥寒，脉细欲绝者，当归四逆汤主之。

若其人内有久寒者，宜当归四逆加吴茱萸生姜汤。

大汗出，热不去，内拘急，四肢疼，又下利厥逆而恶寒者，四逆汤主之。

大汗，若大下利而厥冷者，四逆汤主之。

病人手足厥冷，脉乍紧者，邪结在胸中，心下满而烦，饥不能食者，病在胸中，当须吐之，宜瓜蒂散。

伤寒厥而心下悸，宜先治水，当服茯苓甘草汤。却治其厥，不尔，水渍入胃，必作利也。

伤寒六七日，大下后，寸脉沉而迟，手足厥逆，下部脉不至，喉咽不利，唾脓血，泄利不止者，为难治，麻黄升麻汤主之。

伤寒四五日，腹中痛，若转气下趣少腹者，此欲自利也。

伤寒本自寒下，医复吐下之，寒格，更逆吐下，若食入口即吐，干姜黄芩黄连人参汤主之。

下利，有微热而渴，脉弱者，今自愈。

下利，脉数，有微热，汗出，今自愈。设复紧，为未解。

下利，手足厥冷，无脉者，灸之不温，若脉不还，反微喘者，死。少阴负趺阳者，为顺也。

下利，寸脉反浮数，尺中自涩者，必清脓血。

下利清谷，不可攻表，汗出必胀满。

下利，脉沉弦者，下重也；脉大者，为未止；脉微弱数者，为欲自止，虽发热，不死。

下利，脉沉而迟，其人面少赤，身有微热，下利清谷者，必郁冒汗出而解。病人必微厥，所以然者，其面戴阳，下虚故也。

下利，脉数而渴者，今自愈。设不差，必清脓血，以有热故也。

下利后，脉绝，手足厥冷，晬时脉还，手足温者生，脉不还者死。

伤寒，下利日十余行，脉反实者，死。

下利清谷，里寒外热，汗出而厥者，通脉四逆汤主之。

热利下重者，白头翁汤主之。

下利，腹胀满，身体疼痛者，先温其里，乃攻其表。温里宜四逆汤，攻表宜桂枝汤。

下利，欲饮水者，以有热故也，白头翁汤主之。

下利，谵语者，有燥屎也，宜小承气汤。

下利后更烦，按之心下濡者，为虚烦也，宜栀子豉汤。

呕家有痈脓者，不可治呕，脓尽自愈。

呕而脉弱，小便复利，身有微热，见厥者，难治，四逆汤主之。

干呕，吐涎沫，头痛者，吴茱萸汤主之。

呕而发热者，小柴胡汤主之。

伤寒，大吐、大下之，极虚，复极汗者，其人外气怫郁，复与之水以发其汗，因得哕。所以然者，胃中寒冷故也。

伤寒，哕而腹满，视其前后，知何部不利，利之即愈。

### （七）辨霍乱病脉证并治

问曰：病有霍乱者何？答曰：呕吐而利，此名霍乱。

问曰：病发热、头痛、身痛、恶寒、吐利者，此属何病？答曰：此名霍乱。霍乱自吐下，又利止，复更发热也。

伤寒，其脉微涩者，本是霍乱，今是伤寒，却四五日，至阴经上，转入阴必利。本呕下利者，不可治也。欲似大便，而反矢气，仍不利者，此属阳明也，便必硬，十三日愈。所以然者，经尽故也。下利后，当便硬，硬则能食者愈。今反不能食，到后经中，颇能食。复过一经能食，过之一日当愈。不愈者，不属阳明也。

恶寒，脉微而复利，利止，亡血也，四逆加人参汤主之。

霍乱，头痛，发热，身疼痛，热多欲饮水者，五苓散主之。寒多不用水者，理中丸主之。

吐利止而身痛不休者，当消息和解其外，宜桂枝汤小和之。

吐利，汗出，发热恶寒，四肢拘急，手足厥冷者，四逆汤主之。

既吐且利，小便复利而大汗出，下利清谷，内寒外热，脉微欲绝者，四逆汤主之。

吐已下断，汗出而厥，四肢拘急不解，脉微欲绝者，通脉四逆加猪胆汁汤主之。

吐利、发汗、脉平、小烦者，以心虚不胜谷气故也。

### （八）辨阴阳易差后劳复病脉证并治

伤寒，阴阳易之为病，其病人身体重，少气，少腹里急，或引阴中拘挛，热上冲胸，头重不欲举，眼中生花，膝胫拘急者，烧裈散主之。

大病差后劳复者，枳实栀子豉汤主之。

伤寒差以后，更发热，小柴胡汤主之。脉浮者，以汗解之；脉沉者，以下解之。大病差后，以腰以下有水气者，牡蛎泽泻散主之。

大病差后，喜唾，久不了了，胸上有寒，当以丸药温之，宜理中丸。

伤寒解后，虚羸少气，气逆欲吐，竹叶石膏汤主之。

病人脉已解，而日暮微烦。以新病差，人强与谷，脾胃气尚弱，不能消谷，故令微烦。消谷则愈。

## 二、陈修园《长沙方歌括》

### （一）太阳方

**桂枝汤**

桂枝三两，去皮，芍药三两，甘草二两，炙，生姜三两，切，大枣十二枚，擘。上五味，㕮咀三味，以水七升，微火煮取三升，去渣，适寒温，服一升。服已，啜热稀粥一升，以助药力。温覆令一时许，遍身漐漐微似有汗者佳，不可令如水流漓，病必不除。若一服汗出病差，停后服，不必尽剂。若不汗，更服如前法。又不汗，后服小促其间，半日许，令三服尽。若病重者，一日一夜服，周时观之，服一剂尽，病证仍在者，更作服。汗不出，乃服至二三剂。禁生冷、黏滑、肉面、五辛、酒酪、臭恶等物。

歌曰：项强头痛汗憎风，桂芍生姜三两同。枣十二枚甘一两，解肌还藉粥之功。

**桂枝加葛根汤**

桂枝三两，去皮，芍药三两，甘草二两，炙，生姜三两，切，大枣十二枚，擘，葛根四两。上六味，㕮咀，以水一斗，煮葛根减二升，去上沫，纳诸药，煮取三升，温服一升。

覆取微似汗，不须啜粥，余如桂枝将息及禁忌法。

歌曰：葛根四两走经输，项背几几人汗濡，只取桂枝汤一料，加来此味妙相须。

**桂枝加附子汤**

桂枝汤原方加附子一枚，炮，去皮，破八片。上六味，㕮咀，以水七升，煮取三升，去渣，温服一升。

歌曰：汗因过发漏漫漫，肢急常愁伸屈难，尚有尿难风又恶，桂枝加附一枚安。

**桂枝去芍药汤**

桂枝原方去芍药。右四味，以水七升，煮取三升，温服一升。

**桂枝去芍药加附子汤**

即前汤加附子一枚，炮，去皮，破八片。上五味，㕮咀，以水七升，煮取三升，去渣，温服一升。恶寒止，停后服。

歌曰：桂枝去芍义何居，胸满阴弥要急除。若见恶寒阳不振，更加附子一枚俱。

**桂枝麻黄各半汤**

桂枝一两十六铢，芍药一两，生姜一两，甘草一两，炙，麻黄一两，去节，大枣四枚，杏仁二十四枚，汤浸，去皮、尖及两仁者。后仿此。上七味，以水五升，先煮麻黄一二沸，去上沫，纳诸药，煮取一升八合，去渣，温服六合。

歌曰：桂枝一两十六铢，甘芍姜麻一两符，杏廿四枚枣四粒，面呈热色痒均驱。

**桂枝二麻黄一汤**

桂枝一两十七铢，芍药一两六铢，麻黄十六铢，生姜一两六铢，杏仁十六枚，甘草一两二铢，大枣五枚。上七味，以水五升，先煮麻黄一二沸，去上沫，纳诸药，煮取二升，去渣，温服一升，日再服。

歌曰：一两六铢芍与姜，麻铢十六杏同行。桂枝一两铢十七，草两二铢五枣匡。

**白虎加人参汤**

知母六两，石膏一斤，碎，棉裹，甘草二两，炙，粳米六合，人参三两。上五味，以水一斗，煮米熟汤成，去渣，温服一升，日三服。

歌曰：服桂渴烦大汗倾，液亡肌腠涸阳明，膏斤知六参三两，二草六粳米熟成。

**桂枝二越婢一汤**

桂枝十八铢，芍药十八铢，麻黄十八铢，大枣四枚，生姜一两二铢，石膏二十四铢。上七味，㕮咀，以水五升，煮麻黄一二沸，去上沫，纳诸药，煮取二升，去渣，温服一升。本方当裁为越婢汤、桂枝汤合饮一升，今合为一方，桂枝二越婢一。

歌曰：桂芍麻甘十八铢，生姜一两二铢俱，膏铢廿四四枚枣，要识无阳旨各殊。

**桂枝去桂加茯苓白术汤**

芍药三两，甘草二两，生姜三两，切，茯苓三两，白术三两，大枣十二枚。上六味，以水八升，煮取三升，去渣，温服一升，小便利则愈。

歌曰：术芍苓姜三两均，枣须十二效堪珍，炙甘二两中输化，水利邪除立法新。

**甘草干姜汤**

甘草四两，干姜二两，炮。上二味，㕮咀，以水三升，煮取一升五合，去渣，分温再服。

歌曰：心烦足急理须明，攻表误行厥便成，二两炮姜甘草四，热因寒用奏功宏。

**芍药甘草汤**

芍药四两，甘草四两，炙。上二味，㕮咀，以水三升，煮取一升半，去渣，分温再服之。

歌曰：芍甘四两各相均，两脚拘挛病在筋，阳旦误投热气燥，苦甘相济即时伸。

**调胃承气汤**

大黄四两，去皮，酒洗，甘草二两，炙，芒硝半升。上三味，㕮咀，以水三升，煮取一升，去渣，纳芒硝，更上火微煮令沸，少少与饮之。

歌曰：调胃承气炙甘功，硝用半升地道通，草二大黄四两足，法中之法妙无穷。

**四逆汤**

甘草二两，炙，干姜一两半，附子一枚，生用，去皮，切八片。上三味，㕮咀，以水三升，煮取一升二合，去渣，分温再服。强人可大附子一枚，干姜三两。

歌曰：生附一枚两半姜，草须二两少阴方，建功姜附如良将，将将从容藉草匡。

**葛根汤**

葛根四两，麻黄三两，去节，甘草二两，炙，芍药二两，桂枝二两，生姜三两，大枣十二枚。上七味，㕮咀，以水一斗，先煮葛根、麻黄减二升，去上沫，纳诸药，煮取三升，去渣，温服一升。覆取微似汗，不须啜粥，余如桂枝将息及禁忌法。

歌曰：四两葛根三两麻，枣枚十二效堪佳，桂甘芍二姜三两，无汗憎风下利夸。

**葛根加半夏汤**

葛根汤原方加半夏半升，洗，同法煎煮。

歌曰：二阳下利葛根夸，不利旋看呕逆嗟，须取原方照分两，半升半夏洗来加。

**葛根黄芩黄连汤**

葛根半斤，甘草二两，黄芩二两，黄连二两。上四味，以水八升，先煮葛根减二升，纳诸药，煮取二升，去渣，分温再服。

歌曰：二两连芩二两甘，葛根八两论中谈，喘而汗出脉兼促，误下风邪利不堪。

**麻黄汤**

麻黄三两，去节，桂枝二两，去皮，杏仁七十个，去皮尖，甘草一两，炙。上四味，以水九升，先煮麻黄减二升，去上沫，纳诸药，煮取二升半，去渣，温服八合。覆取微似汗，不须啜粥，余如桂枝法将息。

歌曰：七十杏仁三两麻，一甘二桂效堪夸，喘而无汗头身痛，温服休教粥到牙。

**大青龙汤**

麻黄六两，去节，桂枝二两，去皮，甘草一两，炙，杏仁五十枚，一本四十枚，石膏如鸡子大，碎，生姜一两，大枣十一枚。上七味，以水九升，先煮麻黄减二升，去上沫，纳诸药，煮取三升，去渣，温服一升，取微似汗。汗出多者，温粉扑之。一服汗者，停后服。

歌曰：二两桂甘三两姜，膏如鸡子六麻黄，枣枚十二五十杏，无汗烦而且躁方。

**小青龙汤**

麻黄三两，芍药三两，细辛三两，干姜三两，甘草炙，桂枝三两，半夏半升，五味子半升。上八味，以水一斗，先煮麻黄减二升，去上沫，纳诸药，煮取三升，去渣，温服一升。若微利者，去麻黄，加荛花如鸡子大，熬令赤色。若渴者，去半夏，加栝蒌根三两。若噎者，去麻黄，加附子一枚，炮。若小便不利，小腹满，去麻黄，加茯苓四两。若喘者，去麻黄，加杏仁半升。

歌曰：桂麻姜芍草辛三，夏味半升记要谙，表不解兮心下水，咳而发热句中探。

加减歌曰：若渴去夏加栝根，三两加来功亦壮。微利去麻加荛花此味不常用，以茯苓代之，熬赤取如鸡子样。若噎去麻炮附加，只有一枚功莫上。麻去再加四两苓，能除尿短小腹胀。若喘除麻加杏仁，须去皮尖半升量。

**桂枝加厚朴杏仁汤**

桂枝三两，甘草二两，芍药三两，大枣十二枚，杏仁五十枚，厚朴二两，炙，去皮，生姜三两，切。上七味，以水七升，微火煮取三升，去渣，服一升，覆取微似汗。

歌曰：下后喘生及喘家，桂枝汤外更须加，朴加四两五十杏，此法微茫未有涯。

**干姜附子汤**

干姜一两，附子一枚，生用，去皮，切八片。上二味，以水五升，煮取一升，去渣，顿服。

歌曰：生附一枚一两姜，日间烦躁夜常安，脉微无表身无热，幸藉残阳未尽亡。

**桂枝加芍药生姜人参新加汤**

桂枝三两，芍药四两，甘草二两，炙，人参三两，大枣十二枚，生姜四两。上六味，以水一斗二升，微火煮取三升，去渣，分温服一升。余如桂枝法。

歌曰：汗后身疼脉反沉，新加方法轶医林，方中姜芍还增一，三两人参义蕴深。

**麻黄杏仁甘草石膏汤**

麻黄四两，去节，杏仁五十枚，甘草二两，炙，石膏半斤。上四味，以水七升，先煮麻黄，去上沫，纳诸药，煮取三升，去渣，温服一升。

歌曰：四两麻黄八两膏，二甘五十杏同熬，须知禁桂为阳盛，喘汗全凭热势操。

**桂枝甘草汤**

桂枝四两，甘草二两，炙。上二味，以水三升，煮取一升，去渣，顿服。

歌曰：桂枝炙草取甘温，四桂二甘药不烦，叉手冒心虚已极，汗多亡液究根源。

**茯苓桂枝甘草大枣汤**

茯苓半斤，桂枝四两，甘草四两，炙，大枣十五枚。上四味，以甘澜水一斗，先煮茯苓减二升，纳诸药，煮取三升，去渣，温服一升，日三服。作甘澜水法：取水一斗，置在盆内，以杓扬之，水上有珠子五六千颗相逐，取用之。

歌曰：八两茯苓四桂枝，炙甘四两悸堪治，枣推十五扶中土，煮取甘澜两度施。

**厚朴生姜甘草半夏人参汤**

厚朴半斤，炙，去皮，生姜半斤，半夏半斤，洗，甘草二两，人参一两。上五味，以水一斗，煮取三升，去渣，温服一升，日三服。

歌曰：厚朴半斤姜半斤，一参二草亦须分，半升夏最除虚满，汗后调和法出群。

**茯苓桂枝白术甘草汤**

茯苓四两，桂枝去皮，三两，白术二两，甘草炙，二两。上四味，以水六升，煮取三升，去渣，分温三服。

歌曰：病因吐下气冲胸，起则头眩身振从，茯四桂三术草二，温中降逆效从容。

**芍药甘草附子汤**

芍药三两，甘草三两，炙，附子炮，去皮，破八片，一枚。上三味，以水五升，煮取一升五合，去渣，分温三服。

歌曰：一枚附子胜灵丹，甘芍平行三两看，汗后恶寒虚故训，经方秘旨熟能攒。

**茯苓四逆汤**

茯苓四两，人参一两，附子生用，去皮，破八片，一枚，甘草二两，炙，干姜一两半。上五味，以水五升，煮取三升，去渣，温服七合，日二服。

歌曰：生附一枚两半姜，二甘六苓一参尝，汗伤心液下伤肾，肾躁心烦得媾昌。

**五苓散**

猪苓十八铢，泽泻一两六铢，白术十八铢，茯苓十八铢，桂枝半两，去皮。上五味，捣为末，以白饮和服方寸匕，日三服，多饮暖水，汗出愈。

歌曰：猪苓茯苓十八铢，泽宜一两六铢符，桂枝半两磨调服，暖水频吞汗出苏。

**茯苓甘草汤**

茯苓三两，桂枝二两，甘草一两，生姜三两。上四味，以水四升，煮取二升，去渣，分温三服。

歌曰：汗多不渴此方求，又治伤寒厥悸优，二桂一甘三姜茯，须知水汗共源流。

**栀子豉汤**

栀子擘，十四个，香豉棉裹，四合。上二味，以水四升，先煮栀子，得二升半，内豉，煮取一升半，去渣，分为二服，温进一服。得吐者，止后服。

歌曰：山栀香豉治何为，烦恼难眠胸窒宜，十四枚栀四合豉，先栀后豉法煎奇。

**栀子甘草豉汤**

栀子擘，十四个，甘草二两，《内台》只用半两，香豉棉裹，四合。上三味，以水四升，先煮栀子、甘草，得二升半，内豉，煮取一升半，去渣，分二服，温进一服。得吐者，止后服。

**栀子生姜豉汤**

栀子擘，十四个，生姜五两，《内台》只用一两，香豉棉裹，四合。上三味，以水四升，先煮栀子、生姜，得二升半，内豉，煮取一升半，去渣，分二服，温进一服。得吐者，止后服。

歌曰：栀豉原方效可夸，气羸二两炙甘加，还将五两生姜入，专服生姜治呕家。

**栀子厚朴汤**

栀子擘，十四个，厚朴四两，枳实四枚，炒，水浸，去瓤。上三味，以水三升，煮取一升半，去渣，分二服，温进一服。得吐者，止后服。

歌曰：厚须四两枳四枚，十四山栀亦妙哉，下后心烦还腹满，止烦泄满效兼该。

**栀子干姜汤**

栀子擘，十四个，干姜二两。上二味，以水三升，煮取一升半，去渣，分二服，温进一服。得吐者，止后服。

歌曰：十四山栀二两姜，以丸误下极偏方，微烦身热均须记，辛苦相须尽所长。

**真武汤**

茯苓三两，芍药三两，生姜三两，切，白术二两，附子炮，去皮，破八片。上五味，以水八升，煮取三升，去渣，温服七合，日三服。

歌曰：生姜芍茯数皆三，二两白术一附探，便短咳频兼腹痛，驱寒镇水与君谈。

**真武汤加减法**

歌曰：咳加五味要半升，干姜细辛一两具。小便若利恐耗津，须去茯苓肾始固。下利去芍加干姜，二两温中能守住。若呕去附加生姜，足前须到半斤数。

**小柴胡汤**

柴胡半斤，黄芩三两，人参三两，生姜三两，半夏洗，半升，甘草炙，三两，大枣十二枚，擘。上七味，以水一斗二升，煮取六升，去渣，再煮取三升，温服一升，日三服。若胸中烦而不呕者，去半夏、人参，加瓜蒌实一枚；若渴，去半夏，加人参，合前成四两半，瓜蒌根四两；若腹中痛者，去黄芩，加芍药三两；若胁下痞硬，去大枣，加牡蛎四两；若心下悸，小便不利者，去黄芩，加茯苓四两；若不渴，外有微热者，去人参，加桂枝三两，温覆取微汗愈；若咳者，去人参、大枣、生姜，加五味子半升、干姜二两。

歌曰：柴胡八两少阳凭，枣十二枚夏半升，三两姜参芩与草，去滓重煮有奇能。

**小柴胡汤加减法**

歌曰：胸烦不呕除夏参，蒌实一枚应加煮。若渴除夏加人参，合前四两五钱与。蒌根清热且生津，再加四两功更钜。腹中痛者除黄芩，芍加三两对君语。胁下痞硬大枣除，牡蛎四两应生杵。心下若悸尿不长，除芩加苓四两侣。外有微热除人参，加桂三两汗休阻。咳除参枣并生姜，加入干姜二两许，五味半升法宜加，温肺散寒力莫御。

**小建中汤**

芍药六两，桂枝三两，去皮，甘草二两，生姜三两，切，胶饴一升，大枣十二枚，擘。上六味，以水七升，煮取三升，去渣，纳胶饴，更上微火消解，温服一升，日三服。呕家不可用建中汤，以甜故也。

歌曰：建中即是桂枝汤，倍芍加饴绝妙方，饴取一升六两芍，悸烦腹痛有奇长。

**大柴胡汤**

柴胡半斤，黄芩三两，芍药三两，半夏洗，半升，生姜切，五两，枳实炙，四枚，大枣十二枚，擘。上七味，以水一斗二升，煮取六升，去渣，再煎，温服一升，日三服。一方加大黄二两，若不加，恐不为大柴胡汤。

歌曰：八柴四枳五生姜，芩芍三分二大黄，半夏半升十二枣，少阳实证下之良。

**柴胡加芒硝汤**

柴胡二两十六铢，黄芩一两，人参一两，甘草炙，一两，生姜切，一两，半夏二十铢，大枣四枚，擘，芒硝二两。上八味，以水四升，煮取二升，去渣，纳芒硝，更煮微沸，分温再服。不解，更作。

歌曰：柴胡分两照原方，一两芒硝后入良，误下热来日晡所，补兼荡涤有奇长。

**桃核承气汤**

桃仁去皮尖，五十个，大黄四两，桂枝去皮，二两，甘草炙，二两，芒硝二两。上五味，以水七升，煮取二升半，去渣，纳芒硝，更上火微沸，下火，先食温服五合，日三服，当微利。

歌曰：五十桃仁四两黄，桂硝二两草同行，膀胱热结如狂证，外解方攻用此汤。

**柴胡加龙骨牡蛎汤**

柴胡一两半，龙骨一两半，黄芩一两半，生姜一两半，人参一两半，茯苓一两半，铅丹一两半，牡蛎一两半，桂枝一两半，半夏一两半，大枣六枚，大黄二两。上十二味，以水八升，煮取四升，纳大黄，更煮一二沸，去渣，温服一升。

歌曰：参芩龙牡桂丹铅，苓夏柴黄姜枣全，枣六余皆一两半，大黄二两后同煎。

**桂枝去芍药加蜀漆牡蛎龙骨救逆汤**

桂枝去皮，三两，甘草炙，二两，生姜切，三两，大枣擘，十二枚，牡蛎熬，五两，蜀漆洗去腥，三两，龙骨四两。上七味，以水一斗二升，先煮蜀漆减二升，纳诸药，煮取三升，去渣，温服一升。

歌曰：桂枝去芍已名汤，蜀漆还加龙牡藏，五牡四龙三两漆，能疗火劫病惊狂。

**桂枝加桂汤**

桂枝五两，去皮，芍药三两，甘草二两，炙，生姜三两，切，大枣十二枚，擘。上五味，以水七升，煮取三升，去渣，温服一升。

歌曰：气从脐逆号奔豚，汗为烧针启病原，只取桂枝汤本味，再加桂枝二两论。

**桂枝甘草龙骨牡蛎汤**

桂枝去皮，一两，甘草炙，二两，牡蛎熬，二两，龙骨二两。上四味，以水五升，煮取二升半，去渣，温服八合，日三服。

歌曰：二甘一桂不雷同，龙牡均行二两通，火逆下之烦躁起，交通上下取诸中。

**抵当汤**

虻虫三十个，去翅足，熬，水蛭三十个，熬，大黄三两，酒洗，桃仁三十个，去皮尖。上四味，锉如麻豆，以水五升，煮取三升，去渣，温服一升。不下再服。

歌曰：大黄三两抵当汤，里指冲任不指胱，虻蛭桃仁各三十，攻其血下定其狂。

**抵当丸**

虻虫二十个，去翅足，熬，水蛭二十个，熬，大黄三两，桃仁三十五个，去皮尖。上四味，捣，分为四丸。以水一升，煮一丸，取七合服，不可余药。晬时当下血，若不下者，更服。

歌曰：卅五桃仁三两黄，虻虫水蛭廿枚详，捣丸四个煎宜一，有热尿长腹满尝。

**大陷胸丸**

大黄半斤，葶苈子熬，半升，芒硝半升，杏仁去皮尖，熬黑，半升。上四味，捣筛二味，纳杏仁、芒硝，合研如脂，和散。取如弹丸一枚，别捣甘遂末一钱匕、白蜜二合，煮取一升，温顿服之，一宿乃下。如不下，更服，取下为效。禁如药法。

歌曰：大陷胸丸法最超，半升葶苈杏硝调，项强如痉君须记，八两大黄取急消。

**大陷胸汤**

大黄去皮，六两，芒硝一升，甘遂一钱匕。上三味，以水六升，先煮大黄，取二升，去渣，纳芒硝，煮一两沸，纳甘遂末，温服一升。得快利，止后服。

歌曰：一钱甘遂一升硝，六两大黄力颇饶，日晡潮热腹痛满，胸前结聚此方消。

**小陷胸汤**

黄连一两，半夏洗，半升，栝蒌实大者，一枚。上三味，以水六升，先煮栝蒌，取三升，去渣，纳诸药，煮取二升，去渣，分温三服。

歌曰：按而始痛病犹轻，脉络凝邪心下成，夏取半升连一两，栝蒌整个要先烹。

**文蛤散**

文蛤五两。上一味为散，以沸汤和一方寸匕服，汤用五合。

歌曰：水噀原逾汗法门，肉中粟起更增烦，意中思水还无渴，文蛤磨调药不繁。

**白散**

桔梗三分，贝母三分，巴豆一分，去皮心，熬黑，研如脂。上三味为散，纳巴豆，更于臼中杵之，以白饮和服，强人半钱匕，羸者减之。病在膈上必吐，在膈下必利。不利，进热粥一杯。利不止，进冷粥一杯。

歌曰：巴豆熬来研如脂，只须一分守成规，更加桔贝均三分，寒实结胸细辨医。

**柴胡桂枝汤**

柴胡四两，黄芩一两半，人参一两半，半夏洗，二合半，甘草炙，一两半，桂枝一两半，去皮，芍药一两半，生姜一两半，切，大枣六枚，擘。上九味，以水七升，煮取三升，去渣，温服。

歌曰：小柴原方取半煎，桂枝汤入复方全，阳中太少相因病，偏重柴胡作仔肩。

**柴胡桂枝干姜汤**

柴胡半斤，桂枝三两，干姜二两，栝蒌根四两，黄芩三两，牡蛎熬二两，甘草炙，二两。上七味，以水一斗二升，煮取六升，去渣，再煎，取三升，温服一升，日三服。初服微烦，复服汗出便愈。

歌曰：八柴二草蛎干姜，芩桂宜三瓜四尝，不呕渴烦头汗出，少阳枢病要精详。

**半夏泻心汤**

半夏半升，洗，黄芩三两，干姜三两，甘草三两，人参三两，黄连一两，大枣十二枚。上七味，以水一斗，煮取六升，去渣，再煎取三升，温服一升，日三服。

歌曰：三两姜参炙草芩，一连痞证呕多寻，半升半夏枣十二，去滓重煎守古箴。

**十枣汤**

芫花熬、甘遂、大戟各等份。上三味，各别捣为散。以水一升半，先煮大枣肥者十枚，取八合，去渣，纳药末。强人服一钱匕，羸人服半钱匕，温服之。平旦服。若下少，病不除，明日更服，加半钱。得快下利后，糜粥自养。

歌曰：大戟芫花甘遂平，妙将十枣煮汤行，中风表证全除尽，里气未和此法程。

**大黄黄连泻心汤**

大黄二两，黄连一两。上二味，以麻沸汤二升渍之，须臾绞去渣，分温再服。

歌曰：痞证分歧辨向趋，关浮心痞按之濡，大黄二两黄连一，麻沸汤调病缓驱。

**附子泻心汤**

大黄二两，黄连一两，黄芩一两，附子炮，去皮，破，别煮取汁，一枚。上四味，切三味，以麻沸汤二升渍之，须臾，绞去渣，纳附子汁，分温再服。

歌曰：一枚附子泻心汤，一两连芩二大黄，汗出恶寒心下痞，专煎轻渍要参详。

**生姜泻心汤**

生姜切，四两，甘草炙，三两，人参三两，干姜一两，黄芩三两，半夏洗，半升，黄连一两，大枣擘，十二枚。上八味，以水一斗，煮取六升，去渣，再煎取三升，温服一升，日三服。

歌曰：汗余痞证四生姜，芩草人参三两行，一两干姜枣十二，一连半夏半升量。

**甘草泻心汤**

甘草炙，四两，黄芩三两，干姜三两，半夏洗，半升，大枣擘，十二枚，黄连一两。上六味，以水一斗，煮取六升，去渣，再煎取三升，日三服。

歌曰：下余痞作腹雷鸣，甘四姜芩三两平，一两黄连半升夏，枣十二枚效同神。

**赤石脂禹余粮汤**

赤石脂碎，一斤，太一禹余粮碎，一斤。上二味，以水六升，煮取二升，去渣，分温三服。

歌曰：赤石余粮各一斤，下焦下利此汤欣，理中不应宜斯法，炉底填来得所闻。

**旋覆代赭汤**

旋覆花三两，代赭石一两，人参二两，甘草三两，炙，半夏洗，半升，生姜五两，切，大枣擘，十二枚。上七味，以水一斗，煮取六升，去渣，再煎取三升，温服一升，日三服。

歌曰：五两生姜夏半升，草旋三两噫堪凭，人参二两赭石一，枣十二枚力始胜。

**桂枝人参汤**

桂枝别切，四两，人参三两，白术三两，干姜三两，甘草炙，四两。上五味，以水九升，先煮四味，取五升，纳桂，更煮取三升，去渣，温服一升，日再，夜一服。

歌曰：人参汤即理中汤，加桂后煎痞利尝，桂草方中皆四两，同行三两术参姜。

**瓜蒂散**

瓜蒂熬黄，一分，赤小豆一分。上二味，各别捣筛，为散已，合治之。取一钱匕，以香豉一合，用热汤七合煮作稀糜，去渣，取汁和散，温顿服之。不吐者，少少加，得快吐乃止。诸亡血虚家不可与瓜蒂散。

歌曰：病在胸中气分乖，咽喉息碍痞难排，平行瓜豆还调豉，寸脉微浮涌吐佳。

**黄芩汤**

黄芩三两，芍药二两，甘草炙，二两，大枣擘，十二枚。上四味，以水一斗，煮取三升，去渣，温服一升，日再，夜一服。

**黄芩加半夏生姜汤**

黄芩三两，芍药二两，甘草炙，二两，大枣擘，十二枚，半夏洗，半升，生姜切，一两半。上六味，以水一斗，煮取三升，去渣，温服一升，日再，夜一服。

歌曰：枣枚十二守成箴，二两芍甘三两芩，利用本方呕加味，姜三夏取半升斟。

**黄连汤**

黄连三两，甘草炙，三两，干姜三两，桂枝去皮，三两，人参二两，半夏洗，半升，大枣擘，十二枚。上七味，以水一斗，煮取六升，去渣，温服，昼三夜二。

歌曰：腹痛呕吐藉枢能，二两参甘夏半升，连桂干姜各三两，枣枚十二妙层层。

**桂枝附子汤**

桂枝去皮，四两，附子炮，去皮，破，三枚，生姜切，三两，大枣擘，十二枚，甘草炙，二两。上五味，以水六升，煮取二升，去渣，分温三服。

歌曰：三姜二草附枚三，四桂同投是指南，大枣方中十二粒，痛难转侧此方探。

**桂枝附子去桂加白术汤**

附子炮，去皮，破，三枚，白术四两，生姜切，三两，甘草炙，二两，大枣擘，十二枚。上五味，以水七升，煮取三升，去渣，分温三服。初服其人身如痹，半日许，复服之，三服尽，其人如冒状，勿怪，此以附子、术并走皮肉逐水气，未得除，故使之尔。法当加桂四两，此本一方二法也。以大便硬，小便自利，去桂也；以大便不硬，小便不利，当加桂。附子三枚恐多也，虚弱人及产妇，宜减服之。

歌曰：大便若硬小便通，脉涩虚浮湿胜风，即用前方须去桂，术加四两有奇功。

**甘草附子汤**

甘草炙，二两，附子炮，去皮，破，二枚，白术二两，桂枝去皮，四两。上四味，以水六升，煮取三升，去渣，温服一升，日三服。初服得微汗则解。能食，汗止复烦者，将服五合，日三服。恐一升多者，宜服六七合为始。

歌曰：术附甘兮二两平，桂枝四两亦须明，方中主药推甘草，风湿同驱要缓行。

**白虎汤**

知母六两，石膏一斤，碎，棉裹，甘草二两，炙，粳米六合。上四味，以水六升，煮米熟汤成，去渣，温服一升，日三服。

歌曰：阳明白虎辨非难，难在阳邪背恶寒，知六膏斤甘二两，米加六合服之安。

**炙甘草汤**

甘草四两，炙，桂枝三两，去皮，生姜切，三两，人参二两，生地黄一斤，阿胶二两，麦门冬去心，半升，麻仁半升，大枣擘，三十枚。上九味，以清酒七升，水八升，先煮八味，取三升，去渣，纳胶烊消尽，温服一升，日三服。一名复脉汤。

歌曰：结代脉须四两甘，枣枚三十桂姜三，半升麻麦一斤地，二两参胶酒水涵。

### （二）阳明方

**大承气汤**

芒硝三合，《内台方》三两，大黄四两，酒洗，枳实炙，五枚，厚朴炙，去皮，半斤。上四味，以水一斗，先煮二物，取五升，去渣，纳大黄，更煮取二升，去渣，纳芒硝，更上微火一两沸，分温再服。得下，余勿服。

歌曰：大黄四两朴半斤，枳五硝三急下云，朴枳先熬黄后下，去滓硝入火微熏。

**小承气汤**

大黄四两，酒洗，厚朴炙，去皮，二两，枳实炙，三枚。上三味，以水四升，煮取一升二合，去渣，分温二服。初服汤当更衣，不尔者，尽饮之。若更衣者，勿服之。

歌曰：朴二枳三四两黄，小承微结好商量，长沙下法分轻重，妙在同煎切勿忘。

**猪苓汤**

猪苓去皮，一两，茯苓一两，泽泻一两，滑石碎，一两，阿胶一两。上五味，以水四升，先煮四味，取二升，去渣，纳阿胶烊消，温服七合，日三服。

歌曰：泽胶猪茯滑相连，咳呕心烦渴不眠，煮好去渣胶后入，育阴利水法兼全。

**蜜煎导方**

食蜜七合。上一味，于铜器内微火煎，当须凝如饴状，搅之勿令焦著，欲可丸，并手捻作挺，令头锐，大如指，长二寸许。当热时急作，冷则硬。以纳谷道中，以手急抱，欲大便时乃去之。

**猪胆汁方**

大猪胆囊一枚，泻汁和醋少许，以灌谷道中，如一食顷，当大便出宿食恶物，甚效。

歌曰：蜜煎熟后样如饴，温纳肛门法本奇。更有醋调胆汁灌，外通二法审谁宜。

**茵陈蒿汤**

茵陈蒿六两，栀子擘，十四枚，大黄二两，去皮。上三味，以水一斗二升，先煮茵陈减六升，纳二味，煮取三升，去渣，分三服。小便当利，尿如皂荚汁状，色正赤，一宿腹减，黄从小便去也。

歌曰：二两大黄十四栀，茵陈六两早煎宜，身黄尿短腹微满，解自前阴法最奇。

**麻子仁丸**

麻子仁二升，芍药半斤，枳实炙，半斤，大黄去皮，一斤，厚朴炙，去皮，一尺，杏仁去皮尖，熬，别研作脂，升。上六味，蜜和丸如梧桐子大，饮服十丸，日三服，渐加，以知为度。

歌曰：一升杏子二升麻，枳芍半斤效可夸，黄朴一斤丸饮下，缓通脾约是专家。

**栀子柏皮汤**

肥栀子擘，十五枚，甘草炙，一两，黄柏二两。上三味，以水四升，煮取一升半，去渣，分温再服。

歌曰：里郁业经向外驱，身黄发热四言规，草须一两二黄柏，十五枚栀不去皮。

**麻黄连轺赤小豆汤**

麻黄二两，去节，连轺二两，赤小豆一升，甘草二两，杏仁去皮尖，四十枚，大枣擘，十二枚，生梓白皮切，一升，生姜切，二两。上八味，以潦水一斗，先煮麻黄再沸，去上沫，纳诸药，煮取三升，去渣，分温三服，半日服尽。

歌曰：黄病姜轺二两麻，一升赤豆梓皮夸，枣须十二能通窍，四十杏仁二草嘉。

## （三）少阳方

**小柴胡汤方**

本论无方，此方列于太阳篇中，今补其方名。

## （四）太阴方

**桂枝加芍药汤**

桂枝三两，去皮，芍药六两，甘草二两，炙，生姜三两，切，大枣十二枚，擘。上五味，以水七升，煮取三升，去渣，分温三服。

**桂枝加大黄汤**

歌曰：桂枝倍芍转输脾，泄满升邪止痛宜，大实痛因反下误，黄加二两下无疑。

## （五）少阴方

**麻黄细辛附子汤**

麻黄去节，二两，细辛二两，附子炮，去皮，破八片，一枚。上三味，以水一斗，先煮麻黄，减二升，去上沫，纳诸药，煮取三升，去渣，温服一升，日三服。

歌曰：麻黄二两细辛同，附子一枚力最雄，始得少阴反发热，脉沉之证奏奇功。

**麻黄附子甘草汤**

麻黄去节，二两，甘草炙，二两，附子炮，去皮，破八片，一枚。上三味，以水七升，先煮麻黄一两沸，去上沫，纳诸药，煮取三升，去渣，温服一升，日三服。

歌曰：甘草麻黄二两佳，一枚附子固根荄，少阴得病二三日，里证全无汗岂乖。

**黄连阿胶汤**

黄连四两，黄芩二两，芍药二两，鸡子黄二枚，阿胶三两。上五味，以水六升，先煮三物，取二升，去渣，纳胶烊尽，小冷，纳鸡子黄，搅令相得。温服七合，日三服。

歌曰：四两黄连三两胶，二枚鸡子取黄敲，二芩二芍心烦治，更治难眠睫不交。

**附子汤**

附子炮，去皮，破八片，二枚，茯苓三两，人参二两，白术四两，芍药三两。上五味，以水八升，煮取三升，去渣，温服一升，日三服。

歌曰：生附二枚附子汤，术宜四两主斯方，芍苓三两人参二，背冷脉沉身痛详。

**桃花汤**

赤石脂一斤，一半全用，一半筛末，干姜一两，粳米一升。上三味，以水七升，煮米令熟，去滓，温服七合，纳赤石脂末方匕，日三服。若一服愈，余勿服。

歌曰：一升粳米一斤脂，脂半磨研法亦奇，一两干姜同煮服，少阴脓血是良规。

**吴茱萸汤**

吴茱萸一升，人参二两，生姜切，六两，大枣擘，十二枚。上四味，以水七升，煮取二升，去渣，温服七合，日三服。

歌曰：升许茱萸三两参，生姜六两救寒侵，枣投十二中宫主，吐利头痛烦躁寻。

**猪肤汤**

猪肤一斤。上一味，以水一斗，煮取五升，去渣，加白蜜一升，白粉五合，熬香，和令相得，温分六服。

歌曰：斤许猪肤斗水煎，水煎减半渣须捐，再投粉蜜熬香服，烦利咽痛胸满痊。

**甘草汤**

甘草二两。上一味，以水三升，煮取一升半，去渣，温服七合，日二服。

歌曰：甘草名汤咽痛求，方教二两不多收，后人只认中焦药，谁识少阴主治优。

**桔梗汤**

桔梗一两，甘草二两。上二味，以水三升，煮取一升，去渣，温分再服。

歌曰：甘草汤头痛未差，桔加一两莫轻过，奇而不效须知耦，好把经文仔细哦。

**苦酒汤**

半夏洗，破如枣核，十四枚，鸡子去黄，内上苦酒，着鸡子壳中，一枚。上二味，内半夏，著苦酒中，以鸡子壳置刀环中，安火上，令三沸，去渣。少少含咽之。不差，更作三剂。

歌曰：生夏一枚十四开，鸡清苦酒扰几回，刀环捧壳煎三沸，咽痛频吞绝妙哉。

**半夏散及汤**

半夏洗、桂枝去皮、甘草炙，各等份。上三味，分别捣筛已，合治之。白饮和服方寸匕，日三服。若不能散服者，以水一升，煎七沸，内散两方寸匕，更煮三沸，下火令小冷，少少咽之。

歌曰：半夏桂甘等份施，散须寸匕饮调宜，若煎少与当微冷，咽痛求枢法亦奇。

**白通汤**

葱白四茎，干姜一两，附子生，去皮，破八片，一枚。上三味，以水三升，煮取一升，去渣，分温再服。

**白通加猪胆汁汤**

葱白四茎，干姜一两，附子生，去皮，破八片，一枚，人尿五合，猪胆汁一合。上五味，以水三升，煮取一升，去渣，纳胆汁、人尿，和令相得，分温再服。若无胆，亦可用。

歌曰：葱白四茎一两姜，一枚生附白通汤，脉微下利肢兼厥，干呕心烦尿胆襄。

**通脉四逆汤**

甘草三两，干姜三两，强人四两，附子一枚，生用。上三味，以水三升，煮取一升二合，去渣，分温再服。其脉即出愈。面赤色者，加葱九茎；腹中痛者，去葱，加芍药二两；呕者，加生姜二两；咽痛者，去芍药，加桔梗一两；脉不出者，去桔梗，加人参一两。

歌曰：一枚生附草姜三，招纳亡阳此指南，外热里寒面赤厥，脉微通脉法中探。

**通脉四逆汤加减法**

歌曰：面赤加葱茎用九，腹痛去葱真好手。葱去换芍二两加，呕者生姜二两偶。咽痛去芍桔须加，桔梗一两循经走。脉若不出二两参，桔梗丢开莫掣肘。

**四逆散**

甘草、枳实、柴胡、芍药各十分。上四味，捣筛，白饮和服方寸匕，日三服。咳者，加五味子、干姜各五分，并主下利；悸者，加桂枝五分；小便不利者，加茯苓五分；腹中痛者，加附子一枚，炮令坼。泄利下重者，先以水五斗，煮薤白三分，煮取三升，去渣，以散二方寸匕纳汤中，煮取一升半，分温再服。

歌曰：枳甘柴芍数相均，热厥能回察所因，白饮和匀方寸匕，阳阴相接用斯神。

**四逆散加减法**

歌曰：咳加五味与干姜，五分平行称正路。下利之病照此加，辛温酸收两相顾。悸者桂枝五分加，补养心虚为独步。小便不利加茯苓，五分此方为法度。腹中痛者里气寒，炮附一枚加勿误。泄利下重阳郁求，薤白三升水煮具，用水五升取三升，去薤纳散寸匕数，再煮一升有半成，分温再服法可悟。

（六）厥阴方

**乌梅丸**

乌梅三百枚，细辛六两，干姜十两，黄连十六两，当归四两，附子炮，去皮，六两，蜀椒出汗，四两，桂枝去皮，六两，人参六两，黄柏六两。上十味，异捣筛，合治之。以苦酒渍乌梅一宿，去核，蒸之五升米下，饭熟捣成泥，和药令相得。纳臼中，与蜜杵二千下，丸如梧桐子大。先食，服十丸，日三服。稍加至二十丸。禁生冷、滑物、臭食等。

歌曰：六两柏参桂附辛，黄连十六厥阴遵，归椒四两梅三百，十两干姜记要真。

**当归四逆汤**

当归三两，桂枝三两，芍药三两，细辛三两，大枣二十五枚，甘草二两，通草二两，按即今之木通，非肆中白松之通草。上七味，以水八升，煮取三升，去渣，温服一升，日三服。

**当归四逆加吴茱萸生姜汤**

即前方加吴茱萸二升，生姜半斤。上九味，以水六升、清酒六升和，煮取五升，去渣，温分五服。

歌曰：三两辛归桂芍行，枣须廿五脉重生，甘通二两能回厥，寒入吴萸姜酒烹。

**麻黄升麻汤**

麻黄去节，一两半，升麻一两半，当归一两，知母十八铢，黄芩十八铢，萎蕤十八铢，石膏六铢，白术六铢，干姜六铢，芍药六铢，桂枝六铢，茯苓六铢，甘草六铢，天冬六铢。上十四味，以水一斗，先煮麻黄一两沸，去上沫，纳诸药，煮取三升，去渣，分温三服，相去如炊三斗米顷，令汗尽出愈。

歌曰：两半麻升一两归，六铢苓术芍冬依，膏姜桂草同分两，十八铢兮芩母萎。

**干姜黄连黄芩人参汤**

干姜三两，黄连三两，黄芩三两，人参三两。上四味，以水六升，煮取二升，去渣，分温再服。

歌曰：芩连苦降藉姜开，济以人参绝妙哉，四物平行各三两，诸凡拒格此方该。

**白头翁汤**

白头翁二两，黄连三两，黄柏三两，秦皮三两。上四味，以水七升，煮取二升，去渣，温服一升。不愈，再服一升。

歌曰：三两黄连柏与秦，白头二两妙通神，病缘热利时思水，下重难通此药珍。

### （七）霍乱方

**四逆加人参汤**

四逆汤原方加人参一两。

歌曰：四逆原方主救阳，加参一两救阴方，利虽已止知亡血，须取中焦变化乡。

**理中丸**

人参、甘草、白术、干姜各三两。上四味，捣筛，蜜和为丸，如鸡子黄许大。以沸汤数合，和一丸，研碎，温服之，日三四，夜二服。腹中未热，益至三四丸。然有及汤，汤法：以四物依两数切，用水八升，煮取三升，去渣，温服一升，日三服。若脐上筑者，肾气动也，去术加桂四两；吐多者，去术加生姜三两；下多者还用术；悸者，加茯苓二两；渴欲得水者，加术，足前成四两半；腹中痛者，加人参，足前成四两半；寒者，加干姜，足前成四两半；腹满者，去术，加附子一枚。服汤后如食顷，饮热粥一升许，微自温，勿发揭衣被。

歌曰：吐利腹痛用理中，丸汤分两各三同，术姜参草刚柔济，服后还余啜粥功。

**理中汤丸加减法**

歌曰：脐上筑者白术忌，去术加桂四两治。吐多白术亦须除，再加生姜二两试。若还下多术仍留，输转之功君须记。悸者心下水气凌，茯苓二两堪为使。渴欲饮水术多加，共投四两五钱饵。腹中痛者加人参，四两半兮足前备。寒者方内加干姜，其数亦与加参类。腹满应将白术删，加附一枚无剩义。服如食顷热粥尝，戒勿贪凉衣被置。

**通脉四逆加猪胆汁汤**

通脉四逆汤原方加猪胆汁四合，煎如前法，煎成纳猪胆汁，分温再服，其脉即出。

歌曰：生附一枚三两姜，炙甘二两玉函方，脉微内竭资真汁，猪胆还加四合襄。

### （八）阴阳易差后劳复方

**枳实栀子豉汤**

枳实三枚，炙，栀子擘，十四枚，香豉一升。上三味，以清浆水七升，空煮取四升，纳枳实，栀子，煮取二升，下豉，更煮五六沸，去渣，温分再服，覆令微似汗。若有宿食者，纳大黄如博棋子五六枚，服之愈。

歌曰：一升香豉枳三枚，十四栀子复病该，浆水法煎微取汗，食积还藉大黄开。

**牡蛎泽泻散**

牡蛎、泽泻、蜀椒暖水洗去腥、海藻洗去咸、栝蒌根、商陆根、葶苈子各等份。上七味，异捣，下筛为散，更于臼中治之，白饮和服方寸匕，日三服。小便利，止后服。

歌曰：病差腰下水偏停，泽泻蒌根蜀漆葶，牡蛎商陆同海藻，捣称等分饮调灵。

**竹叶石膏汤**

竹叶二把，石膏一斤，半夏半斤，人参三两，甘草二两，粳米半升，麦冬一升。上七味，以水一斗，煮取六升，去渣，纳米，煮米熟汤成，去米，温服一升，日三服。

歌曰：三参二草一斤膏，病后虚羸呕逆叨，粳夏半升叶二把，麦冬还配一升熬。

# 第8章　温病入门

## 一、吴鞠通《温病条辨》

### （一）原病篇

《阴阳应象大论》曰：喜怒不节，寒暑过度，生乃不固。故重阴必阳，重阳必阴。故曰：冬伤于寒，春必病温。

《金匮真言论》曰：夫精者，身之本也。故藏于精者，春不病温。

《热论》篇曰：凡病伤寒而成温者，先夏至日为病温，后夏至日为病暑，暑当与汗皆出，勿止。

《刺志论》曰：气盛身寒，得之伤寒；气虚身热，得之伤暑。

《生气通天论》曰：因于暑，汗，烦则喘喝，静则多言。

《论疾诊尺》篇曰：尺肤热甚，脉盛躁者，病温也。其脉盛而滑者，病且出也。

《热病》篇曰：热病三日，而气口静，人迎躁者，取之诸阳五十九刺，以泻其热而出其汗，实其阴以补其不足者。身热甚，脉阴阳皆静者，勿刺也。其可刺者，急取之。不汗出则泄，所谓勿刺者，有死征也。热病七日八日，动喘而弦者，急刺之，汗且自出。浅刺手大指间。热病七日八日，脉微小，病者溲血，口中干，一日半而死。脉代者，一日死。热病已得汗出，而脉尚躁，喘且复热，勿刺肤，喘甚者死。热病七日八日，脉不躁，躁不散数，后三日中有汗。三日不汗，四日死。未曾汗者，勿腠刺之。热病不知所痛，耳聋，不能自收，口干，阳热甚，阴颇有寒者，热在骨髓，死不可治。热病已得汗，而脉尚躁盛，此阴脉之极也，死。其得汗而脉静者，生。热病脉尚躁盛，而不得汗者，此阳脉之极也，死。脉盛躁，得汗，静者生。热病不可刺者有九：一曰汗不出，大颧发赤，哕者死。二曰泄而腹满甚者死。三曰目不明、热不已者死。四曰老人婴儿热而腹满者死。五曰汗大出，呕，下血者死。六曰舌本烂，热不已者死。七曰咳而衄，汗不出，出不至足者死。八曰髓热者死。九曰热而痉者死。腰折、瘛疭、齿噤齘者也。凡此九者，不可刺也。太阳之脉，色荣颧骨，热病也，与厥阴脉争见者，死期不过三日。少阳之脉，色荣颊前，热病也，与少阴脉争见者，死期不过三日。

《评热病论》：帝曰：有病温者，汗出辄复热，而脉躁疾，不为汗衰，狂言不能食，病名为何？岐伯曰：病名阴阳交，交者死也。人所以汗出者，皆生于谷，谷生于精。今邪气交争于骨肉而得汗者，是邪却而精胜也，精胜则当能食，而不复热。

复热者，邪气也，汗者，精气也。今汗出而辄复热者，邪气胜也，不能食者，精无俾也，病而留者，其寿可立而倾也。且夫《热论》曰：汗出而脉尚躁盛者死。今脉不与汗相应，此不胜其病也，其死明矣。狂言者，是失志，失志者死。今见三死，不见一生，虽愈必死也。

《刺热》篇曰：肝热病者，小便先黄，腹痛多卧，身热。热争则狂言及惊，胁满痛，手足躁，不得安卧。庚辛甚，甲乙大汗。气逆，则庚辛日死。刺足厥阴、少阳。其逆则头痛员员，脉引冲头也。

心热病者，先不乐，数日乃热。热争则卒心痛，烦闷善呕，头痛，面赤，无汗。壬癸甚，丙丁大汗。气逆，则壬癸死。刺手少阴、太阳。

脾热病者，先头重，颊痛，烦心，颜青，欲呕，身热。热争则腰痛不可俯仰，腹满泄，两颔痛。甲乙甚，戊已大汗。气逆，则甲乙死。刺足太阴、阳明。

肺热病者，先淅然厥起毫毛，恶风寒，舌上黄，身热。热争则喘咳，痛走胸膺背，不得太息，头痛不堪，汗出而寒。丙丁甚，庚辛大汗。气逆，则丙丁死。刺手太阴、阳明，出血如大豆，立已。

肾热病者，先腰痛，胻酸，苦渴数饮，身热。热争则项痛而强，胻寒且酸，足下热，不欲言。其逆则项痛，员员澹澹然。戊已甚，壬癸大汗。气逆，则戊已死。刺足少阴、太阳。

肝热病者，左颊先赤。心热病者，颜先赤。脾热病者，鼻先赤。肺热病者，右颊先赤。肾热病者，颐先赤。病虽未发，见赤色者刺之，名曰刺未病。

《热论》篇：帝曰：热病已愈，时有所遗者，何也？岐伯曰：诸遗者，热甚而强食之，故有所遗也。若此者，皆病已衰，而热有所藏，因其谷气相搏，两热相合，故有所遗也。帝曰：治之奈何？岐伯曰：视其虚实，调其逆从，可使必已也。帝曰：病热当何禁之？岐伯曰：病热少愈，食肉则复，多食则遗，此其禁也。

《刺法论》：帝曰：余闻五疫之至，皆相染易，无问大小，病状相似，不施救疗，如何可得不相移易者？岐伯曰：不相染者，正气存内，邪不可干。

《玉版论要》曰：病温虚甚死。

《平人气象论》曰：人一呼，脉三动，一吸，脉三动而躁，尺热，曰病温。尺不热，脉滑，曰病风。脉涩曰痹。

### （二）上焦篇

#### 风温、温热、温疫、温毒、冬温

温病者，有风温，有温热，有温疫，有温毒，有暑温，有湿温，有秋温，有冬温，有温疟。

凡病温者，始于上焦，在手太阴。

太阴之为病，脉不缓不紧而动数，或两寸独大，尺肤热，头痛，微恶风寒，身热自汗，口渴，或不渴而咳，午后热甚者，名曰温病。

太阴风温、温热、温疫、冬温，初起恶风寒者，桂枝汤主之。但恶热、不恶寒而渴者，辛凉平剂银翘散主之。温毒、暑温、湿温、温疟不在此例。

**桂枝汤方**

桂枝六钱，芍药炒，三钱，甘草炙，二钱，生姜三片，大枣二枚，去核。

煎法服法：必如《伤寒论》原文而后可。不然，不惟失桂枝汤之妙，反生他变，病必不除。

**辛凉平剂银翘散方**

连翘一两，银花一两，苦桔梗六钱，薄荷六钱，竹叶四钱，生甘草五钱，芥穗四钱，淡豆豉五钱，牛蒡子六钱。上杵为散，每服六钱，鲜苇根汤煎，香气大出，即取服，勿过煎。肺药取轻清，过煮则味厚而入中焦矣。病重者，约二时一服，日三服，夜一服。轻者，三时一服，日二服，夜一服。病不解者，作再服。

太阴温病，恶风寒，服桂枝汤已，恶寒解，余病不解者，银翘散主之。余证悉减者，减其制。

太阴风温，但咳，身不甚热，微渴者，辛凉轻剂桑菊饮主之。

**辛凉轻剂桑菊饮方**

杏仁二钱，连翘一钱五分，薄荷八分，桑叶二钱五分，菊花一钱，苦梗二钱，甘草八分，苇根二钱。水二杯，煮取一杯，日二服。二三日不解，气粗似喘，燥在气分者，加石膏、知母。舌绛，暮热甚燥，邪初入营，加元参二钱，犀角一钱。在血分者，去薄荷、苇根，加麦冬、细生地、玉竹、丹皮各二钱。肺热甚者，加黄芩，渴者加花粉。

太阴温病，脉浮洪，舌黄，渴甚，大汗，面赤，恶热者，辛凉重剂白虎汤主之。

**辛凉重剂白虎汤方**

生石膏一两，研，知母五钱，生甘草三钱，白粳米一合。水八杯，煮取三杯，分温三服，病退，减后服，不知，再作服。

太阴温病，脉浮大而芤，汗大出，微喘，甚至鼻孔扇者，白虎加人参汤主之。脉若散大者，急用之，倍人参。

**白虎加人参汤方**

即于前方内加人参三钱。白虎本为达热出表，若其人脉浮弦而细者，不可与也；脉沉者，不可与也；不渴者，不可与也；汗不出者，不可与也。常须识此，勿令误也。

太阴温病，气血两燔者，玉女煎去牛膝，加元参主之。

**玉女煎去牛膝熟地加细生地元参方**（辛凉合甘寒法）

生石膏三两，知母四钱，元参四钱，细生地六钱，麦冬六钱。水八杯，煮取三杯，分二次服，渣再煮一盅服。

太阴温病，血从上溢者，犀角地黄汤合银翘散主之。有中焦病者，以中焦法治之。若吐粉红血水者，死不治。血从上溢，脉七八至以上，面反黑者，死不治，可用清络育阴法。犀角地黄汤方见下焦篇，银翘散方见前。已用过表药者，去豆豉、芥穗、薄荷。

太阴温病，口渴甚者，雪梨浆沃之。吐白沫黏滞不快者，五汁饮沃之。

**雪梨浆方**（甘冷法）

以甜水梨大者一枚，薄切，新汲凉水内浸半日，时时频饮。

**五汁饮方**（甘寒法）

梨汁，荸荠汁，鲜苇根汁，麦冬汁，藕汁或用蔗浆。临时斟酌多少，和匀凉服。不甚喜凉者，重汤炖温服。

太阴病，得之二三日，舌微黄，寸脉盛，心烦懊侬，起卧不安，欲呕不得呕，无中焦证，栀子豉汤主之。

**栀子豉汤方**（酸苦法）

栀子五枚，捣碎，香豆豉六钱。水四杯，先煮栀子数沸，后纳香豉，煮取二杯，先温服一杯，得吐，止后服。

太阴病，得之二三日，心烦不安，痰涎壅盛，胸中痞塞，欲呕者，无中焦证，瓜蒂散主之。虚者加参芦。

**瓜蒂散方**（酸苦法）

甜瓜蒂一钱，赤小豆二钱，研，山栀子二钱。水二杯，煮取一杯，先服半杯，得吐，止后服，不吐，再服。虚者加人参芦一钱五分。

太阴温病，寸脉大，舌绛而干，法当渴，今反不渴者，热在营中也。清营汤去黄连主之。清营汤方见下。

太阴温病，不可发汗。发汗而汗不出者，必发斑疹；汗出过多者，必神昏谵语。发斑者，化斑汤主之；发疹者，银翘散去豆豉加细生地、丹皮、大青叶，倍元参主之。禁升麻、柴胡、当归、防风、羌活、白芷、葛根、三春柳。神昏谵语者，清宫汤主之。牛黄丸、紫雪丹、局方至宝丹亦主之。

**化斑汤方**

石膏一两，知母四钱，生甘草三钱，元参三钱，犀角二钱，白粳米一合。水八杯，煮取三杯，日三服，渣再煮一盅，夜一服。

**银翘散去豆豉加细生地丹皮大青叶倍元参方**

即于前银翘散内去豆豉，加细生地四钱，大青叶三钱，丹皮三钱，元参加至一两。

**清宫汤方**

元参心三钱，莲子心五分，竹叶卷心二钱，连翘心二钱，犀角尖二钱，磨冲，连心麦冬三钱。

加减法：热痰盛，加竹沥、梨汁各五匙。咳痰不清，加栝蒌皮一钱五分。热毒盛加金汁、人中黄。渐欲神昏，加银花三钱，荷叶二钱，石菖蒲一钱。

**安宫牛黄丸方**

牛黄一两，郁金一两，犀角一两，黄连一两，朱砂一两，山栀一两，雄黄一两，黄芩一两，梅片二钱五分，麝香二钱五分，珍珠五钱，金箔衣。上为极细末，炼老蜜为丸，每丸一钱，金箔为衣，蜡护。脉虚者人参汤下，脉实者银花、薄荷汤下，每服一丸。兼治飞尸卒厥，五痫中恶，大人小儿痉厥之因于热者。大人病重体实者，日再服，甚至日三服。小儿服半丸，不知，再服半丸。

**紫雪丹方**（从《本事方》去黄金）

滑石一斤，石膏一斤，寒水石一斤，磁石水煮，二斤，捣，煎去渣后入药，羚羊角五两，木香五两，犀角五两，沉香五两，丁香一两，升麻一斤，元参一斤，炙甘草半斤。以上八味，并捣锉，入前药汁中煎，去渣后入药：朴硝二斤，硝石二斤。提净，入前药汁中，微火煎，不住手将柳木搅，候汁欲凝，再加入后二味：辰砂三两，研细，麝香一两二钱，研细，入煎药拌匀，合成退火气，冷水调服一二钱。

**局方至宝丹方**

犀角一两，镑，朱砂一两，飞，琥珀一两，研，玳瑁一两，镑，牛黄五钱，麝香五钱。以安息重汤炖化，和诸药为丸一百丸，蜡护。

邪入心包，舌謇肢厥，牛黄丸主之，紫雪丹亦主之。

牛黄丸、紫雪丹方均见前。

温毒，咽痛喉肿，耳前耳后肿，颊肿，面正赤，或喉不痛但外肿，甚则耳聋，俗名大头温、虾蟆温者，普济消毒饮去柴胡、升麻主之。初起一二日，再去芩，连，三四日加之，佳。

**普济消毒饮去升麻柴胡黄芩黄连方**

连翘一两，薄荷三钱，马勃四钱，牛蒡子六钱，芥穗三钱，僵蚕五钱，元参一两，银花一两，板蓝根五钱，苦梗一两，甘草五钱。上药共为粗末，每服六钱，重者八钱。鲜苇根汤煮，去渣服。约二时一服，重者一时许一服。

温毒外肿，水仙膏主之。并主一切痈疮。

**水仙膏方**

水仙花根，不拘多少，剥去老赤皮与根须，入石臼捣如膏，敷肿处，中留一孔出热气，干则易之。以肌肤上生黍米大小黄疮为度。

温毒，敷水仙膏后，皮间有小黄疮如黍米者，不可再敷水仙膏。过敷则痛甚而烂，三黄二香散主之。

**三黄二香散方**（苦辛芳香法）

黄连一两，黄柏一两，生大黄一两，乳香五钱，没药五钱。上为极细末。初用细茶叶调敷，干则易之，继则用香油调敷。

温毒，神昏谵语者，先与安宫牛黄丸、紫雪丹之属，继以清宫汤。

安宫牛黄丸、紫雪丹、清宫汤并见前。

## 暑温

形似伤寒，但右脉洪大而数，左脉反小于右，口渴甚，面赤，汗大出者，名曰暑温。在手太阴，白虎汤主之；脉芤甚者，白虎加人参汤主之。

白虎汤、白虎加人参汤并见前。

《金匮》谓太阳中暍，发热恶寒，身重而疼痛，其脉弦细芤迟，小便已，洒洒然毛耸，手足逆冷，小有劳，身即热，口开，前板齿燥。若发其汗，则恶寒甚。加温针，则发热甚。数下，则淋甚。可与东垣清暑益气汤。

**清暑益气汤方**（辛甘化阳、酸甘化阴复法）

黄芪一钱，黄柏一钱，麦冬二钱，青皮一钱，白术一钱五分，升麻三分，当归七分，炙草一钱，神曲一钱，人参一钱，泽泻一钱，五味子八分，陈皮一钱，苍术一钱五分，葛根三分，生姜二片，大枣二枚。水五杯，煮取二杯，渣再煮一杯，分温三服。虚者得宜，实者禁用，汗不出而但热者禁用。

手太阴暑温，如上条证，但汗不出者，新加香薷饮主之。

**新加香薷饮方**（辛温复辛凉法）

香薷二钱，银花三钱，鲜扁豆花三钱，厚朴二钱，连翘二钱。水五杯，煮取二杯，先服一杯，得汗，止后服。不汗再服，服尽不汗，再作服。

手太阴暑温，服香薷饮，微得汗，不可再服香薷饮重伤其表。暑必伤气，最令表虚，虽有余证，知在何经，以法治之。

手太阴暑温，或已经发汗，或未发汗，而汗不止，烦渴而喘，脉洪大有力者，白虎汤主之。脉洪大而芤者，白虎加人参汤主之。身重者湿也，白虎加苍术汤主之。汗多，脉散大，喘喝欲脱者，生脉散主之。

**白虎加苍术汤**

即白虎汤加苍术三钱。

**生脉散方**（酸甘化阴法）

人参三钱，麦冬二钱，不去心，五味子一钱。水三杯，煮取八分二杯，分二次服，渣再煎服。脉不敛，再作服，以脉敛为度。

手太阳暑温，发汗后，暑证悉减，但头微胀，目不了了，余邪不解者，清络饮主之。邪不解，而入中下焦者，以中下法治之。

**清络饮方**（辛凉芳香法）

鲜荷叶边二钱，鲜银花二钱，西瓜翠衣二钱，鲜扁豆花一枝，鲜竹叶心二钱，丝瓜皮二钱。水二杯，煮取一杯，日二服。凡暑伤肺经气分之轻证，皆可用之。

手太阴暑温，但咳无痰，咳声清高者，清络饮加甘草、桔梗、甜杏仁、麦冬、知母主之。

**清络饮加甘桔甜杏仁麦冬知母汤方**

即于清络饮内加甘草一钱，桔梗一钱，甜杏仁二钱，麦冬三钱，知母三钱。

两太阴暑温，咳而且嗽，咳声重浊，痰多，不甚渴，渴不多饮者，小半夏加茯苓汤再加厚朴、杏仁主之。

**小半夏加茯苓汤再加厚朴杏仁方**（辛温淡法）

半夏八钱，茯苓块六钱，厚朴三钱，生姜五钱，杏仁三钱。甘澜水八杯，煮取三杯，温服，日三服。

脉虚，夜寐不安，烦渴舌赤，时有谵语，目常开不闭，或喜闭不开，暑入手厥阴也。手厥阴暑温，清营汤主之。舌白滑者，不可与也。

**清营汤方**（咸寒苦甘法）

犀角三钱，麦冬三钱，银花三钱，生地五钱，丹参二钱，连翘二钱，连心用，元参三钱，黄连一钱五分，竹叶心一钱。水八杯，煮取三杯，日三服。

手厥阴暑温，身热不恶寒，清神不了了，时时谵语者，安宫牛黄丸主之，紫雪丹亦主之。安宫牛黄丸、紫雪丹方见前。

暑温，寒热，舌白不渴，吐血者，名曰暑瘵，为难治。清络饮加杏仁薏仁滑石汤主之。

**清络饮加杏仁薏仁滑石汤方**

即于清络饮内加杏仁二钱，滑石末三钱，薏苡仁三钱，服法如前。方法并见前。

小儿暑温，身热，卒然痉厥，名曰暑痫，清营汤主之，亦可少与紫雪丹。

大人暑痫，亦同上法。热初入营，肝风内动，手足瘛疭，可于清营汤中加钩藤、丹皮、羚羊角。

清营汤、紫雪丹方见前。

### 伏暑

按：暑温，伏暑，名虽异而病实同，治法须前后互参，故中、下焦篇不另立一门。

暑兼湿热，偏于暑之热者为暑温，多手太阴证而宜清。偏于暑之湿者为湿温，多足太阴证而宜温。湿热平等者两解之。各宜分晓，不可混也。

长夏受暑，过夏而发者，名曰伏暑。霜未降而发者少轻，霜既降而发者则重，冬日发者尤重。子、午、丑、未之年为多也。

头痛，微恶寒，面赤烦渴，舌白，脉濡而数者，虽在冬月，犹为太阴伏暑也。

太阴伏暑，舌白口渴，无汗者，银翘散去牛蒡子、元参加杏仁、滑石主之。

太阴伏暑，舌赤口渴，无汗者，银翘散加生地、丹皮、赤芍、麦冬主之。

太阴伏暑，舌白，口渴，有汗，或大汗不止者，银翘散去牛蒡子、元参、芥穗，加杏仁、石膏、黄芩主之。脉洪大，渴甚，汗多者，仍用白虎法。脉虚大而芤者，仍用人参白虎法。

太阴伏暑，舌赤，口渴，汗多，加减生脉散主之。

**银翘散去牛蒡子元参加杏仁滑石方**

即于银翘散内除去牛蒡子、元参，加杏仁六钱，飞滑石一两，服如银翘散法。胸闷，加郁金四钱，香豉四钱；呕而痰多，加半夏六钱，茯苓六钱；小便短，加薏仁八钱，白通草四钱。

**银翘散加生地丹皮赤芍麦冬方**

即于银翘散内，加生地六钱，丹皮四钱，赤芍四钱，麦冬六钱，服法如前。

**银翘散去牛蒡子元参芥穗加杏仁石膏黄芩方**

即于银翘散内去牛蒡子、元参、芥穗，加杏仁六钱，生石膏一两，黄芩五钱，服法如前。

**白虎法、白虎加人参法**

方见前。

**加减生脉散方**（酸甘化阴法）

沙参三钱，麦冬三钱，五味子一钱，丹皮二钱，细生地三钱。水五杯，煮二杯，分温再服。

伏暑，暑温，湿温，证本一源，前后互参，不可偏执。

### 湿温　寒湿

头痛恶寒，身重疼痛，舌白不渴，脉弦细而濡，面色淡黄，胸闷不饥，午后身热，状若阴虚，病难速已，名曰湿温。汗之则神昏耳聋，甚则目瞑不欲言；下之则洞泻；润之则病深不解。长夏深秋冬日同法，三仁汤主之。

**三仁汤方**

杏仁五钱，飞滑石六钱，白通草二钱，白蔻仁二钱，竹叶二钱，厚朴二钱，生薏仁六钱，半夏五钱。甘澜水八碗，煮取三碗，每服一碗，日三服。

湿温，邪入心包，神昏肢逆，清宫汤去莲心、麦冬，加银花、赤小豆皮，煎送至宝丹，或紫雪丹亦可。

**清宫汤去莲心麦冬加银花赤小豆皮方**

犀角一钱，连翘心三钱，元参心二钱，竹叶心二钱，银花二钱，赤小豆皮三钱。

湿温，喉阻咽痛，银翘马勃散主之。

**银翘马勃散方**（辛凉微苦法）

连翘一两，牛蒡子六钱，银花五钱，射干三钱，马勃二钱。上杵为散，服如银翘散法。不痛，但阻甚者，加滑石六钱、桔梗五钱、苇根五钱。

太阴湿温，气分痹郁而哕者（俗名为呃），宣痹汤主之。

**宣痹汤方**（苦辛通法）

枇杷叶二钱，去毛，郁金一钱五分，射干一钱，白通草一钱，香豆豉一钱五分。水五杯，煮取二杯，分二次服。

太阴湿温，喘促者，千金苇茎汤加杏仁、滑石主之。

**千金苇茎汤加滑石杏仁汤**（辛淡法）

苇茎五钱，薏苡仁五钱，桃仁二钱，冬瓜仁二钱，滑石三钱，杏仁三钱。水八杯，煮取三杯，分三次服。

《金匮》谓太阳中暍，身热疼痛而脉微弱，此以夏月伤冷水，水行皮中所致也，一物瓜蒂汤主之。

**一物瓜蒂汤方**

瓜蒂二十个，捣碎，以逆流水八杯，煮取三杯，先服一杯，不吐再服，吐，停后服。虚者加参芦三钱。

寒湿伤阳，形寒脉缓，舌淡或白滑，不渴，经络拘束，桂枝姜附汤主之。

**桂枝姜附汤**（苦辛热法）

桂枝六钱，干姜三钱，白术生，三钱，熟附子三钱。水五杯，煮取二杯，渣再煮一杯服。

### 温疟

骨节疼烦，时呕，其脉如平，但热不寒，名曰温疟，白虎加桂枝汤主之。

**白虎加桂枝汤方**（辛凉苦甘复辛温法）

知母六钱，生石膏一两六钱，粳米一合，桂枝木三钱，炙甘草二钱。水八碗，煮取三碗，先服一碗。得汗为度，不知再服。知后仍服一剂，中病即已。

但热不寒，或微寒多热，舌干口渴，此乃阴气先伤，阳气独发，名曰瘅疟，五汁饮主之。五汁饮方见前。

加减法：此甘寒救胃阴之方也。欲清表热，则加竹叶、连翘；欲泻阳明独胜之热，而保肺之化源，则加知母；欲救阴血，则加生地、元参；欲宣肺气，则加杏仁；欲行三焦，开邪出路，则加滑石。

舌白渴饮，咳嗽频仍，寒从背起，伏暑所致，名曰肺疟，杏仁汤主之。

**杏仁汤方**（苦辛寒法）

杏仁三钱，黄芩一钱五分，连翘一钱五分，滑石三钱，桑叶一钱五分，茯苓三钱，白蔻皮八分，梨皮二钱。水三杯，煮取二杯，日再服。

热多昏狂，谵语烦渴，舌赤中黄，脉弱而数，名曰心疟，加减银翘散主之。兼秽，舌浊，口气重者，安宫牛黄丸主之。

**加减银翘散方**（辛凉兼芳香法）

连翘十分，银花八分，元参五分，犀角五分，麦冬五分，不去心，竹叶三分。共为粗末，每服五钱，煎成去渣，点薄荷叶汁二三茶匙，日三服。

安宫牛黄丸方见前。

### 秋燥

秋感燥气，右脉数大，伤手太阴气分者，桑杏汤主之。

**桑杏汤方**（辛凉法）

桑叶一钱，杏仁一钱五分，沙参二钱，象贝一钱，香豆豉一钱，栀皮一钱，梨皮一钱。水二杯，煮取一杯，顿服之。重者再作服。轻药不得重用，重用必过病所。再，一次煮成三杯，其二三次之气味必变，药之气味俱轻故也。

感燥而咳者，桑菊饮主之。桑菊饮方见前。

燥伤肺胃阴分，或热或咳者，沙参麦冬汤主之。

**沙参麦冬汤方**（甘寒法）

沙参三钱，玉竹二钱，生甘草一钱，冬桑叶一钱五分，麦冬三钱，生扁豆一钱五分，花粉一钱五分。水五杯，煮取二杯，日再服。久热久咳者，加地骨皮三钱。

燥气化火，清窍不利者，翘荷汤主之。

**翘荷汤方**（辛凉法）

薄荷一钱五分，连翘一钱五分，生甘草一钱，黑栀皮一钱五分，桔梗二钱，绿豆皮二钱。水二杯，煮取一杯，顿服之，日服二剂。重者日三服。

加减法：耳鸣者，加羚羊角、苦丁茶；目赤者，加鲜菊叶、苦丁茶、夏枯草；咽痛者，加牛蒡子、黄芩。

诸气膹郁、诸痿喘呕之因于燥者，喻氏清燥救肺汤主之。

**清燥救肺汤方**（辛凉甘润法）

石膏二钱五分，甘草一钱，霜桑叶三钱，人参七分，杏仁七分，泥，胡麻仁一钱，炒研，阿胶八分，麦冬二钱，不去心，枇杷叶六分，去净毛，炙。水一碗，煮六分，频频二三次温服。痰多加贝母、瓜蒌，血枯加生地黄，热甚加犀角、羚羊角，或加牛黄。

补秋燥胜气论：秋燥之气，轻则为燥，重则为寒，化气为湿，复气为火。

燥伤本脏，头微痛，恶寒，咳嗽稀痰，鼻塞，嗌塞，脉弦，无汗，杏苏散主之。

**杏苏散方**

苏叶、半夏、前胡各三钱，苦桔梗，橘皮各二钱，大枣（去核）三枚，茯苓三钱，枳壳二钱，杏仁三钱，甘草一钱，生姜三片。

加减法：无汗，脉弦甚或紧者，加羌活微透汗，汗后咳不止，去苏叶、羌活，加苏梗。兼泄泻腹满者，加苍术、厚朴。头痛兼眉棱骨痛者，加白芷。热甚加黄芩，泄泻腹满者不用。

伤燥，如伤寒太阳证，有汗，不咳，不呕，不痛者，桂枝汤小和之。

桂枝汤方见前。

燥金司令，头痛，身寒热，胸胁痛，甚则疝瘕痛者，桂枝柴胡各半汤加吴萸楝子茴香木香汤主之。

**桂枝柴胡各半汤加吴萸楝子茴香木香汤**（治以苦温，佐以甘辛法）

桂枝，柴胡，吴茱萸，黄芩，人参，广木香，生姜，白芍，大枣去核，川楝子，小茴香，半夏，炙甘草。

燥淫传入中焦，脉短而涩，无表证，无下证，胸痛，腹胁胀痛，或呕，或泄，苦温甘辛以和之。

阳明燥证，里实而坚，未从热化，下之以苦温。已从热化，下之以苦寒。

燥气延入下焦，搏于血分而成癥者，无论男妇，化癥回生丹主之。

**化癥回生丹方**

人参六两，安南桂二两，两头尖二两，麝香二两，片子姜黄二两，公丁香三两，川椒炭二两，虻虫二两，京三棱二两，蒲黄炭一两，藏红花二两，苏木三两，桃仁三两，苏子霜二两，五灵脂二两，降真香二两，干漆二两，当归尾四两，没药二两，白芍四两，杏仁三两，香附米三两，吴茱萸二两，元胡索二两，水蛭二两，阿魏二两，小茴香炭三两，川芎二两，乳香二两，良姜二两，艾炭二两，益母膏八两，熟地黄四两，鳖甲胶一斤，大黄八两。共为细末，以高米醋一斤半，熬浓，晒干为末，再加醋熬，如是三次，晒干，末之。

共为细末，以鳖甲、益母、大黄三胶和匀，再加炼蜜为丸，重一钱五分，蜡皮封护，用时温开水和，空腹服，瘀甚之证，黄酒下。

①治癥结不散不痛；②治癥发痛甚；③治血痹；④治妇女干血痨证之属实者；⑤治疟母左胁痛而寒热者；⑥治妇女经前作痛，古谓之痛经者；⑦治妇女将欲行经而寒热者；⑧治妇女将欲行经，误食生冷腹痛者；⑨治妇女经闭；⑩治妇女经来紫黑，甚至成块者；⑪治腰痛之因于跌扑死血者；⑫治产后瘀血，少腹痛，拒按者；⑬治跌仆昏晕欲绝者；⑭治金疮、棒疮之有瘀滞者。

燥气久伏下焦，不与血搏，老年八脉空虚，不可与化癥回生丹者，复亨丹主之。

**复亨丹**（苦温甘辛法）

石硫黄十分，鹿茸八分，酒炙，枸杞子六分，人参四分，云茯苓八分，淡苁蓉八分，安南桂四分，萆薢六分，全当归六分，酒浸，川椒炭三分，炙龟板四分，小茴香六分，酒浸，与当归同炒黑。益母膏和为丸，小梧桐子大，每服二钱，日再服，冬日渐加至三钱，开水下。

## （三）中焦篇

### 风温、温热、温疫、温毒、冬温

面目俱赤，语声重浊，呼吸俱粗，大便闭，小便涩，舌苔老黄，甚则黑有芒刺，但恶热，不恶寒，日晡益甚者，传至中焦，阳明温病也。脉浮洪躁甚者，白虎汤主之；脉沉数有力，甚则脉体反小而实者，大承气汤主之。暑温，湿温，温疟，不在此例。

**大承气汤方**

大黄六钱，芒硝三钱，厚朴三钱，枳实三钱。水八杯，先煮枳、朴，后纳大黄、芒硝，煮取三杯，先服一杯，约二时许，得利，止后服。不知，再服一杯。再不知，再服。

阳明温病，脉浮而促者，减味竹叶石膏汤主之。

**减味竹叶石膏汤方**（辛凉合甘寒法）

竹叶五钱，石膏八钱，麦冬六钱，甘草三钱。水八杯，煮取三杯，一时服一杯，约三时令尽。

阳明温病，诸证悉有而微，脉不浮者，小承气汤微和之。

**小承气汤方**（苦辛通法重剂）

大黄五钱，厚朴二钱，枳实一钱。水八杯，煮取三杯，先服一杯。得宿粪，止后服。不知，再服。

阳明温病，汗多谵语，舌苔老黄而干者，宜小承气汤。

阳明温病，无汗，小便不利，谵语者，先与牛黄丸。不大便，再与调胃承气汤。

阳明温病，面目俱赤，肢厥，甚则通体皆厥，不瘛疭，但神昏，不大便七八日以外，小便赤，脉沉伏，或并脉亦厥，胸腹满坚，甚则拒按，喜凉饮者，大承气汤主之。

阳明温病，纯利稀水无粪者，谓之热结旁流，调胃承气汤主之。

**调胃承气汤**（热淫于内，治以咸寒，佐以甘苦法）

大黄三钱，芒硝五钱，生甘草二钱。

阳明温病，实热壅塞为哕者，下之。连声哕者，中焦；声断续，时微时甚者，属下焦。

阳明温病，下利谵语，阳明脉实或滑疾者，小承气汤主之。脉不实者，牛黄丸主之，紫雪丹亦主之。

温病，三焦俱急，大热大渴，舌燥，脉不浮而躁甚，舌色金黄，痰涎壅甚，不可单行承气者，承气合小陷胸汤主之。

**承气合小陷胸汤方**（苦辛寒法）

生大黄五钱，厚朴二钱，枳实二钱，半夏三钱，栝蒌三钱，黄连二钱。水八杯，煮取三杯，先服一杯，不下，再服一杯。得快利，止后服。不便，再服。

阳明温病，无上焦证，数日不大便，当下之。若其人阴素虚，不可行承气者，增液汤主之。服增液汤已，周十二时观之，若大便不下者，合调胃承气汤微和之。

**增液汤方**（咸寒苦甘法）

元参一两，麦冬八钱，连心，细生地八钱。水八杯，煮取三杯，口干则与饮，令尽。不便，再作服。

阳明温病，下后汗出，当复其阴，益胃汤主之。

**益胃汤方**（甘凉法）

沙参三钱，麦冬五钱，冰糖一钱，细生地五钱，玉竹一钱五分，炒香。水五杯，煮取二杯，分两次服。渣再煮一杯服。

下后无汗脉浮者，银翘汤主之；脉浮洪者，白虎汤主之；脉洪而芤者，白虎加人参汤主之。

**银翘汤方**（辛凉合甘寒法）

银花五钱，连翘三钱，竹叶二钱，生甘草一钱，麦冬四钱，细生地四钱。

白虎汤、白虎加人参汤　方论并见上焦篇。

下后无汗，脉不浮而数，清燥汤主之。

**清燥汤方**（甘凉法）

麦冬五钱，知母二钱，人中黄一钱五分，细生地五钱，元参三钱。水八杯，煮取三杯，分三次服。

加减法，咳嗽胶痰，加沙参三钱，桑叶一钱五分，梨汁半酒杯，牡蛎三钱，牛蒡子三钱。

下后数日，热不退，或退不尽，口燥咽干，舌苔干黑，或金黄色，脉沉而有力者，护胃承气汤微和之。脉沉而弱者，增液汤主之。

**护胃承气汤**（苦甘法）

生大黄三钱，元参三钱，细生地三钱，丹皮二钱，知母二钱，麦冬三钱　连心。水五杯，煮取二杯，先服一杯。得结粪，止后服，不便，再服。

增液汤方见前。

阳明温病，下后二三日，下证复现，脉不甚沉，或沉而无力，止可与增液，不可与承气。

阳明温病，下之不通，其证有五：应下失下，正虚不能运药，不运药者死，新加黄龙汤主之；喘促不宁，痰涎壅滞，右寸实大，肺气不降者，宣白承气汤主之；左尺牢坚，小便赤痛，时烦渴甚，导赤承气汤主之；邪闭心包，神昏舌短，内窍不通，饮不解渴者，牛黄承气汤主之；津液不足，无水舟停者，间服增液，再不下者，增液承气汤主之。

**新加黄龙汤**（苦甘咸法）

细生地五钱，生甘草二钱，人参一钱五分，另煎，生大黄三钱，芒硝一钱，元参五钱，麦冬五钱，连心，当归一钱五分，海参二条，洗，姜汁六匙。水八杯，煮取三杯。先用一杯，冲参汁五分，姜汁二匙，顿服之。如腹中有响声，或转矢气者，为欲便也，候一二时不便，再如前法服一杯。候二十四刻，不便，再服第三杯。如服一杯，即得便，止后服，酌服益胃汤一剂。余参或可加入。

**宣白承气汤**（苦辛淡法）

生石膏五钱，生大黄三钱，杏仁粉二钱，栝蒌皮一钱五分。水五杯，煮取二杯，先服一杯，不知，再服。

**导赤承气汤**

赤芍三钱，细生地五钱，生大黄三钱，黄连二钱，黄柏二钱，芒硝一钱。水五杯，煮取二杯，先服一杯，不下，再服。

**牛黄承气汤**

即用前安宫牛黄丸二丸，化开，调生大黄末三钱。先服一半，不知再服。

**增液承气汤**

即于增液汤内加大黄三钱，芒硝一钱五分。水八杯，煮取三杯，先服一杯，不知，再服。

下后虚烦不眠，心中懊侬，甚至反复颠倒，栀子豉汤主之。若少气者，加甘草；若呕者，加姜汁。

栀子豉汤方见上焦篇。

**栀子豉加甘草汤**

即于栀子豉汤内，加甘草二钱，煎法如前。

**栀子豉加姜汁方**

即于栀子豉汤内，加姜汁五匙。

阳明温病，干呕口苦而渴，尚未可下者，黄连黄芩汤主之。不渴而舌滑者，属湿温。

**黄连黄芩汤方**（苦寒微辛法）

黄连二钱，黄芩二钱，郁金一钱五分，香豆豉二钱。水五杯，煮取二杯，分二次服。

阳明温病，舌黄燥，肉色绛，不渴者，邪在血分，清营汤主之。若滑者，不可与也，当于湿温中求之。

清营汤方见上焦篇。

阳明斑者，化斑汤主之。

化斑汤方，方义并见上焦篇。

阳明温病，下后疹续出者，银翘散去豆豉加细生地大青叶元参丹皮汤主之。

银翘散去豆豉加细生地大青叶元参丹皮汤方，方义并见上焦篇。

斑疹，用升提则衄，或厥，或咳呛，或昏痉，用壅补则瞀乱。

斑疹，阳明证悉具，外出不快，内壅特甚者，调胃承气汤微和之。得通则已，不可令大泄，大泄则内陷。

阳明温毒发痘者，如斑疹法，随其所在而攻之。

阳明温毒，杨梅疮者，以上法随其所偏而调之，更加败毒，兼与利湿。

阳明温病，不甚渴，腹不满，无汗，小便不利，心中懊憹者，必发黄。黄者，栀子柏皮汤主之。

**栀子柏皮汤**

栀子五钱，生甘草三钱，黄柏五钱。水五杯，煮取二杯，分二次服。

阳明温病，无汗，或但头汗出，身无汗，渴欲饮水，腹满，舌燥黄，小便不利者，必发黄，茵陈蒿汤主之。

**茵陈蒿汤**

茵陈蒿六钱，栀子三钱，生大黄三钱。水八杯，先煮茵陈减水之半，再入二味，煮成三杯，分三次服。以小便利为度。

阳明温病，无汗，实证未剧，不可下。小便不利者，甘苦合化，冬地三黄汤主之。

**冬地三黄汤**（甘苦合化阴气法）

麦冬八钱，黄连一钱，元参四钱，细生地四钱，黄柏一钱，黄芩一钱，苇根汁半酒杯，冲，银花露半酒杯，冲，生甘草三钱。水八杯，煮取三杯，分三次服，以小便得利为度。

温病，小便不利者，淡渗不可与也，忌五苓、八正辈。

温病燥热，欲解燥者，先滋其干，不可纯用苦寒也，服之反燥甚。

阳明温病，下后热退，不可即食，食者必复。周十二时后，缓缓与食，先取清者，勿令饱，饱则必复，复必重也。

阳明温病，下后脉静，身不热，舌上津回，十数日不大便，可与益胃、增液辈，断不可再与承气也。下后舌苔未尽退，口微渴，面微赤，脉微数，身微热，日浅者，亦与增液辈。日深，舌微干者，属下焦，复脉法也，勿轻与承气。轻与者，肺燥而咳，脾滑而泄，热反不除，渴反甚也，百日死。

阳明温病，渴甚者，雪梨浆沃之。

雪梨浆方法见上焦篇。

阳明温病，下后微热，舌苔不退者，薄荷末拭之。

阳明温病，斑疹、温痘、温疮、温毒、发黄、神昏谵语者，安宫牛黄丸主之。

风温、温热、温疫、温毒、冬温之在中焦，阳明病居多；湿温之在中焦，太阴病居多；暑温则各半也。

### 暑温　伏暑

脉洪滑，面赤身热，头晕，不恶寒，但恶热，舌上黄滑苔，渴欲凉饮，饮不解渴，得水则呕，按之胸下痛，小便短，大便闭者，阳明暑温，水结在胸也。小陷胸汤加枳实主之。

**小陷胸加枳实汤方**（苦辛寒法）

黄连二钱，栝蒌三钱，枳实二钱，半夏五钱。急流水五杯，煮取二杯，分二次服。

阳明暑温，脉滑数，不食，不饥，不便，浊痰凝聚，心下痞者，半夏泻心汤去人参、干姜、大枣、甘草，加枳实、杏仁主之。

**半夏泻心汤去人参干姜甘草大枣加枳实杏仁方**（苦辛寒法）

半夏一两，黄连二钱，黄芩三钱，枳实二钱，杏仁三钱。水八杯，煮取三杯，分三次服。虚者复纳人参二钱，大枣三枚。

阳明暑温，湿气已化，热结独存，口燥咽干，渴欲饮水，面目俱赤，舌燥黄，脉沉实者，小承气汤各等分下之。

暑温蔓延三焦，舌滑微黄，邪在气分者，三石汤主之；邪气久留，舌绛苔少，热搏血分者，加味清宫汤主之；神识不清，热闭内窍者，先与紫雪丹，再与清宫汤。

**三石汤**

滑飞石三钱，生石膏五钱，寒水石三钱，杏仁三钱，竹茹二钱，炒，白通草二钱，银花三钱，花露更妙，金汁一酒杯，冲。水五杯，煮成二杯，分二次温服。

**加味清宫汤方**

此于前清宫汤内，加知母三钱，银花二钱，竹沥五茶匙，冲入。

暑温伏暑，三焦均受，舌灰白，胸痞闷，潮热呕恶，烦渴自利，汗出溺短者，杏仁滑石汤主之。

**杏仁滑石汤**（苦辛寒法）

杏仁三钱，滑石三钱，黄芩二钱，橘红一钱半，黄连一钱，郁金二钱，通草一钱，厚朴二钱，半夏三钱。水八杯，煮取三杯，分三次服。

### 寒湿

湿之入中焦，有寒湿，有热湿，有自表传来，有水谷内蕴，有内外相合。其中伤也，有伤脾阳，有伤脾阴，有伤胃阳，有伤胃阴，有两伤脾胃。伤脾胃之阳者，十常八九；伤脾胃之阴者，十居一二。彼此混淆，治不中窾，遗患无穷，临证细推，不可泛论。

足太阴寒湿，痞结，胸满，不饥，不食，半苓汤主之。

**半苓汤方**（苦辛淡渗法）

半夏五钱，茯苓块五钱，川连一钱，厚朴三钱，通草八钱，煎汤，煮前药。水十二杯，煮通草成八杯，再入余药煮成三杯，分三次服。

足太阴寒湿，腹胀，小便不利，大便溏而不爽，若欲滞下者，四苓加厚朴秦皮汤主之，五苓散亦主之。

**四苓加厚朴秦皮汤方**（苦温淡法）

茅术三钱，厚朴三钱，伏苓块五钱，猪苓四钱，秦皮二钱，泽泻四钱。水八杯，煮取三杯，分三次服。

**五苓散**（甘温淡法）

猪苓一两，赤术一两，茯苓一两，泽泻一两六钱，桂枝五钱。共为细末，百沸汤和服三钱，日三服。

足太阴寒湿，四肢乍冷，自利，目黄，舌白滑，甚则灰，神倦不语，邪阻脾窍，舌謇语重，四苓加木瓜草果厚朴汤主之。

**四苓加木瓜厚朴草果汤方**（苦热兼酸淡法）

生于白术三钱，猪苓一钱五分，泽泻一钱五分，赤苓块五钱，木瓜一钱，厚朴一钱，草果八分，半夏三钱。水八杯，煮取三杯，分三次服。阳素虚者，加附子二钱。

足太阴寒湿，舌灰滑，中焦滞痞，草果茵陈汤主之。面目俱黄，四肢常厥者，茵陈四逆汤主之。

**草果茵陈汤方**（苦辛温法）

草果一钱，茵陈三钱，茯苓皮三钱，厚朴二钱，广皮一钱五分，猪苓二钱，大腹皮二钱，泽泻一钱五分。水五杯，煮取二杯，分二次服。

**茵陈四逆汤方**（苦辛甘热复微寒法）

附子三钱，炮，干姜五钱，炙，甘草二钱，茵陈六钱。水五杯，煮取二杯，温服一杯。厥回，止后服。仍厥，再服；尽剂，厥不回，再作服。

足太阴寒湿，舌白滑，甚则灰，脉迟，不食，不寐，大便窒塞，浊阴凝聚，阳伤腹痛，痛甚则肢逆，椒附白通汤主之。

**椒附白通汤方**

生附子三钱，炒黑，川椒二钱，炒黑，淡干姜二钱，葱白三茎，猪胆汁半烧酒杯，去渣后调入。水五杯，煮成二杯，分二次凉服。

阳明寒湿，舌白腐，肛坠痛，便不爽，不喜食，附子理中汤去甘草加广皮厚朴汤主之。

**附子理中汤去甘草加厚朴广皮汤方**（辛甘兼苦法）

生茅术三钱，人参一钱五分，炮干姜一钱五分，厚朴二钱，广皮一钱五分，生附子一钱五分，炮黑。水五杯，煮取二杯，分二次服。

寒湿伤脾胃两阳，寒热，不饥，吞酸，形寒，或脘中痞闷，或酒客湿聚，苓姜术桂汤主之。

**苓姜术桂汤方**（苦辛温法）

茯苓块五钱，生姜三钱，炒白术三钱，桂枝三钱。水五杯，煮取二杯，分温再服。

湿伤脾胃两阳，既吐且利，寒热身痛，或不寒热，但腹中痛，名曰霍乱。寒多不欲饮水者，理中汤主之；热多，欲饮水者，五苓散主之。吐利汗出，发热恶寒，四肢拘急，手足厥冷，四逆汤主之。吐利止而身痛不休者，宜桂枝汤小和之。

**理中汤方**（甘热微苦法）

此方分量以及方后加减法，悉照《金匮》原文，用者临时斟酌。

人参、甘草、白术、干姜各三两。水八杯，煮取三杯，温服一杯，日三服。

加减法：若脐上筑者，肾气动也，去白术，加桂枝四两。吐多者，去白术，加生姜三两。下多者，还用白术。悸者，加茯苓二两。渴欲饮水者，加白术足前成四两半。腹中痛者，加人参足前成四两半。寒者，加干姜足前成四两半。腹满者，去白术，加附子一枚。服汤后，如食顷，饮热粥一升许，微自汗，勿发揭衣被。

五苓散方见前。

加减法：腹满者，加厚朴、广皮各一两。渴甚面赤，脉大紧而急，搧扇不知凉，饮冰不知冷，腹痛甚，时时烦躁者，格阳也，加干姜一两五钱（此条非仲景原文，余治验也）。百沸汤和，每服五钱，日三服。

**四逆汤方**（辛甘热法）

分量宜临时斟酌。

炙甘草二两，干姜一两半，生附子一枚，去皮，加人参一两。水五茶碗，煮取二碗，分二次服。

霍乱兼转筋者，五苓散加防己桂枝薏仁主之。寒甚脉紧者，再加附子。

**五苓散加防己桂枝薏仁方**

即于前五苓散内加防己一两、桂枝一两半，足前成二两、薏仁二两。寒甚者，加附子大者一枚。杵为细末，每服五钱，百沸汤和，日三，剧者日三夜一，得卧，则勿再令服。

卒中寒湿，内挟秽浊，眩冒欲绝，腹中绞痛，脉沉紧而迟，甚则伏，欲吐不得吐，欲利不得利，甚则转筋，四肢欲厥，俗名发痧，又名干霍乱。转筋者，俗名转筋火，古方书不载。蜀椒救中汤主之，九痛丸亦可服。语乱者，先服至宝丹，再与汤药。

**蜀椒救中汤方**（苦辛通法）

蜀椒三钱，炒出汗，淡干姜四钱，厚朴三钱，槟榔二钱，广皮二钱。水五杯，煮取二杯，分二次服。兼转筋者，加桂枝三钱，防己五钱，薏仁三钱。厥者，加附子二钱。

**九痛丸方**（治九种心痛。苦辛甘热法）

附子三两，生狼牙一两，人参一两，干姜一两，吴茱萸一两，巴豆一两，去皮心，熬，碾如膏。蜜丸，梧桐子大，酒下。强人初服三丸，日三服，弱者二丸。兼治卒中恶，腹胀满，口不能言。又治连年积冷，流注心胸痛，并冷冲上气，落马、坠车、血病等证皆主之。忌口如常法。

**立生丹**

治伤暑、霍乱、痧证、疟痢、泄泻、心痛、胃痛、腹痛、吞酸水，及一切阴寒之证，结胸，小儿寒痉。

母丁香一两二钱，沉香四钱，茅苍术一两二钱，明雄黄一两二钱。共为细末，用蟾酥八钱，铜锅内加火酒一小杯化开，入前药末，丸绿豆大，每服二丸，小儿一丸，温水送下。又下死胎如神。凡被蝎蜂螫者，调涂立效。孕妇忌之。

**独胜散**

治绞肠痧痛急，指甲俱青，危在顷刻。

马粪不拘分两，瓦上焙干为末，老酒冲服二三钱。不知，再作服。

**湿温**（疟痢疸痹附）

湿热，上焦未清，里虚内陷，神识如蒙，舌滑脉缓，人参泻心汤加白芍主之。

**人参泻心汤方**（苦辛寒兼甘法）

人参二钱，干姜二钱，黄连一钱五分，黄芩一钱五分，枳实一钱，生白芍二钱。水五杯，煮取二杯，分二次服。渣再煮一杯服。

湿热受自口鼻，由募原直走中道，不饥不食，机窍不灵，三香汤主之。

**三香汤方**（微苦微辛微寒兼芳香法）

栝蒌皮二钱，桔梗三钱，黑山栀二钱，枳壳二钱，郁金二钱，香豉二钱，降香末三钱，水五杯，煮取二杯，分二次温服。

吸受秽浊，三焦分布，热蒸头胀，身痛，呕逆，小便不通，神识昏迷，舌白，渴不多饮，先宜芳香，通神利窍，安宫牛黄丸。继用淡渗分消浊湿，茯苓皮汤。

安宫牛黄丸方法见上焦篇。

**茯苓皮汤**（淡渗兼微辛微凉法）

茯苓皮五钱，生薏仁五钱，猪苓三钱，大腹皮三钱，白通草三钱，淡竹叶二钱。水八杯，煮取三杯，分三次服。

阳明湿温，气壅为哕者，新制橘皮竹茹汤主之。

**新制橘皮竹茹汤**（苦辛通降法）

橘皮三钱，竹茹三钱，柿蒂七枚，姜汁三茶匙，冲。水五杯，煮取二杯，分二次温服。不知，再作服。有痰火者，加竹沥、栝蒌霜。有瘀血者，加桃仁。

三焦湿郁，升降失司，脘连腹胀，大便不爽，一加减正气散主之。

**一加减正气散方**

藿香梗二钱，厚朴二钱，杏仁二钱，茯苓皮二钱，广皮一钱，神曲一钱半，麦芽一钱半，绵茵陈二钱，大腹皮一钱。水五杯，煮二杯，再服。

湿郁三焦，脘闷，便溏，身重，舌白，脉象模糊，二加减正气散主之。

**二加减正气散**（苦辛淡法）

藿香梗三钱，广皮二钱，厚朴二钱，茯苓皮二钱，木防己三钱，大豆黄卷二钱，川通草一钱五分，薏苡仁三钱。水八杯，煮三杯，三次服。

秽湿着里，舌黄脘闷，气机不宣，久则酿热，三加减正气散主之。

**三加减正气散方**（苦辛寒法）

藿香三钱，连梗叶，茯苓皮三钱，厚朴二钱，广皮一钱五分，杏仁三钱，滑石五钱。水五杯，煮取二杯，再服。

秽湿着里，邪阻气分，舌白滑，脉右缓，四加减正气散主之。

**四加减正气散方**（苦辛温法）

藿香梗三钱，厚朴二钱，茯苓三钱，广皮一钱五分，草果一钱，神曲二钱，楂肉五钱，炒。水五杯，煮取二杯，渣再煮一杯，三次服。

秽湿着里，脘闷便泄，五加减正气散主之。

**五加减正气散方**（苦辛温法）

藿香梗二钱，广皮一钱五分，茯苓块三钱，厚朴二钱，大腹皮一钱五分，谷芽一钱，苍术二钱。水五杯，煮取二杯，日再服。

脉缓身痛，舌淡黄而滑，渴不多饮，或竟不渴，汗出热解，继而复热。内不能运水谷之湿，外复感时令之湿，发表攻里，两不可施。误认伤寒，必转坏证。徒清热则湿不退，徒祛湿则热愈炽。黄芩滑石汤主之。

**黄芩滑石汤方**（苦辛寒法）

黄芩三钱，滑石三钱，茯苓皮三钱，大腹皮二钱，白蔻仁一钱，通草一钱，猪苓三钱。水六杯，煮取二杯，渣再煮一杯，分温三服。

阳明湿温，呕而不渴者，小半夏加茯苓汤主之；呕甚而痞者，半夏泻心汤去人参、干姜、大枣、甘草，加枳实、生姜主之。

**小半夏加茯苓汤方**

半夏六钱，茯苓六钱，生姜四钱。水五杯，煮取二杯，分二次服。

**半夏泻心汤去人参干姜甘草大枣加枳实生姜方**

半夏六钱，黄连二钱，黄芩三钱，枳实三钱，生姜三钱。水八杯，煮取三杯，分三次服。虚者复纳人参、大枣。

湿聚热蒸，蕴于经络，寒战热炽，骨骱烦疼，舌色灰滞，面目痿黄，病名湿痹，宣痹汤主之。

**宣痹汤方**（苦辛通法）

防己五钱，杏仁五钱，滑石五钱，连翘三钱，山栀三钱，薏苡五钱，半夏三钱，醋炒，晚蚕砂三钱，赤小豆皮三钱。水八杯，煮取三杯，分温三服。痛甚加片子姜黄二钱，海桐皮三钱。

湿郁经脉，身热身痛，汗多自利，胸腹白疹，内外合邪，纯辛走表，纯苦清热，皆在所忌，辛凉淡法，薏苡竹叶散主之。

**薏苡竹叶散方**（辛凉淡法，亦轻以去实法）

薏苡五钱，竹叶三钱，飞滑石五钱，白蔻仁一钱五分，连翘三钱，茯苓块五钱，白通草一钱五分。共为细末，每服五钱，日三服。

风暑寒湿，杂感混淆，气不主宣，咳嗽头胀，不饥舌白，肢体若废，杏仁薏苡汤主之。

**杏仁薏苡汤方**（苦辛温法）

杏仁三钱，薏苡三钱，桂枝五分，生姜七分，厚朴一钱，半夏一钱五分，防己一钱五分，白蒺藜二钱。水五杯，煮取三杯，渣再煮一杯，分温三服。

暑湿痹者，加减木防己汤主之。此治湿之祖方也。风胜则引，引者（吊痛掣痛之类，或上或下，四肢游走作痛，经谓行痹是也）加桂枝、桑叶。湿胜则肿，肿者，土曰敦阜，加滑石、萆薢、苍术。寒胜则痛，痛者，加防己、桂枝、姜黄、海桐皮。面赤，口涎自出者（《灵枢》谓：胃热则廉泉开），重加石膏、知母；绝无汗者，加羌活、苍术；汗多者，加黄芪、炙甘草；兼痰饮者，加半夏、厚朴、广皮。不能备载全文，故以祖方加减，如此聊示门径而已。

**加减木防己汤**（辛温辛凉复法）

防己六钱，桂枝三钱，石膏六钱，杏仁四钱，滑石四钱，白通草二钱，薏仁三钱。水八杯，煮取三杯，分温三服。见小效不能退者，加重服，日三夜一。

湿热不解，久酿成疸，古有成法，不及备载，聊列数则，以备规矩（下疟、痢等证仿此）。

夏秋疸病，湿热气蒸，外干时令，内蕴水谷，必以宣通气分为要。失治则为肿胀，由黄疸而肿胀者，苦辛淡法，二金汤主之。

**二金汤方**（苦辛淡法）

鸡内金五钱，海金沙五钱，厚朴三钱，大腹皮三钱，猪苓三钱，白通草二钱。水八杯，煮取三杯，分三次温服。

诸黄疸，小便短者，茵陈五苓散主之。

**茵陈五苓散**

茵陈末十分，五苓散五分。共为细末，和匀，每服三钱，日三服。（五苓散系苦辛温法，今茵陈倍五苓，乃苦辛微寒法。）

黄疸脉沉，中痞恶心，便结溺赤，病属三焦里证，杏仁石膏汤主之。

**杏仁石膏汤方**（苦辛寒法）

杏仁五钱，石膏八钱，半夏五钱，山栀三钱，黄柏三钱，枳实汁每次三茶匙，冲，姜汁每次三茶匙，冲。水八杯，煮取三杯，分三次温服。

素积劳倦，再感湿温，误用发表，身面俱黄，不饥，溺赤，连翘赤豆饮煎送保和丸。

**连翘赤豆饮方**（苦辛微寒法）

连翘二钱，山栀一钱，通草一钱，赤豆二钱，花粉一钱，香豆豉一钱。煎送保和丸三钱。

**保和丸方**（苦辛温平法）

山楂，神曲，茯苓，陈皮，莔子，连翘，半夏。

湿甚为热，疟邪痞结心下，舌白口渴，烦躁自利。初身痛，继则心下亦痛，泻心汤主之。

泻心汤方见前。

疮家湿疟，忌用发散，苍术白虎汤加草果主之。

**苍术白虎汤加草果方**（辛凉复苦温法，白虎汤见上焦篇）

即白虎汤内加苍术、草果。

背寒，胸中痞结，疟来日晏，邪渐入阴，草果知母汤主之。

**草果知母汤方**（苦辛寒兼酸法）

草果一钱五分，知母二钱，半夏三钱，厚朴二钱，黄芩一钱五分，花粉一钱五分，乌梅一钱五分，姜汁五匙，冲。水五杯，煮取二杯，分二次温服。

疟伤胃阳，气逆不降，热劫胃液，不饥不饱，不食不便，渴不欲饮，味变酸浊，加减人参泻心汤主之。

**加减人参泻心汤**（苦辛温复咸寒法）

人参二钱，黄连一钱五分，枳实一钱，干姜一钱五分，生姜三钱，牡蛎二钱。水五杯，煮取二杯，分三次温服。

疟伤胃阴，不饥不饱，不便，潮热，得食则烦热愈加，津液不复者，麦冬麻仁汤主之。

**麦冬麻仁汤方**（酸甘化阴法）

麦冬五钱，连心，火麻仁四钱，生白芍四钱，何首乌三钱，乌梅肉二钱，知母二钱。水八杯，煮取三杯，分三次温服。

太阴脾疟，寒起四末，不渴多呕，热聚心胸，黄连白芍汤主之。烦躁甚者，可另服牛黄丸一丸。

**黄连白芍汤方**（苦辛寒法）

黄连二钱，黄芩二钱，半夏三钱，枳实一钱五分，白芍三钱，姜汁五匙，冲。水八杯，煮取三杯，分三次温服。

太阴脾疟，脉濡寒热，疟来日迟，腹微满，四肢不暖，露姜饮主之。

**露姜饮方**（甘温复甘凉法）

人参一钱，生姜一钱。水两杯半，煮成一杯，露一宿，重汤温服。

太阴脾疟，脉弦而缓，寒战，甚则呕吐噫气，腹鸣溏泄。苦辛寒法不中与也，苦辛温法，加味露姜饮主之。

**加味露姜饮方**（苦辛温法）

人参一钱，半夏二钱，草果一钱，生姜二钱，广皮一钱，青皮一钱，醋炒。水二杯半，煮成一杯，滴荷叶露三匙，温服，渣再煮一杯服。

中焦疟，寒热久不止，气虚留邪，补中益气汤主之。

**补中益气汤方**

炙黄芪一钱五分，人参一钱，炙甘草一钱，白术一钱，炒，广皮五分，当归五分，升麻三分，炙，柴胡三分，炙，生姜三片，大枣二枚，去核。水五杯，煮取二杯，渣再煮一杯，分温三服。

脉左弦，暮热早凉，汗解渴饮，少阳疟偏于热重者，青蒿鳖甲汤主之。

**青蒿鳖甲汤方**（苦辛咸寒法）

青蒿三钱，知母二钱，桑叶二钱，鳖甲五钱，丹皮二钱，花粉二钱。水五杯，煮取二杯。疟来前，分二次温服。

少阳疟如伤寒证者，小柴胡汤主之。渴甚者，去半夏，加栝蒌根。脉弦迟者，小柴胡加干姜陈皮汤主之。

**小柴胡汤方**（苦辛甘温法）

柴胡三钱，黄芩一钱五分，半夏二钱，人参一钱，炙甘草一钱五分，生姜三片，大枣二枚，去核。水五杯，煮取二杯，分二次温服。加减如《伤寒论》中法。渴甚者，去半夏，加栝蒌根三钱。

**小柴胡加干姜陈皮汤方**（苦辛温法）

即于小柴胡汤内，加干姜二钱，陈皮二钱。水八杯，煮取三杯，分三次温服。

舌白脘闷，寒起四末，渴喜热饮，湿蕴之故，名曰湿疟，厚朴草果汤主之。

**厚朴草果汤方**（苦辛温法）

厚朴一钱五分，杏仁一钱五分，草果一钱，半夏二钱，茯苓块三钱，广皮一钱。水五杯，煮取二杯，分二次温服。

湿温内蕴，夹杂饮食停滞，气不得运，血不得行，遂成滞下，俗名痢疾，古称重证，以其深入脏腑也。初起腹痛胀者易治，日久不痛并不胀者难治；脉小弱者易治，脉实大数者难治；老年久衰，脉实大、小弱并难治，脉调和者易治；日数十行者易治，一二行或有或无者难治；面色、便色鲜明者易治，秽暗者难治；噤口痢属实者尚可治，属虚者难治；先滞（俗所谓痢疾）后利（俗所谓泄泻）者易治，先利后滞者难治；先滞后疟者易治，先疟后滞者难治；本年新受者易治，上年伏暑、酒客积热、老年阳虚积湿者难治；季胁、少腹无动气疝瘕者易治，有者难治。

自利不爽，欲作滞下，腹中拘急，小便短者，四苓合芩芍汤主之。

**四苓合芩芍汤方**（苦辛寒法）

苍术二钱，猪苓二钱，茯苓二钱，泽泻二钱，白芍二钱，黄芩二钱，广皮一钱五分，厚朴二钱，木香一钱。水五杯，煮取二杯，分二次温服。久痢不再用之。

暑湿风寒杂感，寒热迭作，表证正盛，里证复急，腹不和而滞下者，活人败毒散主之。

**活人败毒散**（辛甘温法）

羌活、独活、茯苓、川芎、枳壳、柴胡、人参、前胡、桔梗各一两，甘草五钱。共为细末，每服二钱，水一杯，生姜三片，煎至七分，顿服之。热毒冲胃噤口者，本方加陈仓米各等分，名仓廪散，服法如前，加一倍。噤口属虚者勿用之。

滞下已成，腹胀痛，加减芩芍汤主之。

**加减芩芍汤方**（苦辛寒法）

白芍三钱，黄芩二钱，黄连一钱五分，厚朴二钱，木香一钱，煨，广皮二钱。水八杯，煮取三杯，分三次温服。忌油腻生冷。

加减法：肛坠者，加槟榔二钱。腹痛甚欲便，便后痛减，再痛再便者，白滞加附子一钱五分、酒炒大黄三钱；红滞加肉桂一钱五分、酒炒大黄三钱。通爽后即止，不可频下。如积未净，当减其制。红积加归尾一钱五分、红花一钱、桃仁二钱。舌浊脉实有食积者，加楂肉一钱五分、神曲二钱、枳实一钱五分。湿重者，目黄舌白不渴，加茵陈三钱、白通草一钱、滑石一钱。

滞下，湿热内蕴，中焦痞结，神识昏乱，泻心汤主之。

泻心汤方法见前。

滞下红白，舌色灰黄，渴不多饮，小溲不利，滑石藿香汤主之。

**滑石藿香汤方**（辛淡合芳香法）

飞滑石三钱，白通草一钱，猪苓二钱，茯苓皮三钱，藿香梗二钱，厚朴二钱，白蔻仁一钱，广皮一钱。水五杯，煮取二杯，分二次服。

湿温下利，脱肛，五苓散加寒水石主之。

**五苓散加寒水石方**（辛温淡复寒法，五苓散方见前）

即于五苓散内加寒水石三钱，如服五苓散法。久痢不再用之。

久痢，阳明不阖，人参石脂汤主之。

**人参石脂汤方**（辛甘温合涩法）

人参三钱，赤石脂三钱，细末，炮姜二钱，白粳米一合，炒。本方即桃花汤之变法。水五杯，先煮人参、白米、炮姜令浓，得二杯，后调石脂细末和匀，分二次服。

自利腹满，小便清长，脉濡而小，病在太阴，法当温脏，勿事通腑，加减附子理中汤主之。

**加减附子理中汤方**（苦辛温法）

白术三钱，附子二钱，干姜二钱，茯苓三钱，厚朴二钱。水五杯，煮取二杯，分二次温服。

自利不渴者，属太阴，甚则哕（俗名呃逆），冲气逆，急救土败，附子粳米汤主之。

**附子粳米汤方**（苦辛热法）

人参三钱，附子二钱，炙甘草二钱，粳米一合，干姜二钱。水五杯，煮取二杯，渣再煮一杯，分三次温服。

疟邪热气，内陷变痢，久延时日，脾胃气衰，面浮腹膨，里急肛坠，中虚伏邪，加减小柴胡汤主之。

**加减小柴胡汤方**（苦辛温法）

柴胡三钱，黄芩二钱，人参一钱，丹皮一钱，白芍二钱，炒，当归一钱五分，土炒，谷芽一钱五分，山楂一钱五分，炒。水八杯，煮取三杯，分三次温服。

春温内陷，下痢，最易厥脱，加减黄连阿胶汤主之。

**加减黄连阿胶汤**（甘寒苦寒合化阴气法）

黄连三钱，阿胶三钱，黄芩二钱，炒生地四钱，生白芍五钱，炙甘草一钱五分。水八杯，煮取三杯，分三次温服。

气虚下陷，门户不藏，加减补中益气汤主之。

**加减补中益气汤**（甘温法）

人参二钱，黄芪二钱，广皮一钱，炙甘草一钱，归身二钱，炒白芍三钱，防风五分，升麻三分。水八杯，煮取三杯，分三次温服。

内虚下陷，热利下重，腹痛，脉左小右大，加味白头翁汤主之。

**加味白头翁汤**（苦寒法）

白头翁三钱，秦皮二钱，黄连二钱，黄柏二钱，黄芩三钱，白芍二钱。水八杯，煮取三杯，分三次服。

#### 秋燥

燥伤胃阴，五汁饮主之，玉竹麦冬汤亦主之。

五汁饮方见上焦篇。

**玉竹麦冬汤方**（甘寒法）

玉竹三钱，麦冬三钱，沙参二钱，生甘草一钱。水五杯，煮取二杯，分二次服。土虚者加生扁豆，气虚者加人参。

胃液干燥，外感已净者，牛乳饮主之。

**牛乳饮**（甘寒法）

牛乳一杯。重汤炖熟，顿服之。甚者日再服。

燥证，气血两燔者，玉女煎主之。

玉女煎方见上焦篇。

### （四）下焦篇

#### 风温　温热　温疫　温毒　冬温

风温、温热、温疫、温毒、冬温，邪在阳明久羁，或已下，或未下，身热面赤，口干舌燥，甚则齿黑唇裂，脉沉实者，仍可下之。脉虚大，手足心热甚于手足背者，加减复脉汤主之。

温病误表，津液被劫，心中震震，舌强神昏，宜复脉法，复其津液，舌上津回则生。汗自出，中无所主者，救逆汤主之。

温病耳聋，病系少阴，与柴胡汤者必死。六七日以后，宜复脉辈复其精。

劳倦内伤，复感温病，六七日以外不解者，宜复脉法。

温病已汗而不得汗，已下而热不退，六七日以外，脉尚躁盛者，重与复脉汤。

温病误用升散，脉结代，甚则脉两至者，重与复脉。虽有他证，后治之。

汗下后，口燥咽干，神倦欲眠，舌赤苔老，与复脉汤。

热邪深入，或在少阴，或在厥阴，均宜复脉。

**加减复脉汤方**（甘润存津法）

炙甘草六钱，干地黄六钱，生白芍六钱，麦冬五钱，不去心，阿胶三钱，麻仁三钱。水八杯，煮取三杯，分三次服。剧者加甘草至一两，地黄、白芍各八钱，麦冬七钱，日三，夜一服。

**救逆汤方**（镇摄法）

即于前加减复脉汤内，去麻仁，加生龙骨四钱，生牡蛎八钱，煎如复脉法。脉虚大欲散者，加人参二钱。

下后，大便溏甚，周十二时三四行，脉仍数者，未可与复脉汤，一甲煎主之。服一二日，大便不溏者，可与一甲复脉汤。

**一甲煎**（咸寒兼涩法）

生牡蛎二两，碾细。水八杯，煮取三杯，分温三服。

**一甲复脉汤方**

即于加减复脉汤内，去麻仁，加牡蛎一两。

下焦温病，但大便溏者，即与一甲复脉汤。

少阴温病，真阴欲竭，壮火复炽，心中烦，不得卧者，黄连阿胶汤主之。

**黄连阿胶汤方**（苦甘咸寒法）

黄连四钱，黄芩一钱，阿胶三钱，白芍一钱，鸡子黄二枚。水八杯，先煮三物，取三杯，去渣，纳胶烊尽，再纳鸡子黄，搅令相得，日三服。

夜热早凉，热退无汗，热自阴分来者，青蒿鳖甲汤主之。

**青蒿鳖甲汤方**（辛凉合甘寒法）

青蒿二钱，鳖甲五钱，细生地四钱，知母二钱，丹皮三钱。水五杯，煮取二杯，日再服。

热邪深入下焦，脉沉数，舌干齿黑，手指但觉蠕动，急防痉厥，二甲复脉汤主之。

**二甲复脉汤方**（咸寒甘润法）

即于加减复脉汤内，加生牡蛎五钱，生鳖甲八钱。

下焦温病，热深厥甚，脉细促，心中澹澹大动，甚则心中痛者，三甲复脉汤主之。

**三甲复脉汤方**（同二甲汤法）

即于二甲复脉汤内，加生龟甲一两。

既厥且哕（俗名呃忒），脉细而劲，小定风珠主之。

**小定风珠方**（甘寒咸法）

鸡子黄一枚，生用，真阿胶二钱，生龟板六钱，童便半杯，淡菜三钱。水五杯，先煮龟板、淡菜得二杯，去渣，入阿胶，上火烊化，纳鸡子黄，搅令相得，再冲童便，顿服之。

热邪久羁，吸烁真阴，或因误表，或因妄攻，神倦瘛疭，脉气虚弱，舌绛苔少，时时欲脱者，大定风珠主之。

**大定风珠方**（酸甘咸法）

生白芍六钱，阿胶三钱，生龟板四钱，干地黄六钱，麻仁二钱，五味子二钱，生牡蛎四钱，麦冬六钱，连心，炙甘草四钱，鸡子黄二枚，生，鳖甲四钱，生。水八杯，煮取三杯，去渣，再入鸡子黄，搅令相得，分三次服。喘，加人参；自汗者，加龙骨、人参、小麦；悸者，加茯神、人参、小麦。

壮火尚盛者，不得用定风珠、复脉。邪少虚多者，不得用黄连阿胶汤。阴虚欲痉者，不得用青蒿鳖甲汤。

痉厥神昏，舌短，烦躁，手少阴证未罢者，先与牛黄、紫雪辈开窍搜邪，再与复脉汤存阴，三甲潜阳。临证细参，勿致倒乱。

邪气久羁，肌肤甲错。或因下后邪欲溃，或因存阴得液蒸汗，正气已虚，不能即出，阴阳互争而战者，欲作战汗也，复脉汤热饮之。虚甚者加人参。肌肉尚盛者，但令静，勿妄动也。

时欲漱口，不欲咽，大便黑而易者，有瘀血也，犀角地黄汤主之。

**犀角地黄汤方**（甘咸微苦法）

干地黄一两，生白芍三钱，丹皮三钱，犀角三钱。水五杯，煮取二杯，分二次服，渣再煮一杯服。

少腹坚满，小便自利，夜热昼凉，大便闭，脉沉实者，蓄血也。桃仁承气汤主之，甚则抵当汤。

**桃仁承气汤方**（苦辛咸寒法）

大黄五钱，芒硝二钱，桃仁三钱，当归三钱，芍药三钱，丹皮三钱。水八杯，煮取三杯，先服一杯。得下，止后服。不知，再服。

**抵当汤方**（飞走攻络苦咸法）

大黄五钱，虻虫二十枚，炙干为末，水蛭五分，炙干为末，桃仁五钱。水八杯，煮取三杯，先服一杯。得下，止后服。不知，再服。

温病脉，法当数，今反不数而濡小者，热撤里虚也。里虚下利稀水，或便脓血者，桃花汤主之。

**桃花汤方**（甘温兼涩法）

赤石脂一两，半整用煎，半为细末调，炮姜五钱，白粳米二合。水八杯，煮取三杯，去渣，入石脂末一钱五分，分三次服。若一服愈，余勿服。虚甚者加人参。

温病七八日以后，脉虚数，舌绛苔少，下利日数十行，完谷不化，身虽热者，桃花粥主之。

**桃花粥方**（甘温兼涩法）

人参三钱，炙甘草三钱，赤石脂六钱，细末，白粳米二合。水十杯，先煮人参、甘草，得六杯，去渣，再入粳米，煮得三杯，纳石脂末三钱，顿服之。利不止，再服第二杯，如上法。利止，停后服。或先因过用寒凉，脉不数，身不热者，加干姜三钱。

温病，少阴下利，咽痛胸满，心烦者，猪肤汤主之。

**猪肤汤方**（甘润法）

猪肤一斤，用白皮，从内刮去肥，令如纸薄。上一味，以水一斗，煮取五升，去渣，加白蜜一升，白米粉五合，熬香，和令相得。

温病，少阴咽痛者，可与甘草汤。不差者，与桔梗汤。

**甘草汤方**（甘缓法）

甘草二两。上一味，以水三升，煮取一升半，去渣，分温再服。

**桔梗汤方**（苦辛甘开提法）

甘草二两，桔梗二两。法同前。

温病入少阴，呕而咽中伤，生疮，不能语，声不出者，苦酒汤主之。

**苦酒汤方**（酸甘微辛法）

半夏二钱，制，鸡子一枚，去黄，纳上苦酒鸡子壳中。上二味，纳半夏着苦酒中，以鸡子壳置刀环中，安火上，令三沸，去渣，少少含咽之。不差，更作三剂。

妇女温病，经水适来，脉数耳聋，干呕烦渴，辛凉退热，兼清血分，甚至十数日不解，邪陷发痉者，竹叶玉女煎主之。

**竹叶玉女煎方**（辛凉合甘寒微苦法）

生石膏六钱，干地黄四钱，麦冬四钱，知母二钱，牛膝二钱，竹叶三钱。水八杯，先煮石膏、地黄，得五杯，再入余四味，煮成二杯，先服一杯，候六时复之。病解，停后服，不解再服。

热入血室，医与两清气血，邪去其半，脉数，余邪不解者，护阳和阴汤主之。

**护阳和阴汤方**（甘凉甘温复法，偏于甘凉，即复脉汤法也）

白芍五钱，炙甘草二钱，麦冬二钱，连心，炒，人参二钱，干地黄三钱，炒。水五杯，煮取二杯，分二次温服。

热入血室，邪去八九，右脉虚数，暮微寒热者，加减复脉汤，仍用参主之。

**加减复脉汤仍用参方**

即于前复脉汤内，加人参三钱。

热病，经水适至，十数日不解，舌痿饮冷，心烦热，神气忽清忽乱，脉右长左沉，瘀热在里也，加减桃仁承气汤主之。

**加减桃仁承气汤方**（苦辛走络法）

大黄三钱，制，桃仁三钱，炒，细生地六钱，丹皮四钱，泽兰二钱，人中白二钱。水八杯，煮取三杯，先服一杯，候六时，得下黑血，下后神清渴减，止后服。不知，渐进。

温病愈后，嗽稀痰而不咳，彻夜不寐者，半夏汤主之。

**半夏汤方**（辛甘淡法）

半夏八钱，制，秫米二两。水八杯，煮取三杯，分三次温服。

饮退得寐，舌滑，食不进者，半夏桂枝汤主之。

**半夏桂枝汤方**（辛温甘淡法）

半夏六钱，秫米一两，白芍六钱，桂枝四钱，虽云桂枝汤，却用小建中汤法，桂枝少于白芍者，表里异治也，炙甘草一钱，生姜三钱，大枣二枚，去核。水八杯，煮取三杯，分温三服。

温病解后，脉迟，身凉如水，冷汗自出者，桂枝汤主之。

桂枝汤方见上焦篇，但此处用桂枝分量与芍药等，不必多于芍药也，亦不必啜粥再令汗出，即仲景以桂枝汤小和之法是也。

温病愈后，面色萎黄，舌淡，不欲饮水，脉迟而弦，不食者，小建中汤主之。

**小建中汤方**（甘温法）

白芍六钱，酒炒，桂枝四钱，甘草三钱，炙，生姜三钱，大枣二枚，去核，胶饴五钱。水八杯，煮取三杯，去渣，入胶饴，上火烊化，分温三服。

温病愈后，或一月至一年，面微赤，脉数，暮热，常思饮，不欲食者，五汁饮主之，牛乳饮亦主之。病后肌肤枯燥，小便溺管痛，或微燥咳，或不思食，皆胃阴虚也，与益胃、五汁辈。

五汁饮、牛乳饮方：五汁饮方见上焦篇，牛乳饮方见中焦篇。

益胃汤见中焦篇。

### 暑温　伏暑

暑邪深入少阴，消渴者，连梅汤主之。入厥阴，麻痹者，连梅汤主之。心热烦躁，神迷甚者，先与紫雪丹，再与连梅汤。

**连梅汤方**（酸甘化阴、酸苦泄热法）

云连二钱，乌梅三钱，去核，麦冬三钱，连心，生地三钱，阿胶二钱。水五杯，煮取二杯，分二次服。脉虚大而芤者，加人参。

暑邪深入厥阴，舌灰，消渴，心下板实，呕恶吐蛔，寒热，下利血水，甚至声音不出，上下格拒者，椒梅汤主之。

**椒梅汤方**（酸苦复辛甘法，即仲景乌梅丸法也。方义已见中焦篇）

黄连二钱，黄芩二钱，干姜二钱，白芍三钱，生，川椒三钱，炒黑，乌梅三钱，去核，人参二钱，枳实一钱五分，半夏二钱。水八杯，煮取三杯，分三次服。

暑邪误治，胃口伤残，延及中下，气塞填胸，躁乱口渴，邪结内踞，清浊交混者，来复丹主之。

**来复丹**（酸温法）

太阴元精石一两，舶上硫黄一两，硝石一两，同硫黄为末，微火炒结，砂子大，橘红二钱，青皮二钱，去白，五灵脂二钱，澄去砂，炒令烟尽。

暑邪久热，寝不安，食不甘，神识不清，阴液元气两伤者，三才汤主之。

**三才汤方**（甘凉法）

人参三钱，天冬二钱，干地黄五钱。水五杯，浓煎两杯，分二次温服。欲复阴者，加麦冬、五味子；欲复阳者，加茯苓、炙甘草。

蓄血，热入血室，与温热同法。

伏暑、湿温，胁痛，或咳，或不咳，无寒，但潮热，或竟寒热如疟状，不可误认柴胡证，香附旋覆花汤主之。久不解者，间用控涎丹。

**香附旋覆花汤方**（苦辛淡合芳香开络法）

生香附三钱，旋覆花三钱，绢包，苏子霜三钱，广皮二钱，半夏五钱，茯苓块三钱，薏仁五钱。水八杯，煮取三杯，分三次温服。腹满者加厚朴，痛甚者加降香末。

**控涎丹方**（苦寒从治法）

甘遂去心，制，大戟去皮，制，白芥子。上等分，为细末，神曲糊为丸，梧子大，每服九丸，姜汤下。壮者加之，羸者减之，以知为度。

### 寒湿

湿之为物也，在天之阳时为雨露，阴时为霜雪，在山为泉，在川为水，包含于土中者为湿。其在人身也，上焦与肺合，中焦与脾合，其流于下焦也，与少阴癸水合。

湿久不治，伏足少阴，舌白身痛，足跗浮肿，鹿附汤主之。

**鹿附汤方**（苦辛咸法）

鹿茸五钱，附子三钱，草果一钱，菟丝子三钱，茯苓五钱。水五杯，煮取二杯，日再服，渣再煮一杯服。

湿久，脾阳消乏，肾阳亦惫者，安肾汤主之。

**安肾汤方**（辛甘温法）

鹿茸三钱，胡芦巴三钱，补骨脂三钱，韭子一钱，大茴香二钱，附子二钱，茅术二钱，茯苓三钱，菟丝子三钱。水八杯，煮取三杯，分三次服。大便溏者，加赤石脂。久病恶汤者，可用二十份作丸。

湿久伤阳，痿弱不振，肢体麻痹，痔疮下血，术附姜苓汤主之。

**术附姜苓汤方**（辛温苦淡法）

生白术五钱，附子三钱，干姜三钱，茯苓五钱。水五杯，煮取二杯，日再服。

先便后血，小肠寒湿，黄土汤主之。

**黄土汤方**（甘苦合用、刚柔互济法）

甘草三两，干地黄三两，白术三两，附子三两，炮，阿胶三两，黄芩三两，灶中黄土半斤。水八升，煮取二升，分温二服。（分量服法，悉录古方，未敢增减，用者自行斟酌可也。）

秋湿内伏，冬寒外加，脉紧无汗，恶寒身痛，喘咳稀痰，胸满，舌白滑，恶水不欲饮，甚则倚息不得卧，腹中微胀，小青龙汤主之。脉数有汗，小青龙去麻、辛主之。大汗出者，倍桂枝，减干姜，加麻黄根。

**小青龙汤方**（辛甘复酸法）

麻黄三钱，去节，甘草三钱，炙，桂枝五钱，去皮，芍药三钱，五味子二钱，干姜三钱，半夏五钱，细辛二钱。水八碗，先煮麻黄，减一碗许，去上沫，纳诸药，煮取三碗，去渣，温服一碗。得效，缓后服。不知，再服。

喘咳息促，吐稀涎，脉洪数，右大于左，喉哑，是为热饮，麻杏石甘汤主之。

**麻杏石甘汤方**（辛凉甘淡法）

麻黄三钱，去节，杏仁三钱，去皮尖，碾细，石膏三钱，碾，甘草二钱，炙。水八杯，先煮麻黄，减二杯，去沫，纳诸药，煮取三杯，先服一杯，以喉亮为度。

支饮不得息，葶苈大枣泻肺汤主之。

**葶苈大枣泻肺汤方**（苦辛甘法）

苦葶苈三钱，炒香，碾细，大枣五枚，去核。水五杯，煮成二杯，分二次服，得效减其制，不效再作服，衰其大半而止。

饮家反渴，必重用辛，上焦加干姜、桂枝，中焦加枳实、橘皮，下焦加附子、生姜。

饮家阴吹，脉弦而迟，不得固执《金匮》法，当反用之，橘半桂苓枳姜汤主之。

**橘半桂苓枳姜汤方**（苦辛淡法）

半夏二两，小枳实一两，橘皮六钱，桂枝一两，茯苓块六钱，生姜六钱。甘澜水十碗，煮成四碗，分四次，日三夜一服。以愈为度。愈后以温中补脾，使饮不聚为要。其下焦虚寒者，温下焦。肥人用温燥法，瘦人用温平法。

暴感寒湿成疝，寒热往来，脉弦反数，舌白滑，或无苔，不渴，当脐痛，或胁下痛，椒桂汤主之。

**椒桂汤方**（苦辛通法）

川椒六钱，炒黑，桂枝六钱，良姜三钱，柴胡六钱，小茴香四钱，广皮三钱，吴茱萸三钱，泡淡，青皮三钱。急流水八碗，煮成三碗，温服一碗，覆被令微汗，佳。不汗，服第二碗，接饮生姜汤促之；得汗，次早服第三碗，不必覆被再令汗。

寒疝，脉弦紧，胁下偏痛，发热，大黄附子汤主之。

**大黄附子汤方**（苦辛温下法）

大黄五钱，熟附子五钱，细辛三钱。水五杯，煮取二杯，分温二服。

寒疝，少腹或脐旁，下引睾丸，或掣胁，下掣腰，痛不可忍者，天台乌药散主之。

**天台乌药散方**（苦辛热急通法）

乌药五钱，木香五钱，小茴香五钱，炒黑，良姜五钱，炒，青皮五钱，川楝子十枚，巴豆七十二粒，槟榔五钱。先以巴豆微打破，加麸数合炒川楝子，以巴豆黑透为度，去巴豆、麸子不用，但以川楝子同前药为极细末。黄酒和服一钱，不能饮者，姜汤代之。重者日再服。痛不可忍者，日三服。

### 湿温

湿温久羁，三焦弥漫，神昏窍阻，少腹硬满，大便不下，宣清导浊汤主之。

**宣清导浊汤方**（苦辛淡法）

猪苓五钱，茯苓五钱，寒水石六钱，晚蚕砂四钱，皂荚子三钱，去皮。水五杯，煮成两杯，分二次服。以大便通快为度。

湿凝气阻，三焦俱闭，二便不通，半硫丸主之。

**半硫丸方**（酸辛温法）

石硫黄、半夏制，各等分，上二味，为细末，蒸饼为丸，梧桐子大，每服一二钱，白开水送下。

浊湿久留，下注于肛，气闭，肛门坠痛，胃不喜食，舌苔腐白，术附汤主之。

**术附汤方**（苦辛温法）

生茅术五钱，人参二钱，厚朴三钱，生附子三钱，炮姜三钱，广皮三钱。水五杯，煮成二杯，先服一杯；约三时，再服一杯，以肛痛愈为度。

疟邪久羁，因疟成劳，诸之劳疟，络虚而痛，阳虚而胀，胁有疟母，邪留正伤，加味异功汤主之。

**加味异功汤方**（辛甘温阳法）

人参三钱，当归一钱五分，肉桂一钱五分，炙甘草二钱，茯苓三钱，白术三钱，生姜三钱，大枣二枚，去核，广皮二钱。水五杯，煮成二杯，渣再煮一杯，分三次服。

疟久不解，胁下成块，谓之疟母，鳖甲煎丸主之。

**鳖甲煎丸方**

鳖甲十二分，炙，乌扇三分，烧，黄芩三分，柴胡六分，鼠妇三分，熬，干姜三分，葶苈一分，熬，石韦三分，去毛，厚朴三分，大黄三分，芍药五分，桂枝三分，牡丹皮五分，瞿麦二分，紫葳三分，半夏一分，人参一分，䗪虫五分，熬，阿胶三分，炒，蜂窝四分，炙，赤硝十二分，蜣螂六分，熬，桃仁二分。上二十三味，为细末，取煅灶下灰一斗，清酒一斛五斗，浸灰，俟酒尽一半，煮鳖甲于中，煮令泛烂如胶漆，绞取汁，纳诸药煎，为丸，如梧桐子大。空腹服七丸，日三服。

太阴三疟，腹胀不渴，呕水，温脾汤主之。

**温脾汤方**（苦辛温里法）

草果二钱，桂枝三钱，生姜五钱，茯苓五钱，蜀漆三钱，炒，厚朴三钱。水五杯，煮取二杯，分二次温服。

少阴三疟，久而不愈，形寒嗜卧，舌淡，脉微，发时不渴，气血两虚，扶阳汤主之。

**扶阳汤方**（辛甘温阳法）

鹿茸五钱，生，锉末，先用黄酒煎透，熟附子三钱，人参二钱，粗桂枝三钱，当归二钱，蜀漆三钱，炒黑。水八杯，加入鹿茸酒，煎成三小杯，日三服。

厥阴三疟，日久不已，劳则发热，或有痞结，气逆欲呕，减味乌梅丸法主之。

**减味乌梅丸法**（酸苦为阴、辛甘为阳复法）

以下方中多无份量，以份量本难预定，用者临时斟酌可也。

半夏，黄连，干姜，吴萸，茯苓，桂枝，川椒炒黑，白芍，乌梅。

酒客久痢，饮食不减，茵陈白芷汤主之。

**茵陈白芷汤方**（苦辛淡法）

绵茵陈，白芷，北秦皮，茯苓皮，黄柏，藿香。

老年久痢，脾阳受伤，食滑便溏，肾阳亦衰，双补汤主之。

**双补汤方**

人参，山药，茯苓，莲子，芡实，补骨脂，苁蓉，萸肉，五味子，巴戟天，菟丝子，覆盆子。

久痢，小便不通，厌食欲呕，加减理阴煎主之。

**加减理阴煎方**（辛淡为阳，酸甘化阴复法）

熟地，白芍，附子，五味，炮姜，茯苓。

久痢带瘀血，肛中气坠，腹中不痛，断下渗湿汤主之。

**断下渗湿汤方**（苦辛淡法）

樗根皮一两，炒黑，生茅术一钱，生黄柏一钱，地榆一钱五分，炒黑，楂肉三钱，炒黑，银花一钱五分，炒黑，赤芍三钱，猪苓一钱五分。水八杯，煮成三杯，分三次服。

下痢无度，脉微细，肢厥，不进食，桃花汤主之。

桃花汤方见温热下焦篇。

久痢，阴伤气陷，肛坠尻痠，地黄余粮汤主之。

**地黄余粮汤方**（酸甘兼涩法）

熟地黄，禹余粮，五味子。

久痢伤肾，下焦不固，肠腻滑下，纳谷运迟，三神丸主之。

**三神丸方**（酸甘辛温兼涩法，亦复方也）

五味子，补骨脂，肉果去净油。

久痢伤阴，口渴舌干，微热微咳，人参乌梅汤主之。

**人参乌梅汤方**（酸甘化阴法）

人参，莲子炒，炙甘草，乌梅，木瓜，山药。

痢久阴阳两伤，少腹肛坠，腰胯脊髀痠痛，由脏腑伤及奇经，参茸汤主之。

**参茸汤方**（辛甘温法）

人参，鹿茸，附子，当归，茴香，菟丝子，杜仲。

久痢伤及厥阴，上犯阳明，气上撞心，饥不欲食，干呕腹痛，乌梅丸主之。

**乌梅丸方**（酸甘辛苦复法。酸甘化阴，辛苦通降。又辛甘为阳，酸甘为阴）

乌梅，细辛，干姜，黄连，当归，附子，蜀椒炒焦，去汗，桂枝，人参，黄柏。

休息痢，经年不愈，下焦阴阳皆虚，不能收摄，少腹气结，有似癥瘕，参芍汤主之。

**参芍汤方**（辛甘为阳，酸甘化阴复法）

人参，白芍，附子，茯苓，炙甘草，五味子。

噤口痢，热气上冲，肠中逆阻似闭，腹痛在下尤甚者，白头翁汤主之。

白头翁汤方见中焦篇。

噤口痢，左脉细数，右手脉弦，干呕，腹痛，里急后重，积下不爽，加减泻心汤主之。

**加减泻心汤方**（苦辛寒法）

川连，黄芩，干姜，银花，楂炭，白芍，木香汁。

噤口痢，呕恶不饥，积少痛缓，形衰脉弦，舌白不渴，加味参苓白术散主之。

**加味参苓白术散方**（甘淡微苦法，加则辛甘化阳，芳香悦脾，微辛以通，微苦以降也）

人参二钱，白术一钱五分，炒焦，茯苓一钱五分，扁豆二钱，炒，薏仁一钱五分，桔梗一钱，砂仁七分，炒，炮姜一钱，肉豆蔻一钱，甘草五分，炙。共为极细末，每服一钱五分，香粳米汤调服，日三次。

噤口痢，胃关不开，由于肾关不开者，肉苁蓉汤主之。

**肉苁蓉汤方**（辛甘法）

肉苁蓉一两，泡淡，附子二钱，人参二钱，干姜炭二钱，当归二钱，白芍三钱，肉桂汤浸，炒。水八杯，煮取三杯，分三次缓缓服，胃稍开，再作服。

**秋燥**

燥久伤及肝肾之阴，上盛下虚，昼凉夜热，或干咳，或不咳，甚则痉厥者，三甲复脉汤主之，定风珠亦主之，专翕大生膏亦主之。

**专翕大生膏**（酸甘咸法）

人参二斤，无力者以制洋参代之，茯苓二斤，龟板一斤，另熬胶，乌骨鸡一对，鳖甲一斤，另熬胶，牡蛎一斤，鲍鱼二斤，海参二斤，白芍二斤，五味子半斤，麦冬二斤，不去心，羊腰子八对，狗脊髓一斤，鸡子黄二十丸，阿胶二斤，莲子二斤，芡实三斤，熟地黄三斤，沙苑蒺藜一斤，白蜜一斤，枸杞子一斤，炒黑。上药分四铜锅（忌铁器搅，用铜勺），以有情归有情者二，无情归无情者二，文火细炼三昼夜，去渣，再熬六昼夜，陆续合为一锅，煎炼成膏，末下三胶，合蜜和匀，以方中有粉无汁之茯苓、白芍、莲子、芡实为细末，合膏为丸。每服二钱，渐加至三钱，日三服。约一日一两，期年为度。每殒胎必三月，肝虚而热者，加天冬一斤，桑寄生一斤，同熬膏，再加鹿茸二十四两，为末。

## 二、江左寄瓢子《温热赘言》

### （一）温热病大意

盖闻外感不外六淫，而民病当分四气。治《伤寒》家徒守发表攻里之成方，不计辛热苦寒之贻害，遂使温热之旨，蒙昧不明，医门缺典，莫此甚焉。余不敏，博览群书，广搜载籍，而恍然于温热病之不可不急讲也。《内经》云：冬不藏精，春必病温。盖谓冬时严寒，阳气内敛，人能顺天时而固密，则肾气内充。命门为三焦之别使，亦得固腠理而护皮毛。虽当春令升泄之时，而我身之真气，则内外弥沦，不随升令之泄而告匮，纵有贼邪，安能内侵？是《内经》所以明受病之源也。然但云冬不藏精，而不及他时者，以冬为水旺之时，属北方寒水之化也，于时为冬，于人为肾。井水温而坚冰至，阴外而阳内，有习坎之象，故言归重于冬，非谓冬时宜藏而他时可不藏也。即春必病温之语，亦是就近指点，总见里虚表不固，一切时邪皆易感受，学者可因此而悟及四时六气之为病矣。昔王叔和云：寒毒藏于肌肤，至春变为温病，至夏变为暑热。致来后人翻驳，何不云肾精不藏之人，至春易病温，至夏易病暑热，便能深入理潭矣。

《内经》又云：冬伤于寒，春必病温。注家咸谓冬令闭藏，寒邪伏于肾中，病不即发，至春阳气大泄，内伏之寒邪，随升令而外达，天来钱氏已大非其说矣。谓冬伤寒水之藏者，即冬不藏精之互词，何得以寒邪误解？夫寒邪凛烈，中人即病，非比暑湿之邪，能伏处身中。故《内经》曰：风寒之中人也，使人毫毛毕直，皮肤闭而为热。况肾为生命之根，所关至大，安有寒邪内入，相安无事，直待春时始发之理？钱氏此说，独开生面，先得我心，盖晓然于温邪之为病，由肾精之不藏矣。

非特此也，《难经》云：伤寒有五，有伤寒，有伤风，有风温，有热病，有湿温。盖统此风寒湿热之邪而皆名之曰伤寒者，亦早鉴于寒藏受伤，外邪得入，故探其本皆谓之伤寒也。独是西北风高土燥，风寒之为病居多；东南地卑水湿，湿热之伤人独甚。从来风寒伤形，伤形者定从表入；湿热伤气，伤气者不尽从表入。故伤寒之法，不可用治温热也。夫温者，暖也，热也，非寒邪之可比也。风邪外束，则曰风温；湿邪内侵，则曰湿温。纵有微寒之兼袭，不同栗烈之严威。是以发表宜辛凉，不宜辛热；清里宜泻热，不当逐热。盖风不兼寒，即为风火；湿虽化热，终属阴邪。自昔仲景著书，不详温热，遂使后人各逞家伎，漫无成章，而凡大江以南，病温多而病寒少，投以发表不远热，攻里不远寒诸法，以致死亡接踵也，悲夫！

### （二）风温证条例

风温为病，春月与冬季居多。或恶风，或不恶风，必身热，咳嗽，烦渴，此风温证之提纲也。

风温证，身热恶风，头痛，咳嗽，口渴，脉浮数，舌苔白者，邪在表也，当用薄荷、前胡、杏仁、桔梗、桑叶、川贝之属凉解表邪。

风温证，身热，咳嗽，自汗，口渴，烦闷，脉数，舌苔微黄者，热在肺胃也，当用川贝、大力、桑皮、连翘、广皮、竹叶之类，凉泻里热。

风温证，身灼热，口大渴，咳嗽，烦闷，谵语如梦语，脉弦数，干呕者，此热灼肺胃，风火内旋，当用羚羊、川贝、连翘、麦冬、川斛、青蒿、知母、花粉之属，以泄热和阴。

风温证，身热，咳嗽，口渴，下痢，苔黄，谵语，胸痞，脉数，此温邪由肺胃下注大肠，当用黄芩、桔梗、煨葛、豆卷、甘草、广皮之属，以升泄温邪。

风温证，热久不愈，咳嗽，唇肿，口渴，胸闷，不知饥，身发白疹，如寒粟状，自汗，脉数者，此风邪挟太阴脾湿，发为风疹，用大力、荆芥、防风、连翘、广皮、甘草之属凉解之。

风温证，身热，咳嗽，口渴，胸痞，头目胀大，面发疱疮者，风毒上壅阳络，当用荆芥、薄荷、连翘、元参、大力、青黛、马勃、银花之属，以清热散邪。

风温证，身大热，口大渴，目赤唇肿，气粗烦躁，舌绛齿板，痰嗽，甚至神昏谵语，下痢黄水者，风温热毒深入阳明营分，最为危候，用犀角、连翘、葛根、元参、赤芍、丹皮、麦冬、紫草、川贝、仲黄之属，解毒提斑，间有生者。

风温毒邪，始得之便身热口渴，目赤，咽痛，卧起不宁，手足厥冷，泄泻，脉伏者，热毒内壅，络气阻遏，当用升麻、黄芩、犀角、银花、甘草、豆卷之属，升散热毒。

风温证，身热自汗，面赤神迷，身重难转侧，多卧睡，鼻鼾，语难出，脉数者，温邪内逼阳明，津液劫夺，神机不运，用石膏、知母、麦冬、半夏、竹叶、甘草之属，泄热救津。

风温证，身热，痰嗽，口渴，神迷，手足瘛疭，状若惊痫，脉弦数者，此热劫津液，金因木旺，当用羚羊角、川贝、青蒿、连翘、麦冬、知母、钩藤之属，以息风清热。

风温证，热渴，烦闷，昏聩不知人，不语如尸厥，脉数者，此热邪内蕴，走窜心胞络，当用犀角、连翘、焦远志、鲜石菖蒲、麦冬、川贝、牛黄、至宝之属，泄热通络。

## 三、薛生白《湿热条辨》

湿热证，始恶寒，后但热不寒，汗出胸痞，舌白或黄，口渴不引饮。

湿热证，恶寒无汗，身重头痛，湿在表分，宜藿香、香薷、羌活、苍术、薄荷、大力子等味。头不痛者，去羌活。

湿热证，汗出恶寒，发热身重，关节疼痛，湿在肌肉，不为汗解，宜滑石、大豆卷、茯苓皮、苍术皮、藿香叶、鲜荷叶、白通草、桔梗等味。不恶寒者，去苍术皮。

湿热证，三四日，即口噤，四肢牵引拘急，甚则角弓反张，此湿热侵入经络脉隧中，宜鲜地龙、秦艽、威灵仙、滑石、苍耳子、丝瓜藤、海风藤、酒炒川连等味。

湿热证，壮热口渴，舌黄，或焦红，发痉，神昏谵语，或笑，邪灼心包，营血已耗，宜犀角、羚羊角、连翘、生地、元参、银花露、钩藤、鲜菖蒲、至宝丹等味。

湿热证，发痉神昏，笑妄，脉洪数有力，开泄不效者，湿热蕴结胸膈，宜仿凉膈散。若大便数日不通者，邪热闭结肠胃，宜仿承气微下之例。

湿热证，壮热烦渴，舌焦红或缩，斑疹，胸痞，自利，神昏痉厥，热邪充斥表里三焦，宜大剂犀角、羚羊角、生地、元参、银花露、紫草、金汁、鲜菖蒲等味。

湿热证，寒热如疟，湿热阻遏膜原，宜柴胡、厚朴、槟榔、草果、藿香、六一散、苍术、半夏、干菖蒲等味。

湿热证，数日后，脘中微闷，知饥不食，湿邪蒙绕上焦，宜藿香叶、薄荷叶、鲜稻叶、枇杷叶、佩兰叶、鲜荷叶、芦根、冬瓜仁等味。

湿热证，初起发热，汗出胸痞，口渴，舌白，湿伏中焦，宜藿梗、蔻仁、杏仁、枳壳、桔梗、郁金、苍术、厚朴、草果、半夏、干菖蒲、六一散、佩兰叶等味。

湿热证，数日后，自利，溺赤，口渴，湿流下焦，宜滑石、猪苓、茯苓、泽泻、萆薢、通草等味。

湿热证，舌遍体白，口渴，湿滞阳明，宜用辛开，如厚朴、草果、半夏、干菖蒲等味。

湿热证，舌根白，舌尖红，湿渐化热，余湿犹滞，宜辛泄佐清热，如蔻仁、半夏、干菖蒲、大豆卷、连翘、绿豆壳等味。

湿热证，初起即胸闷不知人，瞀乱大叫，湿热阻闭中上二焦，宜草果、槟榔、鲜菖蒲、六一散、芫荽，各重用，或加皂角，地浆水煎。

湿热证，四五日，口大渴，胸痞欲绝，干呕不止，脉细数，舌光如镜，胃液受劫，胆火上冲，宜西瓜汁、金汁、鲜生地汁、甘蔗汁，磨服郁金、木香、香附、乌药等味。

湿热证，呕吐清水，或痰多，湿热内留，木火上逆，宜温胆汤加味，如栝蒌、碧玉散等味。

湿热证，呕恶不止，昼夜不差，欲死者，肺胃不和，胃热移肺，肺不受邪也，宜用川连四分，苏叶三分，两味煎汤呷下即止。

湿热证，咳嗽，昼夜不安，甚至喘而不卧者，邪入于肺络，宜葶苈、六一散、枇杷叶等味。

湿热证，数日后，汗出热不除，或痉，忽头痛不止者，营阴大亏，厥阴风火上升，宜羚羊角、蔓荆子、钩藤、元参、生地、女贞子等味。

湿热证，胸痞，发热，肌肉微疼，始终无汗者，腠理暑邪内闭，宜六一散一两，薄荷三四分，泡汤调下即汗解。

湿热证，按法治之，数日后，忽吐下一时并至者，中气亏损，升降悖逆，宜生谷芽、莲心、扁豆、米仁、半夏、茯苓等味。

湿热证，十余日后，左关弦数，腹时痛，时清血，肛门热痛，血液内燥，热邪传人厥阴之证，宜仿白头翁法。

湿热证，十余日后，尺脉数，下痢，或咽痛，口渴心烦，下泉不足，热邪直犯少阴之证，宜仿猪肤凉润法。

湿热证，身冷脉细，汗泄胸痞，口渴舌白，湿中少阴之阳，宜人参、白术、附子、茯苓、益智等味。

暑月病初起，但恶寒，面黄，口不渴，神倦，四肢懒，脉沉弱者，宜仿缩脾饮，甚则大顺散、来复丹等法。

湿热证，按法治之，诸证皆退，惟目眩则惊悸梦惕，余邪内留，胆气不舒，宜酒浸郁李仁、姜汁炒枣仁、猪胆皮等味。

湿热证，曾开泄下夺，恶证皆平，独神思不清，倦语不食，溺数，唇齿干，胃气不舒，肺气不布，元神大亏，宜人参、麦冬肉、生谷芽、川石斛、木瓜、生甘草、鲜莲子等味。

湿热证，四五日，忽大汗出，手足冷，脉细如丝欲绝，口渴，茎痛，而起坐自如，神清语亮，乃汗出过多，卫外之阳暂亡，湿热之邪仍结，一时表里不通，脉故伏，非真阳外脱也。宜五苓散去术，加滑石、酒炒川连、生地、芪皮等味。

湿热证，发痉神昏，独足冷阴缩，下体外受客寒，仍从湿热治，只用辛温之品煎汤熏洗。

湿热证，初起壮热口渴，脘闷懊恼，眼欲闭，时谵语，浊邪蒙闭上焦，宜涌泄，用枳壳、桔梗、淡豆豉、生山栀。无汗者，加葛根。

湿热证，经水适来，壮热口渴，谵语神昏，胸腹痛，或舌无苔，脉滑数，邪陷营分，宜大剂犀角、紫草、茜根、贯仲、连翘、银花露、鲜菖蒲等味。

湿热证，七八日，口不渴，声不出，与饮食亦不却，默默不语，神识昏迷，进辛香凉泄，芳香逐秽，俱不效。此邪入厥阴，主客浑受，宜仿吴又可三甲散、醉地鳖虫、醋炒鳖甲、土炒山甲、天生虫、柴胡、桃仁泥等味。

湿热证，口渴，苔黄起刺，脉弦数，囊缩，舌硬，谵语，昏不知人，两手搐搦，津枯邪滞，宜鲜生地、芦根、生首乌、鲜稻叶等味。若脉有力，大便不通者，大黄亦可加入。

湿热证，发痉撮空，神昏笑妄，舌苔黄起刺，或转黑色，大便不通者，热邪闭结胃腑，宜用承气汤下之。

湿热证，壮热烦渴，舌焦红或缩，斑疹，胸痞，自利，神昏痉厥，湿热充斥表里三焦，宜大剂犀角、羚羊角、生地、元参、连翘、丹皮、紫草、鲜菖蒲等味。

湿热证，壮热口渴，自汗身重，胸痞，脉洪大而长者，此太阴之湿与阳明之热相合，宜苍术、石膏、知母、甘草等味。

湿热证，湿热伤气，四肢困倦，精神减少，身热气高，心烦溺黄，口渴自汗，脉虚者，用东垣清暑益气汤主治。

暑月热伤元气，气短倦怠，口渴多汗，肺虚而咳者，宜人参、麦冬、五味子等味。

暑月乘凉饮冷，阳气为阴寒所逼，皮肤蒸热，凛凛畏寒，头痛头重，自汗烦渴，或腹痛吐泻者，用局方香薷饮，香薷、厚朴、扁豆。

湿热内滞太阴，郁久而为滞下，其证胸痞腹痛，下坠窘迫，脓血稠黏，里急后重，脉软数者，宜厚朴、黄芩、神曲、广皮、木香、槟榔、柴胡、煨葛根、银花炭、荆芥炭等味。

痢久伤阳，脉虚滑脱者，真人养脏汤，方用人参、白术、甘草、当归、白芍、木香、肉桂果、粟壳、诃子肉。

痢久伤阴，虚坐努责者，宜用熟地炭、炒当归、炒白芍、炙甘草、广皮之属。

暑湿内袭，腹痛吐利，胸痞，脉缓者，湿浊内阻太阴，宜缩脾饮，方用砂仁、草果、扁豆、乌梅、葛根、甘草。

暑月饮冷过多，寒湿内留，水谷不分，上吐下泻，肢冷脉伏者，宜大顺散，方用干姜、肉桂、甘草、杏仁。

腹痛下利，胸痞，烦躁，口渴，脉数大，按之豁然空者，宜冷香饮子，方用附子、草果、广皮、甘草，冷服。

下痢咽痛，口渴心烦，尺脉数疾者，热邪内耗少阴之阴，宜仿猪肤凉润法。

下痢腹痛后重，时或清血，肛门热痛，脉沉弦者，热邪传入厥阴，血液内耗，宜仿白头翁法。

## 四、叶天士《温热论》

温邪上受，首先犯肺，逆传心包。肺主气属卫，心主血属营，辨营卫气血虽与伤寒同，欲论治法，则与伤寒大异也。盖伤寒之邪留恋在表，然后化热入里。温邪则热变最速，未传心包，邪尚在肺，肺主气，其合皮毛，故云在表。初用辛凉轻剂，挟风则加入薄荷、牛蒡之属，挟湿则加芦根、滑石之流，或透风于热外，或渗湿于热下，不与热相搏，势必孤矣。不尔，风挟温热而燥生，清窍必干，谓水主之气不能上荣，两阳相劫也。湿与温合，蒸郁而蒙弊于上，清窍为之壅塞，浊邪害清也。其病有类伤寒，其验之法，伤寒多有变证，温热虽久，在一经不移，以此为辨。

前言辛凉散风，甘淡驱湿，若病仍不解，是渐欲入营也。营分受热，则血液受劫，心神不安，夜甚无寐，或斑点隐隐，即撤去气药。如从风热陷入者，用犀角、竹叶之属；如从湿热陷入者，犀角、花露之品，参入凉血清热方中。如烦躁，大便不通，金汁亦可加入。老年或平素有寒者，以人中黄代之，急急透斑为要。若斑出而热不解，胃津亡也，主以甘寒，重则如玉女煎，轻则如梨皮、蔗浆之类。或其人肾气素亏，虽未及下焦，先自彷徨矣。必验之于舌，如甘寒之中加入咸寒，务在先安未受邪之地，恐其陷入易易耳。若邪气始终在气分流连，可冀其战汗透邪，法宜益胃，令水与汗并，热达腠开，邪从汗出，解后胃气空虚，当肤冷一昼夜，待气还自温暖矣。盖战汗而解，邪退正虚，阳从汗泄，故渐肤冷，未必即成脱证。此时宜令病者安舒静卧，以养阳气来复。旁人切勿惊惶，频频呼唤，扰其元神，使其烦躁。若脉虚软和缓，虽倦卧不语，汗出肤冷，却非脱证。若脉急疾，躁扰不宁，肤冷汗出，便为气脱之证矣。更有邪盛正虚，不能一战而解，停一二日再战汗而愈者，不可不知。

再论气病有不传血分，而邪留三焦，亦如伤寒中少阳病也。彼则和解表里之半，此则分消上下之势，随证变法，如近时杏、朴、苓等类，或如温胆汤之走泄，因其仍在气分，犹可望其战汗之门户，转疟之机括也。

大凡看法，卫之后方言气，营之后方言血。在卫汗之可也，到气才可清气；入营犹可透热转气，如犀角、玄参、羚羊角等物；入血就恐耗血动血，直须凉血散血，如生地、丹皮、阿胶、赤芍等物。否则前后不循缓急之法，虑其动手便错，反致慌张矣。且吾吴湿邪害人最广，如面色白者，须要顾其阳气，湿胜则阳微也。法应清凉，然到十之六七，即不可过于寒凉，恐功成反弃。何以故耶？湿热一去，阳亦衰微矣。面色苍者，须要顾其津液，清凉到十之六七，往往热减身寒者，不可就云虚寒而投补剂，恐炉烟虽熄，灰中有火也。须细察精详，方少少与之，慎不可直率而往也。又有酒客，里湿素盛，外邪入里，里湿为合，在阳旺之躯，胃湿恒多，在阴盛之体，脾湿亦不少，然其化热则一。热病救阴犹易，通阳最难。救阴不在血，而在津与汗；通阳不在温，而在利小便。然较之杂证，则有不同也。

再论三焦不得从外解，必致成里结。里结于何？在阳明胃与肠也。亦须用下法，不可以气血之分，就不可下也。但伤寒热邪在里，劫烁津液，下之宜猛；此多湿邪内搏，下之宜轻。伤寒大便溏为邪已尽，不可再下；湿温病大便溏为邪未尽，必大便硬，慎不可再攻也，以屎燥为无湿矣。再人之体，脘在腹上，其地位处于中，按之痛，或自痛，或痞胀，当用苦泄，以其入腹近也。必验之于舌，或黄或浊，可与小陷胸汤，或泻心汤，随证治之。或白不燥，或黄白相兼，或灰白不渴，慎不可乱投苦泄。其中有外邪未解，里先结者，或邪郁未伸，或属中冷者，虽脘中痞痛，宜从开泄，宣通气滞，以达归于肺，如近俗之杏、蔻、橘、桔等，是轻苦微辛，具流动之品可耳。

再前云舌黄或浊，须要有地之黄，若光滑者，乃无形湿热中有虚象，大忌前法。其脐以上为大腹，或满或胀或痛，此必邪已入里矣，表证必无，或十只存一。亦要验之于舌，或黄甚，或如沉香色，或如灰黄色，或老黄色，或中有断纹，皆当下之，如小承气汤，用槟榔、青皮、枳实、玄明粉、生首乌等。若未见此等舌，不宜用此等法，恐其中有湿聚太阴为满，或寒湿错杂为痛，或气壅为胀，又当以别法治之。

再黄苔不甚厚而滑者，热未伤津，犹可清热透表。若虽薄而干者，邪虽去而津受伤也，苦重之药当禁，宜甘寒轻剂可也。

再论其热传营，舌色必绛，绛，深红色也。初传绛色中兼黄白色，此气分之邪未尽也，泄卫透营，两和可也。纯绛鲜泽者，包络受病也，宜犀角、鲜生地、连翘、郁金、石菖蒲等。延之数月，或平素心虚有痰，外热一陷，里络就闭，非菖蒲、郁金等所能开，须用牛黄丸、至宝丹之类，以开其闭，恐其昏厥为痉也。再色绛而舌中心干者，乃心胃火燔，劫烁津液，即黄连、石膏亦可加入。若烦渴烦热，舌心干，四边色红，中心黄或白者，此非血分也。乃上焦气热烁津，急用凉膈散散其无形之热，再看其后转变可也，慎勿用血药以滋腻难散。至舌绛，望之或干，手扪之原有津液，此津亏，湿热熏蒸，将成浊痰蒙闭心包也。

再有热传营血，其人素有瘀伤，宿血在胸膈中，挟热而搏，其舌色必紫而暗，扪之湿，当加入散血之品，如琥珀、丹参、桃仁、丹皮等。不然，瘀血与热为伍，阻遏正气，遂变如狂发狂之证。若紫而肿大者，乃酒毒冲心。若紫而干晦者，肾肝色泛也，难治。舌色绛而上有粉腻，似苔非苔者，中挟浊秽之气，急加芳香逐之。舌绛欲伸出口，而抵齿难骤伸者，痰阻舌根，有内风也。舌绛而光亮，胃阴亡也，急用甘凉濡润之品。若舌绛而干燥者，火邪劫营，凉血清火为要。舌绛而碎点白黄者，当生疳也。大红点者，热毒乘心也，用黄连、金汁。其有虽绛而不鲜，干枯而萎者，此肾阴涸，急以阿胶、鸡子黄、地黄、天冬等救之，缓则恐涸极而无救也。其有舌独中心绛干者，此胃热，心营受灼也，当于清胃方中，加入清心之品。否则延及于尖，为津干火盛也。舌尖绛独干，此心火上炎，用导赤散泻其腑。

再舌苔白厚而干燥者，此胃燥气伤也，滋润药中加甘草，令甘守津还也之意。舌白而薄者，外感风寒也，当疏散之。如白干薄者，肺津伤也，如麦冬、花露、芦根汁等，轻清之品，为上者上之也。若白苔绛底者，湿遏热伏也，当先泄湿透热，防其就干也。勿忧之，再从里透于外，则变润也。初病舌就干，神不昏者，急养正，微加透邪之药。若神已昏，此内陷也，不可救药。又不拘何色，舌上生芒刺者，是上焦热极也，当用青布拭冷薄荷水揩之，即去者轻，旋即生者险矣。舌苔不燥，自觉闷极者，属脾湿盛也。或有伤痕血迹者，必问曾经挖搔否？不可以有血而便为枯证，仍从湿治可也。再有神情清爽，舌胀大不能出口者，此脾湿胃热，郁极化风，而毒延于口也。用大黄磨入当用剂内，则舌胀自消矣。

再舌上白苔黏腻，吐出浊厚涎沫者，口必甜味也。为脾瘅病，乃湿热气聚，与谷气相搏，土有余也，盈则上泛，当用省头草芳香辛散以逐之则退。若舌上苔如碱者，胃中宿滞挟浊秽郁伏，当急急开泄，否则闭结中焦，不能从膜原达出矣。

若舌无苔而如煤烟隐隐者，不渴肢寒，知挟阴病。如口渴烦热，平时胃燥舌也，不可攻之。若燥者，甘寒益胃；若润者，甘温扶中。此何故？外露而里无也。

若舌黑而滑者，水来克火，为阴证，当温之。若见短缩，此肾气竭也，为难治。欲救之，加人参、五味子，勉希万一。舌黑而干者，津枯火炽，急急泻南补北。若燥而中心厚者，土燥水竭，急以咸苦下之。

舌淡红无色者，或干而色不荣者，当是胃津伤而气无化液也，当用炙甘草汤，不可用寒凉药。

若舌白如粉而滑，四边色紫绛者，温疫病初入膜原，未归胃腑，急急透解，莫待传陷而入，为险恶之病。且见此舌者，病必见凶，须要小心。凡斑疹初见，须用纸燃照看胸背两胁，点大而在皮肤之上者为斑，或云头隐隐，或琐碎小粒者为疹，又宜见而不宜多见。按方书谓斑色红者属胃热，黑者属胃烂，然亦必看外证所合，方可断之。

然而春夏之间，湿病俱发疹为甚，且其色要辨。如四肢清，口不甚渴，脉不洪数，非虚斑，即阴斑。或胸微见数点，面赤足冷，或下利清谷，此阴盛格阳于上而见，当温之。若斑色紫小点者，心包热也。黑斑而光亮者，热胜毒盛，虽属不治，若其人气血充者，或依法治之，尚可救。若黑而晦者必死。若黑而隐隐四旁赤色，火郁内伏，大用清凉透发，间有转红成可救者。若挟带疹，皆是邪之不一，各随其部而泄。然斑属血者恒多，疹属气者不少。斑疹皆是邪气外露之象，发出宜神情清爽，为外解里和之意。如斑疹出而昏者，正不胜邪，内陷为患，或胃津内涸之故。再有一种白痦，小粒如水晶色者，此湿热伤肺，邪虽出而气液枯也，必以甘药补之。或未至久延，伤及气液，乃湿郁卫分，汗出不彻之故，当理气分之邪。或自如枯骨者多凶，为气液竭也。再温热之病，看舌之后亦须验齿。齿乃肾之余，龈为胃之络。热邪不燥胃津，必耗肾液。且二经之血，皆走其地，病深动血，结瓣于上。阳血者，色必紫，紫如干漆；阴血者，色必黄，黄如酱瓣。阳血若见，安胃为主；阴血若见，救肾为要。然豆瓣色者多险，若证还不逆者尚可治，否则难矣。何以故耶？盖阴下竭，阳上厥也。

齿若光燥如石者，胃热也。若无汗恶寒，卫偏胜也，辛凉泄胃，透汗为要。如若枯骨色者，肾液枯矣，为难治。若咬牙啮齿者，湿热化风，痉病。但咬牙者，胃热，气走其络也。若咬牙而脉证皆衰者，胃虚无谷以内荣，亦咬牙也。何以故耶？虚则喜实也。舌本不缩而硬，而牙关咬定难开者，此非风痰阻络，即欲作痉证。用酸物擦之即开，酸走筋，木来泄土故也。

若齿垢如灰糕样者，胃气无权，津亡，湿浊用事，多死。而初病齿缝流清血，痛者，胃火冲激也，不痛者，龙火内燔也。齿焦无垢者死，齿焦有垢者，肾热胃劫也，当微下之，或玉女煎，清胃救肾可也。

再妇人温病与男子同，但多胎前产后，以及经水时来时断。大凡胎前病，古人皆以四物加减用之，谓护胎为要，恐来害妊。如热极用井底泥，蓝布浸冷，覆盖腹上等，皆是保护之意，但亦要看邪之可解处。用血腻之药不灵，又当审察，不可认板法。然须步步保护胎元，恐损下邪陷也。至于产后之法，按方书谓慎用苦寒药，恐伤其已亡之阴也。然亦要辨其邪能从上中解者，稍从证用之，亦无妨也。不过勿犯下焦，且属虚体，当如虚怯人病邪而治。总之，毋犯实实虚虚之禁。况产后当血气沸腾之候，最多空窦，邪势必乘虚内陷，虚处受邪，为难治也。如经水时来时断，邪将陷血室，少阳伤寒言之详悉，不必多赘。但动数与伤寒不同，仲景立小柴胡汤提出所陷热邪，参、枣扶胃气，以冲脉隶属阳明也，此与虚者为合法。若邪热陷入，与血相结，当宗陶氏小柴胡汤去参、枣，加生地、桃仁、楂肉、丹皮，或犀角等。若本经血结自甚，必少腹满痛，轻者刺期门穴，重者，小柴胡汤去甘药，加延胡、归尾、桃仁，挟寒加肉桂，心气滞者，加香附、陈皮、枳壳等。然热陷血室之证，多有谵语如狂之象，防是阳明胃实，当辨之。血结者，身体必重，非若阳明之轻旋便捷也。何以故耶？阴主重浊，脉络被阻，侧旁气痹，连胸背皆拘束不遂，故去邪通络，正合其病。往往延久，上逆心包，胸中痛，即陶氏所谓血结胸也。王海藏出一桂枝红花汤，加海蛤、桃仁，原为表里上下一齐尽解之理。看此方大有巧手，故录出以备学者之用。

# 下篇　临床各科

# 第9章　女科入门

## 《傅青主女科证治》

### （一）带下

**白带下**

夫带下俱是湿证，而以“带”名者，因带脉不能约束而有此病，故以名之。盖带脉通于任、督，任、督病而带脉始病。带脉者，所以约束胞胎之系也。带脉无力，则难以提系，必然胞胎不固。故曰：带弱则胎易坠，带伤则胎不牢。然而带脉之伤，非独跌闪挫气已也，或行房而放纵，或饮酒而颠狂，虽无疼痛之苦，而有暗耗之害，则气不能化经水，反变为带病矣。故病带者，惟尼僧、寡妇、出嫁之女多有之，而在室女则少也。况加以脾气之虚，肝气之郁，湿气之侵，热气之逼，安得不成带下之病哉。故妇人有终年累月下流白物，如涕如唾，不能禁止，甚则臭秽者，所谓白带也。夫白带乃湿盛而火衰，肝郁而气弱，则脾土受伤，湿土之气下陷，是以脾精不守，不能化荣血以为经水，反变成白滑之物，由阴门直下，欲禁而不可得也。治法：宜大补脾胃之气，稍佐以疏肝之品，使风木不闭塞于地中，则地气自升腾于天上，脾气健而湿气消，自无白带之患矣。方用完带汤。

山药一两，炒，人参二钱，白芍五钱，酒炒，车前子三钱，酒炒，苍术三钱，制，甘草一钱，陈皮五分，黑芥穗五分，柴胡六分。

水煎服。二剂轻，四剂止，六剂则白带全愈。此方脾、胃、肝三经同治之法，寓补于散之中，寄消于升之内，开提肝木之气，则肝血不燥，何至下克脾土？补益脾土之元，则脾气不湿，何难分消水气？至于补脾而兼以补胃者，由里及表也。脾非胃气之强，则脾之弱不能旺，是补胃正所以补脾耳。

**青带下**

妇人有带下而色青者，甚则绿如绿豆汁，稠黏不断，其气腥臭，所谓青带也。夫青带，乃肝经之湿热。肝属木，木色属青，带下流如绿豆汁，明明是肝木之病矣。但肝木最喜水润，湿亦水之积，似湿非肝木之所恶，何以竟成青带之证？不知水为肝木之所喜，而湿实肝木之所恶，以湿为土之气故也。以所恶者合之所喜，必有违者矣。肝之性既违，则肝之气必逆，气欲上升而湿欲下降，两相牵掣，以停住中焦之间，而走于带脉，遂从阴门而出。其色青绿者，正以其乘肝木之气化也。逆轻者，热必轻而色青；逆重者，热必重而色绿。似乎治青易而治绿难，然而均无所难也。

解肝木之火，利膀胱之水，则青绿之带病均去矣。方用加减逍遥散。

茯苓五钱，白芍五钱，酒炒，甘草五钱，生用，柴胡一钱，陈皮一钱，茵陈三钱，栀子三钱，炒。

水煎服，二剂而色淡，四剂而青绿之带绝，不必过剂矣。夫逍遥散之立法也，乃解肝郁之药耳。何以治青带若斯其神欤？盖湿热留于肝经，因肝气之郁也。郁则必逆，逍遥散最能解肝之郁与逆。郁逆之气既解，则湿热难留，而又益之以茵陈之利湿，栀子之清热，肝气得清，而青绿之带又何自来？此方之所以奇而效捷也。倘仅以利湿清热治青带，而置肝气于不问，安有止带之日哉。

**黄带下**

妇人有带下色黄者，宛如黄茶浓汁，其气腥秽，所谓黄带是也。夫黄带乃任脉之湿热也。任脉本不能容水，湿气安得而入，而化为黄带乎？不知带脉横生，通于任脉。任脉直上，走于唇齿。唇齿之间，原有不断之泉，下贯于任脉以化精，使任脉无热气之绕，则口中之津液尽化为精，以入于肾矣。惟有热邪存于下焦之间，则津液不能化精，而反化湿也。夫湿者，土之气，实水之侵。热者，火之气，实木之生。水色本黑，火色本红，今湿与热合，欲化红而不能，欲返黑而不得，煎熬成汁，因变为黄色矣。此乃不从水火之化，而从湿化也。所以世人有以黄带为脾之湿热，单去治脾而不得痊者，是不知真水、真火合成丹邪、元邪，绕于任脉、胞胎之间，而化此黔色也，单治脾何能痊乎！法宜补任脉之虚，而清肾火之炎，则庶几矣。方用易黄汤。

山药一两，炒，芡实一两，炒，黄柏一钱，盐水炒，车前子一钱，酒炒，白果十枚，碎。

水煎，连服四剂，无不立愈。此不独治黄带方也，凡有带病者，均可治之，而治带之黄者，功更奇也。盖山药、芡实，专补任脉之虚，又能利水。加白果引入任脉之中，更为便捷，所以奏功之速也。至于用黄柏，清肾中之火也。肾与任脉相通以相济，解肾中之火，即解任脉之热矣。

**黑带下**

妇人有带下而色黑者，甚则如黑豆汁，其气亦腥，所谓黑带也。夫黑带者，火热之极也。或疑火色本红，何以成黑？谓为下寒之极或有之，殊不知火极似水，乃假象也。其症必腹中疼痛，小便时如刀刺，阴门必发肿，面色必发红，日久必黄瘦，饮食必兼人，口中必热渴，饮以凉水，少觉宽快，此胃火太旺，与命门、膀胱、三焦之火合而煎熬，所以熬干而变为炭色，断是火热之极之变，而非少有寒气也。此等之症，不至发狂者，全赖肾水与肺金无病。其生生不息之气，润心济胃，以救之耳。所以但成黑带之症，是火结于下而不炎于上也。治法：惟以泄火为主，火热退而湿自除矣。方用利火汤。

大黄三钱，白术五钱，土炒，茯苓三钱，车前子三钱，酒炒，黄连三钱，栀子三钱，炒，知母二钱，王不留行三钱，石膏五钱，煅，刘寄奴三钱。

水煎服，一剂小便疼止而通利，二剂黑带变为白，三剂白亦少减，再三剂痊愈矣。或谓此方过于迅利，殊不知火盛之时，用不得依违之法。譬如救火之焚，而少为迟缓，则火势延燃，不尽不止。今用黄连、石膏、栀子、知母，一派寒凉之品，入于大黄之中，则迅速扫除，而又得王不留行与刘寄奴之利湿甚急，则湿与热俱无停住之机，佐白术以辅土，茯苓以渗湿，车前子以利水，则火退水进，便成既济之卦矣。

**赤带下**

妇人带下而色红者，似血非血，淋沥不断，所谓赤带也。夫赤带亦湿病，湿是土之气，宜见黄白之色，今不见黄白而见赤者，火热故也。火色赤，故带下亦赤耳。惟是带脉系于腰脐之间，近乎至阴之地，不宜有火，而今见火证，岂其路通于命门，而命门之火，出而烧之耶？不知带脉通于肾，而肾气通于肝。妇人忧思伤脾，又加郁怒伤肝，于是肝经之郁火内炽，下克脾土。脾土不能运化，致湿热之气蕴于带脉之间，而肝不藏血，亦渗于带脉之内，皆由脾气受伤，运化无力，湿热之气，随气下陷，同血俱下，所以似血非血之形象，现于其色也。其实血与湿不能两分，世人以赤带属之心火，误矣。治法：须清肝火，而扶脾气，则庶几可愈。方用清肝止淋汤。

白芍一两，醋炒，当归一两，酒炒，生地五钱，酒炒，阿胶三钱，白面炒，粉丹皮三钱，黄柏二钱，牛膝二钱，香附一钱，酒炒，红枣十个，小黑豆一两。

水煎服。一剂少止，二剂又少止，四剂痊愈，十剂不再发。此方但主补肝之血，全不利脾之湿者，以赤带之为病，火重而湿轻也。夫火之所以旺者，由于血之衰。补血即足以制火，且水与血合，而成赤带之证，竟不能辨其是湿非湿，则湿亦尽化而为血矣。所以治血则湿亦除，又何必利湿之多事哉！此方之妙，妙在纯于治血，少加清火之味，故奏功独奇。倘一利其湿，反引火下行，转难遽效矣。或问曰：先生前言助其脾土之气，今但补其肝木之血何也？不知用芍药以平肝，则肝气得舒，肝气舒自不克土。脾不受克，则脾土自旺，是平肝正所以扶脾耳，又何必加人参、白术之品，以致累事哉！

### （二）血崩

**血崩昏暗**

妇人有一时血崩，两目黑暗，昏晕在地，不省人事者，人莫不谓火盛动血也。然此火非实火，乃虚火耳。世人一见血崩，往往用止涩之品，虽亦能取效于一时，但不用补阴之药，则虚火易于冲击，恐随止随发，以致经年累月，不能痊愈者有之。是止崩之药不可独用，必须于补阴之中行止崩之法，方用固本止崩汤。

大熟地一两，九蒸，白术一两，土炒焦，黄芪三钱，生用，当归五钱，酒洗，黑姜二钱，人参三钱。

水煎服。一剂崩止，十剂不再发。倘畏药味之重而减半，则力薄而不能止。此方妙在全不去止血，而惟补血。又不止补血，而更补气。非惟补气，而更补火。盖血崩而至于黑暗昏晕，则血已尽去，仅存一线之气，以为护持。若不急补其气以生血，而先补其血以遗气，则有形之血恐不能遽生，而无形之气必且至尽散，此所以不先补血而先补气也。然单补气则血又不易生，单补血而不补火，则血又必凝滞，而不能随气而速生。况黑姜引血归经，是补中又有收敛之妙，所以同补气补血之药并用之耳。

**年老血崩**

妇人有年老血崩者，其症亦与前血崩昏暗者同。人以为老妇之虚耳，谁知是不慎房帏之故乎。夫妇人至五十岁之外，天癸匮乏，原宜闭关守寨，不宜出阵战争，苟或适兴，不过草草了事，尚不至肾火大动。倘兴酣浪战，亦如少年之好合，鲜不血室大开，崩决而坠矣。方用加减当归补血汤。

当归一两，酒洗，黄芪一两，生用，三七根末三钱，桑叶十四片。

水煎服。二剂而血少止，四剂不再发。然必须断欲始除根，若再犯色欲，未有不重病者也。夫补血汤乃气血两补之神剂。三七根乃止血之圣药，加以桑叶者，所以滋肾之阴，又有收敛之妙耳。但老妇阴精既亏，用此方以止其暂时之漏，实有奇功，而不可责其永远之绩者，以补精之味尚少也。

服此四剂后，再增入白术五钱，熟地一两，山药四钱，麦冬三钱，北五味一钱，服百剂，则崩漏之根可尽除矣。

**少妇血崩**

有少妇甫娠三月，即便血崩，而胎亦随堕，人以为挫闪受伤而致，谁知是行房不慎之过哉。夫少妇行房，亦事之常耳，何使血崩？盖因元气衰弱，事难两愿。一经行房泄精，则妊娠无所依养，遂致崩而且堕。凡妇人之气衰，即不耐久战，若贪欢久战，则必泄精太甚，气每不能摄夫血矣。况气弱而又娠，再加以久战，内外之气皆动，而血又何能固哉！其崩而堕也，亦无怪其然也。治法自当以补气为主，而少佐以补血之品，斯为得之。方用固气汤。

人参一两，白术五钱，土炒，大熟地五钱，九蒸，当归三钱，酒洗，白茯苓二钱，甘草一钱，杜仲三钱，炒黑，山萸肉二钱，蒸，远志一钱，去心，五味子十粒，炒。

水煎服，一剂而血止，连服十剂痊愈。此方固气而兼补血，已去之血可以速生，将脱之血可以尽摄。凡气虚而崩漏者，此方最可通治，非仅治小产之崩。其最妙者，不去止血，而止血之味含于补气之中也。

**交感出血**

妇人有一交合则流血不止者，虽不至于血崩之甚，而终年累月不得愈，未免血气两伤，久则恐有血枯经闭之忧。此等之病，成于经水正来之时，贪欢交合，精冲血管也。夫精冲血管，不过一时之伤，精出宜愈，何以久而流红？不知血管最娇嫩，断不可以精伤。凡妇人受孕，必于血管已净之时，方保无虞。倘经水正旺，彼欲涌出而精射之，则欲出之血反退而缩入，既不能受精而成胎，势必至集精而化血。交感之际，淫气触动其旧日之精，则两相感召，旧精欲出，而血亦随之而出。治法：须通其胞胎之气，引旧日之集精外出，而益之以补气补精之药，则血管之伤，可以补完矣。方用引精止血汤。

人参五钱，白术一两，土炒，茯苓三钱，去皮，熟地一两，九蒸，芥穗三钱，黑姜一钱，黄柏五分，山萸肉五钱，蒸，车前子三钱，酒炒。

水煎、连服四剂愈，十剂不再发。此方用参、术以补气，用地、萸以补精，精气既旺，则血管流通。加入茯苓、车前以利水与窍，水利则血管亦利。又加黄柏为引，直入血管之中，而引夙精出于血管之外。芥穗引败血出于血管之内，黑姜以止血管之口。一方之中，实有调停曲折之妙，故能祛旧病而除陈疴。然必须慎房帏三月，破者始不至重伤，而补者始不至重损。否则，不过取目前之效耳。其慎之哉，宜寡欲。

**郁结血崩**

妇人有怀抱甚郁，口干舌渴，呕吐吞酸，而血下崩者，人皆以火治之，时而效，时而不效，其故何也？是不识肝气之郁结也。夫肝主藏血，气结而血亦结，何以反至崩漏？盖肝之性急，气结则其急更甚，更急则血不能藏，故崩不免也。治法宜以开郁为主。若徒开其郁，而不知平肝，则肝气大开，肝火更炽，而血亦不能止矣。方用平肝开郁止血汤。

白芍一两，醋炒，白术一两，土炒，当归一两，酒洗，丹皮三钱，生地三钱，酒炒，甘草二钱，三七根三钱，研末，黑芥穗二钱，柴胡一钱。

水煎服，一剂呕吐止，二剂干渴除，四剂血崩愈。方中妙在白芍之平肝，柴胡之开郁，白术利腰脐，则血无积住之虞。荆芥通经络，则血有归还之乐，丹皮又清骨髓之热，生地复清脏腑之炎，当归、三七于补血之中以行止血之法，自然郁结散而血崩止矣。

**闪跌血崩**

妇人有升高坠落，或闪挫受伤，以致恶血下流，有如血崩之状者。若以崩治，非徒无益而又害之也。盖此证之状，必手按之而疼痛。久之则面色萎黄，形容枯槁，乃是瘀血作祟，并非血崩可比。倘不知解瘀而用补涩，则瘀血内攻，疼无止时，反致新血不得生，旧血无由化，死不能悟，岂不可伤哉！治法：须行血以去瘀，活血以止瘀，则血自止而愈矣，方用逐瘀止血汤。

生地一两，酒炒，大黄三钱，赤芍三钱，丹皮一钱，枳壳五钱，炒，当归尾五钱，龟板三钱，醋炙，桃仁十粒，泡，炒，研。

水煎服。一剂疼轻，二剂疼止，三剂血亦全止，不必再服矣。此方之妙，妙于活血之中，佐以下滞之品，故逐瘀如扫，而止血如神。或疑跌闪升坠，是由外而伤内，虽不比内伤之重，而既已血崩，则内之所伤，亦不为轻，何以只治其瘀，而不顾气也？殊不知升坠闪跌，非由内伤以及外伤者可比。盖本实不拨，去其标病可耳，故曰：急则治其标。

**血海太热血崩**

妇人有每行人道，经水即来，一如血崩。人以为胞胎有伤，触之以动其血也。

谁知是子宫血海因太热而不固乎。夫子宫即在胞胎之下，而血海又在胞胎之上。血海者，冲脉也。冲脉太寒而血即亏，冲脉太热而血即沸。血崩之为病，正冲脉之太热也。然既由冲脉之热，则应常崩而无有止时，何以行人道而始来，果与肝木无恙耶？夫脾健则能摄血，肝平则能藏血。人未入房之时，君相二火，寂然不动，虽冲脉独热，而血亦不至外驰，及有人道之感，则子宫大开，君相火动，以热招热，同气相求，翕然齐动，以鼓其精房，血海泛滥，有不能止遏之势。肝欲藏之而不能，脾欲摄之而不得，故经水随交感而至，若有声应之捷，是惟火之为病也。治法：必须滋阴降火，以清血海而和子宫，则终身之病，可半载而除矣，然必绝欲三月而后可，方用清海丸。

大熟地一斤，九蒸，山萸十两，蒸，山药十两，炒，麦冬肉十两，北五味二两，炒，丹皮十两，白术一斤，土炒，白芍一斤，酒炒，地骨皮十两，龙骨二两，元参一斤，干桑叶一斤，沙参十两，石斛十两。

上十四味，各为细末，合一处，炼蜜丸，桐子大。早晚每服五钱，白滚水送下，半载痊愈。此方补阴而无浮动之虑，缩血而无寒凉之苦。日计不足，月计有余，潜移默夺，子宫清凉，而血海自固。倘不揣其本，而齐其末，徒以发灰、白矾、黄连炭、五倍子等药末，以外治其幽隐之处，尤恐愈涩而愈流，终必至于败亡也，可不慎欤？

### （三）调经

#### 经水先期

妇人有先期经来者，其经甚多。人以为血热之极也，谁知是肾中水火太旺乎。夫火太旺则血热，水太旺则血多。此有余之病，非不足之证也，似宜不药有喜。但过于有余，则子宫太热，亦难受孕，更恐有烁干男精之虑。过者损之，谓非既济之道乎？然而火不可任其有余，而水断不可使之不足。治之法，但少清其热，不必泄其水也。方用清经散。

丹皮三钱，地骨皮五钱，白芍三钱，酒炒，大熟地二钱，九蒸，青蒿二钱，白茯苓一钱，黄柏五分，盐水浸炒。

水煎服。二剂而火自平，此方虽是清火之品，然仍是滋水之味，火泄而水不与俱泄，损而益也。

又有先期经来，只一二点者，人以为血热之极也，谁知肾中火旺，而阴水亏乎。夫同是先期之来，何以分虚实之异？盖妇人之经最难调，苟不分别细微，用药鲜克有效。先期者火气之冲，多寡者水气之验。故先期而来多者，火热而水有余也。先期而来少者，火热而水不足也。倘一见先期之来，俱以为有余之热，但泄火而不补水，或水火两泄之，有不更增其病者乎？治之法不必泄火，只专补水。水既足而火自消矣，亦既济之道也。方用两地汤。

大生地一两，酒炒，元参一两，白芍五钱，酒炒，麦冬肉五钱，地骨皮、阿胶各三钱。

水煎服。四剂而经调矣。此方之用地骨皮、生地，能清骨中之热。骨中之热，由于肾经之热。清其骨髓，则肾气自清，而又不损伤胃气，此治之巧也。况所用诸药，又纯是补水之味，水盛而火自平，理也。此条与上条参观，断无误治先期之病矣。

**经水后期**

妇人有经水后期而来多者，人以为血虚之病也，谁知非血虚乎。盖后期之多少，实有不同，不可执一而论。盖后期而来少，血寒而不足。后期而来多，血寒而有余。夫经本于肾，而其流五脏六腑之血皆归之，故经来而诸经之血尽来附益。以经水行而门启，不遑迅阖，诸经之血乘其隙而皆出也。但血既出矣，则成不足。治法：宜于补中温散之，不得曰后期者俱不足也。方用温经摄血汤。

大熟地一两，九蒸，白芍一两，酒炒，川芎五钱，酒洗，白术五钱，土炒，五味子三分，柴胡五分，肉桂五分，去粗皮，研，续断一线。

水煎服，三剂而经调矣。此方大补肝、肾、脾之精与血，加肉桂以祛其寒，柴胡以解其郁，是补中有散，而散不耗气。补中有泄，而泄不损阴。所以补之有益，而温之收功。此调经之妙药也，而摄血之仙丹也。凡经来后期者，俱可用，倘元气不足，加人参一二钱亦可。

**经水先后无定期**

妇人有经水断续，或前或后无定期。人以为气血之虚也，谁知是肝气之郁结乎。夫经水出诸肾，而肝为肾之子，肝郁则肾亦郁矣。肾郁而气必不宣，前后之或断或续，正肾之或通或闭耳。或曰肝气郁而肾气不应，未必至于如此。殊不知子母关切，子病而母必有顾复之情，肝郁而肾不无缱绻之谊。肝气之或开或闭，即肾气之或去或留，相因而致，又何疑焉？治法：宜舒肝之郁，即开肾之郁也。肝肾之郁既开，而经水自有一定之期矣。方用定经汤。

菟丝子一两，酒炒，白芍一两，酒炒，当归一两，酒洗，大熟地五钱，九蒸，白茯苓三钱，山药五钱，炒，芥穗二钱，炒黑，柴胡五分。

水煎服。二剂而经水净，四剂而经期定矣。此方疏肝肾之气，非通经之药也。补肝肾之精，非利水之品也。肝肾之气舒而精通，肝肾之精旺而水利，不治之治，正妙于治也。

**经水数月一行**

妇人有数月一行经者，每以为常，亦无或先或后之异，亦无或多或少之殊。人莫不以为异，而不知非异也。盖无病之人，血气两不亏损耳。夫气血既不亏损，何以数月而一行经也？妇人之中，亦有天生仙骨者，经水必一季一行。盖以季为数，而不以月为盈虚也。真气内藏，则坎中之真阳不损。倘加以炼形之法，一年之内，便易飞腾。无如世人不知，见经水不应月来，误认为病，妄用药饵。本无病而治之成病，是治反不如其不治也。山闻异人之教，特为阐扬，使世人见此等行经，不必妄行治疗。万勿疑为气血之不足，而轻一试也。虽然天生仙骨之妇人，世固不少，而嗜欲损夭之人，亦复甚多，又不可不立一疗救之方以辅之，方名助仙丹。

白茯苓、陈皮各五钱，白术三钱，土炒，白芍三钱，酒炒，菟丝子二钱，酒炒，山药三钱，炒，杜仲一钱，炒黑，甘草一钱。

河水煎服。四剂而仍如其旧，不可再服也。此方平补之中，实有妙理。健脾益肾而不滞，散郁清痰而不泄。不损天然之气血，便是调经之大法，何得用他药以冀通经哉!

**年老经水复行**

妇人有年五十外，或六七十岁，忽然行经者，或下紫血块，或如红血淋。人或谓老妇行经，是还少之象，谁知是血崩之渐乎。夫妇人至七七之外，天癸已竭，又不服济阴补阳之药，如何能精满化经，一如少妇?然经不宜行而行者，乃肝不藏，脾不统之故也。非精过泄而动命门之火，即气郁甚而发龙雷之炎。二火交发而血乃奔矣，有似行经而实非经也。此等之证，非大补肝脾之气血，而血安能骤止?方用安老汤。

人参一两，黄芪一两，生用，大熟地一两，九蒸，白术五钱，土炒，当归五钱，酒洗，山萸五钱，蒸，阿胶一钱，蛤粉炒，黑芥穗、甘草各一钱，香附五分，酒炒，木耳炭一钱。

水煎服。一剂减，二剂尤减，四剂全减，十剂愈。此方补益肝脾之气，气足自能生血，而摄血尤妙，大补肾水，水足而肝气自舒。肝舒而脾自得养，肝藏之而脾统之，又安有泄漏者，又何虑其血崩哉!

**经水忽来忽断时疼时止**

妇人有经水忽来忽断，时痛时止，寒热往来者，人以为血之凝也，谁知是肝气不舒乎。夫肝属木而藏血，最恶风寒。妇人当行经之际，腠理大开，适逢风之吹，寒之袭，则肝气为之闭塞，而经水之道路亦随而俱闭。由是腠理经络，各皆不宣，而寒热之作，由是而起。其气行于阳分则生热，其气行于阴分则生寒，然此犹感之轻者也。倘外感之风寒更甚，则内应之热气益深，往往有热入血室，而变为如狂之证，一似遇鬼之状者。若但往来寒热，是风寒未甚，而热未深耳。治法：宜补肝中之血，通其郁而散其风，则病随手而效。所谓治风先治血，血和风自灭，此其一也，方用加味四物汤。

大熟地一两，九蒸，白芍五钱，酒炒，当归五钱，酒洗，白术五钱，土炒，川芎三钱，酒洗，粉丹皮三钱，元胡一钱，酒炒，甘草、柴胡各一钱。

水煎服。此方用四物以滋脾胃之阴血，用柴胡、白芍、丹皮以宣肝经之风郁，用甘草、白术、元胡以利腰脐而和腹疼，入于表里之间，通乎经络之内，用之得宜，自奏功如响也。

**经水未来腹先疼**

妇人有经前腹疼数日，而后经水行者，其经来多是紫黑块。人以为寒极而然也，谁知是热极而火不化乎。夫肝属木，其中有火。舒则通畅，郁则不扬。经欲行而肝不应，则抑拂其气而疼生。然经满则不能内藏，而肝中之郁火焚烧，内逼经出，则其火亦因之而怒泄。其紫黑者，水火两战之象也。其成块者，火煎成形之状也。经失其为经者，正郁火内夺其权耳。治法似宜大泄肝中之火，然泄肝之火，而不解肝之郁，则热之标可去，而热之本未除也，其何能益！方用宣郁通经汤。

白芍五钱，酒炒，当归五钱，酒洗，丹皮五钱，山栀子三钱，炒，白芥子二钱，炒，研，柴胡一钱，香附一钱，酒炒，川郁金一钱，醋炒，黄芩一钱，酒炒，生甘草一钱。

水煎，连服四剂，下月断不腹先疼而后行经矣。此方补肝之血而解肝之郁，利肝之气而降肝之火，所以奏功之速。

**行经后少腹疼痛**

妇人有少腹疼于行经之后者，人以为气血之虚也，谁知是肾气之涸乎？夫经水者，乃天一之真水也，满则溢而虚则闭，亦其常耳。何以虚能作疼哉？盖肾水一虚，则水不能生木，而肝木必克脾土。木土相争，则气必逆，故尔作疼。治法：必须以疏肝气为主，而益之以补肾之味，则水足而肝气益安。肝气安而逆气自顺，又何疼痛之有哉！方用调肝汤。

山药五钱，炒，阿胶三钱，白面炒，当归三钱，酒洗，白芍三钱，酒炒，山萸肉三钱，蒸熟，巴戟一钱，盐水浸，甘草一钱。

水煎服。此方平调肝气，既能转逆气，又善止郁疼。经后之症，以此方调理最佳，不特治经后腹疼之症也。

**经前腹疼吐血**

妇人有经未行之前一二日忽然腹疼而吐血。人以为火热之极也，谁知是肝气之逆乎。夫肝之性最急，宜顺而不宜逆。顺则气安，逆则气动。血随气为行止，气安则血安，气动则血动，亦勿怪其然也。或谓经逆在肾不在肝，何以随血妄行，竟至从口上出也，是肝不藏血之故乎？抑肾不纳气而然乎？殊不知少阴之火，急如奔马，得肝火直冲而上，其势最捷，反经而为血，亦至便也。正不必肝不藏血，始成吐血之症。但此等吐血与各经之吐血有不同者，盖各经之吐血，由内伤而成；经逆而吐血，乃内溢而激之使然也。其症有绝异，而其气逆则一也。治法：似宜平肝以顺气，而不必益精以补肾矣。虽然经逆而吐血，虽不大损夫血，而反复颠倒，未免太伤肾气，必须于补肾之中，用顺气之法，始为得当，方用顺经汤。

当归五钱，酒洗，大熟地五钱，九蒸，白芍二钱，酒炒，丹皮五钱，白茯苓、沙参、黑芥穗各三钱。

水煎服。一剂而吐血止，二剂而经顺，十剂不再发。此方于补肾调经之中，而用引血归经之品，是和血之法，实寓顺气之法也。肝不逆而肾气自顺，肾气既顺，又何经逆之有哉！

**经水将来脐下先疼痛**

妇人有经水将来三五日前而脐下作疼，状如刀刺者。或寒热交作，所下如黑豆汁。人莫不以为血热之极，谁知是下焦寒湿相争之故乎。夫寒湿乃邪气也，妇人有冲任之脉居于下焦。冲为血海，任主胞胎，为血室，均喜正气相通，最恶邪气相犯。经水由二经而外出，而寒湿满二经而内乱，两相争而作疼痛。邪愈盛而正气日衰，寒气生浊，而下如豆汁之黑者，见北方寒水之象也。治法：利其湿而温其寒，使冲任无邪气之乱，脐下自无疼痛之疚矣，方用温脐化湿汤。

白术一两，土炒，白茯苓三钱，山药五钱，炒，巴戟肉五钱，盐水浸，扁豆三钱，炒，捣，白果十枚，捣碎，建莲子三十枚，不去心。

水煎服，然必须经未来前十日服之。四剂而邪气去，经水调，兼可种子。此方君白术以利腰脐之气，用巴戟、白果以通任脉，扁豆、山药、莲子以卫冲脉，所以寒湿扫除，而经水自调，可受妊矣。倘疑腹疼为热疾，妄用寒凉，则冲任虚冷，血海变为冰海，血室反成冰室。无论难于生育，而疼痛之止，又安有日哉！

**经水过多**

妇人有经水过多，行后复行，面色萎黄，身体倦怠，而困乏愈甚者。人以为血热有余之故，谁知是血虚而不归经乎。夫血旺始经多，血虚当经缩，今曰血虚而反经多，是何言欤？殊不知血归于经，虽旺而经亦不多。血不归经，虽衰而经亦不少。世之人见经水过多，谓是血之旺也，此治之所以多错耳。倘经多果是血旺，自是健壮之体，须当一行即止，精力如常，何至一行后而再行，而困乏无力耶？惟经多是血之虚，故再行而不胜其困乏，血损精散，骨中髓空，所以不能色华于面也。治法：宜大补血而引之归经，又安有行后复行之病哉？方用加减四物汤。

大熟地一两，九蒸，白芍三钱，酒炒，当归五钱，酒洗，川芎二钱，酒洗，白术五钱，土炒，黑芥穗三钱，山萸三钱，蒸，续断、甘草各一钱。

水煎服。四剂而血归经矣，十剂之后，加人参三钱，再服十剂，下月行经，适可而止矣。夫四物汤乃补血之神品，加白术、荆芥，补中有利，加山萸、续断，止中有行，加甘草以调和诸品，使之各得其宜，所以血足而归经，归经而血自静矣。

**经前泄水**

妇人有经未来之前，泄水三日，而后行经者。人以为血旺之故，谁知是脾气之虚乎。夫脾统血，脾虚则不能摄血矣。且脾属湿土，脾虚则土不实。土不实而湿更甚，所以经水将动，而脾先不固。脾经所统之血，欲流注于血海，而湿气乘之，所以先泄水而后行经也。调经之法，不在先治其水，而在先治其血。抑不在先治其血，而在先补其气。盖气旺而血自能生，抑气旺而湿自能除，且气旺而经自能调矣，方用健固汤。

人参五钱，白茯苓三钱，白术一两，土炒，巴戟五钱，盐水浸，薏苡仁三钱，炒。

水煎，连服十剂，经前不泄水矣。此方补脾气以固脾血，则血摄于气之中。脾气日盛，自能运化其湿。湿既化为乌有，自然经水调和，又何至经前泄水哉？

**经前大便下血**

妇人行经之前一日，大便先出血者，人以为血崩之证，谁知是经流于大肠乎。夫大肠与行经之路，各有分别，何以能入乎其中？不知胞胎之系，上通心而下通肾。心肾不交，则胞胎之血两无所归，而心肾二经之气不来照摄，听其自便，所以血不走小肠而走大肠也。治法若单止大肠之血，则愈止而愈多，若击动三焦之气，则更拂乱而不可止。盖经水之妄行，原因心肾之不交，今不使水火之既济，而徒治其胞胎，则胞胎之气无所归，而血安有归经之日？故必大补其心与肾，使心肾之气交，而胞胎之气自不散，则大肠之血自不妄行，而经自顺矣。方用顺经两安汤。

当归五钱，酒洗，白芍五钱，酒炒，大熟地五钱，九蒸，山萸肉二钱，蒸，人参三钱，白术五钱，土炒，麦冬五钱，去心，黑芥穗二钱，巴戟肉一钱，盐水浸，升麻四分。

水煎服。二剂大肠血止，而经从前阴出矣。三剂经止，而兼可受妊矣。此方乃大补心、肝、肾三经之药，全不去顾胞胎，而胞胎有所归者，以心肾之气交也。盖心肾虚则其气两分，心肾足则其气两合。心与肾不离，而胞胎之气听命于二经之摄，又安有妄动之形哉？然则心肾不交，补心肾可也，又何兼补夫肝木耶？不知肝乃肾之子、心之母也。补肝则肝气往来于心肾之间，自然上引心而下入于肾，下引肾而上入于心，不啻介绍之助也。此使心肾相交之一大法门，不特调经而然也，学者其深思诸。

**年未老经水断**

经云：女子七七而天癸绝。有年未至七七而经水先断者，人以为血枯经闭也，谁知是心肝脾之气郁乎。使其血枯，安能久延于人世？医见其经水不行，妄谓之血枯耳。其实非血之枯，乃经之闭也。且经原非血也，乃天一之水，出自肾中，是至阴之精，而有至阳之气，故其色赤红似血而实非血，所以谓之天癸。世人以经为血，此千古之误，牢不可破。倘果是血，何不名之曰血水，而曰经水乎？古昔圣贤创乎经水之名者，原以水出于肾，乃癸水之化，故以名之。无如世人沿袭，而不深思其旨，皆以血视之。然则经水早断，似乎肾水衰涸，吾以为心肝脾气之郁者，盖以肾水之生，原不由于心肝脾，而肾水之化，实有关于心肝脾。使水位之下，无土气以承之，则水滥灭火，肾气不能化。火位之下，无水气以承之，则火炎铄金，肾气无所生。木位之下，无金气以承之，则木妄破土，肾气无以成。倘心肝脾有一经之郁，则其气不能入于肾中，肾之气即郁而不宣矣。况心肝脾俱郁，即肾气真足而无亏，尚有茹而难吐之势。矧肾气本虚，又何能盈满，而化经水外泄耶？经曰亢则害，此之谓也。此经之所以闭塞，有似乎血枯，而实非血枯耳。治法：必须散心肝脾之郁，而大补其肾水，仍大补其心肝肾之气，则精溢而经水自通矣。方用益经汤。

大熟地一两，九蒸，白术一两，土炒，山药五钱，炒，当归五钱，酒洗，白芍三钱，酒炒，生枣仁三钱，捣碎，丹皮二钱，沙参三钱，柴胡一钱，杜仲一钱，炒黑，人参二钱。

水煎，连服八剂，而经通矣。服三十剂，而经不再闭，兼可受孕。此方心、肝、脾、肾四经同治药也，妙在补以通之，散以开之。倘徒补则郁不开而生火，徒散则气益衰而耗精，设或用攻坚之剂，辛热之品，则非徒无益，而又害之矣。

## （四）种子

**身瘦不孕**

妇人有瘦怯身躯，久不孕育，一交男子，即卧病终朝。人以为气虚之故，谁知是血虚之故乎。或谓血藏于肝，精涵于肾，交感乃泄肾之精，与血虚何与？殊不知肝气不开，则精不能泄。肾精既泄，则肝气亦不能舒。以肾为肝之母，母既泄精，不能分润以养其子，则木燥乏水，而火且暗动以烁精，则肾愈虚矣。况瘦人多火，而又泄其精，则水益少而火益炽。水虽制火，而肾精空乏，无力以济，成火在水上之卦，所以倦怠而卧也。此等之妇，偏易动火，然此火因贪欲而出于肝木之中，又是虚燥之火，绝非真火也，且不交合则已，交合又偏易走泄。此阴虚火旺，不能受孕。即偶尔受孕，必致逼干男子之精，随种而随消者有之。治法：须大补肾水，而平肝木。水旺则血旺，血旺则火消，便成水在火上之卦，方用养精种玉汤。

大熟地一两，九蒸，当归五钱，酒洗，白芍五钱，酒炒，山萸肉五钱，蒸熟。

水煎服。三月便可身健受孕，断可种子。此方之用，不特补血，而纯于填精。精满则子宫易于摄精，血足则子宫易于容物，皆有子之道也。惟是贪欲者多，节欲者少，往往不验。服此者果能节欲三月，心静神清，自无不孕之理。否则不过身体健壮而已，勿咎方之不灵也。

**胸满不思食不孕**

妇人有饮食少思，胸膈满闷，终日倦怠思睡，一经房事，呻吟不已。人以为脾胃之气虚也，谁知是肾气不足乎。夫气宜升腾，不宜消降。升腾于上焦，则脾胃易于分运。降陷于下焦，则脾胃难于运化。人乏水谷之养，则精神自尔倦怠。脾胃之气可升而不可降也，明甚。然而脾胃之气，虽充于脾胃之中，实生于两肾之内。无肾中之水气，则胃之气不能腾；无肾中之火气，则脾之气不能化。惟有肾之水火二气，而脾胃之气始能升腾而不降也。然则补脾胃之气，可不急补肾中水火之气乎？治法：必以补肾气为主，但补肾而不兼补脾胃之品，则肾之水火二气，不能提于至阳之上也，方用升提汤。

大熟地一两，九蒸，巴戟一两，盐水浸，白术一两，土炒，人参五钱，黄芪五钱，生用，山萸肉三钱，蒸，枸杞二钱，柴胡五分。

水煎服。三月而肾气大旺，再服一月，未有不能受孕者。此方补气之药多于补精，似乎以补脾胃为主矣。孰知脾胃健而生精自易，是补脾胃之气与血，正所以补肾之精与水也。又益以补精之味，则阴阳自足，阳气易升，自尔腾越于上焦矣。阳气不下陷，则无非大地阳春，随遇皆是化生之机，安有不受孕之理欤？

**下部冰冷不孕**

妇人有下身冰冷，非火不暖，交感之际，阴中绝无温热之气。人以为天分之薄也，谁知是胞胎寒之极乎！夫寒冰之地，不生草木；重阴之渊，不长鱼龙。今胞胎既寒，何能受孕？虽男子鼓勇力战，其精甚热，直射子宫之内，而寒凉之气相逼，亦不过茹之于暂，而不能不吐之于久也。夫犹是人也，此妇之胞胎，何以寒凉至此，岂非天分之薄乎？非也。盖胞胎居于心肾之间，上系于心，而下系于肾。胞胎之寒凉，乃心肾二火之衰微也。故治胞胎者，必须补心肾二火而后可，方用温胞饮。

白术一两，土炒，巴戟一两，盐水浸，人参三钱，杜仲三钱，炒黑，菟丝子三钱，酒浸，炒，山药三钱，炒，芡实三钱，炒，肉桂二钱，去粗皮，研，附子三分，制，补骨脂二钱，盐水炒。

水煎服。一月而胞胎热。此方之妙，补心而即补肾，温肾而即温心。心肾之气旺，则心肾之火自生。心肾之火生，则胞胎之寒自散。原因胞胎之寒，以至茹而即吐，而今胞胎既热矣，尚有施而不受者乎？若改汤为丸，朝夕吞服，尤能摄精，断不至有伯道无儿之叹也。

**胸满少食不孕**

妇人有素性恬淡，饮食少则平和，多则难受，或作呕泄，胸膈胀满，久不受孕。人以为赋禀之薄也，谁知是脾胃虚寒乎。夫脾胃之虚寒，原因心肾之虚寒耳。盖胃土非心火不能生，脾土非肾火不能化。心肾之火衰，则脾胃失生化之权，即不能消水谷以化精微矣。既不能化水谷之精微，自无津液以灌溉于胞胎之中，欲胞胎有温暖之气以养胚胎，必不可得。纵然受胎，而带脉无力，亦必堕落。此脾胃虚寒之咎，故无玉麟之毓也。治法可不急温补其脾胃乎？然脾之母原在肾之命门，胃之母原在心之胞络。欲温脾胃，必须补二经之火。盖母旺子必不弱，母热子必不寒，此子病治母之义也。方用温土毓麟汤。

巴戟一两，去心，酒浸，覆盆子一两，酒浸，蒸，白术五钱，土炒，人参三钱，怀山药五钱，炒，神曲一钱，炒。

水煎服，一月可以种子矣。此方之妙，温补脾胃而又兼补命门与心包络之火，药味不多，而四经并治。命门、心包之火旺，脾与胃无寒冷之虞。子母相顾，一家和合，自然饮食多而善化，气血旺而能妊，带脉有力，不虞落胎，安有不玉麟之育哉？

**少腹急迫不孕**

妇人有少腹之间自觉有紧迫之状，急而不舒，不能生育。此人人之所不识也，谁知是带脉之拘急乎。夫带脉系于腰脐之间，宜弛而不宜急。今带脉之急者，由于腰脐之气不利也，而腰脐之气不利者，由于脾胃之气不足也。脾胃气虚，则腰脐之气闭。腰脐之气闭，则带脉亦拘急，遂致牵动胞胎，精即直射于胞胎，胞胎亦暂能茹纳而力难负载，必不能免小产之虞。况人多不能节欲，安得保其不堕乎？此带脉之急，所以不能生子也。治法：宜宽其带脉之急，而带脉之急不能遽宽也。宜利其腰脐之气，而腰脐之气不能遽利也。必须大补脾胃之气与血，而腰脐可利，带脉可宽，自不难于孕育矣，方用宽带汤。

白术一两，土炒，巴戟五钱，酒浸，补骨脂一钱，盐水炒，人参三钱，麦冬三钱，去心，杜仲二钱，炒黑，大熟地五钱，九蒸，肉苁蓉三钱，洗净，白芍三钱，酒炒，当归二钱，酒洗，五味子三分，炒，建莲子二十粒，不去心。

水煎服。四剂少腹无紧迫之状，服一月，即受胎。此方之妙，脾胃两补而又利其腰脐之气，自然带脉宽舒，可以载物而胜任矣。或疑方中用白芍、五味之酸收，不增带脉之急，而反利带脉之宽。殊不知带脉之急，由于气血之虚。盖血虚则缩而不伸，气虚则挛而不达。用白芍之酸以平肝木，则肝不克脾。用五味之酸以生肾水，则肾能益带。似相碍而实相济也，何疑之有？

**嫉妒不孕**

妇人有怀抱素恶，不能生子者。人以为天心厌之也，谁知是肝气郁结乎。夫妇人之有子也，必然心脉流利而滑，脾脉舒徐而和，肾脉旺大而鼓指，始称喜脉。未有三部脉郁而能生子者也。若三部脉郁，肝气必因之而更郁。肝气郁，则心肾之脉必致郁之极而莫解。盖子母相依，郁必不喜，喜必不郁也。其郁而不能成胎者，以肝木不舒，必下克脾土，而致塞脾土之气，塞则腰脐之气必不利。腰脐之气不利，必不能通任脉而达带脉，则带脉之气亦塞矣。带脉之气既塞，则胞胎之门必闭。精即到门，亦不得其门而入矣，其奈之何哉？治法：必解四经之郁，以开胞胎之门，则几矣。方用开郁种玉汤。

白芍一两，酒炒，香附三钱，酒炒，当归五钱，酒洗，白术五钱，土炒，丹皮三钱，酒洗，茯苓三钱，去皮，花粉二钱。

水煎服。一月则郁结之气开，郁开则无非喜气之盈腹，而嫉妒之心亦可以一易，自然两相合好，结胎于顷刻之间矣。此方之妙，解肝气之郁，宣脾气之困，而心肾之气亦因之俱舒，所以腰脐利，而任、带通达，不必启胞胎之门，而胞胎之门自启，不特治嫉妒者也。

**肥胖不孕**

妇人有身体肥胖，痰涎甚多，不能受孕者。人以为气虚之故，谁知是湿盛之故乎。夫湿从下受，乃言外邪之湿也，而肥胖之湿，实非外邪，乃脾土之内病也。然脾土既病，不能分化水谷以养四肢，宜其身躯瘦弱，何以能肥胖乎？不知湿盛者多肥胖，肥胖者多气虚，气虚者多痰涎，外似健壮，而内实虚损也。内虚则气必衰，气衰则不能行水，而湿停于肠胃之间，不能化精而化涎矣。夫脾本湿土，又因痰多，愈加其湿。脾不能受，湿必浸润于胞胎，日积月累，则胞胎竟变成汪洋之水窟矣。且肥胖之妇，内肉必满，遮隔子宫，不能受精，此必然之势也。况又加以水湿之盛，即男子甚健，阳精直达子宫，而其水势滔滔，泛滥可畏，亦遂化精成水矣，又何能成妊哉？治法：必须以泄水化痰为主，然徒泄水化痰，而不急补脾胃之气，则阳气不旺，湿痰不去，人先病矣。乌望其茹而不吐乎！方用加味补中益气汤。

人参三钱，黄芪三钱，生用，柴胡、甘草各一钱，当归三钱，酒洗，白术一两，土炒，升麻四分，陈皮五分，茯苓五钱，半夏三钱，制。

水煎服。八剂痰涎尽消，再十剂水湿利，子宫涸出，易于受精，而成孕矣。其在于昔则如望洋观海，而至于今则是马到成功也。快哉！此方之妙，妙在提脾气而升于上，作云作雨，则水湿反利于下行，助胃气而消于下，为津为液，则痰涎转易于上化。不必用消化之品以损其肥，而肥自无碍。不必用浚决之味以开其窍，而窍自能通。阳气充足，自能摄精，湿邪散除，自可受种矣，何肥胖不孕之足虑乎！

**骨蒸夜热不孕**

妇人有骨蒸夜热。遍体火焦，口干舌燥，咳嗽吐沫，难于生子者。人以为阴虚火动也，谁知是骨髓内热乎。夫寒阴之地固不生物，而干旱之田岂能长养？然而骨髓与胞胎何相关切？而骨髓之热，即能使人不嗣。此前贤所未言者也，一旦创言之，不几为世俗所骇乎，而要知不必骇也，此中实有其理焉。盖胞胎为五脏外之一脏耳，以其不阴不阳，所以不列于五脏之中。所谓不阴不阳者，以胞胎上系于心包，下系于命门。系于心包者通于心，心者阳也。系于命门者通于肾，肾者阴也。是阴之中有阳，阳之中有阴，所以通于变化，或生男，或生女，俱从此出。然必阴阳协和，不偏不枯，始能变化生人。否则难矣。况胞胎既通于肾，而骨髓亦肾之所化也。骨髓热由于肾之热，肾热而胞胎亦不能不热。且胞胎非骨髓之养，则婴儿无以生骨。骨髓过热，则骨中空虚，惟存火烈之气，又何能成胎？治法：必须清骨中之热，然骨热由于水亏，必补肾之阴，则骨热除，珠露有滴濡之喜矣。壮水之主，以制阳光。此之谓也。方用清骨滋肾汤。

地皮骨一两，酒洗，丹皮、沙参各五钱，麦冬五钱，去心，元参五钱，酒洗，五味子五分，炒，研，白术三钱，土炒，石斛二钱。

水煎，连服三十剂而骨热解，再服六十剂自受孕。此方之妙，补肾中之精，凉骨中之热，不清胞胎，而胞胎自无太热之患。然阴虚内热之人，原易受妊，今因骨髓过热，所以受精而变燥，以致难于育子。本非胞胎不能受精，所以稍补其肾，以杀其火之有余，而益水之不足，便易种子耳。

**腰酸腹胀不孕**

妇人有腰酸背楚，胸满腹胀，倦怠欲卧，百计求嗣，不能如愿。人以为腰肾之虚也，谁知是任督之困乎。夫任脉行于前，督脉行于后，然皆从带脉之上下而行也。故任脉虚则带脉坠于前，督脉虚则带脉坠于后。虽胞胎受精，亦必小产。况任督之脉既虚，而疝瘕之症必起。疝瘕碍胞胎而外障，则胞胎缩于疝瘕之内，往往精施而不能受。虽饵以玉燕，亦何益哉？治法：必须先去其疝瘕之病，而补其任督之脉，则提挈天地，把握阴阳，呼吸精气，包裹成形，力足以胜任而无虞矣。外无所障，内有所容，安有不能生育之理？方用升带汤。

白术一两，土炒，人参三钱，沙参五钱，肉桂一钱，去粗皮，研，荸荠粉三钱，鳖甲三钱，炒，茯苓三钱，半夏一钱，制，神曲一钱，炒。

水煎，连服三十剂，而任督之气旺。再服三十剂，而疝瘕之症除。此方利腰脐之气，正升补任督之气也。任督之气升，而疝瘕自有难容之势。况方中有肉桂以散寒，荸荠以祛积，鳖甲之攻坚，茯苓之利湿，有形自化于无形。满腹皆升腾之气矣，何至受精而再坠乎哉！

**便涩腹胀足浮肿不孕**

妇人有小水艰涩，腹胀足肿，不能受孕者。人以为小肠之热也，谁知是膀胱之气不化乎。夫膀胱原与胞胎相近，膀胱病而胞胎亦病矣。盖水湿之气必走膀胱，而膀胱不能自化，必得肾气相通，始能化水，以出阴器。倘膀胱无肾气之通，则膀胱之气化不行，水湿之气必且渗入胞胎之中，而成汪洋之势矣。汪洋之田，又何能生物也哉？治法：必须壮肾气，以分消胞胎之湿。益肾火，以运化膀胱之水。使先天之本壮，则膀胱之气化，胞胎之湿除，而汪洋之田化成雨露之壤矣。水化则膀胱利，火旺则胞胎暖。安有布种而不发生者哉？方用化水种子汤。

巴戟一两，盐水浸，白术一两，土炒，茯苓五钱，人参三钱，菟丝子五钱，酒炒，芡实五钱，炒，车前二钱，酒炒，肉桂一钱，去粗皮，研。

水煎服。二剂膀胱之气化，四剂艰涩之症除，又十剂虚胀足肿之病形消。再服六十剂，肾气大旺，胞胎温暖，易于受胎而生育矣。此方利膀胱之水，全在补肾中之气。暖胞胎之气，全在壮肾中之火。至于补肾之药，多是濡润之品，不以湿而益助其湿乎？然方中之药，妙于补肾之火，而非补肾之水。尤妙于补火而无燥烈之虞，利水而非荡涤之猛。所以膀胱气化，胞胎不湿，而发荣长养无穷矣。

### （五）妊娠

**妊娠恶阻**

妇人怀妊之后，恶心呕吐，思酸解渴，见食憎恶，困倦欲卧。人皆曰妊娠恶阻也，谁知是肝血太燥乎。夫妇人受妊，本于肾气之旺也。肾旺是以摄精，然肾一受精而成娠，则肾水生胎，不暇化润于五脏，而肝为肾之子，日食母气以舒，一日无津液之养，则肝气迫索，而肾水不能应，则肝益急。肝急则火动而逆也，肝气既逆，是以呕吐恶心之症生焉。呕吐纵不至太甚，而其伤气则一也。气既受伤，则肝血愈耗。世人用四物汤治胎前诸症者，正以其能生肝之血也。然补肝以生血未为不佳，但生血而不知生气，则脾胃衰微，不胜频呕，犹恐气虚，则血不易生也。故于平肝补血之中，加以健脾开胃之品，以生阳气，则气能生血，尤益胎气耳。或疑气逆而用补气之药，不益助其逆乎？不知妊娠恶阻，其逆不甚，且逆是因虚而逆，非因邪而逆也。因邪而逆者，助其气则逆增。因虚而逆者，补其气则逆转。况补气于补血之中，则阴足以制阳，又何虑其增逆乎？宜用顺肝益气汤。

人参、当归酒洗、苏子炒，研，各一两，白术土炒，三钱，茯苓二钱，熟地五钱，九蒸，白芍酒炒、麦冬去心，各三钱，陈皮三分，砂仁一粒，炒，研，神曲一钱，炒。

水煎服。一剂轻，二剂平，三剂痊愈。此方平肝则肝逆除，补肾则肾燥息，补气则血易生，凡胎病而少带恶阻者，俱以此方调之无不安。最有益于胎妇，其功更胜于四物焉。

**妊娠浮肿**

妊娠有至五个月，肢体倦怠，饮食无味，先两足肿，渐至遍身头面俱肿。人以为湿气使然也，谁知是脾肺气虚乎。夫妊娠虽有按月养胎之分，其实不可拘于月数，总以健脾补肺为大纲。盖脾统血，肺主气，胎非血不荫，非气不生。脾健则血旺而荫胎，肺清则气旺而生子。苟肺衰则气馁，气馁则不能运气于皮肤矣。脾虚则血少，血少则不能运血于肢体矣。气血两虚，脾与肺失职，所以饮食难消，精微不化，势必至气血下陷，不能升举，而湿邪即乘其所虚之处，积而成浮肿症，非由脾肺之气血虚而然耶。治法当补其脾之血与肺之气，不必祛湿，而湿自无不去之理。方用加减补中益气汤。

人参五钱，黄芪三钱，生用，柴胡一钱，甘草一分，陈皮三分，当归三钱，酒洗，白术五钱，土炒，茯苓一两，升麻三分。

水煎服。四剂即愈，十剂不再犯。夫补中益气汤之立法也，原是升提脾肺之气，似乎益气而不补血。然而血非气不生，补气即所以生血。观当归补血汤用黄芪为君，则较著彰明矣。况湿气乘脾肺之虚而相犯，未便大补其血，恐阴太盛而招阴也。只补气而助以利湿之品，则气升而水尤易散，血亦随之而生矣。然则何以重用茯苓而至一两，不几以利湿为君乎？嗟！嗟！湿证而不以此药为君，将以何者为君乎？况重用茯苓于补气之中，虽曰渗湿，而仍是健脾清肺之意。且凡利水之品，多是耗气之药，而茯苓与参术合，实补多于利，所以重用之，以分湿邪，即以补气血耳。

**妊娠少腹疼**

妊娠少腹作疼，胎动不安，如有下坠之状。人只知带脉无力也，谁知是脾肾之亏乎。夫胞胎虽系于带脉，而带脉实关于脾肾。脾肾亏损，则带脉无力，胞胎即无以胜任矣。况人之脾肾亏损者，非饮食之过伤，即色欲之太甚。脾肾亏则带脉急，胞胎所以有下坠之状也。然则胞胎之系，通于心与肾，而不通于脾。补肾可也，何故补脾？然脾为后天，肾为先天。脾非先天之气不能化，肾非后天之气不能生。补肾而不补脾，则肾之精何以遽生也？是补后天之脾，正所以补先天之肾也。补先后二天之脾与肾，正所以固胞胎之气与血。脾肾可不均补乎，方用安奠二天汤。

人参去芦、熟地九蒸、白术土炒，各一两，山药五钱，炒，甘草一钱，炙，杜仲三钱，炒黑，枸杞二钱，山萸蒸，去核，五钱，扁豆炒，去皮，五钱。

水煎服。一剂而疼止，二剂而胎安矣。夫胎动乃脾肾双亏之证，非大用参、术、熟地补阴补阳之品，断不能挽回于顷刻。世人往往畏用参、术，或少用，以冀建功，所以寡效，此方正妙在多用也。

**妊娠口干咽疼**

妊娠三四个月，自觉口干舌燥，咽喉微痛，无津以润，以至胎动不安，甚则血流如经水。人以为火动之极也，谁知是水亏之甚乎。夫胎也者，本精与血之相结而成。逐月养胎，古人每分经络，其实均不离肾水之养，故肾水足而胎安，肾水亏而胎动。虽然，肾水亏又何能动胎？必肾经之火动，而胎始不安耳。然而火之有馀，仍是水之不足，所以火炎而胎必动，补水则胎自安，亦既济之义也。惟是肾水不能遽生，必须滋补肺金，金润则能生水，而水有逢源之乐矣。水既有本，则源泉混混矣，而火又何难制乎？再少加以清热之品，则胎自无不安矣，方用润燥安胎汤。

熟地一两，九蒸，生地三钱，酒炒，山萸肉蒸、麦冬去心，各五钱，五味一钱，炒，黄芩二钱，酒炒，阿胶蛤粉炒、益母各二钱。

水煎服。二剂而燥息，再二剂而胎安，连服十剂，而胎不再动矣。此方专填肾中之精，而兼补肺。然补肺仍是补肾之意，故肾经不干燥，则火不能灼，胎焉有不安之理乎？

**妊娠吐泻腹疼**

妊妇上吐下泻，胎动欲坠，腹疼难忍，急不可缓。此脾胃虚极而然也。夫脾胃之气虚，则胞胎无力，必有崩坠之虞。况又上吐下泻，则脾与胃之气，因吐泻而愈虚，欲胞胎之无恙也，得乎？然胞胎疼痛，而究不至下坠者，何也？全赖肾气之固也。胞胎系于肾而连于心，肾气固则交于心，其气通于胞胎，此胞胎之所以欲坠而不得也。且肾气能固，则阴火必来生脾。心气能通，则心火必来援胃。脾胃虽虚而未绝，则胞胎虽动而不坠，可不急救其脾胃乎？然脾胃当将绝而未绝之时，只救脾胃而难遽生，更宜补其心肾之火，使之生土，则两相接续，胎自固而安矣。方用援土固胎汤。

人参一两，白术二两，土炒，山药一两，炒，肉桂二钱，去粗皮，研，续断、杜仲炒黑，各三钱，附子五分，制，山萸一两，蒸，去核，枸杞三钱，砂仁三粒，炒，研，炙草一钱，菟丝子三钱，酒炒。

水煎服。一剂而泄止，二剂而诸病尽愈矣。此方救脾胃之土十之八，救心肾之火十之二也。救火轻于救土者，岂以土欲绝而火未甚衰乎？非也。盖土崩非重剂不能援，火衰虽小剂而可助。热药多用，必有太燥之虞，不比温甘之品也。况胎动系土衰而非火弱，何用太热。妊娠忌桂附，是恐伤胎，岂可多用？小热之品计之以钱，大热之品计之以分者，不过用以引火，而非用以壮火也，其深思哉！

**妊娠子悬胁疼**

妊娠有怀抱忧郁，以致胎动不安，两胁闷而疼痛，如弓上弦。人只知是子悬之病也，谁知是肝气不通乎。夫养胎半系于肾水，然非肝血相助，则肾水实有独力难支之势，故保胎必滋肾水，而肝血断不可不顾。使肝气不郁，则肝之气不闭，而肝之血必旺，自然灌溉胞胎，合肾水而并助养胎之力。今肝气因忧郁而闭塞，则胎无血荫，肾难独任，而胎安得不上升以觅食？此乃郁气使然也，莫认为子之欲自悬，而妄用泄子之品则得矣。治法宜开肝气之郁结，补肝血之干燥，则子悬自定矣，方用解郁汤。

人参一钱，白术五钱，土炒，白茯苓三钱，当归酒洗、白芍酒炒，各一两，枳壳五分，炒，砂仁三粒，炒，研，山栀子三钱，炒，薄荷二钱。

水煎服。一剂而闷痛除，二剂而子悬定，至三剂而全安。去栀子再多服数剂，不复发。此乃平肝解郁之圣药，郁开则木不克土，肝平则火不妄动。方中又有健脾开胃之品，自然水精四布，而肝与肾有润泽之机，则胞胎自无干燥之患，又何虑子悬之不愈哉。

**妊娠跌损**

妇人有失足跌损，致伤胎元，腹中疼痛，势如将堕者。人只知是外伤之为病也，谁知有内伤之故乎。凡人内无他证，胎元坚固，即或跌仆闪挫，依然无恙。惟内之气血素亏，故略有闪挫胎便不安。若止作闪挫外伤治，断难奏功，且恐有因治而反堕者，可不慎欤？必须大补气血，而少加以行瘀之品，则瘀散胎安矣。但大补气血之中，又宜补血之品多于补气之药，则无不得之，方用救损安胎汤。

当归一两，酒洗，白芍三钱，酒炒，生地一两，酒炒，白术五钱，土炒，炙草、人参各一钱，苏木三钱，捣碎，乳香去油、没药去油，各一钱。

水煎服。一剂而疼痛止，二剂而势不下坠矣，不必三剂也。此方之妙，妙在既能去瘀而不伤胎，又能补气补血而不凝滞，固无通利之害，亦痊跌闪之伤。有益无损，大建奇功。即此方与，然不特治怀孕之闪挫也，即无妊闪挫者，亦可用之。

**妊娠小便下血病名胎漏**

妊妇有胎不动，腹不疼，而小便中时常有血流出者。人以为血虚胎漏也，谁知气虚不能摄血乎。夫血只能荫胎，而胎中之荫血，必赖气以卫之。气虚下陷，则荫胎之血，亦随气而陷矣。然则气虚下陷，而血未尝虚，似不应与气同陷也。不知气乃血之卫，血赖气以固。气虚则血无凭依，无凭依必燥急，燥急必生邪热。血寒则静，血热则动。动则外出而莫能遏，又安得不下流乎？倘气不虚而血热，则必大崩，而不止些微之漏矣。治法：宜补其气之不足，而泄其火之有余，则血不必止而自无不止矣。方用助气补漏汤。

人参一两，白芍五钱，酒炒，黄芩酒炒黑、生地酒炒黑，各三钱，益母草一钱，续断二钱，甘草一钱。

水煎服。一剂而血止，二剂再不漏矣。此方用人参以补阳气，用黄芩以泄阴火。火泄则血不热，而无欲动之机。气旺则血有依，而无可漏之窍。气血俱旺而协和，自然归经而各安其所矣，又安有漏泄之患哉。

**妊娠子鸣**

妊妇怀胎至七八个月，忽然儿啼腹中，腰间隐隐作痛。人以为胎热之过也，谁知是气虚之故乎。夫儿之在胞胎也，全凭母气以化成。母呼儿亦呼，母吸儿亦吸，未尝有一刻之间断。至七八个月，则母气必虚矣。儿不能随母之气以为呼吸，必有迫不及待之势。母子原相依为命，子失母之气，则拂子之意，而啼于腹中。似可异而究不必异，病名子鸣，气虚甚也。治宜大补其气，使母之气与子气和合，则子之意安，而啼亦息矣。方用扶气止啼汤。

人参、黄芪生用、麦冬去心，各一两，当归五钱，酒洗，橘红五分，甘草、花粉各一钱。

水煎服。一剂而啼即止，二剂不再啼。此方用人参、黄芪、麦冬以补肺气，使肺气旺则胞胎之气亦旺。胞胎之气旺，则胞中之子气有不随母之气以为呼吸者，未之有也。

**妊娠腰腹疼渴汗躁狂**

妇人怀妊，有口渴汗出，大饮冷水，而烦躁发狂，腰腹疼痛，以致胎欲坠者。人莫不谓火盛之极也，抑知是何经之火盛乎？此乃胃火炎炽，熬煎胞胎之水，以致胞胎之水涸，胎失所养，故动而不安耳。夫胃为水谷之海，多气多血之经，所以养五脏六腑者。盖万物皆生于土，土气厚而物始生，土气薄而物必死。然土气之所以能厚者，全赖火气之来生也。胃之能化水谷者，亦赖火气之能化也。今胃中有火，宜乎生土，何以火盛而反致害乎？不知无火难以生土，而火多又能烁水。虽土中有火土不死，然亦必有水方不燥。使胃火太旺，必致烁干肾水。土中无水，则自润不足，又何以分润胞胎？土烁之极，火热炎蒸，犯心越神，儿胞受逼，安得不下坠乎？经所谓二阳之病发心脾者，正此义也。治法：必须泄火滋水，使水气得旺，则火气自平。火平则汗狂躁渴自定矣，方用息焚安胎汤。

生地一两，酒炒，青蒿、白术土炒，各五钱，茯苓、人参各三钱，知母、天花粉各二钱。

水煎服。一剂而狂少平，二剂而狂大定，三剂而火尽解，胎亦安矣。此方药料颇重，恐人虑不胜，而不敢全用，又不得不再为嘱之。怀胎而火胜若此，非大剂何以能蠲？火不息则狂不止，而胎能安耶？况药料虽多，均是滋水之味，益而无损，勿过虑也。

**妊娠中恶**

妇人怀子在身，痰多吐涎，偶遇鬼神祟恶，忽然腹中疼痛，胎向上顶。人疑为子悬之病也，谁知是中恶而胎不安乎。大凡不正之气，最易伤胎，故有孕之妇，断不宜入庙烧香与僻静阴寒之地，如古洞幽岩，皆不可登。盖邪祟多在庙宇潜踪，幽阴岩洞，亦其往来游戏之所，触之最易相犯，不可不深戒也。况孕妇又多痰涎，眼目易眩，目一眩如有妄见，此招祟之因痰而起也。人云怪病每起于痰，其信然欤。治法：似宜以治痰为主，然治痰必至耗气，气虚而痰难消化，胎必动摇。必须补气以生血，补血以活痰，再加以清痰之品，则气血不亏，痰亦易化矣，方用消恶安胎汤。

当归酒洗、白芍酒炒，各一两，白术土炒、茯苓各五钱，人参三钱，甘草一钱，陈皮五分，花粉三钱，苏叶、沉香研末，各一钱。

水煎服。此方大补气血，辅正邪自除之义也。

**妊娠多怒堕胎**

妇人有怀妊之后，未至成形，或已成形，其胎必堕。人皆曰气血衰微，不能固胎也。谁知是性急怒多，肝火大动而不静乎。夫肝本藏血，肝怒则不藏，不藏则血难固。盖肝虽属木，而木中实寄龙雷之火，所谓相火是也。相火宜静而不宜动，静则安，动则炽。况木中之火，又易动而难静者也。人生在世，无日无动之时，即无日非动火之时。尤加大怒，则火益动矣。火动而不可止遏，则火势飞扬，不能生气养胎，而反食气伤精矣。精伤则胎无所养，势必不坠而不已。经所谓少火生气，壮火食气，正此义也。治法：宜平其肝中之火，利其腰脐之气，使气生夫血而血清，其火则庶几矣。方用利气泄火汤。

人参三钱，白术一两，土炒，甘草一钱，熟地五钱，九蒸，当归三钱，酒洗，白芍五钱，酒炒，芡实三钱，炒，黄芩二钱，酒炒。

水煎服，六十剂而胎不坠矣。此方名虽利气，而实补气也。然补气而不加以泄火之品，则气旺而火不能平，必反害其气也。故加黄芩于补气之中以泄火，又有熟地、归、芍以滋肝，而壮水之主，则血不燥而气得和，怒气息而火自平。不必利气，而气无不利，即无往而不利矣。

## （六）小产

### 行房小产

妊妇因行房颠狂，遂致小产，血崩不止。人以为火动之极也，谁知是气脱之故乎。大凡妇人之怀妊也，赖肾水以荫胎。水源不足，则火易沸腾，加以久战不已，则火必大动。再至兴酣颠狂，精必大泄。精大泄，则肾水益涸，而龙雷相火益炽。水火两病，胎不能固而堕矣。胎堕而火犹未息，故血随火而崩下，有不可止遏之势。人谓火动之极亦未为大误也。但血崩本于气虚，火盛本于水亏。肾水既亏，则气之生源涸矣。气源既涸，而气有不脱者乎？此火动是标，而气脱是本也。经云：治病必求其本。本固而标自立矣！若只以止血为主，而不急固其气，则气散不能速回，而血何由止？不大补其精，则水涸不能遽长，而火且益炽，不揣其本，而齐其末，吾未见有能济者也。方用固气填精汤。

人参一两，黄芪一两，生用，白术五钱，土炒，大熟地一两，九蒸，当归五钱，酒洗，芥穗二钱，炒黑，三七三钱，研末，冲。

水煎服。一剂而血止，二剂而身安，四剂则痊愈。此方之妙，妙在不去清火，而惟补气补精。其奏功独神者，以诸药温润，能除大热也。盖热是虚，故补气自能摄血，补精自能止血，意在本也。

### 跌闪小产

妊妇有跌扑闪挫，遂致小产，血流紫块，昏晕欲绝者。人皆曰瘀血作祟也，谁知是血室损伤乎。夫血室与胞胎相连，如唇齿之相依。胞胎有伤，则血室亦损，唇亡齿寒，理所必然也。然胞胎伤损而流血者，其伤浅；血室伤损而流血者，其伤深。伤之浅者疼在腹，伤之深者晕在心。同一跌扑损伤，而未小产与已小产，治各不同。未小产而胎不安者，宜顾其胎，而不可轻去其血。已小产而血大崩，宜散其瘀，而不可重伤其气。盖胎已堕，血既脱，而血室空虚，惟气存耳。倘或再伤其气，安保无气脱之忧乎？经云：血为营，气为卫。使卫有不固，则营无从而安矣。故必补气以生血，新血生而瘀血自散矣。方用理气散瘀汤。

人参一两，黄芪一两，生用，当归五钱，酒洗，茯苓三钱，红花一钱，丹皮三钱，姜炭五钱。

水煎服。一剂而流血止，二剂而昏晕除，三剂而全安矣。此方用人参、黄芪以补气，气旺则血可摄也。用当归、丹皮以生血，血生则瘀难留也。用红花、黑姜以活血，血活则晕可除也。用茯苓以利水，水利则血易归经也。

### 大便干结小产

妊妇有口渴烦躁，舌上生疮，两唇肿裂，大便干结，数日不得通，以致腹疼小产者。人皆曰大肠之火热也，谁知是血热烁胎乎。夫血所以养胎也，温和则胎受其益，太热则胎受其损。如其热以烁之，则儿在胞胎之中，若有探汤之苦，难以存活，则必外越下奔，以避炎气之逼迫。欲其胎之不坠也，得乎？然则血荫乎胎，则血必虚耗。血者阴也，虚则阳亢，亢则害矣。且血乃阴水所化，血日荫胎，取给刻不容缓，而火炽阴水不能速生以化血，所以阴虚火动。阴中无非火气，血中亦无非火气矣。两火相合，焚逼胎儿，此胎之所以下坠也。治法宜清胞中之火，补肾中之精，则可已矣。或疑儿已下坠，何故再顾其胞？血不荫胎，何必大补其水？殊不知火动之极，以致胎堕，则胞中纯是一团火气。此火乃虚火也，实火可泄，而虚火宜于补中清之，则虚火易散，而真火可生。倘一味清凉以降火，全不顾胞胎之虚实，势必至寒气逼入，胃中生气萧索矣。胃乃二阳，资养五脏者也。胃阳不生，何以化精微以生阴水乎？有不变为劳瘵者，几希矣。方用加减四物汤。

熟地五钱，九蒸，白芍三钱，生用，当归一两，酒洗，山栀子酒炒、川芎各一钱，山药炒、丹皮炒，各三钱，山萸二钱，蒸，去核。

水煎服，四五剂而痊愈矣。

**畏寒腹疼小产**

妊妇有畏寒腹疼，因而堕胎者。人只知下部太寒也，谁知是气虚不能摄胎乎。夫人生于火，亦养于火，非气不充。气旺则火旺，气衰则火衰。人之所以坐胎者，受父母先天之真火也。先天之真火，即先天之真气以成之，故胎成于气，亦摄于气。气旺则胎牢，气衰则胎堕。胎日加长，而气日加衰，安得不堕哉？况又遇寒气外侵，则内之火气更微。火气微则长养无资，此胎之不能不堕也。使当其腹疼之时，即用人参、干姜之类补气祛寒，则可以疼止而胎安。无如人拘于妊娠之药禁，而不敢用，因致堕胎，而仅存几微之气，不急救气，尚有何法？方用黄芪补气汤。

黄芪二两，生用，当归一两，酒洗，肉桂五分，去粗皮，研。

水煎服，五剂愈矣。倘认定是寒，大用辛热，全不补气与血，恐过于燥热，反致亡阳而变危矣。

**大怒小产**

妊妇有大怒之后，忽然腹疼吐血，因而堕胎，及胎堕之后，腹痛仍未止者。人以为肝之怒火未退也，谁知是血不归经而然乎。夫肝所以藏血者也，大怒则血不能藏，宜失血而不当堕胎，何为失血而胎亦随堕乎？不知肝性最急，血门不闭，其血直捣于胞胎。胞胎之系，通于心肾之间，肝血来冲，必断绝心肾之路。胎因心肾之路断，胞胎失水火之养，所以堕也。胎既堕矣，而腹疼如故者，盖因心肾未接，欲续无计。彼此痛伤，肝气欲归于心，而心不受；欲归于肾，而肾不纳。故血犹未静，而疼无已也。治法：宜引肝之血，而入于肝，而腹疼自已矣。然徒引肝之血，而不平肝之气，则气逆而不易转，即血逆而不易归也。方用引气归血汤。

白芍五钱，酒炒，当归五钱，酒洗，白术三钱，土炒，黑芥穗三钱，甘草一钱，丹皮三钱，姜炭五分，香附五分，酒炒，麦冬三钱，去心，郁金一钱，醋炒。

水煎服。此方名为引气，其实仍是引血也。引血亦所以引气，气归于肝之中，血亦归于肝之内，气血两归，而腹疼自止矣。

**附：杂证**

**1. 妇人小便不通**　杏仁七粒，去皮尖，面炒黄，研细末。水调三服即愈。

**2. 妇人大小便不通**　大麦杆烧灰。水调二钱服之，二三次即愈。

**3. 阴冷**　蛇床子炒，研，二钱，白粉一钱，调匀如枣大，每用一枚，棉裹纳入阴内，自温暖。

**4. 妇人阴痒或生湿疮**　蛇床子一两，艾叶、明矾、五倍子、杏仁打碎，各五钱，川连三钱。煎水先熏后洗即愈。

又方：桃仁捣烂。用棉裹塞之。

又方：用鲫鱼切片。以稀布裹，纳阴户内，其虫自出，尽入布眼，治二三次，以出尽不痒为度。再用蛇床子、朴硝各五钱，煎水二碗，洗疮拭干，以乳香、没药各钱半，研末，加枯矾六分，擦之，尤效。

**5. 阴痛**　以青布裹盐熨之。

**6. 鸡眼痛**　地骨皮、红花，二味共研细末，麻油调敷患处，效如神。如成疮者干敷，次日即结盖。

又方：生葱剖开，取有葱末一边，贴在鸡眼上包好，三日愈。

**7. 阴户并粪门生白虫**　蜂蜜炼过，二两，甘草研末，三两。二味和匀，敷痒处，虫自出即效。再以蛇床子一两，朴硝一两，煎汤频洗更效。

**8. 妇女足丫及足底弯曲处作痒**　枯矾五钱，熟石膏、轻粉、黄丹各三钱。共研末，开水候温洗净，擦之即愈。如破烂有脓水者，葱汤洗净，用海螵蛸去硬壳，二钱，人中白三钱，冰片三分。共为末，每一钱擦之愈。

**9. 女子小户嫁痛**　海螵蛸炙黄，去甲，研末。酒调服二钱，三次即愈。或以木耳一两，煮精肉食之，三四日效。

**10. 女子干血痨**　唇红腮白似桃花色，骨瘦如柴，相思亦有此病。

用啄木虫十数个，瓦焙存性为末，每用五分，上好黄酒调匀服之，不过十日即愈。

**11. 妇女干血痨**　三奇方，过三年不治。

用白鸽子一只，去肝肠净，入血竭，一年内者一两，二年内者二两，三年内者三两。以针线缝住，用无灰酒煮数沸，令病人吃下，瘀血即行。如心中慌乱者，食白煮精肉一块即止。

又方：用全蝎去足，烧灰存性，研二钱，空心黄酒送下，三五日见效。

又方：用削猪子肠烧灰，黄酒送下，不过二三服痊愈。

**12. 妇人阴吹症**　大便燥坚。猪膏半斤，乱发如鸡子大，三团，和匀。煎至发消药成。分二服，病从便出。此方兼治黄病燥结。

**13. 妇人颠狂失心**　明矾煅，六钱，郁金一钱一分。共为末，米汁为丸，如梧桐子大。每服五十丸，白汤下，数服即愈。

**14. 妇人各种风病，腹中刺痛**　红兰花一两，酒一大升。煮至六分，顿服一半，未止，再服。

**15. 妇人气血不调，腰膝疼痛，手足搐搦等症**　全当归酒炒、白芍酒炒、熟地酒炒，各二钱，川芎八分，天麻钱半，丁皮五分。水煎服。血分滞者，加宣木瓜酒炒，钱半。气分滞者，加川断肉酒炒，钱半。有湿者，去熟地。

**16. 伤寒未愈交感病** 男人伤寒未愈，阴毒在内，常有行房而女人受毒得病者。其症似伤寒非伤寒，不治则死。问得真情，即用男人龌龊裤裆剪下一大片，煎汤服之立愈。如女人病而男子受毒者，即用女裤裆煎服。

**17. 妇人眼病** 与男子颇殊，当补养肾水，并以疏肝解郁之药佐之。新定开瞽神方，以下两条，陈氏《女科要旨》。

茺蔚子隔纸烘、元参酒浸，各八两，香附为末，以人乳拌五次、柴胡酒拌为末，各四两，泽泻酒拌，烘、防风用黄芪汁拌、白菊花各三两。共为末，炼蜜为丸，如梧桐子大，每服三钱，菊花汤送下。

又方：枸杞子一斤，去蒂，并干燥者不用，取羊胆十个，泻汁，用冬蜜十两，山泉水一斤。搅匀，将枸杞子浸一宿，取出蒸半炷香，晒干。又浸，又蒸晒，以汁干为度，收藏密贮，勿泄气。每早晚各吞三钱，桑叶汤送下。

**18. 瘰疬** 头上项侧结聚，成核累累。女子善怀，每多忧郁，宜逍遥散加贝母、夏枯草、牡蛎、瓜蒌、青皮之类常服。虚者，加味归脾汤效。

又方：取大虾蟆一个，去肠肚杂净，覆于疬上，以艾如大豆样，炙虾蟆皮上，其热气透疬，再炙别处。如虾蟆皮焦，移易灸之。三五日灸一次，重者三次可愈。随服消疬丸。

元参、牡蛎微炒醋淬、贝母去心，各八两。共为末，以夏枯草二斤，长流水熬膏半碗，入炼蜜半碗，为丸如梧桐子大，每服三钱，一日两次，开水送下。外用皂角肉入鲫鱼腹中，煅灰存性，蜜和醋调涂上，无不应效。如已腐烂，外贴万全膏，内服此方。或间服加味逍遥散，自愈。

此证切忌刀针，及敷溃烂之药，余与男人同治。

**19. 乳头肿硬** 用鹿角尖烧灰，存性，研细末，酒调服二钱。外用葱白捣烂，敷之即愈。

若结乳肿痛，莲蓬杆一把，煎汤熏洗，数次即散，或用荷叶杆亦可。

又方：用生山药不拘多少，捣烂敷之立效。

又方：蚯蚓粪以陈醋调涂患处，即愈。

**20. 乳疖并乳肿** 男子患此同治。青橘叶百片，青皮五钱，柴胡一钱，水二碗，煎一碗。入好酒一杯，热服，被盖出汗，立愈。

又方：香附末一两，好麝香三分，研，蒲公英三两。和酒煎服，渣敷患处即消。

**21. 乳痈初起，尚未成形** 用生萝卜连根带泥捣烂，敷热即更易，二三次即愈。

又方：用糯米饭涂之亦效。

**22. 乳痈良方** 兼治各种大毒。大当归八钱，生黄芪五钱，金银花五钱，炙甘草一钱八分，桔梗一钱五分，黄酒二碗。煎八分，半饥半饱服。

又治乳痈方，兼治乳疖：鲜蒲公英一两，连根捣烂，取汁冲酒服，以渣敷患处即愈。如无鲜者，以干者三两煎服并敷亦可。

又方：以豆腐桌下做豆腐淋下水一桶，倾入锅熬干成膏，布蘸擦上，干时再擦，乳上结块自消，五七次必愈，神效。

**23. 乳岩** 此病先因乳中一粒大如豆，渐渐大如鸡蛋，七八年后方破。破则难治，宜急服此药，并贴太乙膏。生蟹壳置炒锅内焙焦，为末，早晚每服二钱，酒调下，数十日渐消。又间服加味逍遥散及加味归脾汤效。

又方：大瓜蒌一个，半生半炒，酒二盅，煎至一盅，食后服。外贴太乙膏。此方兼治乳痈、疖俱效。

如乳岩已破，可用竹叶蒂七个，烧灰存性，研末，酒下。

又方：贝母、核桃隔、金银花、连翘各三钱。酒水煎服。外贴俱宜太乙膏。

此二方只可偶用，总宜多服加味归脾汤，方不促其生。

**24. 乳缩症** 乳头收缩肉内，此肝经受寒，气敛不舒。用生黄芪一两，当归酒洗，二钱，白芷、防风各钱半，木通、干姜各一钱，肉桂去粗皮，研，五分，水二碗，酒一杯。煎七分服。

**25. 乳卸症** 乳头拖下，长一二尺。此肝经风热发泄也，用小柴胡汤。

柴胡四钱，人参、黄芩、炙甘草、生姜各钱半，羌活、防风各一钱，主之。

外用羌活、防风、白蔹烧烟熏之，仍以蓖麻子四十九粒，麝香一分，同捣烂，涂顶心，俟乳收上，急急洗去。此是怪症，好盛怒者多得之。

加味逍遥散：柴胡钱半，茯苓、白术土炒、当归酒洗、白芍、煨姜各一钱，炙甘草、薄荷各五分，加丹皮、黑栀子各一钱。

加味归脾汤：人参、黄芪、白术土炒、茯苓、枣仁炒，各二钱，远志肉、当归酒洗，各一钱，木香、炙草各五分，加柴胡、山栀各一钱。

**26. 阴挺** 时医之曰瘖。阴中突出一物，如蛇或如拳，如菌，如茄，如鸡冠。或血水不断，或干枯，或痛痒，或顽麻不仁。南人患此，多系湿热下注。初起宜内服加味逍遥散、六味地黄丸加减，或间以当归芦荟丸。外用蛇床子五钱，乌梅丸九个，煎水熏洗。又以猪油调黎芦末敷之自消。

北人患此，多系月经方净，坐卧湿地，蹲厕便溺，其时血海空虚，寒湿污秽，虫毒之气，乘虚内侵，积久而成。治以古方，多不见效，庸医妄用下水消肿，攻毒之药内服。又以蟾蜍、硼砂等药外敷，而痨医且操刀而割，逞快一时，必致渐积成痨，死而后已，伤哉！陈修园于北人初患此证，五苓散料加蜀椒、黄柏、小茴香、附子、沙参、川芎之类，蜜丸，每服四钱，一日两服。

外以花椒、苦参、苍术、槐花煎汤，入芒硝熏洗。又以飞矾六两，铜绿四钱，五味子、雄黄各五钱，桃仁一两，共研细末，炼蜜为丸。每重四钱，雄黄为衣，纳入阴中奇效。或久而成痨，经水不利，以金匮温经汤及肾气丸主之，而龟板、鳖甲、蒺藜之类，随证出入加减，亦有愈者。

前后洗药及末药，南北俱可通用。

又方：藜芦为末，猪脂调涂，一日一易，努肉自入。

**27. 调经种子**　治妇人不育，加味交感丸。香附去毛，水浸一昼夜，炒老黄色、菟丝子酒制，各半斤，当归童便浸，炒，晒、茯神生研，各四两。共研为末，炼蜜丸，梧桐子大。每早晚各服三钱，米汤水下，两三月即效。

又方：经净之时，即用月月红根一段，约一两以上者，劈碎，将未生过蛋母鸡一只，去毛与肠，水二大碗，入瓦罐封紧。细木炭火煮两个时辰，加盐五分，取出，食鸡肉，并饮其汤，得效。如次月再食一只，即可受孕。

又方：乌贼鱼肉，久食令人有子。

又方：乌贼鱼去甲，半斤，芦茹一两。共研末。以雀蛋和为丸，梧桐子大。食前以鲍鱼汁送下三十丸，或用阿胶三两，酒化为丸，米汤送下，亦效。

又方：八珍汤照原等加益母草去下半截，三钱，煎服。有胸满闷者，再加香附酒炒，八分，水煎服。脾虚有滞者，加砂仁八分或加重等份，蜜丸梧桐子大，每服三钱，米汤下，效。

调经种子效方：当归酒洗，一钱，吴茱萸炒，七分半，白芍酒炒，七分半，川芎一钱，白茯苓七分半，大熟地钱半，香附醋炒，一钱五分，丹皮、延胡索酒炒，各七分半，陈皮七分半。

若过期而色又淡者，乃血虚有寒也，加干姜炒黑，一钱，官桂、熟艾各二钱。若先期色紫者，加入条芩三钱。各药必须道地，每味分两切勿增减，引用姜三片，水二碗，煎八九分。空心温服，存渣再煎，卧时服。自经至之日服起，一日一服，药尽经止，纵未能孕，经必对期，俟下月经来，再服四剂，必孕无疑矣，极效。

又方：当归童便浸一宿，八分，广陈皮七分，杜仲盐水拌炒断丝，八分，红花四分，益母草一钱二分，净砂仁八分，甘草三分，乌药四分，小茴香七分，生姜三片，水二盅，煎八分。空心温服，渣再煎服。忌生冷气恼，菜油各物，经尽之后不忌。每经将临时，先服一剂，既临，接服二三剂，无不受孕者。总之，药材必须道地，分两勿得加减方妙。

又方：当归身三两，酒浸，煮极烂，熟地黄三两，酒蒸，捣烂，忌铁，白茯苓一两，炒黄色，白芍一两，炒，香附三两，先煮醋干，后艾叶蒸，白术一两，壁土炒，元胡七钱，米醋煮透，续断一两，酒浸一宿，条芩一两，酒炒，丹皮七钱，酒洗，炒干，益母草三两，取叶尾，川芎七钱。共为细末，地上摊一宿，去火毒，炼蜜为丸，如梧桐子大。每服五十丸，滚白水送下，忌生冷、胡椒、蒜，一个月即验。

**28. 保胎单方**　治惯堕胎者，怀孕将近三月，以老母鸡煮汤，入红壳小黄米，煮粥食之，胎气自固。

又方：以母鸡煮乌贼鱼半斤，连汤食之，每月一次，亦能保胎。

**29. 孕妇乳自出，名曰乳泣，生子多不育**　以大剂八珍汤频补之，其子遂育。

**30. 妇女出痘行经或临产产后验方**

（1）女子出痘，适遇行经，须问是经期与否？如是经期，热随血解，不治自愈。如非经期而经至，则毒热内扰胞中，致血妄行，用凉血解毒汤。

赤芍、红花、桔梗、连翘各八分，白芷五分，升麻四分，紫草钱半，灯心草一团，加生地一钱。水煎服。

如遇经期而经不能止，乃毒热乘入血室，用四物解毒汤。

生地、当归酒洗，各三钱，白芍酒炒，二钱，川芎、黑栀子、元参各一钱，甘草、黄柏酒炒、黄芩酒炒，各八分，黄连酒炒，五分。水煎，加童便半杯对服。

若遇行浆之时，去血过多，气血虚弱，不能统摄，急用十全大补汤。倘稍缓治，则浆不行而死矣。

（2）孕妇出痘，热能动胎，若胎有损，气血亦伤，安能起灌收结乎？用安胎如圣散，随症加减。

白术土炒、当归酒洗，各二钱，大腹皮酒洗、甘草各六分，砂仁、连翘炒，研、白芍炒、黄芩炒，各一钱，黑豆酒洗，三钱。

初发热加葛根、升麻各八分。痘出如稠密，加牛蒡子、山楂各七分。口渴加花粉、麦冬、知母。身热鼻塞，如有外感者，参苏饮加木香五分。血动，生地四物汤加黄芩、黑芥穗各一钱，黄连酒炒，五分。脾虚食少，毒不起发，用千金内托散。

人参、炙黄芪、归身各一钱半，酒白芍、川芎各八钱，楂肉五分，木香、防风、白芷、厚朴各三分，龙眼肉三个，生姜二片，水二盅，煎七分，入好酒酿半杯，对服。

（3）孕妇当痘出忽然临产，候产毕即服黑神散。

当归六钱，川芎三钱，熟地五钱，青皮醋炙、香附醋炒、桂心各七钱，蒲黄炒、干姜各一钱。

若无血块，痛急用十全大补汤方见《达生编》。

妇人产后又遇出痘，此气血俱伤之时，恐不能载毒而出，宜以十全大补汤为主，不可妄用寒凉，致伤生发之机也。

（4）妇人产后败血流注经络，结成肿块疼痛者，宜通经导滞汤。

香附、赤芍、川芎、当归、熟地、陈皮、紫苏、牡丹皮、红花、牛膝、枳壳各一钱，独活、甘草节各五分，水二盅，煎八分，入酒一小杯，食前服。

**31. 乌发并生发方** 没石子打碎、白芷、沉香研、附子切、防风、旱莲草、丁香、寒陵、排草、覆盆子、诃子、蔓荆子、生地各六钱，卷柏一两二钱。茶油二斤，浸坛中搅匀，封紧，隔水炖一柱香。取出过七日，每用数匙，擦头上，每日擦二三次，久之自效。

**32. 治粉刺雀斑方** 大贝母去心、白附子、防风、白芷、菊花叶、滑石各五钱。共为末，用大肥皂十荚，蒸熟，去筋膜，捣和药为丸，早晚洗面。

又方：蜜陀僧、白僵蚕、白芷、白附子、藁本各一两。每夜用数钱，水调擦面，早起洗之，半月后渐愈。

**33. 肝气痛** 宜用逍遥散。若暴怒伤肝，气逆胀满，宜用解恨煎。陈皮、制半夏、厚朴、茯苓各钱半，苏叶、芍药各一钱，砂仁七分。

如胁肋胀痛，加白芥子一钱。如胸膈气滞，加香附、藿香各一钱，枳壳八分。如左胁痛，加柴胡一钱，如右胁痛，加郁金一钱。

# 第10章　产科入门

## 一、亟斋居士《大生要旨》[①]

### （一）临产

六字真言：一曰睡，二曰忍痛，三曰慢临盆。

初觉腹痛，先自家拿稳主意。要晓得此是人生必然之理，容易之事。不必惊慌，但看一阵不了，又疼。一连五六七阵，渐痛渐紧，此是要生，方可与人说知，以便伺候。若痛得慢，则是试痛。只管安眠稳食，谓照常眠食也，不可乱动。此处极要着意留心，乃是第一关头，不可忽略。若认作正产，胡乱临盆，则错到底矣。

惟此时第一要忍痛为主，不问是试痛，是生产，忍住痛，照常吃饭睡觉。痛得极熟，自然易生。且试痛与正生，亦要痛久，看其慢紧，方辨得清。千万不可轻易临盆坐草，揉腰擦肚。至嘱！至嘱！再站时宜稳站，坐时宜正坐，不可将身摆扭，一经摆扭，胎孩不出，痛更加甚。须知此处要自家作主，他人替不得。与自家性命相关，与别人毫无干涉。

附:《医宗金鉴·坐草》条云：凡产妇坐草，最要及时，不可太早。若儿身未顺，宁可迟迟，宽心以待，倘坐草太早，非正产之时，妄使产母用力，往往逼胎不正，遂至横身、倒产者有之，虽有悔无及矣。

到此时必要养神惜力为主，能上床安睡，闭目养神最好。若不能睡，暂时起来，或扶人缓行，或扶桌站立片时，痛若稍缓，又上床睡，总以睡为一妙法。但宜仰睡，使腹中宽舒，小儿易于转动。且大人睡下，小儿亦睡下，转身更不费力。盖大人宜惜力，小儿亦宜惜力，以待临时用之。切记！切记！

附：若胎前喜于安睡，或嗜厚味，或气滞者，临产宜略行动。

无论早迟，切不可轻易临盆用力，切不可听稳婆说孩儿头已在此，以致临盆早了，误尽大事。此乃天地自然之理，若当其时，小儿自会钻出，何须着急？因恐小儿力薄，其转身时用力已尽，及到产门不得出，或亦有之，宜稍用力，助之一阵，则脱然而下。盖此时瓜熟蒂落，气血两分，浑身骨节，一时俱开，水到渠成，不假勉强，及至生下，即产母亦不知其所以然矣。

---

① 亟斋居士《大生要旨》：亟斋居士原书已佚，唐千顷《大生要旨》引亟斋居士言，此处严格地说是引唐千顷《大生要旨》中亟斋居士的言论，出于尊重原书，不予改动。

或曰：大便时亦须用力，如何生产不用力？不知大便呆物，必须人力。小儿自会转动，必要待其自转，不但不必用力，正切忌用力。盖小儿端坐腹中，及至生时，垂头转身向下，腹中窄狭，他人有力难助，要听其自家慢慢转身到产门，头向下，足向上，倒悬而出。若小儿未尝转身，用力一逼，则足先出，以为诧异，且赠之美名曰：足踏莲花生。或转身未定时，用力一逼，则横卧腹中，一手先出，又名之曰：讨盐生。即或转身向下，略不条直，用力略早，亦或左或右，偏顶腿骨，而不得出。不知此等弊病，皆是时候未到，妄自用力之故。奉劝世人，万万不可用力，然亦非全不用力，但当用力只有一盏茶时耳，其余皆不可乱动者也。即如大便未到其时，纵用力亦不能出，而况于人乎？

或问：何以知此一盏茶时而用力乎？此时自是不同。若小儿果然逼到产门，则浑身节骨疏解，胸前陷下，腰腹重坠异常，大小便一齐俱急，目中金花爆溅，真其时矣。当于此时临盆，用力一阵，母子分张，何难之有？

附：凡儿子之生，自有其时，时至则儿子转顺，头顶正当产门，胞浆大来，腰重腹痛，谷道挺进，产母中指中节或末节跳动，此方为正产之时，方可临盆用力，逆儿自顺生矣。

或曰：小儿会钻出之说，到底未敢尽信，不知古人曾言及否？曰：古人立言，不过撮其大要，安能事事而悉言之。只要后人体会耳。观“瓜熟蒂落”四字，即知小儿自会钻出。观“揠苗助长”四字，即知将试痛认作正生之弊矣。夫孵鸡日足，自能啄壳而出，岂有催生之神药，稳婆之妙手乎。古人谓有迟至三四年而复生者，此是不肯钻出耳。既自不肯钻出，谁能强之？自要钻出，谁能御之？

或曰：早一时断乎不可动矣，不知迟了一时，可不妨否？曰：不妨。若果当其时，必无不出之理，然或有不出者，则是小儿力尽，不能得出，宜令上床安睡，使小儿在腹中亦安睡，歇力少刻，自然生矣。

或曰：倘或儿到产门，而大人睡下，岂不有碍？曰：更好。盖小儿向下时，而大人坐立不安，则小儿倒悬矣，岂能久待？今大人睡下，儿亦睡下，有何防碍？又曰：倘或闷坏奈何？曰：他十个月不闷，今乃闷乎？

附：儿未脱胞者不闷，若已出胞，不免闷坏，急宜产下。凡儿粪先出产门，或稳婆已将手摸见儿发、足者，即可知儿之已经脱胞者。

或问：忍痛过久，或亦不妙？曰：最妙。从来未闻妇人私产而难产者，或谓有神护佑，非也。总因胎起于私，怕人知觉，只得极力忍痛。痛到没奈何时，自脱然而出，其理甚明，有何疑处？

或曰：不宜用力，已闻教矣。不知先误用力，已至横生倒产，有法治否？曰：急令安睡，用大剂加味芎归汤服之，将手足缓缓托入，再睡一夜，自然生矣。又曰：托之不入，奈何？曰：若肯睡，必无托不入之理。若到此时，仍不许她睡，又或动手动足，乱吃方药，吾未如之何矣。

附：薛氏曰：凡横生，儿先露手臂也。令母正卧，以手徐推儿臂下体，令其正直，复以中指摸其肩，勿令脐带绊紧，即生。逆子：儿先露足也。令母正卧，以手徐推其足，乃推儿转正，即生。偏生儿：头偏在一头也。亦照前法，徐正其头，即生。或儿头后骨偏在谷道旁，徐正近上，即生。碍产儿：头虽正，但不能下。盖因胎转，或脐带绊肩所致，用中指按儿两肩，使脱脐带即生。坐产儿：将欲生，其母疲倦，久坐倚褥，抵其生路，急用巾带高悬，令母以手攀之，轻轻屈足，良久儿顺手生。沥浆生：又名沥胞生。浆流一二日，水流尽，气机仍阻，致胎于难产者，皆不得生，听其自然，急用大料四物汤约二三斤，以大锅在房内煎熬，使药气满房，口鼻吃受，以滋孟内，服加味芎归汤。倘服一剂未效，每停片时，可再进一剂。连连服之，以生为要。此言胎干，而儿未脱胞者也。若儿已脱胞者，可兼令明干稳婆动手，取下为安。

增：酆城医生王珠云：有郑仙姬者，稳婆能手也。据云：惟横生必须推正，侧生切不可推转。但候其两足齐下，用法拨儿，随手向上易生。收生得法，母子俱可无恙。又云：脐带绊肩，不用指拨，生无碍。盖脐带有缠于腰身者，有于头者，且缠头有二三转，而儿不能啼者，去之即啼。存之以备一说。

或问：盘肠生是何缘故？曰：是用力之过。盖因产母平日气虚，及到临时，用力努挣，浑身气血下注，以致肠随儿下。一次如此，下次路熟，又复如此。若能等待瓜熟蒂落之时，何得有此怪异？

附：盘肠生：临产母肠拖出。及儿已产下，其肠仍有不收者。急以芝麻油扶之，以防风袭，用蓖麻子四十九粒，去壳捣烂，涂产母头顶心上。内服升补之剂，如补中益气汤或十全大补汤、八珍汤等。倍加升麻，以升其补，其肠收进。待肠收上，急将头顶蓖麻洗去勿缓。或为风吹干不能收者，以磨刀水少许，温热润其肠。一面用上好磁石煎汤服之，肠即收。磁石俗称吸铁石，须阴阳家用过有验者乃佳。俗以水噗产母面背，令其惊而肠收。然惊则气散，恐反害。戒之！盘肠生经过一番，则下次怀胎五六个月，便须预服补中升补之药，庶几乎临盆可免。

或曰：有一痛便生，令人措手不及者，此又何也？曰：此乃正理，何足为异？盖胎气已足，母子两分，儿又要出，虽欲留之，而不可得。人人皆是如此，皆各有一时，只要忍耐得住，等待此一时耳。

或问：稳婆不必用乎？曰：既有之，亦不能不用。但要我用她，她不可用我。全凭自家作主，不可听命于彼耳。大约此等人多愚蠢不明道理，一进门来，不问迟早，不问生熟，便令坐草用力，一定说孩儿已在此，或令揉腰擦肚，或手入产门探摸，多致损伤，总以见她功劳，不肯安静。更有一等狡恶之妇，借此居奇射利，祸不忍言矣。按吴越之间谓之稳婆，江淮间谓之收生婆，徽宁间谓之接生婆。按：收、接二字之义，因其年老惯熟，令之接儿下地，收儿上床耳。原非要他动手动足也。每见宝贵之家，预将稳婆留在家中，及临到时，稍不快利，前门后户，接到无数，纷纷攘攘，吵成一片，所谓天下本无事，庸人自扰之。

附：临产之家，必用收生婆，须先择老成历练、明白经事之人。无故切勿令其先使手法，如试水探浆等事，但嘱宽心静耐，以待生时可也。

或问：临时有经验之药，亦可用否？曰：不用。从前奇方莫过鼠肾兔脑丸，今时盛行，莫过回生丹，非谓其不效而不用也，总用不著耳。既不用力，又不动手，又有睡法佐之，他自会胎生，何消用药？纵有不顺，睡为上策。

附：睡固为上策，然亦略须活动。

或问：服药有益无损否？曰：安得无损？鼠、兔二丸，大耗气而兼损血，回生丹大破血而兼损气。盖鼠、兔例用香窜之药，产时百脉解散，气血亏虚，服此散气药，儿已出而香未消，其损多矣。且令毛窍开张，招风入内，祸不忍言。回生丹以大黄、红花为君，其馀亦多消导之品，血已耗又大破之，多致产后发热等病，遗患无穷。都只谓产后失调，谁复归咎于药？按此数方，古今称为神灵奇宝者，尚然如此，其他可知。送药者，本是善念，但知其利，不知其害耳。

或问：总无可用之药乎？曰：有。只须加味芎归汤、佛手散二方，用之不尽矣。盖胎时全要血足，血一足，如舟之得水，何患不行？惟恐产母血少，又或胞浆早破，以致干涩耳。今二方皆大用芎归，使宿血顿去，新血骤生，药味易得，随地皆有。且使身体壮健，产后无病，真正有益无损。此皆先贤洞明阴阳之理，制奇神方，以利济天下后世。奈世人贵耳贱目，以为平常而不可用，必求奇怪之药，而后用之。只要奇怪，不论损益，岂不惑欤？

附：妊娠力旺胎足，本不必催生。所谓催生者，不过助其气血，而利导之耳。故加味芎归汤、佛手散二方，调为上药。若虚者，临期之独参汤、丸，尤为第一。临盆时再宜预备陈米汤饮。倘药料不及卒办，急须先将此饮之，大能安胃接力。

或问：依此言，世间总无难产者耶？曰：偶亦有之。或因母力太虚，胎养不足，血气不完。或母病伤寒之后，热毒伤胎。又或夫妇同房太多，以致欲火伤胎。平日过食椒姜煎炒热物，火毒伤胎。

又有跌仆损伤，皆致难产，多令胎死腹中，除此之外，无难产者矣。

又有严寒天气，滴水成冰之时，贫家房中火气微薄，以致血寒而冻，即令不然，此亦因临盆太早，去衣久坐之故耳。若拥被安卧而待产，岂有此患？或生产艰难，或天寒孩儿生下不哭，或已死者，急用衣服包裹，再用香油纸捻，香油，即菜子油。纸捻，即草纸捻，将脐带慢慢烧断。油纸总须多备，接连烧之，多者烧纸捻数十枚。烧气入腹，渐渐作声而活，倘或先剪断脐带则死矣。

附：或急坐儿在汤中，一面以油纸捻烧脐带，一面以汤温揉其肩背胸腹，汤冷即添换，频频接烧，以儿活为度，此亦一方。

或问：临产时饮食如何？曰：此时心内忧疑，腹中疼痛，甚至精神疲倦，口中失味，全要好饮食调理，但不能过于肥腻耳。

### （二）宜忌

临产时宜老成安静二三人伺候，不必多。一切亲族妇女，俱婉言却谢，勿令入房。夏月更不宜多人在房，热气拥盛，能令产母烦躁发晕，其害非小。

附:《医宗金鉴·惊生》条云：产房之内不可多人，人多则语喧哗，产母之心必惊。惊则必心虚气怯，至产时多致困乏，号曰惊生。有如此者，须急急摈出，只留服役一二人，使寂静而无嘈杂之声，则母心始安。安则其胎亦可平静矣。

房中宜轻行轻语，不宜多话，令其得睡为妙。首先要劝其放心安静，忍痛歇息，切忌在房中大惊小怪，交头接耳，咨嗟叹息，皆能令其忧疑扰乱，以致误事。房中宜平静如常，不得当面求神许愿，叫天叫地。稳婆只宜一人入房，且令在傍静坐，勿得混闹。饮食宜频频少与，助以精神，房中冬设火盆，夏月多贮井水，以收热气，仍频频换之。

附:《医宗金鉴·产室》条云：产室之内，四时俱要温暖适中，若大寒大热，均不相宜。夏月必须清凉，勿令炎热，致产母中暑晕迷。冬令必须温暖，勿令寒冷，以致血凝难产。

## （三）试痛

或问：试痛何故？曰：儿到七八个月，手足五官全备，已能动弹，或母腹中有火，或起居不时，令儿不安，以此大动而痛。此等十胎而五，不足为奇。只宜照常稳食安眠，一二日自然安静。或痛之不止，用安胎药一二服自止。此后近则数日，远则月馀，甚至过三四个月才产，人多不知。轻易临盆，终日坐立，不令睡倒，或抱腰擦肚，或用手拖，或用药打，生生将儿取出。母则九死一生，儿则十胎必九夭，惨不可言。世人难产，则皆此故也。盖胎养不足，气血不全，而剖卵出雏，裂茧出蛹，岂可活乎？只说小儿难养，谁复根究到此。

又有受寒及伤食腹痛，不可不知。或问何以知其试痛？曰：只看痛法，一阵紧一阵，正生也。一阵慢一阵，或乍紧乍慢，此试痛也。

附:《医宗金鉴》云：妊娠月数未足时，或腹中痛，痛定仍然如常者，此名试胎。宜养血以安其胎。若月数已足，腹痛或作或止，腰下痛者，此名弄胎，不宜轻动。二者均非正产之时，切勿躁扰疑惑，惟宜安静以待其时。

或问：伤食，受寒，何以辨之？曰：伤食者当脐而痛，手按之更痛，或脐旁有一硬块。寒痛多在脐下，绵绵而痛，不增不减，得热物稍缓是也。

或曰：试痛亦有，或未必多。曰：甚多。曰：何以见之？曰：以今之难产者多也。

或问：将试痛认作正生，其害如此，倘将正生认作试痛，以致过时，不亦有害乎？曰：无害。果当其时，小儿自会钻出，纵或过时，不过落在裤中，生在床上而已，有何大害，而如此谆谆乎？

## （四）验案

前太仆卿霍山张公三君葆华继夫人，年轻体壮，孕必八个月而产。产必数日，百苦而下，生女必周年而夭。再孕，再产，再夭皆同。予谓：后当生时，宜相闻。明年又八个月坐草，三日不下，忽忆予言，飞舆相召。中途逢驱者云：迎其父母作永决计。比至，已夜分矣。诊之脉未离经，人馀残喘，稳婆在傍。问之，曰：儿头已到产门，不得出耳。予急令安卧，且戒勿扰，与安胎药。明晨主人出，笑而不言。问之，曰：好了。予言：儿头已到产门，今若何？曰：不见了。大笑而别。后此百二十日，计十二足月生男。谓予为父，今八岁矣，始知前此皆生生取出，以体壮年轻，幸保母命耳。

曾在张宅，邑庠程以学邀至其家，有宠人坐草，二日而不下。亦与安胎药，越十六日生女。

太学戴时济，与予比邻契好，先是，弟媳计一产三男，母子俱陨。今婢孕，其腹膨胀，颇患之。比产，先令安卧，与加味芎归汤，每隔半日。而产积日半，三子俱生。

陈氏妻生，九日夜不下，一息尚存。闻余有兔脑丸，踵门求药。余问之，亦曰：头逼产门不得出，余令安卧，再来取药，强而后去，继与加味芎归汤。明日生下，母子两全。按：此皆产母用力，逼令横在腹中耳。岂有人倒悬十日，而尚得生者乎？有一妇产儿，手出不得入，稳婆砺刃以须。予见而恻然，急令安卧，与大剂芎归汤，徐徐托之手入，明早生子，母子皆安。右臂紫黑，数月而后消。

增：横生切忌刀割。割之，多产母俱毙。凡产妇畏痛曲腰，则妨儿转身，多致难产，戒之！戒之！

### （五）保胎

保胎以绝欲为第一义，盖绝欲则清心，胎气静谧，不特胎安，且易生易育，少病而多寿。

保胎又宜小劳为妙。试看乡间农妇，仆婢下人，堕胎甚少，以劳故也。盖劳则气血流通，筋骨坚固。胎在腹中，习以为常，以后虽有些微闪挫，不至坏事。倘安逸不动，则筋骨柔脆，气血不行，略有闪挫，遂至堕落。然非胎后方劳，正谓平日不宜安逸耳。若平日安逸，及孕后方劳，适足损胎，何筋骨坚强之有耶？

孕已知觉，即宜用布一幅，六七寸阔，长视人肥瘦，约缠两道，横陈腰间，直至临盆之时才解去。若是试痛，仍不宜解。此有二妙：其一，胎未长成，得此腰膂有力，些些闪挫，不致动胎。其二，常令腹中窄狭，及至解开，则腹中乍宽，转身容易。此法吾乡颇有知者，特为广之。此名瘦胎法。

有孕时睡卧，须要两边换睡，不可尽在一边。要使小儿在左右便利，手足惯熟，则产时中道而出不难矣。

### （六）饮食

保胎药饵，诸书皆载，不必再陈，但饮食一道，殊未之及，兹并言之。饮食宜淡泊，不宜肥浓；宜轻清，而不宜重浊；宜甘平，不宜辛热。青蔬白饭，亦能养人，即在贫家，须为不乏。但富贵之人，平日肥甘厌足，抑令崇俭，势所不堪，酌乎其中，胪列于后。

宜食诸物：猪肚补多用，肺补，鲨鱼翅最补，白鱼甘能养胃，淡鲞即名鲞，淡不伤血。海参滑胃养阴，白菜滑，菠菠滑，笋削脂，少用。麻油滑润解毒，腐皮柔而易化，养胃二味多用。莲子补肺，熟藕煮熟，益胃补心。山药补血清热，芡实涩，补肾益脾，实恐但不能消化。诸味总宜洁治，多用清汤，吹去浮油后饮之，最佳。俱宜白煮，忌用油煎。此多为膏粱之人言之耳。若藜藿之腹，正宜得肥甘而润之，何淡泊之有？但六七个月，腐皮、麻油二物最宜用，不妨日日食之。麻油解毒，腐皮滑胎，且清且补，贫富皆宜，允为上品。积食二三百张，则首生如达矣。或以麻油拌入食更妙，脾气滑者，不宜多食。但麻油不宜熬熟，熬熟则性太热。

忌食诸物：椒辛热伤胎，姜令儿枝指，煎炒偶用不妨，不可常吃。野味有毒，异味亦恐有毒，猪肝腻而不补，犬子无声音，驴难产，骡难产，自死肉有毒，猪血损血，蟹横身，脚鱼损胎令儿短，虾蟆甘温，有小毒。鳝鱼热，伤胎。勿多饮酒，有湿伤胎，伤小儿患湿。勿乱服药，误服变病。夫妇分床，胎毒减少。夫妇多交，小儿多毒。清心寡欲，安胎易生。劳心思虑，伤胎防脱。

### （七）小产

小产者，谓胎已堕下之后，一切调理，比大产更伤，并如产后法。《便产须知》云：小产不可轻视，其将养过于正产十倍可也。薛立斋先生云：小产重于大产，盖大产则瓜熟自脱，小产如瓜生采，破其皮壳，断其根蒂也，但人往往轻忽，死者多矣。

小产后数日，忽然浑身大热，面红眼赤，口大渴，欲饮凉水，昼夜不息，此血虚之证，宜用当归补血汤以补其血。若认作伤寒而用石膏、芩、连等寒凉之药，则必死矣。

### （八）产后

产后调理，诸书论之详矣，兹不复赘。但取一二吃紧及所未言者存之，以备采择。

产后上床宜高枕靠垫，勿令睡下。膝宜竖起，勿伸直。随饮热童便一盏，只宜闭目静养，勿令熟睡，而血气上拥，因而眩晕。然不宜高声急叫，以致惊恐。

四壁宜遮风。不问有痛无痛，俱用热童便和热酒各半，每次一杯，一日三五次，三日而止。酒亦不宜多。若无大病，只是如此，不必服药。童便性寒伤骨，故必服酒，热服。产后宜用铁秤锤或溪中白石子烧红入醋，令醋气入鼻，以免血晕，且收敛神气，又能解秽。每日三四次，亦三日止。或有恶血冲心，血晕昏闷，不省人事者，用韭菜一把切碎，放有嘴壶瓶内，以热醋一大碗灌入，密扎口。扶起病人，以壶嘴向鼻，远远熏之。虚弱人韭菜不宜用，竟将栗炭烧红，以醋灌之，令醋气入鼻更佳。夏月炭火略缓。

附:《医宗金鉴》云：产后血晕，有因恶露去少，内有停瘀，上攻迷晕者，面唇必赤色，宜用佛手散。有因去血过多，血脱而晕者，面唇必白色，宜用清魂散。

生男生女，夫命所招。盖百世禋祀，以夫家为主，与妇人何干？倘或连胎生女，此亦人事之常，不可在旁咨嗟叹息，令其气苦。曾见有不明公姑，愚蠢夫婿，将妇报怨，每每致病伤生，可笑可恨。凡此只宜宽慰为主，又有将女溺死者，忍心害理，后嗣不昌。

产后各处风俗不同，或用红砂糖同山楂煎水饮之，或用热酒对童便。或腹痛之甚，用生化汤一服，无不愈者。

产后饮食，各处不同。徽俗才上床即与肥鸡干饭。吴俗率与齑粥，甚至有弥月后茹荤者，皆不通可笑。盖徽俗终年食粥，产后胃弱，骤与鸡饭，殊不相宜，然其患犹小。吴中终日食饭，至产后肠胃空虚，正宜滋味调养，以生气血，转令食齑食粥。习俗宜人，牢不可破，说亦不信，予意必有以此伤生者，习焉不察焉。及至虚弱，发热咳嗽，此大虚也。血脱益气，急宜大剂参芪骤补，犹可挽回，却又谓之产劳，且与滋阴降火，以至于死而不悟，良可叹也。

附:《医宗金鉴》云：产后血虚发热之故，非止一端。或饮食太过，或外感风寒，或瘀血停滞，或亡血阴虚，或产后劳之，或三日蒸乳。当详其有馀不足，或攻或补，或用凉药正治，或用温药反治，要在临症细细参考。

凡产后头痛恶寒而发热者，属外感，不当作伤寒治。惟宜用四物加柴胡、葱白服之。若阴血暴脱，孤阳无附，而外越发热者，急进参附汤。迟则必大汗大喘，是阳欲亡，虽药必无救矣。

产后咳嗽，若感冒风寒，用旋覆花汤。即：荆芥穗、前胡、麻黄、杏仁、半夏、茯苓、赤芍、五味子、甘草、旋覆、枣、姜也。若因阴虚火炎，上烁肺金而咳者，宜六味地黄加麦冬、五味子，名麦味地黄汤，滋其化源。若因瘀血冲入肺而嗽者，宜佛手散加桃仁、杏仁、红花、川贝、延胡索，以破其瘀，其嗽自愈。

用大剂参、芪，盖为血脱大虚者言之。非谓产后发热咳嗽，定须峻补其气也。若不善会，必致有误。总之，产后用药，亦必审病之症虚症实为权衡。俗医谓七日内禁参，愚医则胡乱用参。二者交讥，执一而无变通，均足以害人也已。

或问：必如何调理而后可？曰：粥时吃粥，饭时吃饭。三日内只用鸡汤吹油澄清饮之，未可食鸡。十日内不可食猪肉，一月内不可食猪油，以其壅塞经络，令血气不通耳。其馀有何忌乎？

鸡子有去瘀生新之能，食之甚宜，但要煮极透，若溏心鸡蛋，乃是生物，凝滞损人，断不可吃。

或问：食物必欲去油耶？清耶？曰：然。不但要清，且更要淡。盖清之味本乎天，能生精神，浊则否矣。

或问：何以验之？曰：产妇宜饮淡酒，宜食淡味。若饮醇酒，食咸味，皆令烧干无乳。此清浊之验也，但不得如吴俗食薄粥，矫枉失宜耳。

增:《千金方》云：产后满百日，方可会合，不尔至死。虚羸百病滋长，慎之。

### （九）胎死腹中

死胎只宜佛手散，服之自下。或不下，再用平胃散一服，加朴硝二三钱，能令化下极易耳。薛氏云：或用朴硝两许，亦是妙法。古人立法各有精义，且经屡验，不吾欺也。勿用奇怪药，以伤母命。薛氏云：若下后肢体倦怠，气息奄奄，用四君子汤为主，佐以四物汤姜桂温补之。若云新产忌参，则大误矣。

附：子死腹中，多因惊动太早，或跌扑筑磕，或抱腰太重，或频探试水，胞破水尽，仍气阻不下，而胎涸子死。若防之于早，亦无此患。

或问：何以知其胎死？曰：面赤舌青，母活子死。凡儿活在腹中者，产母自觉腹中微微触动。若觉得全然不动者，亦可以知子死也矣。面青舌赤，子活母死。面舌俱青，目两边口角流涎不止者，子母俱死。况死胎坠胎瘀痛，亦与常产不同。

附:《医宗金鉴》云：凡一应伤胎，子死腹中者，须当急下，勿使上奔心胸。必然验其舌青面赤，肚腹胀大，胀冷如冰，久之口中有秽气出者，方可议下。然犹必审人之虚实寒热，随宜而施之。

### （十）胞衣不下

或问：胞衣不下何故？曰：总是临盆早之故，当产之时，骨节开张，壮者数日而合，怯者弥月方合，今不待其开而强出之，故胎出而骨节随闭，以致胞出不及耳。

增：临盆早则母力先惫，体已疲顿，不能更用气力，胞衣不下，独骨闭之故。

又曰：闻此乃极恶之症，可以损命，有诸？曰：不妨。不必服药，亦不必惊慌。若胞衣不出，急用粗麻线将脐带系住，又将脐带双折，再系一道，以微物坠住，再将脐带剪断，过三五日，自痿缩干小而下，累用有验。只要与产妇说知，放心不必惊慌，不可听稳婆妄用手取，多有因此而伤生者。慎之！慎之！

附：此段出《宝庆方》中，其法甚妙。今附纂《医宗金鉴》、立斋薛氏产后诸症治法。胞衣不下，或因风冷相干，致血瘀凝。或因下血过多，产路枯涩。或因恶露入胞衣中，胀而不能出，腹中胀痛。均当急用夺命丹，或失笑散，免致上攻心胸，缓则不救。

若元气亏损，不能遂出者。腹中不胀痛，用保生无忧散。或以产母发入口作呕，令胞衣出者。此法虽验，但新产作恶，亦所不宜。

若胞衣出，而昏愦不食，用芎归汤，再进十全大补汤。

若胞衣出，而腹胀痛者，大危。仍用夺命丹，或失笑散，用花蕊石散更妙。

儿既脱胞，带必下坠，故胞在腹中，形如仰则盛聚血水，而胀硬难出，惟令老成有识稳婆，以手指抬其胞底，使其血散。或以指摸上口，攀开一角，使恶露倾泄，则胞自落，此亦一法。

又法：用蓖麻子肉一两，细研成膏，涂母右足心，俟胞衣下，即洗去，缓则恐伤，亦出。交骨不开，用加味芎归汤，服之良久即产，无有不效者，死胎亦下。产门不闭者，用补中益气汤加五味子、逍遥散。若肿消而不闭者，兼服十全大补汤加五味子。切忌寒凉之剂。初产腹重肿痛者，浓煎甘草汤洗之，其肿伤自平。子宫不收，亦用十全大补汤及补中益气汤。子宫收后，亦不必多服前方。

### （十一）乳少

乳少者，血虚之故。如产母失血过多，又或产前有病，以及贫贱之家，仆婢下人，产后失于调养，血脉枯槁，或年至四十，血气渐衰，皆能无乳，但服通脉汤自有乳。若乱用穿山甲、王不留行等物，往往不效。即或勉强打通，乳汁清薄，令儿不寿，且伤气血，产后多病，不久便干，反为不美。

### （十二）格言

《大全方》曰：妇人怀孕有七八个月生者，有一年、二年及至四年而后生者，不可不知。

杨子健《十产论》可谓详悉之极，予之所论，多本于此，但惜稍冗。勿卒视之，安能得其要乎？谨录《伤胎》一篇，亦足以尽之矣。今有未产一月以前，忽然脐腹痛，有如欲产，仍却无事，是名试月，非正产也。但未有正产之候，切不可令人抱腰，产母亦不可妄乱用力。盖儿身未顺，收生之妇，却教产母胡乱用力。儿身才方转动，却被产母用力一逼，使儿错路。或横或倒，不能正生，皆缘产母用力未当所致。凡产母用力，须待胎儿顺身临逼门户，始用力一送，令儿生下，此方是产母之用力当也。若未有正产之候，而用力太早，并妄服药饵，令儿下生，譬如揠苗助长，无益而有害矣，此名伤产。

薛院使云：欲产之时，觉腹内转动，即当正身仰睡。待儿转身向下，时时作痛，试捏产母手中指节跳动，方与临盆，即产矣。

《大旨》云：大凡生产，自有时候。未见时候，切不可强服催生药。又云：切不可坐草早，及令稳婆乱动手。

朱丹溪先生云：催生只用佛手散，最稳当，又效捷。

### （十三）方药

**1. 加味归芎汤** 百试百验，万应万灵，真神方也。

当归一两，川芎七钱，龟板手大一片，醋炙，研末，妇人头发如鸡蛋大，瓦上焙，存性。水二碗，煎一碗，服如人行五里即生。死胎亦下。薛云：交骨不开者，阴气虚也，用此方如神。又云：上舍某之妻，产门不开，两日未生，服此方一剂即产。上舍传此方，用者无不验。

又：开骨膏方

炙龟板一钱，大麻子七粒，麝香一分。捣为膏，贴脐下一寸三分丹田穴，交骨即开，屡试屡验。

**2. 佛手散** 治六七个月后，因事跌磕伤胎，或子死腹中，疼痛不已，口噤昏闷。或心腹饱满，血上冲心者，服之生胎即安，死胎即下。又治横生倒产，及产后腹痛，发热头痛。逐败血，生新血，能除诸疾。

当归、川芎各等份。水七分，酒三分，同煎七分。如横生倒产，子死腹中者，加黑马料豆一合，炒焦熟，乘热淬入水中，加童便一半，煎服，少刻再服。

**3. 平胃散** 治胎死腹中。

苍术米泔炒、厚朴姜汁炒、陈皮各三钱，炙甘草一钱二分。酒一盅，水一盅，煎耗其半，投朴硝末五钱，再煎三五沸，去渣，温服。其胎即化为秽水而出矣。若仓卒间取药未便，只用朴硝五钱，以童便温调下，亦效。凡猫犬胎死腹中，不能下而叫号者，灌此立效。

**4. 生化汤** 治产后儿枕痛及恶露不行、腹痛等症。

全当归酒洗，六钱，川芎四钱，姜炭五分，夏令四分，炙甘草五分，桃仁七粒，去皮尖，研碎。孕将临月，照方预备二剂，俟肚一疼，即用水二盅，先煎一剂，渣另贮。再煎一剂，其渣同前渣并煎，共汁三盅和一处。炖热，加黄酒六七匙，于产后未进饮食之前，即行服下。逐瘀生新，永免产症。或三两日内，精神疲倦，或腹中作痛，再连服二三剂即愈。更治产后一切危症，无不立安。此方与达生汤，均系张孟深先生所立。救苦良方，不论大小产，皆可用。

产后诸症，总以生化汤为君，馀则不过随症加减而已。若恶露已行，腹痛已止，减去桃仁，再多服数剂不妨。如口渴加麦冬、五味；寒痛加肉桂、砂仁；伤肉食加山楂；伤饭食加麦芽；伤果品加面裹煨熟草果数分；伤酸梅加吴茱萸三五分；伤菱肉加生龟板；伤梨及西瓜加肉桂之类。

**5. 保胎无忧散** 大熟地五钱，山萸肉二钱五分，益母草一钱，条黄芩五分，麦冬二钱五分，生地一钱五分，阿胶一钱，北五味一分。药味甚平，奏效甚速，真良方也，勿以平淡忽之。凡受胎两个月服起，每日一剂，服五十剂止，再无小产诸症，常服亦妙。

**6. 安胎方** 黄芪蜜炙、杜仲姜汁炒、茯苓各一钱，黄芩一钱五分，白术生用，五分，阿胶珠一钱，甘草三分，续断五分。胸中胀闷，加紫苏叶、陈皮各八分，下红，加艾叶、地榆各一钱，阿胶多用。引用糯米百粒。酒二杯，水二杯，煎服，腹痛加急火煎。

**7. 安胎银苎酒** 治孕妇胎动欲堕，腹痛不可忍，及胎漏下血。

苎根二两，如无苎根，用茅草根五两，纹银五两。黄酒一碗，加水煎之。

**8. 黑酒** 治孕妊腰痛如折。

黑料豆二合，炒焦熟。白酒一大碗，煎至七分，空心服。

**9. 当归补血汤** 大补阴血，退血虚发热如神。

黄芪蜜炙，一两，当归二钱。水二碗，煎一碗，一服立愈。分两不可加减。

**10. 华陀愈风散** 治妇人产后中风口噤，手足抽掣，及角弓反张，或产后血晕，不省人事，四肢强直，或心头倒筑，吐泻欲死。

荆芥穗除根不用，焙干，研末。每服三钱，童便调服，口噤则撬牙灌之，齿噤不研末，只将荆芥以童便煎，放微温，灌入鼻中，其效如神。

**11. 千金不易方** 治产后十三症。

当归二钱，川芎、泽兰叶、香附醋炒、益母草、延胡索各一钱五分。

如冒风，加防风、天麻各一钱，血晕，加五灵脂醋炒、荆芥穗炒黑，各一钱，三四朝后发热，加炮姜炒黑、人参、黄芪蜜炙，各一钱，心膈迷闷，加陈皮、枳壳、砂仁各一钱，血崩，加地榆、山栀炒黑、丹皮各一钱。咳嗽加杏仁、桑皮、桔梗各一钱，瘀血不行而腹硬，加红花、枳实、桃仁各一钱，此惟腹硬者用之。饮食不进，加山楂、麦芽各一钱，心神恍惚，加茯神、远志各一钱，脾胃作胀，加白术、茯神、苍术、厚朴、陈皮、砂仁、枳壳各一钱，胎衣不下，加朴硝二钱。俱煎服。

**12. 治产后肉线方** 妇人产后，设有垂出肉线，约长三四尺，触之痛引心腹欲绝者，系过于用力，或用力太久之故。

老姜三斤，连皮捣烂，麻油二斤，同姜拌匀，炒干。先以熟绢四五尺，叠作长方式，将肉线轻轻盛起，盘曲作三团，纳入产户，以绢袋盛姜，就近熏之。冷即再换，熏一日夜，肉线可缩入大半，二日可以尽人。切不可令肉线断，断则难治矣。

**13. 通脉汤** 治乳少或无乳。

黄芪生用，一两，当归五钱，白芷五钱。七孔猪蹄一对，煮汤去蹄，吹净浮油，煎药一大碗，服之覆面睡，即有乳。或未效，再一服，无不通矣。

新产无乳者，不用猪蹄，只用水、酒各一碗，煎服前药。又：体壮者，加好红花四五分，以消恶露。

### （十四）胎前经验方

**1. 保胎神佑丸** 此方屡用皆验。凡最易滑胎者，一觉有孕，合起每日服之，自然无事，且易产。

白茯苓二两，白术一两，米泔水浸一日，黄土炒，条芩一两，黄酒拌炒，香附一两，童便浸透，炒，延胡索一两，米醋炒，益母草一两净叶，不用根，红花一两，隔纸烘，真没药五钱，瓦上焙干去油。上为末，蜜丸，如桐子大。每服七丸，白开水送下。若胎动，一日可服三五次，决不可多服一丸。至嘱！至嘱！

**2. 保胎丸** 淮山药四两炒，杜仲三两，盐水炒，续断二两，酒炒。共为末，糯米糊丸，每服三钱，米汤下。凡胎欲堕者，一服即安，惯小产者，宜常服之，无不保全。

**3. 神效保产方** 一名开骨散，一名无忧易生散。山阴胡公云：此方家传数十代，并无产危小产之患。有胎即能安胎，临产即能催生。怀孕者不拘月数，偶伤胎气，腰酸腹痛，一服即安。见红欲小产者，一服即安，再服即愈。十月满足临盆，十分危难者，一服即下，甚而横生逆养，六七日不下，与婴儿死于腹中，命在须臾者，一服即下。再怀孕者于七个月服起，七月服一剂，八月服二剂，九月服三剂，十月亦服三剂，其效如神。

当归一钱五分，酒洗，川芎一钱五分，菟丝子一钱，拣净，酒泡，荆芥穗八分，白芍一钱二分，酒炒，冬月只用一钱，川贝母一钱，去心，净，为末，将药煎好，投入服，生黄芪八分，厚朴七分，姜汁炒，陈蕲艾七分，醋炒，川羌活五分，枳壳六分，面炒，甘草五分。水二大盅，生姜三片，煎八分。预服者，空心服。如临产及胎动不安，并势欲小产者，皆临时热服。如人虚极，加人参五分。

**4. 艾叶固胎方** 或胎觉受伤，服之即安。或素有小产者，按期服之，永无小产之患，此经验神方也。

陈艾叶四钱，鸡蛋二个。水二大盅，先煎艾叶，煎好去净艾叶，将鸡蛋去壳，入汤内再煎数沸。取出连汤食尽，连服数日，永无小产之患。

**5. 治胎动将坠危险经验方** 怀生地黄二两，酒湿，微炒，砂仁末一两。水一碗，黄酒一碗，同煎，分二次服，立愈。

**6. 胶艾汤** 治妇人怀孕后，经水又来，或生产后下血不绝，或怀孕下血腹痛，或损伤冲妊，月水过多，淋沥不断。

阿胶二两，炒成珠，川芎二两，甘草一两，当归三两，艾叶三两，地黄四两，芍药四两，水五碗，酒三碗，煮取汁三碗，入阿胶烊化，陆续服。

又：胶艾汤治胎动不安，腰腹酸痛，或胎上抢心，下血腹痛。

阿胶一两，蛤粉炒，艾叶九茎。以上二味，水煎服。

**7. 羚羊角散** 治怀孕数月后，忽然中风，涎潮忽扑，目吊口噤，角弓反张，名为子痫。

羚羊角末一钱，独活、防风、茯神、川芎、当归、枣仁炒、杏仁炒、薏仁以上八味各五分，甘草三分，五加皮五分。引生姜三片，水煎服。

**8. 紫苏饮** 治胎气不和，凑上胸腹，腹满头痛，心腹痛，腰胁痛，名为子悬，由下焦气实，相火旺盛，举胎而上，上逼心胸也。

紫苏一钱，当归七分，川芎、白芍、陈皮、人参、大腹皮以上五味各五分，甘草三分。引姜二片，空心服。如心腹痛甚者，加广木香、延胡索各三分。

**9. 天仙藤散** 治妇人因怀孕而足肿，喘闷妨食，甚则足指出黄水，名为子气，非水也。

天仙藤即青木香藤，微炒、香附炒、乌药炒、陈皮、甘草炙，上药五味，各等份，加紫苏叶三叶，木香、生姜各三片，空心煎服。或为末，盐汤调下，每日三服。

**10. 白术散** 治怀孕面目肢体虚胕如水状，名曰子肿。胎中挟湿，水与血搏，湿气流溢，故令面目肢体水肿，亦名胎水。原因烦渴，引饮过多，或泄泻损伤脾胃，脾虚不能制水，五六个月多有之。

白术一钱，姜皮、陈皮、茯苓皮、大腹皮以上四味各五分，为末，米汤下。

《指迷方》有桑白皮，无白术，即五皮饮。丹溪除姜皮，加川芎、木通，补中导水行气。

**11. 竹叶汤** 治怀孕心惊胆怯，终日烦闷，名曰子烦。受胎四五个月，相火用事，或盛夏君火大行，俱能乘肺，以致烦躁，胎动不安。亦有停痰积饮，滞于腹膈，致令烦躁者。

淡竹叶十片，麦冬一钱五分，茯苓一钱，人参五分，黄芩五分。

或以茯苓为君，无人参，有防风。如有痰者，加竹沥。如相火盛者，单知母丸。君火盛者，单黄连丸。心神不安者，朱砂安神丸。切不可作虚烦，用栀豉等药治。

**12. 紫菀汤** 治怀孕数月，咳嗽不止，胎气不安。

紫菀一钱，桔梗五分，甘草炙，五分，桑白皮六分，杏仁六分，竹茹四分。水煎，入蜜温服。

**13. 安荣散** 治子淋心烦闷乱。子淋，膀胱、小肠虚热也。虚则不能制水，热则不能通利，故淋。心与小肠相表里，故烦闷。亦有因房劳伤胞门，冲任虚者，宜八珍汤或肾气丸。

人参五钱，细辛五钱，当归一钱，甘草一钱，灯心草五钱，木通三钱，滑石三钱，麦冬三钱。

共为末，每服二钱，麦冬汤调下。

**14. 参术饮** 治怀孕转胞。转胞者，胎逼及胞，压在一边，胞丝转戾急痛，溲数或闭也。因气血虚弱，痰饮壅滞以致之。

当归一钱，熟地黄一钱五分，川芎六钱，芍药八分，人参一钱，白术土炒，一钱五分，陈皮八分，半夏七分，甘草炙，五分。引生姜二片，水煎，空心服。此即八珍汤去茯苓，加陈皮、半夏以除痰也。

**15. 束胎丸** 治妊娠七八月后，腹觉过大，服之使胎气敛束易产，产母壮盛者宜之。

白术土炒，二两，茯苓七钱五分，陈皮三两，忌火，黄芩夏月一两，馀月用七钱五分。分作五剂，水二盅，煎六七分服。

**16. 治孕妇呕方** 每有妇人受胎二三月后，时作呕病，他药不能治，此方最妙。

红枣一枚，去核，肉蔻一颗，生姜二片，水竹茹一丸，姜汁炒。上方先将红枣去核，将肉蔻藏于枣中，外夹生姜片，用粗纸包裹，水浸湿。放柴炭中煨热，去纸，放碗中捣烂，次取水竹茹煎汤冲服，呕即止。

### （十五）临产方

**1. 神效达生散** 此系仙传秘方，百试百验。凡血滞停胞、盘肠、讨盐、踏莲花等，种种恶患，服之可免。尤妙者，产时腹中都不甚痛，惟多服始知之。或每日或间一日，大约以八九剂为率，即一二贴亦妙，早服多服亦妙。能多服者，先临产二十日服起，治产神验，信服无疑。倘不及早服，临产时务须急服之。

苏梗一钱五分，当归一钱，酒洗，白芍二钱，酒洗，甘草三钱，川芎一钱，酒洗，枳壳一钱，麸皮炒，白术一钱，陈皮八分，贝母二钱，去心，大腹皮一钱，黑豆汁洗，葱头二个。河水一碗，煎至八分，饥时服。产时温服，临产前一日，可加秋葵子炒，研末，六分，同煎。此味最妙，产时多用一服，即生，故不敢早用也。

**2. 济生汤** 此方治临产艰难，或浆早破，耽延时刻，亦能结浆。

枳壳一钱，麸炒，香附一钱五分，醋炒，甘草七分，当归二钱，苏梗八分，川芎一钱五分，大腹皮一钱五分，姜汁洗。水二盅，煎一盅，或用水对黄酒煎更好。腰腹痛甚，服之即生。

**3. 催生如意散** 此方浆破后，腰腹并痛，阵阵紧急。服此助之，生产最速，势如顺水行舟也。

明乳香一钱，鸡蛋一个，只用蛋清。二味先搅，放碗内。再用好人参一钱，煎汁冲入，用筷搅匀，乘热服之。少顷，生产如神。如产后则人参万不可用，恐瘀血补住，为害不小。保生之金丹也。

**4. 临产四五日，不醒人事验方** 明鱼胶三钱，炒成珠，川贝母七粒，去心。共研为细末，用无灰黄酒一碗，调匀灌下。

**5. 胞衣不下** 令产妇用自己头发梢含口中，打一恶心则下矣。

一方：用灶足下泥，敷脐眼内，将甘草一味，煎汤服之即下。

又方：用蓖麻子四十九粒或与产妇年纪同，去壳，研，涂两足心，胞衣即下，立时洗净。若忘却洗则肠出，可速将蓖麻子洗去，急贴顶心，缩回其肠。俟肠入，仍将顶心蓖麻子洗去，平稳神效。

又方：用倒勾尘，即梁上挂下尘土，尾向上勾者便是。男胎四条，女胎三条，新瓦焙，研末，黄酒一小杯调服即下。

**6. 牡丹丸**　名夺命丹。此方治生产下血过多，子死腹中，憎寒作冷，指甲带青，面色黄黑，胎上抢心，闷绝欲死，冷汗自出，喘满不食。或食毒物，误服草药，伤胎下血，胎若未损，可以安胎，已死即下。又或胎衣不下，瘀血上冲，危险等症。

牡丹皮，白茯苓蒸，赤芍，桃仁去皮尖，桂心。以上五味各等份，共为细末，炼蜜为丸，如弹子大，每服一丸。细嚼，淡醋汤送下。连进数丸，大效。此方和平稳当，烦药店立制可也。

**7. 牛膝汤**　治胞衣不下，服之胞即化下。

牛膝三钱，木通三钱，滑石四钱，黄葵子一钱五分，当归一钱，瞿麦一钱。用水二盅，煎一盅服。

## （十六）产后方

**1. 回生保命黑龙丹**　此方治产后瘀血，沁入心脾间，命在垂危，百药不救者，甚验。

五灵脂二两，净者，全当归二两，大生地二两，川芎二两，良姜二两。以上五味入砂罐内，纸筋、盐泥封固，煅红，冷，取出研细，再入后药。

百草霜二钱，乳香二钱，生硫黄二钱，真血珀二钱，花蕊石二钱。上五味，同前药和匀，米醋煮，面糊丸，如弹子大，每服一丸。炭火煅丸通红，用生姜汁浸碎，以陈酒、童便调服，不须二服，神效。

**2. 失笑散**　此治产后恶露不行，腹痛腰痛。或血迷心窍，不省人事，牙门紧闭，及寻常腹内瘀血，月水不调，痛欲死者，服之立效。

五灵脂水淘去沙，醋炒，真蒲黄炒。以上二味，各等份，水一碗，煎至七分，冲陈酒三分，热服。痛甚者，加川芎、肉桂、延胡索各二钱，煎服。或为细末，每服三钱，热酒冲服。

**3. 预防产晕方**　产后晕与不晕，服之皆有大益。

艾叶春冬四钱，夏秋二钱，泽兰叶四钱。水一碗半，煎至八分。待生产后，冲红糖二两和匀热服。

**4. 产后血晕不省**　以手挽提头发，急取新鲜鸡蛋清，少滴二三点于口内，其眼少开，再滴二三点于口内即苏。后以稀粥药饵调养之。

又方：二方须备以防

鹿角烧存性，放在地上去火气，为末，三钱，用童便调灌之即醒。

陈荆芥穗灯烟上燎焦黑，存性，为末，三钱，酒调下即醒。

又：烧炭烹醋，使醋气冲入鼻中即醒。

**5. 通利大小便方**　此治产后五七日，大便结塞，切不宜妄服药饵。

大麦芽微炒，研末，每服三钱，滚汤调下，与粥间服。

又方：用佛手散加肉苁蓉二钱，即通。

又方：只服强壮妇人乳一碗，一日大小便稍通，三日大通。

**6. 益母汤**　治瘀血不行，因而腹痛。

益母草二两，或一两，酒、水各一碗。百沸浓煎，频频服之。

又：山楂散方，治同益母方。

山楂净肉四两，炒黑，研末，但要南山楂，若北山楂，则酸涩不可用。用红糖数钱拌匀，好酒送下立效。

**7. 救急方**　治产后鼻中流血不止，口鼻渐起黑气。

本妇顶心发三五根，红绒线三五根。合扎右手中指节上，令极紧即止。此禳压法，为急切无医药者而设。

**8. 产后咳嗽方**　侧柏叶即扁柏叶，桑叶蜜水浸，陈苏壳用叶亦可，鸭蛋二个。上方等份煮蛋，服之即愈。

**9. 归姜汤**　治产后心慌，自汗之症。

当归三钱，黑姜七分，枣仁一钱五分，炒，大枣五枚，去核。水煎服。

## 二、《傅青主治产论》

### （一）难产

**血虚难产**

妊娠有腹疼数日，不能生产。人皆曰气虚力弱，不能送子出产门。谁知是血虚胶滞，胞中无血，儿难转向乎。夫胎之成，成于肾之精，而胎之养，养于五脏六腑之血。故血旺则子易生，血衰则子难产。所以临产之前，宜用补血之药。补血而血不能速生，必更兼补气以生之。然不可纯补其气也，恐阳过于旺，则血仍不足，偏胜之害，必有升而无降，亦难产之渐也。防微杜渐，其惟气血兼补乎，使气血益旺，则气能推送，而血足以济之，是汪洋之中，自不难转身也。又何有胶滞之患乎。方用送子丹。

生黄芪、当归酒洗、麦冬去心，各一两，熟地五钱，九蒸，川芎三钱。

水煎服。二剂而生矣，且无横生倒产之患。此补气补血之药也，二者相较，补血之味多于补气之品。盖补气止用黄芪一味，其余无非补血之品。血旺气得所养，气生血得所依，胞胎润泽，必然易产。譬如舟过水浅之处，虽大用人力，终难推行，忽逢春水泛滥，舟自跃跃欲行，再得顺风以送之，有不扬帆而迅行者乎。

**交骨不开难产**

妊妇有儿到产门，竟不能下，此危急存亡之时也。人以为胞胎先破，水干不能滑利也。谁知是交骨不开之故乎？盖产门之上，原有骨二块，两相斗合，名曰交骨。

未产之前，其骨自合，若天衣之无缝。临产之际，其骨自开，如开门之见山。妇人儿门之肉，原自斜生，皮亦横张，实可宽可窄，可大可小者也。苟非交骨连缝，则儿门必然大开，可以手入探取胞胎矣。此交骨为儿门之下关，实妇人锁钥之键。此骨不闭，则胎可直下，此骨不开，则儿难降生。然而交骨之能开有合者，气血主之也。血旺而气衰，则儿虽向下，而儿门不开。气旺而血衰，则儿门可开，而儿难向下，是气所以开交骨，血所以转儿身也。欲生产之顺利，非大补气血不可，然交骨之闭甚易，而交骨之开甚难。临产交骨不开，多由于产前贪欲，泄精太甚。精泄则气血失生化之本，而大亏矣。气血亏则无以运润于儿门，而交骨黏滞不开矣。故欲交骨之开，必须于补气补血之中，而加开骨之品，两相合治，自无不开之患。不必催生，而儿自迅下，母婴俱无恙矣。方用降子汤。

当归一两，人参、川芎各五钱，川牛膝三钱，红花一钱，柞木枝一两。

水煎服。一剂儿门必响亮一声，交骨开解，而儿乃降生矣，此方用人参以补气，芎、归以补血，红花以活血，牛膝以降下，柞木枝以开门解骨。君臣佐使，同心协力，所以取效如神，在用开于补之中也，然单用柞木枝，亦能开骨，但不补气与血，恐开而难合，未免有下部中风之患。不若此方之能开能合之为神妙也。至于儿未临门之时，万不可先用柞木枝以开其门，然用降子汤亦正无妨，以其能补气血耳。若欲单用柞木枝，必须候到门而后可。

**足手先下难产**

妊妇生产之际，有足先下而儿不得下者，有手先下而儿不得下者。人以为横生倒产，至危之证也，谁知是气血两虚之故乎。夫儿在胞胎之中，儿身正坐，男面向后，女面向前。及至生时，头必旋转，面向下生。此天地造化之奇，非人力所能勉强者。虽然，先天与后天，原并行而不悖。天机之动，必得人力以济之。所谓人力者，非产母用力之谓也，谓产母之气与血耳。产母之气血足，则胎必顺，产母之气血亏，则胎必逆。顺则易生，逆则难产，气血既亏，母身必弱，子在胞中，亦必弱。胎弱无力，欲转头向下而不能，此胎之所以有手足先下者也。当是之时，急用针刺儿之手足，则儿必痛而缩入，急用转天汤以救之。

人参、当归酒洗，各二两，川芎一两，川牛膝三钱，升麻四分，附子一分，制。

水煎服。一剂而儿转身矣，再二剂自然顺生。此方之妙，用人参以补气之亏，用芎、归以补血之亏，人人皆知其义。若用升麻，又用牛膝、附子，恐人未识其妙也。盖儿已身斜，非用提挈，则头不易转，然转其身，非用下行，则身不易降。升麻、牛膝并用，而又用附子者，欲其无经不达，使气血迅速以催生也。

**气逆难产**

妇人有生产数日而胎不下者，服催生之药，皆不见效。人以为交骨之难开也，谁知是气逆不行而然乎。夫交骨不开，固是难产。然儿头到产门而不能下者，方是交骨不开之故，自当用开骨之剂。若儿头尚未到产门，乃气逆不行，儿身难转耳，非交骨不开之故也。若开其交骨，则儿门大开，儿头未转而向下，必致变证非常。

是儿门万万不可轻开也。大凡生产之时，切忌坐草太早。若儿未转头，原难骤生。乃早于坐草，产妇见儿许久不下，未免心怀恐惧。恐则神怯，怯则气下而不能升。气既不升，则上焦闭塞，而气乃逆矣。上气既逆，则上焦必胀满而气益难行。气阻滞于上下之间，不利气而徒催生，则气愈逆而胎愈闭矣。治法但利其气，儿自转身而下矣。方用舒气散。

人参一两，当归一两，酒洗，川芎五钱，紫苏梗三钱，白芍五钱，酒炒，牛膝三钱，陈皮一钱，柴胡八分，葱白七寸。

水煎服。一剂而逆气转，儿即下矣。此方利气，而实补气。盖气逆由于气虚，气虚易于恐惧。补气其而恐惧自定，恐惧定而气逆转，将莫知其何以定也，何必开交骨之多事乎哉。

**子死产门难产**

妇人有生产三四日，儿已到产门，交骨不开，儿不得下。子死而母未亡者，服开骨之药不验，当有死亡之危。今幸而不死者，正因其子死而胞胎下坠，子母离开，母气已收，未至同子气俱绝者。治法但救其母，而不必顾其子矣。然死子在产门，塞其下口，亦有致母死亡之道，宜用推送之法。补血以生水，补气以升血，使气血两旺，死子可出，而存母命也。倘徒用降子之剂以坠之，则死子未必下，而母气先脱矣，非救援之善者也。此等之症，常用救母丹，活人颇多，故志之。

人参一两，当归二两，酒洗，川芎一两，益母草一两，赤石脂一钱，芥穗三钱，炒黑。

水煎服，一剂而死子下矣。此方用川芎、当归以补血，人参以补气。气旺血旺，则上能升而下能降，气能推而血能送。况益母又善下死胎，石脂能下瘀血，自然一涌而出，无少阻滞矣。

**子死腹中难产**

妇人有生产六七日，胞衣已破，而子不见下，人以为难产之故也，谁知是子已死于腹中乎。夫儿死于儿门之边易辨，而死于腹中难识。盖儿已到产门之边，未死者头必能伸能缩，已死者必然不动，即以手推之，亦必不动如故。若系未死，用手少拔其儿之发，儿必退入，故曰易辨。若儿死在腹中，何从而知之？然实有可辨而知之者。凡子死腹中，而母可救者，产母之面必无煤黑之气，是子死而母无死气也。子死腹中而母难救，产母之面必有烟熏之气，是子死而母亦无生机也。以此辨死生，断断不爽也。既知儿死腹中，不能用药以降之，危道也。若用霸道以泄之，亦危道也。盖生产至六七日，其母之气必甚困乏，乌能胜霸道之治？如用霸道以强逐其死子，恐死子下而母亦立亡矣。必须仍补其母，使母之气血旺，而死子自下也。方用疗儿散。

人参一两，当归二两，酒洗，川牛膝五钱，鬼臼三钱，研，水飞，乳香二钱，去油。

水煎服。一剂死子下，而母生矣。凡儿之降生，必先转其头，原因其母气血之虚，以致儿不能转头以向下。世人用催生之药以耗儿之气血，则儿之气不能通达，反致闭闷而死于腹中。此实庸医杀之也！所以难产之疾，断断不可用催生之药。只宜补气补血以壮其母，而全活婴儿之命，正无穷也。此方救儿死之母，仍大补气血，所以救其本也。谁知救本即所以催生哉。

### （二）正产

#### 胞衣不下

产妇有儿已下地，而胞衣留滞于腹中，二三日不下，心烦意躁，时欲昏晕。人以为胞衣之带未断也，谁知是血少干枯，粘连于腹中乎。世人见胞衣不下，未免心怀疑惧，恐其冲至于心，而有死亡之兆，然而胞衣究何能上冲于心也？但胞衣不下，瘀血未免难行，恐有血晕之虞耳。治法仍宜大补其气血，使生血以送胞衣，则胞自然润滑。润滑则易下，生气以助生血，则血生自然迅速，尤易催堕也，方用送胞汤。

当归二两，酒洗，川芎五钱，益母草一两，乳香一两，不去油，芥穗三钱，炒黑，没药一两，不去油，麝香五厘，研，另冲。

水煎服，立下。此方以芎、归补其气血，以荆芥引血归经，用益母、乳香等药逐瘀而下胞衣。新血既下，则旧血难存，气旺上升，而瘀浊自降，尚有留滞之苦哉？夫胞衣是包儿之一物，非依于子，即依于母。子生而不随子俱下，以子之不可依也，故留滞于腹。若有回顺其母之心，母胞虽已生子，而其蒂间之气原未遽绝，所以留连欲脱而未脱，往往有存腹中六七日不下，而竟不腐烂者，正以其尚有生气也。可见胞衣留腹，不能杀人，补之而自降耳。或谓胞衣既有生气，补气补血，则胞衣亦宜坚牢，何以补之而反降也？不知子未下，补则益于子，子已下，补则益于母。益子而胞衣之气连，益母而胞衣之气脱。此胞胎之气关，通则两合，闭则两开矣，故大补气血，而胞衣反降也。

有妇人子下地五六日，而胞衣留于腹中。百计治之，竟不能下，而又绝无昏晕烦躁之状，人以为瘀血之粘连也，谁知是气虚不能推送乎。夫瘀血在腹，断无不作祟之理，有则必然发晕。今安然无恙，是血已净矣，血净宜清气升而浊气降。今胞衣不下，只是清气下降而难升，遂至浊气上浮而难降。然浊气上升，又必有烦躁之病，今亦安然者，是清浊之气，两不能升也。然则补其气，不无浊气之上升乎？不知清升而浊降者，一定之理，未有清升而浊亦升者也。苟能于补气之中，仍分其清浊之气，则升清正所以降浊也，方用补中益气汤。

人参三钱，生黄芪一两，柴胡三分，炙草一分，当归五钱，白术五分，土炒，升麻三分，陈皮二分，莱菔子五分，炒，研。

一剂而胞衣自下矣。夫补中益气汤，乃提气之药也，并非推送之剂，何以能降胞衣如此之速也？然而浊气之不降者，由于清气之不升也。提其气则清升而浊降，浊气降则腹中所存之物，即无不随浊气而尽降，正不必再用推送之法也。况又加莱菔子数分，能理浊气，不至两相扞格，所以奏功之奇也。

#### 气虚血晕

妇人哺产儿后，忽然眼目昏花，呕恶欲吐，中心无主，或神魂外越，恍若天上行云。人以为悲血冲心之患也，谁知是气虚欲脱而然乎。盖新产之妇，血必尽倾，血室空虚，止存几微之气。倘其人阳气素虚，不能生血。心中之血前已荫胎，胎堕而心中之血亦随胎而俱堕。心无血养，所赖者，几微之气以固之耳。今气又虚而欲脱，而君心无护，所剩残血，欲奔回救主，而血非正血，不能归经，内庭变乱，而成血晕之证矣。治法：必须大补气血，断不可单治血晕也。或疑血晕是热血上冲，而更补其血，为愈助其上冲之势乎？不知新血不生，旧血不散，补血以生新血，正活血以逐旧血也。然血有形之物难以速生，气乃无形之物易于迅发。补气以生血，尤易于补血以生血耳，方用补气解晕汤。

人参、生黄芪各一两，当归一两半，酒洗，黑芥穗三钱，姜炭一钱。

水煎服。一剂而晕止，二剂而心定，三剂而血生，四剂而血旺，再不晕矣。此乃解晕之圣药。用参芪以补气，使气壮而生血也。用当归以补血，使血旺而养气也。气血两旺，而心自定矣。用荆芥炭引血归经，用姜炭以行瘀引阳，瘀血去而正血归，不必解晕而晕自解矣。一方之中，药止五味，而其奏功之奇，而大如此，其神矣乎。

**血晕不语**

产妇有子方下地，即昏晕不语。此气血两脱也，本在不救，然救之得法，亦有能生者。当斯之时，急用银针刺其眉心，得血出则语矣。然后以人参一两，煎汤灌之，无不生者。即用黄芪二两，当归一两，名当归补血汤，煎汤一碗，灌之亦得生。万不可于二方之中，轻加附子。盖附子无经不达，反引气血之药走而不守，不能专注于胞胎。不若人参、归、芪，直救其气血之绝，聚而不散也。盖产妇昏晕，全是血室空虚，无以养心，以致昏晕，舌为心之苗，心既无主，而舌又安能出声耶？夫眉心之穴，上通于脑，下通于舌，而其系则连于心。刺其眉心，则脑与舌俱通，而心之清气上升，则瘀血自然下降矣。然后以参、芪、当归之能补气生血者，煎汤灌之，则气与血接续，又何至于死亡乎？虽单用参、芪、当归，亦有能生者，然终不若先刺眉心之为更妙。世人但知灸眉心之法，不知刺更甚于灸，盖灸法缓而刺法急。缓则难于救绝，急则易于回生。所谓急则治其标，缓则治其本者，此也。

**败血攻心晕狂**

妇人有产后二三日，发热，恶露不行，败血攻心，狂言呼叫，甚欲奔走，拿捉不定。人以为邪热在胃之过，谁知是血虚心不得养而然乎。夫产后之血，尽随胞胎而外越，则血室空虚，脏腑皆无血养。只有心中之血尚存几微，以护心君，而脏腑失其所养，皆欲取给于心。心包为心君之宰相，拦绝各脏腑之气，不许入心，始得心神安静，是护心者，全藉心包之力也。使心包亦虚，不能障心，而各脏腑之气，遂直入于心，以分取乎心血。心包情急，既不能内顾其君，又不能外御乎众，于是大声疾呼，号鸣勤王，而其迹象返近于狂悖，有无可如何之势，故病状似热而实非热也。治法须大补心中之血，使各脏腑分取以自养，不得再扰乎心君，则心君泰然，而心包亦安矣。方用安心汤。

当归二两，川芎一两，生地五钱，炒，丹皮五钱，炒，生蒲黄二钱，干荷叶一片。

水煎服。一剂而狂定，恶露亦下矣。此方用芎归以养血，何以又用生地、丹皮之凉血，似非产后所宜。不知恶露所以奔心，原因虚热相犯。于补中凉之，而凉不为害，况益之以荷叶，七窍相通，引邪外出，不惟内不害心，且佐蒲黄以分解乎恶露也。但只可暂用以定狂，不可多用以取咎也。谨之！谨之！

**肠下**

产妇肠下，亦危证也。人以为儿门不关之故，谁知是气虚下陷，而不能收乎。夫气虚下陷，自宜用升提之药以提其气，然新产之妇，恐有瘀血在腹，一旦提气并瘀血升腾于上，则冲心之患，又恐变出非常，是气又不可竟提也。气既不可竟提，而气又下陷，将用何法以治之哉？盖气之下陷者，因气之虚也。但补其气，则气旺而肠自升举矣。惟是补气之药少，则气力薄而难以上升，必须以多为贵，则阳旺力强，断不至降而不升矣。方用补气升肠饮。

人参一两，去芦，生黄芪一两，当归一两，酒洗，白术五钱，土炒，川芎三钱，酒洗，升麻一分。

水煎服。一剂而肠升矣。此方纯于补气，全不去升肠。即如用升麻一分，亦不过引气而升耳。盖升麻之为用，少则气升，多则血升也，不可不知。

又方：用蓖麻仁四十九粒，捣涂顶心以提之。肠升即刻洗去，时久则恐吐血。此亦升肠之一法也。

## （三）产后

**产后少腹痛**

妇人产后少腹疼痛，甚则结成一块，按之愈疼。人以为儿枕之疼也，谁知瘀血作祟乎。夫儿枕者，前人谓儿头枕之物也。儿枕之不疼，岂儿生不枕而反疼？是非儿枕可知矣。既非是儿枕，何故作疼？乃是瘀血未散，结聚成团而作疼耳。凡此等症，多是壮健之妇，血有余而非血不足也。似乎可用破血之药，然血活则瘀自除，血结则瘀作祟。若不补血而反败血，虽瘀血可消，毕竟耗损难免。不若于补血之中，以行逐瘀之法，则气血不耗，而瘀亦尽消矣。方用散结定疼汤。

当归一两，酒洗，川芎五钱，酒洗，丹皮二钱，炒，益母草三钱，黑芥穗二钱，乳香一钱，去油，山楂十粒，炒黑，桃仁七粒，泡，去皮尖，炒，研。

水煎服。一剂而疼止而愈，不必再剂也。此方逐瘀于补血之中，消块于生血之内，妙在不专攻疼病，而疼病止。彼世人一见儿枕之疼，动用元胡、苏木、蒲黄、灵脂之类以化块，又何足论哉。

妇人产后少腹疼，按之即止，人亦以为儿枕之疼也。谁知是血虚而然乎。夫产后亡血过多，血室空虚，原能腹疼，十妇九然。但疼有虚实之分，不可不辨。如燥糖触体光景，是虚疼而非实疼也。大凡虚疼宜补，而产后之虚疼尤宜补焉。惟是血虚之疼，必须用补血之药，而补血之味，多是润滑之品，恐与大肠不无相碍。然产后血虚，肠多干燥，润滑正相宜也。何碍之有？方用肠宁汤。

当归一两，酒洗，熟地一两，九蒸，人参三钱，麦冬三钱，去心，阿胶三钱，蛤粉炒，山药三钱，炒，续断二钱，甘草一钱，肉桂二分，去粗皮，研。

水煎服。一剂而疼轻，二剂而疼止，多服更宜。此方补气补血之药也，然补气而无太郁之忧，补血而无太滞之患。气血既生，不必止疼而疼自止矣。

**产后气喘**

妇人产后气喘，最是大危之症。苟不急治，立刻死亡。人只知是气血之虚也，谁知是气血两脱乎？夫既气血两脱，人将立死，又何能作喘？然此血将脱，而气犹未脱也。血将脱而气欲挽之，而反上喘，如人救溺，援之而力不胜，又不肯自安于不救，乃号召同志以求助，故呼声而喘作。其症虽危而可救处，正在能作喘也。盖肺主气，喘则肺气似盛而实衰。当是之时，血将脱而万难骤生，望肺气之相救甚急，若赤诚子之望慈母。然而肺因血失，止存几微之气，自顾尚且不暇，又何能提挈乎？盖气不与血俱脱者几希矣。是救血必须补气也，方用救脱活母汤。

人参二两，当归一两，酒洗，熟地一两，九蒸，枸杞子五钱，山萸五钱，蒸，去核，麦冬一两，去心，阿胶二钱，蛤粉炒，肉桂一钱，去粗皮，研，黑芥穗二钱。

水煎服。一剂而喘轻，二剂而喘减，三剂而喘定，四剂而痊愈矣。此方用人参以接续元阳，然徒补其气而不补其血，则阳躁而狂。虽回生于一时，亦旋得旋失之道。补血而不补其肝肾之精，则本原不固，阳气又安得而续乎？所以又用熟地、山萸、枸杞之类，以大补其肝肾之精，而后大益其肺气，则肺气健旺，升提有力矣。特虑新产之后，用补阴之药，腻滞不行，又加肉桂以补命门之火。使火气有根，助人参以生气，且能运化地黄之类，以化精生血。若过于助阳，万一血随阳动，瘀而上行，亦非保全之策。更加荆芥以引血归经，则肺气安而喘逆定，治几其神乎。

**恶寒身颤**

妇人产后恶寒，恶必身体颤，发热作渴。人以为产后伤寒也，谁知是气血两虚，正不敌邪而然乎。大凡人之气不虚，则邪断难入。产妇失血既多，则气必大虚。气虚则皮毛无卫，邪原易入，正不必户外之风来袭体也，即一举一动，风即可乘虚而入，然产后之妇，风易入而亦易出。凡有外邪之感，俱不必祛风，况产妇之恶寒者，寒由内生也。发热者，热由内弱也。身颤者，颤由气虚也。治其内寒而外寒自散，治其内弱而外热自解，壮其元阳而身颤自除。方用十全大补汤。

人参、白术土炒、茯苓去皮、当归酒洗，各三钱，熟地五钱，九蒸，黄芪一两，生用，白芍二钱，酒炒，甘草炙、川芎酒洗、肉桂去粗皮，研，各一钱。

水煎服，一剂而诸病悉愈。此方但补气与血之虚，而不去散风与邪之实，正以正足而邪自除也，况原无邪气乎，所以奏功之捷也。

**恶心呕吐**

妇人产后恶心欲呕，时而作吐，人皆曰胃气之寒也，谁知是肾气之寒乎。夫胃为肾之关，胃之气寒，则胃气不能行于肾之中；肾之气寒，则肾气亦不能行于胃之内，是肾与胃不可分而两之也。惟是产后失血过多，必致肾水干涸。肾水涸，应肾火上炎，当不致胃有寒冷之虞，何故肾寒而胃亦寒乎？盖新产之馀，水乃遽然涸去，虚火尚不能生，火既不生，而寒之象自现。治法宜补其肾中之火，然火无水济，则火在水上，未必不成火动阴虚之症。必须于水中补火，肾中温胃，而后肾无太热之患，胃有既济之欢也。方用温肾止呕汤。

熟地五钱，九蒸，巴戟一两，盐水浸，人参三钱，白术一两，土炒，山萸五钱，蒸，去核，炮姜一钱，茯苓二钱，去皮，白蔻一粒，研，橘红五分，姜汁洗。

水煎服。一剂而呕吐止，二剂而不再发，四剂而全愈矣。此方补肾之药多于治胃之品。然而治肾仍是治胃也，所以肾气升腾而胃寒自解，不必用大热之剂温胃而祛寒也。

**血崩**

少妇产后半月，血崩昏晕，目见鬼神。人皆曰恶血冲心也，谁知是不慎房帏之过乎。夫产后业逾半月，气血虽不比初产之二三日，而气血初生，尚未全复。即血路已净，而胞胎之损伤未痊，断不可轻于一试，以重伤其门户。无奈少娇之妇，气血初复，不知慎养，欲心大动，贪合图欢，以致血崩昏晕，目见鬼神，是心肾两伤，不特胞胎门户已也。明明是既犯色戒，又加酣战，以致大泄其精，精泄而神亦随之而欲脱。此等之症，乃自作之孽，多不可活。然于不可活之中，而思一急救之法，舍大补其气与血，别无良法也。方用救败求生汤。

人参、当归酒洗、白术土炒，各二两，熟地一两，九蒸，山萸蒸、山药炒、枣仁生，各五钱，附子一分，或一钱，自制。

水煎服。一剂而神定，二剂而晕止，三剂而血亦止矣。倘一服见效，连服三四剂。减去一半，再服十剂，可庆更生。此方补气以回元阳于无何有之乡，阳回而气回，自可摄血以归神，生精而续命矣。

**手伤胞胎淋漓不止**

妇人有生产之时，被稳婆手入产门，损伤胞胎，因而淋漓不止，欲少忍须臾而不能。人谓胞破不能再补也，孰知不然。夫破伤皮肤尚可完补，岂破在腹内者，独不可治疗。或谓破在外，可用药外治以生皮肤。破在内者，虽有灵膏无可救补耳。然破之在内者，外治虽无可施力，安必内治不可奏功乎？试思疮疡之毒，大有缺陷，尚可服药以生肌肉。此不过收生不谨，小有所损，并无恶毒，何难补其缺陷也。方用完胞饮。

人参一两，白术一两，土炒，茯苓三钱，去皮，黄芪五钱，生用，当归一两，酒炒，川芎五钱，红花一钱，桃仁十粒，泡，炒，研，益母草三钱，白及末一钱。

用猪、羊胞一个，先煎汤，后煎药，饥服十剂全愈。夫胞损宜用补胞之药，何以反用补气血之药也。盖生产本不可手探试，而稳婆竟以手探胞胎，以致伤损，则难产必矣。难产者，因气血之虚也。产后大伤气血，是虚而又虚矣。因虚而损，复因损而更虚。若不补其气与血，而胞胎之破，何以奏功乎？今之大补其气血者，不啻饥而与之食，渴而与之饮也，则精神大长，气血再造，而胞胎何难补完乎？所以旬日之内便成功也。

**四肢浮肿**

产后四肢浮肿，寒热往来，气喘咳嗽，胸膈不利，口吐酸水，两胁疼痛。人皆曰败血流于经络，渗于四肢，以致气逆也。谁知是肝肾两虚，阴不得出之阳乎。夫产后之妇，气血大亏，自然肾水不足，肾火沸腾。然水不足，则不能养肝，而肝木大燥。木伤乏津，木燥火发，肾火有党，子母两焚，火焰直冲，而上克肺金。金受火刑，力难制肝，而咳嗽喘满之病生焉。肝火既旺而下克脾土，土受木刑，力难制水，而四肢水肿之病出焉。然而肝木之火旺，乃假象而非真旺也。假旺之气若盛，而实不足，故时而热，时而寒，往来无定，乃随气之盛衰以为寒热，而寒非真寒，热亦非真热，是以气逆于胸膈之间，而不舒耳。两胁者肝之部位也，酸者肝之气味也。吐酸胁疼痛，皆肝虚而肾不能荣之象也。治法宜补血以养肝，补精以生血。精血足而气自顺，而寒热咳嗽水肿之病悉退矣。方用转气汤。

人参三钱，茯苓三钱，去皮，白术三钱，土炒，当归五钱，酒洗，白芍五钱，酒炒，熟地一两，九蒸，山萸三钱，蒸，山药五钱，炒，芡实三钱，炒，破故纸一钱，盐水炒，柴胡五分。

水煎服。三剂效，十剂痊。此方皆是补血补精之品，何以名为转气耶？不知气逆由于气虚，乃是肝肾之气虚也。补肝肾之精血，即所以补肝肾之气也。盖虚则逆，旺则顺，是补即转气，气转而各证尽愈。阴出之阳，则阴阳无扞格之虞矣。

**肉线出**

妇人有产后水道中出肉线一条，长二三尺，动之则疼痛欲绝。人以为胞胎之下坠也，谁知是带脉之虚脱乎。夫带脉束于任督之间，任脉前而督脉后，二脉有力，则带脉坚牢，二脉无力，则带脉崩坠。产后亡血过多，无血以养任督，而带脉崩坠，力难升举，故随溺而随下也。带脉下垂，每每作痛于腰脐之间。况下坠者而出于产门之外，其失于关键也更甚，安得不疼痛欲绝乎？方用两收汤。

人参一两，白术二两，土炒，川芎三钱，酒洗，熟地二两，九蒸，山药一两，炒，山萸四钱，蒸，芡实五钱，炒，扁豆五钱，炒，巴戟三钱，盐水浸，杜仲五钱，炒黑，白果十枚，捣碎。

水煎服。一剂而收半，二剂而全收矣。此方补任督而仍补腰脐者，盖以任督连于腰脐也。补任督而不补腰脐，则其任督无助，而带脉何以升举？惟两补之，则任督得腰脐之助，带脉亦得任督之力而收矣。

**肝痿**

妇人产后，阴户中垂下一物，其形如帕，或有角，或二岐。人以为产类也，谁知是肝痿之故乎。夫产后何以成肝痿也？盖因产前劳役过伤，又触动怪怒，以致肝不藏血，血亡过多，故肝之脂膜，随血崩坠。其形似子宫，而实非子宫也。若是子宫之下坠，状如茄子，只到产门，而不能越出于产门之外。惟肝之脂膜，往往出产门外者，至六七寸许。且有粘席干落一片，如手掌大者。如是子宫坠落，人立死矣，又安得而复生乎？治法宜大补其气与血，而少加升提之品，则肝气旺而易生，肝血旺而易养。肝得生养之力，而脂膜自收，方用收膜汤。

生黄芪一两，人参五钱，白术五钱，土炒，白芍五钱，酒炒焦，当归三钱，酒洗，升麻一钱。

水煎服。一剂即收矣。或疑产后禁用白芍，恐伐生气之原，何以频用之而奏功也？是未读仲景之书者，嗟乎！白芍之在产后不可频用者，恐其收敛乎瘀也，而谓伐生气之原则误矣。况病之在肝者，尤不可以不用。且用之于大补气血之中，在芍药亦忘其为酸收矣，又何能少有作祟者乎。矧脂膜下坠，正借酸收之力，助升麻以提升气血，所以奏功之捷也。

**气血两虚乳汁不下**

妇人产后绝无点滴之乳。人以为乳管之闭也，谁知是气与血之两涸乎。夫乳乃气血之所化而成也，无血固不能生乳汁，无气亦不能生乳汁。然二者之中，血之化乳，又不若气之所化为尤速。新产之妇血已大亏，血本自顾不暇，又何能以化乳？乳全赖气之力，以行血而化之也。今产后数日，而乳不下点滴之汁，其血少气衰可知。气旺则乳汁旺，气衰则乳汁衰，气涸则乳汁亦涸，必然之势也。世人不知大补气血之妙，而一味通乳，岂知无气则乳无以化，无血则乳无以生。不几向饥人而乞食，贫人而索金乎？治法宜补气以生血，而乳汁自下，不必利窍以通乳也，方名通乳丹。

人参一两，生黄芪一两，当归二两，酒洗，麦冬五钱，去心，木通三分，桔梗三分，七孔猪蹄二只，去爪壳。

水煎服，二剂而乳如泉涌矣。此方专补气血以生乳汁，正以乳生于气血也。产后气血涸而无乳，非乳管之闭而无乳者可比。不去通乳而名通乳丹，亦因服之乳通而名之。今不通乳而乳生，即名生乳丹亦可。

**郁结乳汁不通**

少壮之妇，于生产之后，或闻丈夫之嫌，或听翁姑之谇，遂致两乳胀满疼痛，乳汁不通。人以为阳明之火热也，谁知是肝气之郁结乎。夫阳明属胃，乃多气多血之府也。乳汁之化，原属阳明，然阳明属土，壮妇产后，虽云亡血，而阳明之气实未尽衰，必得肝木之气以相通，始能化成乳汁，未可全责之阳明也。盖乳汁之化，全在气而不在血，今产后数日，宜其有乳，而两乳胀满作痛，是欲化乳而不可得，非气郁而何？明明是羞愤成郁，土木相结，又安能化乳而成汁也。方名通肝生乳汤。

白芍五钱，醋炒，当归五钱，酒洗，白术五钱，土炒，熟地三分，甘草三分，麦冬五钱，去心，通草一钱，柴胡一钱，远志一钱。

水煎服，一剂即通，不必再服也。

## 三、《傅青主女科·产后编》

### 产后总论

凡病起于血气之衰，脾胃之虚，而产后尤甚，是以丹溪先生论产后，必大补气血为先，虽有他症，以末治之。斯言尽治产之大旨，若能扩充立方，则治产可无过矣。夫产后忧惊劳倦，气血暴虚，诸症乘虚易入。如有气毋专耗散，有食毋专消导。热不可用芩连，寒不可用桂附。寒则血块停滞，热则新血崩流。至若中虚外感，见三阳表症之多，似可汗也，在产后而用麻黄，则重竭其阳；见三阴里症之多，似可下也，在产后而用承气，则重亡阴血。耳聋胁痛乃肾虚，恶露之停忌用柴胡。谵语出汗乃元弱似邪之证，非同胃实。厥由阳气之衰，无分寒热，非大补不能回阳而起弱；痉因阴血之亏，不论刚柔，非滋荣不能舒筋而活络。乍寒乍热，发作无期，证似疟也，若以疟治，迁延难愈；言语无伦，神不守舍，病似邪也，若以邪治，危亡可待。去血过多而大便燥结，肉苁蓉加于生化，非润肠承气之能通；去汗过多而小便短涩，六君子倍加参、芪，必生津助液之可利。加参生化汤频服，救产后之危；长生活命丹屡用，苏绝谷之人。癞疝脱肛多是气虚下陷，补中益气之方；口噤拳挛乃因血燥类风，加参生化之剂。产户入风而痛甚，服宜羌活养荣汤；玉门伤凉而不闭，洗宜蛳儿黄硫散。怔忡惊悸，生化汤加以定志；似邪恍惚，安神丸助以归脾。因气而闷满虚烦，生化汤加木香为佐；因食而嗳酸恶食，六君子加神曲、麦芽为良。苏木、莪术大能破血；青皮、枳壳最消满胀。一应耗气破血之剂，汗吐宣下之法，止可施诸壮实，岂宜用于胎产。大抵新产后，先问恶露如何？块痛未除，不可遽加参术。腹中痛止，补中益气无疑。至若亡阳脱汗，气虚喘促，频服加参生化汤是从权也；又如亡阴火热，血崩厥晕，速煎生化原方是急救也。王太仆云：治下补下，治以急缓。缓则道路达而力微，急则气味厚而力重，故治产当遵丹溪而固本，服法宜效太仆以频加。凡付生死之重寄，须著意于极危；欲求俯仰之无亏，用存心于爱物。此虽未尽产证之详，然所闻一证，皆援近乡治验为据，亦未必无小补云。

## 产前后方症宜忌

### 正产

正产者，有腹痛或止，腰胁酸痛，或势急而胞未破，名弄胎，服八珍汤加香附自安。有胞破数日而痛尚缓，亦服上药俟之。

### 伤产

伤产者，胎未足月，有气伤动，或腹痛脐痛，或服催生药太早，或产母努力太过，逼儿错路，不能正产。故临月必举动从容，不可多睡，饱食饮酒，但觉腹中动转，即正身仰卧，待儿转顺。与其临时费力，不如先时慎重。

### 调产

调产者，产母临月，择稳婆，办器用，备参药。产时不可多人喧闹，二人扶身，或凭物站。心烦，用滚水调白蜜一匙，独活汤更妙。或饥，服糜粥少许，勿令饥渴。有生息未顺者，只说有双胎，或胎衣不下，勿令产母惊恐。

### 催生

催生者，因坐草太早，困倦难产，用八珍汤，稍佐香附、乳香，以助血气。胞衣早破，浆血已干，亦用八珍汤。

### 冻产

冻产者，天寒血气凝滞，不能速生。故衣裳宜厚，产室宜暖，背心、下体尤要。

### 热产

热产者，暑月宜温凉得宜，若产室人众，热气蒸逼，致头痛、面赤、昏晕等症，宜饮清水少许以解之。然风雨阴凉，亦当避之。

### 横产

横产者，儿居母腹，头上足下，产时则头向下。产母若用力逼之，胎转至半而横。当令产母安然仰卧，令其自顺。稳婆以中指挟其肩，勿使脐带羁绊，用催生药，努力即生。

当归、紫苏各三钱。长流水煎服，即下。

一方：用好京墨磨服之，即下。

一方：用败笔头一个，火煅。以藕节自然汁调服之，即下。

一方：用益母草六两，浓煎，加童便一大杯，调服，即下。

### 盘肠产

盘肠者，产则子肠先出，然后生子，其肠或未即收。以蓖麻子四十九粒，研碎，涂头上。肠收，急急洗去，迟则有害。

又方：止用四十粒去皮，研为膏，涂顶中，收即拭之。如肠燥，以磨刀水润之，再用磁石煎汤服之，须阴阳家用过有验者。

### 难产

难产者，交骨不开，不能生产也。服加味芎归汤，良久即下。

小川芎一两，当归一两，败龟板酒炙，一个，妇人发灰一握，须用生过男女者，为末。水一盅，煎七分服。

### 死产

死产者，子死腹中也。验母舌青黑，其胎已死。

先用平胃散一服，酒、水各一盅，煎八分，投朴硝煎服，即下。用童便亦好，后用补剂调理。

### 下胞

胞衣不下，用滚酒送下失笑散一剂，或益母丸，或生化汤送鹿角灰一钱。或以产母发入口作吐，胞衣即出。有气虚不能送出者，腹必胀痛，单用生化汤。

全当归一两，川芎三钱，白术一钱，香附一钱，加人参三钱，更妙，用水煎服。

**一方**：用蓖麻子二两，雄黄二钱，研膏，涂足下涌泉穴，衣下，急速洗去。

**平胃散**：南苍术米泔水浸，炒、厚朴姜汁炒、陈皮、炙草各二钱。共为粗末，或水煎，或酒煎。煎成时加朴硝二钱，再煎一二沸，温服。

**失笑散**：五灵脂，蒲黄，俱研为细末，每服三钱，热酒下。

### 断脐

断脐，必以棉裹咬断为妙。如遇天寒，或因难产，母子劳倦，宜以大麻油纸捻徐徐烧断，以助元气。虽儿已死，令暖气入脐，多得生。切勿以刀断之。

**滑胎散**：临月常服数剂，以便易生。

当归三五钱，川芎五七钱，杜仲二钱，熟地三钱，枳壳七分，山药二钱。水二盅，煎八分，食前温服。如气体虚弱人，加人参、白术，随宜服之。如便实多滞者，加牛膝二钱。

**治产秘验良方**：治横生逆产，至数日不下，一服即下。有未足月，忽然胎动，一服即安。或临月先服一服，保护无虞。更能治胎死腹中，及小产伤胎无乳者，一服即如原体。

全当归、川芎各一钱五分，川贝母一钱，去心，荆芥穗、黄芪各八分，厚朴姜炒、蕲艾、红花各七分，菟丝子一钱二分，枳壳面炒、羌活面炒，各六分，白芍一钱二分，冬月不用，甘草五分。

上十三味，只用十二味，不可加减。安胎去红花，催生去蕲艾。用井水一盅半，姜三片为引，热服。渣用水一盅，煎半盅，热服。如不好，再用水一盅，煎半盅，服之即效，不用二剂。

**催生兔脑丸**：治横生、逆产神效。

腊月兔脑髓一个，母丁香一个，乳香一钱，另研，麝香一分。兔脑为丸，芡实大，阴干密封，用时以温酒送下一丸。

**夺命丹**：临产未产时，目反口噤，面黑唇青，口中吐沫，命在须臾。若脸面微红，子死母活。急用：蛇蜕、蚕故子烧灰不存性，发灰一钱，乳香五分，共为细末，酒下。

**加味芎归汤**：治子宫不收，产门不闭。人参二钱，黄芪一钱，当归二钱，川芎一钱，升麻八分，炙草四分，五味子十五粒。再不收，加半夏八分，酒炒，白芍八分，酒炒。

### 新产治法

生化汤先连进二服。若胎前素弱，妇人见危症热症，堕胎不可拘贴数，服至病退乃止。若产时劳甚，血崩形脱，即加人参三四钱在内，频服无虞。若气促，亦加人参。

加参于生化汤者，血块无滞，不可以参为补而弗用也。有治产不用当归者，见偏之甚，此方处置万全，必无一失。世以四物汤治产，地黄性寒滞血，芍药微酸无补，伐伤生气。误甚!

### 产后用药十误

一因气不舒而误用耗气顺气等药，反增饱闷。陈皮用至五分，禁枳实、厚朴。

二因伤气而误用消导，反损胃气，至绝谷。禁枳壳、大黄、蓬、棱、曲、朴。

三因身热而误用寒凉，必致损胃增热，禁芩、连、栀、柏、升、柴。

四因日内未曾服生化汤，勿用参、芪、术，以致块痛不消。

五毋用地黄以滞恶露。

六毋独用枳壳、牛膝、枳实以消块。

七便秘毋用大黄、芒硝。

八毋用苏木、棱、蓬以行块。芍药能伐气，不可用。

九毋用山楂汤以攻块定痛，而反损新血。

十毋轻服济坤丹以下胞下胎。

产后危疾诸证，当频服生化汤，随证加减，照依方论。

**产后寒热**

凡新产后营卫俱虚，易发寒热。身痛腹痛，决不可妄投发散之剂，当用生化汤为主，稍佐发散之药。产后脾虚，易于停食，以致身热。世人见有身热，便以为外感，遽然发汗，速亡甚矣。当于生化汤中，加扶脾消食之药。大抵产后先宜补血，次补气。若偏补气而专用参、芪，非善也。产后补虚，用参、芪、芎、归、白术、陈皮、炙草。热轻则用茯苓淡渗之药，其热自除。重则加干姜，或云大热而用姜何也？曰：此热非有馀之热，乃阴虚内生热耳。盖干姜能入肺分，利肺气，又能入肝分，引众药生血，然必与阴血药同用之。产后恶寒发热，腹痛者，当主恶血。若腹不痛，非恶血也。

产后寒热，口眼㖞斜，此乃气血虚甚，以大补为主。左手脉不足，补血药多于补气药。右手脉不足，补气药多于补血药。断不可用小续命等发散之药。

**胎前患伤寒、疫症、疟疾、堕胎等证**

胎前或患伤寒、疫症、疟疾，热久必致堕胎，堕后愈增热。因热消阴血，而又继产失血故也。治者甚勿妄论伤寒、疟疫未除。误投栀子豉汤、柴、芩、连、柏等药。虽或往来潮热，大小便秘，五苓、承气等药，断不可用。只重产轻邪，大补气血，频服生化汤。如形脱气脱，加生脉散，以防血晕。盖川芎味辛能散，干姜能除虚火，虽有便秘烦渴等症，只多服生化汤，自津液生，而二便通矣。若热用寒剂，愈虚中气，误甚。

## 产后诸症治法

**血块**

此症勿拘古方，妄用苏木、蓬、棱，以轻人命。其一应散血方、破血药俱禁用。虽山楂性缓，亦能害命，不可擅用，惟生化汤系治血块圣药也。

**生化汤原方：**当归八钱，川芎三钱，桃仁十四粒。去皮尖，研，黑姜、炙草各五分。

用黄酒、童便各半，煎服。

又：益母丸、鹿角灰，就用生化汤送下一钱，外用烘热衣服暖和块痛处。虽大暑亦要和暖块痛处。有气不运而晕迷厥，切不可妄说恶血抢心，只服生化汤为妙。俗有生地、牛膝行血，三棱、蓬术败血，山楂、砂糖消块，蕲艾、椒酒定痛，反致昏晕等症，切不可妄用。二三四日内，觉痛减可揉，乃虚痛也，宜加参生化汤。

如七日内，或因寒凉食物，结块痛甚者，加入肉桂八分于生化汤内。如血块未消，不可加参、芪，用之则痛不止。总之，慎勿用峻利药，勿多饮姜椒艾酒。频服生化汤行气助血，外用热衣以暖腹。如用红花以行之，苏木、牛膝以攻之，则误其胎气。胀用乌药、香附以顺之，枳壳、厚朴以舒之，甚有青皮、枳实、苏子以下气定喘，芩、连、黄柏、栀子以退热除烦，至于血结更甚，反用承气汤下之而愈结，汗多小便短涩，反用五苓散通之而愈秘，非徒无益，而又害之也。

凡儿生下，或停血不下，半月外尚痛。或外加肿毒高寸许，或身热，减饮食，倦甚，必用生化汤加三棱、蓬术、肉桂等，攻补兼治，其块自消。如虚甚，食少泄泻，只服此帖定痛，且健脾胃，进食止泻，然后服消块汤。

**加味生化汤**：治血块日久不消，半月后方可用之。

川芎一钱，当归三钱，黑姜四分，桃仁十五粒，三棱醋炒、元胡、肉桂各六分，甘草四分，炙。

## 血晕

分娩之后，眼见黑花，头眩昏晕，不省人事者，一因劳倦甚，而气竭神昏。二因大脱血，而气欲绝。三因痰火乘虚泛上，而神不守，当急服生化汤二三帖。外用韭菜切细，纳有嘴瓶中，用滚醋二盅，冲入瓶内，急冲产母鼻中即醒。若偏信古方，认为恶血抢心而轻用散血之剂，认为疫火而用无补消降之方，误甚矣。

如晕厥牙关紧闭，速煎生化汤，挖开口，将鹅毛探喉，酒盏盛而灌之。如灌下腹中渐温暖，不可拘帖数。外用热手在单衣上从心揉按至腹，常热火暖之一两时。服生化汤，四帖完即神清。始少缓药，方进粥，服至十服而安。故犯此者，速灌药火暖，不可弃而不救。若在冬月，妇人身欠暖，亦有大害。临产时必预煎生化汤，预烧秤锤、硬石子，候儿下地，连服二三帖。又：产妇枕边行醋韭投醋瓶之法，决无晕证。又：儿生时，合家不可喜子而慢母，产母不可顾子忘倦。又不可产讫即卧，或忿怒逆气，皆致血晕。慎之！慎之！

**加味生化汤**：治产后三等血晕证。

川芎三钱，当归六钱，黑姜四分，桃仁十粒，甘草五分，炙，荆芥四分，炒黑。大枣水煎服之。

劳倦甚而晕，及血崩气脱而晕，并宜速灌两服。如形色脱，或汗出而脱，皆急服一帖。即加人参三四钱（一加肉桂四分），决不可疑参为补而缓服。痰火乘虚泛上而晕，方内加橘红四分，虚甚加人参二钱，肥人多痰，再入竹沥七分，姜汁少许。总不可用棱、术破血等方，其血块痛甚，兼送益母丸，或鹿角灰，或元胡散，或独胜散。上消血块方，服一服即效，不必易方，从权救急。

**加参生化汤**：治产后形色脱晕，或汗多脱晕。

人参三钱，有倍加至五钱者，川芎二钱，当归五钱，甘草四分，炙，桃仁十粒，炮姜四分。大枣水煎服。

脉脱形脱将绝之证，必服此方，加参四五钱，频频灌之。产后血崩血晕，兼汗多，宜服此方。无汗不脱，只服本方，不必加参。左尺脉脱，亦加参。此方治产后危急诸证，可通用。一昼一夜，必须服三四剂。若照常证服，岂能接将绝之气血，扶危急之变证耶？产后一二日，血块痛虽未止，产妇气血虚脱，或晕或厥，或汗多，或形脱，口气渐凉，烦渴不止，或气喘急，无论块痛，从权用加参生化汤。病势稍退，又当减参，且服生化汤。

加减法：血块痛甚加肉桂七分，渴加麦冬一钱，五味十粒，汗多加麻黄根一钱，如血块不痛，加炙黄芪一钱，以止汗，伤饭食、面食，加炒神曲一钱，麦芽五分，炒，伤肉食，加山楂五个，砂仁四钱，炒。

## 厥证

妇人产后用力过多，劳倦伤脾，故逆冷而厥，气上胸满，脉去形脱，非大补不可，岂钱数川芎、当归能回阳复神乎？必用加参生化汤，倍参进二剂，则气血旺而神自生矣，厥自止矣。若服药而反渴，另有生脉散、独参代茶饮，救脏之燥。如四肢逆冷，又泄痢类伤寒阴证，又难用四逆汤，必用倍参生化汤，加附子一片，可以回阳止逆，又可以行参、归之力，立二方于下。

**加参生化汤**：治产后发厥，块痛未止，不可加芪、术。

川芎二钱，当归四钱，人参二钱，甘草五分，炙，炮姜四分，桃仁十粒，去皮尖，研。枣水煎，进二服。

**滋荣益气复神汤**：治产后发厥，问块痛已除，可服此方。

人参三钱，黄芪一钱，蜜炙，白术一钱，土炒，当归三钱，炙草四分，陈皮四分，五味十粒，川芎、熟地、麦芽各一钱。枣一枚，水煎服。

手足冷，加附子五分；汗多加麻黄根一钱，熟枣仁一钱；妄言妄见，加益智仁、柏子仁、龙眼肉；大便实，加肉苁蓉二钱。大抵产后晕厥，二证相类，但晕在临盆，证急甚于厥，宜频服生化汤几帖，块化血旺，神清晕止。若多气促形脱等证，必加参、芪。厥在分娩之后，宜倍参生化汤，止厥以复神，并补气血也，非如上偏补气血而可愈也。要知晕有块痛，黄芪、白术不可加；厥证若无块痛，芪、术、地黄并用无疑也。

## 血崩

产后血大来，审血色之红紫，视形色之虚实，如血紫有块，乃当去其败血也。止留作痛，不可论崩。如鲜红之血，乃是惊伤心，不能生血，怒伤肝，不能藏血，劳伤脾，不能统血，俱不能归经耳。当以崩治，先服生化汤几帖，则行中自有补。若形脱汗多，气促，宜服倍参生化汤几帖以益气，非棕灰之可止者。如产后半月外崩，又宜升举大补汤治之。此证虚极，服药平稳，未见速效，须十、二十帖后，诸证顿除。

**生血止崩汤**：治产后血崩。

川芎一钱，当归四钱，黑姜四分，炙草五分，桃仁十粒，荆芥五分，炒黑，乌梅五分，煅灰，蒲黄五分，炒。

枣水煎，忌姜、椒、热物、生冷。鲜红血大来，荆芥穗炒黑、白芷各五分，血竭形败，加参三四钱，汗多气促，亦加参三四钱，无汗，形不脱，气促，服生化汤，服则血自平。有言归、芎但能活血，甚误。

**升举大补汤**：滋荣益气。如有块动，只服前方，芪、术勿用。

黄芪、白术、陈皮、炙草、升麻、白芷各四分，人参二钱，当归、熟地各二钱，麦冬、川芎各一钱，黄连三分，炒，荆芥穗四分，炒黑。

汗多，加麻黄根一钱，浮麦炒一小撮；大便不通，加肉苁蓉一钱，禁用大黄；气滞，磨木香三分；痰，加贝母六分，竹沥、姜汁少许；寒嗽，加杏仁十粒，桔梗五分，知母一钱；惊，加枣仁、柏子仁各一钱；伤饭，加神曲、麦芽各一钱；伤肉食，加山楂、砂仁各八分。俱加枣，水煎。

身热不可加连、柏，伤食怒气，均不可专用耗散无补药。凡年老虚人患崩，宜升举大补汤。

### 气短似喘

因血脱劳甚，气无所恃，呼吸止息，违其常度。有认为痰火，反用散气化痰之方，误人性命，当以大补血为主。如有块，不可用参、芪、术；无块，方可用本方去桃仁，加熟地，并附子一片。足冷加熟附子一钱，及参、术、陈皮，接续补气养荣汤。

**加参生化汤**：治分娩后即患气短者，有块不可加芪、术。

川芎二钱，当归四钱，炙草五分，黑姜四分，人参二钱，桃仁十粒，去皮尖。研。

引加枣一枚，连进二三帖，再用后方。

**补气养荣汤**：治产后气短促，血块不痛，宜服此方。

黄芪、白术各一钱，当归四钱，人参三钱，陈皮、炙草各四分，熟地、川芎各二钱，黑姜四分。

如手足冷，加熟附子一钱；汗多，加麻黄根一钱，浮麦一小撮；渴，加麦冬一钱，五味子十粒；大便不通，加肉苁蓉一钱，麻仁一撮；伤面饭，加炒神曲一钱，炒麦芽一钱；伤肉食，加山楂、砂仁各五分。按：麦芽有回乳之害，用者慎之。

### 妄言妄见

由气血虚，神魂无依也。治当问块痛有无、缓急？若块痛未除，先服生化汤二三帖，痛止，继服加参生化汤，或补中益气汤加安神定志丸，汤丸调服之。若产日久，形气俱不足，即当大补气血，安神定志，服至药力充足，其病自愈，勿谓邪祟。若喷以法水惊之，每至不救。屡治此证，服药至十数帖方效。病似虚邪，欲除其邪，先补其虚，先调其气，次论诸病。此古人治产后虚证，及年老虚喘，弱人妄言，所当用心也。

**安神生化汤**：治产后块痛未止，妄言妄见症，未可用芪、术。

川芎二钱，柏子仁一钱，人参一二钱，当归二三钱，茯神二钱，桃仁十二粒，黑姜、炙草各四分，益智八分，炒，陈皮三分，枣水煎服。

**滋荣益气复神汤**：块痛已止，妄言妄见，服此方即愈。

黄芪、白术、麦冬、川芎、柏子仁、茯神、益智各一钱，人参、熟地各二钱，陈皮三分，炙草四分，枣仁一钱（十粒），五味子十粒，莲子八枚，元肉八个。枣水煎服。

产后血崩血脱，气喘气脱，神脱妄言，虽有血气阴阳之分，其精散神去一也。比晕后稍缓，亦危症也。若非厚药频服，失之者多矣。误论气实痰火者，非也。新产有血块痛，并用加参生化汤，行中有补，斯免滞血血晕之失也。其块痛止，宜用升举大补汤，少佐黄连坠火，以治血脱，安血归经也。宜用倍参补中益气汤，少佐附子，助参以治气脱，摄气归渊也。宜用滋荣益气复神汤，少佐痰剂，以清心火，安君主之宫也。

### 伤食

新产后禁膏粱，远厚味。如饮食不节，必伤脾胃。治当扶元，温补气血，健脾胃，审伤何物，加以消导诸药。生化汤加神曲、麦芽以消面食，加山楂、砂仁以消肉食；如寒冷之物，加吴萸、肉桂；如产母虚甚，加人参、白术。又有块，然后消补并治，无有不安者。屡见治者，不重产后之弱，惟知速消伤食，反损真气，益增满闷，可不慎哉。

**加味生化汤**：治血块未消，服此以消食。

川芎二钱，当归五钱，黑姜四分，炙草五分，桃仁十粒。

问伤何物，加法如前，煎服。

**健脾消食生化汤**：治血块已除，服此消食。

川芎一钱，当归、人参各二钱，白术一钱半，炙草五分。

审伤何物，加法如前。如停寒物，日久脾胃虚弱，恐药不能运用，可用揉按。炒神曲熨之更妙。凡伤食误用消导药，反绝粥几日者，宜服此方。

**长生活命丹**：人参三钱，水一盅半，煎半盅。先用参汤一盏，以米饭锅焦研粉三匙，渐渐加参汤、焦锅粉，引开胃口。煎参汤用新罐或铜杓，恐闻药气欲呕也。如服寒药伤者，加姜三大片，煎汤。人参名活命草，锅焦名活命丹，此方曾活命数十人。

### 忿怒

产后怒气逆，胸膈不利，血块又痛，宜用生化汤去桃仁。服时磨木香二分在内，则块化怒散，不相悖也。若轻产重气，偏用木香、乌药、枳壳、砂仁之类，则元气反损，益增胸闷。又如怒后即食，胃弱停闷，当审何物，治法如前。慎勿用木香槟榔丸、流气引子之方，使虚弱愈甚也。

**木香生化汤**：治产后血块已除，因受气者。

川芎二钱，当归六钱，陈皮三钱，黑姜四分。

服时磨木香二分在内。此方减桃仁，用木香、陈皮。前有减干姜者，详之。

**健脾化食散气汤**：治受气伤食，无块痛者。

白术、当归各二钱，川芎一钱，黑姜四分，人参二钱，陈皮三钱。

审伤何物，治法如前。大抵产后忿怒气逆及停食二证，善治者，重产而轻怒气，消食必以补气血为先，佐以调肝顺气，则怒郁散而元不损。佐以健脾消导，则停食行而思谷矣。若专理气消食，非徒无益，而又害之也。

### 类疟

产后寒热往来，每日应期而发。其症似疟而不可作疟治。夫气血虚而寒热更作，元气虚而外邪或侵，或严寒，或极热，或昼轻夜重，或日晡寒热，绝类疟症，治当滋荣益气，以退寒热。有汗急宜止，或加麻黄根之类。只头有汗而不及于足，乃孤阳绝阴之危证，当加地黄、当归之类。如阳明无恶寒，头痛无汗，且与生化汤，加羌活、防风、连须葱白数根以散之。其柴胡清肝饮等方，常山、草果等药，俱不可用。

**滋荣养气扶正汤**：治产后寒热有汗，午后应期发者。

炙黄芪、白术、川芎、熟地、麦冬、麻黄根各一钱，人参二钱，当归三钱，陈皮四分，炙草五分，枣水煎服。

**加减养胃汤**：治产后寒热往来，头痛无汗，类疟者。

炙草四分，白茯苓一钱，半夏八分，制，川芎一钱，陈皮四分，当归三钱，苍术一钱，藿香四分，人参一钱。姜引煎服。

有痰加竹沥、姜汁、半夏、神曲，弱人兼服河车丸，凡久疟不愈，兼服参术膏，以助药力。

**参术膏**：白术一斤，米泔浸一宿，剉，焙，人参一两。

用水六碗，煎二碗，再煎二次，共汁六碗。合在一处，将药汁又熬成一碗，空心米汤化半酒盏。

### 类伤寒二阳证

产后七日内，发热头痛恶寒，毋专论伤寒为太阳证。发热头痛胁痛，毋专论伤寒为少阳症。二症皆由气血两虚，阴阳不和，而类外感。治者慎勿轻产后热门，而用麻黄汤，以治类太阳症。又勿用柴胡汤，以治类少阳症。且产母脱血之后，而重发其汗，虚虚之祸，可胜言哉。昔仲景云：亡血家不可发汗。丹溪云：产后切不可发表。二先生非谓产后真无伤寒之兼证也，非谓麻黄汤、柴胡汤之不可对症也，诚恐后辈学业偏门而轻产，执成方而发表耳。谁知产后真感风感寒，生化中芎、姜亦能散之乎。

**加味生化汤**：治产后三日内，发热头痛症。

川芎、防风各一钱，当归三钱，炙草四分，桃仁十粒，羌活四分。

查刊本去桃仁，然必须问有块痛与否，方可议去。服二帖后，头仍痛，身仍热，加白芷八分，细辛四分，如发热不退，头痛如故，加连须葱五个，人参三钱，产后败血不散，亦能作寒作热，何以辨之？曰：时有刺痛者，败血也。但寒热，无他症，阴阳不和也。刺痛用当归，乃和血之药。若积血而刺痛者，宜用红花、桃仁、归尾之类。

### 类伤寒三阴证

潮热有汗，大便不通，毋专论为阳明证。口燥咽干而渴，毋专论为少阳证。腹满液干，大便实，毋专论为太阴证。又汗出谵语便闭，毋专论为肠胃中燥粪宜下证。

数证多由劳倦伤脾，运化稽迟，气血枯槁，肠腑燥涸，乃虚证类实，当补之证。治者勿执偏门轻产，而妄议三承气汤，以治类三阴之证也。间有少壮产后妄下，幸而无妨；虚弱产妇亦复妄下，多致不救。屡见妄下成膨，误导反结。又有血少，数日不通而即下，致泻不止者，危哉！《妇人良方》云：产后大便秘，若计其日期，饭食数多，即用药通之，祸在反掌。必待腹满觉胀，欲去不能者，反结在直肠，宜用猪胆汁润之。若日期虽久，饮食如常，腹中如故，只用补剂而已。若服苦寒疏通，反伤中气，通而不止，或成痞满，误矣。

**养正通幽汤**：治产后大便秘结，类伤寒三阴证。

川芎二钱半，当归六钱，炙草五分，桃仁十五粒，麻仁二钱，炒，肉苁蓉一钱，酒洗，去甲。

汗多便实，加黄芪、麻黄根各一钱，人参二钱。口燥渴，加人参、麦冬各一钱，腹满溢便实，加麦冬一钱，枳壳六分，人参二钱，苁蓉一钱。汗出谵语便实，乃气血虚竭，精神失守，宜养荣安神，加茯神、远志、苁蓉各一钱，人参、白术各二钱，黄芪、白芷、柏子仁各一钱。

以上数等大便燥结证，非用当归、人参至斤数，难取功效。大抵产后虚中伤寒，口伤食物，外症虽见头痛发热，或胁痛腰痛，是外感宜汗，犹当重产。亡血禁汗，惟宜生化汤，量为加减，调理无失。又如大便秘结，犹当重产。亡血禁下，宜养正助血通滞，则稳当矣。

又：润肠粥治产后日久，大便不通。

芝麻一升，研末，和米二合，煮粥食，肠润即通也。

### 类中风

产后气血暴虚，百骸少血濡养，忽然口噤牙紧，手足筋脉拘搐等症，类中风痫痉，虽虚火泛上有痰，皆当以末治之。勿执偏门，而用治风消痰之方，以重虚产妇也。治法当先服生化汤，以生旺新血。如见危症，三服后即用加参，益气以救血脱也。如有痰火，少佐橘红、炒芩之类，竹沥、姜汁亦可加之。黄柏、黄连，切不可并用，慎之！

**滋荣活络汤**：治产后血少，口噤项强，筋搐类风症。

川芎一钱半，当归、熟地、人参各二钱，黄芪、茯神、天麻各一钱，炙草、陈皮、防风、荆芥穗、羌活各四分，黄连八分，姜汁炒。

有痰加竹沥、姜汁、半夏，渴加麦冬、葛根。有食加山楂、砂仁以消肉食，神曲、麦芽以消饭食。大便闭加肉苁蓉一钱半，汗多加麻黄根一钱，惊悸加枣仁一钱。

**天麻丸**：治产后中风，恍惚，语涩，四肢不利。

天麻、防风各一钱，川芎、羌活各七分，人参、远志、柏子仁、山药、麦冬各一钱，枣仁一两，细辛一钱，南星曲八分，石菖蒲一钱。

研细末，炼蜜为丸，辰砂为衣，清汤下六七十丸。

### 类痉

产后汗多，即变痉者，项强而身反，气息如绝，宜速服加减生化汤。

**加减生化汤**：专治有汗挛痉者。

川芎、麻黄根各一钱，当归四钱，桂枝五分，人参一钱，炙草、羌活各五分，天麻八分，附子一片，羚羊角八分。

如无汗类痉者，中风用川芎三钱，当归一两，酒洗，枣仁、防风俱无分量。

### 出汗

凡分娩时汗出，由劳伤脾，惊伤心，恐伤肝也。产妇多兼三者而汗出，不可即用敛汗之剂，神定而汗自止。若血块作痛，芪、术未可遽加，宜服生化汤二三帖，以消块痛。随继服加参生化汤，以止虚汗。若分娩后倦甚，濈濈然汗出，形色又脱，乃亡阳脱汗也。汗本亡阳，阳亡则阴随之，故又当从权，速灌加参生化汤，倍参以救危急，毋拘块痛。妇人产后多汗，当健脾以敛水液之精，益荣卫以嘘血归源，灌溉四肢，不使妄行，杂证虽有自汗、盗汗之分，然当归六黄汤不可治产后之盗汗也，并宜服加参生化汤及加味补中益气二方。若服参、芪而汗多不止，及头出汗而不至腰足，必难疗矣。如汗出而手拭不及者，不治。产后汗出气喘等证，虚之极也，不受补者，不治。

**麻黄根汤**：治产后虚汗不止。

人参、当归各二钱，黄芪一钱半，炙，白术一钱，炒，桂枝五分，粉草五分，炒，麻黄根一钱，牡蛎研，少许，浮麦一大撮。

虚脱汗多，手足冷，加黑姜四分，熟附子一片，渴加麦冬一钱，五味十粒，肥白人产后多汗，加竹沥一盏，姜汁一小匙，以清痰火。恶风寒加防风、桂枝各五分，血块不落，加熟地三钱。

晚服**八味地黄丸**：山茱萸、山药、丹皮、云苓各八钱，泽泻五钱，熟地八钱，五味子五钱，炙黄芪一两。炼蜜为丸。

阳加于阴则汗，因而遇风，变为瘛疭者有之，尤难治，故汗多，宜谨避风寒。汗多，小便不通，乃亡津液故也，勿用利水药。

### 盗汗

产后睡中汗出，醒来即止，犹盗瞰人睡而谓之盗汗，非汗自至之比。《杂证论》云：自汗阳亏，盗汗阴虚。然当归六黄汤，又非产后盗汗方也。惟兼气血而调治之，乃为得耳。

**止汗散**：治产后盗汗。

人参、当归各二钱，熟地一钱半，麻黄根五分，黄连五分，酒炒，浮小麦一大撮，枣一枚。

又方：牡蛎五分，煅细末，小麦面炒黄，研末。

### 口渴兼小便不利

产后烦躁，咽干而渴，兼小便不利，由失血汗多所致，治当助脾益肺，升举气血，则阳升阴降，水入经而为血为液，谷入胃而气长脉行，自然津液生而便调利矣。若认口渴为火，而用芩、连、栀、柏以降之；认小便为水滞，而用五苓散以通之，皆失治也。必因其劳损而温之益之，因其留滞而濡之行之，则庶几矣。

**生津止渴益水饮**：人参、麦冬、当归、生地各三钱，黄芪、葛根各一钱，升麻、炙草各四分，茯苓八分，五味子十五粒。

汗多加麻黄根一钱，浮小麦一大撮，大便燥加肉苁蓉一钱五分，渴甚加生脉散，不可疑而不用。

### 遗尿

气血太虚，不能约束，宜八珍汤加升麻、柴胡，甚者加熟附子一片。

### 误破尿胞

产理不顺，稳婆不精，误破尿胞膀胱者，用参、芪为君，芎、归为臣，桃仁、陈皮、茯苓为佐，猪、羊尿胞煎药，百服乃安。

又方云：生黄丝绢一尺，白牡丹皮根为末、白及末各二钱。

水二碗煮至绢烂如饴，服之。宜静卧，不可作声。名补脬饮，神效。

### 患淋

由产后虚弱，热客于脬中，内虚频数，热则小便淋涩作痛，曰淋。

**茅根汤**：凡产后冷热淋并治之。

石膏、白茅根各一两，瞿麦、白茯苓各五钱，葵子、人参、桃胶、滑石各一钱，石首鱼头四个。灯心草水煎，入齿末，空心服。

又方：治产后小便痛，淋血。

白茅根、瞿麦、葵子、车前子、通草以上俱无分量，鲤鱼齿一百个。水煎服，亦入齿末。按：齿末，疑均是鲤鱼齿。

### 便数

由脬内素有冷气，因产发动，冷气入脬故也。用赤石脂二两，为末，空心服。

又方：治小便数及遗尿，用益智仁二十八枚，为末，米汤送下二钱。

又：**桑螵散**：桑螵蛸三十个，人参、黄芪、鹿茸、牡蛎、赤石脂各三钱。为末，空心服二钱，米汤送下。

### 泻

产后泄泻非杂症，有食泄、湿泄、水谷注下之论，大率气虚食积与湿也。气虚宜补，食积宜消，湿则宜燥。然恶露未净，遽难骤燥，当先服生化汤二三帖，化旧生新，加茯苓以利水道。俟血生，然后补气以消食，燥湿以分利水道，使无滞涩虚虚之失。若产旬日外，方论杂证，尤当论虚实而治也。如痛下清水，腹鸣，米饮不化者，以寒泄治。如粪水黄赤，肛门作痛，以热泄治之。有因饮食过多，伤脾成泄，气臭如败卵，以食积治之。又有脾气久虚少食，食下即鸣，急尽下所食之物，方觉快者，以虚寒泄治之。治法：寒则温之，热则清之，脾伤食积，分利健脾，兼消补虚，善为调治，无失也。产后虚泻，眼昏人不识，弱甚形脱危症，必用人参二钱，白术、茯苓各二钱，附子一钱。方能回生。若脉浮弦，按之不鼓，即为中寒。此盖阴先亡而阳欲去，速宜大补气血，加附子、黑姜以回元阳，万勿忽视。

**加减生化汤**：治产后块未除，患泻证。

川芎、茯苓各二钱，当归四钱，黑姜、炙草各五分，桃仁十粒，莲子八枚。水煎，温服。

**健脾利水生化汤**：治产后块已除，患泻症。

川芎一钱，茯苓一钱半，当归二钱，黑姜四分，陈皮、炙草各五分，人参三钱，肉果一个，制，白术一钱，土炒，泽泻八分。

寒泻加干姜八分，寒痛加砂仁、炮姜各八分，热泻加炒黄连八分。泻水腹痛，米饮不化，加砂仁八分，麦芽、山楂各一钱。泻有酸嗳臭气，加神曲、砂仁各八分。脾气久虚，泻出所食物方快，以虚寒论。泻水者，加苍术一钱，以燥湿。脾气弱，元气虚，必须大补，佐消食、清热、却寒药，弱甚形色脱，必须第一方，参、术、苓、附必用之药也。诸泻俱加升麻酒炒、莲子十粒。

### 完谷不化

因产后劳倦伤脾，而转运稽迟也，名飧泄。又饮食太过，脾胃受伤，亦然，俗呼水谷痢是也。然产方三日内，块未消化。此脾胃衰弱，参、芪、术未可遽加。且服生化汤加益智、香、砂温脾气，俟块消后，加参、芪、术补气，肉果、木香、砂仁、益智温胃，升麻、柴胡清胃气，泽泻、茯苓、陈皮以利水，为上策也。

**加味生化汤**：治产后三日内，完谷不化，块未消者。

川芎、益智各一钱，当归四钱，黑姜、炙草各四分，桃仁十粒，茯苓一钱半。

**参苓生化汤**：治产后三日内，块已消，谷不化，胎前素弱，患此症者。

川芎一钱，当归二钱，黑姜四分，炙草五分，人参二钱，茯苓一钱，白芍一钱，炒，益智一钱，炒，白术二钱，土炒，肉果一个，制。

泻水多，加泽泻、木通各八分，腹痛加砂仁八分，渴加麦冬、五味子。寒泻加黑姜一钱，木香四分。食积加神曲、麦芽消饭面，砂仁、山楂消肉食。产后泻痢日久，胃气虚弱，完谷不化，宜温助胃气，六君子汤加木香四分，肉果一个，制。

### 痢

产后七日内外，患赤白痢，里急后重频并，最为难治。欲调气行血而推荡痢邪，犹患产后元气虚弱。欲滋荣益气而大补虚弱，又助痢之邪。惟有生化汤减干姜，而代以木香、茯苓，则善消恶露，兼治痢疾，并行而不相悖也。再服香连丸，以俟一二日后，病势如减，可保无虞。若产七日外，有患褐花色后重，频并虚痢，即当加补无疑。若产妇禀厚，产期已经二十余日，宜服生化汤加连、芩、厚朴、芍药行积之剂。

**加减生化汤**：治产后七日内患痢。

川芎二钱，当归五钱，炙草五分，桃仁十二粒，茯苓一钱，陈皮四分，木香三分，磨。红痢腹痛，加砂仁八分。

**青血丸**：治噤口痢。

香、连为末，加莲肉粉，各一两半，和匀为丸，酒送下四钱。

凡产三四日后，块散，痢疾少减，共十症，开后依治。

1. 产后久泻，元气下陷，大便不禁，肛门如脱，宜服六君子汤加木香四分，肉果一个，制，姜汁五分。

2. 产后泻痢色黄，乃脾土真气虚损，宜服补中益气汤，加木香、肉果。

3. 产后伤面食，泻痢，宜服生化汤，加神曲、麦芽。

4. 产后伤肉食，泻痢，宜服生化汤，加山楂、砂仁。

5. 产后胃气虚弱，泻痢，完谷不化，当温助胃气，宜服六君子汤，加木香四分，肉果一个，制。

6. 产后脾胃虚弱，四肢浮肿，宜服六君子汤，加五皮散。后见水肿。

7. 产后泻痢，无后重，但久不止，宜服六君子汤，加木香、肉果。

8. 产后赤白痢，脐下痛，当归、厚朴、黄连、肉果、甘草、桃仁、川芎。

9. 产后久痢，色赤，属血虚，宜服四物汤，加荆芥、人参。

10. 产后久痢，色白，属气虚，宜服六君子汤，加木香、肉果。

### 霍乱

由劳伤气血，脏腑空虚，不能运化食物，及感冷风所致，阴阳升降不顺，清浊乱于脾胃，冷热不调，邪正相搏，上下为霍乱。

**生化六和汤**：治产后血块痛未除，患霍乱。

川芎二钱，当归四钱，黑姜、炙草、陈皮、藿香各四分，砂仁六分，茯苓一钱。姜三片，煎。

**附子散**：治产后霍乱吐泻，手足逆冷，须无块痛，方可服。

白术一钱，当归二钱，黑姜、陈皮、丁香、甘草各四分。共为末，粥饮送下二钱。

**温中汤**：治产后霍乱，吐泻不止，无块痛者可服。

人参一钱，白术一钱半，当归二钱，厚朴八分，黑姜四分，草豆蔻六分，茯苓一钱。姜三片，水煎服。

### 呕逆不食

产后劳伤脏腑，寒邪易乘于肠胃，则气逆呕吐而不下食也。又有瘀血未净而呕者，亦有痰气入胃，胃口不清而呕者，当随证治之。

**加减生化汤**：治产妇呕逆不食。

川芎一钱，当归三钱，黑姜、砂仁、藿香各五分，淡竹叶七片。水煎，和姜汁二匙服。

**温胃丁香散**：治产后七日外，呕逆不食。

当归三钱，白术二钱，黑姜、丁香各四分，人参一钱，陈皮、炙草、前胡、藿香各五分。姜三片，水煎服。

**石莲散**：治产后呕吐，心冲，目眩。

石莲子一两半，去壳，去心，白茯苓一两，丁香五分。共为细末，米汤送下。

**生津益液汤**：治产妇虚弱，口渴气少，由产后血少多汗，内烦，不生津液。

人参、麦冬去心、茯苓各一两，大枣、竹叶、浮小麦、炙草、栝蒌根。大渴不止，加芦根。

### 咳嗽

治产后七日内，外感风寒，咳嗽鼻塞，声重恶寒，勿用麻黄以动汗。嗽而胁痛，勿用柴胡汤；嗽而有声，痰少面赤，勿用凉药。凡产后有火嗽，有痰嗽，必须调理半月后，方可用凉药，半月前不当用。

**加味生化汤**：治产后外感风寒，咳嗽及鼻塞声重。

川芎一钱，当归二钱，杏仁十粒，桔梗四分，知母八分。

有痰加半夏曲，虚弱有汗、咳嗽加人参。总之，产后不可发汗。

**加参安肺生化汤**：治产后虚弱，旬日内外感风寒，咳嗽声重有痰，或身热头痛，及汗多者。

川芎、人参、知母、桑白皮各一钱，当归二钱，甘草、桔梗各四分，杏仁十粒，去皮尖，半夏七分，橘红三分。

虚人多痰，加竹沥一杯，姜汁半匙。

**加味四物汤**：治半日后干嗽有声，痰少者。

川芎、白芍、知母、栝蒌仁各一钱，生地、当归、诃子各二钱，冬花六分，桔梗、兜铃、甘草各四分，生姜一大片。

### 水肿

产后水气，手足浮肿，皮肤见光荣色，乃脾虚不能制水，肾虚不能行水也。必以大补气血为先，佐以苍术、白术、茯苓补脾。壅满用陈皮、半夏、香附消之。虚人加人参、木通。有热加黄芩、麦冬，以清肺金。健脾利水，补中益气汤，七日外用，人参、白术各二钱，茯苓、白芍各一钱，陈皮五分，木瓜八分，紫苏、木通、大腹皮、苍术、厚朴各四分。大便不通，加郁李仁、麻仁各一钱，如因寒邪湿气伤脾，无汗而肿，宜姜皮、半夏、苏叶，加于补气方以表汗。

**五皮散**：治产后风湿，客伤脾经，气血凝滞，以致面目浮虚，四肢肿胀，气喘。

五加皮、地骨皮、大腹皮、茯苓皮、姜皮各一钱。枣一枚，水煎服。

又云：产后恶露不净，停留胞络，致令浮肿。若以水气治之，投以甘遂等药，误矣。但服调经散，则血行而肿消矣。

**调经散**：没药一钱，另研，琥珀一钱，另研，肉桂、赤芍、当归各一钱。上为细末，每服五分，姜汁、酒各少许，调服。

### 流注

产后恶露流于腰、臂、足关节之处，或漫肿，或结块，久则肿起作痛，肢体倦怠。急宜用葱熨法，以治外肿。内服参归生化汤，以消血滞。无缓也！未成者消，已成者溃。

**葱熨法：**用葱一握，炙热，捣烂作饼，敷痛处，用厚布二三层，以熨斗熨之。

**参归生化汤：**川芎一钱半，当归二钱，炙草五分，人参二钱，黄芪一钱半，肉桂五分，马蹄香二钱。

此证若不补气血，节饮食，慎起居，未有得生者。如肿起作痛，起居饮食如常，是病气未深，形气未损，易治。若漫肿微痛，起居倦怠，饮食不足，最难治。或未成脓，未溃，气血虚也，宜服八珍汤。憎寒恶寒，阳气虚也，宜服十全大补汤。补后大热，阴血虚也，宜服四物汤加参、术、丹皮。呕逆，胃气虚也，宜服六君子汤加炮姜。食少体倦，脾气虚也，宜服补中益气汤。四肢冷逆，小便频数，肾气虚也，补中益气汤加益智仁一钱。

**神仙回洞散：**治产后流注，恶露日久成肿，用此宣导其肿，若未补气血旺，不可服此方。

## 膨胀

妇人素弱，临产又劳，中气不足，胸膈不利，而转运稽迟，若产后即服生化汤以消块止痛，又服加参生化汤以健脾胃，自无中满之症。其膨胀，因伤食而误消，因气郁而误散，多食冷物而停留恶露，又因血虚大便燥结，误下而愈胀。殊不知气血两虚，血块消后，当大补气血以补中虚。治者若但知伤食宜消，气郁宜散，恶露当攻，便结可下，则胃气反损，满闷益增，气不升降，湿热积久，遂成膨胀。岂知寓消导于补中，则脾胃强而所伤食气消散，助血兼行，大便自通，恶露自行。

如产后中风，气不足，微满，误服耗气药而胀者，服**补中益气汤：**人参、当归、白术各五分，白茯苓一钱，川芎、白芍、萝卜子各四分，木香三分。

如伤食，误服消导药成胀，或胁下积块，宜服**健脾汤：**人参、白术、当归各三钱，白茯苓、白芍、神曲、吴萸各一钱，大腹皮、陈皮各四分，砂仁、麦芽各五分。

如大便不通，误服下药成胀，及脾中作痛，宜服**养荣生化汤：**当归四钱，白芍、白茯苓、人参各一钱，白术二钱，陈皮、大腹皮、香附各五分，苁蓉一钱，桃仁十粒，制。

块痛，将药送四消丸。屡下须用人参、当归各半斤，大便方通，膨胀方退。凡误用消食耗气药以致绝谷，长生活命丹屡效。

## 怔忡惊悸

由产忧惊劳倦，去血过多，则心中跳动不安，谓之怔忡。若惕然震惊，心中怯怯，如人将捕之状，谓之惊悸。治此二证，惟调和脾胃，志定神清而病愈矣。如分娩后血块未消，宜服生化汤，且补血行块。血旺则怔定惊平，不必加安神定志剂，如块消痛止后患此，宜服**加减养荣汤：**当归、川芎各二钱，茯神、人参各一钱，枣仁一钱，炒，麦冬、远志、白术、黄芪炙，各一钱，元肉八枚，陈皮、炙草各四分。

姜煎。虚烦加竹沥、姜汁，去川芎、麦冬，再加竹茹一团，加木香即归脾汤。

**养心汤：**治产后心血不定，心神不宁。

炙黄芪一钱，茯神、川芎各八分，当归二分，麦冬一钱八分，远志八分，柏子仁一钱，人参一钱半，炙草四分，五味十粒。姜水煎服。

### 骨蒸

宜服保真汤，先服清骨散。

**柴胡梅连汤**：即清骨散作汤，速效。

柴胡、前胡、黄连、乌梅去核，各二两。

共为末，听用。再将猪脊髓一条，猪苦胆一个，韭菜白十根，各一寸，同捣成泥，入童便一酒盏，搅如稀糊，入药末，再捣为丸，如绿豆大，每服三四十丸，清汤送下。如上膈热多，食后服。此方凡男女骨蒸，皆可用之，不专治产妇。

**保真汤**：黄芪六分，人参二钱，白术二钱，炒，炙草四分，川芎六分，当归二钱，天冬一钱，麦冬、白芍、枸杞各二钱，黄连、黄柏各六分，炒，知母、生地各二钱，五味十粒，地骨皮六分，大枣三枚，去核。水煎服。

**加味大造汤**：治骨蒸劳热，若服清骨散、梅连丸不效，服此方。

人参、当归各一两，麦冬八分，石斛八分，酒蒸，柴胡六钱，生地二两，胡连五钱，山药、枸杞各一两，黄柏炒，七分。

先将麦冬、地黄捣烂，后入诸药，同捣为丸。加蒸紫河，另捣，焙干为末，炼蜜丸。

### 心痛

此即胃脘痛。因胃脘在心之下，劳伤风寒，及食冷物而作痛，俗呼为心痛。心可痛乎？血不足，则怔忡惊悸不安耳。若真心痛，手足青黑色，旦夕死矣。治当散胃中之寒气，消胃中之冷物，必用生化汤，佐消寒食之药，无有不安。若绵绵而痛，可按止之，问无血块，则当论虚而加补也。产后心痛、腹痛，二证相似，因寒食与气，上攻于心，则心痛，下攻于腹，则腹痛，均用生化汤加肉桂、吴萸温散之药也。

**加味生化汤**：川芎一钱，当归三钱，黑姜五分，肉桂、吴萸、砂仁各八分，炙草五分。

伤寒食加肉桂、吴萸，伤面食加神曲、麦芽，伤肉食加山楂、砂仁，大便不通加肉苁蓉。

### 腹痛

先问有块无块，块痛只服生化汤，调失笑散二钱，加元胡一钱。无块则是遇风冷作痛，宜服**加减生化汤**。

川芎一钱，当归四钱，黑姜、炙草各四分，防风七分，吴萸六分，白蔻五分，桂枝七分，痛止去之。随伤食物，所加如前。

### 小腹痛

产后虚中，感寒饮冷，其寒下攻，小腹作痛。又有血块作痛者，又产后血虚脐下痛者，并治之以**加减生化汤**：川芎一钱，当归三钱，黑姜、炙草各四分，桃仁十粒。

有块痛者，本方中送前胡散，亦治寒痛。若无块，但小腹痛，亦可按而少止者，属血虚。加熟地三钱，前胡、肉桂各一钱，为末，名前胡散。

### 虚劳

指节冷痛，头汗不止。

人参、当归各三钱，黄芪二钱，淡豆豉十粒，生姜三片，韭白十寸，猪肾二个。

先将猪肾煮熟，取汁煎药八分，温服。

### 遍身疼痛

产后百节开张，血脉流散，气弱则经络间血多阻滞，累日不散，则筋牵脉引，骨节不利，故腰背不能转侧，手足不能动履。或身热头痛，若误作伤寒，发表出汗，则筋脉动荡，手足发冷，变证出焉，宜用**趁痛散**：当归一钱，甘草、黄芪、白术、独活、肉桂各八分，桑寄生一钱，牛膝八分，薤白五根，姜三片。水煎服。

### 腰痛

由女人肾位系胞，腰为肾府，产后劳伤肾气，损动胞络，或虚未复而风乘之也。

**养荣壮肾汤**：治产后感风寒，腰痛不可转。

当归二钱，防风四分，独活、桂心、杜仲、续断、桑寄生各八分，生姜三片。

水煎服。两帖后，痛未止，属肾虚，加熟地三钱。

**加味大造丸**：治产后日久，气血两虚，腰痛肾弱。方见骨蒸条。

**青蛾丸**：胡桃十二个，破故纸八两，酒浸，炒，杜仲一斤，姜汁炒，去丝。为细末。炼蜜为丸，淡醋汤送六十丸。

### 胁痛

乃肝经血虚气滞之故。气滞用四君子汤加青皮、柴胡，血虚用四物汤加柴胡、人参、白术。若概用香燥之药，则反伤清和之气，无所生矣。

**补肺汤**：治胁痛。

山萸、当归、五味、山药、黄芪、川芎、熟地、木瓜、白术、独活、枣仁各等份。水煎服。

### 阴痛

产后起居太早，产门感风作痛，衣被难近身体，宜用**祛风定痛汤**：川芎一钱，当归三钱，独活、防风、肉桂、荆芥炒黑，各五分，茯苓一钱，地黄二钱，枣二枚。煎服。

又附：疮痏阴蚀。阴中疮曰䘌疮，或痛或痒，如虫行状，脓汁淋漓，阴蚀几尽者，由心肾烦郁，胃气虚弱，致气血壅滞。经云：诸痛痒疮，皆属于心。治当补心养肾，外以药熏洗，用**十全阴疳散**：川芎、当归、白芍、地榆、甘草各等份。水五碗，煎二碗，去渣，熏。日三夜四，先熏后洗。

### 恶露

即系裹儿污血。产时恶露随下，则腹不痛而产自安。若腹欠温暖，或伤冷物，以致恶露凝块，日久不散，则虚症百出。或身热骨蒸，食少羸瘦。或五心烦热，月水不行。其块在两胁，动则雷鸣，嘈杂晕眩，发热似疟，时作时止。如此数症，治者欲泄其邪，先补其虚，必用补中益气汤送三消丸，则元气不损，恶露可消。

**加味补中益气汤**：人参、黄芪炙、白芍各一钱，白术二钱，当归三钱，广皮、甘草各四分，姜、枣煎服。

**三消丸**：治妇人死血、食积、痰三症。

黄连一两，一半用吴萸煎汁去渣，浸炒，一半用益智仁炒，去益智仁不用，莱菔子一两五钱，炒，川芎五钱，桃仁十粒，青皮、三棱、莪术各五钱，俱用醋炒，山楂、香附童便浸炒，各一两。上为末，蒸饼为丸，食远服。用补中益气汤送下五六十丸，或用白术三钱，陈皮五钱，水一盅，煎五分送下。

### 乳痈

乳头属足厥阴肝经，乳房属足阳明胃经。若乳房臃肿，结核色红，数日外肿痛溃稠脓，脓尽而愈。此属胆胃热毒，气血壅滞，名曰乳痈，易治。若初起内结小核，不红不肿，不痛，积之岁月，渐大如巉岩山，破如熟榴，难治。治法：痛肿寒热，宜发表散邪。痛甚宜疏肝清胃。脓成不溃，用托里。肌肉不生，脓水清稀，宜补脾胃。脓出及溃，恶寒发热，宜补血气。饮食不进，或作呕吐，宜补胃气。乳岩初起，用益气养荣汤加归脾汤，间可内消。若用行气破血之剂，速亡甚矣。

**瓜蒌散**：治一切痈疽，并治乳痈，痈者，六腑不和之气，阳滞于阴则生之。

瓜蒌一个，连皮捣烂，甘草五分，生用，当归三钱，乳香五分，灯心炒，没药五分，灯心炒，金银花三钱，白芷一钱，青皮五分。水煎温服。

**回脉散**：乳痈未溃时，服此毒从大便出，虚人不用。

大黄三钱半，白芷八分，乳香、木香、没药各五分，穿山甲五分，蛤粉拌炒。共为末，人参二钱煎汤，调药末服。

**十全大补汤**：人参、白术、黄芪、熟地各三钱，茯苓、川芎各八分，甘草五分，金银花三钱。

泻加黄连、肉果，渴加麦冬、五味，寒热往来，用马蹄香捣散。凡乳痈宜服薏苡仁粥，好。

又方：用乌药软白香辣者五钱，研。水一碗，牛皮胶一片，同煎七分，温服。如孕妇腹内痈，此二方可通用。

又有乳吹，乃小儿饮乳，口气所吹，乳汁不通，壅结作痛，不急治则成痈，宜速服瓜蒌散，更以手揉散之。

### 风甚

用山羊血，取色新者，于新瓦上焙干，研末，老酒冲下五六分为度，重者用至八分，其效如神。

又：用抱不出壳鸡子，瓦上焙干，酒调服。

如治虚寒危症，用蓝须子根刮皮，新瓦上焙干，研末，温服一钱为度，虽危可保万全。

### 不语

乃恶血停蓄于心，故心气闭塞，舌强不语，用**七珍散**：人参、石菖蒲、川芎、生地各一两，辰砂五分，研，防风五钱，细辛一钱。共为细末，用薄荷汤下一钱。因痰气郁结，闭口不语者，用好明矾一钱，水飞过，沸汤送下。

一方：治产后不语。人参、石莲子去心、石菖蒲各等份。水煎服。

《妇人良方》云：产后喑，心肾虚不能发声，七珍散。脾气郁结，归脾汤。脾伤食少，四君子汤。气血俱虚，八珍汤。不应，独参汤，更不应，宜急加附子。盖补其血以生血，若单用佛手散等破血药，误矣。

**难产神效方**

难产不下者，速服此方二三剂。每服只用头煎，不用二煎。如不见效，必须多服数剂。盖产以气血为主，若忍痛久则伤气，下水多则伤血，气血两伤，产何能下？此方大补气血，产久不下者，连服此方，无不神效。或疑先感外邪，补之则恐邪锢，不知痛甚且久，则腠理齐开，邪从表解矣。产水迸下，邪从水下矣。到此时候，有虚无实，一定之理，切勿迟疑。试验日久，万无一失。此方宜于发动半日之后，以汗出为度，即可服之。方用：

熟地黄一两，真绵芪一两，蜜炙，当归身四钱，白茯神三钱，西潞党四钱，净龟板四钱，醋炙，川芎一钱，白芍一钱，酒炒，枸杞子四钱。

# 第 11 章　幼科入门

## 《幼科杂病心法要诀》

### （一）四诊总括

儿科自古最为难，毫厘之差千里愆。气血未充难据脉，神识未发不知言。惟凭面色识因病，再向三关诊热寒。听声审病兼切脉，表里虚实随证参。

**察色**

欲识小儿百病原，先从面部色详观。五部五色应五脏，诚中形外理昭然。额心颏肾鼻脾位，右腮属肺左属肝。青肝赤心黄脾色，白为肺色黑肾颜。青主惊风赤火热，黄伤脾食白虚寒。黑色主痛多恶候，明显浊晦轻重参。部色相生为病顺，部色相克病多难。相生实者邪助病，相克虚者正难堪。天庭青暗惊风至，红主内热黑难痊。太阳青惊入耳恶，印堂青色惊泻缠。风气青紫惊吐逆，两眉青吉红热烦。鼻赤脾热黑则死，唇赤脾热白脾寒。左腮赤色肝经热，右腮发赤肺热痰。承浆青惊黄呕吐，黑主抽搐病缠绵。此是察色之大要，还将脉证一同参。（图 11-1，图 11-2）

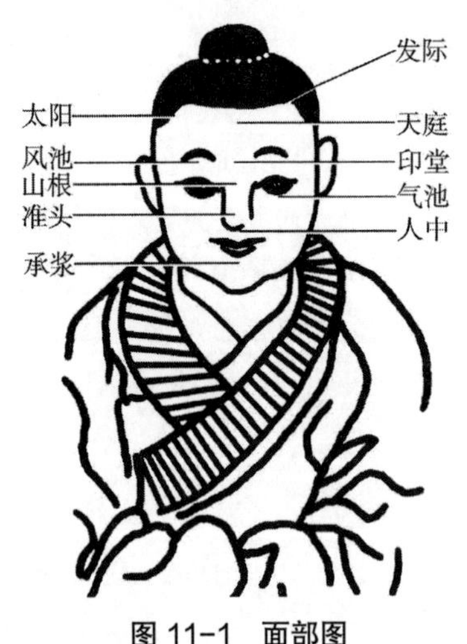


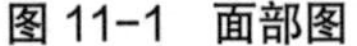
图 11-1　面部图

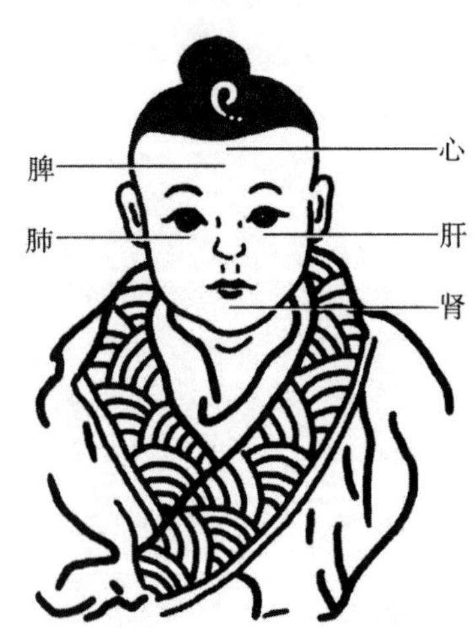


图 11-2　面部五脏位图

**听声**

诊儿之法听五声，聆音察理始能明。五声相应五脏病，五声不和五脏情。心病声急多言笑，肺病声悲音不清。肝病声呼多狂叫，脾病声歌音颤轻。肾病声呻长且细，五音昭著证分明。啼而不哭知腹痛，哭而不啼将作惊。嗞煎不安心烦热，嗄声声重感寒风。有余声雄多壮厉，不足声短怯而轻。多言体热阳府证，懒语身冷阴脏形。狂言焦躁邪热盛，谵语神昏病热凶。鸭声在喉音不出，直声无泪命将倾。虚实寒热从声别，闻而知之无遁情。

**审病**

审儿之病贵详参，要以安烦苦欲间。能食不食渴不渴，二便调和通秘勘。发热无汗为表病，内热便硬作里看。安烦昼夜阴阳证，苦欲冷暖定热寒。能食不食胃壮弱，渴与不渴胃湿干。便稠黏秽为滞热，尿清不赤乃寒占。耳尻肢凉知痘疹，指梢发冷主惊痫。肚腹热闷乃内热，四肢厥冷是中寒。眉皱曲啼腹作痛，风热来临耳热缠。腹痛须按软与硬，喜按不喜虚实参。欲保赤子诚心辨，对证施方治不难。

**切脉**

小儿周岁当切脉，位小一指定三关。浮脉轻取皮肤得，沉脉重取筋骨间。一息六至平和脉，过则为数减迟传。滑脉如珠多流利，涩脉滞涩往来艰。三部无力为虚脉，三部有力作实言。中取无力为芤脉，微脉微细有无间。洪脉来盛去无力，数缓时止促结占。紧脉左右如转索，弦则端直张弓弦。浮为在表外感病，沉为在里内伤端。数为在府属阳热，迟为在藏乃阴寒。滑痰洪火微怯弱，弦饮结聚促惊痫。芤主失血涩血少，沉紧腹痛浮感寒。虚主诸虚不足病，实主诸实有余看。痘疹欲发脉洪紧，大小不匀中恶勘。一息三至虚寒极，九至十至热极炎。一二十一十二死，浮散无根沉伏难。表里阴阳虚实诊，惟在儿科随证参。

**虎口三关部位脉纹图**（图 11-3 ～图 11-12）

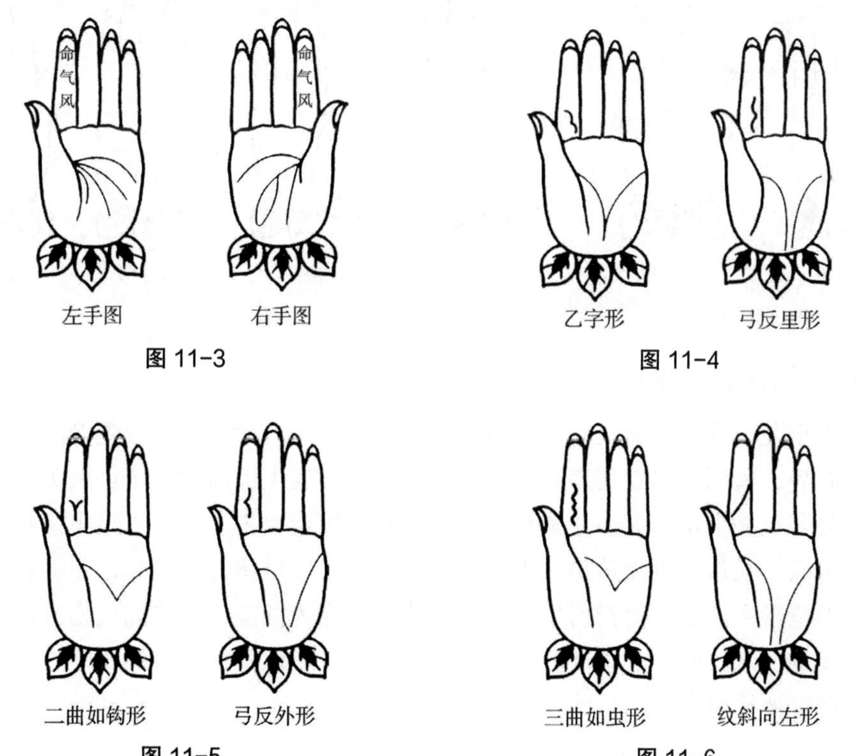


图 11-3

图 11-4

图 11-5

图 11-6

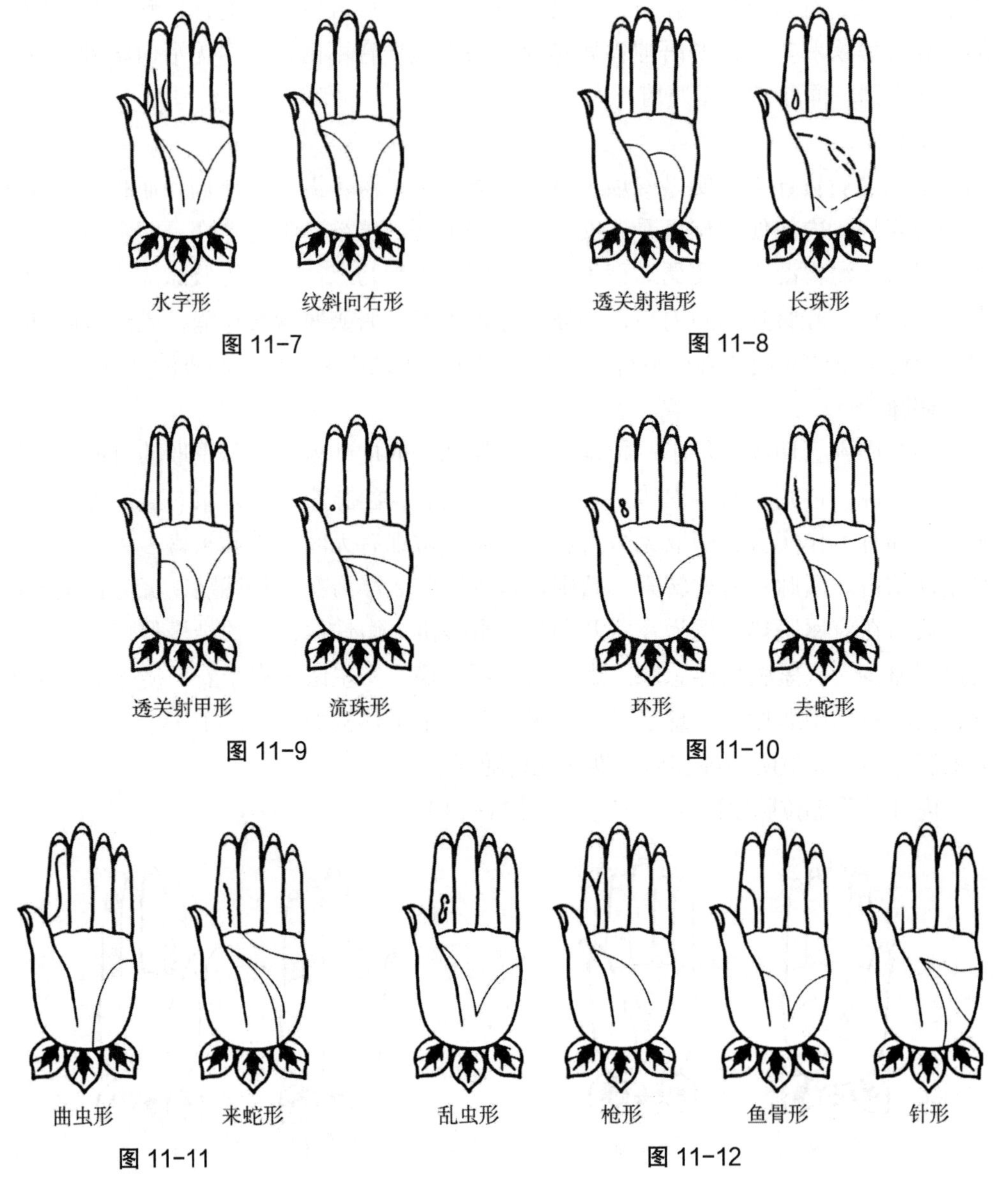


图 11-7　图 11-8　图 11-9　图 11-10　图 11-11　图 11-12

**虎口三关部位脉纹形色**

初生小儿诊虎口，男从左手女右看。次指三节风气命，脉纹形色隐隐安。形见色变知有病，紫属内热红伤寒。黄主脾病黑中恶，表主惊风白是疳。风关病轻气关重，命关若见病多难。大小曲紫伤滞热，曲青人惊走兽占。赤色水火飞禽扑，黄色雷惊黑阴痫。长珠伤食流珠热，去蛇吐泻来蛇疳。弓里感冒外痰热，左斜伤风右斜寒。针形枪形主痰热，射指射甲命难全。纹见乙字为抽搐，二曲如钩伤冷传。三曲如虫伤硬物，水纹咳嗽吐泻环。积滞曲虫惊鱼骨，形似乱虫有蛔缠。脉纹形色相参合，医者留神仔细观。

### （二）初生门

**1. 拭口**（附下胎毒法） 拭口须用胭脂法，秽净方无口病生。古云未啼先取秽，只缘未察此中情。

**甘草法**：甘草之法自古称，能解诸毒性味平。浓煎频令儿吮服，免使胎毒蕴腹中。

**黄连法**：素禀胎热蕴于中，惟有黄连法最灵。水浸浓汁滴口内，脐粪胎毒自此清。

**珠蜜法**：珠蜜镇神利肠胃，清热防惊大有功。胎热便秘皆堪用，禀赋怯弱慎而行。

**豆豉法**：怯弱之儿豆豉法，宣发胎毒功最良。儿生冬月亦宜此，煎取浓汁当乳尝。

**2. 断脐** 脐带剪下即用烙，男女六寸始合宜。烙脐灸法防风袭，胡粉封脐为避湿。

**胡粉散**：胡粉、甑带灰、干姜、白石脂、棉灰各等份，麝香少许。上共为细末。每用一钱，敷脐上封之。

**烙脐饼子**：豆豉、黄蜡各等份，麝香少许。上以豆豉、麝香研匀，熔蜡，量脐大小，捻为饼灸用。

**3. 浴儿** 浴儿之法五枝汤，冬夏寒温适可当。加猪胆汁去秽污，且滋肌肤免生疮。

**4. 不啼** 小儿生下不能啼，俗语名之为草迷。多因临产难生育，或值严寒气所逼。气闭不通声不出，奄奄呼吸命须臾。气闭不通葱鞭背，寒逼急用火熏脐。

**鞭背法**：小儿初生气不通，奄奄呼吸少啼声。用葱鞭背轻轻击，须臾声发可回生。

**熏脐带法**：小儿生下或冒寒，气闭无声啼则难。油拈熏脐休剪带，暖气入腹自通安。

**5. 不乳** 儿生能乳本天然，若不吮兮必有缘。腹中秽恶未下净，或在胎中素禀寒。秽恶不净一捻效，胎寒不乳匀气先。若更面青肢冷厥，此是寒虚理中煎。

**一捻金**：生大黄、黑丑、白丑、人参、槟榔各等份。上为细末，每少许，蜜水调服。

**匀气散**：陈皮、桔梗各一钱，炮姜、砂仁、炙甘草各五分，木香三分。上共为细末，每服五分，红枣煎汤调服。

**理中汤**：人参，白术土炒，干姜，炙甘草。引用红枣肉，水煎服。

方歌：理中人参并干姜，白术甘草共为汤。胎寒诸疾皆当服，不乳肢冷更堪尝。

**6. 眼不开** 儿生眼闭不能开，皆因脾热受于胎。内用地黄汤最妙，熊胆洗目效灵哉。

**生地黄汤**：生地黄，赤芍药，当归，川芎，生甘草，天花粉。水煎服。

方歌：目闭不开胎热成，生地黄汤赤芍芎，当归花粉生地草，水煎速服莫消停。

**熊胆洗法**：熊胆、黄连各少许。用滚汤淬洗，其目自开。

**7. 吐不止**　儿吐不止何因生，秽恶停留胃内成，或由禀赋胎寒热，或因生时感寒风。秽恶一捻金散下，外感香苏温散能，热延酸粘连陈治，寒吐清沫用理中。

**一捻金**：方见不乳。

**香苏饮**：藿香，苏叶，厚朴姜炒，陈皮，枳壳麸炒，茯苓，木香煨，炙甘草。引用生姜，水煎服。

方歌：香苏饮用藿香苏，厚朴陈皮枳壳茯，甘草木香一并入，生姜为引吐能除。

**黄连二陈汤**：半夏姜制，陈皮，茯苓，生甘草，黄连姜炒。引用生姜，水煎服。

方歌：儿生防热吐频频，医治须当用二陈，半夏陈皮茯苓草，姜连加入效如神。

**理中汤**：方见不乳。

**8. 不小便**　小便不通胎热壅，导赤八正二方从，外用豆豉贴脐法，须臾小便自能通。

**导赤散**：生地黄，木通，生甘草。引用灯心、竹叶，水煎服。加黄连、滑石、赤苓更妙。

方歌：方名导赤妙难言，生地木通甘草煎，引用灯心共竹叶，清热利水便如泉。

**八正散**：萹蓄，瞿麦，滑石飞，木通，赤苓，车前子，生大黄，生栀子。引用灯心，水煎服。

方歌：八正散治小便秘，萹蓄瞿麦车前利，木通滑石赤茯苓，大黄栀子合成剂。

**豆豉膏**：淡豆豉一勺，田螺十九个。上捣烂，用芭蕉汁调，贴脐上。

**9. 不大便**　大便不通名锁肚，皆缘热毒受胎中。珠蜜捻金俱可用，急咂五心脐下通。

**珠蜜法**：方见拭口。

**一捻金**：方见不乳。

**10. 大小便不通**　二便俱秘胎热极，木通散与紫霜丸，行热开结真神妙，口撮之法悉如前。

**木通散**：车前子、萹蓄、瞿麦、木通、赤苓、山栀、滑石飞、黄芩、生甘草、大黄。

引用灯心，水煎服，或入薄荷同煎。

方歌：二便闭兮如何医，木通散用甚为奇，车蓄瞿通苓栀子，滑芩甘草大黄宜。

**紫霜丸**：代赭石一两，火煨醋浸三五次，研，赤石脂一两，杏仁六十粒，炒，去皮尖，巴豆三十粒，去油膜。上为末，饭糊为丸如麻子，每日服三丸，白水下。

**11. 肛门内合**　有因热毒肛门结，或是内合无隙通。消毒宜服黑白散，脂螨簪通导法精。

**黑白散**：黑牵牛半生半炒，白牵牛半生半炒，生大黄、槟榔、陈皮各五钱，生甘草三钱，元明粉一两。上除槟榔不过火，余五味或晒或焙，仍合槟榔为末，同元明粉入乳钵内研细，每服五分至六七分，温蜜汤调化。

**苏合香丸**：苏合香油五钱，入安息香内，安息香一两，另为末，用无灰酒半斤熬膏，丁香、青木香、白檀香、沉香、荜茇、香附子、诃子煨取肉、乌犀、朱砂各一两，水飞，熏陆香、片脑各五钱，研，麝香七钱半。上为细末，入安息香膏，炼蜜和剂圆如芡实大。空心用沸汤化下，酒下亦可。

**12. 噤口** 噤口舌上如黍米，吮乳不得啼渐难。清肝龙胆汤极妙，腹硬便秘紫霜丸。吐涎牙紧擦牙效，次用辰砂全蝎煎。病势稍安勿过剂，调和脾胃匀气先。

**龙胆汤**：柴胡，黄芩，生甘草，钩藤钩，赤芍，大黄纸裹煨，龙胆草，蜣螂去翅足，桔梗，赤茯苓。引用枣肉，水煎服。

方歌：噤口龙胆汤极灵，柴胡黄芩草钩藤，赤芍大黄龙胆草，蜣螂桔梗赤茯苓。

**紫霜丸**：方见二便不通。

**秘方擦牙散**：生南星二钱，去皮脐，龙脑少许。上研为极细末，用指蘸合生姜汁，放大牙根擦之，立效，如不开者，将应用之药，调和稀糊，含在不病人口内，以笔管抽入病人之鼻孔，用气将药极力吹入，其关立时即开。此法有通仙之妙，不可不知。

**辰砂全蝎散**：辰砂五分，水飞，全蝎三枚，去毒，硼砂、龙脑、麝香各一分。上药为极细末，用乳母唾调抹口唇里及齿上。

**匀气散**：方见不乳。

**13. 撮口** 撮如囊口吮乳难，舌强唇青吐沫痰，面赤色黄胎热极，四肢厥冷命难全。痰盛宜用僵蚕散，便秘须进紫霜丸，惊热龙胆汤极妙，抽搐撮风散自安。

**辰砂僵蚕散**：辰砂五分，水飞，僵蚕一钱，直的去系嘴，炒，蛇脱皮一钱，炒，麝香五分。上为末，用蜜调敷唇口。

**紫霜丸**：方见二便不通。

**龙胆汤**：方见噤口。

**撮风散**：赤足蜈蚣半条，炙，钩藤钩一钱半，朱砂水飞，直僵蚕焙、全蝎尾各一钱，麝香一分。上为末，每服一分，竹沥调下。

**14. 脐湿脐疮** 浴儿不慎水浸脐，或因绷袍湿渍之。脐间淋漓多痛痒，甚则焮肿作疮痍。脐湿必用渗脐散，疮肿金黄散最宜。治疗之法须如此，临证施之不可疑。

**渗脐散**：枯矾、龙骨各二钱，煨，麝香少许。上研细末，干撒脐中。

**金黄散**：川黄连二钱半，胡粉、龙骨各一钱，煨。上为末，敷患处。

**15. 脐突** 婴儿蕴热在腹中，呻引频频卧不宁。努胀其气冲脐本，虚大光浮脐突成。速服犀角消毒饮，二豆能消肿赤攻。最忌寒凉敷脐上，冰凝毒热反成凶。

**犀角消毒饮**：牛蒡子炒，研，生甘草，荆芥，防风，金银花。水煎熟，临服入犀角细末，调匀服。

方歌：犀角消毒牛蒡加，甘草荆防金银花，细研犀角调匀服，脐突能消攻最佳。

**二豆散**：赤小豆不去皮、豆豉、天南星去皮脐、白蔹各一钱。上为细末，用五分，芭蕉汁调敷脐四旁，日二次。

**16. 脐风** 断脐不慎起脐风，感受风寒湿水成。将作驱风最效散，已成兼症要分明。腹胀便秘黑白散，面白肢寒用理中。痰涎壅盛僵蚕散，壮热面赤龙胆清。呕吐多啼益脾治，唇青撮口撮风平。脐青口噤为不治，一蜡逢之命必倾。

**驱风散**：苏叶，防风，陈皮，厚朴姜炒，枳壳麸炒，木香煨，僵蚕炒，钩藤钩，生甘草。引用生姜，水煎服。

方歌：脐风将作用驱风，苏防陈朴枳香从，僵蚕钩藤与甘草，生姜加入更灵通。

**黑白散**：方见肛门内合。

**理中汤**：方见不乳。

**辰砂蚕散**：方见撮口。

**龙胆汤**：方见噤口。

**益脾散**：白茯苓、人参、草果煨、木香煨、炙甘草、陈皮、厚朴姜炒、紫苏子各等份，炒。上为末，每服一钱，枣姜汤调服。

**撮风散**：方见噤口。

**17. 天钓** 天钓邪热积心胸，痰涎壅盛气不通。瘛疭壮热同惊症，头目仰视若钓形。九龙控涎医搐掣，牛黄散用善驱风。瘛疭减参钩藤饮，爪甲青色苏合精。

**九龙控涎散**：赤脚蜈蚣一条，酒涂炙干，滴乳香、天竺黄各一钱，二味研匀，蜡茶、雄黄、炙甘草各二钱，荆芥穗炒、白矾各一钱，枯，绿豆一百粒，半生半熟。上为末，每服五分，人参薄荷汤调下。

**牛黄散**：牛黄一钱，细研，朱砂一钱，水飞，细研，麝香五分，天竺黄二钱，蝎梢一钱，钩藤钩二钱。上研匀，每服一分，新汲水调下。

**钩藤饮**：人参，全蝎去毒，羚羊角，天麻，炙甘草，钩藤钩。水煎服。天钓乃因内热痰盛，应减人参。

方歌：天钓须用钩藤饮，瘛疭连连无止歇。人参羚羊与钩藤，炙草天麻共全蝎。

**苏合香丸**：方见肛门内合。

**18. 内钓** 内钓肝脏病受寒，粪青潮搐似惊痫。伛偻腹痛吐涎沫，红丝血点目中缠。瘛疭甚者钩藤饮，急啼腹痛木香丸。肢冷甲青唇口黑，养脏温中或保全。

**钩藤饮**：方见天钓。

**木香丸**：没药、煨木香、茴香炒、钩藤钩、全蝎、乳香各等份。先将乳香、没药研匀，后入诸药末和毕，取大蒜少许研细，和丸如桐子大，晒干。每次二丸，钩藤汤调服。

**养脏散**：当归、沉香、煨木香、肉桂、川芎各半两，丁香二钱。上为末，服一钱，姜汤调服。

**19. 盘肠气痛** 盘肠寒搏肠中痛，曲腰不乳蹙双眉。定痛温中豆蔻散，熨脐外治法堪垂。

**白豆蔻散**：白豆蔻、砂仁、青皮醋炒、陈皮、炙甘草、香附米制、蓬莪术各等份。

上为末，每服一钱，紫苏煎汤调下。

**熨脐法**：淡豆豉、生姜各二钱，切碎，葱白五茎，食盐一两。同炒热，置脐上熨之。

**20. 目烂**　儿生两目痛难睁，胞边赤烂胎热攻。内用地黄汤清热，外点真金目即明。

**生地黄汤**：方见目不开。

**真金散**：黄连生、黄柏生、当归、赤芍药各一钱，杏仁五分，炒，去皮尖。

上剉散，乳汁浸一宿，晒干为极细末，用生地黄汁调一匙，频繁点眼。即愈。

**21. 悬痈**　腭上肿起号悬痈，皆因胎毒热上冲。法当刺破盐汤拭，如圣一字掺之灵。

**如圣散**：铅霜一钱，真牛黄一钱，太阴元精石、朱砂各二钱五分，水飞，龙脑五分。上为极细末，每用一分，掺患处。

**一字散**：朱砂水飞、硼砂各五分，龙脑、朴硝各一分。上为极细末，用蜜调少许，鹅翎蘸搽口内。

**22. 重龈**　重龈胎热胃中蓄，牙根肿胀痛难禁。刺破一字散敷上，继进清胃效如神。

**清胃散**：生地，丹皮，黄连，当归，升麻，石膏煅。引用灯心，水煎服。

方歌：清胃散治胃热熏，生地黄连当归身，丹皮升麻石膏煅，临煎须要入灯心。

**23. 鹅口**　鹅口白屑满舌口，心脾蕴热本胎原。清热泻脾搽保命，少迟糜烂治难痊。

**清热泻脾散**：山栀炒，石膏煅，黄连姜炒，生地，黄芩，赤茯苓。引用灯心，水煎服。

方歌：清热泻脾治鹅口，石膏生地赤苓煎，芩连栀子合成剂，加入灯心病即安。

**保命散**：白矾烧灰、朱砂各二钱五分，水飞，马牙硝五钱。上研末，以白鹅粪水搅取汁，涂舌与口角上。

**24. 吐舌**　吐长收缓名吐舌，皆是心经有热成。面红烦渴溺赤涩，泻心导赤服即宁。

**泻心导赤汤**：木通，生地，黄连，甘草生。引用灯心，水煎服。

方歌：泻心导赤汤是良，心热吐舌即堪尝，木通生地黄连草，灯心加入服自强。

**25. 弄舌**　弄舌时时口内摇，心脾热发口唇焦，燥热舌干大便秘，泻黄导赤并能疗。

**泻黄散**：藿香叶，山栀子炒，石膏煅，防风，甘草生。引用灯心，水煎服。

方歌：弄舌泻黄散最神，藿香叶配山栀仁，甘草防风石膏煅，临时煎服入灯心。

**泻心导赤汤**：方见吐舌。

**26. 重舌**　舌下肿突似舌形，心脾积热上攻冲。内服宜以清热饮，外敷凉心功最灵。

**清热饮**：黄连生，生地，甘草生，连翘去心，莲子。引用淡竹叶，水煎服，时时灌入口中。

方歌：清热饮内用黄连，生地莲子木通甘，连翘更加淡竹叶，一同煎服自然安。

**凉心散**：青黛、硼砂、黄柏、黄连人乳拌晒、人中白各二钱，煅过，风化硝一钱，冰片二分。上为极细末，吹之甚效。

**27. 木舌**　木舌心脾积热成，肿胀木硬证多凶，外用川硝敷舌上，内服泻心导赤灵。

**川硝散**：朴硝五分，真紫雪二分，盐一分。上为细末，以竹沥调敷舌上。泻心导赤汤方见吐舌。

**28. 哯乳**　哯乳之候非一端，伤乳停痰胃热寒。热宜和中清热饮，寒用温中止吐煎。伤乳平胃散最妙，停痰二陈汤可痊。若是满而自溢者，常须节乳自能安。

**和中清热饮**：黄连姜炒，半夏姜制，陈皮，茯苓，藿香，砂仁。引用姜，水煎服。

方歌：和中清热饮黄连，半夏陈皮茯苓攒，藿香砂仁合成剂，水煎徐服可安全。

**温中止吐汤**：白豆蔻研，茯苓，半夏姜制，生姜。水煎，冲磨沉香汁服。

方歌：温中止吐白豆蔻，茯苓半夏共生姜，临服沉香汁加入，专治哯乳自寒伤。

**平胃散**：苍术炒，陈皮姜炒，甘草炙，麦芽炒，砂仁研。引用姜，水煎服。

方歌：小儿伤乳多吐哯，平胃调和功可见，苍陈厚朴甘草偕，加入麦砂姜一片。

**枳桔二陈汤**：枳壳麸炒，桔梗，陈皮，半夏姜制，茯苓，甘草炙。引用姜，水煎服。

方歌：停痰哯乳不能安，枳桔二陈汤最先，枳桔陈半苓甘草，生姜加入即时痊。

**29. 夜啼**　夜啼寒热因胎受，须将形色辨分明，寒属脾经面青白，手腹俱冷曲腰疼。面赤溺闭属心热，热用导赤寒钩藤，若无寒热表里证，古法蝉花散最精。

**钩藤饮**：川芎，白当归，茯神，白芍炒，茯苓，甘草，木香煨，钩藤钩。引用红枣，水煎服。

方歌：夜啼之证因脾寒，须服钩藤饮可痊。芎归神芍苓甘草，木香钩藤红枣煎。

**导赤散**：方见小便不通。

**蝉花散**：蝉蜕不拘多少，用下半截。上研细末，每服少许，薄荷叶煎汤调下。

**30. 胎黄**　儿生遍体色如金，湿热熏蒸胎受深，法当渗湿兼清热，地黄犀角二方神。

**生地黄汤**：生地黄，赤芍药，川芎，当归，天花粉，泽泻，猪苓，甘草生，茵陈蒿。引用灯心，水煎服。

方歌：胎黄须用地黄汤，四物花粉赤苓良，泽泻猪苓甘草等，茵陈加入水煎尝。

**犀角散**：犀角镑，茵陈蒿，瓜蒌根，升麻，甘草生，龙胆草，生地，寒水石煅。水煎，不拘时服。

方歌：胎黄又有犀角散，甘草犀角与茵陈，升麻胆草生地共，寒水石同瓜蒌根。

**31. 胎赤**　胎赤胎中受毒热，生后遍体若丹涂，清热解毒汤最妙，蒋氏化毒功效殊。

**清热解毒汤**：生地，黄连，金银花，薄荷叶，连翘去心，赤芍，木通，甘草生。引用灯心，水煎服。

方歌：清寒解毒汤堪夸，生地黄连金银花，薄荷连翘赤芍药，木通甘草灯心加。

**蒋氏化毒方**：犀角、黄连、桔梗、元参、薄荷叶、甘草生、大黄生，各一两，青黛五钱。上为细末，炼白蜜为丸，重六分，每服一丸，灯心汤化服。

**32. 赤游风** 赤游胎中热毒成，皮肤赤肿遍身行。头面四肢犹可治，若归心腹命难生。内服犀角蓝叶散，外用砭法敷神功。百日之内忌砭血，贴涂二法可安宁。

**犀角解毒饮**：牛蒡子炒，犀角，荆芥穗，防风，连翘去心，金银花，赤芍药，生甘草，川黄连，生地黄。引用灯心，水煎服。

方歌：犀角解毒药最良，牛蒡犀角合荆防，连翘银花赤芍药，甘草川连生地黄。

**蓝叶散**：蓝叶五钱，黄芩、犀角屑、川大黄剉、微炒、柴胡、栀子生，各二钱，川升麻一钱，石膏一钱，生甘草一钱。上为粗末，每服一钱。水一小杯，煎五分，去渣，兑竹沥一酒杯，煎三两沸，放温，量儿大小用之。气怯弱者可去大黄。

**砭血法**：口吮毒血各聚一处，用细瓷器击碎，取锋芒者，将箸头劈开夹住，用线缚定，两指轻撮箸梢，令瓷锋对聚血处，再用箸一根频击，刺出毒血。砭后毒甚者，以神功散敷之。毒轻者，砭后不可用，恐皮肤既破，草乌能作痛也。如患在头者，不用砭法，只宜卧针倒挑患处，出毒血则愈。

**神功散**：黄柏炒，草乌生。上各为末，等份，用漱口水调敷，频以漱口水润之。

**猪肉贴法**：用生猪肉切片，贴于赤肿处，数数更换。

**涂法**：生赤小豆不拘多少，研为细末，用鸡子清调涂患处，干则再涂。

**33. 初生无皮** 儿生无皮有二端，父母梅毒遗染传，或因未足月生早，无皮赤烂痛难堪。梅毒换肌消毒散，胎怯当归饮能痊，外敷清凉鹅黄粉，毒解形完肤自坚。

**换肌消毒散**：当归，生地黄，赤芍药，川芎，皂刺，土茯苓，金银花，连翘去心，甘草生，白芷，苦参，白鲜皮，防风。引用灯心，水煎服。

方歌：无皮换肌消毒治，四物皂刺土茯苓，银花连翘草白芷，苦参白鲜共防风。

**当归饮**：何首乌制，白鲜皮，白蒺藜，甘草，当归，生地黄，白芍药，人参，黄芪，川芎。水煎服。

方歌：当归饮治儿无皮，面白肢冷服最宜，首乌鲜皮白蒺藜，甘草四物共参芪。

**清凉膏**：石灰四两，未经水湿成块者，用水泡之，没指半许，露一宿，面上有浮起如云片者，轻轻取之，微带清水，视其多寡，对小磨香油亦如之，以顺搅成膏为度，用鸡翎搽之自愈。

**鹅黄散**：黄柏生、石膏各等份，煅。共研为细末，扑之。湿则干扑，干则用猪苦胆调搽。

**扑粉法**：早稻白米作粉，时时扑之，其皮渐生，神效。

**34. 变蒸** 万物春生夏热长，儿生同此变形神。三十二日为一变，六十四日曰一蒸。变长百骸生藏府，蒸增智慧发聪明。十八五百七十六，变蒸既毕形神成。变蒸之状身微热，耳尻骨冷无病情。

## （三）惊风门

**1. 惊风总括** 心主惊兮肝主风，心热肝风作急惊。素虚药峻因成慢，吐泻后起慢脾风。急惊阳证有实象，慢脾阴证有虚形。慢惊半阴半阳证，虚实寒热要详明。

**2. 惊风八候** 惊风八候搐搦掣，颤反引窜视之名。肘臂伸缩名为搐，十指开合搦状成。势若相扑谓之掣，颤则头筋动摇铃。反张身仰头向后，引后两手若开弓。窜则目直常似怒，视则睹物不转睛。内外左右分顺逆，须识急慢证皆同。

**3. 通关急救法** 惊风搐搦神昏愦，痰壅气塞在心胸，急用通关吹入鼻，无嚏则死有嚏生。

通关散：半夏生、皂角、细辛、薄荷各等份。共为细末，用笔管吹入鼻内少许。

**4. 急惊风** 急惊触异心惊热，或因风郁火生风。暴发痰盛或热极，壮热烦急面唇红。痰壅气促牙关噤，二便秘涩脉数洪。惊用镇惊风至宝，牛黄攻痰凉膈清。平治羌活泻青等，化痰导赤共凉惊。

**清热镇惊汤**：柴胡，薄荷，麦冬去心，栀子，川黄连，龙胆草，茯神，钩藤钩，甘草生，木通。引加灯心、竹叶，调朱砂末服。

方歌：清热镇惊治外惊，柴胡薄荷麦门冬，栀子黄连龙胆草，茯神钩藤草木通。

**安神镇惊丸**：天竺黄、茯神各五钱，胆星、枣仁炒、麦冬去心、赤芍、当归各三钱，薄荷叶、黄连、辰砂、牛黄、栀子、木通、龙骨煅，各三钱，青黛一钱。上为细末，炼蜜丸如绿豆大，赤金箔为衣，量儿大小与之，淡姜汤化下。

**至宝丹**：麻黄、防风、荆芥、薄荷、当归、赤芍、大黄、芒硝、川芎、黄芩、桔梗、连翘去心、白术土炒、栀子、石膏煅、甘草生、滑石、全蝎去毒、细辛、天麻、白附子、羌活、僵蚕炒、川连、独活、黄柏各等份。上共为细末，炼蜜为丸，每丸重五分，量儿大小与之，姜汤下。

**牛黄丸**：黑牵牛、白牵牛各七钱半，胆星、枳实麸炒、半夏各五钱，姜制，牙皂二钱，去皮弦，大黄一两半。上研极细末，炼蜜为丸，每丸重五分，量儿大小与之，姜汤化下。

**凉膈散**：黄芩，大黄，连翘去心，芒硝，甘草生，栀子，薄荷。引用竹叶、生蜜，煎服。无汗者，加防风、羌活。

方歌：凉膈散治膈热盛，栀翘芩薄芒硝黄，便秘硝黄加倍用，无汗更加羌活防。

**羌活散**：羌活，防风，川芎，薄荷，天麻，僵蚕炒，甘草生，川黄连，柴胡，前胡，枳壳麸炒，桔梗。引用生姜，水煎服。

方歌：羌活散风兼清热，羌防川芎薄荷叶，天麻僵蚕草黄连，柴胡前胡枳壳桔。

**泻青丸**：龙胆草焙、栀子、大黄煨、羌活、防风各一钱，川芎钱半。上研末，炼蜜为丸如梧桐子大，竹叶薄荷汤调下。

**清热化痰汤**：橘红，麦冬去心，半夏姜制，赤苓，黄芩，竹茹，甘草生，川黄连，枳壳麸炒，桔梗，胆星。引用生姜、灯心，水煎服。

方歌：清热化痰有橘红，麦冬半夏赤茯苓，黄芩竹茹生甘草，川连枳桔胆南星。

**泻心导赤汤**：方见木舌。

**凉惊丸**：龙胆草、防风、青黛各三钱，钩藤钩二钱，黄连五钱，牛黄一钱。上研细末，面糊为丸，如粟米大，量儿大小与之。金器煎汤化下。

**琥珀抱龙丸**：人参、琥珀、茯神各五钱，山药一两，炒，甘草四两炙，檀香三钱，天竺黄、枳壳麸炒、枳实各五钱，麸炒，辰砂三钱，胆星五钱，赤金箔二十片。上为细末，炼蜜为丸，每丸重五分，大儿一丸，小儿半丸，淡姜汤化下。

**清心涤痰汤**：竹茹，橘红，半夏姜制，茯苓，枳实麸炒，甘草生，麦冬去心，枣仁炒，人参，菖蒲，南星，川黄连。引用生姜，水煎服。

方歌：清心涤痰汤效灵，补正祛邪两收功，参苓橘半连茹草，枳实菖枣星麦冬。

**5. 慢惊风**　慢惊多缘禀赋弱，或因药峻损而成。缓缓搐搦时作止，面白青黄身则温。昏睡眼合睛或露，脉迟神惨大便青。气虚夹痰醒脾效，脾虚肝旺缓肝灵。

**醒脾汤**：人参，白术土炒，茯苓，天麻，半夏姜制，橘红，全蝎去毒，僵蚕炒，甘草炙，木香，陈仓米，胆南星。引用生姜，水煎服。

方歌：气虚夹痰醒脾治，参术天麻白茯苓，橘半全蝎僵蚕草，木香仓米胆南星。

**缓肝理脾汤**：广桂枝，人参，白茯苓，白芍药炒，白术土炒，陈皮，山药炒，扁豆炒研，甘草炙。引用煨姜、大枣，水煎服。

方歌：旺肝脾虚缓肝汤，桂枝参苓芍术良，陈皮山药扁豆草，煎服之时入枣姜。

**6. 夹热夹痰慢惊**　慢惊夹热或夹痰，身热心烦口溢涎。宜以清心涤痰治，白丸柴芍六君煎。

**清心涤痰汤**：方见急惊后调理法。

**青州白丸子**：生川乌五钱，去皮脐，生半夏七两，南星三两，生，白附子二两，生。上为末，盛生绢袋内，用井花水摆出粉，未尽再摆，以粉尽为度，置瓷盆内，日晒夜露，每早撇去旧水，别用新水搅，春五日，夏三日，秋七日，冬十日，去水晒干，研为细末，用糯米粉煎粥清，丸绿豆大，每服三五丸，薄荷汤送下。

**柴芍六君子汤**：人参，白术土炒，茯苓，陈皮，半夏姜制，甘草炙，柴胡，白芍炒，钩藤钩。引用姜，水煎服。

方歌：脾虚木旺风痰盛，四君人参术草苓，痰盛陈半因加入，肝风更用柴芍藤。

**7. 慢脾风**　肝盛脾衰金气弱，金失承制木生风。每因吐泻伤脾胃，闭目摇头面唇青。额汗昏睡身肢冷，舌短声哑呕澄清。温中补脾为主剂，固真理中随证从。

**温中补脾汤**：人参，黄芪蜜炙，白术土炒，干姜，附子制，半夏姜制，陈皮，茯苓，砂仁，肉桂去粗皮，研，白芍炒焦，甘草炙，丁香。引用煨姜，水煎服。

方歌：慢脾温中补脾汤，参芪白术共干姜，陈半附苓缩砂桂，白芍甘草共丁香。

**固真汤**：人参，白术土炒，肉桂去粗皮，白茯苓，山药炒，黄芪蜜炙，甘草湿纸裹煨透，附子去皮脐，汤泡浸。引用姜枣，水煎服。

方歌：固真汤治慢脾风，人参白术桂茯苓，山红黄芪煨甘草，附子浸泡最宜精。

**理中汤**：方见不乳。

### （四）痫证门

**1. 痫证总括** 小儿痫证类痉惊，发时昏倒搐涎声，食顷即苏如无病，阴阳惊热痰食风。

**2. 阴痫** 阴痫属藏肢厥冷，偃卧拘急面白清，吐沫声微脉沉细，醒脾固真定痫灵。

**醒脾汤**：方见慢惊门。

**固真汤**：方见慢脾风。

**定痫丹**：人参三钱，当归三钱，白芍三钱，炒，茯神、枣仁各五钱，炒，远志三钱，去心，琥珀三钱，天竺黄四钱，白术土炒，五钱，橘红、半夏姜制、天麻各三钱，钩藤钩四钱，甘草三钱，炙。上共为细末，炼蜜丸如榛子大，每服一丸，淡姜汤化服。

**3. 阳痫** 阳痫属腑身热汗，仰卧面赤脉数洪，噤急啼叫吐涎沫，龙胆泻青与抱龙。

**龙胆汤**：方见噤口。

**泻青丸**：方见急惊风。

**四制抱龙丸**：天竺黄五钱，辰砂二钱，胆星一两，雄黄二钱，麝香一分半。上为极细末，另用麻黄、款冬花、甘草各五钱，煎汤去渣滓，慢火熬成膏，合药末为丸，如芡实大，每服一丸，薄荷汤化下。

**4. 惊痫** 惊痫触异惊神气，吐舌急叫面白红，发作如人将捕状，安神大青镇惊灵。

**大青膏**：天麻三钱，白附子二钱，青黛一钱，研，蝎尾一钱，去毒，朱砂一钱，研，天竺黄二钱，麝香三分，乌梢蛇肉一钱，酒浸，焙干。上同研细，炼蜜和膏，每服大儿五分，小儿三分，薄荷汤化服。

**镇惊丸**：茯神、麦冬各五钱，去心，辰砂、远志去心、石菖蒲、枣仁各三钱，炒，牛黄一钱半，川黄连三钱，生，钩藤钩五钱，胆星五钱，天竺黄五钱，珍珠二钱，犀角三钱，甘草二钱，生。上共研细末，炼蜜为丸，每丸重五分，量儿与之，用淡姜汤下。

**5. 痰痫** 痰痫平素自多痰，发时痰壅在喉间，气促昏倒吐痰沫，一捻金与滚痰丸。

**一捻金**：方见不乳。

**朱衣滚痰丸**：礞石一两，煅，沉香五钱，黄芩七钱，大黄一两。上为细末，水泛为丸，朱砂为衣，多寡量儿大小，白滚水化服。

**6. 食痫** 食痫食过积中脘，一时痰热使之然，面黄腹满吐痢臭，妙圣滚痰和胃安。

**妙圣丹**：雄黄、蝎梢、朱砂、代赭石各一钱，醋煅，巴豆三个，去油，杏仁一钱，炒，去皮尖。上共为细末，蒸枣肉丸，如桐子大，每服三五丸，木香煎汤化服。

**朱衣滚痰丸**：方见痰痫。

**清热和胃丸**：川黄连五钱，生，栀子五钱，生，竹茹四钱，麦冬五钱，去心，连翘四钱，去心，山楂一两，神曲一两，炒，麦芽一两，炒，陈皮四钱，枳实五钱，麸炒，大黄五钱，甘草三钱，生。上共为细末，炼蜜为丸，每丸重一钱，量儿与之，用白滚水化下。

**7. 风痫**　风痫汗出风袭经，二目青黯面淡红，十指屈伸如数物，化风羌活牛黄灵。

**化风丹**：胆星二钱，羌活、独活、天麻、防风、甘草生、荆芥穗、人参、川芎各一钱。上共为细末，炼密丸皂子大，每服一丸，薄荷汤化开服。

**羌活桂枝汤**：羌活，桂枝，防风，麻黄，天麻，大黄，甘草生。引用生姜，水煎服。

方歌：羌活桂枝治风痫，疏风泻热妙难言，羌防麻桂天麻草，大黄煎服自然安。

**牛黄丸**：胆星、全蝎去毒、蝉退各二钱半，防风、牛黄、白附子生、僵蚕炒、天麻各一钱五分，麝香五分。上为细末，煎枣去核皮取肉，和丸如绿豆大，每服三五丸，生姜汤化服。

## （五）疳证门

**1. 疳证总括**　大人为劳小儿疳，乳食伤脾是病源，甘肥失节生积热，气血津液被熬煎。初患尿泔午潮热，日久青筋肚大坚，面色青黄肌肉瘦，皮毛憔悴眼睛涎。

**2. 脾疳**　脾疳面黄肌消瘦，身热困倦善睡眠，心下痞硬满肿胀，卧冷食泥腹痛坚，头大颈细食懒进，吐泻烦渴便腥黏，攻积消疳肥儿治，补脾参苓白术先。

**消疳理脾汤**：芜荑，三棱，莪术，青皮炒，陈皮，芦荟，槟榔，使君子肉，甘草生，川黄连，胡黄连，麦芽炒，神曲炒。引用灯心，水煎服。

方歌：消疳理脾用芜荑，三棱莪术青陈皮，芦荟槟榔使君草，川连胡连麦芽曲。

**肥儿丸**：人参二钱半，白术五钱，土炒，茯苓三钱，黄连三钱，胡黄连五钱，使君子肉四钱，神曲炒、麦芽炒、山楂肉各三钱半，甘草钱半，炙，芦荟一钱半，煨。上为末，黄米糊丸如黍米大，每服二三十丸，米汤化下。

**参苓白术散**：人参二钱，白术土炒、茯苓、扁豆炒、薏米炒、山药各五钱，炒熟，陈皮三钱，缩砂、桔梗各二钱，甘草一钱，炙，建莲子五钱，去心。上共为细末，每服一钱，老米汤调服。

**3. 疳泻**　疳疾伤脾因作泻，先清后补为妙诀。初宜清热和中汤，久泻参苓白术捷。

**清热和中汤**：白术土炒，陈皮，厚朴姜炒，赤茯苓，黄连，神曲炒，谷芽炒，使君子，生甘草，泽泻。引用灯心，水煎服。

方歌：疳久泄泻名疳泻，清热和中功甚捷，白术陈厚赤苓连，神谷史君草泽泻。

**参苓白术散**：方见脾疳。

**4. 疳肿胀**　疳疾肿胀面浮光，传化失宜脾肺伤。气逆喘咳胸膈满，御苑匀气服最良。

**御苑匀气散**：桑皮蜜炒，桔梗，赤茯苓，甘草生，藿香，陈皮，木通。引用姜皮、灯心，水煎服。

方歌：疳久脾虚肿胀生，御苑匀气有奇功，桑皮桔梗赤苓草，藿香陈皮合木通。

**5. 疳痢**　疳疾日久频下痢，多缘肠胃热凝滞，或赤或白腹窘急，香连导滞为妙剂。

**香连导滞汤**：青皮炒，陈皮，厚朴姜制，生甘草，川黄连姜炒，山楂，神曲炒，木香煨，槟榔，大黄。引用灯心，水煎服。

方歌：疳久下痢名疳痢，香连导滞功最良，青陈厚朴川连草，查曲木香槟大黄。

**6. 肝疳**　肝疳面目爪甲青，眼生眵泪涩难睁，摇头揉目合面卧，耳流脓水湿疮生，腹大青筋身羸弱，燥渴烦急粪带青，清热柴胡同芦荟，调养逍遥抑肝灵。

**柴胡清肝散**：银柴胡，栀子微炒，连翘去心，生地黄，胡黄连，赤芍，龙胆草，青皮炒，甘草生。引用灯心、竹叶，水煎服。

方歌：柴胡清肝治肝疳，银柴栀子翘胡连，生地赤芍龙胆草，青皮甘草一同煎。

**芦荟肥儿丸**：五谷虫二两，炒，芦荟生、胡黄连炒、川黄连各一两，姜炒，银柴胡一两二钱，炒，扁豆炒、山药各二两，炒，南山楂二两半，虾蟆四个，煅，肉豆蔻七钱，煨，槟榔五钱，使君子二钱半，炒，神曲二两，炒，麦芽一两六钱，炒，鹤虱八钱，炒，芜荑一两，炒，朱砂二钱，水飞，麝香二钱。共研细末，醋糊为丸如黍米大，每服一钱，米汤送下。

**加味逍遥散**：茯苓，白术炒，当归，白芍炒，柴胡，薄荷，炙甘草，丹皮，栀子炒。引用姜枣，水煎服。

方歌：加味逍遥散如神，茯苓白术当归身，白芍柴胡薄荷草，再加丹皮栀子仁。

**抑肝扶脾汤**：人参，白术土炒，黄连姜炒，柴胡酒炒，茯苓，青皮醋炒，陈皮，白芥子，龙胆草，山楂，神曲炒，炙甘草。引用姜枣，水煎服。

方歌：调理抑肝扶脾汤，参术黄连柴苓良，青陈白芥龙胆草，山楂神曲甘草尝。

**7. 心疳**　心疳面赤脉络赤，壮热有汗时烦惊，咬牙弄舌口烦躁，口舌生疮小便红，胸膈满闷喜伏卧，懒食干瘦吐利频，泻心导赤珍珠治，茯神调理可收功。

**泻心导赤汤**：方见木舌。

**珍珠散**：珍珠三钱，麦冬五钱，去心，天竺黄三钱，金箔二十五片，牛黄一钱，胡黄连三钱，生甘草二钱，羚羊角、大黄、当归各三钱，朱砂二钱，雄黄一钱，茯神五钱，犀角三钱。上为细末，每服五钱，茵陈汤调服。

**茯神汤**：茯神，当归，炙甘草，人参。引用龙眼肉，水煎服，烦热者加麦冬。

方歌：茯神汤内用茯神，当归甘草共人参，若是烦热麦冬入，清补兼施功最纯。

**8. 疳渴**　肥甘积热伤津液，大渴引饮心烦热，速用清热甘露宜，热减津生渴自歇。

**清热甘露饮**：生地黄，麦冬去心，石斛，知母生，枇杷叶蜜炙，石膏煅，甘草，茵陈蒿，黄芩。引用灯心，水煎服。

方歌：耗液伤津成疳渴，清热甘露饮如神，生地麦冬斛知母，枇杷石膏草茵芩。

**9. 肺疳**　面白气逆时咳嗽，毛发焦枯皮粟干，发热憎寒流清涕，鼻颊生疮号肺疳。疏散生地清肺效，清热甘露饮为先，肺虚补肺散最妙，随证加减莫迟延。

**生地清肺散**：桑皮炒，生地黄，天冬，前胡，桔梗，苏叶，防风，黄芩，生甘草，当归，连翘去心，赤茯苓。引用生姜、红枣，水煎服。

方歌：生地清肺用桑皮，生地天冬前桔齐，苏叶防风黄芩草，当归连翘赤苓宜。

**甘露饮**：生地黄，熟地黄，天冬，麦冬去心，枳壳麸炒，桔梗，黄芩，枇杷叶蜜炙，茵陈蒿，石斛。引用红枣，水煎服。

方歌：甘露饮治肺火壅，生熟地黄二门冬，枳桔黄芩枇杷叶，茵陈石斛共煎成。

**补肺散**：白茯苓，阿胶蛤粉炒，糯米，马兜铃，炙甘草，杏仁炒，去皮尖。水煎服。

方歌：肺虚补肺散通仙，茯苓阿胶糯米攒，马兜铃配炙甘草，杏仁微炒去皮尖。

**10. 肾疳**　解颅鹤膝齿行迟，骨瘦如柴面黑黧，齿龈出血口臭气，足冷腹痛泻哭啼。肾疳先用金蟾治，九味地黄继进宜，若逢禀赋气虚弱，调元散进莫迟疑。

**金蟾丸**：干虾蟆五个，煅，胡黄连三钱，鹤虱二钱，肉豆蔻煨，苦楝根白皮、雷丸、芦荟生、芜荑各三钱。上为细末，面糊为丸绿豆大，雄黄为衣，每服十五丸，米汤化下。

**九味地黄丸**：熟地、茱萸肉各五钱，赤茯苓、泽泻、牡丹皮、山药炒、当归、川楝子、使君子各三钱。上为细末，炼白蜜为丸如芡实大，用白滚水研化，食前服。

**调元散**：人参，茯苓，白术土炒，山药炒，川芎，当归，熟地黄，茯神，黄芪炙，甘草炙，白芍。引用姜枣，水煎服。

方歌：调元散治禀赋弱，参苓白术干山药，芎归熟地共茯神，黄芪甘草同白芍。

**11. 疳热**　小儿疳疾身发热，轻重虚实当分别，初用青蒿饮为宜，日久鳖甲散最捷。

**鳖甲青蒿饮**：银柴胡，鳖甲炙，青蒿，生甘草，生地黄，赤芍，胡黄连，知母炒，地骨皮。引用灯心，水煎服。

方歌：疳疾血虚身发热，鳖甲青蒿药有功，银柴鳖蒿草地芍，胡连知母地骨同。

**鳖甲散**：人参，黄芪炙，鳖甲炙，生地，熟地，当归，白芍炒，地骨皮。水煎服。

方歌：疳疾日久骨热蒸，鳖甲散治效从容，参芪鳖甲生熟地，当归白芍地骨同。

**12. 脑疳**　脑疳多缘受风热，又兼乳哺失调节。头皮光急生饼疮，头热发焦如穗结。鼻干心烦腮囟肿，困倦睛暗身汗热。龙胆龙脑丸甚良，吹鼻龙脑效甚捷。

**龙胆丸**：龙胆草、升麻、苦楝根皮焙、赤茯苓、防风、芦荟、油发灰各二钱，青黛、黄连各三钱。上为细末，猪胆汁浸糕，糊丸如麻子大，薄荷汤下，量儿大小与之。

**龙脑丸**：龙脑、麝香各五分，雄黄二钱，胡黄连三钱，朱砂一钱五分，牛黄一钱，芦荟三钱，生，干虾蟆四钱，灰。上为细末，熊胆合丸如麻子大，每服三丸，薄荷汤下。

**吹鼻龙脑散**：龙脑、麝香少许，各研细末，蜗牛炒黄、虾蟆灰、瓜蒂、黄连、桔梗、细辛各等分。上为细末，入磁盒内贮之。每取少许，吹入鼻内，日吹二次。

**13. 眼疳**　疳热上攻眼疳成，痒涩赤烂胞肿疼，白睛生翳渐遮满，流泪羞明目不睁。疏解泻肝散最妙，云翳清热退翳灵，目久不瘥当补养，逍遥泻肝二方从。

**泻肝散**：生地黄，当归，赤芍，川芎，连翘去心，栀子生，龙胆草，大黄，羌活，甘草生，防风。引用灯心，水煎服。

方歌：泻肝散治肝热壅，当归赤芍芎连翘，生地栀子龙胆草，大黄羌活草防风。

**清热退翳汤**：栀子微炒，胡黄连，木贼草，生地，羚羊角，龙胆草，银柴胡，蝉蜕，赤芍，甘草生，菊花，蒺藜。引用灯心，水煎服。

方歌：清热退翳消云翳，栀连木贼芍生地，羚羊龙胆银柴胡，蝉蜕甘草菊蒺藜。

**逍遥散**：方见肝疳。

**羊肝散**：青羊肝一具，去筋膜，切韭叶厚片，人参、羌活、白术土炒、蛤粉各等份。上为细末令匀，听用。将药置荷叶上，如钱厚一层，铺肝一层，包固，外以新竹青布包裹蒸熟，任儿食之，如不食者，及夏月恐腐壤，则晒干为末，早晚白汤调下。服完再合，以好为度，若热者减人参。

**14. 鼻疳**　疳热攻肺成鼻疳，鼻塞赤痒痛难堪。浸淫溃烂连唇际，咳嗽气促发毛干。热盛清金化毒效，疳虫蚀鼻化虫丸。调敷须用鼻疳散，吹鼻蝉蜕效通神。

**清金散**：生栀子，黄芩，枇杷叶蜜炙，生地黄，花粉，连翘去心，麦冬去心，薄荷，元参，生甘草，桔梗。引用灯心，水煎服。

方歌：清金散治肺壅热，栀子黄芩枇杷叶，生地花粉翘麦冬，薄荷元参甘草桔。

**蒋氏化毒丹**：方见胎赤。

**化虫丸**：芜荑、芦荟生、青黛、川芎、白芷梢、胡黄连、川黄连、虾蟆各等份。上为细末，猪胆汁浸糕为丸，如麻子大，每服二十丸，食后杏仁煎汤下。

**鼻疳散**：青黛一钱，麝香少许，熊胆五分。上为细末，干者用猪骨髓调贴，湿者干上。

**吹鼻蝉壳散**：蝉蜕微炒、青黛研、蛇蜕皮灰、滑石、麝香各等份，细研。上为细末，每用绿豆大，吹入鼻中，日三用之，疳虫尽出。

**15. 牙疳**　疳成毒热内攻胃，上发龈肉赤烂疼，口臭血出牙枯落，穿腮蚀唇命多倾。攻毒消疳芜荑效，继以芦荟肥儿灵，外用牙疳散时上，能食堪药始能生。

**消疳芜荑汤**：大黄，芒硝，芜荑，芦荟生，川黄连，胡黄连，黄芩，雄黄。水煎服，服后便软反不食者，去大黄、芒硝，加石膏、羚羊角。

方歌：芜荑消疳大黄硝，芦荟芜荑二连标，黄芩雄黄一同入，能清积热牙疳消。

**芦荟肥儿丸**：方见肝疳。

**牙疳散**：人中白煅，存性、绿矾烧红、五倍子各等份，炒黑，冰片少许。上为极细末，先用水拭净牙齿，再以此散敷之，有虫者加槟榔。

**16. 脊疳**　积热生虫蚀脊膂，手击其背若鼓鸣。瘦弱脊骨锯齿状，身热下利烦渴增。十指皆疮啮爪甲，此名脊疳病势凶。芦荟丸同金蟾散，急急调治莫从容。

**芦荟丸**：生芦荟、青黛、朱砂、熊胆、胡黄连、贯众、地龙微炒、川黄连、蝉蜕去足、雷丸各五钱，麝香一钱，虾蟆一个，酥涂炙焦。上为细末，用蜗角肉研和丸如麻子大，每服五丸，粥饮下，量儿大小与之。

**金蟾散**：蟾一枚，酥涂炙焦，夜明砂炒、桃白皮、白芜荑炒、胡粉各三钱，槟榔一钱，丁香三十七粒。上为细末，每服五分，粥饮调下。

**17. 蛔疳**　过食腻冷与肥甘，湿热生蛔腹内缠，时烦多啼时腹痛，口唇色变溢清涎，腹胀青筋肛湿痒，使君散治莫迟延，不愈下虫丸极效，蛔退补脾肥儿丸。

**使君子散**：使君子十个，瓦上炒，为末，苦楝子五个，泡去核，白芜荑、甘草各一钱，胆汁浸一宿。上为末，每服一钱，水调服。

**下虫丸**：苦楝根皮新白者佳，酒浸，焙、木香、桃仁去皮尖、绿色贯众、芜荑焙、鸡心槟榔各二钱，轻粉五分，鹤虱一钱，炒，干虾蟆三钱，炒黑，使君子三钱，取肉，煨。上为末，面糊成丸如麻子大，每服二十丸，滚白水下。

**肥儿丸**：方见脾疳。

**18. 无辜疳**　无辜疳传有二因，鸟羽污衣著儿身，或缘乳母病传染，颈项疮核便利脓，虫食脏腑身羸弱，面黄发热致疳生。清热宜用柴胡饮，消疳肥儿效如神。

**柴胡饮**：赤芍药，柴胡，黄连，半夏姜制，桔梗，夏枯草，龙胆草，浙贝母，黄芩，甘草生。引用灯心，水煎服。

方歌：柴胡饮治无辜疳，赤芍柴胡川黄连，半夏桔梗夏枯草，龙胆浙贝芩草煎。

**芦荟肥儿丸**：方见肝疳。

**19. 丁奚疳**　遍身骨露号丁奚，肌肉干涩昼夜啼，手足枯细面黧黑，项细腹大突出脐，尻削身软精神倦，骨蒸潮热渴烦急，化滞五疳消积治，补养人参启脾宜。

**五疳消积丸**：使君子肉五钱，炒，麦芽炒、陈皮、神曲炒、山楂各一两，白芜荑、黄连、胆草各三钱。上为末，陈米饭为丸，每服一钱，米汤送下。

**人参启脾丸**：人参五钱，白术五钱，土炒，白茯苓五钱，陈皮四钱，扁豆五钱，炒，山药五钱，炒，木香二钱，煨，谷芽三钱，炒，神曲三钱，炒，炙甘草二钱。上研细末，炼蜜为丸，重一钱，用建莲汤化下。

**20. 哺露疳**　乳食不节伤脾胃，羸瘦如柴哺露成，多食吐虫多烦渴，头骨开张哺热蒸。先用集圣消积滞，继用肥儿甚有灵，若还腹大青筋现，人参丸服莫从容。

**集圣丸**：芦荟微炒、五灵脂炒、夜明砂淘洗焙干、缩砂仁、木香、陈皮、莪术、使君子肉、黄连、川芎酒洗，炒、干蟾各二钱，炙，当归一钱五分，青皮二钱，制。上为细末，用雄猪胆二个，取汁和面糊为丸，每服一钱，米汤送下。

**肥儿丸**：方见脾疳。

**人参丸**：人参，麦冬去心，半夏姜制，大黄微炒，黄芪炒，茯苓，柴胡，黄芩，炙甘草，川芎，鳖甲炙，诃黎勒煨。上为细末，炼蜜为丸如麻子大，以粥饮下，量儿大小用之。

## （六）吐证门

**1. 吐证总括**　诸逆上冲成呕吐，乳食伤胃或夹惊，或因痰饮或虫扰，虚实寒热要分明。

**2. 呕哕证** 有物有声谓之呕，有物无声吐证名，无物有声谓哕证，分别医治中病情。

**3. 伤乳吐** 乳食过饱蓄胃中，乳片不化吐频频，身热面黄腹膨胀，消乳保和有神功。

**消乳丸**：香附二两，制，神曲炒、麦芽各一两，炒，陈皮八钱，缩砂仁炒、甘草各五钱，炙。上为细末，滴水为丸如粟米大，量儿大小服之，姜汤送下。

**保和丸**：南山楂二两，神曲一两，炒，茯苓、半夏各一两，姜制，连翘去心、陈皮、莱菔子各五钱，炒。上为细末，面糊为丸，麦芽汤化服。

**4. 伤食吐** 过食伤胃腹胀热，恶食口臭吐酸黏，眼胞虚浮身潮热，须服三棱和胃煎。

**三棱丸**：三棱煨、陈皮、半夏姜制、神曲各一两，炒，黄连姜炒、枳实麸炒、丁香各五钱。上研细末，面和为丸如黄米大，每服二十丸，食后姜汤下。

**和胃汤**：陈皮，半夏姜制，缩砂仁研，苍术炒，厚朴姜制，藿香叶，香附炒，甘草炙，山楂，神曲炒。引用姜，水煎服。

方歌：和胃汤治呕吐频，陈皮半夏缩砂仁，苍术厚朴藿香叶，香附甘草山楂神。

**5. 夹惊吐** 食时触异吐清涎，身热心烦睡不安。截风观音散极妙，止吐定吐丸可痊。

**全蝎观音散**：人参三钱，黄芪蜜炙、扁豆炒、茯苓各五钱，莲子三钱，去心，木香一钱五分，煨，白芷二钱，羌活、防风、天麻、全蝎各三钱，去毒，炙甘草一钱五分。上为细末，姜枣煎汤调服，量儿大小与之。

**定吐丸**：丁香二十一粒，蝎梢四十九条，去毒，半夏三个，姜制。上为细末，令匀，煮枣肉为丸，如黍米大，每服七丸，金器煎汤化服。

**6. 痰饮吐** 痰饮壅塞在胸中，痰因气逆呕吐成，眩晕面青吐涎饮，香砂二陈六君宁。

**二陈汤**：方见哯乳，本方加藿香、砂仁。

**香砂六君子汤**：藿香，缩砂仁，白术土炒，人参，茯苓，半夏姜制，陈皮，甘草炙。引用生姜，水煎服。

方歌：香砂六君虚痰吐，藿香缩砂共白术，人参茯苓及陈皮，半夏甘草同煎服。

**7. 虫吐** 虫吐胃热或胃寒，色变时疼呕清涎，寒热当以阴阳辨，化虫加减理中痊。

**化虫丸**：芜荑五钱，鹤虱、苦楝根皮、胡粉、使君子肉、槟榔各一两，枯矾二钱五分。上为细末，面糊为丸，量儿大小用之。

**加减理中汤**：人参，干姜，白术土炒，川椒。引用乌梅一个，水煎服。

方歌：加减理中密吐虫，人参干姜白术从，川椒乌梅伏虫动，煎成服下即安宁。

**8. 虚吐** 虚吐多因胃弱成，神倦腮动睡露睛，自利不渴频呕吐，丁沉四君药最灵。

**丁沉四君子汤**：人参，白术土炒，茯苓，炙甘草，丁香，沉香。引用煨姜，水煎服。

方歌：胃呕虚吐不思食，丁沉四君治最良，白术苓草补其胃，丁香沉香温其脾。

**9. 实吐**　小儿实吐腹胀满，二便不利痞硬疼，发渴思凉吐酸臭，三一承气可收功。

**三一承气汤**：芒硝，生大黄，枳实麸炒，甘草生，厚朴姜炒。引用生姜，水煎服。

方歌：三一承气治实吐，涤滞通塞功最若，芒硝相配生大黄，枳实甘草同厚朴。

**10. 寒吐**　朝食暮吐为冷吐，乳食不化不臭酸，四肢厥冷面唇白，姜橘丁萸理中煎。

**姜橘散**：白姜二钱，陈皮一两，炙甘草一钱。上为细末，每服一钱，温枣汤调服。

理中汤方见不乳，本方加丁香、吴茱萸。

**11. 热吐**　食入即吐因胃热，口渴饮冷吐酸涎，身热唇红小便赤，加味温胆汤可痊。

**加味温胆汤**：陈皮，半夏姜制，茯苓，麦冬去心，枳实麸炒，生甘草，竹茹，黄连姜炒。引用灯心，水煎服。

方歌：热吐须用温胆汤，陈皮半夏茯苓良，麦冬枳实生甘草，竹茹黄连水煎尝。

### （七）泻证门

**1. 泻证总括**　小儿泄泻认须清，伤乳停食寒热惊，脏寒脾虚飧水泻，分消温补治宜精。

**2. 伤乳食泻**　乳食过伤泻酸脓，噫臭腹热胀满疼，口渴恶食溺赤涩，保安平胃奏神功。

**保安丸**：香附醋炒、缩砂仁各一两，白姜炮、青皮、陈皮、三棱、莪术、炙甘草各五钱。上为细末，面糊为丸，量儿大小与之，白汤化下。

**平胃散**：方见不乳。

**3. 中寒泻**　过食生冷中寒泻，肠鸣胀痛泄澄清，面白肢冷懒饮食，理中诃子散堪行。

**理中汤**：方见不乳。

**诃子散**：诃子面煨、肉豆蔻面煨、白术、人参、茯苓、木香各二两，陈皮、炙甘草各五钱。上为细末，每服一钱，姜汤调下。

**4. 火泻**　火泻内热或伤暑，暴注下迫腹疼痛，烦渴泻黄小便赤，玉露四苓可收功。

**玉露散**：寒水石、石膏各一两，甘草三钱。上为细末，量儿大小，温汤无时调服。

**四苓汤**：茯苓，白术土炒，猪苓，泽泻。引用灯心，水煎服。

方歌：火泻小便不利通，利水除湿用四苓，茯苓白术猪苓泽，灯心为引共煎成。

**5. 惊泻**　惊泻因惊成泄泻，夜卧不安昼惕惊，粪稠若胶带青色，镇惊养脾服通灵。

**益脾镇惊散**：人参一钱五分，白术土炒、茯苓各三钱，朱砂八分，钩藤二钱，甘草五分，炙。上为细末，每服一钱，灯心汤调服。

**养脾丸**：人参、白术土炒、当归、川芎各三钱，青皮醋炒、木香煨、黄连姜炒、陈皮各二钱，神曲炒、山楂、缩砂仁、麦芽各一钱，炒。上研细末，神曲糊为丸，如麻子大，每服二十丸，陈仓米汤饮下。

**6. 脐寒泻** 剪脐失护受风寒，粪色青白腹痛鸣，散寒和气饮极效，温补调中汤最灵。

**和气饮**：苍术，紫苏，防风，赤茯苓，豆豉，藿香，陈皮，厚朴姜炒，炙甘草。引用生姜、灯心，水煎服。

方歌：和气饮具温散功，苍术紫苏共防风，赤苓豆豉藿香叶，陈皮厚朴甘草同。

**调中汤**：人参，茯苓，藿香，白术土炒，炙甘草，木香煨，香附制，缩砂仁。引用煨姜，水煎服。

方歌：脐寒泻用调中汤，人参白术煨木香，藿香茯苓同香附，缩砂炙草引煨姜。

**7. 脾虚泻** 脾虚食后即作泻，腹满不渴少精神，面黄懒食肌消瘦，参苓白术奏奇勋。

**参苓白术散**：方见脾疳。

**8. 飧泻** 清气下陷失健运，完谷不化飧泻名，补中益气汤升补，久泻肠滑用四神。

**补中益气汤**：人参，黄芪蜜炙，当归土炒，白术土炒，炙甘草，陈皮，升麻土炒，柴胡醋炒。引用姜枣，水煎服。

方歌：飧泻多因清阳陷，补中益气汤最验，参芪归术草陈皮，升麻柴胡功无限。

**四神丸**：补骨脂四两，五味子、肉豆蔻各二两，面裹煨，吴茱萸一两，水浸，炒。上为细末，生姜、枣肉为丸，每服一钱，米汤送下。

**9. 水泻** 脾胃湿盛成水泻，懒食溏泻色多黄，清浊不分溺短涩，胃苓升阳除湿汤。

**胃苓汤**：苍术炒，陈皮，厚朴姜炒，白术土炒，茯苓，炙甘草，肉桂，泽泻，猪苓。引用生姜、红枣，水调服。

方歌：湿泻胃苓汤堪行，苍术陈皮厚朴同，白术茯苓炙甘草，肉桂泽泻共猪苓。

**升阳除湿汤**：苍术炒，陈皮，防风，神曲炒，麦芽炒，泽泻，炙甘草，升麻，羌活，柴胡，猪苓。引用生姜，水煎服。

方歌：升阳除湿泻不停，苍术陈皮共防风，神曲麦芽炙甘草，升麻羌活柴猪苓。

### （八）感冒门

**1. 感冒风寒总括** 小儿肌肤最柔脆，偶触风寒病营卫，轻为感冒病易痊，重为伤寒证难退，夹食夹热或夹惊，疏散和解宜体会。

**2. 伤风** 肺主皮毛感邪风，发热憎寒头痛疼。有汗嚏涕脉浮缓，鼻塞声重咳嗽频。杏苏饮同金沸散，疏风解表莫从容。

**杏苏饮**：杏仁炒，去皮尖，紫苏，前胡，桔梗，枳壳麸炒，桑皮炒，黄芩，甘草生，麦冬去心，浙贝母去心，橘红。引用生姜，水煎服。

方歌：杏苏饮治风伤肺，杏仁紫苏前桔同，枳壳桑皮黄芩草，麦冬贝母合橘红。

**金沸草散**：细辛，荆芥，半夏姜制，旋覆花，前胡，甘草，赤茯苓。引用姜、枣，水煎服。

方歌：金沸草散微伤风，细辛荆芥半夏同，旋覆前胡生甘草，生姜红枣赤茯苓。

**3. 伤寒**　小儿伤寒表感寒，发热无汗而恶寒。头痛身痛脉浮紧，呕逆烦渴病邪传。初用羌活热通圣，邪传柴葛大柴煎。

**九味羌活汤**：苍术炒，白芷，川芎，细辛，羌活，防风，生地，黄芩，甘草生。引用生姜、葱白，水煎服。大便秘者加大黄。

方歌：伤寒初起羌活汤，苍芷芎细合羌防，生地芩草姜葱入，便秘之时加大黄。

**双解通圣汤**：麻黄，朴硝，大黄，当归，赤芍，川芎，白术土炒，石膏，滑石，桔梗，栀子，连翘去心，黄芩，薄荷，甘草生，荆芥，防风。引用生姜、葱白，水煎服。

方歌：伤寒热盛通圣汤，表里两解麻硝黄，归芍芎术膏桔栀，滑翘芩薄草荆防。

**柴葛解肌汤**：葛根，柴胡，白芷，羌活，桔梗，石膏，黄芩，赤芍，甘草生。引用生姜、红枣，水煎服。

方歌：柴葛解肌解三阳，葛根柴胡白芷羌，桔梗石膏芩赤芍，甘草煎服自安康。

**大柴胡汤**：柴胡，黄芩，赤芍，半夏姜制，枳实麸炒，大黄。引用生姜、大枣，水煎服。

方歌：大柴胡治邪传经，少阳阳明表里通，柴胡黄芩赤芍药，半夏枳实大黄同。

**4. 感冒夹食**　内伤饮食感寒风，发热憎寒头痛疼。恶食嗳臭吐酸物，便秘尿涩腹热膨。双解藿香正气饮，化滞平胃堪酌行。

**双解通圣汤**：方见伤寒。

**香藿正气汤**：苏叶，白芷，藿香，陈皮，半夏姜制，茯苓，大腹皮，甘草生，厚朴姜炒，桔梗。引用生姜、红枣，水煎服。

方歌：和解藿香正气汤，苏叶白芷共藿香，陈半茯苓大腹草，厚朴桔梗引枣姜。

**平胃散**：方见哯乳，加山楂、神曲、麦芽。

**5. 感冒夹热**　平素有热感风寒，面赤唇焦口鼻干。憎寒壮热频饮冷，心烦谵妄便多艰。泻热先宜用通圣，清热凉膈天水煎。

**双解通圣汤**：方见伤寒。

**凉膈散**：方见急惊风。

**天水散**：滑石六两，飞，甘草一两，生。上为细末，每服一钱，灯心汤调下。

**6. 感冒夹惊**　感冒病时触惊异，心惊胆怯睡不安，身热烦躁面青赤，疏解散与凉惊丸，和以柴胡温胆剂，宁神定志效通仙。

**疏解散**：羌活，苏叶，防风，枳壳麸炒，桔梗，前胡，赤芍，杏仁炒，去皮尖，僵蚕炒，甘草炙，黄连酒炒。引用生姜，水煎服。

方歌：疏解散治感冒惊，羌活苏叶及防风，枳桔前胡黄连芍，杏仁僵蚕甘草同。

**凉惊丸**：方见急惊风。

**柴胡温胆汤**：柴胡，陈皮，半夏姜制，茯苓，甘草生，竹如，枳实麸炒。引用生姜，水煎服。

方歌：柴胡温胆感冒惊，病后余邪尚未宁，柴胡陈半茯苓草，竹茹枳实姜用生。

## （九）瘟疫门

**1. 瘟疫总括**　瘟病伤寒传变同，感寒即病伤寒名。冬受寒邪春复感，因感而发温病成。至夏感发为热病，逐户相传乃天行。四时不正为时气，疹痧温瘢要详明。

**2. 温病**　冬受寒邪不即病，复感春寒发名温。证同伤寒始双解，呕加生姜半夏均。

**双解通圣汤**：方见伤寒。

**3. 风温**　风温复感春风发，汗热身重睡鼾眠，汗少荆防败毒治，汗多桂枝白虎煎。

**荆防败毒散**：荆芥，防风，羌活，独活，柴胡，前胡，甘草生，川芎，枳壳麸炒，桔梗，茯苓。引用生姜，水煎服。

方歌：荆防败毒宜时气，风湿无汗用之灵，荆防羌独柴前草，川芎枳桔与茯苓。

**桂枝白虎汤**：桂枝，芍药，石膏煅，知母生，甘草生，粳米。引加生姜、大枣，水煎服。

方歌：桂枝汤合白虎汤，壮热多汗服此方。桂芍石膏知母草，粳米大枣共生姜。

**4. 热病**　冬受寒邪不即病，至夏复感暑热成，身不恶寒而多渴，证同温病治亦同。

**5. 瘟疫**　天行厉气温疫病，为病挨门合境同。皆由邪自口鼻入，故此传染迅如风。当分表里阴阳毒，因时取治审重轻。古法皆以攻为急，荆防普济救苦攻。

**荆防败毒散**：方见风温。

**普济消毒饮**：黄芩酒炒，黄连酒炒，陈皮，桔梗，板蓝根，升麻，柴胡，薄荷，连翘去心，牛蒡子炒研，僵蚕炒，马勃，甘草生，元参。引用灯心，水煎服。

方歌：普济消毒清时瘟，芩连陈桔板蓝根，升柴薄荷翘牛蒡，僵蚕马勃草玄参。

**二圣救苦丹**：大黄四两，皂角二两。上为末，水丸，每服一钱，量儿大小与之，用无根水下。

**6. 瘟瘢疹痧**　伤寒疹瘢失汗下，时气初感即其然。表邪复郁荣卫分，外泛皮脉痧疹瘢。痧白疹红如肤粟，瘢红如豆片连连。红轻赤重黑多死，淡红稀暗是阴瘢。未透升麻消毒治，热盛三黄石膏煎。已透消瘢青黛饮，痧疹表里双解先。

**升麻葛根汤合消毒犀角饮**：升麻，葛根，芍药，甘草生，牛蒡子，荆芥，防风，犀角。引用芫荽，水煎服。

方歌：升麻消毒表瘢疹，升葛芍草蒡荆防，倍加犀角急煎服，表实热盛另有方。

**三黄石膏汤**：黄连，黄芩，栀子，黄柏，豆豉，麻黄，石膏。引用生葱，水煎服。

方歌：三黄石膏发瘢疹，表实热盛有奇功，连芩栀柏与豆豉，麻黄石膏生用葱。

**消瘢青黛饮**：石膏煅，知母，犀角，甘草生，川连，青黛，元参，柴胡，生地，人参，大黄。引用姜、枣，水煎，临服入苦酒一匙，和服。

方歌：消瘢青黛消毒瘢，石知犀角草栀连，青黛元参柴生地，人参大黄斟酌添。

**双解通圣汤**：方见伤寒。

## （十）暑证门

**1. 暑证总括** 小儿暑病有四证，中暑阳邪伤暑阴，暑风攻肝抽搐见，暑厥攻心不识人。

**2. 中暑** 中暑汗出身壮热，头痛大渴烦不宁，气乏神倦两足冷，加味人参白虎灵。

**加味人参白虎汤**：人参，石膏生，知母生，粳米，甘草，苍术。水煎服。

方歌：加味人参白虎汤，暑热伤气服最良，参膏知母粳米草，停饮呕水更加苍。

**3. 伤暑** 伤暑受暑感寒风，无汗热渴面赤红，干哕恶心腹绞痛，嗜卧懒食肢重疼。清散二香饮极效，气虚六合汤奏功，夹食恶食多吐泻，加味香薷法最灵。

**二香饮**：苏叶，藿香，白茯苓，扁豆炒，厚朴姜制，陈皮，半夏生，甘草，大腹皮，白芷，桔梗，川黄连，香薷。引用生姜、灯心，水煎服。

方歌：二香饮治风暑病，苏叶藿香白茯苓，扁豆厚朴陈半草，腹芷桔连香薷灵。

**六合汤**：人参，香薷，半夏姜制，甘草生，砂仁，木瓜，赤茯苓，藿香，杏仁炒，去皮尖，厚朴姜炒。引用姜、枣，水煎服。

方歌：六合虚暑用人参，香薷半夏草砂仁，木瓜赤苓藿香杏，厚朴扁豆枣姜匀。

**加味香薷饮**：香薷，厚朴姜制，陈皮，扁豆炒，山楂肉，猪苓，甘草生，枳实麸炒。水煎服。

方歌：加味香薷治夹食，香薷厚朴黄陈皮，白扁豆配山楂肉，猪苓甘草炒枳实。

**4. 暑风** 暑风抽搐似惊风，烦渴汗热便黄红，先用加味香薷饮，继用玉露散即宁。

**加味香薷饮**：香薷，黄连，扁豆，厚朴姜炒，羌活。引用灯心，水煎服。

方歌：加味香薷治暑风，香薷黄连扁豆同，厚朴姜砂羌活入，灯心煎服效从容。

**玉露散**：方见火泻。

**5. 暑厥** 暑厥昏眩不知人，气虚挟痰上冲心，虚者清暑益气治，挟痰益元抱龙均。

**清暑益气汤**：人参，黄芪炙，当归酒炒，白术土炒，甘草炙，陈皮，麦冬去心，五味子，青皮炒，苍术炒，黄柏酒炒，升麻，葛根，泽泻，神曲炒。引用姜、枣，水煎服。

方歌：清暑益气虚受暑，参芪归术草陈皮，麦冬青皮苍术柏，升葛泽泻神曲宜。

**辰砂益元散**：辰砂三钱，水飞，滑石六两，水飞，甘草一两，末。每用一钱，姜、灯心汤调匀，合抱龙丸服。

**抱龙丸**：黑胆星四两，九转者佳，天竺黄一两，雄黄水飞、辰砂各半两，水研，麝香一钱，另研。上为细末，煮甘草膏和丸皂荚子大，温水化下。

## （十一）霍乱门

**1. 霍乱总括**　霍乱风寒暑饮成，卒然吐泻腹心疼，饮暑盛兮湿霍乱，寒胜为干症不轻。

**2. 湿霍乱**　吐泻不已腹频疼，口渴引饮胸闷膨，饮盛主以二香饮，暑盛益元散最灵。

**二香饮**：方见伤寒。

**辰砂益元散**：方见暑厥。

**3. 干霍乱**　欲吐泻之不吐泻，腹中绞痛不能堪，烦渴大饮甘露饮，肢厥不渴理中煎。

**桂苓甘露饮**：白术土炒，茯苓，泽泻，猪苓，肉桂少许，石膏，滑石水飞，寒水石。水煎服。

方歌：寒暑凝结霍乱成，桂苓甘露莫从容，白术茯苓猪泽桂，膏滑寒水石相同。

**理中汤**：方见不乳。

## （十二）痢疾门

**1. 痢疾总括**　痢疾湿暑生冷成，伤气为白伤血红，后重里急腹窘痛，寒热时痢噤口名。

**2. 寒痢**　寒伤久痢脏虚寒，肠鸣切痛实难堪，面唇青白喜饮热，理中养脏效通仙。

**理中汤**：方见不乳。

**真人养脏汤**：人参，白术土炒，木香煨，当归土炒，白芍炒，肉桂，甘草炙，罂粟壳蜜炙，诃子肉面煨，去核，肉果煨。引用乌梅，水煎服。

方歌：寒痢须用养脏汤，人参白术广木香，归芍肉桂炙甘草，粟壳诃子肉果良。

**3. 热痢**　痢初实热腹窘痛，下痢无度尿短红，舌赤唇焦喜饮冷，芍药白头香连灵。

**当归芍药汤**：当归，白芍，木香，黄芩，黄连，肉桂，大黄，甘草生，槟榔。水煎服。

方歌：热痢当归芍药汤，里急后重服最良，归芍木香芩连桂，大黄甘草共槟榔。

**白头翁汤**：黄连，黄柏，秦皮，白头翁。水煎服。

方歌：白头翁汤治热痢，腹中窘痛溺短赤，连柏秦皮白头翁，煎服之后痢自愈。

**连香丸**：木香、川黄连各等份。共为细末，醋糊为丸，如桐子大，量儿大小用之，空心米汤送下。

**4. 时痢** 时痢痢疾感时气，发热无汗遍身疼，热为邪束因作呕，仓廪汤散有奇功。

**仓廪汤**：人参，茯苓，独活，桔梗，前胡，川芎，甘草炙，枳壳麸炒，陈仓米，柴胡，羌活。引用生姜，水煎服。

方歌：时痢须用仓廪汤，参苓独活桔梗良，前胡川芎炙甘草，枳壳仓米及柴羌。

**5. 噤口痢** 火毒冲胃成噤口，脉大身热不能食，舌赤唇红惟饮冷，参连开噤散奇功。

**参连开噤散**：人参、川连姜炒、莲子肉各等份。上为细末，米汤调下。

### （十三）疟疾门

**1. 疟疾总括** 疟疾夏暑秋寒风，荣卫合邪病始成。先热后寒身有汗，此为风疟须详明。寒宜麻黄羌活剂，风惟桂枝羌活从。

**麻黄羌活汤**：麻黄，羌活，防风，甘草生。引用生姜，水煎服。

方歌：麻黄羌活汤医疟，身体无汗寒热增，麻黄羌活防风草，引姜煎服体安宁。

**桂枝羌活汤**：羌活，防风，桂枝，甘草生。引用生姜，水煎服。

方歌：桂枝羌活汤，治疟岂寻常，羌活生甘草，防风桂枝良。

**2. 食疟** 食疟寒热腹胀膨，面黄恶食闷不通。轻者须用柴平剂，便硬加味大柴攻。

**柴平汤**：陈皮，半夏姜制，苍术米泔水浸，炒，厚朴姜炒，黄芩，柴胡，甘草，人参。引用姜枣，水煎服。

方歌：柴平汤治伤食疟，陈半苍术同厚朴，黄芩柴胡草人参，姜枣作引为良药。

**大柴胡汤**：方见伤寒。

**疟疾痰饮**：疟疾痰饮多呕逆，面黄目肿胸膈膨，痰盛清脾加橘半，饮盛加苍倍人参。

**加减清脾饮**：柴胡，黄芩，半夏姜制，甘草炙，厚朴姜制，青皮醋炒，槟榔，茯苓，草果，人参，白术土炒，橘红，南苍术炒。引用生姜，水煎服。

方歌：清脾治疟兼痰饮，柴芩半草朴青榔，苓果气虚参术入，痰盛加橘饮盛苍。

### （十四）咳嗽门

**1. 咳嗽总括** 肺病咳嗽有痰声，有声无痰咳之名，有痰无声谓之嗽，为病寒热食与风。

**2. 肺寒咳嗽** 肺虚饮冷致咳嗽，面色光白痰涕清。圣惠橘皮宜初进，补肺阿胶久嗽灵。

**圣惠橘皮散**：人参，贝母，苏叶，陈皮，桔梗，杏仁去皮尖，炒。引用红枣，水煎服。

方歌：肺虚受寒频咳嗽，橘皮散治效通仙，参贝苏叶陈皮桂，杏仁微炒去皮尖。

**补肺阿胶散**：人参，阿胶麸炒，牛蒡子炒，杏仁去皮尖，炒，糯米，甘草炙，马兜铃。水煎，食后服。

方歌：小儿肺寒时时嗽，补肺阿胶效若神，人参阿胶牛蒡子，杏仁糯米草兜铃。

**3. 肺热咳嗽** 火嗽面赤咽干燥，痰黄气秽带稠黏。便软加味泻白散，便硬加味凉膈煎。

**加味泻白散：**桑白皮蜜炙，地骨皮，甘草生，川贝母去心，碾，麦冬去心，知母生，桔梗，黄芩，薄荷。水煎服。

方歌：加味泻白治火咳，桑皮地骨甘草合，贝母麦冬生知母，桔梗黄芩同薄荷。

**凉膈散：**方见急惊风。

**4. 食积咳嗽** 食积生痰热熏蒸，气促痰壅咳嗽频。便溏曲麦二陈治，便燥苏葶滚痰攻。

**曲麦二陈汤：**陈皮，半夏姜制，茯苓，甘草生，黄连姜制，山楂，麦芽炒，神曲炒，瓜蒌仁，枳实麸炒。引用生姜、红枣，水煎服。

方歌：曲麦二陈食积嗽，陈法苓草川黄连，山楂麦芽神曲炒，瓜蒌枳实一同煎。

**苏葶滚痰丸：**苏子一两，炒，苦葶苈一两，微炒，大黄四两，酒蒸一次，沉香五钱，黄芩四两，青礞石五钱，火煅如金为度。上为末，水为丸，量儿虚实服之，姜汤送下。

**5. 风寒咳嗽** 风寒咳嗽频嚏涕，鼻塞声重唾痰涎，疏风参苏金沸散，散寒加味华盖痊。

**参苏饮：**苏叶，干葛，前胡，陈皮，半夏姜制，甘草生，枳壳麸炒，桔梗，赤茯苓。水煎服。

方歌：参苏饮治风寒嗽，苏叶干葛前胡从，陈皮半夏生甘草，枳壳桔梗配赤苓。

**金沸散：**方见伤风。

**加味华盖散：**麻黄，杏仁去皮尖，炒，苏子炒，前胡，橘红，甘草生，桑白皮炒，桔梗，赤茯苓。水煎，食后温服。

方歌：华盖散治风寒盛，气促胸满咳嗽频，麻杏苏子前橘草，桑皮桔梗赤茯苓。

## （十五）喘证门

**1. 喘证总括** 喘则呼吸气急促，抬肩欠肚哮有声，实热气粗胸满硬，寒虚痰饮马脾风。

**2. 火热喘急** 火喘燥急面唇红，肺胃凉膈白虎清，泻心宜用导赤散，阴虚知柏地黄灵。

**凉膈散：**方见急惊风。

**凉膈白虎汤：**大黄生，朴硝，甘草生，连翘去心，栀子，黄芩生，薄荷叶，石膏生，知母生。引用粳米，水煎温服。

方歌：凉膈白虎肺胃热，栀子连翘薄荷叶，黄芩大黄朴硝草，知母石膏粳米列。

**导赤散：**方见不小便。

**知柏地黄汤：**干生地黄，山茱萸肉，山药炒，知母炒，黄柏盐炒，牡丹皮，泽泻，茯苓。水煎服。

方歌：知柏地黄阴虚热，知母黄柏牡丹皮，干生地黄并泽泻，茯苓山药共茱萸。

**3. 肺虚作喘**　虚喘气乏声短涩，洁古黄芪汤效捷，百合固金伐虚痰，本事黄芪清虚热。

**洁古黄芪汤**：人参，黄芪炙，甘草炙，地骨皮，桑白皮炒。水煎温服。

方歌：洁古黄芪汤，虚喘最为良，人参黄芪共，甘草地骨桑。

**百合固金汤**：百合，天门冬，麦门冬去心，生地黄，熟地黄，当归，白芍炒，甘草生，贝母去心，元参，桔梗。水煎服。

方歌：百合固金虚痰喘，百合二冬二地黄，当归白芍生甘草，贝母元参桔梗良。

**本事黄芪汤**：五味子，白芍药，天门冬，麦门冬去心，人参，黄芪炙，熟地黄，甘草炙，茯苓。引用乌梅、姜枣，水煎服。

方歌：本事黄芪虚热喘，五味芍药二门冬，参芪熟地炙甘草，乌梅姜枣白茯苓。

**4. 风寒喘急**　风寒伤肺气喘急，表热无汗华盖方，肺虚被邪紫苏饮，无邪气逆降气汤。

**华盖散**：方见风寒咳嗽。

**紫苏饮子**：苏叶，杏仁炒，去皮尖，桑皮炒，陈皮，青皮醋炒，半夏姜制，人参，五味子，甘草生，麻黄。引用生姜，水煎服。

方歌：气虚又被风寒伤，紫苏饮子最相当，苏叶杏桑陈青半，人参五味草麻黄。

**苏子降气汤**：苏子炒，当归，陈皮，半夏姜制，甘草生，前胡，厚朴姜制，桂心，沉香。引用姜、枣，水煎服。

方歌：气逆喘用降气汤，肺虚无邪服最良，苏子当归陈半草，前胡厚朴桂陈香。

**5. 痰饮喘急**　痰饮壅逆因作喘，痰饮苏葶滚痰从，停饮喘急不得卧，泻饮降逆用苏葶。

**苏葶滚痰丸**：方见食积咳嗽。

**苏葶丸**：南苏子炒、苦葶苈子微炒，各等份。上为细末，蒸枣肉为丸，如麻子大，每服五丸至七丸，淡姜汤下。

**6. 马脾风**　暴喘传名马脾风，胸高胀满胁作坑，鼻窍扇动神闷乱，五虎一捻服最灵。

**五虎汤**：麻黄蜜炒，杏仁炒，去皮尖，甘草生，白石膏研为末，细茶。引用生姜，水煎服。服时用药冲石膏服。

方歌：五虎汤治马脾风，麻黄蜜炒杏仁从，甘草石膏细茶叶，煎服之后喘自宁。

**一捻金**：方见不大便。

## （十六）痰证门

**1. 痰证总括**　痰因津液不四布，阴盛为饮阳盛痰，稠黏黄色为燥热，清稀色白乃湿寒。

**2. 燥痰**　燥痰肺燥涩难出，气逆喘咳卧不舒，面红口干小便赤，清气化痰滚痰乎。

**清气化痰丸**：胆南星九转、半夏各一两五钱，姜炒，橘红、枳实麸炒、杏仁炒，去皮尖、瓜蒌仁去油、黄芩酒炒、白茯苓各一两。上为细末，姜汁为丸，淡姜汤化服。

**苏葶滚痰丸**：方见食积咳嗽。

**3. 湿痰** 湿痰脾湿懒饮食，倦怠嗜卧面色黄，痰多枳桔二陈剂，饮多桂苓甘术汤。

**枳桔二陈汤**：方见哯乳。

**桂苓甘术汤**：茯苓，桂枝，甘草生，白术土炒。引用生姜，水煎服。

方歌：桂苓甘术湿痰饮，除湿利饮更扶阳，茯苓桂枝生甘草，白术土炒引生姜。

## （十七）疝证门

**1. 疝证总括** 诸疝厥阳任脉病，外因风寒邪聚凝，内因湿热为寒郁，证皆牵睾引腹疼。胎疝多因禀赋病，总审热纵寒痛疼，血左不移气右动，湿则坠重虚坠轻。

**2. 寒疝** 寒湿内蓄日已深，复被风冷水气浸，囊冷硬痛成寒疝，乌头桂枝金茱神。

**乌头桂枝汤**：桂枝，赤芍药，甘草炙，乌头。引用生姜，水煎服。

方歌：乌头桂枝治寒疝，解表温中法最良，广桂枝同赤芍药，乌头甘草引生姜。

**金茱丸**：金铃子肉一两，吴茱萸五钱。上为细末，酒煮面糊为丸如麻子大，每服数丸，盐汤下。

**3. 湿热感寒疝** 厚味过度生湿热，复触风寒疝气成，囊纵红肿常刺痛，乌头栀子服即宁。

**乌头栀子汤**：乌头，栀子炒。上用顺流水入姜汁煎服。

方歌：湿热感寒疝气痛，乌头栀子汤最灵，栀子乌头姜汁共，顺流水煎病即宁。

**4. 胎疝** 胎疝多因母过啼，儿生胞硬痛无时。轻用十味苍柏治，重用金铃川楝宜。

**十味苍柏散**：青皮醋炒，川附子炮，黄柏，南山楂肉酒炒，苍术米泔水浸，香附制，益智仁，元胡索醋炒，桃仁，甘草炙。引用小茴香，水煎服。

方歌：十味苍柏治胎疝，青皮川附柏楂苍，香附益智元胡索，桃仁甘草引茴香。

**金铃散**：三棱、莪术各三钱，陈皮、赤茯苓各五钱，茴香三钱，甘草二钱半，槟榔、枳实各三钱，麸炒，钩藤钩、青皮各四钱，炒，南木香三钱，金铃子肉一两。上除槟榔、木香不过火，余焙，共为细末，每服半钱至一钱，无灰酒调服。

**川楝丸**：木香、槟榔、三棱、莪术各三钱，青皮醋炒、陈皮各四钱，川楝肉八钱，芫花五钱，醋炒，辣桂二钱，牵牛二钱，生取仁，巴豆三粒，去油。上为极细末，面糊为丸如麻子大，每服三四丸，姜汤送下。

**5. 阴肿** 阴囊肿大邪气凝，风痒湿坠热多疼，疏风五苓导赤散，偏坠守效丸最灵。

**疏风五苓散**：防风，苍术米泔水浸，肉桂，羌活，猪苓，泽泻，赤茯苓，白术土炒。引用生姜，水煎服。

方歌：阴肿疏风五苓散，防风苍术肉桂羌，猪苓泽泻赤苓术，煎服之时入生姜。

**加味五苓散**：金铃子，白术土炒，泽泻，木通，茴香炒，赤茯苓，橘核仁，肉桂，槟榔，猪苓。引用生姜、灯心，水煎服。

方歌：五苓散内用金铃，白术泽泻与木通，茴香赤苓橘核配，肉桂槟榔合猪苓。

**导赤散**：方见不小便。

**加味守效丸**：南星、山楂肉酒炒、苍术各二两，炒，白芷、半夏姜制、橘核仁、神曲各一两，炒，海藻、昆布各五钱，吴茱萸、青皮醋炒、元胡索醋炒、荔枝核各一两，炒。上共为末，神曲糊为丸如梧桐子大，每服三十丸，空心酒下。

**6. 小肠气** 痛引腰脊小肠气，加味香苏温散宜。上冲尽痛失笑散，有形胡芦巴丸医。

**加味香苏散**：苍术米泔水浸，陈皮，川楝肉，苏叶，甘草，香附醋炒。引用连须、葱白，水、酒兑煎服。

方歌：加味香苏散苍术，广陈皮与川楝肉，甘草苏叶香附同，连须葱白共煎服。

**加味失笑散**：五灵脂、蒲黄隔纸炒、元胡索各等份，醋炒。上为细末，每服一二钱，水酒调下。

**胡芦巴丸**：胡芦巴炒、川楝子各四钱，去皮核，焙，川乌去皮脐、巴戟肉各一钱五分，茴香三钱，吴茱萸二钱五分，半酒半醋浸一宿，焙，牵牛二钱，炒。上共为细末，酒面糊为丸如梧桐子大，每服数丸，空心温酒下。

### （十八）淋证门

**1. 淋证总括** 诸淋皆缘寒热湿，下移膀胱溲无时，水道涩滞当作痛，寒热石血随证医。

**2. 寒淋** 冷气入胞成寒淋，小便闭塞胀难禁，淋漓不断腹隐痛，五苓倍桂小茴神。

**五苓散**：白术土炒，泽泻，猪苓，肉桂，小茴香，赤茯苓。水煎服。

方歌：五苓治寒淋，白术泽猪苓，肉桂倍加用，茴香赤茯苓。

**3. 热淋** 膀胱蓄热淋证成，十味导赤有奇功，小腹胀满大便结，急服八正莫少停。

**十味导赤汤**：生地，山栀子，木通，瞿麦，滑石，淡竹叶，茵陈蒿，黄芩，甘草生，猪苓。水煎服。

方歌：十味导赤汤最灵，生地山栀合木通，瞿麦滑石淡竹叶，茵陈黄芩草猪苓。

**八正散**：方见不小便。

**4. 石淋** 湿淋蓄久石淋成，溲如沙石茎中疼。轻者须用葵子散，重则八正可相从。

**葵子散**：桑皮炒，瞿麦，栀子，赤茯苓，木通，车前子，甘草生，葵子。水煎服。

方歌：葵子散治石淋证，桑皮瞿麦山栀仁，赤苓木通车前子，甘草葵子共和匀。

**八正散**：方见不小便。

**5. 血淋** 血淋心热伤血分，尿血同出茎中疼。清利须用小蓟饮，茎中痛甚五淋从。

**小蓟饮子**：通草，滑石，淡竹叶，当归，小蓟，栀子炒，甘草生，生地，蒲黄，藕节。水煎，空心服。

方歌：小蓟饮子治淋血，通草滑石淡竹叶，当归小蓟山栀甘，生地蒲黄合藕节。

**五淋散**：当归，赤芍，苦葶苈，黄芩炒，木通，栀子，车前子，淡竹叶，滑石，葵子，甘草生，赤茯苓。引用葱白，水煎服。

方歌：五淋血淋茎中疼，归芍葶苈芩木通，栀子车前淡竹叶，滑石葵子草赤苓。

## （十九）头痛门

**1. 头痛总括** 小儿头痛分表里，里属内热表寒风，风寒外闭须疏散，内热熏蒸以清攻。

**2. 风寒头痛** 风寒头痛属太阳，上及巅顶额角傍，恶寒无汗身发热，加味清空自堪尝。

**清空膏**：羌活，防风，柴胡，川芎，黄芩，黄连，甘草生。引用生姜，水煎服。痛甚加细辛，便秘加川大黄。

方歌：风热上攻头疼痛，加味清空膏最良，羌防柴芎芩连草，痛甚加辛便秘黄。

**3. 内热头痛** 内热头痛属阳明，鼻干目痛齿颊痛，清热加味茶调治，便秘加入大黄攻。

**加味茶调散**：荆芥穗，薄荷，黄芩，青茶叶，石膏生，白芷，川芎。引用生姜，水煎服。便秘者加川大黄。

方歌：加味茶调治头疼，胃经积热上攻冲，荆穗薄荷芩茶叶，石膏生用芷川芎。

## （二十）腹痛门

**1. 腹痛总括** 小儿腹痛有四因，食寒虫动痛相侵，停食感寒相兼痛，临证医治要详分。

**2. 食痛** 食痛伤食心胃痛，食入即痛喜饮凉，恶食腹满吐便秘，承气平胃酌量尝。

**小承气汤**：大黄，枳实麸炒，厚朴姜制。引用生姜，水煎服。

方歌：小承气汤治腹痛，腹硬烦渴便不通，枳实厚朴大黄共，煎服便利立时松。

**香砂平胃散**：苍术米泔水浸，炒，陈皮，厚朴姜炒，甘草炙，缩砂研，香附醋炒，南山楂，神曲炒，麦芽炒，枳壳麸炒，白芍炒。引用生姜，水煎服。

方歌：香砂平胃伤食痛，下后仍痛用此和，苍陈朴草缩香附，山楂曲麦枳壳芍。

**3. 寒痛** 寒痛中虚脾受寒，尿爪俱白面青看，喜热腹满或下利，理中肢厥加附煎。

**理中汤**：方见不乳。

**4. 虫痛** 虫痛不安腹因痛，面色乍青乍赤白，时痛时止吐清涎，安虫理中治最合。

**钱氏安虫散**：胡粉炒黄、鹤虱炒黄、白矾枯、川楝子各二钱五分，去皮。上为细末，每服一匙，大者五分，米汤调下，痛时服。

**加减理中汤**：方见虫吐。

**5. 内食外寒腹痛** 内伤乳食外感寒，发热恶寒腹痛兼，恶食呕吐多啼叫，藿香和中可急煎。

**藿香和中汤**：藿香，砂仁研，羌活，苍术米泔水浸，陈皮，厚朴姜炒，甘草生，山楂，香附炙，白芷，苏叶，川芎。引用生姜，水煎服。

方歌：藿香和中治腹疼，内伤食滞外寒风，藿砂羌苍陈朴草，山楂香附芷苏芎。

### （二十一）黄疸门

**1. 黄疸总括** 黄疸湿热郁蒸成，遍身皆黄及目睛，阳黄色亮身多热，阴黄色暗冷如冰。

**2. 阳黄** 阳黄无汗宜疏散，茵陈麻黄能发汗，腹满便秘茵陈攻，表里无证茵苓善。

**茵陈麻黄汤**：茵陈蒿，麻黄。水煎，加黄酒少许服之。

方歌：儿发阳黄身无汗，茵陈麻黄汤极便，麻黄茵陈各等份，量儿煎服有奇验。

**茵陈蒿汤**：茵陈蒿，川大黄，栀子。引用灯心，水煎服。

方歌：里实须用茵陈汤，栀子茵陈生大黄，灯心为引水煎服，便利黄消体泰康。

**茵陈五苓散**：茵陈蒿，赤茯苓，猪苓，泽泻，白术土炒，肉桂。引用灯心，水煎服。

方歌：茵陈五苓治黄病，利水除湿有奇功，术苓泽泻猪苓桂，茵陈加入便自清。

**3. 阴黄** 阴黄多缘转属成，脾湿肾寒两亏生，温脾茵陈理中治，温肾茵陈四逆灵。

**茵陈理中汤**：方见不乳。

**茵陈四逆汤**：附子制，干姜，茵陈蒿，甘草炙。水煎服。

方歌：茵陈四逆汤，附子共干姜，茵陈炙甘草，黄消病渐康。

### （二十二）水肿门

**1. 水肿总括** 水肿俱属脾肺经，肺喘脾胀要分明。上肿属风宜汗散，下肿属湿利水灵，通身肿者兼汗利，喘则逐饮胀则攻，再辨阳水与阴水，攻泻温补贵变通。

**2. 风水肿** 肿在上者因风起，急宜发汗莫从容。越婢汤中加苍术，汗后全消病即宁。

**越婢汤**：麻黄，石膏煅，甘草生，苍术米泔水浸。水煎服。

方歌：越婢汤治风水肿，麻黄甘草共石膏，再加苍术水煎服，能使儿童肿即消。

**3. 湿水肿** 肿在下者因湿起，急宜利水可安然。外法贴脐如神效，内服沉香琥珀丸。

**贴脐法**：巴豆四钱，去油，水粉二钱，硫黄一钱。上研匀成饼，先用新棉一片包药布脐上，外用帛缚时许，自然泻下恶水，待下三五次，去药以粥补住。

**沉香琥珀丸**：苦葶苈子一两五钱，郁李仁一两五钱，去皮，防己七钱五分，沉香一两五钱，陈皮七钱五分，去白，琥珀五钱，杏仁五钱，去皮尖，炒，苏子五钱，赤茯苓五钱，泽泻五钱。共为细末，炼蜜为丸如梧桐子大，以麝香为衣，每服一钱，量儿大小与之，用滚白水下。

**4. 风湿肿**　通身皆肿属风湿，外散内利最相宜，峻攻则用疏凿饮，和剂茯苓导水医。水上攻肺喘不卧，苏葶定喘最相宜，水停中州胀急满，舟车神佑量攻之。

**疏凿饮**：商陆，秦艽，羌活，椒目，木通，赤小豆，茯苓皮，大腹皮，泽泻，槟榔。引用姜皮，水煎服。

方歌：疏凿饮子风湿肿，外发内利陆秦羌，椒目木通赤小豆，苓皮大腹泽槟榔。

**茯苓导水汤**：紫苏，陈皮，白术土炒，木香，桑白皮炒，麦冬去心，赤茯苓，泽泻，木瓜，大腹皮，缩砂仁，槟榔。引用灯心，水煎服。

方歌：和解茯苓导水汤，紫苏陈皮术木香，桑皮麦门赤茯泽，木瓜大腹缩槟榔。

**苏葶丸**：方见痰饮喘急。

**舟车神佑丸**：甘遂、芫花、大戟各一两，俱醋炒，大黄二两，黑牵牛四两，头末，青皮炒、陈皮、木香、槟榔各五钱，轻粉一钱。上为细末，水丸如椒目大，小儿二丸三丸，大儿五丸七丸，量服之，滚白水送下。

**5. 阳水**　阳水身热脉沉数，小便赤涩大便难。热盛烦渴浚川散，湿盛胀满神佑丸。量儿大小斟酌用，应变而施勿一偏。

**大圣浚川散**：川大黄煨、牵牛取头末、郁李仁各一两，木香三钱，芒硝三钱，甘遂五分。上为细末，姜调下，量儿大小用之。

**舟车神佑丸**：方见风湿肿。

**6. 阴水**　阴水便利不烦热，须服实脾肾气丸，若服温补俱无验，攻补兼施病始痊。

**实脾散**：草果仁研，大腹皮，木瓜，木香研，厚朴姜制，干姜，附子制，白术土炒，茯苓，甘草炙。引用枣二枚，水煎服。

方歌：实脾散治阴水肿，草果大腹木瓜香，厚朴姜附术苓草，虚者仍兼肾气方。

**金匮肾气丸**：熟地黄一两，山药八钱，炒，山茱萸八钱，牡丹皮五钱，茯苓一两，泽泻五钱，肉桂五钱，淡附子五钱，车前子五钱，牛膝八钱。上为细末，炼蜜为丸如梧桐子大，每服钱半，白滚水送下。

### （二十三）腹胀门

**1. 腹胀总括**　腹胀脾虚因久病，胃实多由食滞停，补虚健脾兼理气，攻食消导自然宁。

**2. 虚胀**　久病脾虚失运健，或因吐泻暴伤脾，食少即胀精神倦，面黄肌瘦四君宜。

**香朴四君子汤**：人参，白术土炒，白茯苓，甘草炙，香附制，厚朴姜炙。引用生姜，水煎服。

方歌：香朴四君治虚胀，参术甘草共茯苓，香附厚朴宜加入，引姜煎服胀即宁。

**3. 实胀**　饮食过度内伤胃，停滞腹胀便不通，潮热烦渴形气壮，平胃承气施治灵。

**加味平胃散**：南苍术炒，厚朴姜炒，大腹皮制，甘草生，陈皮，莱菔子焙，山楂，麦芽炒，神曲炒。引用生姜，水煎服。

方歌：加味平胃治实胀，苍术厚朴大腹皮，甘草陈皮莱菔子，山楂麦芽炒神曲。

**小承气汤**：方见食痛。

## （二十四）发热门

**1. 诸热总括**　小儿有病多发热，表里虚实宜分别，观形察色辨因由，审证切脉有妙诀。表证须汗里下之，虚则宜补实则泻，平昔体认要精详，方得临时无遗阙。

**2. 表热**　表热之证因外感，脉浮发热恶风寒，头痛身痛而无汗，十神通圣表为先。

**十神汤**：升麻，葛根，麻黄，香附醋炒，陈皮，苏叶，赤芍药，川芎，香白芷，甘草生。引用生姜，水煎服。

方歌：十神汤治表热证，升麻干葛共麻黄，香附陈皮苏叶芍，芎芷甘草引生姜。

**双解通圣汤**：方见伤寒。

**3. 里热**　里热之证因内热，遍身蒸热小便红，面赤唇焦舌燥渴，调胃白虎解毒清。

**调胃承气汤**：大黄，芒硝，甘草。引用生姜，水煎服。

方歌：调胃承气治里热，大黄甘草共芒硝，引用生姜水煎服，大便通利热自消。

**白虎汤**：石膏煅，知母生，甘草生，粳米。水煎服。

方歌：胃热白虎汤，知母生用良，石膏合甘草，粳米共煎尝。

**黄连解毒汤**：黄芩，黄连，栀子，黄柏。水煎服。

方歌：黄连解毒汤，清热效非常，芩连栀子柏，煎服保安康。

**4. 虚热**　虚热病后荣卫弱，神倦气乏用补中，呕渴竹叶石膏治，面赤尿白厥白通。

**补中益气汤**：方见飧泄。

**竹叶石膏汤**：竹叶，石膏煅，人参，麦冬去心，甘草生，半夏姜制，粳米。引用生姜，水煎服。

方歌：病后虚热烦渴呕，皆因气弱胃津亡，竹叶石膏参麦草，半夏粳米共生姜。

**白通汤**：干姜，附子制，葱。水煎服。

方歌：虚热原于阴格阳，真寒假热白通汤，散寒姜附葱白茎，厥回热退自然康。

**5. 实热**　实热积热午潮热，腹胀尿红大便难，烦渴口疮腮颊赤，凉膈大柴效通仙。

**凉膈散**：方见急惊风。

**大柴胡汤**：方见伤寒。

## （二十五）积滞门

**1. 积滞总括** 小儿养生食与乳，撙节失宜积滞成。停乳伤食宜分晰，因证调治保安宁。

**2. 乳滞** 婴儿乳滞睡不安，多啼口热吐惊烦，肚胀腹热便酸臭，慎攻宜用消乳丸。

**消乳丸**：方见伤乳吐。

**3. 食滞** 小儿食滞任意餐，头温腹热便脓酸，嗳气恶食烦作渴，大安承气审宜先。

**木香大安丸**：木香、黄连、陈皮、白术土炒、枳实麸炒、山楂肉各三钱，连翘二钱，去心，神曲炒、麦芽各三钱，炒，砂仁、莱菔子各二钱半。上为细末，神曲糊为丸，每服一钱，陈仓米汤下。

**小承气汤**：方见食痛。

## （二十六）癖疾门

**1. 癖疾总括** 癖疾过食肠胃满，浊液外溢被寒凝，潮热饮冷肌削瘦，腹满硬块面黄青。

**2. 癖疾潮热** 癖疾潮热渴饮冷，肚大青筋坚硬疼，内服消癖木香效，外贴红花膏最灵。

**千金消癖丸**：芦荟、阿魏另为糊、青黛、木香、厚朴姜炒、槟榔、陈皮、甘草各一钱，生，使君子去壳、胡黄连、山楂肉、香附醋炒、三棱酒炒、莪术各二钱，醋炒，水红花子、神曲炒、麦芽各四钱，炒，人参、白术土炒、茯苓各三钱。上为细末，将阿魏一钱，白水和面打糊为丸绿豆大，米饮下，量儿大小服之。

**木香丸**：木香、蓬莪术、缩砂仁、青皮、朱砂各二钱，研细。上为细末，和匀，飞白面糊和丸麻子大，每服二三丸，乳伤乳饮下，食伤以所伤物熬汤下。

**红花膏**：没药五钱，血竭、麝香、阿魏各三钱，当归、赤芍各一钱，水红花料一捆，煎汁去渣，熬膏一碗。上为细末，入膏内搅匀，以青布贴患处。

## （二十七）汗证门

**1. 汗证总括** 自汗属阳有虚实，或因胃热或表虚，睡中盗汗为阴弱，心虚血热随证医。

**2. 自汗** 表虚自汗玉屏风，甚者桂枝加附从，是实自汗用白虎，便秘调胃承气攻。

**玉屏风散**：黄芪蜜炙，防风，白术土炒。水煎服。

方歌：表气虚弱时自汗，玉屏风治颇相宜，黄芪防风炒白术，水煎温服不拘时。

**桂枝加附子汤**：白芍药，桂枝，甘草炙，附子制。引用姜、枣，水煎服。

方歌：表气体弱甚，桂枝汤最良。芍药桂枝草，加附病渐康。

**白虎汤**：方见里热。

**调胃承气汤**：方见里热。

**3. 盗汗** 心虚盗汗睡多惊，酸枣仁汤服即宁，心火伤阴必烦热，当归六黄汤奏功。

**酸枣仁汤**：当归，白芍炒，生地，茯苓，酸枣仁炒，知母炒，黄柏炒，五味子，人参，黄芪炒。水煎服。

方歌：酸枣仁汤治盗汗，阳不能藏阴本虚，归芍生地茯苓枣，知柏五味共参芪。

**当归六黄丸**：当归，生地黄，熟地黄，黄芩，黄柏，黄连，黄芪炙。引用浮麦，水煎服。

方歌：当归六黄治盗汗，阳盛伤阴液自流，生熟二地芩连柏，归芪浮麦汗能收。

### （二十八）失血门

**1. 失血总括** 阴乘阳热血妄行，血犯气分不归经，血病及腑渗浊道，伤于脏者溢出清，热犯阳络上吐衄，热侵阴络下失红，又有努劳成血病，血止仍嗽势多凶。

**2. 衄血** 衄血之候鼻干燥，身热不渴苦头疼，失表分汗麻桂治，内热犀角泻心清。

**麻黄汤**：麻黄，杏仁炒，去皮尖，桂枝，甘草生。引用生姜，水煎服。

方歌：伤寒失表荣郁热，身体无汗血妄行，须用麻黄汤调治，桂枝麻黄杏草同。

**桂枝汤**：方见自汗。

**犀角地黄汤**：牡丹皮，白芍药，犀角，生地黄。水煎服。便硬者加川大黄。

方歌：犀角地黄汤，治衄效非常，丹皮芍犀地，便秘加大黄。

**四物三黄泻心汤**：川芎，当归酒洗，生地黄，赤芍药，黄芩，黄连，川大黄酒洗。水煎服。

方歌：四物三黄泻心汤，热盛吐衄功最良，芎归生地赤芍药，黄芩黄连川大黄。

**发灰散**：取壮实人头发，阴阳瓦煅成灰，放在地上去火性，研细末，吹入鼻中，血衄自止。

**3. 吐血** 吐血不咳因热逆，若兼咳嗽努劳伤。内热犀角地黄治，努伤承气四物尝。劳伤有热鸡苏散，无热须用救肺良。

**犀角地黄汤**：方见本门衄血。

**桃仁承气汤**：桃仁去皮尖，研，大黄，芒硝，甘草，桂枝。加当归、芍药、苏木、红花，水煎服。

方歌：努伤吐血先破逐，桃仁承气汤妙绝，桃仁黄硝草桂枝，加入归芍苏红捷。

**加味四物汤**：当归，芍药，川芎，生地黄，茅根，蒲黄，牡丹皮，栀子炒黑，甘草生，引用藕节。酒水煎服。

方歌：努伤吐血须活血，四物为主真妙诀，再加茅根与蒲黄，丹皮栀草引藕节。

**鸡苏散**：鸡苏薄荷叶，川贝母去心，麦门冬去心，桔梗，阿胶蛤粉，炒，生地黄，甘草生，黄芪炙，白茅根，蒲黄炒。水煎服。

方歌：劳伤有热嗽痰血，鸡苏贝母麦门冬，桔梗阿胶生地草，黄芪茅根蒲黄同。

**加味救肺散**：麦冬去心，人参，黄芪炙，郁金，五味子，当归酒洗，白芍药酒洗，川贝母去心，研，甘草炙，马兜铃。水煎服。

方歌：劳伤无热嗽痰血，加味救肺麦门冬，参芪郁金五味子，归芍贝母草兜铃。

**4. 便血** 热伤阴络病便血，脏毒血黯肠风红。须辨腹痛肛肿痛，热盛湿盛要分明。脏毒初起肿痛甚，大黄皂刺莫消停。热盛俱宜槐花散，湿盛平胃地榆灵。日久脉微气血弱，升阳和血共养荣。

**皂刺大黄汤**：皂角刺、生川大黄各等份。量小儿年岁大小虚实，酌其多少，水酒煎服。

**槐花散**：槐花炒，侧柏叶，枳壳麸炒，川黄连，荆芥穗炒。水煎服。脏毒加苍术、苦楝，肠风加秦艽、防风。

方歌：脏毒肠风槐花散，黄连枳壳槐柏荆，脏毒苍术苦楝入，肠风须加艽防风。

**平胃地榆汤**：苍术炒，陈皮，厚朴姜炒，甘草，地榆。引用生姜，水煎服。

方歌：便血湿盛腹不痛，须用平胃地榆汤，苍术陈皮厚朴草，地榆同煎引生姜。

**升阳和血汤**：黄芪炙，当归酒洗，白芍炒，牡丹皮，陈皮，肉桂，秦艽，生地，熟地黄，生甘草，炙甘草，苍术炒，升麻。水煎服。

方歌：下血日久腹中痛，治宜升阳和血汤，二地二草芪归芍，陈丹秦艽升桂苍。

**人参养荣汤**：人参，黄芪炙，白术土炒，白茯苓，白芍药炒，肉桂，熟地黄，当归酒洗，甘草炙，陈皮。引用姜、枣，水煎服。

方歌：失血日久气血虚，人参养荣汤颇宜，参芪术苓白芍桂，地黄当归草陈皮。

**5. 溺血**　溺血多缘精窍病，尿血分出茎或疼，牛膝四物汤调治，急宜煎服效从容。

**牛膝四物汤**：牛膝，木通，郁金，甘草梢，瞿麦，当归，川芎，生地，赤芍。水煎服。

方歌：小儿溺血精窍病，宜用牛膝四物汤，牛膝郁金通瞿草，归芎赤芍生地黄。

### （二十九）杂证门

**1. 二便秘结**　小儿热结二便秘，口渴舌干唇面红。八正尿秘少腹满，神芎便秘腹胀疼。

**八正散**：方见不小便。

**神芎丸**：大黄、滑石各一两，水飞，薄荷、川芎各四钱，黄芩、黄连各五钱，生，牵牛四钱。共为细末，滴水为丸，每服五丸，蜜汤送下。

**2. 气虚脱肛**　泻痢日久中气陷，肛松肠薄滑而脱，面色青黄指梢冷，脉来沉细唇淡白。补中益气汤升举，真人养脏固滑脱，外用涩肠散调敷，气升肛涩肠自合。

**补中益气汤**：方见飧泻。

**真人养藏汤**：方见寒痢。

**涩肠散**：诃子、赤石脂、龙骨各等份，煅。上为细末，用蜡茶调敷，和药掺头上，绵帛揉入。

**3. 肛肿翻肛**　积热肛肿大便难，努力肛出翻不还，外用蟠龙散消肿，内宜皂刺大黄煎。

**皂刺大黄汤**：方见便血。

**曾氏蟠龙散**：干地蟠龙一两，略去土，焙，风化朴硝二钱。上剉研为细末，仍和匀朴硝，每以二钱至三钱，肛门湿润者干涂，干燥者用清油调涂。先用荆芥生煎葱水，候温洗浴，轻与拭干，然后敷药。

**4. 龟胸** 肺积痰热病龟胸，胸骨高耸若龟形，气急喘咳体羸瘦，宽气百合酌量行。

**宽气饮**：杏仁去皮尖，炒，桑白皮炒，橘红，苏子炒，枳壳蜜炙，枇杷叶蜜炙，麦门冬去心，生甘草，苦葶苈。水煎服。

方歌：宽气饮治儿龟胸，杏仁桑皮合橘红，苏子枳壳枇杷叶，甘草葶苈麦门冬。

**百合丹**：百合、天门冬、杏仁炒，去皮尖、木通、桑白皮炒、甜葶苈、石膏各五钱，大黄三钱。共为细末，炼蜜丸如绿豆大，量儿大小服之。临卧滚白水送下。

**5. 龟背** 龟背坐早被风吹，伛偻背高状如龟，内服松蕊丹缓治，外用灸法点龟尿。

**松蕊丹**：松花、枳壳麸炒、防风、独活各一两，麻黄、前胡、川大黄生、桂心各五钱，上为细末，炼蜜丸如黍米大，每服十丸，粥饮送下。

**6. 五软** 五软禀赋不足证，头项手足口肉肌，地黄丸与扶元散，全在后天调养宜。

**补肾地黄丸**：熟地黄一两五钱，山萸肉一两，怀山药炒、茯苓各八钱，牡丹皮、泽泻各五钱，牛膝八钱，鹿茸五钱，酥炙。上为细末，炼蜜丸如梧桐子大，每服二钱，用盐汤送下。

**扶元散**：人参，白术土炒，茯苓，熟地黄，茯神，黄芪蜜炙，山药炒，炙甘草，当归，白芍药，川芎，石菖蒲。引用姜、枣，水煎服。

方歌：五软扶元散堪尝，参术茯苓熟地黄，茯神黄芪山药草，归芍川芎及石菖。

**7. 五硬** 阳气不荣成五硬，仰头取气难摇动，手足强直冷如冰，气壅胸膈牵连痛。小续命汤最为良，乌药顺气散极应，若遇肝木乘脾经，加味六君妙无境。

**小续命汤**：人参，麻黄，川芎，黄芩，芍药，甘草炙，防风，官桂去皮，附子泡，去皮脐，杏仁炒，去皮尖，汉防已。引用姜、枣，水煎服。

方歌：小续命汤治五硬，人参麻黄川芎共，黄芩芍药草防风，官桂附子防已杏。

**乌药顺气散**：麻黄，白芷，川芎，桔梗，枳壳炒，僵蚕炒，乌药，炮姜，甘草生，橘红。引用葱白，水煎服。

方歌：乌药顺气五硬轻，麻黄白芷合川芎，桔梗枳壳僵蚕炒，乌药炮姜草橘红。

**加味六君子汤**：人参，白术，炮姜，陈皮，半夏制，茯苓，炙甘草，升麻蜜炙，柴胡醋炒，水煎服。

方歌：加味六君虚五硬，人参白术共炮姜，陈半茯苓炙甘草，升麻柴胡肉桂良。

**8. 五迟** 小儿禀来气血虚，筋骨软弱步难移，牙齿不生发疏薄，身坐不稳语言迟。加味地黄为主治，补中益气继相医，邪乘心气菖蒲好，血虚发迟苣胜宜。

**加味六味地黄丸**：熟地黄一两，山萸肉一两，怀山药炒、茯苓各八钱，泽泻、牡丹皮各五钱，鹿茸三钱，炙，五加皮二钱，麝香五分。共为细末，炼蜜丸如梧桐子大，大儿每服二钱，小儿一钱五分，盐汤送下。

**补中益气汤**：方见飧泻。

**苣胜丹**：当归洗焙、生地黄、白芍药各一两，炒，苣胜子二两，碾，胡粉三钱，碾。上同研匀，炼蜜为丸如黍米大，每服十粒，煎黑豆汤下。

**菖蒲丸**：人参、石菖蒲、麦门冬去心、远志去心、川芎、当归酒洗、乳香、朱砂各一钱，水飞。上为细末，炼蜜为丸如黍米大，食远用米汤送下。

**9. 鹤膝风**　小儿禀赋不充盈，肌血削瘦少峥嵘。膝骨外露加鹤膝，多缘肾弱髓难生。血脉不荣筋挛缩，膝贮风涎时作疼。大防风汤宜先服，地黄继进莫从容。

**大防风汤**：人参，白术土炒，茯苓，甘草炙，熟地黄，当归身，白芍药炒，川芎，黄芪蜜炙，羌活，防风，附子制，杜仲，牛膝。引用姜、枣，水煎服。

方歌：大防风汤八珍芪，羌防附子杜仲移，荣筋更有川牛膝，虚风鹤膝最相宜。

**补肾地黄丸**：方见五软。

**10. 解颅**　小儿解颅最堪怜，先天有损脑髓干，面色皖白形瘦弱，二目多白若悉烦。补肾地黄丸堪服，补阳扶元散为先，更有封囟散极效，临时摊贴保安然。

**补肾地黄丸、扶元散**：俱见五软。

**封囟散**：柏子仁、防风、天南星各四两。上为细末，每用一服，以猪胆汁调匀，摊在绯绸帛上，看囟之大小剪贴，一日一换，不得令干，时时以汤润动。

**11. 囟陷**　小儿缘何囟下陷，泻久脾亏虚弱见，面目青黄四肢凉，六脉沉缓神惨淡。补中益气汤最宜，固真汤进有奇验，外用乌附膏摊贴，温中理脾功无限。

**补中益气汤**：方见飧泻。

**固真汤**：方见慢脾风。

**乌附膏**：雄黄二钱，川乌、附子各五钱，生。上为细末，用生葱和根叶细切杵烂，入前药末，同煎，作成膏，每早空心贴陷处。

**12. 囟填**　囟门肿起气上冲，其间虚实要分明，毛发憔悴频频汗，胸高气促口唇红。肝盛泻青丸最效，里热连翘饮堪行，因表防风升麻剂，硬冷属阴用理中。

**泻青丸**：方见急惊风。

**大连翘饮**：柴胡，荆芥，连翘去心，木通，滑石水飞，栀子，蝉退去翅足，瞿麦，当归酒洗，赤芍，黄芩，甘草生，防风。水煎服。

方歌：连翘饮治热上中，柴胡荆芥翘木通，滑石栀子蝉瞿麦，归芍黄芩草防风。

**防风升麻汤**：麦冬去心，木通，甘草节，山栀，升麻，防风。引用淡竹叶，水煎服。

方歌：防风升麻汤，囟填效非常，麦冬木通草，山栀升麻防。

**理中汤**：方见不乳。

**13. 中恶**　小儿神气未充实，触恶何能自主持，目闭面青惊闷乱，苏合皂角功效奇。

**苏合香丸**：方见肛门内合。

# 第12章　外科入门

## 一、南丰李梃《外科证治诗》

### （一）痈疽总论

**痈疽毒要气血胜，内外因皆湿热凝**

痈者，壅也，为阳，属六腑，毒胜于外，其发暴，而所患浮浅，不伤筋骨。疽者，沮也，为阴，属五脏，毒攻于内，其发缓而所患沉深，伤筋蚀骨。凡年壮气血胜毒则顺，年老毒胜气血则险。有内因饮食结毒者，《经》(《黄帝内经》的简称)曰：膏粱之变，足生大疔。荣气不从，逆于肉里。荣气即胃气，胃和则荣卫顺而滋养皮肤。膏粱金石，厚衣烘被，以充蕴热脏腑，湿热聚下，烧烁肾水，阴火炽盛，八脉沸腾，经隧凝滞，故水谷精微不能上行阳道，反逆聚肉之腠理而成痈。有外感风寒湿蕴毒者，《经》曰：地之湿气，感则害人皮肉。又曰：诸痈肿筋挛骨痛者，此寒气之肿，八风之变也。盖风湿外侵，郁久为热，自膀胱左迁，移热小肠，小肠移热于胆。风性上冲，疮形高，色赤作痛，小则为疖，大则为痈而已，非若疽之自里也。有因心气郁结，饥饱劳疫，房室过度，水竭火炎，痰凝气滞而成。所谓相火能为疮疡，诸痒疮疡，皆属心火是也。因火有君相，疮分微甚，或郁痛而不甚肿，或虚肿而不甚痛，虽然病该三因，总皆湿热。丹溪云：人身血行脉中，气行脉外，气血周流不息。惟寒湿搏之，则凝滞而行迟。火热搏之，则沸腾而行速。气为邪郁，津液为痰为饮，积久渗入脉中，血为之浊，此阴滞于阳而为痈。血为邪郁，隧道或溢成结，积久溢出脉外，气为之乱，此阳滞于阴而为疽。盖阳气无形，阴血有质，必湿热泣血，而后发为痈疽，故《局方》曰：痈疽皆热胜血也。又曰：二热相搏，热化为脓，盖热非湿则不能腐坏肌肉为脓，譬如夏热诸物，皆不坏烂。坏烂者，交秋湿热大行之际，此理甚明。

**纯阳焮赤溃敛易，纯阴色黯全不疼，半阴半阳肿痛慢，用药回阳乃可生**

痈疽有大而愈者，有微如豆而死者。阳发，初起皮薄作热，色赤焮肿疼痛，溃后肉色红活，此为外发。更加身健能食，发热便秘，脉数有力，为纯阳，易治。阴发，初起皮厚不热，色黯微肿，硬如牛皮，不痛陷软，不作脓不溃，微开阔。破后肉色紫黑，此为内发。未溃脏腑已前坏烂，更加身倦少食，不热，便利，脉软无力，为纯阴，不治。又有半阴半阳，似肿非肿，似痛非痛，似赤非赤，似溃非溃，脉数无力。如阳多阴少，用药托里变阳者生。阴多阳少，用药托亦不起，投阴必死。就中尤以有热无热为死生秘诀，盖阳症有热，则气血行而生肌，阴症无热，则气血滞而不敛。遇有热者，切不可退热，但宜温药清渗。些小疖毒，无热亦不妨。

**风则多痒气则痛，湿肿食则热寒增**

痈疽虽止发于一经，或兼二经，多有挟风、挟湿、挟痰、挟气、挟血、挟阴虚等证。大较风、气、食三种，俱以不换金正气散加川芎、木香为主。兼风多痒，加祛风药；兼气多痛，加调气药。兼食多发寒热，加消积药；兼湿多肿，加渗湿药。又云：热疮焮痛，虚疮淡白，风寒疮口带白。古方外因四气，单用大黄（半生半熟）、甘草节等份为末，每空心酒下一匙，以利为度。内因七情，单用远志为末，酒调二钱，澄清服，以查敷患处。不内外因，金石、炙煿、房劳，国老膏。一切热毒，槐花酒。

**药毒坚硬有如石**

金石药毒，则坚硬如石不痛。宜黑豆、甘草煎汤解之。

**虚瘦重着怕潮蒸**

虚劳瘦弱，营卫否涩，患处重着，如负石然。因其有骨蒸潮也，治宜滋补，故不可用赛命丹等香燥疏泄之药，亦不可过用降火滞脾之药。惟肾气丸、托里散甚得其宜。且古方谓，药毒劳蒸，痈疽极重。

**近骨生虫近虚漏**

近骨者多冷，久则化血为虫，多痒少痛；近虚者多热，久则传气成漏，多痛少痒。

**细认穴道属何经**

脑发，属督脉、足太阳经；鬓发，手足少阳经；眉发，手足太阳、少阳经；颐发、髭发，足阳明经；腮发，手阳明经；背发，中属督脉，余皆足太阳经；腋发，手太阳经；乳痈，内阳明，外少阳经，乳头足厥阴经；肾痈，足太阳经；外肾痈，足厥经；腿发，外足三阳，内足三阴经；喉痈、脐痈，任脉、足阳明经；穿裆发，督、冲、任三脉；胯马痈、囊痈，足厥阴经；内疽、肺痈，手太阴经；肠痈，手太阳、阳明经；胃脘痈，足阳明经。惟少阳、少阴、太阴多气少血，厥阴、太阳多血少气，肉皆难平。惟手足阳明，气血俱多，分经用药，则不犯经禁、病禁，以致妄下、妄汗。且疮属肾经者最重，属脾肺二经者次之，他经者又次之。脑乃诸阳所在，咽喉饮食所通，肾俞命根所系，皆至险之地，又不可多着艾灸。俗方专图人形疮样，而忽经络，谬哉。

**外因寒热宜表散**

毒因外感发者，内无便溺阻隔，外有六经形症，肿痛虽甚，饮食如常，脉浮数，邪在表也。宜托里微汗以表散之。如发脑项背分，黄连消毒散；尻臀分，内托羌活汤；臂上，白芷升麻汤；乳胸，内托升麻汤；两胁，十味中和汤；腿外侧，内托酒煎汤；腿内近膝股，内托芪柴汤。通用：败毒散、九味羌活汤。辛热手足太阴经分，自汗水肿，流注四肢，附子六物汤。辛温发热，十六味流气饮、赛命丹。暑月，内托复煎散；寒月，内托十宣散，或不换金正气散。丹溪治形实脉浮数，冬月背生红肿，及胛骨下痛者，用桂麻各半汤加生附、酒柏、栝蒌仁、甘草节、羌活、青皮、人参、黄芩、半夏、姜煎服，六贴而愈。此正内托法也。有谓疮家身痛不可汗，汗之则发痉者，邪不在表而误汗也。

**内热痛秘急疏行**

内伤饮食积毒者，肿痛异常，外无六经形症，内有便溺阻隔，口渴烦躁，脉沉实，为邪在里，急与寒凉攻里，内疏黄连汤、泻心汤、活命饮、四顺清凉饮。轻者，清热消毒饮加紫草，或清心散渗之。内积热毒，外有感邪者，宜发表攻里，五香连翘汤、防风通圣散。毒盛者，解毒汤下神芎丸；湿盛者，除湿丹。

**劳伤气郁无表里，邪在经中和卫荣**

毒因内伤虚损，房劳郁怒而发者，形虽肿痛，外无六经之形症，内无便溺阻隔，知邪在经也，不可妄施汗下，只宜补形气，调经脉，和荣卫，或专补脾胃可也。郁怒者，十六味流气饮；虚劳者，托里消毒饮散、内托复煎散、补中益气汤。古人治痈以寒药者，正治法也；治疽以热药者，从治法也。盖药性热则开行，寒则疏泄，疽乃有形之物，非热药从治，岂能行之乎？此内托、内疏、正治、从治之义也。

**溃后托里排脓毒，脓尽肌肉自然平**

溃后气血大虚，惟恐毒陷，托里之法，一日不可缺也。古方托里散、托里清中汤、托里温中汤、托里和中汤、托里建中汤、托里抑青汤、托里益黄汤、托里益气汤选用。盖托里则气血壮而脾胃盛，脓秽自排，毒气自解，死肉自溃，新肉自生，疮口自敛。若不务补托，而误用寒凉，反助邪火，脓多臭秽，甚则脉洪、大渴，真气虚而死矣。丹溪云：但见肿痛，参之脉症虚弱，更与滋补，乃可万全，又不必泥气质素实，及参、芪满中滞痰也。但初溃时，间有热毒盛者，量加消毒清剂，如发背、搭肩，膜破穿心必死。尤宜托里，免至毒陷。托里即护心也。若毒气上攻，心神昏闷欲呕者，间服护心散以救之。如带表邪面赤等症，势未甚起者，内托复煎散，或内托十宣散，暂服。若无热毒表邪，但见秽气触犯，虚热少食不睡者，便进人参黄芪汤；但见脓多心烦少睡者，便进圣愈汤；但见脾亏气弱，不能生肌收敛者，便进补中益气汤；但见肾虚不能消溃收敛，或晡热作渴者，便进八味丸或肾气丸。紧急不及作丸，大料煎服，预防救危，始终妙剂。若不务本根，而专用敷围生肌之药，则敛口太速，毒反内攻，或傍边再发一痈者有之。或愈后而恶症顿起，大命随去者有之。惟务内治，而不贵外治者为高。

**外治初起灸最妙**

形伤则痛，气伤则肿。或先痛后肿伤乎血，先肿后痛伤乎气。肿痛并攻，气血俱伤，皆因脏腑不和，而非外治能调。古法隔蒜灸法、豆豉饼，惟外伤成疮者不宜。自内发者，痛则灸至不痛，不痛则灸至痛时方住，早觉早灸为佳。一日二日，十灸十活；三日四日，十灸七活；五日六日，十灸四活；过七日，则不可灸矣。其余点割敷透，间有毒盛者，量用之则可。

**热痛半软针相当**

痈疽毒气已成，宜托里以速其脓。脓成者，当验其生熟浅深而针之。若肿高而软者，发于血脉；肿下而坚者，发于筋脉；肉色不变者，附于骨也。按之热者有脓，不热者无脓；按之便痛者脓浅，大按方痛者脓深；按之陷而不起者脓未成，按之而复起者脓已成。按之都软者无脓，不痛者血瘤，痛者气瘤，接之一边软者有脓。若脓生而用针，气血既泄，脓反难成；若脓熟而不针，腐溃益深，疮口难敛。若疮深而针浅，内脓不出，外血反泄；疮浅而针深，内脓虽出，良肉受伤。元气虚者，必先补而后针其脓，诸症自退。若疮毒炽盛，中有肉黯者，宜内壮脾胃，外涂单巴豆膏。令其黯处渐低，赤处渐高，六七日间，赤黯之处，自有裂纹如刀划状，黯肉渐溃，当用披针利剪，徐徐引去。若脓出肉腐，肿痛仍作，必内有筋间隔，宜再引之，急补脾胃，不痛者纯用补药，庶可收敛。若妄施针刀，伤肉出血，断之不止者立危。其披针用马衔铁为之。

**敷围点瘀非得已**

人身气血遇温则散，遇寒则凝。概敷寒凉，闭塞腠理，气凝血瘀，旧肉不溃，新肉不生，则毒反内攻，难以溃敛，甚则不起。必内分阴阳用药，外分阴阳敷围，内外夹攻，药气相通为妙。纯阳症，内服内疏黄连汤、清热消毒饮之类，外敷抑阳散；半阴半阳症，内服托里消毒散，外敷阴阳散；纯阴症，内服补中益气汤加姜、附，入酒煎，外敷抑阴散。点瘀炉灰膏，以去恶肉，药线三品锭子，以透脓管，皆欲败腐尽除，不至侵蚀筋骨，非得已而用也。

**止痛敛口免开张**

痈疽不可不痛，不可大痛。未溃前痛者为热毒，便秘，宜内疏黄连汤、解毒汤。作脓痛者，排之，脓胀痛者，针之。已溃脓出反痛者，虚也。气虚，四君子汤加当归、黄芪；血虚，四物汤加人参、黄芪；气血俱虚，托里益气汤；脾虚者，托里和中汤；肾虚者，肾气丸。因登厕犯秽气触者，药中加乳香、白芷、白芍之类和之；风寒逼者，加防风、桂枝之类温散之。燥者，润之；湿者，导之。果系瘀血恶肉凝滞者，方可乳香止痛散和之。疮口不敛，由于肌肉不生；肌肉不生，由于腐肉不去；腐肉不去，由于脾胃不壮、气血不旺。必以补托为主，而佐以行经活血之药，则肌肉受毒者自生，死者自溃，又何待于点割耶！大要：气虚体倦食少者，补中益气汤；血虚晡热内热者，四君子加归、地、牡丹皮；脓水清稀者，气血俱虚，十全大补汤。或不痛，或大痛，或不赤，或内脓不溃，或外肉不腐者，气血虚败，桑枝炙治，十全大补汤加姜、桂，壮其阳气，则四畔即消，疮头即腐。若脾胃虚弱，漫肿不赤者，六君子汤倍白术。若初起肿痛，或因克伐及入房，以致色黯而不痛者，乃阳脱变阴，急用古参附汤以救之。间有血分虚热者，疮口肉色必赤，四物汤加山栀、连翘；气分虚热烦渴者，竹叶黄芪汤。要知疮口难敛，或渐大渐开出血者危。俗皆以肿痕所至为晕，非真晕也。晕生于疮口之畔，状如红筋三晕，三晕尚可，四晕、五晕者死。

**洗能疏毒活血气**

洗药疏通气血，脓血掀聚之时，所赖朝夕暖醋蘸洗败肉，或洗毒散，肉汁汤。风冷疮口白者，干艾煎汤亦好。

**贴膏不被风寒伤**

膏药多热，轻小疮疖贴之即消，发表不远热之意也。若大毒初起用之，迷塞凝滞，为祸不小。惟溃后只用白蜡膏、太乙膏，或水粉膏外护，不致破伤风寒。

**妇幼患此无他异，妇宜调血幼宜清**

妇人调血开郁为主。值经闭及溃后月水又发，所患坚硬，不破不肿不疼者凶。小儿主去胎毒。或有饮食积热者，药稍宜清凉。如素禀受体薄，及稍长而久病者，仍以补托气血脾胃为主治之。

**杂症仍以疮为主，溃未清心要酌量**

脉症俱热者，未溃前内消解毒，已溃后托里消毒；脉症俱虚者，未溃前托里消毒，已溃后托里补中。治其疮而诸症自退。疮为本，病为标，若病急而元气实，暂治其标；病缓而元气虚，只治其本。心通诸窍，脏腑所包者一膜耳。若忧惊入心，膜破必死，药中常加茯神、远志为妙。

**五善能食便调顺，脓鲜不臭声音长**

五善：动息自宁，饮食知味，一也；便利调匀，二也；脓溃肿消，水鲜不臭，三也；神彩精明，语音清朗，四也；体气和平，五也。此属腑症，病微邪浅，若能慎节，勿药自愈。

**七恶皆因真气损**

七恶，乃五脏亏损之症，外似有余，而内实不足。法当纯补胃气，多有可生。不可因其恶而遂弃不治。大抵元气虚弱，或脓水出多，气血亏损；或汗下失宜，荣卫消烁；或寒凉克伐，气血不足；或峻厉猛剂，胃气受伤，以致真气虚而邪气实矣。

**烦躁口干渴非常，或泄或闭或淋沥**

大渴发热，或泄泻淋闭者，邪火内淫，一恶也。凡疮肿发热潮烦，或失血过多，或溃脓大泄，或汗多亡阳，或下多亡阴，以致阴血耗散，阳无所附，浮于肌表而非火也。若发热不寝，虚热也，圣愈汤；兼汗不止，气虚也，单人参汤；发热烦躁，肉瞤筋惕，气血俱虚也，八物汤；大渴面赤，脉洪大而虚，阳虚发热也，古归芪汤；微热烦躁，面赤，脉沉而微，阴盛发躁也，四君子汤加姜、附。凡渴不可专泥于火。若焮痛发热，便利调和者，竹叶石膏汤；肿痛发热，大便秘涩者，四顺清凉饮；焮痛炽盛者，活命饮；脓水多者，圣愈汤；胃伤内亡津液者，钱氏白术散；肾水干涸者，八味丸。有先作渴，小便频数，而后患疽者；或愈后作渴，或舌黄干硬，小便频数，而后患疽者，尤其恶也，宜预服八味丸、补中益气汤，以滋化源，可免是患。盖痈疽未有不因肾虚而作，切忌知母、黄柏，损阳则阴气无由而生。泄泻因寒凉伤脾者，六君子汤加砂仁，或托里建中汤、托里温中汤；脾虚下陷者，补中益气汤吞二神丸；命门火衰者，八味丸料煎吞四神丸；肾虚不固者，古姜附汤加吴茱萸、五味子；大孔痛者，附子理中汤、四逆汤。凡痈疽呕泻，肾脉虚者，死。便秘因热毒入脏，呕哕心逆，发热肿硬秘结，固宜通之。又有伏热，阳气怫郁，面赤便秘者，为邪火在经，宜汗以发之。溃后气虚血涸便秘者，十全大补汤，或因入房伤肾便秘者，加姜、附以回阳气，则大便自润。凡便秘能食，而肚腹不胀者，切不可下。若腹痞胀而秘者，猪胆法。用猪胆一枚，剪去头，入盐、醋少许，以鹅管插入胆中，灌谷道内，须臾自通。小便淋沥，频数短少，或茎中涩痛，皆肾虚恶症。

**溃后肿痛臭难当**

脓血既泄，肿痛尤甚，脏色臭败者，胃虚火盛，二恶也。人参黄芪汤，或十全大补汤加麦门冬、五味子。

**黑睛紧小白青赤**

目视不正，黑睛紧小，白睛青赤，瞳人上视者，肝肾阴虚而目系急，三恶也。肾气丸料，或八物汤，俱加炒山栀、麦门冬、五味子。

**喘息恍惚喜卧床**

喘粗短气，恍惚嗜卧者，脾肺虚火，四恶也。六君子汤加姜、枣，或补中益气汤加麦门冬、五味子。心火克肺金，人参平肺散。阴火伤肺，肾气丸料加五味子煎服。

**虚恶肩背四肢重**

肩背不硬，四肢沉重者，脾肾亏损，五恶也。补中益气汤、十全大补汤，俱加山药、山茱萸、五味子。

**食少呕药伤寒凉**

不能下食，服药而呕，食不知味者，胃气虚弱，六恶也。六君子汤加木香、砂仁，甚，加附子。挟痰者，托里清中汤；挟火者，托里益黄汤。抑论疮肿时作呕，热毒攻心；溃时作呕，阴虚；溃后作呕，脾虚。如热盛焮痛，活命饮、护心散；作脓焮痛，托里消毒散；脓熟胀痛，托里散，或针以泄之。焮痛便秘者，内疏黄连汤。寒凉伤胃者，六君子汤加干姜、木香。木乘土位加芍药、柴胡；胃脘停痰，加桔梗；脾虚自病，或水侮土，加益智仁、砂仁；郁结伤脾，加川芎、山栀、苍术、香附；湿气侵胃，倍白术。白术，生肌敛口妙剂。又有登厕触秽作呕者，仍宜补胃。

**声嘶唇鼻变青色，面目四肢肿且黄**

脾肺俱虚，七恶也。补中益气汤加姜、枣，或六君子汤加炮姜，甚，加附子，或十全大补汤加炮姜。

**阳虚寒战腹疼甚，自汗呃逆雷鸣肠**

阳虚皆因误服寒凉，或溃后劳役，或吐泻之后，或误入房、梦遗，或外邪所乘。初则虚火假症，仍发热头痛，良久寒战咬牙，腹痛雷鸣，泄泻呃逆，自汗盗汗，阳虚寒气所乘之症，八恶也。急用托里温中汤，后用六君子汤加附子，或加姜、桂；甚者，用大剂参、芪、归、术，倍加姜、附，以手足温为度。

**虚极发躁欲坐井，蓦然变痉身反张**

溃后发热恶寒，作渴怔忡，睡卧不宁，阳衰阴盛，发躁，脉洪大，按之微细或无，此阳虚极。蓦然牙关紧急，腰背反张，变为痉病，或无汗恶寒，或有汗不恶寒，九恶也。俱宜八味丸料加人参、黄芪、当归、白术，大剂煎服。

**阳虚哺热夜不寐，消渴便污血难藏**

原禀瘦怯，或房欲竭精，或疮出脓多，或误汗下，以致日哺潮热，口干作渴，夜寐不着，疮出紫血，四物汤、托里益气汤、肾气丸主之。便污黑者，不治。便血瘀滞者，犀角地黄汤饮之。疮疡时，或愈后，口鼻吐衄，牙宣龈露，皆因疮疡出血，为火动而错经妄行，当求经审其因而治之。肝热则血妄行，四物汤加山栀、牡丹皮、黄芩、白术；肝虚则不能藏血，肾气丸；心火不能主血，四物汤加炒黄连、牡丹皮、苓、术；脾虚热不能统血，四君子汤加炒山栀、牡丹皮；脾经郁结者，归脾汤加五味子；脾肺气虚者，补中益气汤加五味子；气血俱虚者，十全大补汤；阴火动者，肾气丸加五味子。大凡失血过多，而见烦热发渴等症，勿论其脉，急用单人参汤补之。经云：血生于气。苟非甘温参、芪、归、术之类以生心肝之血，决不能愈。若发热脉大者，死。

**五善见三容易治，七恶见四真恶疮**

《正传》以善为顺，恶为逆。疮疡仍忌倒陷，又增为九逆，殊为有理。

**又有一般无名肿**

非痈、非疽、非疮、非癣，状如恶疮，或瘥或剧，名曰无名肿毒。随其见症在表在里在经用药，外以槐枝煎汤洗净，后以赤小豆、吴萸、白胶香、黄连、黄柏、贝母、硫黄、糯米、黄丹、轻粉为末，麻油调搽。一切恶疮，人所不识者皆同。

**疖瘟瘭瘤也同方**

阔一寸至二寸为疖，一寸至五寸为痈，五寸至一尺为瘟，一尺至二尺为竟体疽。未溃色紫黑坚硬，已溃深陷如岩为瘟。四畔生如牛唇黑硬为瘭。无头面色淡红为瘤。四轮肿起为痈；沉溃为疽。发出于外者，为外疽；隐伏肠胃者，为内疽。疖比痈、疽更轻，瘟、瘭、瘤多难治。癌多生乳、胁、臀、胯。全宜大补气血脾胃，及蜡矾丸护膜生肌，冀其万一。瘭、瘤见后周身部。

## （二）脑颈部

头疮、风屑、白秃、软疖、大头肿、鬓疽、耳疮（附浸淫疮）、月蚀疮、内痔疮、痄腮、瘰疬、痰核、瘿瘤。

**脑后颈后顶心发，六腑阳毒好上蒸**

六腑阳毒聚顶，惟太阳膀胱主之。久积痰火湿热，上蒸于脑，古谓发脑、发鬓、发眉、发颐、发背，谓之五发，至险。凡眼不见疮皆恶。有生于两边发际穴者，如有核，宜取核以去病根。有生于脑心者，四边肿赤连耳项，不急治，脓水从头中而出，血逆痰起不治。有生于颈后者，疮头向上，疮尾向下，形如蜂窠，乃反症也。焮肿者，急宜托里散加升麻、赤芍、桔梗，防毒攻心。如痰发，或流入两肩者，不治。有生脑后对口者，名曰天疽。其状大而色紫黑，不急治，热入渊腋，前伤任脉，内熏肝肺，十余日而死。有生耳后一寸三分至命之处，名曰发颐，又曰锐毒。凡头上痈疽，宜服降火化痰、消肿托里之药，不可针灸，惟初起隔蒜灸之则可，但艾炷宜小而少。势成者，外敷南星膏，或阴阳散，敛口古香榔散。若热上蒸，连颐而穿口，必至穿喉而死。

**焮肿纳冷真热症**

焮肿作痛，烦渴好饮冷水，宜解毒汤加天花粉，以除痰火湿热，或黄连消毒散、当归羌活汤、清热消毒饮、活命饮，选用。

**口干饮热肾虚情**

肿痛口干作渴，好饮热汤，为肾阳虚火炽，宜托里消毒散、托里益气汤、肾气丸、八味丸。漫肿微痛，少食者，补中益气汤；痰多者，托里清中汤。若色黯，不溃不敛，为阴精消涸，名脑烁，不治。

**头疮风屑秃软疖，总是湿热症稍轻**

头疮，宜内服酒归饮，外用雄黄、水银各等份为末，以腊月猪脂（半生半熟）和匀、洗净敷之。湿烂者，用燕窠土、黄柏为末，干掺；痂高者，用黄蜡、沥清同熬，敷之。头上风屑、白屑极痒，宜内服单苦参丸；下虚者，薄荷茶。外用藜芦煎汤，避风洗头，候稍干，分开头发，仍以藜芦末掺头皮上，绢帕紧缚两日夜，头风亦效。秃疮，初起白团斑剥如癣，上有白皮，久则成痂，遂至满头生疮，中有脓孔，细虫入里，不痛微痒，经久不瘥，宜内用通圣散酒拌，除大黄另用酒炒，共为末，再用酒拌令干。每一钱，水煎服。外用红炭淬长流水，洗去疮痂，再用淡豆豉一合，炒令烟起色焦，屋尘一团，饭饮调剂，炭火煅令灰烬，等份为末，入轻粉少许，麻油调搽。如有热，加黄连、寒水石；有水，加枯矾；有虫，加川椒、麝香少许；肿厚，加消皮烟洞烟胶、香炉盖上香胶。如久不愈，有虫者，摩风膏加黄柏、黄丹、烟胶各一两。一方用盐乌鱼头烧灰，麻油调搽。软疖，用抱鸡卵壳，烧存性，入轻粉、黄连减半为末，清油调敷。外肾生疮亦效。愈而再作者，用野蜂房二个，烧存性，为末，以巴豆二十粒，去壳，煎清油二三沸，去豆，以清油调敷，或枯矾亦好。多年不愈者，用猪颈上毛、猫颈上毛各一握，烧存性，鼠屎一粒，为末，清油调敷，或加轻粉尤妙。如暑月生疖，用木槿花捣烂敷之，最妙。

**大头肿痛**（又名雷头风）**时行毒**

湿在高巅之上，故头面痛肿疙瘩，甚则咽嗌堵塞，害人最速。冬温后多病此症，似伤寒寒热身痛。

**治分表里三阳属**

连两目、鼻、面肿者，阳明也；发耳前后并头角者，少阳也；脑后项下肿起者，太阳也。脉浮表症多者，清震汤，或败毒散加荆、防；脉沉里症见者，宜羌活、黄芩，俱酒炒，大黄酒蒸为主。阳明加干葛、升麻、芍药、石膏；少阳加栝蒌仁、牛蒡子；太阳加荆芥、防风。水煎，时时呷之。取大便，邪气去则止。甚者，加芒硝，或防风通圣散加牛蒡子、玄参，俱用酒炒，微微下之。咽喉肿痛者，用僵蚕一两，大黄二两，蜜丸如弹，井水化服。凶荒劳役，宜普济消毒饮以安里。虚者，加参、归；便秘加大黄，或人中黄丸亦妙。服后俱仰卧，使药气上行，故非便秘热盛，忌用降下之药。

**表里症罢肿不消，磁锋去血通关搐**

表里俱解，肿不消者，砭去血，外用通关散倍羊踯躅及藜芦少许，搐鼻嚏以泄其毒。久不愈，欲作脓者，内服托里消毒散；体倦食少恶寒者，补中益气汤加桔梗。溃后肿赤不消，脓清色白者，六君子汤加桔梗、芎、归。元气素弱，脉微者，用参、术、芎、归、陈皮、柴胡、升麻、甘草各等份，以升举阳气；用牛蒡子、玄参、连翘、桔梗减半，以解热毒。肿赤便属纯阳，脉微便属纯阴，慎之。

**鬓疽肝胆之怒火，或因风热药同裹**

怒火，风热，俱宜柴胡清肝汤。肿痛甚者，活命饮。

**肾虚血燥日晡潮**

肾水不能生木，以致肝胆火盛血燥，鬓及头目肿痛者，四物汤加玄参、柴胡、桔梗、甘草。风热，连头面、咽、牙痛者，犀角升麻汤；血虚者，四物汤加参、芪。

**汗多喘渴脾劳过**

因劳役，肿痛、寒热、喘渴、自汗者，补中益气汤去升、柴，加五味子、麦冬、炮姜。

**耳疮三焦肝风热**

耳疮，发热焮痛，属三焦、厥阴风热者，柴胡清肝汤、栀子清肝汤；中气素虚者，补中益气汤加酒炒山栀、黄芩、牛蒡子。寒热作痛，属肝风热者，小柴胡汤加山栀、川芎。

**痒痛出脓兼养血**

内热痒痛出脓，寒热溺数，牵引胸胁胀痛，属肝火血虚者，八味逍遥散。

**出水贪冷属肾虚，火动切忌风药劫**

耳内痒痛出水，喜冷银簪探入，属肾经虚火挟怒，忌用风药燥筋，宜肾气丸。耳边浸淫疮，出黄水者，用羖羊羊须、荆芥、枣肉等份烧灰，入腻粉为末，麻油调搽。月蚀疮，生耳、鼻、面间及下部诸窍，随月盛衰，用胡粉炒黄、枯矾、黄丹、黄连、轻粉各二钱，胭脂烧灰一钱，麝香少许，为末，先用盐水洗净，掺之，或麻油调搽。

**内痈**（疮）**生于口上腭，治以钩刀并铁烙。敷以雄粉支其牙，最是虚劳元气薄**

初发如莲花，根蒂小而下垂乃大。治法以钩刀决其根，烧铁烙以止其血；次以雄黄、轻粉、粉霜、白芷、白蔹为末，敷之；以槐枝作枕，支其牙颊间，毋使口合。一两时许，疮瘢定合，口自梗。次日出脓，以生肌散敷之。

**痄腮**（毸发同）**风热犯其胃，表分寒热里不利**

外因风热肿痛，在表寒热者，升麻胃风汤；在里二便不利者，四顺清凉饮。如表里俱解，肿痛又不消，欲作脓也，托里消毒散，治同大头肿。

**积热肿痛颇难当**

膏粱厚味，胃经积热，腮肿作痛，或发寒热者，用升麻、黄连、连翘、牛蒡子、白芷等份，水煎服。连耳上太阳部分肿，属风热，加羌活、防风；连耳下少阳部分肿，属怒火，加柴胡、山栀、牡丹皮；连耳后少阴部分肿，属相火，加知母、黄柏。

头面齿牙俱肿，内热口干者，犀角升麻汤；齿牙唇口俱肿，出血者，清胃散加石膏。

**内寒不溃宜补剂**

内伤生冷、凉药，不能消溃，食少体倦者，补中益气汤；内伤气血俱虚者，八物汤加麦门冬、五味子。伤七情有寒热者，八味逍遥散；伤色欲，连颐及耳后肿者，肾气丸、八味丸、十全大补汤。不可误用风药克伐之剂。

**瘰疬马刀属少阳，风热痰气结核囊**

生颈前项侧，结核如大豆，如银杏，曰瘰疬。生胸胁腋下，坚硬如石，形如马刀虫，曰马刀。多气少血之病，总皆手足少阳相火所主。盖耳前后与缺盆、肩上、胛下，属足少阳部分；延及颏、项、颊车与颐，属足阳明部分；延及胸中、中府、云门肺经部分者死。风疬尖而小；热疬焮肿赤色，又名血疬；痰疬推动滑软；气疬圆而动。又有鼠残疬，大小不一。

**实者化痰通经脉，清肝养血是上方**

无痰不成核。诸瘰初起，实者皆以化痰为主，通用二陈汤加防风、桔梗、黄芩、竹沥。胸紧者，以此探吐尤妙。通经脉，必用斑猫。疏渗小便以泻心火，古方必效散、立应散是也。但此二药甚峻，服后宜量体调治。体实风热盛者，继以宣热丹服之；体虚者，托里益气汤，或八物汤合二陈汤，多服，疮口自敛。又有虚甚者，宜先服健脾药，而后服二散。便坚胃盛者，白蚕丸，或追脓化毒散、软硬皂子丸。少阳分者，柴胡通经汤；阳明分明者，升麻调经汤；少阳、阳明二经，二汤合服调之。误下则犯经禁、病禁。清肝者，胆与肝合病，则筋累累如贯珠，寒热焮痛，乃肝气动而为病也，当清肝火为主，佐以养血。若寒热止而疮不愈者，乃肝血燥而为病也，当养血为主，佐以清肝，清肝益荣汤、栀子清肝汤、柴胡清肝汤，选用。

**虚久滋润肺脾肾**

疮如豆粒附筋，肉色不变，内热口干，精神倦怠，久不消溃，及肝脉弦紧，肾脉洪数，乃肾水不能生木，以致肝血火动筋挛，忌用风药燥肝。经久烂破，脓血大泄者，脾肾愈亏，火炎于肺，皆宜肾气丸、补中胜毒饼为主，兼服逍遥散加桔梗、麦门冬、玄参以清肺火。多怒有肝火者，清肝解郁汤；有寒热者，单夏枯草散。肝火旺盛，或近骨处生虫作痒者，芦荟丸。通用猫头丸、海藻散坚丸。外治：银右散、蚕茧散、猫蝠散。虚弱者，单夏枯草膏内服，外贴加麻油。

**成瘘泻水补且防**

瘘，即漏也。经年成漏者，与痔漏之漏相同。但在颈则曰瘰漏，在痔则曰痔漏，治法则一。初起者，宜温散风冷，及行肾经湿热邪水；久则大补气血，兼用熏洗平肌塞窍之药。古方白蛇散，治瘰疬成漏，以其有牵牛能利肾经恶水，免至淋漓穿穴。但利后当量体调治，痛节酒色财气。凡漏，治详漏条。

**女人经闭有潮死**

经调及经闭无潮者，可治；经闭有潮，或咳者，死。古方用玉烛散治瘰疬，和血通经，服之自消。日进一服，七八日见效。便不闭者，柴胡通经汤、升麻调经汤。

久闭者，加味逍遥散、清肝益荣汤，或用二陈汤合四物汤如牡蛎、柴胡、黄芩、玄参、神曲，为末，以桑椹膏捣丸，绿豆大。每五十丸，温酒下。或肾气丸尤妙。

**男子潮咳是真伤**

瘰疬，伤症之标也。故痨瘵类有曰腹中有块，颈上有核，最为难治。况成溃漏，而不清金降火、滋肾健脾，病人又不清心淡口，则潮汗咳泻，恶症蜂起，其可生乎？但视其目内赤脉，贯瞳人有几条，则知其几年死。面色皝白，金克木，脉洪大，为元气虚败，俱为不治。故曰：实者可治，虚者可虑。

**痰核在颈全不痛**

颈项生核，不红不痛，不作脓，推之则动，乃痰聚不散也。不可误用瘰疬药治，宜二陈汤加大黄、连翘、柴胡、桔梗。体薄者，二陈汤加桔梗、黄芩、玄参、麦门冬及防风少许，入竹沥，多服自消。如耳后与项间各有一块者，含化丹。

**在臂或痛亦不红**

臂核或作微痛者，以内无脓，故外虽肿不红，或生背膊皆然，宜陈皮、半夏、茯苓、防风、酒芩各一钱，连翘二钱，皂角刺一钱半，川芎、苍术各五分，甘草三分，水煎服。

**遍身结块多痰注，湿痰下体却宜通**

凡遍身有块，多是痰注，但在上体多兼风热，在下体多兼湿热，宜加味小胃丹、竹沥达痰丸，量体虚实服之。通用海带丸。

**瘿瘤有五应五脏**

旧分五瘿六瘤，惟薛立斋止言五瘤。盖瘿、瘤本共一种，皆痰气结成，惟形有大小，及生颈项、遍身之殊耳。立斋云：肝统筋，怒动肝火，血燥筋挛，曰筋瘤；心主血，劳役火动，阴火沸腾，外邪所搏而为肿，曰血瘤；脾主肉，郁结伤脾，肌肉消薄，外邪搏而为肿，曰肉瘤；肺主气，劳伤元气，腠理不密，外邪搏而为肿，曰气瘤；肾主骨，劳伤肾水，不能荣骨而为肿，曰骨瘤。瘤之名有五者，此也。仁斋云：筋脉呈露曰筋瘿，赤脉交络曰血瘿，皮色不变曰肉瘿，随忧愁消长曰气瘿，坚硬不可移曰石瘿。瘿之名有五者，此也。瘿、瘤俱内应五脏，药治相同。

**瘤走遍身瘿颈项**

瘿、瘤所以两名者，以瘿形似樱桃，一边纵大亦似之，槌槌而垂，皮宽不急。原因忧恚所生，故又曰瘿气，今之所谓影囊者，是也。瘤初起如梅、李，皮嫩而光，渐如石榴、瓜瓠之状。原因七情劳欲，复被外邪，生痰聚瘀，随气流住，故又曰瘤。瘤总皆气血凝滞结成。惟忧恚耗伤心肺，故瘿多着颈项及肩；劳欲邪气乘经之虚而作，故瘤随处有之。

**虽无痛痒有虚实，散坚行气不可妄**

瘿瘤或软或硬，无痛无痒，体实者，海藻散坚丸、海带丸；痰火盛者，舐掌散、神效开结散。此皆化痰行气破坚之剂，久虚者不可妄服。虚者：筋瘤，肾气丸，或八物汤加山栀、木瓜、炒黑龙胆草，肝火盛者，间以芦荟丸暂服；血瘤，四物汤加茯苓、远志；肉瘤，归脾汤、补中益气汤；气瘤，补中益气汤；骨瘤，肾气丸、补中益气汤。通用：初起者，十六味流气饮、单蜘蛛方；稍久者，蜡矾丸，常服自然缩小消磨。外敷南星膏。切不可轻用针刀决破，破则脓血崩溃，渗漏无已，必至杀人。但有一种脂瘤红粉色，全是痰结，用利刀破去脂粉则愈。或有如茄垂下，根甚小者，用药点其蒂，俟茄落，即用生肌敛口药敷之，防其出血。

### （三）手部

疣、甲疽、代指、天蛇头、鹅掌风、红丝疮。

**疣属肝胆小肠经**

多患于手背及指间，或如黄豆大，或如聚粟，或如熟椹，拔之则丝长三四寸许，又曰手背发。

**风热怒火或亡精**

风热血燥筋缩者，八味逍遥散加黄连，或清肝益荣汤；怒火者，柴胡清肝汤；亡精肾枯筋缩者，肾气丸。

**切忌寒凉系与灸，误犯出血必伤生**

误用寒凉降火之药，及螳螂蚀、蛛丝缠、芫花浆线系、着艾灸等法，轻者反剧，重者大溃，肿痛发热、出血而死。慎之。

**甲疽恶代虽害事，不似鹅掌风难平**

甲疽，乃毒气攻于手足指，胬肉裹上，指甲疼痛出血，疮中有虫。或因剔甲伤肌，或因甲长侵肌，遂成肿痛。俱用绿矾五两，置铁板上，以炭火封之，吹令火炽，其矾即溶，流出赤汁者是真。俟流汁尽，去火待冷，取为末，色似黄丹收之。先以盐汤洗拭，后用绿矾为君，入乳香少许敷之。重者用绿矾五钱，芦荟一钱半，麝香少许，为末，以绢袋盛药，纳所患指于袋中，线扎定，以瘥为度。代指，指头先肿，焮热掣痛，然后于爪甲边结脓，甚者爪甲俱脱。先用芒硝煎汤淋洗，然后用乌梅核中仁为末，米醋调成膏，入指渍之自愈。或用猪脂和蚯蚓捣烂，敷之。天蛇头疮，生手指上或足，疮傍一块开口肿痛，用鸡母杨根炆醋，浸一宿即消。或以雄黄入鸡子内，以患指浸其中一宿，次早更以蜈蚣烧烟，熏病指一二次即消。如痛甚流血不止者，用雄黄、蜈蚣、全蝎为末，擦在疮上，却以少油抹帛上扎之。鹅掌风癣，用猪前蹄爪，破开，入菊花、苍耳末，以线缚定，炆烂食之。次日，用白鲜皮、皂角、雄黄各五分，铅制水银三分，为末，临夜用鹅脂、姜汁调搽，次早，以沙擦去，然后量体服去风之药。此癣，乃杨梅疮类，如多年不愈者，先用磁锋磨刮，次以蓖麻子一两，枯矾二钱，为末，桐油调擦，火烘极热；再以枣肉三两，水银五钱，枯矾三根，捣烂如泥，每日擦手千余下；次以肥皂、酒糟洗净，十次神效。更灸劳宫，或内关一穴断根。又方：桐油调密陀僧末，搽掌；外用水龙骨，火烧烟熏之。治手足掌风及绵花癣，更以樟叶煎汤洗之。

**红丝疮最害人速，或生于手或生足。发疱初黄变紫青，丝迤入心毒入腹**

红丝疮，因喜怒不常，血气逆行，而生于手足间。有黄疱，其中忽紫黑色，即有一条红丝，迢迤血上而生，若至心腹，则使人昏乱不救。或有生两三条红丝者，急以针横截红丝所到之处刺之，令其出血，以膏药贴，或嚼萍草根敷之，立愈。

### （四）胸腹部

乳痈、肺痈、瘘、心痈（附：胁痈）、胃痈、肠痈、腹痈。

**乳房胆胃乳头肝**

妇人之乳，男子之肾，皆性命根也。

**病初呕渴增热寒**

烦渴呕吐者，胆胃风热也。甚则毒气上冲，咽隔妨碍。寒热者，肝邪也，此皆表症，宜不换金正气散加天花粉，能止渴呕，定寒热。咽膈有碍者，甘桔汤加生姜，或护心散。如溃后见此四症，为虚。

**妇人胃厚多忧郁，火化汁浊塞窍端。结核有儿吹热气**

饮食厚味，忿怒忧郁，以致胃火上蒸乳房，汁化为浊脓，肝经气滞，乳头窍塞不通，致令结核不散，痛不可忍。初起便宜隔蒜灸法，切忌针刀。能饮者，一醉膏加芎、归各一分，一服两服即效；不能饮者，瓜蒌散。结核亦有气血虚弱，略被外感内伤，以致痰瘀凝滞，俱以古芷贝散为主。血虚合四物汤，更加参、术、柴胡、升麻；气虚合四君子汤，更加芎、归、柴胡、升麻。忧思伤脾者，归脾汤加栝蒌根、贝母、白芷、连翘、甘草节，水、酒各半煎服。有肝火，结核肿痛甚者，清肝解郁汤。吹乳，因乳子隔有痰滞，口气焮热，含乳而睡，风热吹入乳房，凝注不散作痛。初起须忍痛揉令稍软，吸取汁透，自可消散。不散，宜益元散，冷姜汤或井水调，一日一夜服三五十次自解。重者，解毒汤顿服之。挟气者，古芷贝散、单青皮汤。外用漏芦为末，水调敷。又有乳汁不行，积乳胀痛者，涌泉散。

**核久成痈硬肿漫**

核久内胀作痛，外肿坚硬，手不可近，谓之乳痈。未溃者，仍服栝蒌散、内托升麻汤，或复元通圣散加藜芦；虚者，托里消毒散。将溃，两乳间出黑头，疮顶下作黑眼者，内托升麻汤。已溃，寒热者，内托十宣散。少食口干者，补中益气汤；晡热内热者，八物汤加五味子；胃虚呕者，六君子汤加香附、砂仁；胃寒呕吐或泻者，六君子汤加干姜、藿香；遇劳肿痛者，八物汤倍参、芪、归、术；遇怒肿痛者，八物汤加山栀。

**又有核小全不痛，久则溃漏疗益难**

郁怒有伤肝脾，结核如鳖棋子大，不痛不痒，五七年后，外肿紫黑，内渐溃烂，名曰乳癌，滴尽气血方死，急用十六味流气饮，及单青皮汤兼服。虚者，只用清肝解郁汤，或十全大补汤，更加清心静养，庶可苟延岁月。经年以后，必于乳下溃一穴出脓，及中年无夫妇人死尤速。故曰：夫者妻之天。惟初起不分属何经络，急用葱白寸许，生半夏一枚，捣烂为丸，芡实大，以棉裹之。如患左塞右鼻，患右塞左鼻，一宿而消。

**男儿乳疾何须怪，怒欲损伤精血干**

男子乳疾，治与妇人微异者，女损肝胃，男损肝肾。盖怒火房欲过度，以致肝虚血燥，肾虚精怯，不得上行，痰瘀凝滞，亦能结核。妇人胎产后，亦有肝虚者。大概男子两乳肿者，栝蒌散、十六味流气饮。左乳者，足三阴虚，郁怒所致，八物汤加山栀、牡丹皮，或清肝解郁汤；火盛风热者，更加炒黑草龙胆五分；肾虚者，肾气丸；食少作呕，胸胁作痛，日晡头痛，溺涩者，六君子汤加芎、归、柴胡、山栀；溃烂作痛者，十全大补汤、肾气丸；因劳怒则痛，并发寒热者，补中益气汤加炒黑山栀，不可轻用清热败毒之剂。

**肺痈因痿火益炎**

经年久咳，热极叶焦而为痿，犹草木亢盛，则枝叶痿落也。火燥甚，则腐胀为脓血成痈。病因汗、吐、下后亡津，或肾虚火炎，或厚味熏蒸而成。其候：恶风咳嗽，鼻塞流涕，项强不能转侧，皮肤不泽，胸胁胀满，呼吸不利，吐痰血腥秽。

**痈口干燥痿涎黏。脓成胸痛或开窍，调和金水胃脾兼**

肺痿脉数而实，寒热往来，自汗咳唾，口中涎多，知母茯苓汤主之。如咯血将变痈者，紫菀散；火盛者，人参平肺散为丸含化；虚损者，劫劳散；虚冷不渴者，炙甘草汤加干姜；喘急有寒邪者，小青龙汤；喘急面浮、鼻塞胸胀者，古葶苈散。是知肺痿有寒有热，而以清金降火豁痰为主也。肺痈脉数而虚，口燥咽干，胸胁隐痛，二便赤涩，咳唾脓血腥臭，置之水中则沉，桔梗汤主之。如吐脓者，消脓饮；咽痛者，甘桔汤；便秘者，太乙膏为丸，白汤下。又有胸胁间开一窍，口中所咳脓血，与窍相应而出者，宜大补气血。血多者，梅豆汤；冷热不调者，云母膏为丸，甘桔汤下；痰多少食者，托里清中汤；咳喘短气溺少者，参芪补肺汤；脾虚少食者，参术补脾汤；七情、饥饱、劳力伤脾肺者，团参饮子；咳唾痰壅者，肾虚也，肾气丸；口干燥者，虚火也，八味丸去附子，加五味子。有吐脓血如肺痈，口臭，诸般药不效者，消风散加发灰，米汤饮下。大概面赤当补脾肾，面白当补脾肺。盖补脾以生肺金，补肺以生肾水也。如阴火发热，咳吐脓血，痰如糯米粥，脉浮大者，死。若脓血自止，脉浮短涩者，生。

**心痈胸发名井疽**

胸乳间生蜂窠痈发，名井疽。状如豆大，三四日起，不早治，入于腹，十日死。

**外发可治内伤殂，降火清心为要药**

心热盛极，急用疏导心火之药，迟则不救。小便涩者，清心散，或凉膈散去硝、黄，加白芷、天花粉、瞿麦、木通；大便秘者，内固清心散，或凉膈散去硝，加白芷、天花粉、生地。

**胁痈一样忌补虚**

初起，神效栝蒌汤，或柴胡清肝汤。盖胸胁肝心火盛，虚有热，决不敢投阳药。溃后方敢清热托里，兼滋肾水。误投热药，易伤骨膜，慎之。胁痈，用鸡屎黏捣烂，入盐少许，醋和敷之，消肿止痛，脓成者，敷之即安。

**胃痈胃热咳脓血，人迎反盛胃脉沉**

胃脘痛，因饮食、七情火郁，复被外感寒气所隔，使热浊之气，填塞胃脘，胃中清气下陷，故胃肠沉细，惟寒气所隔，故人迎紧盛，有此二脉者，胃痈真也。

**寒热如疟皮毛纵，先宜疏利次补升**

外症寒热如疟，胃浊则肺金失养，故身皮错纵，或咳或呕，或唾脓血，俱大射干汤主之。胃火盛者，清胃散；痰壅者，甘桔汤；大便不利者，太乙膏为丸服；小便不利者，三仁汤；内痛者，失笑散；虚而痛者，牡丹散；脓出食少者，补中益气汤，升提胃气，或佐以前药调之，不可专治其疮。

**肠痈小腹痛若淋，湿热痰瘀注内膜。甚者腹胀有水声，便脓脐疮皆败恶**

湿热郁积成痈。痰火盛者，脉数而滑；挟瘀血多者，脉数而芤。外症小腹肿，强按之则痛，小便若淋，俨似奔豚，发热恶寒。脉迟紧者，未有脓也，大黄汤或五香连翘汤下之，不敢下者，败毒散加秦艽、连翘；脉芤涩者，四物汤加桃仁、红花、延胡索、木香；脉洪数者，已有脓也，三仁汤、神效栝蒌汤；小腹疼痛、小便不利者，脓壅滞也，牡丹散。若腹胀大，转侧闻有水声，或绕脐生疮出脓，大便屡下脓血者，不治。

**间有虚冷皮甲错，腹皮似肿按软弱。中无积聚外无潮，脉数还宜用温药**

脉数，外无潮热，内无积聚，身皮甲错，腹急如肿，按之却软，乃内虚阴冷，凝痰成痈，牡丹散，或内托十宣散加茯苓，甚者败酱散，以小便利为验。

**又有冷热相交并，消瘀和中后补托**

肠痈冷热症，用云母膏为丸，牛胶煎酒下，利去瘀脓则愈。其间有痛甚，大便从小便出者，亦宜。如下脓过多者，梅豆汤合甘桔汤和之，蜡矾丸尤妙。脓止后，内托十宣散，或八物汤、补中益气汤以固本元。愈后却宜静养，若动作躁暴，或被惊恐，则肠断而死。凡痈生小肠分尤可，大肠分近肛门者难治，肛门破者即死。

**腹痈腹痛关脉数，饮食六情火滞着**

腹痈生于肚腹，皮里膜外，左关脉洪数，而腹痛甚者是也。膏粱、七情火郁，以致脾虚气滞而成。小儿多因惊、积亏损而成。食积、疝气相类，不可误治。

**无脓肿硬色如常**

漫肿坚硬，肉色不变，未有脓也，四君子汤加芎、归、白芷、枳壳，或托里散。若焮肿痛甚者，邪气实也，先用活命饮，隔蒜灸以杀其毒，后用托里散以补其气。

**脓成肿软色赭若**

肿起而软，色赭赤者，脓成也，托里消毒散。若脓成而不外溃者，气血虚也，卧，针刺之。

**溃未皆宜壮胃元，行经活血忌凉药**

不问初起、已溃、未溃，俱宜壮胃元气，而佐以行经活血。若误用克伐及利下凉药，则肿不能溃，溃不能敛，壮者难治，老弱立死。若曾经误下，及服降火、破气、消瘀之药，大剂参、芪、姜、附或十全大补汤救之。

**吁嗟九疽认亦难，按穴方知审经络**

中府属肺，巨阙属心，期门属肝，章门属脾，中脘属胃，京门属肾，天枢属大肠，丹田属三焦，关元属小肠，每穴内隐隐痛者为疽，肉上微起者为痈。假如中府隐痛者，肺疽也；上肉微起者，肺痈也。各穴仿此，十六味流气饮，或托里散加当归、山栀、黄芩、杏仁。

### （五）背腰部

背发七种，腰发二种。

**发背五脏毒蕴成，七情六郁外邪并**

背虽膀胱、督脉所主，然五脏所系于背。或醇酒厚味，或郁怒房劳，以致水枯火炎，痰凝气滞。或被外邪与毒相搏，随处发生。

**肩下脊上脾家毒**

发在肩下脊上，乃因饮食感毒。广一尺，深一寸，虽溃在骨，不穿膜不死，急治脾肚中之毒，内服护心散，外用敷药，恐毒奔心，大要服药截住。如通脊背肿者，不可救。

**偏右莲蓬子内生**

莲子发，生于右膊中，外如莲蓬，内有子孔。恐其毒奔入心，大要用托里散加芩、连、黄柏、荷盖散之，不令攻心，渐消可治。通背肿者危。

**偏左初起汗即散**

脾发，生于左膊间，初起可用灯火点破。内服追疔汤，汗之即散。

**左搭右搭肺肝情**

右搭肩发，骨上生者，以动之处可治，若串左肩难治；左搭肩发，骨上生者，以动之处可治，若串右肩难治。二症内服托里散加升麻、桔梗，外用去恶散，或棉絮烧灰为末掺之，干者，麻油调搽。

**脊中蜂窠防膜透**

蜂窠发，正当脊心，形如蜂窠，有孔在上者不宜，最为反症，宜托里散加菊花，生肌定痛，防毒攻心，难治，因心火未发故也。

**对心火毒太相凌**

对心发，极重。因心火盛而热气会生于此，其毒壮盛走暴，急用疏导心火之药解之。

**散走流注风热盛**

散走流注发，毒气乘风热而走，急宜疏风定热治之，则气自息。若流注于手、脚、腿者，必死无疑。

**气食阴虚龟见形**

此发头尾俱尖，四边散大，如龟之形。因饮食所致，而气食相关，合阴虚而成之。气虚而散者，所以开口而阔，急服托里补药。

**肾俞湿热单生发，房怒兼之双发平**

肾俞发，因受湿并怒气、饮热酒，伤于内肾，流毒肾俞生疽，急用药解内肾之毒。若肾经有见湿热，更加房劳、郁怒过度，则两肾俞穴生发。阳发于外者，可治；

阴发、痰发伤肾膜及脓稀者，死。又有肾俞一发，胛骨上一发，肩膊上又生一发，亦谓之双发。

**漫肿难治焮肿易**

焮肿发热，疼痛色赤，作渴，脉滑数有力，先服活命饮，后用托里消毒散。漫肿不热，微疼色黯，作渴，脉数无力者，肾虚也，托里散。少食者，六君子汤加姜；晡热阴虚者，四物汤加人参、白术，或肾气丸；恶寒热，四边渐大者，阳气虚也。单人参汤、十全大补汤；小便频数者，八味丸。初起食少者，邪盛脾亏也，急用补中益气汤救之。今俗专用赛命丹、一捻金，施于因怒、因饮食毒及肥人则可，若瘦人及因欲火者，反烁阴作渴致泄，或血涩毒气不行，惟初起或一服之则可。凡焮肿，气血胜毒易治。漫肿，服托药不应者，乃毒胜气血，死在旬日。或已发出而不腐溃者，须急用托里药，兼补脾胃，不应，死在二旬。若已溃而色不红活者，用托里散加参、芪、肉桂及补脾之药，却不能生肌，疮口黯，晕大而不敛，乃脾崩也，死在月余。

**总论中间法可凭**

表症内托发汗，里症内疏通，在经和解。体虚者，未溃托里消毒，已溃托里温补。详前总论。

### （六）臀腿部

臀痈（附：臀蛆疮）、便毒、路歧、悬痈（附：谷道中疮）、痔漏、阴疮、阴囊痈（附：小儿阴囊生疮）、妇人阴疮（附：交接出血）、附骨疽（附：腿上寒湿疮）、杖疮。

**臀痈太阳部位奥，虽然多血气罕到**

臀居小腹之后，部位僻奥，虽曰多血，然气既罕到，血亦罕来。中年患此，诚为可虑。

**阴虚湿热是病根，内托固里性无躁**

初起未成脓者，隔蒜灸，再用葱熨法；欲作脓者，内托羌活汤；痛甚者，活命饮；肿硬痛者，托里消毒散，微肿痛者，托里散；脾虚不能消散，或食少不作脓者，六君子汤加芎、归、黄芪，偏右臀腿者尤宜；肾虚不能消散，或作渴、溺淋者，肾气丸。有脾虚误服消导药，以致气陷下，肿痛甚者，补中益气汤，或十全大补汤。溃后尤宜进此二药，以固其里。兼节酒色，戒躁暴，乃可万全。臀蛆疮痛痒者，摩风膏。只痒甚有虫者，用硫黄一两，人言一钱，为末，用醋调匀，慢火熬干，复熬化，如火起，将醋洒数次，倾地下待冷成饼，用麻油磨浓，候疮痒，抓破擦上，三日即愈。

**便痈属足厥阴肝**

俗云便毒，实血疝也。生于腿胯小腹之间，乃厥阴肝经，及冲、任、督三脉隧道，乃精气出入之路也。

**房欲强精只一端**

或入房忍精，或思色不遂，或当泄不泄，败精凝滞为瘀，肿痛在胯腹之间，先用五苓散，利去败精，便秘加大黄。有寒热者，小柴胡汤加山栀、泽泻，后用肾气丸以补精，兼逐瘀血。

**湿热因劳或被冷，补泻方询便易难**

内有湿热，外被寒邪相拒，败瘀不得散，治宜清肝火、活瘀血，渗利肾经邪水。体实二便难者，两解汤、八正散；挟郁怒者，流气饮子，或复元通气散加天花粉、白芷、青木香；肿痛甚者，活命饮；湿热壅滞者，龙胆泻肝汤；体薄大便易，而小便涩者，小柴胡汤加芎、归、知、柏、泽泻，或神效栝蒌汤加柴胡、山栀；痛甚者，活命饮去大黄。湿热因劳倦气滞者，补中益气汤。溃后俱宜托里散、八物汤加柴胡，或十全大补汤。久欲成漏者，蜡矾丸单方，用紫花地丁擂酒服最妙。

**骑马两边异名尔**

便毒左右两边俱发，或先有疳疮而发，或卒然起核疼痛而发，用药同前。古方：初起宜国老膏，入皂角炭少许主之。外用凤尾草煎汤洗净，以明松香为末，日三次干掺自愈。愈后仍戒房室行动。

**路歧些小胯档间**

肿痛者，内服单蜘蛛方，外用炒葱熨三五次，后以消毒消肿药加大黄、木鳖子、南星、草乌敷之。破者，用生肌散。此症小儿患之，多因食积痰滞。

**悬痈足三阴亏损**

生谷道前，阴囊之间，初发甚痒，状如松子，渐如莲子，日久如桃李，加以赤肿，若破则大小便从此中而出，不可救也。

**轻则漏沥重即殒**

轻则沥尽气血而亡，重则内溃即死。

**初起量与清湿热**

初起湿热壅滞作痛，溺涩者，活命饮去大黄，或龙胆泻肝汤。

**大补气血犹恐晚**

不成脓，不溃者，八物汤；脓已成者，急针之。欲其生肌收敛，肾虚者，肾气丸；血虚者，四物汤加参、术；气虚者，四君子汤加芎、归；脾虚者，补中益气汤；久成漏者，十全大补汤、蜡矾丸。此疾首尾常服国老膏，虽患亦轻，虽溃亦浅。误用寒凉，则不可救。谷道中生疮，用水中荇叶细捣，棉裹纳下部，日三次即愈。

**五痔原因食色伤**

《经》曰：因而饱食，筋脉横解，肠澼为痔。盖饱食则脾不能运，食积停聚大肠，脾土一虚，肺金失养，则肝木寡畏，风邪乘虚下流，轻则肠风下血，重则变为痔漏。或醉饱入房，精气脱泄，热毒乘虚下注；或淫极入房过甚伤筋，忍精停毒，甚则以男交男，致伤膀胱与肾肝筋脉。盖膀胱筋脉抵腰络肾，贯臀走肝，环前后二阴，故痔乃筋脉病，发则面青痛甚，肝苦急也。五痔：牡痔，肛边如鼠乳；牝痔，肛边一枚，生疮陷入；肠痔，结核肠内，脱肛出血；血痔，大便清血，随下如射线；脉痔，肠口频频发瘟，出血且痛且痒。五痔散主之。又有气痔，肛门肿痛便难，强力则肛出不收，加味香苏散；酒痔，饮酒则发，干葛汤；虫痔，侵淫湿烂，岁积月累，蚀肠穿穴，猬皮丸、黑玉丸。凡毒深者，大如鸡冠、莲花、核桃；毒浅者，小如松子、牛乳、鸡心、鼠乳、樱桃。虽种种不同，皆三阴虚也。

**湿热风燥毒归肠**

痔非外邪，乃脏内湿热风燥，四气相合，蕴久流入大肠而成毒。有肠头肿块者，湿也；肛肿后坠，湿兼热也；出脓血水者，热胜血也；痛极者，火热也；痛痒者，风热也；大便秘者，燥热也；小便涩者，肝火湿热也。又疮头向上或硬者，热多；向下直或软者，湿多。

**凉血和气清湿热，润燥疏风止痛痒**

痔以凉血为主。盖热则伤血，血滞则气亦不运，而大肠下坠作痛。大要以槐花、槐角、生地凉血；芎、归、桃仁和血生血；枳壳行气宽肠；芩、连、山栀清热；黄柏、防己、泽泻行湿；麻仁、大黄润燥；秦艽、荆芥疏风。风邪陷下久者，防风、升麻提之；气弱者，人参、黄芪补之；气不顺者，木香、槟榔和之。古方：热痔，黄连阿胶丸、清心丸，槐角丸、槐胆丹；湿热，加味连壳丸，或四物汤合败毒散；风湿，秦艽汤；燥痔，四顺清凉饮；下血者，芎归丸、苦参丸；痛者，止痛丸；痒者，黑玉丹；肿硬者，豚胃丸。

**外法割剔终有害**

刀割线剔，损脏伤命；药点药敷，闭毒变漏。初起只宜蒜灸，已成者，防风、荆芥、槐花、木鳖、朴硝煎汤熏洗，滑脱加文蛤、莲蓬，洗后用古熊胆膏、蜈蚣油涂之。内痔，宜用生肌丸，忌搽药。

**断根滋补忌寒凉**

体实属肺与大肠风热者，加味槐角丸、加味地黄丸、三神丸，断根更易；体薄属肝脾肾三经阴精损者，肾气丸、补中益气汤、十全大补汤，以滋化源，更节嗜欲、谨起居，方可断根。又有兼下疳疮者，有茎中出白津者，有兼疝者，皆肝肾不足变出，勿专服寒凉泻火。蜈蚣油：端午取大蜈蚣一条，竹签阴干，临发，剪一寸，煅存性，桐油调涂，轻则不发，重则次年对周日又发。再剪一寸煅涂，断根。又法：用生蜈蚣数条，浸麻油内，俟生霉，略熬化，涂痔及诸疮癣。

**九漏须知初与久**

凡痈疽，久则宿脓腐肉，停蓄其间，穿孔必深，风冷外侵，涓涓秽脓流出，如缸瓮之有漏孔。九漏：肝主狼漏，胃主鼠漏，大肠主蝼蛔漏，脾主蜂漏，肺主蚍蜉漏，心主蛴螬漏，胆主浮蛆漏，肾主瘰疬漏，小肠主转筋漏。原因气血壅滞，染触蠢动含灵之毒而名，其因治则一也。在痔则有穿肠、穿臀、穿阴者。又有无痔，肛门左右别生一窍，流出脓血，名为箄漏，窍在皮肤者易愈，脏腑损者难治。又有原有痔漏，肛边别生一块，作脓就在痔孔出者，乃食积注下也，宜连魏散。

**初湿热兮久湿寒**

痔止出血，始终是热；漏流脓血，初是湿热，久是湿寒。初起淡红，微肿小核，宜凉血清热燥湿，牵牛酒、加味槐角丸、脏头丸、古枳巴丸，连归丸。久则内如缟白，外如黑腐，淫虫恶臭，宜涩窍、杀虫、温补，黑玉丹、钓肠丸、芎归丸、苦参丸、蜡矾丸。又有初起因风冷者，久则虚而挟湿热者。

**大补气血兼艾灸，熏洗平肌塞窍端**

十全大补汤、补中益气汤、黄芪六一汤主之。丹溪用参、术、黄芪、芎、归为君，佐以猬皮、蛇退、牛角腮、蜂房之类服之。外用津唾调附子末作饼，如钱厚，放疮上，漏大炷大，漏小炷小，灸令微热，不可令痛。干则易新饼再灸。如倦，暂止，次日又灸，直至肉平为度。外用云母膏贴之。畏灸者，内生肌丸最妙。他如熏洗方、齿发散、蜂房散，平肌塞窍、取脓取虫诸方，粗实者酌用，清贵者慎之。

**阴疮三等属肾肝，湿疮风湿痒如癣**

湿阴疮，由肾虚风湿相搏，邪气乘之，瘙痒成疮，侵淫汁出，状如疮癣。

**妒精作臼肿痛痒**

妒精疮，因久旷房室，思色动欲，以致败精流入茎内。初发如粟，赤肿溃烂作臼，痛痒妨闷。

**阴蚀茎丸肿相缱**

阴蚀疮，因妇人子宫有败精带浊，或月水未净，与之交合房室，后又未洗浴。男子肾虚，邪秽滞气，遂令阴茎连睾丸肿痛，小便如淋。

**甚久溃烂成下疳**

经久溃烂，侵蚀肌肉，血出不止，以成下疳疮。久不愈，必成杨梅疮，宜服仙遗粮汤预防之。

**寒热烦渴宜详辨，非虚便是湿热侵**

身体烦热，壮热恶寒，宜急治之。阴血虚而有热者，小柴胡汤加参、术、芎、归；肿痛发热者，四物汤加柴胡、山栀；湿热肿痛，健裂寒热者，小柴胡汤加龙胆草、黄连、青皮；热胜二便秘者，八正散。湿热甚则肿痛溺涩，及茎缩纵痒痛，或出白津者，龙胆泻肝汤。如气虚者，补中益气汤加龙胆草、山栀；烦渴不止者，竹叶黄芪汤。肿溃后，气血虚而有火者，八物汤加柴胡、山栀；无火大便软者，托里散、内托十宣散。大要，此症肝经阴虚为本，肿痛寒热为标，宜常服肾气丸，若专治肝则误矣。

**茎痒津出多脾软**

茎中痒，出白津，多因脾土软弱，不能滋生金水，以致肝经血虚火燥，宜补中益气汤与清心莲子饮间服。盖脾胃为肝肾之源，心实主之。外治：湿阴疮，柏蛤散、铜绿散；妒精疮，津调散、芦脑散；阴蚀疮，凤衣散；下疳疮，旱螺散；玉茎破裂肿痛者，鹅管散；烂臭成瘘者，截疳散，或用洗药；肾茎上生疮，久不合口者，用经布烧灰，蜜调涂上即愈。有阴毛间生虫作痒者，捣桃仁泥涂之。

**阴囊痈属肝肾经，都缘阴虚湿热并**

丹溪云：但以湿热入肝施治，而佐以补阴，虽溃脱可愈。

**溺涩清肝利湿毒**

初起肿赤胀痛，小便涩滞，寒热作渴，当清肝火，分消湿热以泄，宜黑龙汤吞滋肾丸。如全因入房，囊肿大如斗许，小腹胀闷，溺涩，发热，口干痰壅，命在反掌，宜肾气丸料加车前子、牛膝，煎吞滋肾丸，渗利湿热。后仍肿痛者，宜补阴托里，以速其脓而针之。若脓焮而便秘者，热毒壅滞也，宜托里消毒散。或又不减者，热毒未解也，宜清肝益荣汤。脓已成者，活命饮。

**溃后托里补阴精**

脓溃皮脱，睾丸悬挂，或内见筋一条不消，阴囊悉腐，玉茎下面贴囊者亦腐，如半边笔管，只宜托里散加故纸、黄芪、五味子、菟丝子，或四物汤加参、术，吞肾气丸，兼服补中益气汤倍参、芪、归、术，大补气血脾胃，切忌寒凉攻伐及淡渗损阴之药。外涂白蜡膏，囊茎旬日可复，虽曾去阴子亦无害。又有因水肿囊肿溃者，阴囊两傍生疮，湿痒甚者，牡矾汁；或连两腿上生风湿疮者，硫槟散。小儿阴囊生疮，及阴股间汁出，先痒后痛，愈后复发，先以火灸疮，抓去痂令干，以蜜敷之，却搜面作饼，炙熟，乘热熨之。冷则再炙再熨，以愈为度。

**妇人阴疮郁火致，损伤肝脾湿热注。如蛇如菌如鸡冠，生虫肿痛痒脱坠**

阴户生疮，乃七情郁火，伤损肝脾，湿热下注。阴中挺出一条，尺许如蛇，痛坠出水，溺涩者，朝服补中益气汤，晚服龙胆泻肝汤。外涂藜芦膏而收。阴中突出如菌、如鸡冠，四围肿痛者，乃肝郁脾虚下陷，先以补中益气汤加山栀、茯苓、车前子、青皮以清肝火，兼升脾气，渐愈。更以归脾汤加山栀、茯苓、川芎调理。外涂藜芦膏。阴户突，因劳力者，血虚，四物汤加龙骨，气虚，补中益气汤。阴中生虫䘌如小蛆者，乃湿热甚而心气又郁，气血凝滞而生，宜藿香养胃汤、补心汤、古硫鲤丸。外用生艾汁调雄黄末，烧烟熏之，更用雄黄锐散纳阴中。阴中生细虫，痒不可忍，蚀入脏腑即死，令人发寒热，与痨症相似。先以蛇床子煎汤，洗净拭干。后用梓树皮焙干为末，入枯矾，麝香少许，敷之立效。阴户两旁肿痛，手足不能舒伸者，用四物汤入乳香末，同捣成饼，安阴中立效。阴肿痛极，便秘欲死者，枳橘熨；但肿痛者，四物汤加柴胡、山栀、牡丹皮、龙胆草。如时常阴痛者，四物汤加藁本、防风。阴户肿痛不闭者，逍遥散、十全大补汤；肿消不闭者，补中益气汤，肿坠者加山栀、牡丹皮。湿痒出水又痛者，忧思过也，归脾汤加柴胡、山栀子、牡丹皮、芍药、生甘草。溃烂者，逍遥散。

**内症热倦经不调，食少胸满尿涩滞**

阴户肿痛不闭，寒热溺涩，体倦少食者，补中益气汤加升麻、柴胡至一钱，量入茯苓、山栀。阴户不闭，小便淋沥，腹中一物攻动，胀痛者，逍遥散加柴胡、山栀、车前子。

**又有交接血即来，凉药房劳当禁忌**

交接出血，乃房室有伤肝脾，虚不藏血，补中益气汤；外用热艾帛裹，入阴中，或用乱发、青皮烧灰敷之。若出血过多，见杂症者，调补肝脾自愈。

**附骨疽毒深着骨，贼风石缓不可忽。贼风得热痛少宽**

贼风因风邪搏于骨髓，故其病亦彻骨，遇寒则甚。外症恶寒有汗，痛处常欲热熨。失治变为挛曲、偏枯，宜越婢汤主之。

**缓慢色黯石硬矾**

缓疽、石疽，皆寒气伏于骨髓。但缓疽其势缓慢，色紫黯，久则皮肉俱烂；石疽肿与皮肉相似，疼痛坚硬如石。二者初起，便宜温热托里补虚，次乃随症调治。

**附疽内痛真如锥，外肉全无赤肿突。粗人多因冷露侵，湿热痰火虚家发**

外感因露卧风冷，寒湿袭深者，初起痛不能转，寒热无汗，经久寒郁为热，便秘者，漏芦饮子主之。有不敢下者，须分经内托汗散。在尻臀者，内托羌活汤；腿内近膝股漫肿木硬者，内托芪柴汤；腿外者，内托酒煎汤；左腿外侧，漫肿长阔，行步作痛，以手按至骨大痛者，黄连消毒散。通用摈苏散、败毒散。内伤厚味及劳役与酒后乘凉浴水，邪入髀枢、环跳穴左右，积痰瘀血搏成，宜青草苍柏汤微汗。服此不愈，恐疽将成者，急掘地坑，用火烧红，沃以小便，令患者赤体坐其上，以被席围抱下截，使热气熏蒸，腠理开、气血畅而愈。内伤生冷饮食、寒凉药物，血凝于内，饮食如常，活命饮；食少体倦者，六君子汤加当归、藿香。如因劳役伤食，右腿偏肿者，补中益气汤。内伤郁怒，肿痛如锥，赤晕散漫，先用活命饮，次用八物汤加柴胡、牡丹皮、山栀。内伤劳役，两腿肿痛，寒热食少，此湿痰下注也，补中益气汤加半夏、茯苓、芍药。内伤房室，两臀肿硬，二便不通者，肾气丸料加车前子、牛膝煎服，兼用十全大补汤。有寒热者，逍遥散。抑考附疽初起，宜青皮、甘草节二味煎服，以行其气，或灸熨患处。若脓已成，即用火针，使毒不得内溃；带生，用亦无妨，且不痛，又易敛口。附骨疽漫肿光色者，用蜂房、蛇蜕、头发灰各等份为末，每三钱，酒调服；或神应膏为丸，梧子大，每三十丸，温酒下，外仍贴之。已溃者，用平肌散，或狗头骨烧烟熏之，鱼眼疮亦妙。腿上一切寒湿疮，用鸽子粪煅过为末，干掺。如燥痛，加黄丹少许，桐油调敷。凡痈疽生伏兔穴者，不治。

**杖疮破瘀止其疼，定心补益是后节**

杖疮，于法本不当治。据古方，破瘀去血为先，一杖毕，即饮童便和酒，不可吃茶，免血攻心。待神气定后，体盛者，用鸡鸣散下之；体薄者，疮攻寒热，恶心少食，宜当归须散加柴胡、羌活。气郁加木香；心腹胀痛，加童便；心下胀满，气不通畅，加木香、槟榔。外用热豆腐，铺在杖处，其气如蒸，其腐即紫。复以热豆腐铺之，以紫肉散尽，淡红为度。出脓血溃烂者亦宜。甚者内服乳香定痛散，随以热酒尽量而饮。虚者，溃后宜大补气血脾胃，兼吞紫河车丹，最易平复，外贴黄蜡膏、马齿膏。凡杖疮忽干，毒攻腹内，恍惚烦闷、呕吐者，难治。

### （七）足膝部

鹤膝风、人面疮、肾脏风疮、臁疮、脚跟疮（附：脚肚疮及裤口疮）、脚发、嵌甲疮、脚指丫疮、脚背发。

**鹤膝风如鹤之膝，三阴亏损风邪入**

足三阴亏损，风邪乘之，以致内热，减食肌瘦，肢体挛痛，久则膝愈大而腿愈细，有如鹤之膝然。初起宜用葱熨法，以内消之。寒热者，五积交加散，加乌药、僵蚕；已溃者，独活寄生汤、大防风汤。

**亦有虚火阴血枯，所以痢后多此症**

阳虚，热来复去者，无根虚火也，十全大补汤、大防风汤；脐腹疼痛，溺频头晕吐痰者，八味丸；发热大渴，面赤脉大，血虚甚也，古归芪汤。阴虚，形瘦发热者，肾气丸。挟湿热者，苍龟丸、二妙苍柏散；食少面黄者，六君子汤；津干中气不足者，补中益气汤加五味子；脓清肌肉不生者，八物汤。妇人月经不调，发热口渴，两膝肿痛者，肾气丸、苍龟丸、逍遥散加牛膝、杜仲、黄柏。

**人面相传积孽冤，贝母一施泪便出**

疮象人面，眼、口、鼻全，多生膝上，亦有臂患之者。据方书皆云冤孽所至，须清心悔过，内服十六味流气饮。久者，大苦参丸、肾气丸。用贝母为末敷之，乃聚眉、闭口，仍用生肌敛口而愈。

**肾脏风疮有如癣，初起胫上遍身攻**

此非臁疮，亦非外肾风疮，乃肾虚有火血燥，或思色精不出而内败。初起两足时热，脚跟作痛，多于内胫或臁上痒极，抓破成疮，久则能渐延开，失治延及腿股、遍身者有之。

**外症瘙痒滴脓水，内症潮汗痰倦如**

内症晡热盗汗、口燥咽干、吐痰体瘦、腰脚倦怠，治以肾气丸为主，佐以四生散。若脾胃虚者，补中益气汤为主，佐以肾气丸、四生散。又有遍身生疮，脓水淋沥，两腿尤甚，体倦作痒，经年不愈，乃肾虚火也，八味丸主之。外治：谢传伤手疮方、白胶香散。

**臁疮肿痛湿热甚**

生两臁上，初起焮肿作痛，寒热者，属外邪湿热，槟苏散、败毒散主之。毒盛发寒热者，活命饮。

**漫肿寒热阴分亏**

漫肿作痛，或不肿不痛，属三阴虚也，或发寒热，俱宜八物汤、十全大补汤。脾虚挟表邪者，补中益气汤加桔梗、白芷；脾虚湿热流脓，口干少食者，补中益气汤加茯苓、芍药；晡热加炒黑黄柏、熟地；挟怒气，加山栀、川芎；有郁者，归脾汤加山栀、柴胡。若患处黑黯，肢体恶寒，饮食少思者，属肝肾虚败，宜八味丸；内热口干者，肾气丸。久不愈者，大苦参丸。肾脏虚风，四生散、黄芪丸。

**外足三阳需外治，内足三阴更难医**

外治：外臁疮，因风湿者，洗以葱汤，次用龙骨膏贴之；风热者，马齿膏；湿热者，窑土膏；因血气凝滞者，小驻车丸加乳香少许掺之。内臁疮，初起洗以盐汤，次以蜡矾纸贴之。重者，桐油膏。痒甚者，蕲艾膏；久不愈者，内、外通用炉灰膏点去瘀肉，后贴黄蜡膏，然内必量体服药。若误用攻伐伤胃者，亦能杀人。

**脚跟疮乃督肾部，内因亏损足三阴**

脚跟乃督脉发源，肾经过脉。内因饮食起居，亏损足三阴所致，或外被犬、兔所咬而成。

**初必脚软并跟痛，一味滋补免得寻**

漫肿食少者，补中益气汤；晡热头昏者，逍遥散、肾气丸；咳嗽吐痰者，十全大补汤、八味丸。久不敛口，滴尽气血而死。脚肚上生疮，初如粟，渐大，抓搔不已，成片包脚相交，黄水流出，痒不可忍，久成痼疾难愈。先用贯众煎汤淋洗，后用百药煎为末，津唾调，逐旋涂敷，自外而入。裤口疮生于脚胫，或因物打扑而成。其疮口狭，皮内极阔，皮薄如竹膜，极痒痛，终日黄水流，延蔓而生，甚者数十年不愈，又易于染人。患者须忌房室则易愈。用韭菜地干地龙屎为末，入轻粉、清油，或白犬血调敷。内、外臁疮亦治。

**脚发足心或缝间，三阳易治三阴难**

生足掌，或足趾缝间。色赤肿痛，脓稠者，属足三阳湿热下注，易治；微赤微肿，脓清者，属足三阴亏损，难治；若黑黯不肿痛，不溃脓，烦热作渴，小便淋沥者，阴败末传恶症，不治。

**涌泉发热乃其兆，灸熨滋降可保安**

治法：湿热下注者，先用隔蒜灸，及活命饮以解蕴毒，次服补中益气汤、肾气丸以补精气。三阴虚者，初起托里消毒散，或托里散加牛膝、槟榔、杜仲；溃后大防风汤、十全大补汤、八味丸。阴虚足心热者，四物汤加知母、黄柏。脾亏者，补中益气汤。若专治疮者，死。

**又有嵌甲不能行，五指湿烂如汤泼**

嵌甲因靴窄研损，爪甲陷入，四边肿焮，黄水流出，侵淫相染，五指湿烂，渐渐引上脚趺，疱浆四起，如汤泼火烧，日夜倍增，不能行动。以陈皮浓煎汤浸，良久，甲肉自相离开，轻手剪去肉中爪甲，外用蛇蜕一条烧灰，雄黄四钱为末，干掺。干者，香油调敷。与甲疽条参治。脚指丫疮湿烂，及足指角急为甲所入，肉便刺作疮湿烂，用枯矾三钱，黄丹五分，为末掺之。或鹅掌黄皮烧灰渗之。又方：用细茶嚼烂敷之。因暑手抓两脚烂疮亦宜，能解热燥故也。指缝搔痒成疮，血出不止，用多年粪桶箍篾，烧灰敷之。脚上及指缝中沙疮，用燕窠泥略炒，黄柏，二味为末，香油凋敷，痛者加乳香。

**脚背发必兼消渴，轻者赤痛犹可活。重溃色黑名脱疽，甚重筋骨宁斩割**

脚背发，又名脱疽疔，以其能溃脱也，亦有患于手背及手指者。原因膏粱房室，损伤脾肾，或先渴而后发，或先发而后渴。轻者，色赤作痛自溃，可治。先用隔蒜灸，内服活命饮，或败毒散加金银花、白芷、大黄；痛止乃与托里散，或内托十宣散去桂，加天花粉、金银花。挟气者，十六味流气饮；下虚者，十全大补汤、八味丸、大苦参丸。重者，色黯不痛，先用隔蒜灸、桑枝灸，更服补药固内，则恶肉不致上侵，庶可保生。又有内修手足、口咬等伤，或外涂生肌凉药，内服克伐，兼犯房室，患处不溃不痛，色黯上延，亦多致殒。重者须用利刀解去其筋，则筋骨出而毒得泄。又甚在指，则斩去其指；在肉，则割去其肉。外治，用桐油及无名异煎一沸，入花椒一勺，看疮大小剪蓼叶在内，同煎浸一七后，单以此叶贴疮上即安。

## （八）遍身部

五疥、五癣、血风疮、癞风、杨梅疮、疔疮、多骨疽、翻花疮、流注、瘭、痼、暑热疮、痱痤疮、寒冷疮、冻疮、手足皲、蜗疮、瘾疮、侵淫疮、白蛇缠、汤火疮、肥疮、疣疮、漆疮、竹木刺、折伤、破伤风。

**五疥干湿虫砂脓**

五疥由五脏蕴毒而发，属足三阴者尤多。

**便秘为实利虚风**

疮有遍体，难分经络，必凭外症以断虚实。焮肿作痛，便秘硬，发热者，为风毒湿热；漫肿痒痛，晡热，或时寒热，体倦少食，便顺利者，为血虚风热。

**干疥瘙痒肺燥甚**

干疥瘙痒，皮枯屑起，便秘者，为心肝火郁于肺，四顺清凉饮、古荆黄汤、搜风顺气丸。久者，天门冬膏。便利者为相火郁于肺，活血润燥生津饮，或四物汤加黄芩、连翘、天门冬。久者，肾气丸；久虚，古乌荆丸。如素有肺风，面上有粉刺者，桦皮散。

**湿毒臀肿脾胃攻**

湿疥，臀肿作痛，久则水流如黑豆汁，便秘者为脾郁湿热毒，防风通圣散（俱酒蒸或炒，大黄另用酒煨炒三次）加木鳖子，或升麻葛根汤加天麻、蝉蜕。气滞，复元通气散；湿胜者，除湿丹。便利者，为脾虚湿热，补中益气汤量加芩、连清热，芎、芷燥湿；胃火作渴者，竹叶黄芪汤；脾郁盗汗不寝者，归脾汤；溺涩腹胀者，胃苓汤加黄连；久者，二妙苍柏丸；湿胜，单苍术膏；脾肺风毒者，何首乌散。

**砂细作痛心血滞**

砂疥，如砂子细个，或痛或痒，抓之有水，焮赤，乃心血凝滞。便秘者，当归丸，或凉膈散合四物汤；久者，酒蒸黄连丸；胸烦多痰者，牛黄清心丸；心烦口干，小便不利者，连翘饮。便利者，活血四物汤；久者，当归饮。

**虫疥如癣肝火冲**

火盛生虫，即腐草为萤意也。虫疥，痒不知痛，延蔓易于传染。便秘者，肝风热甚，芦荟丸，或败毒散，磨羚羊角汁服之，久者，古苦皂丸。便利者，肝经火郁，逍遥散，磨羚羊角汁服之；久不愈者，胡麻散。但诸疮久则生虫，须兼外治敷洗。

**脓窠焮痛脾蕴热，痛慢虚火肾不充**

含浆稠脓色厚，焮痛便秘者，为湿热，五香连翘汤、升麻和气饮，或竹叶石膏汤合四物汤；含浆脓清色淡，不痛便利者，为肾虚火，八味逍遥散，或四物汤加知母、黄柏，或四生散、肾气丸。

**更分上下与肥瘦**

上体多兼风热，下体多兼风湿；肥人多风湿，瘦人多血热。瘦弱虚损，肾枯火炎，纵有便秘、发热、作渴等症，只宜滋阴降火，略加秦艽、苍耳、连翘之类，决不可纯用风药凉血伤胃，因皮肤之疾而坏脏腑者有之。通用连归汤。气虚，四君子汤；血虚，合四物汤；风，合消毒饮；湿，合平胃散。

**开郁退热杀其虫**

开毒郁，须辛温，吴茱萸、白芷之类；退肌热，须苦寒，芩、连、大黄之类；杀虫，须水银之类，此丹溪外治三法也。干疥，吴茱萸散，或黄连、大黄为末，猪胆汁调搽；湿疥，一上散；砂疥，剪草散；虫疥，硫黄饼；脓窠，三黄散。通用摩风膏。洗药：用荆芥、黄柏、苦参等份煎汤，痒加蛇床子、川椒；肿加葱白。

**五癣湿顽风马牛，总皆血热肺邪留**

疥癣皆血分热燥，以致风毒克于皮肤。浮浅者为疥，深沉者为癣；疥多挟热，癣多挟湿；疥发手足遍身，癣则肌肉隐疹，或圆或斜，或如苔莓走散。风癣即干癣，搔之则有白屑；湿癣如虫行，搔之则有汁出；顽癣全然不知痛痒；牛癣如牛颈皮，厚且坚；马癣微痒，白点相连，又曰狗癣。

**清热杀虫祛风湿，久则补肾自然收**

诸风湿虫癣，与疥疮大同。初起有可下者，打脓散去黄连、金银花、穿山甲、芒硝，加赤芍、白芍，水、酒各半煎，临熟入大黄，露一宿，五更服；有可汗者，四物汤加荆芥、麻黄各五钱，浮萍一两，白葱、豆豉煎服取汗。一切癞癣皆效。经久不敢汗下者，只用防风通圣散去硝、黄，加浮萍、皂刺，水煎服。久年不愈。体盛者，兼吞顽癣丸，或古龙虎丹，用何首乌、白芷、苏木等份，入猪油及盐少许，浸酒送下。体虚者，不可妄用风药。气虚者，何首乌散、消风散；血燥者，四圣不老丹，或肾气丸，久服自效；有虫者，俱宜间服蜡矾丸。外治：干癣，用狼毒、草乌各二钱半，斑蝥七枚，生为末，津唾调搽。湿癣，用枯矾、黄连各五钱，胡粉、黄丹、水银各二钱，为末，用猪脂油二两夹研，令水银星散尽，磁罐收贮，搽之。牛癣，用旧皮鞋底，烧存性，入轻粉少许，为末，麻油调敷。马疥癣，用马鞭草（不犯铁器），捣自然汁半盏，饮尽，十日即愈。通用麻油二两，入巴豆、蓖麻子各十四粒，斑蝥七粒，熬煎三味枯黑去渣，却入白蜡五钱，芦荟末三钱，搅匀，磁罐收贮，刮破涂之。或用川槿皮、浙剪草、木鳖子等份为末，醋调敷。洗药：用紫苏、樟脑、苍耳、浮萍煎汤。

**血风血燥风热郁，初发疙瘩或如丹。瘙痒抓破痛有水，妄投风药血益悭**

血风疮，乃三阴经风热、郁火、血燥所致。瘙痒不常，抓破成疮，脓水淋沥，内症晡热盗汗，恶寒，少食体倦，所以不敢妄用风药。大概肝风血燥，寒热作痛者，当归饮加柴胡、山栀；痛痒寒热者，小柴胡汤加山栀、黄连；夜热谵语者，小柴胡汤加生地；肝脾郁火，食少寒热者，八味逍遥散；脾虚晡热盗汗，不寐者，归脾汤加山栀、熟地；肾虚有热，作渴咳痰者，肾气丸。通用：遍身者，四物汤加浮萍、黄芩等份，甚者，紫云风丸、换骨丸、三蛇丹。两足痛痒者，当归拈痛汤。如因饮酒后，连身痒如风疮，抓至出血又痛者，用蝉蜕、薄荷等份为末，每二钱，水酒调服。凡身发痒者通用。外治：摩风膏、大马齿膏。

**癞风审因分上下**

癞，即《内经》疠风。受天地间肃杀风气，酷烈暴悍，最为可畏。一因风毒，或汗出解衣入水，或酒后当风；二因湿毒，或坐卧湿地，或冒雨露；三因传染。然未必皆由外也，内伤饮食，热毒过甚，大寒大热，房劳秽污，以致火动血热，更加外感风寒、冷湿而发。初起身上虚痒，或起白屑、紫云如癜风然，或发紫疱疙瘩流脓。上先见者，气分受病，上体必多；下先见者，血分受病，下体必多；上下俱见者，气血俱病。从上而下者，为顺风；从下而上者，为逆风。但从上从下，以渐来者可治，顿发者难愈。治失其法，以致皮死，麻木不仁；脉死，血浸成脓；肉死，割切不痛；筋死，手足缓纵；骨死，鼻梁崩塌，与夫眉落、眼昏、唇翻、声噎，甚则蚀伤眼目，腐烂玉茎，挛拳肢体。病至于此，天刑难解。

**总是阳明血热化。热甚痰瘀腐为虫，追虫取涎药必伯**

胃与大肠，无物不受，脾主肌肉，肺主皮毛。然疮痂虽见于皮肉，而热毒必归于肠胃，故法必先治阳明，初起宜防风通圣散。在上用麻黄，以去外毒；在下用芒硝、大黄，以去内毒；上下俱见者，用正料防风通圣散，以解表攻里。三五日后，即服醉仙散，以吐恶涎。服后，又服防风通圣散去硝、黄、麻黄，多服久服。待胃气稍定，用再造散以下其虫。又有宜先下虫而后吐涎者，吐、下后，仍以防风通圣散量加参、芪、熟地以固气血。或脾胃弱者，白术当倍用。

**虫已蚀脏坏五形，清肝凉血火须泻**

虫因火盛，气血沸腾，充满经络，外疮延蔓，内虫攻注，蚀肝眉脱，蚀心足底穿，蚀脾声哑，蚀肺鼻崩，蚀肾耳鸣如雷，宜先服泻青丸以泻肝火，次随症救治。虚痒者，四物汤加酒芩，调浮萍末；痒甚加荆芥、蝉蜕；瘙痒皮皴白屑者，白花蛇丸；眉发落者，三蛇丹，或柏叶煎；眉脱鼻崩者，换肌散、补气泻荣汤；蚀眼者，芦荟丸；肢节废者，蠲痹散。通用：凌霄花散、胡麻散、加味苦参丸、大枫丸、换骨丸、大麻风丸、紫云风丸、活神丹、肾气丸、四圣不老丹、八味汤。外治：摩风膏、浴癞方。发落不生者，先用生姜擦三次，后用半夏为末，麻油调擦。

**杨梅疮因风湿热，或伤气分或伤血**

杨梅疮，因、治与癞大同。多由肝肾脾内风湿热之毒，间有天行湿毒传染，但各俗呼名不一，有呼杨梅为天疱者，有呼杨梅为大麻风者，以理推之，形如杨梅，焮红湿烂，痒痛属心，多生乳胁。形如鼓钉、黄豆者属脾，多生满面，谓之大风痘；形如绵花属肺，多生毛发；形如紫葡萄，按之紧痛者属肝肾，多丛生豚臀及筋骨之处；形如鱼疱，内多白水，按之不紧者，谓之天疱疮，乃此类之轻者。如发于鬓、额、口、鼻、谷道边者，属阳明及少阳、太阳。如发于足胫、阴茎、胁肋者，属肝肾及太阴。大抵上先见者，气分受病，上体必多；下先见者，血分受病，下体必多。上下俱见者，气血俱病。

**初宜疏泻久补虚，免成痈癣与漏缺**

初起即服防风通圣散一贴，去麻黄用硝、黄以去内毒，待胃气稍定，再以一贴，去硝、黄用麻黄发汗以去外毒。以后用加减通圣散、丸多服。此方内通脏腑，外发经络，为首尾要药。轻者服此一剂，更加搽、洗足矣；重者十贴后，宜服化毒散三日，却用吹药三日，疮干痂欲脱落，再服化毒散三日，后量用防风通圣散加减。上体多者，兼服败毒散加荆、防、钩藤；下体多者，兼服龙胆泻肝汤。从鼻准肿起，遍身生疮，面上尤多者，桦皮散；便燥者，搜风顺气丸，以此调理断根。失治久则风毒深入经络，挟湿而成顽癣，或气血虚败而成漏，或误服轻粉、水银及不遵禁戒，而成风堆肿烂，流脓出汁，谓之痈。病至于此，亦有蚀伤眼鼻，腐烂玉茎、拳掌、肢体，与癞无异，治宜消毒，兼以补虚。消毒：顽癣者，皂根丸；筋骨痛者，皂刺丸、换骨丸；成漏者，象牙丸；肿块者，仙遗粮丸。通用加味苦参丸、大枫丸、蜡矾丸、单苦参酒。消毒补虚，仙遗粮汤加钩藤，或补气泻营汤、胡麻散。补虚：气虚者，单人参汤、补中益气汤；血虚者，四物汤加山栀、钩藤、金银花、甘草节，或肾气丸、四圣不老丹。气血俱虚者，八物汤、八味丸、单仙遗粮丸。外贴太乙膏、白蜡膏。

**疔疮全是饮食毒，发因灾畜暴沴伤**

《经》曰：膏粱之变，足生大疔。恣食辛辣厚味，炙煿腥荤，及误食自死禽兽，蕴毒于中而即发者有之；或卒遇大风、大雾、大暑、大寒，天地暴沴之气，袭注经络，触动其毒而发者；或因感死畜蛇虫毒气而发者，其死尤速。初发或因衣物触着而疼痛忽生，或因发疹抓破而成疱，仅一小疮，杀人一二日间，比之痈疽尤毒。

**生于四肢及头面**

疔发无定处，或肩、背、腰尤缓，在头面、耳、鼻、口、目、舌根、唇上及手足骨节间者最急。如生两足，有多红丝至脐，生两手，多有红丝至心，生唇、面、口内，多有红丝入喉者，俱难治。须急看，以针挑拨其丝，出血以泄其毒气，方可保生。

**顶硬根突近寸长。变黑肿烂透深孔，形色不一极痛痒**

疮头黑硬如钉，四畔带赤如火，盘根突起寸余，随变焦黑，未几肿大而光，转为湿烂，深孔透肌，如大针穿之状。其形初起大小不一，或如水泡，如吴萸，如豆，如石榴子，其色有五，《内经》分应五脏，各有所属部位。《局方》别一十三种：①麻子疔，状如黍米稍黑。忌麻仁、麻衣。②石疔，如黑豆甚硬。忌瓦砾、砖石。③雄疔，四畔仰，疱浆起，色黄，大如钱孔。④雌疔，四面病浆起，心凹，色稍黄，如钱孔。俱忌房室。⑤火疔，状如汤火烧，四畔有烟焰。忌火烧烙。⑥烂疔，色稍黑，脓水流出。忌沸汤、热食、烂物。⑦三十六疔，状如黑豆，今日生一，明日生二，及满三十六数即死。忌嗔怒。⑧蛇眼疔，状如蛇眼。忌恶眼人及嫉妒人见。⑨盐肤疔，状大如匙，面色赤，中有黑粒。忌食盐。⑩水洗疔，状大如钱，头白里黑，汁出中硬。忌饮浆水、水洗、渡河。⑪刀镰疔，状如薤叶大，长一寸，肉黑如烧烙。忌刺及刀镰切割。⑫浮沤疔，其状曲圆，少许不合，大如薤叶，内黄外黑，黑处刺之不痛，黄处刺之痛。⑬牛狗疔，色赤，疱起掐不破。以上皆宜依法将护，若或触犯，则脊强、疮痛不可忍。惟浮沤、牛狗无忌，不治自愈。又有一种鱼脐疔，疮头黑深，形如鱼脐，破之黄水渗出，四畔浮浆，其毒尤甚。用丝瓜叶、连须葱、韭叶，捣烂以酒和服。其渣贴腋下，如病在左手，贴左腋下，在左足，贴左胯下，右手足同。在中贴心脐，并用布缚住，候肉下红丝处皆白则安。有潮热者亦宜。却令人抱住，恐其颤倒，倒则难治。或用蛇蜕烧灰，鸡子清调敷。一种水疔疮，用黄荆叶十四片，独头蒜三个，百草霜二钱，擂酒服，取汗，大效。

**或不痛痒只麻木，寒热眼中流火光。牙关急紧时惊惕，甚则呕吐毒陷肠**

诸症惟呕吐最危。

**治分虚实豁心火**

实者，初服赛命丹三丸，以葱酒发汗。表证多者，追疔汤，或败毒散加蝉蜕、僵蚕、金银花；里证多者，活命饮、五圣汤；便利溺涩者，黄连消毒散，此散初起服之内消；欲作脓者，托里消毒散。虚者，初服保生锭子，以解毒，或蟾肝丸。有表邪不敢汗者，补中益气汤加防风、白芷；里症不敢下者，蜂蛇散。肿痛欲作脓者，托里散、内托十宣散；不能溃者，大料参、芪、归、术补之，或补中益气汤合生脉散，以防毒陷。豁心气者，疔毒入心，则神昏、口干、烦闷、恍惚似醉、呕吐不定，危症也。实者，用万病解毒丹，以黄连、当归煎汤化下；虚者，用古芎归汤加茯苓、茯神、远志、莲肉清之。毒上攻心，呕者，护心散。有因服赛命丹吐者，亦宜此解之。恍惚闷乱、坐卧不宁、烦渴身痛、便秘者，漏芦饮子；烦躁作渴者，竹叶黄芪汤。外治：轻者，单蟾酥为末，以白面和黄丹搜作丸，如麦米大，用针挑破疔头，以一粒纳入，效；重者，赛金丹；危笃者，提疔锭子。

**暴死灸法可回阳**

凡暴死者，多是疔毒，急用灯照遍身，若有小疮，宜急灸之，并服赛命丹，亦有复醒者。如偏僻之处，药难导达，惟灸有回生之功。若专疏利、表散者，危。

**多骨疽由疮久溃，气血不能营患处。久则腐烂骨脱出，只补脾胃壮元气**

十全大补汤、肾气丸主之。外以附子饼灸，或葱熨法，祛散寒邪，补接荣气，则骨自脱，疮自敛。若肾气亏损，其骨渐肿，荏苒岁月，溃脓出骨，亦当用葱熨法。若投以克伐，则真气益虚，邪气益甚，鲜不有误。有上腭肿硬，年余方溃，半载未愈，内体热倦作渴，用补中益气汤、肾气丸，元气渐复，出骨一块，仍服前药而愈。有足背肿落一骨者，有手背肿落一骨者。

**翻花疮因疮收敛**

元气虚弱，肝火血燥生风。

**翻出一肉突如菌**

大小长短不一，形如蛇形，长数寸者，用雄黄末敷之。

**内服补养脾胃药**

十全大补汤，或八物汤倍参、芪、归、术。出血，乃肝不能藏、脾不能约也，补中益气汤加五味子、麦门冬，或肾气丸。有怒火者，八味逍遥散。若用风药，速其亡也，汗多必然发痉，危哉！

**外涂藜芦膏要匀**

藜芦一味为末，猪油调涂，周日一易。须候元气渐复，脓毒将尽时涂之，则胬肉自入，不然，虽入复出。若误用针刀蚀灸，其势益甚，或出血如注、寒热呕吐等症，急补脾胃为善。

**流注肿块非等闲，内伤外感湿痰干。跌仆闪挫并产后，气流血注四肢关**

流者，行也；注者，住也。或结块，或漫肿，皆因素有痰火，或外感风寒，邪气流行，至其痰注之处而发；或内伤郁怒，以致痰火骤发；或内伤房室，阴虚阳气凑袭，逆于肉理而成；或内伤劳役、饮食搏动而发；或跌仆闪挫，一时气逆血凝而成；或产后恶露未净，复被感伤凝注。多生四肢，或胸、腹、腰、臀、关节之处。初起，宜葱熨法；实者，十六味流气饮、败毒散；痰痛便秘者，古半硝丸。虚者，二陈四物汤、托里益气汤、不换金正气散、六君子汤加芎、归，补中益气汤加木香、枳壳，选用，令其自溃、自消。若溃久不敛者，纵有表邪，只托里为主，十全大补汤、人参养荣汤、补中益气汤、托里抑青汤、托里益气汤、八味丸，更佐以豆豉饼、琥珀膏，祛散寒邪，补接阳气。脓成，以火针破之；内有脓管，以药线腐之。若过用寒凉者，不治。

**瘭大如梅小如粟，多生手指及臂足。色变不常深入肌，串筋见骨痛至极**

瘭疽，一名蛇瘴，烟瘴地面多有之。先作点而后露肉，四畔若牛唇黑硬，小者如粟如豆，剧者如梅如李。发无定处，或臂或臀，或口齿，或肚脐，多见手、足指间。赤、黑、青、白，色变不常。根深入肌，走臂游肿，毒血流注，贯串筋脉，烂肉见骨，出血极多，令人串痛、狂言。痛入于心即死。突出于外肾者，亦死。

**恶风积毒血热成，烦燥嗳闷入心腹**

原因感受恶风，入于腠理，或烟瘴地面，伤寒疟后，及感触蛇毒所致。二十已后，四十以前者，皆积伤之毒入胃，壅聚而成；四十已后，六十以前，乃血闭不行，壅热积血得之。治宜宣毒行血，用瓜蒌根酒煎，入乳香、没药、五灵脂、皂角刺等份，以下其毒，次用清心行血之剂。如系蛇毒，赤足蜈蚣最妙，雄黄、白芷次之，或蜡矾丸，冷酒入麝香送下。外用荆芥、白芷、川椒、葱白煎汤，入盐，俟汤温，自手臂上烫下，日三次。瘭疽毒气走肿所至处，宜紧系之。自手发者，毒走至心；自足发者，毒走至肾，不救。各有小红筋，寻其筋之住处，灸三炷即瘥。经云：在指则截，在肉则割。恐毒气入心入腹，令人烦躁、呕嗳、昏闷，或疮出青水秽汁者，肾虚极也，死人至速。此疮极虑引风。凡痈疽开一寸，则一寸引风，非必风入于其中。风邪袭虚，则肉烂透骨，恶血横流，宜南星、半夏、白芷梢，最能去风，可以频敷。其诸疗理，推广痈疽法度行之。

**痼发手足或掌心，或腰或臀毒何深。无头无面愈又发，色带淡红防泻侵**

凡疮气血相搏，有头有面；风邪内作，无头无面。痼无头面，瞰里开疮，低贴肌肉，走注牵连，生于手足，或掌心，或腰腿，或臀下伸缩之处。初起浑身壮热，手足不遂，憎寒头痛，虚渴多汗，呕逆，四肢沉重，较之诸发，烦渴为甚。或肿毒已平，数月后，复于他处大发，但作肉色微带淡红，终不能救。大要：培养内气以防滑泻，治与痈疽类推。外用神应膏贴之。如疮出米泔汁者，必死。

**小小诸疮风毒滞**

诸般小疮，皆因心肾不交，饮食不节，肠胃停留，以致风热寒湿之毒，与气血相搏，凝滞肌肉之间而发露也。

**暑痱冻裂手足皲**

夏暑心神郁躁，热逼汗渍成疮，遍身或出脓血，赤烂如火，用南星、半夏、黄连、黄柏各一钱，五倍子、黄丹各五分，为末干掺。如痒加枯矾、雄黄。常服黄连阿胶丸以清心。热汗浸渍成疮，痒痛不止，用黄芪、当归、防风、荆芥穗、地骨皮、木通各二钱，白矾一两，为末，每药一两，水三大碗，煎五六沸，滤去渣，稍热淋洗患处，拭干避风，少时立效。轻者，只用腊雪水和蛤粉敷之。痱痤疮，因汗出见湿而生，轻者状如撒粟，用青蒿煎汤洗之，或枣叶亦好。重者热汗浸渍，匝匝成疮，用绿豆、滑石各五钱为末，绵蘸扑之。摩破成疮，加黄柏、枣叶各五钱，片脑少许。冬月下虚，身触寒冷，血涩生疮，顽滞不知痛痒，内服升麻和气饮去大黄，外用木香、槟榔、硫磺、吴萸、姜黄、麝香为末，麻油调搽。冻疮先痒后痛，然后肿破出血，黄水不止，用雄雉鸡脑一枚捣烂，黄蜡各等份，清油减半，同于慢火上熬成膏，去渣涂之，久不愈者亦效。又方：用生附子为末，面调涂之。手足折裂作痛，用清油五钱，慢火煎沸，入黄蜡一块，再熬溶，入水粉、五倍末各少许，熬紫色为度。先以热水泡手足，火上烘干，后用药敷，以纸贴之，其痛立止，入水亦不落。或桐油膏涂之亦好。手足皲，先用百沸汤泡洗，皮软拭干，然后用沥清二两，黄蜡一两，共熬匀敷之。或用五倍子为末，牛骨髓调，瓷罐收贮，埋地中七日，取出填皲中即愈。或黄蜡膏、云母膏俱好补塞。

**蜗瘑侵淫白蛇缠**

蜗疮，生手足间，相对如新茱萸，痒痛折裂，搔则黄汁淋沥，有孔如蜗，久而生虫。用杏仁、乳香各三钱，硫黄、轻粉各一钱半，为末，用麻油三钱，入黄蜡五钱，溶化，入前末煎搅成膏，去火毒，瓷器收用。又方：用燕窠取抱子处土，为末干掺。先用白芷、大腹皮煎汤洗净，然后敷药。走皮瘑疮，生满颊项，发如豆梅，痒而多汁，延蔓两耳内外湿烂，如浸淫疮之状。先用桑寄生、桑根皮各一握，白芷、黄连各少许，煎汤以棉蘸洗，候恶血出尽拭干，次用皂荚、麻竹箨，俱烧存性，黄柏、黄连、樟叶、白芷各等份，为末，麻油调搽，神效。忌醋。手瘑疮，用皂刺、枯矾、轻粉、黄柏、黄连为末敷之。小儿胎瘑，头生红饼疮，先用生艾、白芷、大腹皮、葱白煎汤洗净拭干，次用生蓝叶、生艾叶，入蜜捣膏敷之。亦治恶疮。侵淫疮，初生甚小，先痒后痛，汁出侵淫，湿烂肌肉，延至遍身。若从口发出，流散四肢者轻；从四肢发生，然后入口者重。用苦楝根晒干，烧存性为末，猪脂调敷，湿则干掺。先用苦参、大腹皮煎汤洗之。白蛇缠疮，有头尾，俨似蛇形。初起宜隔蒜于七寸上灸之，仍用雄黄为末，醋调敷之，仍以酒调服之。或万病解毒丹、蜡矾丸，外涂内服。

**汤火肥疣漆刺身**

汤泡火烧疮，初时宜强忍痛，急向火炙，慎勿以冷物熨之，使热不能出，烂人筋骨。后用寒水石七两，黄柏、黄连、黄芩、山栀、大黄、赤石脂各一两，甚者加冰片少许，为末，酒调或鸭子清调敷，或阵王丹亦好。小儿肥疮，用松香为末，以纸卷成条，香油浸燃之，滴油搽，或用猪爪烧灰，麻油调搽。疣疮，如鱼鳞痣、千日疮一样，多生手足，又名晦气疮。宜艾灸初起者，则余者皆落，神效。漆疮，因见生漆中毒，面痒而肿，绕眼微赤，痒处搔之随起瘖瘟，重者遍身如豆如杏，脓焮作痛。用生蟹取黄，随疮大小遍敷之，或腊茶为末，麻油调搽，或柳叶（冬，用皮）煎汤洗之。竹木刺入肉不出，单糯米膏贴之，或头垢，或蛴螬虫捣烂，敷之，效。或象牙为末掺之。

**折伤先问出血否**

折伤有损身体，或坠跌打扑，倒压闪挫，气血郁逆而皮不破，或金刃伤皮出血。外损筋骨者，可治；内损脏腑里膜，及破阴子、耳后者，不治。

**未出攻之出则守**

未出血者，宜苏木祛瘀，黄连降火，白术和中，三味用童便入酒煎服。在上者，宜韭汁和粥吃；在下者，可下。血冷则凝，不可饮冷水，引血入心即死。消瘀：鸡鸣散、花蕊石散。顺气：木香匀气散加童便、红曲或红酒。已出血者，急用阵王丹止血，先服补托药，而后消瘀，虚甚者亦不敢下。血虚者，四物汤加穿山甲；气虚者，用苏木、参、芪、当归、陈皮、甘草，服半月，脉散渐收，方敢以煎药调下自然铜末一味，空心服之。如骨不碎折者，忌用。素虚损甚者，紫河车丹去麝香。但损伤妙在补气血，或被寒冷者，先宜起寒。

**腹胁胀痛增热寒**

折伤专主血论，非如六淫七情，有在气在血之分。然肝主血，不问何经所伤，恶血必归于肝，流于胁，郁于腹而作胀痛，或增寒热。实者，下之；虚者，当归须散、复元活血汤调之，或十全大补汤加香附、陈皮、贝母等份水煎服。

**最嫌呕吐血出口**

凡损伤疮口忽干，毒攻腹内，恍惚烦闷，呕吐及已出血多，而又呕血不止者，难治。初起呕吐者，用平胃散为末内服，外用姜汁调敷。破伤风浮肿者亦宜。初起吐血，用苏木煎汤，调古乌附汤、或古蚌霜散。如恶血入肠胃，下血浊如瘀血者，用百草霜为末，酒调服。如伤外肾，小便出血不通者，五苓散。

**贴敷定痛脉须和**

如命门脉和缓，关脉实者，纵伤重不死，命门虚促而脱者，虽伤浅难治。凡血未出者，脉宜洪大，已出血者，脉忌洪大，此折伤脉要也。敷药：单糯米膏、小曲散。定痛：乳香定痛散、夹骨法。折伤后，为四气所侵，手足疼痛者，应痛丸。

**接骨何人是妙手**

接骨须经络穴法，骨髓明透，而又有传授，故古以危氏为善。接骨紫荆丹、接骨丹。

**破伤**（症似）**中风有四因**

四因，百病皆然。不因气动者二：卒暴损破风袭；或诸疮汤洗艾灸，逼毒妄行。有因气动者二：疮口不合，贴膏留孔风袭；或热郁遍身白痂，疮口闭塞，气难通泄，传播经络，烧烁真气，是以寒热间作，甚则发痉，口喎噤，角弓反张，须臾欲死。用蝎梢饼，或三生饮加天麻为末，每一钱，用黑豆淋酒调服，化痰开关。风盛者，二乌丸；风痰俱盛者，古星风散；风痰虚者，乌蛇散；血凝心神，昏闷者，单鹅翎烧灰存性，为末，酒调服一钱。服后，饮酒一二盏，以助药势。如血多痛甚者，如圣散；手足战掉者，朱砂指甲散、蛴螬酒。如头目青黑，额汗不流，眼小目瞪，身汗如油者，四逆不治。

**治同伤寒表里法**

风热燥甚，怫郁在表，善伸数欠，筋脉拘急，或时恶寒，或筋惕搐搦，宜辛热治风，佐以辛寒，如伤寒麻桂加黄芩、石膏、知母是也。若表不已，渐传入里，在肌肉者，宜退风热，开结滞，辛寒之药，或佐以辛热调之，犹伤寒半表里而用小柴胡也。若里热已甚，而舌强口噤，项背反张，惊搐惕搦，涎唾稠黏，胸腹满塞，便溺秘结，或时汗出，宜祛风散结，寒药下之，后复以清热开结之药调之。又云，破伤风同伤寒坏症，治看在何经，而用本经药祛之。

**太阳宜汗少阳和**

表症，古防风汤去甘草，加川芎、独活等份，水煎服，或调蜈蚣散。或九味羌活汤，少用细辛，加归、芍等份，水煎服。便秘加大黄，缓缓通之。或用古龙虎丹发汗亦妙。半表里症，羌麻汤。

**阳明下之工中甲**

若服表药过多，脏腑和而自汗者，白术防风汤；大汗不止，搐搦者，升麻葛根汤加白术、黄芩。如脏腑闭，小便赤，自汗者，先用小芎黄汤二三服，后用大芎黄汤速下之，或江鳔丸。气弱者只用蜜导法。

**本是血疾易入阴**

或始而出血过多，或疮口早合，瘀血停滞，俱是血分受病。血属阴，五脏所主，始虽在表，随即入里，故多死也。宜养血当归地黄汤、活神丹、托里散、内托十宣散，以防毒陷。外用鱼胶散，或用鼠头骨为末，腊月猪脂调敷，亦治狗咬。又有破伤水湿，口噤强直者，用牡蛎为末敷之，仍以甘草煎汤，调服二钱。

**病痊又恐气亦乏。任是风邪不可攻，只宜大补令浃洽**

或病已十分安痊，而忽有口噤、反张、筋搐、痰壅，似破伤风症，又似痉症，其实乃气血俱虚也。凡痈疽溃后，脓血大泄，阳随阴散变症，只宜大补气血，果系风痉，亦不宜以风药治之。血虚者，四物汤加参、术；气虚者，补中益气汤去升、柴、陈皮，加酒炒黑黄柏、五味子、麦门冬、肉桂，大剂服之；气血俱虚，汗多作渴，寒热者，十全大补汤加桂、附、麦门冬、五味子；呃逆者，托里温中汤。若妄投风药者，死。

## 二、南丰李梴《外科药方赋》

**痈疽虽属外科，用药却同内伤**

凡痈疽皆饮食、七情、房劳损伤脾肾肝所致，间有外邪相搏及小疮疡传染，亦皆因内有毒以召之也。是以薛立斋专用补中益气汤以补后天，肾气丸以补先天，中间杂症，气用四君子，血用四物汤，痰用二陈汤，郁用越曲丸，一同内科。惟初起内托，内消，和解，稍似伤寒，故曰必通内科与儒，而后可言知外科也。

**托邪毒而不陷，分经络以用方。脑背尻臀，黄连羌活力厚**

**黄连消毒散**：黄连、羌活各一钱半，黄芩、黄柏、藁本、防己、桔梗各五分，生地、知母、独活、防风、归尾、连翘各四分，黄芪、苏木、陈皮、泽泻各二分，人参、甘草各三分，水煎服。治足太阳经分，痈疽发于脑项或背，肿势外散，热毒焮发，麻木不痛，宜先灸之，或痛而发热，并宜服之。

**内托羌活汤**：羌活、黄柏各二钱，黄芪一钱半，防风、藁本、归尾各一钱，连翘、甘草、苍术、陈皮各五分，肉桂三分，水二盏，酒一盏，煎至一盏，热服。治足太阳经分，痈疽发于尻臀，坚硬肿痛大作，两尺脉紧无力。

**臂膊乳膺，白芷升麻性凉**

**白芷升麻汤**：白芷一钱半，升麻、桔梗各一钱，甘草、红花各五分，黄芪、酒芩各四钱，生芩三钱，分二贴，水酒各半煎服。治手阳明经分，臂上生痈，此得八风之变也。

**内托升麻汤**：葛根、升麻、连翘各一钱半，黄芪、当归、炙甘草各一钱，鼠黏子五分，肉桂三分，黄柏二分，水二盏，酒一盏，同煎服。治两乳间出黑头疮，疮顶陷下作黑眼子，并乳痈初起亦宜。

**十味中和汤，疏邪于鬓耳侧胁**

石菖蒲、牛蒡子、羌活、川芎、防风、漏芦、荆芥、麦门冬、前胡、甘草各等份，水煎服。治手足少阳经分发痈及时毒，脉弦，在半表半里者。

**八味逍遥散，降火于手足少阳**

当归、芍药、茯苓、白术、柴胡、甘草各一钱，牡丹皮、炒山栀各七分，水煎服。治脾胃血虚有热生痈；或遍身瘙痒烦热，肢体作痛，头目昏重；或怔忡颊赤，口燥咽干，小便不利；或手足少阳火盛，内热晡热，月经不调，寒热往来；或胁乳肿痛，耳下结核等症。如头目不清加川芎五分，蔓荆子七分。

**太阴腿内膝足，芪柴附子汤入酒**

**内托芪柴汤**：黄芪二钱，柴胡一钱，羌活五分，连翘一钱半，土瓜根酒洗一钱，归尾七分半，肉桂三分，生地、黄柏各二分，水二盏，酒一盏，煎热服。治足太阴、厥阴经分，疮生腿内近膝股，或痈或附骨疽，初起肿痛势大。

**附子六物汤**：附子、防己、肉桂各一钱，茯苓、白术各七分，甘草二分半，姜煎服。

治足太阴经流注，四肢骨节烦疼痛，四肢拘急，自汗短气，小便不利，手足或时浮肿，兼治五痹。

**少阴腿外臁胫，内托黄芪酒煎汤**

**内托酒煎汤**：黄芪、归尾各二钱，柴胡一钱半，连翘、肉桂、大力子、白芷各一钱，升麻七分，黄柏、甘草各五分，水、酒各半煎服。治足少阴经分，痈生腿外侧，或因寒湿得附骨疽，或微侵足阳明经分，坚硬肿痛不能行。

**泻心护心，心主痛痒**

**泻心汤**：大黄一钱，黄连、黄芩、山栀、漏芦、泽兰、连翘、苏木各五分，量虚实水煎服。治痈疽疮毒，肿盛发躁烦渴，脉洪实而数。

**护心散**：绿豆粉四钱，乳香一钱，为末。甘草煎汤调，时时细呷。疮已沉晦，加肉桂二钱，当归一钱，煎汤调服。治诸发背疔肿，曾经汗下，毒气攻心，迷闷呕吐，喘嗽泄泻而痛，喉舌生疮，名曰心气绝，初起宜服此药，最能反出毒气，不致内陷，发后亦可间服此药。加山枇杷皮末，二钱，又可外敷止痛。

**泻肝清肝，肝主疮疡**

**龙胆泻肝汤**：龙胆草、泽泻各一钱，车前子、木通、生地、当归尾、山栀、黄芩、甘草各五分，水煎。治肝经湿热，或囊痈便毒，下疳悬痈，肿焮作痛，小便涩滞，或妇人阴疮痒痛，成男子阴挺肿胀，或出脓水。

**清肝汤**：川芎、当归各一钱，白芍钱半，柴胡八分，炒山栀、牡丹皮各四分，水煎服。治肝经血虚而有怒火。

**清肝解郁汤**：当归、白术各一钱半，人参、柴胡、牡丹皮、陈皮、川芎各八分，茯苓、贝母、芍药、熟地、山栀各一钱，甘草五分，水煎服。治痈疽因肝经血虚风热，或肝经郁火伤血，乳内结核，或为肿溃不愈，凡肝胆经气血不和之症，并皆治之。

**清肝益荣汤**：白术二钱，熟地一钱半，当归、山栀、木瓜、茯苓各一钱，龙胆草八分，川芎、芍药、柴胡各七分，甘草五分，水煎服。治肝胆小肠经风热血燥，筋挛结核，或耳项胸乳胁肋作痛，或作瘰子，并一切肝火血症。

**栀子清肝汤**：山栀、柴胡、牡丹皮各一钱，茯苓、川芎、当归、芍药、牛蒡子各七分，甘草五分，水煎服。治三焦及足少阳经血虚肝火风热，耳内作痒，或生疮出水，或颈项胸乳等处作痛，或寒热晡甚，自汗口苦，或目唇搐动等症。如作痛或寒热，加酒炒芩、连；焮连太阳或头痛，加羌活。

**柴胡清肝汤**：柴胡、山栀各一钱半，黄芩、人参、川芎各一钱，连翘、桔梗各八分，甘草五分，水煎服。治鬓疽及肝胆三焦风热怒火，以致颈项耳前后，或胸乳胁肋作痛，或晡热不食，寒热往来，呕吐泄泻等症。

**惟未发为气血实欤，当夺泄以泻其壅盛，内疏清热，消毒败毒解毒，打脓追脓溃脓善用**

**内疏黄连汤**：连翘二钱、大黄一钱半，黄连、黄芩、山栀、薄荷、木香、槟榔、芍药、当归、桔梗、甘草各一钱，水煎服。量虚实用之。治热毒在脏，痈疽肿硬，发热呕吐，大便秘结，脉洪而实，属纯阳症。一方去木、槟，加金银花、牡丹皮。

**清热消毒饮**：金银花二钱，芍药、川芎、生地各一钱半，当归、黄连、山栀、连翘、甘草各一钱，水煎服。治痈疽阳症肿痛，发寒热作渴等症。

**人参败毒散**：治一切痈疽焮痛，发寒热，或拘急头痛，属表症宜用。

**黄连解毒汤**：治痈疽焮痛，烦躁饮冷，脉洪数，或狂言等症。

二方见伤寒门。

**打脓散**：木鳖子虚者七个，实者九个，金银花、黄芩、黄连、黄柏、归尾各一钱，大黄一两，甘草节、穿山甲各七分，芒硝三钱，水煎，五更服，大便见脓，小便见血为效。治诸痈肿不放脓出。

**追脓化毒散**：穿山甲、当归、大黄各三钱，玄明粉、僵蚕、乳香、没药各一钱半，白芷二钱，水煎服。并渣治一切痈疽瘰疬，便毒痰火胸紧，初起下以平之。

**溃脓散**：白芷上、中二钱，下一钱六分，阴一钱四分，穿山甲上三片，中二片，下、阴一片半，乳香上一钱四分，中九分，下、阴八分，僵蚕上一钱，中五分，下一钱四分，阴一钱二分，甘草节上一钱六分，中一钱四分，下一钱三分，阴一钱六分，为末。先以当归煎酒，将疮洗过，如疮在头上者，服四钱四分；心脐中者，服三钱七分；腿足下者，服三钱半，肚腹内阴者，服四钱半。俱用水、酒各一盏，煎调为末，通口尽服，如不足，好酒和之，取利为度。治痈疽发背，疔疮瘰疬，对口乳痈，男妇便毒，鱼口，已成未成皆效。

**惟已发为荣卫薄软，当补托以接其虚怯，托里清中，温中和中建中，抑青益黄益气相当**

**托里散**：人参、黄芪各二钱，白术、陈皮、当归、熟地、茯苓、芍药各一钱半，甘草一钱，水煎服。治痈疽气血虚，不能起发、腐溃、收敛，或恶寒发热，肌肉不生，宜此补托。如焮肿热毒，加黄连；漫肿气虚，倍参、术；表邪，加羌活、川芎；表虚，倍参、芪；内热饮冷便秘，去参、芪、归、术，加大黄；内虚饮热便秘，倍参、芪、归、术；寒热饮冷，溺涩肝热，去参、芪，加柴胡、炒山栀；不作脓，脓不溃，气虚也，加参、术、桂；肿赤作痛，血凝滞也，加乳香、没药；肉赤不敛，血虚有热，加熟地、牡丹皮；肉黯不敛，阳气虚寒也，加参、芪、肉桂、白蔹；肉白不敛，阳气虚也，脓多不敛，气血虚也，俱倍参、芪、归、术；漫肿不痛，肉死不溃，脾虚甚也，加参、术、姜、附；脓多带赤，血虚也，倍参、术、归、地；忿怒晡热出血，肝火血虚也，加牡丹皮、山栀、熟地；面青胁胀出血，肝虚不能藏也，加山药、山茱萸、五味子；食少体倦出血，脾虚不能摄也，倍参、芪、归、地；郁结少寐出血，加远志、酸枣仁、茯神、龙眼肉；欲呕作呕，或外搽、内服寒凉，或痛甚，或感外邪秽气作呕，胃虚也，加藿香、参、术；少食腹痛，肠鸣冷泻，脾虚寒也，加炮姜、木香；脓多作渴，气血虚也，加熟地、五味子、麦门冬；茎痛溺涩，精内败也，加山药、山茱萸、泽泻；劳役溺赤，气下陷也，加升麻、柴胡；日晡头痛眩晕，阴血虚也，加熟地；身热恶衣，欲投水中，脉沉微细，气脱发躁也，加姜、附、肉桂；晡热多痰，脾血虚也，倍归、地、参、术；善思体痛，不寐盗汗，脾血虚也，加茯神、酸枣仁；寝寐汗出，肾气虚也，加五味子；饮食汗出，胃气虚也，加参、术、五味子；睡觉饱而盗汗，宿食也，加参、术、半夏；妇人劳怒夜热，或谵语，或适经行，热在血分也，加柴胡、生地、牡丹皮。

**托里消毒散**：人参、黄芪、当归、芍药、白术、茯苓、陈皮各一钱，连翘、白芷、金银花各七分，甘草五分，水煎服（一方去连翘，加川芎、皂刺、乳香、没药）。治痈疽肿痛俱慢，色不甚赤，元气虚弱。或行攻伐，不能溃散者宜用之。未成者消，已成者溃。又去腐生新之良剂也，加减同前。但虚弱及已溃者，去翘、芷、金银花三味消毒之药。

**托里清中汤**：人参、白术、茯苓、陈皮、半夏、桔梗各一钱，甘草五分，姜、枣煎服。治痈疽脾胃虚弱，痰气不清，饮食少思等症。

**托里温中汤**：附子四钱，干姜、羌活各二钱，益智仁、丁香、沉香、木香、茴香、陈皮各一钱，甘草二钱，姜煎服。治痈疽阳气虚寒，肠鸣切痛，大便溏泄，呃逆昏愦，此寒变内陷，缓不可救。

**托里和中汤**：人参、白术、茯苓、陈皮、半夏、炮姜各一钱，木香、甘草各五分，姜、枣煎服。治痈疽中气虚弱，饮食少思，疮不消散，或不肿痛，或溃而不敛等症。

**托里建中汤**：人参、白术、茯苓各二钱，半夏、炮姜各一钱，甘草五分，姜、枣煎服。治痈疽元气素虚，或因寒凉伤脾损胃，饮食少思，或作呕泄泻等症，急服此药以健中气。

**托里抑青汤**：人参、白术、茯苓、陈皮、半夏各一钱，芍药、柴胡各五分，甘草三分，姜、枣煎服。治痈疽脾胃虚弱，肝木所侮，以致饮食少思，或胸腹不利等症。

**托里益黄汤**：人参、白术、半夏、陈皮、川芎、香附、山栀、苍术各一钱，甘草五分，姜、枣煎服。治痈疽脾胃虚寒，水侮土，以致饮食少思，或呕吐泄泻等症。兼治痈疽六郁所伤，中气虚弱，食少等症。

**托里益气汤**：白术二钱，人参、茯苓、贝母、陈皮、香附、芍药、当归、熟地各一钱，桔梗、甘草各五分，水煎服。治痈肿硬，肉色不变，或晡热，或溃而不敛，并一切血气内症。如口干，加五味子、麦门冬；寒热往来，加柴胡、地骨皮；脓清，加黄芪；脓多，加川芎；肌肉迟生，加白蔹、肉桂。

**且夫脑疽羌活最灵**

**当归羌活汤**：当归酒炒、芩、连各一钱，酒柏、连翘、防风、羌活、甘草、山栀子各一钱，独活、藁本各七分，泽泻五分，水浸良久，入酒一匙煎，热服。日二次，三日尽六服，都将药清汁调下木香、槟榔末各三钱，因膏粱热郁者宜，贫穷寒湿者少用。

**头疮酒归立化**

**酒归饮**：酒当归、白术各一钱半，酒芩、酒芍、川芎、陈皮各五分，酒天麻、苍术、苍耳各七分半，酒甘草、黄柏各四分，防风三分，水煎，日四五服，服后蕴睡片时。

## 瘰疬未破宜内消，调经通经，散坚软硬，而必效立应斑鸡其霸乎

**升麻调经汤**：升麻八分，葛根、草龙胆、黄连、桔梗、连翘、酒芩、酒柏、莪术、三棱、甘草各五分，归尾、芍药各三分，生黄芩四分，稍虚加夏枯草，有痰加天花粉、知母各五分，少阳加柴胡四分，先用水浸半日，煎热服，再用大料为末，蜜丸绿豆大。每百丸，服药时，足高去枕仰卧，缓缓以前汤送下。治瘰疬绕颈，或至颊车，属足阳明，疮深远隐曲肉底，属足少阴，乃戊胃传于癸肾，俱作块坚硬，大小不一，并皆治之。

**柴胡通经汤**：柴胡、连翘、归尾、甘草、黄芩、鼠黏子、三棱、桔梗各二分，黄连五分，红花少许，水煎热服，忌苦药泄大便。治少阳部分，项侧有核，坚而不溃，名曰马刀。二汤元气无亏者可服。

**海藻散坚丸**：海藻、昆布、龙胆草、蛤粉、通草、贝母、枯矾、真松萝各三钱，麦曲四钱，半夏二钱，为末，酒调服。或蜜丸绿豆大，每三十丸，临卧葱白煎汤下，并含化咽之。忌甘草、鱼、鸡、猪肉、五辛、生冷。治瘰疬马刀坚硬，形瘦潮热不食，兼治一切瘿气神效。

**软硬皂子丸**：皂子一盏，去粗皮黄心，玄参、连翘各一两，水五盏，煮干，拣软者，食后细嚼，津液下。硬者蜜丸如弹，每夜含化一丸，半月即效。未破者破，已破者令核易落，不问远年近日，肿硬疼痛皆宜。如体盛硬甚者，皂子用硇砂醋煮令酥，瘰少少服，瘰多多服。

**必效散**：硼砂一钱半，轻粉一钱，麝香五分，巴豆五个，槟榔一个，斑蝥四十枚，为末，用鸡子二个，取清调匀，复入壳内，湿纸封固，蒸熟取出，晒为末。虚者五分，实者一钱，五更姜酒调服，如小腹作痛，溺如粉片血子，是毒出也。若觉小便涩痛，用益元散一服，或毒从大便出尤快。未下，三日后再进一服，以病根去尽为度。治暴患瘰疬，宜此劫之。

**立应散**：连翘、赤芍、川芎、当归、甘草、滑石各五钱，黄芩、斑蝥各三钱，土蜂房蜜水洗，饭上蒸晒干、白牵牛各二钱半，川乌尖七个，为末。每一钱浓煎木通汤调，临卧服，毒从小便出，如粉片血块是也。未效再服，继以宣热丹解其风热。且斑蝥性毒，济以乌尖，或冲上麻闷者，嚼葱白，茶清下以解之。如小便涩，用灯心草煎汤调五苓散，患处用好膏药贴；若宣导痈疽恶毒，去黄芩。

**斑鸡丸**：斑蝥一两，薄荷四两，为末，以鸡子清和丸，绿豆大。空心及半空心临卧茶清下一丸，每日加一丸，加至五丸；每日减一丸，减至一丸；又每日加一丸，加至五丸后，每日仍服五丸，以脐下痛，小便取下恶物为效。如小便秘，吃葱、茶少许，或用乌鸡子一个，顶上开一窍搅匀，以斑蝥一个入内，以纸封之，蒸熟，去斑蝥吃蛋，一日一个，煎生料五积散送下，不过四五枚，已破者生肌，未破者消散，治瘰疬多年不瘥。

## 瘰疬已破兼外治，白蛇白蚕，宜热补中，而银右蚕茧猫蝠可敷也

**白蛇散**：白花蛇二两，青皮、黑丑各五钱，生犀角五分，为末，每一钱入腻粉五分，

研匀，五更糯米饮调下，巳时利下恶物。十日后再进一服，忌发风壅热物。如疮已成者，一月可效。治九漏瘰疬，憎寒发热，或痛或不痛。利后用海藻、石决明、羌活、瞿麦各等份，为末，米饮调下二钱，日三服。下尽清水后，调补以除病根。

**白蚕丸**：海藻、僵蚕各等份，为末，取白梅肉汤泡，捣丸梧子大。每六七十丸，临卧米饮下，毒当从大便泄去。忌豆、心、鸡、羊、酒、面，日五六服。治疬生于头顶上交接，名蛇盘疬，宜早治之。或单用海藻一斤浸酒服，亦好。

**宣热丹**：薄荷、皂角、连翘、何首乌、蔓荆子、三棱、荆芥各一两，为末，用热醋浸淡豆豉二两半，捣膏和丸梧子大。每三十丸，熟水下，日一服。解瘰疬风热之毒，自小便宣毒后，及病虽愈，宜常服之。

**补中胜毒饼**：黄芪一钱，人参三分，甘草五分，以上三味，补气调中为主；当归、生地、熟地、白芍各三分，以上四味，和血生血凉血，惟芍药兼能益气之虚；陈皮三分，顺气；升麻五分，足阳明引药；柴胡五分，足少阳引药；连翘一钱，散血结气聚，疮药不可缺也；防风五分，散结去上部风邪。以上共为末，汤浸蒸饼调剂捏作饼子，晒干，捣如米粒大。每三钱，白汤下。治瘰疬马刀挟瘿，在手足少阳阳明部分，受心脾之邪而作。如足阳明部疮多，倍升麻，加漏芦一钱，干葛五分；手足太阳项脊背腰强者，加羌活一钱，独活五分；肿甚加鼠黏子三分；坚硬加昆布，硬甚加三棱、莪术各二分；寒月身凉，或有腹痛，加肉桂二分；暑月身热，或有烦闷，加酒黄连、黄柏各三分；肠胃有瘀血，加牡丹皮二分；少食，加麦芽、神曲各二分；便秘，加酒大黄，或麻仁、桃仁、秦艽；阴寒秘结，去诸苦药，加附子一钱，姜煎冷服。如疮属阳明部分，忌柴胡、鼠黏子；属少阳部分，为马刀挟瘿，忌独活、漏芦、升麻、干葛，加瞿麦三分。

**银右散**：朱砂、雄黄、蛇含石、磁石各一钱半，银右石、乳香、没药各一钱七分，明矾一钱，信石、白丁香各六分，麝香三分，牛黄一分，巴豆二钱半，为末，唾口涎调匀，用本身男左女右手涂疮上，外用新笔蘸药圈四周，药点中间，水粉膏贴之。上药一七二七，其核自落，后用生肌散。

**蚕茧散**：蚕茧三个，白术、信石各一钱，俱火煅为末，掺烂肉上，三日其核即下。

**猫蝠散**：猫头骨一个，蝙蝠一个，二味俱撒黑豆上同烧，其骨化碎，为末干掺。治瘰疬多年不愈神效。

### 通用猫头要减加

**猫头丸**：猫头骨一个酥炙，蝙蝠一个，以朱砂三钱填入腹内，瓦上炙焦，南星、白矾各一两，为末，用黄蜡溶化，和丸绿豆大。每三十丸，临卧米汤下。如风热实者，加防风、黄芩、山栀、蝉蜕、川芎、连翘、桔梗各五钱；虚者，加夏枯草二两。虚痨骨蒸，加玄参一两，胡黄连五钱；汗多，加牡蛎三钱；有咳，加麦门冬一两；血虚，加当归、芍药、生地；气虚，加参、术各一两；毒重加雄黄；痛甚加乳、没各二钱；坚硬加海藻四钱；成漏加穿山甲一两；便燥用蜜为丸，空心及夜卧含化三丸尤妙。治瘰疬马刀，不问远年近日，已破未破，用此加减得宜皆效。

### 吞贴夏枯益虚者

**单夏枯草散、膏：**夏枯草六两，水二盅，煎至七分，食远服，虚甚者煎成膏，多服益善，并涂患处，兼服十全大补汤加香附、贝母、远志。治瘰疬马刀，已溃未溃，或日久成漏。生血散结，退寒热之圣药也，惟实者宜以行散之药佐之。

治瘰疬溃烂久不愈者，用鼠骨、乱发如鸡子大，以三年腊月猪脂煎令骨、发俱消，半涂疮，半酒调服，须臾鼠子从疮口出。

### 痰核润便含化丹，或海带丸以内消融

**含化丹：**僵蚕、大黄、青黛、胆星各等份，为末，蜜丸含化，治脑项耳后结核。

**海带丸：**海带、青皮、贝母、陈皮各等份，甚者加昆布，为末，蜜丸弹子大。每一丸，食后含化。治痰核瘿气经久不消。

### 瘿瘤开结舐掌散，或南星膏以外敷泻

**神效开结散：**沉香二钱，木香三钱，陈皮四两，珍珠四十九粒，沙锅固济火煅，猪厌肉子（生猪项下喉咙系，一枚如枣大，微扁色红）取四十九个瓦上焙干，共为末。每二钱，卧时冷酒调，徐徐咽下，轻者三五服见效，重者一料全愈。忌酸、咸、油腻滞气之物。治男妇项下瘿疾，不问远年近日皆效。

**舐掌散：**海藻一两散结，黄柏二两降火，为末。每用少许置掌中，时时舐之，津液送下，如消三分之二即止后服。

**单方：**大蜘蛛擂酒顿服，或海藻浸酒久服，瘿气瘰疬皆效。

**南星膏：**鲜南星一个，细研稠黏，滴好醋三五点和膏，或醋调干南星末亦好。先将针刺肿处，令气透，却以前膏摊纸上，量形大小贴之，觉痒则频贴取效。治肌肤头面颈项生瘿瘤，大如拳，小如粟，或软或硬，或不疼不痛，痈疽亦治。热者加黄柏，虚者加川乌尖少许。

### 乳核一醉可消，芷贝中漏芦可加

**一醉膏：**栝蒌一个，去皮研烂，甘草五钱，没药二钱半，用红酒三碗，煎至一碗半。分两次温服，重者再进一服，以瘥为度，或加当归、白芷、乳香亦妙。治痈疽发背，乳痈初起，神效。如要宣毒，加皂刺一分。

**古芷贝散：**白芷、贝母各等份，为末。每一钱，酒调频服。治有孕乳结核，名内吹奶，有儿外吹奶，宜此频服，不然脓出。若无乳行者，加漏芦煎酒调服，外用起酵生面，如蜂窠发过，上有青色无妨，焙干为末，井水调敷，如干以水时润之，甚者加白芷、贝母、乳香、没药各少许。

### 乳痈单青频服，栝蒌外参芪难舍

**单青皮汤：**青皮四钱，水煎，日二服。治妇人久积忧郁，乳房内有核如鳖棋子。一方用陈皮去白，炒为末，入麝香少许，每二钱，酒调服。初发赤肿痛不可忍，一服即散，已溃及外吹奶亦效。

**栝蒌散：**栝蒌仁（消毒）、青皮（疏肝）各一钱，石膏二钱（清胃），甘草节（行瘀）、没药（止痛）、归尾（破血）、皂刺、金银花各五分，青橘叶取汁二匙（解毒），水

酒各半煎，空心服。治乳痈未溃者即散，如已溃者，去石膏、没药、皂刺、金银花，用当归身，加人参、黄芪、川芎、白芍煎服。

**单方**：用蒲公英与金银花等份，水煎浓汁，入酒少许，服之即散。治乳劳痈烂见心者，用猫儿腹下毛煅存性，为末干掺，或入轻粉少许，清油调搽。

**消肺痈脓以南星，补肺补脾真要诀**

**消脓饮**：南星一钱，知母、贝母、生地、阿胶、川芎、桑白皮、白及、白芷、甘草各五分，射干、桔梗、大门冬、薄荷、杏仁、半夏、紫苏、防风各七分半，生姜七片，乌梅一个，水煎服。治肺痈有脓，脓气上冲，呕吐咳嗽。

**参芪补肺汤**：人参、黄芪、白术、茯苓、陈皮、当归、山茱萸、山药、五味子、麦门冬、甘草各五分，熟地一钱半，牡丹皮一钱，姜煎服。治肺痈肾水不足，虚火上炎，咳吐脓血，发热作渴，小便不调。

**参术补脾汤**：人参、白术各二钱，黄芪二钱半，茯苓、陈皮、当归各一钱，升麻三分，麦门冬七分，桔梗六分，五味子四分，甘草五分，姜煎服。治肺痈脾气虚弱，咳吐脓涎，中满不食。凡肺痈见脓血久不愈，必兼服此药以补脾生肺，否则不治。

**止肺痿血用紫菀，白蔹白及非苟且**

**紫菀散**：紫菀、知母、贝母各一钱半，人参、桔梗、茯苓各一钱，阿胶、甘草各五分，五味子十粒，姜煎服。治虚劳咳嗽见脓血，肺痿变痈。

**单白蔹散**：同槿树皮煎汤饮之，能收敛疮口。

**单白及散**：为末，每二钱，临卧糯米饮调服，治久嗽成痿，咳血红痰。

**内固清心散，痈发胸前**

**内固清心散**：辰砂、茯苓、人参、白豆蔻、雄黄、绿豆、朴硝、甘草、脑麝、皂角各等份。为末，每一钱，蜜汤调服。治恶疮热甚焮痛，作渴烦躁，以此解毒神效。

**清心散**：远志、赤茯苓、赤芍、生地、麦门冬、知母、甘草各等份，姜、枣煎服。治痈有热症。如小便闭，加灯心、木通。

**清心丸**：黄连一两，茯神、赤茯苓各五钱，为末，蜜丸梧子大。每百丸，米饮送下。治诸痛痒疮疡，皆属心火，此药主之。

**神效栝蒌汤，疽生胁下**

瓜蒌一个，当归、甘草各五钱，没药、乳香各一钱，水、酒各半煎服。治乳痈、肠痈，一切痈疽。初起者消，已成者溃，及溃后余毒，老幼皆宜。其渣又可外敷。

**大射干能升胃，三仁牡丹清芳**

**大射干汤**：射干、山栀、赤茯苓、升麻各一钱，赤芍药一钱半，白术五分，水煎，入地黄汁一合，蜜少许，调服。治胃脘壅热成痈，腐烂成脓，身皮甲错，咳嗽脓血。如热毒盛，加磨犀角汁以助升麻；咽痛便秘，加马牙硝、马勃。

**三仁汤**：薏苡仁二钱半，冬瓜仁二钱，桃仁、牡丹皮各一钱半，水煎温服。治肠痈、肠中疞痛，烦躁不安，或胀痛不食，溺涩。妇人产后虚热多有此病。纵非是痈症，疑似之间，便可服之。

**牡丹散**：牡丹皮、人参、天麻、白茯苓、黄芪、薏苡仁、桃仁、白芷、当归、川芎各一钱，官桂、甘草各五分，木香三分，水煎服。治肠痈冷症，腹濡而痛，时时下脓或血。

**大黄汤本利肠，败酱梅豆多寡**

**大黄汤**：大黄、朴硝各一钱，牡丹皮、栝蒌仁、桃仁各二钱，水煎服。治肠痈小腹坚肿，按之则痛，肉色如故，或微赤肿，小便如淋，汗出憎寒，其脉迟紧，脓未成者，宜急服之。

**败酱散**：薏苡仁二钱半，败酱一钱半，附子五分，水煎，空心温服，以小便利为度。治肠痈脉数，身无热，腹濡冷症。

**梅豆汤**：乌梅一个，黑豆百粒，薏苡仁二合，水煎，入阿胶、生蒲黄各一钱，再煎服。治肠痈冷热症，及肺痈咳唾脓血不止。

**便毒两解，而败瘀立消**

**两解汤**：辣桂、大黄、白芍、泽泻、牵牛、桃仁各一钱，干姜五分，甘草两分半，水煎温服。治便毒内蕴热气，外挟寒邪，精血交错，肿结疼痛。

**悬痈国老，而元气可掉**

**国老膏**：粉草带节一两，用山涧水一碗，浸三时，令透，以慢火炙干，仍投前水浸透再炙，至水干为度，用酒三盏，煎至八分，空心服并渣，三日一服。治悬痈不拘肿溃，两服即愈。

**痔初连魏连归，苏葛秦羌止痛神**

**连魏散**：黄连、阿魏、山楂、神曲、桃仁、连翘、槐角、犀角各等份，为末，以少许置掌中，时时舐之，津液咽下，如三分消二，即止后服，治食积痔。

**连归丸**：全当归、酒黄连各四两，防风、枳壳各二两，为末。用前浸黄连酒打糊丸梧子大。每六七十丸，米饮下，忌羊、鱼、鸡、鹅、煎炒热物。治痔漏及脱肛便血。

**加味连壳丸**：黄连一两，枳壳、厚朴各五钱，当归四钱，木香、黄柏各三钱，荆芥二钱，猬皮一个，为末，糊丸梧子大。每三十丸，温水下。治湿热内甚，饮食肠澼，发为诸痔，久而成瘘。

**加味香苏散**：陈皮、枳壳、川芎、槐花各五分，槟榔、木香、桃仁、苏梗、香附、甘草各二分半，姜、枣煎服，治气痔。

**干葛汤**：干葛、枳壳、半夏、茯苓、生地、杏仁各五分，黄芩、甘草各二分半，黑豆百粒，姜三片，白梅一个，水煎服。治遇饮酒发动，痔疮肿痛流血。

**秦艽汤**：秦艽、羌活各一钱二分，黄芪一钱，防风七分，升麻、麻黄、柴胡、炙甘草各五分，藁本三分，细辛、红花各少许，水煎服。忌风处大小便。治痔漏成块，下垂不任。

**止痛丸**：羌活一两，郁李仁一两半，大黄八钱，槟榔、木香、桂心、川芎各五钱，为末，蜜丸梧子大，每三十丸，空心白汤下。治痔疮痛甚。便燥者，宜此微利之。古云：积气生于脾脏傍，大肠疼痛阵难当。但令稍泻三焦火，莫慢多方立纪纲。

**三神丸**：枳壳、皂角煅、五倍子炒，各等份，为末，蜜丸梧子大。每二三十丸，温水下。治无酒色，但饱食、久坐成痔，初期、经久皆效。

**痔久槐角槐胆，地黄猬皮钓肠妙**

**槐角丸**：槐角一两，地榆、黄芩、防风、当归、枳壳各八两，为末，酒糊丸梧子大。每三十丸，空心米饮下。治痔漏脱肛，五种肠风下血等症。

**加味槐角丸**：槐角、生地各二两，以生血凉血；当归、黄芩各一两，阿胶、川芎各五钱，以补虚；黄连泻心火，条芩凉大肠，枳壳宽大肠，秦艽去大肠风，防风为血症上使，连翘为血症中使，又能散经络中火邪，地榆为血症下使，又能凉血，升麻各一两，升散火邪；又与白芷五钱，引诸药入大肠经络，盖痔乃病也。共为末，蜜丸或酒糊丸，梧子大。每五十丸渐至七八十丸，温酒下。治痔漏（通用）及肠风下血。

**槐胆丹**：十月上巳日，拣肥实槐子，用瓦盆如法固济，埋背阴墙下，约二三尺深，预先取黑牛胆五六个，腊月八日，取前槐子装在胆内，高悬阴干，至次年清明日取出，瓷器收贮。每空心白汤下，一日服一粒，二日二粒，渐加至十五粒止，以后一日减一粒，周而复始。不问远年近日痔疮，服之如神，久服黑发固齿。

**加味地黄丸**：熟地、黄芪各一两半，槐花、黄柏、杜仲、白芷各一两，山茱萸、独活、山药各八钱，牡丹皮、茯苓、泽泻各六钱，白附子二钱，蜜丸梧子大。每五十丸，空心米饮下。五痔滋阴必用之。

**猬皮丸**：槐花、艾叶炒黄、枳壳、地榆、当归、川芎、黄芪、白芍、枯矾、贯众各五钱，猬皮一两，发灰三钱，猪蹄甲十枚炙焦，皂荚一锭醋炙，为末，蜜丸梧子大。每五十丸，米饮下。治诸痔出血，里急疼痛，欲成漏者。

**钓肠丸**：栝蒌、猬皮各二个，胡桃肉十五两，俱烧存性，鸡冠花五两，青矾煅、白矾煅、附子生，各一两，白附子、天南星、枳壳、半夏、诃子各二两，为末，醋糊丸梧子大。每二十丸，空心温酒下。治诸痔久漏，脱肛肿痛，或生疮时有脓血，及肠风下血虚寒经久不愈。

**漏无轻利水，而豚胃芎归急补虚**

**牵牛酒**：黑牵牛末，一分，入猪腰子内，以线扎蘘叶包，慢火煨熟，空心细嚼，温酒送下。通行漏疮中恶水自大肠出。

**豚胃丸**：猬皮七钱，牡丹皮、黄连各一两，槐花二两，羌活六钱，入猪肚内缝定煮烂，去药食肚。如硬再服，以患处软方止。或同药捣为丸服亦可，痔漏皆效。

**芎归丸**：川芎、当归、黄芪、神曲、地榆、槐花各五钱，阿胶、荆芥、木贼、发灰各一钱，为末，蜜丸梧子大，米饮下五十丸。治痔下血不止。

**漏贵内生肌，而黄蜡黑玉自充窍**

**内生肌丸**：枯矾、鹿角、芝麻各一两，为末，蜜丸梧子大，温酒下三十丸。窍塞后，去鹿角，加象牙一两，黄蜡为丸，常服断根。

**加味蜡矾丸**：象牙五钱，露蜂房、僵蚕、蛇蜕、血竭、木香各三钱，乳香二钱，白矾二两，为末，黄蜡四两，为丸，梧子大，温酒下二十丸。治新久诸漏。

**黑玉丹**：猬皮、牛角腮各八两，猪蹄甲百枚，雷丸、芝麻各二两，槐角三两，头发、败棕各四两，苦楝根二两半，俱入罐内烧存性取出，入乳香一两、麝香四钱。为末，酒糊丸梧子大。先嚼胡桃一枚，温酒下十五丸，日二服，甚者三服，忌别药。治男妇痔漏肠风疼痛，成谷道虫痒不可忍。

**熏漏疮方**：艾叶、五倍子、白胶香、苦楝根各等份，如烧香法置长桶内，坐熏疮处。

**洗漏疮方**：露蜂房、白芷，或大腹皮、苦参煎汤熏洗，候水出尽拭干，取向东石榴根皮为末，干掺，以杀淫虫，少倾敷药。

**齿发散**：人齿、头发、鸡肶胵各等份，俱烧存性，入麝香、轻粉少许，为末干掺，干者麻油调搽。治漏疮、恶疮，生肌，里欲干者用之。

**蜂房散**：露蜂房炙黄，三分，穿山甲、龙骨各一分，麝香少许，为末，腊月猪脂调敷，湿则干掺。治久年漏疮，或暂差复发，或移于别处。

**取漏虫法**：用活黄鳝一条，掷在地上，就其盘曲处以竹钉五七枚钉穿，以香油涂之，覆疮上扁布系定，良久觉疮痛不可忍，取鳝入水中，觉蠕动有如线之虫，未尽再覆，如是者五六易，后用干艾煎汤，入白矾三钱洗净，以黄连、槟榔各等份为末敷之，月余方愈，臁疮亦宜。

**蜗牛膏**：蜗牛一钱，片脑、麝香各少许，捣烂取汁敷痔上，痛止肿消。

**古熊冰膏**：熊胆二分半，冰片半分，为末，用白鸡胆三枚取汁，或蜗牛、田螺、井水同调匀入罐内，勿令泄气，临卧以手指搽痔上。

**阴疮柏蛤铜绿，妒精芦脑以津调**

**柏蛤散**：黄柏以磁锋割末，同蛤粉末等份，掺上即愈。盖黄柏去热，蛤粉燥湿故也。治下疳湿疮。

**铜绿散**：五倍子五钱，白矾一钱，乳香五分，轻粉一分，铜绿少许，为末，洗净掺之。治男妇阴部湿淹疮。

**芦脑散**：炉甘石一两半，黄连八钱。同入沙锅煮一宿，去黄连，取甘石晒干，入片脑五分，为末干掺。治下疳疮，或汤泡少许洗一切眼疾。

**津调散**：黄连、款冬花各等份。为末，先以地骨皮、蛇床子煎汤洗拭，然后以津液调敷。治妒精疮臭烂，脓汁淋沥。

**阴蚀凤衣旱螺，截疳鹅管兼敷表**

**凤衣散**：凤凰衣煅、黄连各等份，轻粉、片脑各少许，为末，干掺，或鸭子清调。治下疳疮肿痛神效。

**旱螺散**：白田螺壳煅过，入片脑、麝香、轻粉各少许，为末，香油调，搽下疳疮上，即愈。

**截疳散**：密陀僧、白蔹、白及、黄丹各一钱，黄连五分，轻粉一分，片脑、麝香各半分，为末干掺，或纴入疮口，以膏贴之。治年深疳瘘疮大效。

**鹅管散**：黄连、大黄各一钱，鹅管石、赤石脂各五分，雄黄一分，片脑半分，为末，津液调敷。治病瘥后犯房，玉茎皮破肿痛。

**洗下疳疮药**：黄连、黄柏、当归、白芷、独活、防风、朴硝、荆芥各等份，水煎，入铜钱五十文，乌梅五个，盐一匙，煎温汤日洗五七次，洗后用木香、槟榔、黄连、铜青、轻粉、枯矾、螵蛸各等份，麝香少许，为末，至夜敷上。

**补心硫鲤，脓滞阴户如淋**

**补心汤**：人参、茯苓、前胡、半夏、川芎各三分，陈皮、枳壳、紫苏、桔梗、干姜，甘草各五钱，当归、白芍各一两，熟地一两半，每四钱，姜、枣煎服。治妇人阴户生疮，或痛或痒，如虫行状，脓汁淋沥。阴蚀已尽，治之当补心养胃。如湿热有虫者，去姜、苏、参、梗，加苦参、北艾、桃仁、吴萸、水炒黄连。

**古硫鲤丸**：大鲤鱼一个，去鳞头皮，入硫黄一两，黄泥固济，煅烟尽，为末，米糊丸梧子大，每二十丸，温酒下。如下疳生虫，所下如柿汁臭秽，及心中疞痛闷绝。虚烦甚者不治。

**藿香养胃，疮生子宫可笑**

**藿香养胃汤**：藿香、薏苡仁、神曲、乌药、砂仁、半夏、茯苓、白术、人参各五分，荜澄茄、甘草各三分半，姜、枣煎服。治阳明经虚，不荣肌肉，阴中生疮不愈。

**止囊痒，牡矾槟硫频擦**

**牡矾丹**：牡蛎、黄丹各二两，枯矾四两，为末，遇夜睡时用手捏药于痒处擦之。不一时又擦，三四次后，自然平复。治阴囊两旁生疮，或阴湿水出，其痒甚苦，夜则搔之无足，后必自痛。又两股及脚心汗湿，无可奈者亦宜。

**硫槟散**：槟榔二个，破开，以黄丹三钱合在内，湿纸包煨，蛇床子、硫磺各四钱，全蝎六个，轻粉、青黛各五分，麝香少许，各为末，和匀。每用少许，清油调抹两掌，擦热抱囊一顷，次擦两腿上。治阴囊上及两腿上风湿疮痒。

**利囊湿，龙胆慢炒勿燎**

**黑龙汤**：龙胆草炒黑，柴胡、木通、甘草节、当归、金银花、皂刺、赤芍、防风、黄连、吴萸水炒，各等份，水煎服。一服肿痛止，后加川芎、茯苓。治阴囊肿痛，溺涩，寒热作渴。

**附骨寒郁，漏芦敢以汗下**

**漏芦饮子**：漏芦、白蔹、黄芩、麻黄、枳实、升麻、芍药、甘草、朴硝各五分，大黄一钱，水煎热服。治一切恶疮毒肿，丹瘤瘰疬，疔肿鱼眼，五发痈疽，目翳吹奶，初起如伤寒表里症具者宜服。

**附疽湿热，苍柏加以青甘**

**青草苍柏汤**：苍术、黄柏各三钱，青皮一钱半，甘草五分。虚者加牛膝一钱，夏加黄芩八分，冬加桂枝五分，痛甚无汗加麻黄二分。水煎，入姜汁少许调服。治环跳穴痛不已。

**大苦参，吡人面于膝盖**

**大苦参丸**：苦参四两，防风、荆芥、白芷、川乌、赤芍、何首乌、独活、山栀、川芎、牙皂、蔓荆子、茯苓、山药、蒺藜、黄芪、羌活、白附子各一两，草乌三钱，为末，面糊丸梧子大，每三五十丸，空心温酒茶清下，治人面疮及臁疮。

**白胶香，敷伤手于胫尖**

**白胶香散**：白胶香、赤石脂、枯矾各五钱，黄丹、乳香、没药、轻粉各二线，为末，干掺，湿则油调敷。治诸疳侵蚀，日久不愈，下注臁疮疼痛，内外踝生疮。

**谢传伤手疮方**：猪屎火煅、槟榔各五钱，片脑五分，花椒、龙骨各三分，有脓水加轻粉一钱，为末，干掺；湿者麻油调搽。治脚上生疮，肿痛作痒，抓破汁流，或打扑成疮者尤妙。

**外臁龙骨马齿，而窑土兼除湿热**

**龙骨膏**：龙骨、乳香、没药、陀僧、龙骨各二钱，海螵蛸一钱半，肥皂子烧存性，五个，为末，用棉纸双重以针撞乱孔，清油调药夹内，缚贴疮上，隔日一翻，两面贴之。

**马齿膏**：马齿苋煎汁一釜，澄去渣，入黄蜡五两，慢火熬成膏，涂之。治三十六种风疮，多年恶疮及臁疮湿癣，白秃杖疮。旋加梳垢，可封疔肿。

**窑土膏**：经年窑灶土燥湿，或只用灶心土，黄丹、轻粉、黄柏散热，乳香、没药散瘀，赤石脂生肌，各等份为末，清油调成膏。用伞纸夹住，贴之，以绢缚定，纵痒不可动，直待臁疮结痂，去之，未愈再贴（先以茶清洗过方贴）。

**内臁油艾矾纸，而黄蜡能补溃痈**

**桐油膏**：桐油二两，宣水毒，百草霜生肌止血、黄丹生肌止痛、发灰补阴（冷者加鹿角灰）、乳香各三钱，同熬成膏，摊油纸上贴之，血虚痛甚者尤宜。如经年紫黑者，先用炉灰膏去瘀。

**蕲艾膏**：蕲艾、川椒各五钱，水粉一两，黄丹三钱，轻粉一钱，为末，熟麻油调膏，隔纸贴之效。

**蜡矾纸**：棉纸叠十二重，看疮大小，剪成方块，以纸捻钉住，却用麻油二两，入川椒四十九粒，慢火煎枯黑去渣；入槐枝四十九寸，煎枯黑去渣；入黄蜡一两，枯矾一钱，轻粉二分，俟溶化，即入前纸，冷油渗透，勿使焦黄取起。贴时用槐枝、葱、椒煎汤洗拭，取前纸齐沓贴之；外另用油纸绯绢紧缚，周时取下近疮纸一重，候纸取尽，则疮全愈，其效如神，气虚脓多者尤宜。

**黄蜡膏**：香油一两，入胎发如梅大，熬消化，入白胶香、黄蜡各一两，溶化；入生龙骨、赤石脂、血竭末各一两，搅匀候冷，瓷器收贮。每用捏作薄片贴疮上，外以箬叶绢帛缚之，三日后翻过药贴，以活血药煎汤洗之，外臁亦妙。

**疮疥活血四物，槿皮首乌当归连归可飧**

**活血四物汤**：当归、川芎、芍药、生地各一钱半，桃仁九个，红花一钱，苏木八分，连翘、黄连、防风、甘草各六分，水煎服。治诸疥疮经久不愈。

**槿皮散**：槿皮、枳壳各烧存性，四两，杏仁水煮熟、荆芥穗各二两，炙甘草五钱，为末，每服二钱，温好酒调下。治肺脏风毒，遍身疮疥及瘾疹瘙痒，兼治面上粉刺风刺。

**何首乌散**：何首乌、荆芥、防风、蔓荆子、威灵仙、蚵坡草、甘草各一两，为末，白汤调服二钱。治脾肿风毒、头面遍身癣疥瘙痒及紫白癜风、肌肉顽麻等症。

**当归饮**：当归、白芍、川芎、生地、防风、荆芥、蒺藜各一钱，何首乌、黄芪、甘草各五分，姜煎服。治遍身疥癣，或肿或痒，或脓水浸淫，或发赤疹瘖瘰，皆心血凝滞，内蕴风热所发。

**当归丸**：当归五钱，黄连一钱半，大黄二钱半，甘草一两，为末。先以当归熬成膏，和丸胡椒大。每一二十丸，食前米饮下，渐加至利为度。治疥疮，血热便秘及疹痘已出，声哑喘急，便秘等症。

**连归汤**：黄连、当归各一钱，连翘、黄芩各七分，甘草三分；黑瘦人合四物汤，加大枫子、黄柏；肥白人加荆芥、羌活、白芷、苍术，取其能胜湿也。禀受实者，合四物汤加大黄、芒硝，水煎服，治诸疮痛。

**疮疥摩风一上，吴茱剪草三黄硫磺任秃**

**摩风膏**：蛇床子五钱，大枫子十四个，杏仁二十个，枯矾、樟脑各二钱，川椒、轻粉、水银各三钱，雄黄一钱半，银珠一钱，为末，用乌桕油三两，研匀为丸，弹子大，瓷器收贮，每用少许，呵烊遍擦之。治疥癣风癞，诸湿痒疮及妇人阴蚀疮，漆疮火丹，诸般恶疮。

**一上散**：雄黄三钱半，寒水石、白胶香、黑狗脊、蛇床子各一两，枯矾、黄连各五钱，吴茱萸、硫黄各三钱，斑蝥十四个，为末。先以汤洗去疮痂，然后用腊月猪油调于掌心擦热，鼻中嗅二三次却擦上，一擦即愈。治湿疥肿痛，作痒臭烂。

**吴茱萸散**：吴萸、白矾各二钱，寒水石二钱半，蛇床子三钱，黄柏、大黄、硫黄、轻粉各一钱，槟榔一个，樟脑五分，为末，香油调敷。治干疥及春月发者，宜此开郁为主。

**剪草散**：寒水石、芜荑各二钱，剪草、枯矾、吴萸、黄柏各一钱，苍术、厚朴、雄黄各五分，蛇床子三钱，轻粉一钱，为末，香油调敷。治沙疥。

**三黄散**：黄芩、黄连、大黄各三钱，蛇床子、寒水石各三两，黄丹五分，白矾一钱，轻粉、白芷、无名异、木香各少许，为末。须先洗刺破，油调敷之。治脓窠疮，退热消肿止痛，干脓结痂。

**硫黄饼**：矾制硫黄一两，为末，用水调成饼，贴瓷器碗底，覆转，用蕲艾一两，川椒三钱，为末，火燃熏干硫黄，临用先以柳、桃、桑、槐、楮五枝煎汤洗拭，然后用麻油调硫黄末搽之。治虫疮及冷疮，喜就火炙汤泡者。抑考退热治干痒出血，须用芩、连、大黄，或松香、樟脑；退肿止痛，须用寒水石、白芷；止痒杀虫，用狗脊或蛇床子、枯矾；杀虫用芜荑、水银、硫黄，甚者加藜芦、斑蝥；干脓用无名异、松皮炭；头疮加黄连、方解石；脚上用黄柏；阴囊用吴萸。红色用黄丹；青色用青黛。喜就火与热汤，用硫黄；湿疮，用香油调；干疮，用猪油调。

顽癣浮萍为君

**顽癣丸：**浮萍、苍术、苍耳各一两，苦参一两半，黄芩五钱，香附二钱半，为末，酒糊为丸，白汤下。

**古萍蛇丸：**浮萍半斤，乌梢蛇三钱，为末，蜜丸重六钱。三日服一丸，用风药洗身上，随量将酒嚼下，取汗，九日服三丸。大麻风癣亦效，忌盐。

血风马苋可觅

**大马齿苋膏：**马齿苋焙干，五钱，黄丹、黄柏、枯矾、儿茶各三钱，轻粉一钱，为末，生桐油调摊油纸上，用葱、椒煎汤，先洗净患处，贴之。治两足血风疮，并两足背风湿疮，痛痒至骨者效。

癞风初起吐下，醉仙再造莫迟疑

**醉仙散：**胡麻子、牛蒡子、蔓荆子、枸杞子各一两，俱炒紫色，白蒺藜、苦参、栝蒌根、防风各五钱，轻粉四钱，为末。每一钱，早、午、晚各茶清调服，服后五七日间，先于牙缝内流出臭涎，浑身觉疼，昏闷如醉，后利下臭屎、脓血为效，量大小虚实服之。治大风病，遍身瘾疹，瘙痒麻木。或去轻粉，量体加芩、连，可调理余毒。

**再造散：**大黄、皂刺各一两，白牵牛六钱，郁金五钱，为末。每五钱或二钱，五更酒调，面东服之，当日利下恶物，或脓或虫。如虫嘴黑色是多年，赤色是近日，数日后又进一服，去虫积尽乃止。大治癞风恶疾。

大麻紫云补泻，参蛇蠲痹换肌骨

**大麻风丸：**苦参三斤，羌活、独活、白芷、白蔹、白蒺藜、天花粉、何首乌各四两，皂刺煅、当归各半斤，为末，用皂角五斤，切细，温水浸五日，去渣，慢火熬成膏，和丸梧子大。每百丸，空心温酒下。治大麻风初起，遍身疮点五色，不知痛痒，手足麻木等症。

**紫云风丸：**何首乌四两、五加皮、僵蚕、苦参、当归各二两，全蝎一两半，牛蒡子、羌活、独活、白芷、细辛、生地、汉防已、黄连、芍药、蝉蜕、防风、荆芥、苍术各一两，为末，炼蜜或酒糊丸梧子大。每七十丸，温酒米汤任下。治血分受湿，遍身发紫血疱，痛痒有虫。若白水疱，则为天疱疮，乃此类之轻者。

**补气泻营汤：**升麻、连翘各六钱，苏木、当归、黄连、黄芪、全蝎、地龙各三分，黄芩、生地各四分，人参二分，甘草一分半，桔梗五分，桃仁三枚，水、酒各半，煎减半，入麝香少许，胡桐泪一分，虻虫、水蛭各三枚，白豆蔻二分，再煎热服，或为丸亦好。治大风满面连颈极痒，眉脱鼻崩肤败，宜辛温散热，甘温补气，兼泻胃热心火以止痒，补肺以升阳，外用针砭去恶血。忌酒、面、生冷物。

**活神丹：**羌活、玄参、当归、熟地各等份，为末，蜜丸梧子大。每五十丸，空心白汤下。大风病血虚者，可常服之。

**加味苦参丸：**苦参一斤，防风、荆芥、苍耳子、胡麻子、皂刺各十两，蔓荆子、牛蒡子、黄荆子、枸杞子、何首乌、禹余粮、蛇床子各三两，白芷一两半，为末，用皂角煎膏和丸梧子大。每五十丸，茶酒任下。治大风疮及诸风，赤白癜风。

**单苦参酒**：苦参半斤，洗净锉碎，将绢袋兜，浸酒二坛，春冬浸一月，秋夏浸十日。每饮一小盅，日三次。大能消一切风热疮毒，理脾补心养气，疮科圣药。如酒尽，以苦参晒干为末，酒糊丸服尤妙。

**三蛇丹**：土桃蛇、乌梢蛇、白花蛇各一条，苦参四两，为末，用皂角刺煎膏，为丸梧子大。每六七十丸，煎防风通圣散下，粥饭压之，日三服，三日一洗乃安。治大风手足麻木，发脱眉落，遍身疮疹瘙痒，一切疥癣风痰皆效。

**白花蛇丸**：白花蛇一条，当归二两，川芎、白芍、生地黄、防风、荆芥、酒黄芩、连翘、胡麻子、何首乌、升麻、羌活、桔梗各一两，为末，将浸蛇酒，和水打，糊丸梧子大。每七十丸，茶清下。治头面手足白屑疮痒，皮肤皴燥。

**蠲痹散**：羌活、独活、皂角刺、白芷各五分，当归、白术各一钱半，赤芍一钱，土茯苓五钱。水煎服。治癞风肢节拳挛，宜此养血祛风。

**换肌散**：乌梢蛇、白花蛇、地龙各三两，细辛、白芷、天麻、蔓荆子、当归、苦参、威灵仙、荆芥穗、甘菊花、紫参、沙参、木贼、不灰木、炙甘草、沙苑蒺藜、天冬、赤芍、定风草、何首乌、石菖蒲、胡麻子、草乌、苍术、川芎、木鳖子各一两，为末。每五钱，温酒服。治癞风年深不愈，以致眉发脱落，鼻梁崩损，重者方可服之。

**换骨丸**：苦参、浮萍各一两半，大黄、槐花、白芷、川芎各一两二钱，苍术一两，乳香、没药、沉香、木香各三钱，麝香五分，为末，用麻黄五斤，煎膏和丸弹子大。每一丸，临卧温酒化下，忌风二三日。兼治一切疥癣风疾。一方去苍、麝，加当归、防风、甘松、白花蛇尤妙。

**凌霄花散**：凌霄花五钱，蝉蜕、地龙、僵蚕、全蝎各七枚，为末。每二钱，温酒调服。服后于浴室中，住在汤内一时许，服药则效。治诸癞风症。

**浴癞方**：用桃、柳、桑、槐、楮五枝各一斤，煎浓汤一桶先蒸，候半温，坐桶内平颈项，浸洗一日，一月洗两次，极妙。一切疮疽亦效。

**杨梅轻减通圣丸，搽洗何须几遭**

**加减通圣散**：防风、白鲜皮、赤芍、连翘、黄芩各八分，牛蒡子一钱，金银花三分，山栀、归尾各五分，荆芥、槐花各四分，僵蚕、甘草各一分，水煎服。如初起便秘加酒大黄一钱半；便难加皂子三分；胃弱食少加白术一钱，陈皮、半夏各五分；头上多加川芎八分，薄荷一分；下部多加牛膝、黄柏各四分；遍身多加木通、桔梗、地骨皮各六分；心火加黄连，肾火加玄参各四分；气虚加参、芪，血虚加熟地各六分；久虚便利加硬饭五钱。

**加减通圣丸**：即前方共半斤，再加苦参半斤，为末，酒糊或蜜丸梧子大。每七十丸，空心米汤饮、温酒任下。

**搽药**：杏仁十四粒，针挑火上烧半生半熟，轻粉一钱，片脑二厘，为末，猪胆汁或香油调搽。不畏痛者加胆矾三分，摩风膏亦好。

**洗药**：地骨皮、荆芥、苦参、细辛各五钱，煎汤先蒸后洗，遍身出汗为效。如洗，务要汤宽，浸洗良久方佳。

**杨梅重多化毒散，吹药限定三日**

**化毒散**：生大黄一两，解热毒，穿山甲五钱，虚者三钱，解毒，僵蚕三钱，祛风，蜈蚣一条，去虫，归尾五钱，破血，为末。每二钱酒调，日二服。

**吹药**：黑铅八分熔化，入水银一钱，同结成饼，银珠一钱半，炒明矾、雄黄各一钱，为末。枣肉捣匀，分作六丸，每用一丸，放火笼内，令病人以巾包头，口吹、眼看其药丸，待烟尽则止。当日早、午、晚各吹一丸，次日早、午吹二丸，第三日只早吹一丸。吹后三五日，或口流涎，以黄连、绿豆煎汤解之；又服化毒散，三日后以加减通圣散、丸调理断根。

**皂刺皂根，顽癣筋疼可祛**

**皂角刺丸**：皂刺一两，桑寄生、何首乌、石楠藤、白蒺藜、五加皮、地骨皮、白鲜皮各七钱，草乌、枸杞、牛蒡子、归尾、五灵脂、蔓荆子、胡麻子、防风、苦参、虎胫骨、地龙、京墨、木鳖、天花粉各五钱，白胶香、乳香、没药各三钱，痛甚加麝一字，为末，面糊为丸梧子大。每五十丸，硬饭汤下，日二次，服两月断根。忌狗肉、鱼腥、房事。治远年杨梅痈癣顽疮，筋骨疼痛。

**皂根丸**：当归二两，黄芪一两半，人参、蕲艾各一两，麻黄五钱，皂角树根皮四两，为末。蜜丸梧子大。每五十丸，土茯苓煎浓汤送下。治杨梅风毒。

**仙粮象牙，大枫痈漏如失**

**仙遗粮汤**：土茯苓一两，干者七钱，防风、木瓜、木通、薏苡仁、白鲜皮、金银花各五分，皂子四分，水煎，空心日三服。治杨梅风毒及误服轻粉，以致瘫痪，筋骨疼痛，不能动履，或坏肌伤骨者，服此除根，永无后患。凡患下疳疮者，宜此预防之。如气虚加参、芪，血虚加芎、归、熟地、牛膝；肺热去土茯苓，倍薏苡仁、金银花。

**仙遗粮丸**：土茯苓一斤，防风、木通、薏苡仁、防己、白茯苓、金银花、木瓜、白鲜皮、皂刺各五钱，白芥子四钱，当归身七钱，为末，蜜丸，或浸酒服。忌生冷、鱼鸡、煎炒、茶酒、房室十余日。治杨梅疮后肿块成痈。如虚弱者，加人参五钱甚妙。

**单仙遗粮丸**：一味为末，蜜丸梧子大。每五十丸，川椒煎汤下。治杨梅疮，或鼻崩眉落，筋缓骨拳者，皆效。

**象牙丸**：象牙三钱，鳖甲、猬皮各一个，为末，枣肉丸樱桃大。每一丸，空心小便化下。服五日后，仍用三味为末，猪胆汁调敷。治杨梅疮成漏。

**大枫丸**：大枫子肉半斤，荆芥、当归、苦参各一两半，羌活、独活、防风、蝉蜕、全蝎各一两，为末，用大枫子壳煮汁，和晚米糊丸梧子大。每百丸，日三次，温酒下。但大枫子性热，燥痰伤血，服多病愈失明，用者慎之。

**取轻粉法**：用开口川椒，每空心以土茯苓煎汤吞下三十粒，即利轻粉于椒内，从大便出，洗起川椒，服至椒内无轻粉乃止。

**治天疱疮方**：用野菊花、枣木根煎汤洗，洗后用防风通圣散同蚯蚓泥为末，略炒，蜜调敷之极妙；或只用黄柏、滑石为末，油调敷之。如从肚皮上起者，里热发外，宜内服防风通圣散加减。

**提疔赛金，外治十种有三**

**提疔锭子**：雄黄、朱砂各三钱，青盐、砒霜、白丁香、轻粉、斑蝥各一钱半，蟾酥、麝香各一两，蓖麻子二十粒，为末，用黄蜡溶化，和丸梧子大，捻作锭子。用针刺破疔头，放一锭于疔上，又刺四边五七下，令恶血出为妙，却用水粉膏贴之，内服赛命丹。治疔疮危笃发昏，兼治瘰疬。

**赛金丹**：用明矾四两，溶化，入黄丹二两，银钗搅之，慢火熬令紫色。先以针周回挑破，用津液调敷数度，无令疮干，其疔即溃；如不溃，入信石一钱，雄黄、硇砂各五分，贴之即溃。治一十三种疔疮。

**追疔保生，接命奇功第一**

**追疔汤**：羌活、独活、青皮、防风、黄连、赤芍、细辛、甘草节、蝉蜕、僵蚕、独脚莲各五分，先将泽兰叶、金银花、金线重楼各一钱，生姜擂酒或擂水，入酒热服，然后用生姜十片，水酒各半，煎前药热服，衣覆取汗。如有脓，加首乌、白芷；要利加青木香、大黄；在脚加木瓜。病减后，前药加大黄二钱以去余毒。

**保生锭子**：蟾酥三钱，雄黄二钱，为末，用青桑皮二两，同捣如泥，为丸六分重，捻作锭子，朱砂为衣，阴干。如疔疮，用冷葱汤磨服八分，仍用冷葱汤漱口咽下。外用针刺开疔头，将锭子一分填人疔内，被盖出汗，二日烂出即愈。如背发，亦用冷葱汤磨服，再磨二分敷患处，被盖出汗，其患即愈。体虚清贵及妇人胎前产后毒浅者最宜。

**蟾肝丸**：端午日取蟾肝一具，入雄黄五钱，捣丸绿豆大，朱砂为衣。每三丸，葱酒下，善能发汗解毒。如痘疹不出，用胡荽酒下最妙。

**赛命丹**：蟾酥、朱砂、雄黄、胆矾、血竭、乳香、没药各三钱，蜈蚣、麝香各五分，细辛、全蝎、蝉蜕、穿山甲、僵蚕、牙皂各六钱，白矾用信少许同枯（去信不用）、片脑各五分，为末。端午日用酒糊丸绿豆大。每三丸，用葱酒一小盅下，被盖出汗，或吐或不汗，再进一丸。服后吃白粥调理，忌黄瓜、水茄一切动风之物。治痈疽发背、疔疮乳痈、鱼口便毒，一切无名肿毒及小儿脐风亦效，赛飞龙夺命丹。

**一捻金**：即前赛命丹为末，每服二三分，温酒调下。如服赛命丹后，毒未尽起，再用此末催之。惟疔疮服此药后，身凉者即死。

**治疔单方**：苍耳草一握，生姜四两，同捣烂。入生头酒一碗，去渣热服，大汗即愈；或以绿豆、野菊花为末，酒调饮醉睡觉，痛定热除。外用苍耳根茎苗子烧灰为末，醋泔或靛调涂疔上，毒根即出。山乡疔肿初起，紧急无赛命丹者，用此更快。又或无苍耳处，用乌桕叶捣汁一二碗顿服，得大便利为妙，冬月用根研水服之，以利为度。食灾牛马患者，尤效。

**五圣汤**：大黄、金银花、甘草各一两，栝蒌一个，皂刺二两，每用生姜一两，酒煎服。一方去皂刺，加当归、赤芍、枳壳。治一切疔肿痈疽，初觉憎寒头痛。

**蜂蛇散**：土蜂房一窠，蛇蜕一条。共入罐中，盐泥固济，火煅存性，为末。每一钱，空心酒调服，少顷腹中大痛，痛止疔疮化为黄水。体实者，后服五圣汤。

**折伤损内，鸡鸣花蕊石堪消**

**鸡鸣散**：大黄一两，桃仁七粒，归尾五钱，酒煎，五更鸡鸣时服，取下恶血即愈。治坠压伤损，瘀血凝积，痛不可忍。若气绝不能言者，急以小便灌之即苏。

**花蕊石散**：硫黄四两，花蕊石一两，为末，入瓦罐内，盐泥固济，晒干，安四方砖上，以炭火自巳午时煅至经宿，候冷取出研细，瓷罐盛之。如一切金刃及打扑身体出血者，急于伤处掺药，其血化为黄水。如内伤血入脏腑，热煎童便，入酒少许，调服一钱立效。如牛触肠出不损者，急送入，用桑白皮或白麻为线，缝合肚皮，缝上掺药，血止立活，并不得封裹疮口，恐作脓血；如疮干，以津液润之，然后掺药。如妇人产后败血不尽，恶露奔心，胎死腹中，胞衣不下，并用童便调服。

**单人中白散**：火煅醋淬为末，每五分，酒调服。治闪挫跌扑伤骨极重者。

**折伤见红，归须蚌霜可窒**

**当归须散**：归尾一钱半，红花八分，桃仁七分，甘草五分，赤芍、乌药、香附、苏木各一钱，官桂六分，水、酒各半煎，空心服。治打扑以致气凝血结，胸腹胁痛，或寒热。如挫闪气血不顺，腰胁痛者，加青皮、木香；胁痛，加柴胡、川芎。

**古蚌霜散**：蚌粉、百草霜各等份，为末，每一二钱，糯米饮调服，侧柏枝研汁尤效。治伤损大吐血，或因酒食饱，低头掬损，吐血过多，并血妄行，口鼻俱出，但声未失者皆效；如鼻衄、舌衄及灸疮出血，并用干掺立止。

**古乌附汤**：乌药一钱，香附二钱，甘草三分，为末，淡盐汤调服。治跌扑吐衄不止，又能调中快气，治心腹刺痛。

**定痛应痛称阵王**

**乳香定痛散**：乳香、当归、白术各二钱，白芷、没药、甘草、羌活、人参各一钱，为末。每二钱，温酒并童便调服。治打扑坠堕伤损一切疼痛。如血虚者，去羌活，加川芎、芍药、生地、牡丹皮。

**应痛丸**：草乌八两，生姜、生葱各一斤，同捣淹两宿，焙苍术、破故纸、骨碎补各八两，穿山甲、小茴香各六两，为末，酒糊丸梧子大。每五十丸，温酒米饮任下，忌热物。治折后为四气所侵，手足疼痛。

**阵王丹**：大黄一两，石灰六两，同炒灰紫色为度，去火毒，筛过，敷伤处立效。一方加小儿发灰、乳香、没药、蒲黄各少许，为末，用未开眼老鼠仔和药捣烂，阴干为末，不问刀箭出血，木石损伤，敷之如神，且免破伤风症。

**夹骨接骨见医术**

**夹骨法**：小蛤蟆四五个，皮硝三分，生姜一两，酒糟一碗，肿者加红内消，同捣烂，敷手足折伤之处。一方用绿豆粉一味，炒令紫色，以热酒同热醋调敷损处，用竹纸盖贴，将杉木皮或桑皮二片夹定，其效如神。

**小曲散**：小麦曲、锅煤各五分，狗头骨、乳香、五倍子各一分，为末，用热酒调敷痛处，不可敷破处。重者加天灵盖少许尤炒；烂者只用凤尾草一味捣烂敷之，或以此草煎汤洗亦好。

**接骨紫金丹**：土鳖、自然铜、骨碎补、大黄、血竭、归尾、乳香、没药、硼砂各等份，为末，每八厘，热酒调服，其骨自接。治跌打骨折，瘀血攻心，发热昏晕及瘀血自下，吐血等症。如遇经事不调，每服加麝七厘即通。

**接骨丹**：乳香、没药各五钱，自然铜一两，滑石二两，龙骨、赤石脂各三钱，麝香一分，为末，用好酒三碗煮干，就炒燥为末，化黄蜡五钱为丸弹子大。每一丸酒煎，用东南柳枝搅散热服。若骨已接，去石脂、龙骨，临卧含服一丸亦妙。

**麻药方**：牙皂、木鳖、紫金皮、白芷、半夏、乌药、土当归、川芎、川乌各五两，草乌、小茴香、坐拿草酒煮熟，各一两，木香三钱，伤重手近不得者，更加坐拿草、草乌及蔓陀萝花各五钱，并无制煅，为末。诸样骨碎骨折出臼窝者，每服二钱，好红酒调下，麻倒不识痛处，或用刀割开，或剪去骨锋，以手整顿骨节归原，用夹夹定，然后医治；如箭镞入骨不出，亦可用此麻药，或钳出，或凿开取出，后用盐汤或盐水与服，立醒。

**斗齿方**：点椒五钱，天灵盖、红内消、白芷各二钱，为末，齿动掺上即安；或已落有血丝未断者，亦可掺药齿龈间斗之。

**接指方**：真苏木为末，敷断指间接定，外用蚕茧包缚完固，数日如故。亦治刀矢所伤者。

### 破伤开关定搐，蜈蝎星风及二乌

**蜈蚣散**：蜈蚣二条，江鳔三钱，无江鳔以全蝎代之，为末，每一钱，防风、羌活煎汤调服。治破伤风搐搦，角弓反张，外用擦牙或吹鼻亦好。如表解不已，传入里者，当服江鳔丸。

**单全蝎散**：蝎梢七个为末，热酒调服。凡患破伤风症，非此不除。

**古星风散**：南星、防风各等份为末。如破伤风及金刃伤，或打扑内有损伤，以药末敷伤处，然后以温酒调下一钱；如牙关紧急、角弓反张及打伤欲死，但心头微温者，以童便调灌二钱，并进二服；如癫犬咬，先以口含浆水洗拭，掺之，更不作脓大效。盖南星为防风所制，服之不麻。

**二乌丸**：生川乌、白芷、天麻各二钱，生草乌、雄黄各一钱，为末，酒糊丸梧子大。每十丸，温酒下。治破伤风，角弓反张，牙关紧急。

**乌蛇散**：乌梢蛇六钱，麻黄一两，草乌、干姜、附子、川芎、白附子、天麻各五钱，蝎梢二钱半，为末。每一钱，热酒调，日三服。治破伤风及洗头风。

### 破伤止血定疼，蛴螬鱼胶与甲质

**蛴螬酒**：破伤初觉有风时，急取热粪堆内蛴螬虫一二个，用手捏住。待虫口中吐些小水，如紧急，只剪去尾，将腹内黄水抹疮口，再滴些小入热酒内饮之，身穿厚衣，片时疮口觉麻，两胁微汗，风出立效，虎咬亦宜。

**鱼胶散**：鱼胶烧存性，为末，入麝香少许。每二钱，热酒米饮任下，亦可溶化外敷。治破伤风，口噤强直。

**朱砂指甲散**：人手指甲烧存性，六钱，朱砂、南星、独活各二钱，为末，分作三服，热酒调下。治破伤风手足颤掉不已。

**表热瓜石小芎，而半表无汗审羌榆**

**瓜石汤**：栝蒌仁九钱，滑石一钱半，南星、苍术、赤芍、陈皮各一钱，黄连、黄柏、黄芩、白芷各五分，甘草二分，姜煎服。治破伤风发热。

**小芎黄汤**：川芎五钱，黄芩三钱，甘草一钱，水煎服。治破伤风表热。

**羌麻汤**：羌活、麻黄、菊花、川芎、石膏、防风、前胡、黄芩、细辛、枳壳、茯苓、蔓荆子、甘草各五分，白芷、薄荷各二分半，姜煎热服。治破伤风半表半里无汗。

**榆丁散**：地榆、紫花地丁草、防风、马齿苋各等份，为末，每三钱，温米饮下。治破伤风半表里，头微汗，身无汗，不可发汗者宜此。

**里实江鳔大芎，而脏和养血兼防术**

**江镖丸**：野鸽粪炒、江鳔烧、僵蚕各五分，雄黄一钱，蜈蚣二条，天麻一钱，为末。分作二分；将一分烧饭为丸梧子大，朱砂为衣；将一分加巴霜二分半，饭为丸。每用朱砂药二十丸，加巴霜药一丸，二服加二丸，至便利为度；再服朱砂药，病愈即止。治破伤风惊而发搐，脏腑秘涩，邪在里者，宜此下之。

**大芎黄汤**：川芎一钱，大黄、羌活、黄芩各二钱，水煎服。治破伤风二便秘赤，自汗不止。

**养血当归地黄汤**：当归、川芎、生地、芍药、藁本、防风、白芷各一钱，细辛少许，水煎服。治病久气血渐虚，邪气入胃，宜此养血荣筋。

**白术防风汤**：白术、黄芪各二钱，防风四钱，水煎温服。治破伤风发表过多，脏腑和而自汗不止者宜。

**通用忍冬，或丸或散**

**忍冬藤汤、丸**：忍冬藤五两，甘草节一两，或加黄芪、当归各五两尤妙，入砂锅内，水二碗，慢火煎至一碗，入酒一大碗煎数沸，作三次温服。一日夜吃尽，如病重一日夜服两剂，俟大小肠通利为药力到。外用忍冬藤连花叶木杵捣烂，入酒少许，敷疮四周。留中以泄毒气。治一切痈毒外发内疽，及妇人乳痈，常服托里消毒。一方用忍冬根藤花叶置罐内，以酒浸之，糠火煨一宿，取出晒干，入甘草少许，为末，酒糊丸梧子大。每百丸，温酒米饮任下。消渴后，宜服此药预防发痈，亦主痔漏。

**概施黄蜡，加矾加葱**

**蜡矾丸**：黄蜡二两溶化待温，入明矾末四两和匀，众手急丸梧子大。每三十丸，食前酒下，日二服。定痛生肌，护膜止泻，消毒化脓及诸内痈，排脓托里之功甚大，或金石补药发疽，非此莫治。若遍身生疮，状如蛇头者，每服百丸，大有神效；若蛇蝎及一切毒虫所伤，溶化热涂患处，内更服之，其毒即解。为外科痈疽之要药也。服至三四两后，愈见其功。痈毒溃后服之甚稳，肠痈、瘰疬及内科心痛尤效。如漏疮，用丸溶化，后鸡胜胵、发灰末和匀成条，塞入漏孔。

**葱矾丸**：端午午时取明矾为末，晒干，瓷器盛之。遇肿毒初起，用末三钱，和葱白捣匀，酒调服，尽量一醉，或吐，以茶压之，或饭与葱捣丸服亦可。外用矾末五钱，麝香一分，取蛤蟆肠肚和药捣膏，敷疮四围，一日夜即愈。治诸肿发背，一切恶疮。

**返魂汤既可加减**

**返魂汤**：赤芍、木通、白芷、何首乌、枳壳、小茴、乌药、当归、甘草各五分，水酒各半煎汤，使随症用之。治血气逆于肉理（故令壅结），痈疽（最宜调和荣卫），但此方宜与内托十宣散相间用之，并加忍冬藤（最治内痈），但当审其虚实，或通或补，补则用附子，通则用大黄。如不明虚实，则此方亦能通顺，可无他变。惟流注加独活，毒重加穿山甲、全蝎、蝉蜕、连翘，随症加减。

**化毒丸仍要折衷**

**化毒丸**：大黄、牵牛、槐花、白芷、穿山甲、蜈蚣、僵蚕、全蝎、雄黄、朱砂、蟾酥、明矾、铅丹各等份，为末，米糊丸梧子大。每八丸，葱酒下。痈疽初起用之，发汗如神。

**痛极乳香内服，口渴竹芪见效**

**乳香止痛散**：粟壳六两，白芷三两，炙甘草、陈皮各二两，没药、乳香各一两，丁香五钱。每五钱，水煎服。治疮肿疼痛不止。

**竹叶黄芪汤**：淡竹叶、生地各一钱，黄芪、麦门冬、当归、川芎、甘草、黄芩、芍药、人参、半夏、石膏各五钱，水煎服。治痈疽气血虚，胃火盛而作渴等症。

**溃甚至愈作主，食少参芪收功**

**圣愈汤**：生地、熟地、川芎、人参各五钱，当归、黄芪各一钱，水煎服。治痈疽脓水出多，心烦睡卧不安，五心烦热等症。

**人参黄芪汤**：人参、白术、陈皮、苍术、麦门冬、当归各五分，黄芪一钱，升麻六分，黄柏四分，神曲三分，水煎服。治溃后少食不眠、发热等症。

**蒜豉灸以拔毒**

**隔蒜灸法**：先以湿纸覆上，立候纸先干处为疮头，记定，然后用独蒜去两头，切中间三分厚，安疮头上，用艾炷于蒜上灸之，每五炷，换蒜再灸；如疮大有十数头作一处生者，以蒜捣烂摊患处，铺艾灸，蒜败再换。治一切痈疽肿毒大痛，或不痛，或麻木。若痛灸至不痛，不痛灸至痛，其痛乃随火而散，此拔引郁毒从治之法，有回生之功。若疮色或白或紫，不起发，不大痛，不作脓，不问日期，最宜多灸，未成者消，已成者杀其大势。

**豆豉饼**：淡豆豉为末，用唾津或漱口水和作饼如钱大，半分厚，置患处，以艾炷饼上灸之，饼干又易。治痈疽肿硬不溃，溃而不敛，并一切顽疮恶疮，未成即消，已成即溃。不效者，气血虚败也。

### 桑葱熨以祛风

**桑枝灸法**：治发背不起发、不腐，用桑枝燃着吹熄火焰，以火头灸患处，日三五次，每次片时，取瘀肉腐动为度；若腐肉已去，新肉生迟，宜灸四围；阴疮、瘰疬、流注、臁疮，寒邪所袭久不愈者，尤宜用之。未溃则拔毒止痛，已溃则补接阳气；其阳症肿痛焮甚，或重如负石，初起用之，水出即消。其经数日者用之，虽溃亦浅，且无苦楚。

**葱熨法**：生葱捣烂炒热，频熨患处，至冷再换。治流注结核，骨痛鹤膝等症。先用隔蒜灸，余肿尚存，用此熨之，以助气血、行壅滞，其功甚大。又跌扑损伤，止痛消肿散血之良剂也。

### 洗毒肉汁易求

**洗毒散**：蛇床子、地骨皮、紫花地丁草、麻黄、荆芥、防风、枯矾各三钱，葱白三根，水三碗，煎至二碗，于无风处洗之。治诸般恶疮，及风湿阴蚀疮。

**肉汁汤**：白芷、甘草、羌活、蜂房、黄芩、赤芍、当归各一钱，用猪蹄爪肉一斤煮汁，分二次去油花肉渣，方入前药煎十沸，俟温，以绢蘸汤揩洗，恶血随洗而下。忌风冷、妇人、猫、犬。治一切疮疽有口。

### 点瘀炉灰当审

**炉灰膏**：用响糖炉内灰一升半，风化石灰一升，炒红，以竹箕盛贮，用滚汤三碗，慢慢淋自然汁一碗，铜锅盛，慢火熬如稀糊，先下巴豆末，次下蟾酥各二钱，白丁香末五分，炒石灰一钱，搅匀，再熬如干面糊，取起俟冷，以磁罐盛贮，勿令泄气。每用时以簪头挑少许放指甲上研，口呵气，调匀如泥，将患处用针拨开，以药点之。治一切无名肿毒、恶疮及外痔瘰疬、气粟。除瘤点痣等症，有脓者蹶，无脓者就散，惟好肉及眼上忌用。如点瘰疬，去蟾酥，加轻粉一钱；畏痛加乳香、没药各一钱；寻常消瘤点痣，只用灰膏，不必加药。

**去恶散**：雄黄一钱，巴豆一个，同研如泥，入乳香、没药各末少许，又再研匀。如诸疮毒有恶肉不能去者，每取少许点上即去。

### 敷分阴阳

**阴阳散**：赤芍生血止痛去风，白芷去风生肌止痛，石菖蒲和气行血、能破肿硬，五倍子消肿生肌，各二两；独活三两，止风动血；紫荆皮五两，破气逐血消肿。为末，葱酒或醋调敷。治痈疽肿毒流注。此药平和，故曰阴阳。

**抑阳散**：天花粉三两，姜黄、白芷、赤芍各一两，为末，茶汤任调敷。治痈疽属阳证。

**抑阴散**：草乌二两，白芷、赤芍、南星各一两，肉桂五钱，葱汤或热酒调敷。治痈元气虚寒，肿不消散，或不溃敛，或筋挛骨痛，一切冷症神效。

**鸡血散**：用雄鸡剪去冠尖少许，倒提滴血疮上，血尽再换，不过五六鸡，痛止毒消，其疮自愈。内以人参六两，分作六次，尽日煎服。治痈疽属阴证。

**铁箍散**：乳香、没药、大黄、黄柏、黄连、南星、半夏、防风、羌活、皂刺、木鳖子、栝蒌根、阿胶、甘草节、草乌各等份，为末，醋调成膏，砂锅内火熬黑色，敷之，寒者热用，热者寒用。治痈疽肿痛，赤晕散漫，及诸般疮疖。

**铁井栏**：芙蓉叶重阳前采，苍耳叶端午前采，烧存性，为末，蜜水调敷。一切肿毒背痈，以此药围定，不复畔开。

**单巴豆膏**：巴豆炒焦，研如膏，须临用制之，庶不干燥。如发背中央肉死，涂之即腐；未死，涂之生肌；恶疮、臁疮久不收敛，内有毒根，以纸捻蘸药纳入，根去即敛。元气虚弱，或因克伐胃气，以致毒气散漫，中央肉死，急服大补之剂，中涂三四寸许，至五六日，赤黯之界自裂，纹如刀划状，中央渐溃；若脾气大虚，肉不知痛，急补脾胃，肉多复生。

**单小粉膏**：用隔年小粉（愈旧者愈好），不拘多少，入锅炒之，初炒如饧，炒久则干，成黄黑色，候冷为末，陈米醋调。令稀稠得所，以瓷罐收贮。如一切痈疽发背，无名肿毒，初发焮热未破者，量所肿大小，用厚皮纸摊开，中剪一孔以泄毒气，贴上即如冰冷，疼痛即止，少顷觉痒，不得揭动，久则肿毒自消，其效如神。

**单糯米膏**：拣尽糯米三升入瓷盆内，于端午前四十九日以冷水浸之，一日两度换水，时以轻手淘转，勿令米碎，至端午日取出，用绢袋盛之，风干。每旋取少许，炒黑为末，冷水调成膏，量疮口大小贴之，绢帛包定，直候疮愈为度。若金疮误犯生水，疮口作脓，急以此药裹定，肿处已消，直至疮愈；若痈疽毒疮，初觉焮肿叱腮，并贴项下及肿处；若竹木签刺入肉者，临卧贴之，明日其刺出在药内。若贴肿毒，干即换之，常令湿为妙，惟金疮水毒不可换，恐伤疮口。

### 线有三品

**上品锭子**：专治一十八种痔漏。红矾二两半，乳香、没药、朱砂各三钱，牛黄五分半，硇砂一钱熟、四分生，白信火煅，一两。

**中品锭子**：专治翻花瘿瘤等症。白矾三两八钱半，乳香、没药各五钱半，朱砂三钱，牛黄七分半，硇砂五分熟、五分生，金信一两半，火煅黑烟，止用淡清烟。

**下品锭子**：专治发背疔疮等症。红矾三两二钱，乳香六钱，没药五钱，朱砂三钱，牛黄四分半，硇砂二钱四分，半熟半生，白信三两，火煅黑烟尽，半日取起用。各依法制为末，面糊和匀，捻成锭子，看疮漏大小深浅，插入锭子。如肉内黑色，勿上行肌散，直待黑肉去尽，方可上生肌散。若疮无头者，用太乙膏加后药一粒贴之：白矾二两，乳香三钱二分，没药三钱七分，朱砂四分，牛黄五分，白信二两，火煅烟尽，半日取用，巴霜三钱，白丁香二钱半，姜黄三钱半，为末，或唾津调敷，一日换三次，但疮破插上前锭子。

**通用青金锭子**：铜绿三钱，青矾、胆矾、轻粉、砒霜、白丁香、苦葶苈各一钱，片脑、麝香各少许，为末，面糊或炼蜜加白及末为锭子如麻黄大，二三寸长，看疮口深浅插入，痛者可治，不痛者不治。如开疮口用生砒；去死肉用煅砒；生好肉，去砒加枯矾。

取久疽久痔漏中朽骨法：用乌骨鸡胫骨，以信石实之，盐泥固济，火煅通红，地上出火毒，取骨为末，饭丸如粟米大，以皮纸捻送入窍内，外用膏药封之，其骨自出。

**取脓射脓透脓**

**隔皮取脓法**：驴蹄肉焙、荞麦粉炒，各一两，白盐五钱，草乌四钱，为末。水调作饼，慢火炙微黄色，去火毒，为末，醋调成膏，摊厚纸上贴患处。水自毛孔而出，其肿自退，诸般肿毒皆效。

**射脓法**：枯矾、黄丹各一钱，砒霜五分，为末。面糊为丸，捻作锭子。每用黏药于头欲出处，以膏贴之自溃。治诸疮疖脓水已成，即当针开，夹出陈臭恶瘀，若恶瘀不出，须当用此药以射其脓。

又方：用陈坏米一钱，硇砂五分，白丁香二十一粒，为末。粳米粥丸粳米大。每用一丸黏疮上，以膏贴之，其脓自溃。

**透脓散**：蚕茧一个，烧灰，酒调服，即透一个疮口；若用两三个，即透两三个疮口；或用黄蜡作小丸服之，俱不可多服。治诸痈疮及附骨疽不破者，不用针刀，一服即破。

**生肌完肌平肌**

**生肌定痛散**：乳香、没药、龙骨、朱砂、雄黄各一钱，血竭、儿茶、海螵蛸各二钱，赤石脂五钱，白及、白蔹各一钱半，片脑一分，或加天灵盖一钱，为末掺之，外贴膏药。生肌住痛如神。

**生肌长肉膏**：龙骨三钱，白芷二钱半，血竭二钱，黄丹、辰砂各五钱，石膏一两，樟脑少许，为末，先将黄蜡一两溶化，入香油少许，然后入药末搅匀所得，捻成条子塞疮口内，肌肉自长。如痛甚加乳香、没药各二钱。

**完肌散**：定粉、枯矾、黄连、乳香、龙骨各二钱，黄丹、轻粉各一钱，为末掺之。

**平肌散**：狗头骨、露蜂房、男头发各烧存性，一钱，桑白皮五分，麝香、轻粉各少许，为末，津液调敷。治漏疮及一切瘘漏经久不合。

**易简方**：端午日采一朵半含花蕊，量入古坟内、旧屋脊上、旧船底上三样石灰，捣烂阴干为末，干掺，干者麻油调搽。不问金刃、跌仆、狗咬、汤火所伤，神效。

**断血金毛无踪**

**断血药**：金毛狗脊一两，明矾三钱，血竭少许，为末掺上，其血即止。

又方：寒水石、花蕊石、龙骨、黄丹、没药各五钱，黄药子七钱半，一方加白及、乳香、轻粉。为末敷上，以绢帛扎定。治金疮出血不止，及诸疮疼痛，脓血不干，久不生肌。

**敛口木槟有准**

**敛口药**：轻粉、木香、黄连、白及为末，临肉满掺之，诸疮不合口者皆效。若用之太速，毒气舒泄未尽，必于其傍复发大疽。

**古香槟散**：木香、槟榔各等份，为末掺上。干者蜡油调涂。生肌敛肉，止痛甚速。一方加黄连、当归各等份。

单方：用经霜桑叶为末频掺，治疮大窟不敛。外又以桑叶煎汤洗之，或加白蔹、白及、鸡肶胵之类亦好。

**外贴内服，太乙云母麒麟兮，神应万应千槌欲成丹**

**太乙膏**：玄参、白芷、当归、肉桂、大黄、赤芍、生地各一两，用油二斤半浸，夏三、冬十、春秋七日，方入铜锅内，文武火煎至药枯黑，滤去渣。入黄丹十二两，以桃枝不住手搅，煎全滴水成珠，软硬得中，即成膏矣。治一切痈疽肿毒，不问年月深浅，已未成脓者并宜。如发背，先以温水洗拭，摊绯绢贴之，更用冷水送下；血气不通，温酒下；赤白带，当归煎酒下；咳嗽及喉闭、缠喉风，棉裹含服；一切风赤眼，贴两太阳穴，更以山栀煎汤下；打扑伤损外贴内服，陈皮煎汤下；膝痛外贴内服，盐汤下；唾血，桑白煎汤下；妇人经闭腹块作痛，贴之经行痛止；一切疥疮，别炼油少许和膏涂之；虎犬蛇蝎、汤火金疮伤，并外贴内服；诸瘰漏疮疖及杨梅疮毒溃烂，先用盐洗净，贴之，并用温酒下三五十丸，梧子大，以蛤粉为衣。其膏可收十年不坏，愈久愈烈。

**云母膏**：川椒、白芷、赤芍、肉桂、当归、菖蒲、黄芪、白及、川芎、木香、龙胆草、白蔹、防风、厚朴、桔梗、柴胡、人参、苍术、黄芩、附子、茯苓、良姜、夜合皮、松脂各五钱，甘草、柏叶、桑白皮、槐枝、柳枝、陈皮各二两，用清油四十两，浸封七日，文武火煎，以柳木不住手搅，候匝沸乃下火，沸定又上火，如此者三次，以药枯黑滤去渣再熬，入黄丹二十两，没药、盐花、血竭、麝香、乳香各末五钱，云母、硝石各末四两，以槐枝不住手搅，滴水成珠，不软不硬为度，瓷器收贮，候温，将水银二两以绢包定，以手细弹，铺在膏上，名养膏母。用时先刮去水银，或丸梧子大服，或摊绛布上贴，随宜用之。如发背，败蒲煎汤，洗拭贴之，内服一两，分三次温酒下，未成者即愈；乳痈瘰疬，骨疽毒穿至骨，外贴内服一两，分三次酒下，甚者即泻恶物。肠痈内服五两，分五次，甘草煎汤下，未成脓者消，已成脓者，随药下脓，下后每日仍酒下五丸，脓止住服；发颐、发鬓、发眉、发耳、脐痈、牙痈、牙疼、瘤赘，及一切疮疖肿毒，并外贴，即时毒消痛止而愈，甚者内服；风眼，贴两太阳穴；小肠气，茴香煎酒下一分，日二服即愈。难产，温酒下一分；血晕欲死，姜汁和童便温酒下十丸即醒；死胎，榆白皮煎汤下五钱即生。壁虎、蜘蛛咬，外贴留疮口；虎豹咬，甘草煎汤洗拭贴之，每日一换；蛇犬咬，外贴，内服十丸，生油下。箭头入肉，外贴，每日吃熟绿豆少许，箭头自出；中毒，药酒下一分，每日一服，四日泻出恶物立瘥，但有所苦，药到即愈，忌羊血，余无所忌。如收此药防身，以蜡纸裹，不令风干，可收三十年，不损药力。

**麒麟竭膏**：当归、木鳖肉、知母、五倍子、细辛、白芷各五钱，槐、柳枝各十四寸。一方用山慈菇、红芽大戟、巴豆各五钱。用香油三两半同前八味入锅内文武火煎，以柳枝不住手搅，煎至药枯黑，滤去渣。入松香末十两，沥清末二两，仍不住手搅，如沸溢即下火搅之，再上火一茶顷，滴水成珠，不软不硬，即入血竭三钱，轻粉、麝香各二钱，雄黄四钱，乳香、没药各末五钱，徐徐而下，速搅极匀，凝则再上火，勿令沸溢。倾入水中浸半日后，以手搏之，渐渐软和，反覆揉扯如金丝之状。再入水浸之，如前揉扯。春夏频换水，多浸愈妙，紧急亦浸两宿。治一切痈疽五发毒疮，生者贴之即散，熟者即穿，逐败生肌，首尾可用。一切疔肿结核并贴患处，臁疮先用葱汁，白矾入汤洗净，以牛蒡子叶或金刚藤叶先贴半日，取尽恶水，然后贴膏，刻日可愈；一切臀股黄湿痒痛等疮，并洗拭贴之；一切打扑伤损、闪挫气闷等症，并贴患处。头疼贴两太阳穴，赤眼贴眼胞鱼尾，暴伤风冷嗽贴脊心，牙疼刮药塞牙缝，面肿贴面。小儿疳痢等疾，为丸绿豆大，米汤饮下二三十丸；一切风寒湿痹臂腿疼痛，俱贴痛处，无不有效。

**神应膏**：香油一斤，入乱发一团鸡子大，于铫中文武火熬至发枯，入杏仁一两再煎枯黑，滤去渣，入黄芪七钱半，玄参五钱，熬一二时久，住火。候火力稍息，入带子蜂房一两，蛇蜕五钱，以柳木不住手搅，慢火熬至枯黑，滤去渣，入黄丹五两，不住手搅匀，滴水成珠，不软不硬，瓷器收贮，随意摊贴。治诸般痈肿疖毒，外科神药，人多忽之。

**万应膏**：木香、川芎、牛膝、生地、细辛、白芷、秦艽、归尾、枳壳、独活、防风、大枫子、羌活、黄芩、南星、蓖麻子、半夏、苍术、贝母、赤芍、杏仁、白蔹、茅香、两头尖、艾叶、连翘、川乌、甘草节、肉桂、良姜、续断、威灵仙、荆芥、藁本、丁香、金银花、丁皮、藿香、红花、青风藤、乌药、苏木、玄参、白鲜皮、僵蚕、草乌、桃仁、五加皮、山栀、牙皂、苦参、穿山甲、五倍子、降真节、骨碎补、苍耳头、蝉蜕、蜂房、鳖甲、全蝎、麻黄、白及各一两，大黄二两，蜈蚣二十一条，蛇退三条，桃、柳、榆、槐、桑、楝、楮七样树皮各二十一寸，用麻油十二斤浸，春五夏三秋七冬十日，方入铜锅内，文武火煎至药枯黑，滤去渣，瓷器收贮；另用松香一斤溶化，入前药，油二两同熬，滴水成珠，不软不硬，仍滤入水中，翻覆揉扯，如金色即成膏矣。治一切风气寒湿、手足拘挛、骨节酸疼、男人痞积、女人血瘕及腰疼胁痛诸般疼痛、结核转筋，顽癣、顽疮积年不愈，肿毒初发，杨梅肿硬未破者，俱贴患处。肚腹疼痛、疟痢俱贴脐上，痢白而寒者尤效。咳嗽哮喘，受寒恶心，胸膈胀满，男妇面色痿黄，脾胃等症及心疼，俱贴前心。负重伤力、浑身拘痛者，贴后心与腰眼。诸疝小肠气等症，贴脐下神效。

**千槌膏**：白松香一斤，蓖麻仁、杏仁各三百粒，铜青三两，乳香、没药各一两半，轻粉二钱。共入石臼内，向日下以木杵槌成膏，如燥少加香油槌之，瓷器收贮。每用忌火，宜于汤内溶化，红绢摊开贴之。治诸般痈毒、无名恶疮，未成者散，已成者拔毒追脓。如腹中痞块及疟疾，贴大椎及身椎穴，其效如神。

**呼脓长肉，白蜡琥珀水粉兮，白膏红膏绿膏如练锦**

**呼脓长肉膏**：麻油三斤，入桃、柳、槐枝各七寸，头发一团鸡子大，熬焦枯，入当归、黄芪、黄连各一两半，黄柏、黄芩、大黄、白芷、杏仁、防风、荆芥、羌活、独活、连翘、山栀各一两，赤芍、地黄、白及、青风藤、金银花各八钱，文武火煎至药枯黑，滤去渣，入黄丹半斤，黄蜡五两，沥青二两，同煎至油滚，渐渐加之，滴入水中，软硬得所，方入乳香、没药各末五钱，血竭、轻粉各三钱，急手搅匀，瓷器收贮。专治痈疽发背疔疖等毒。已破出脓毒者，油纸摊贴，如脓多用绢揩净，将此膏于火边略烘再贴。第三次另换一个贴之，贴得将收回，量疮大小贴之。

**白蜡膏**：当归、生地各一两，用麻油一两，煎药枯黑，滤去渣，入白蜡或黄蜡一两溶化，候冷搅匀，即成膏矣。治痈疽发背汤火等症，去腐生肌止痛，补血续筋，又与新肉相宜，其效如神。或加乳香、没药、龙骨、血竭、儿茶、轻粉尤妙。

**琥珀膏**：当归、尾各一两，川芎、黄芪梢、蜂房、皂角、升麻、甘草梢、蓖麻子、木鳖子、芍药、白蔹、独活、藁本、防风梢、枸杞子、栝蒌仁、苏木、白芷、杏仁、黄连、槐枝各一两，用水五大碗，煎至减半，去渣，其渣再用水五大碗，煎至减半，去渣，与前汁和匀，以槐枝不住手搅，慢火熬至成膏，入香油四斤，真酥二两，羊肾脂油四两，搅匀，文武煎至水尽。约以纸条燃着不爆为度，方徐徐入黄丹二斤，柳枝不住手搅，滴水成珠，软硬得所，如软添丹，硬再加油再熬，方入琥珀、木香、乳香、没药、云母、雄黄、朱砂、甘松各末二钱半，发灰二两，枯矾一两，轻粉、麝香各末二钱，急搅令极匀，微煎数沸，以瓷器收贮，厚纸红绢摊开，量疮大小贴之神效。治五发恶疮，疔肿瘰疬，远年冷疳痔漏，一切无名肿毒及虎犬蛇伤，并皆治之。

**水粉膏**：黄丹半斤，水粉四两，研匀，用麻油一斤熬至滴水成珠，次下乳香、没药、龙骨、血竭、儿茶、轻粉各末二钱搅匀，瓷器收贮，摊纸贴之。治痈疽瘰疬，生肌敛口止痛。如贴艾灸火疮，不须下乳、没等药便好。

**白膏药**：水粉一两半，赤石脂一两，樟脑五钱，轻粉二钱半，为末，用生猪脂去膜，同捣成膏，先将生肌散掺上，然后贴之，神效。

**红膏药**：生以黄蜡一两溶化，次下香油三钱、黄丹五钱搅匀，再熬成膏，瓷器收贮。贴诸疮毒及汤火金疮等伤。

**绿膏药**：铜青、蓖麻子各一两，松香四两，木鳖子五十个，杏仁五钱，巴豆五枚，乳香、轻粉各二钱，为末，于净石上捣匀，用斧槌千余下，成膏收贮，水浸旋用。治诸般恶疮肿毒、软疖。

**贴膏药法**：如疮有脓血不净，痂瘢闭碍，须用药水洗净拭干，候水气干，却用膏贴，贴后有黄水脓血流出，用纸揩，从侧畔出。一日一换，黄水脓血止，两日、三日一换，贴至愈。凡洗拭换膏，必须预备即贴之，新肉恶风故也。

**吁！疡医设，天官掌，制毒有方；刽子手，菩萨心，误伤何忍**

《周礼·天官》掌疡医，制五毒方，为外科之祖。

# 第 13 章　疔科入门

## 《金匮过玉书》治疔法

**总论治法**

疔者，坚硬有脚，其状若钉，故名曰疔。若散肿无脚，则曰毒。有如疮生指尖，按之其痛在骨，有硬块如脚者，谓蛇头疔。若散肿无脚，则谓天蛇毒。此即疔与毒之分也。其证皆由五脏蕴毒而发。疔生于骨，根深毒重，每见失治之疔，日久胶结，致成硬脚，骨已烂出，贴于骨上，摇之不动，久不收敛，骨节脱落。若毒则自肌肉发出，其证较轻，治法则一（缓治亦防走黄）。人受四时不正之气，或恣食煎炙厚味，或误食中瘟禽畜，及汤罐中霉烂米糁，则生疔。若早治，则十证十全，稍迟，已不过五六，失治则十坏八九矣。唇面之疔及红丝疔，最易走黄，治能合法，一昼夜即可消散。他处亦然。盖来甚速者，去亦捷也。初发时先令患者将顶上红发拔去以泄毒。最好用蜘蛛拔毒法。若蜘蛛一时难觅，可用小刀刺患处，挤出恶血，见新血为止。上盖消疔毒膏，或稍加黑虎丹。背上有红点，将针挑破，挤去紫血。疔发于五脏。上身之疔，背上俱有红点，挑破以泄其毒。若脉浮数而寒热拘急者，宜散，先服蟾酥丸五丸，再服绀珠丹，俱以葱汤送下，灌至出汗为度。若脉沉实而便闭口渴者，先服蟾酥丸，继服贵金丸，重者服拔疔毒丸以下之，毒即散矣。生于手足骨节间者稍轻，生于头项胸背者较重。方书云：手指患疔，皮肉太薄，不宜早开，恐胬肉翻出增痛。此说太拘，初时不妨用刀轻刺，慢慢挤尽恶血（刺法、挤法，俱在在乎手法）。上盖消疔毒膏，内有松香，内肉不致突出。凡疔如四围肿痛，用鲜地丁草或菊花梗、根、叶捣汁涂之。或用溏鸡粪，或用乌龙膏、解毒散外敷俱可。溃后硬而有脚，须用蟾酥丸、或拔疔散放孔内，外盖膏药，拔去疔脚（拔去后如痛，恐有蟾酥毒，须用葱汤洗）。不但容易收口，亦不致再发，无脚者，不必用蟾酥丸，即用八将丹提毒，毒尽肌生。断不可早用生肌散，恐毒未尽，反复故也。陈实功云：疔疮先刺血，内毒宜汗泄。禁灸不禁针，怕绵不怕铁。（绵者，毒陷也；铁者，入针肉坚硬也）。又相传口诀云：治疔须明白，见证先一画。除去刀镰疔（刀镰疔忌用刀针，余不忌），此法不可易。言虽俚俗，实治疔之良诀也。若疔肿而不刺其毒，最易入腹。刺后能将脓血挤清，有转重就轻、回生起死之效，倘刺之如瓜瓤软而不知痛，流淡血水者，百无一生。或谓疔证属火不可灸，其说亦不尽然。若红丝疔，不灸疔头而灸其所至之处。不可灸者，惟头项之疔与指疔、火疔及火日耳（红丝疔走毒甚速，不可拘火日不灸之说）。盖头项系肝胆肾三经部位，且头为众阳之首，疔乃火毒结成，再加艾灸，逼毒内攻，势必走黄。手指之皮薄，灸则增痛。《永乐大典》《济生方》载疔肿则灸掌后横纹五枚七壮，男左女右，其肿即消。有失治而致走黄者，刺患所，挤尽恶血，即随走黄处按经细寻，有芒刺直竖，即是疔苗，急用针刺出恶血，即于刺处用艾灸三壮以泄毒。疔之于灸，未可尽废也，神而明之，存乎其人。

**1. 论形色** 若初起疮顶泡色小白，二日大白，三四日转紫色，疔头溃脓，形若蜂窝，饮食如常，疔外生小疮，四围赤肿，手足温者顺。若初起似疔非疔，渐即色灰顶陷如鱼脐，如蚕斑，先青后黑，软陷无脓，神昏呓语，心烦舌干，睛凝邪视，惊悸喘急，脓清臭秽，形瘦惨黑，腹痛囊缩，呕呃气粗，无脉，饮食不进，时流血水，四肢俱冷，此恶险之证也。

**2. 论禁忌** 若月内不犯房事，则疮口平坦无胬肉。最忌饮酒食肉，房劳梦遗，犯必走黄。又忌鸡鱼海味，生冷异香诸品，及怒气劳碌，犯必加重。凡疔由火毒而成，服药最忌辛热，助火则毒更甚，且始终忌用升药，用之毒与药结成硬块，固结不散。溃后断不可早用生肌散，恐毒未除，反延烂耳。

**3. 论用药次序** 初起服蟾酥丸，或狗宝丸、绀珠丹以发其汗，倘毒势不尽，仍憎寒恶热，服五味消毒饮。如发热口渴，便闭，脉沉实者，邪在里也，服加味解毒汤，加生地黄五钱，葱头五个。轻者服化疔内消散。若将走黄，急服疔毒复生汤。已走黄，心烦昏愦者，服七星剑。若手足厥冷，六脉暴绝者，系毒气闭塞，元气不通，先服蟾酥丸，随服木香流气饮。若误灸疔头，烦躁谵语者，乃逼毒内攻也，宜服解毒大青汤。若溃后余毒未尽，五心烦躁者，宜服人参清神汤。若针后出脓，时气虚惊悸者，宜服内托安神散。若攻利太过，而致发渴，六脉虚大者，宜服补中益气汤。若发汗后，汗不止，热不退，疮不痛，便不利者，此属里虚，宜服八珍汤加黄芪、麦冬。凡疔收功后不宜早补，即见虚象亦只可平补而不可温补。

**4. 论用药轻重** 上焦风热之证，用药宜轻，重则恐其犯及中下二焦，惟疔则不然。头面之疔最易走黄（古谚云：面无好疔，其毒极猛）。药非重用不可。若菊花、地丁二饮，为治疔要方，各用四两，另加生甘草四钱，如二饮合用，至多减半。金银花亦要药，味清力薄，重用方效。菊花、地丁俱和平之品。金银花虽散热解毒，而能滋阴补虚。仲景立方，重用甘草者甚多，且有以甘草为君者，时手用甘草不过三四分，不知始于何人。外证用药，本重于内证，而疔则其来甚速，非浓煎大剂，日夜当茶饮之不能解其毒也。至若黄连、黄柏等大苦寒之药，疔虽火证，不宜重用也。

**辨证**

疔之发也甚速，而其毒尤烈，有朝发夕死，随发随死者。有三日五日至一月半月而死者。初起如疥如粉刺，或发小泡，或起疙瘩（不可认作风热疙瘩），始则或痒或麻木（毒盛者如是），后则渐痛，亦有起即痛者。由痒而起之证，其毒必四散游走，最为利害。一二日后发寒热如疟，甚则呕吐烦躁，头晕眼花，舌硬口干，手足青黑，心腹胀闷，精神萎顿，语言颠倒。其形大小长圆，其色黄白红紫，或有红丝，无一定形。更有生于内者，亦有寒热头痛等证，而疮形不现，过数日或有一处肿起，即内疔渐发之地。又有生于暗处者，初起不可误为伤寒时疫，当于须发、眼、耳、口、鼻、肩下两腋、手足甲缝、粪门、阴户等处，遍寻细看数次，有则照后方治之。若前心后背有红点，即照后羊毛疔治之。要在虚心辨认，随其证之轻重，用药合宜，方可无虑。书云：见其小，则当大惊，倘或缓治，或治不得法，必致走黄，变端不测。俗云：走马看疔，极言治之不可缓，盖疔证由五脏之毒火蕴结而发，故分五色。其部位亦有一定。发于心者，生唇、口、手掌、指节间，其泡色红黄。发于肝者，生手、足、肋胁间，其色初紫后青，甚则指甲青色。发于脾者，生口角、腮、颧、眼胞间，起有黄泡。发于肺者，生鼻窍、手指、胸臆间，起有白泡。发于肾者，生耳窍，腰腹软处，起有黑斑。即证之形色部位参之，而五脏之所属可辨矣。

兹将各疔之名开列于后。

1. 有以象形名者，曰气疔、石疔、松子疔、烂疔、鬼疔、茱萸疔、麻子疔、芝麻疔、盐肤疔、浮沤疔、瓜藤疔、杨梅疔、鱼尾疔、猪疔、狗疔、羊疔、牛疔、驴马疔、牛皮疔、蜈蚣疔、雄疔、雌疔、豆腐疔、火疔、水洗疔、刀镰疔、肉龟疔、蛇头疔、蛇腹行、蛇眼疔、蛇节疔、蛇背疔、鳅肚疔、托盘疔、葡萄疔、冷疔、对疔、羊毛疔、羊毛疔瘤、开花疔、蚂蝗疔、水蛇头疔、脱骨疔、断指疔、血疔、护肠疔、火珠疔、水疔、鱼眼疔、鱼脐疔。

2. 有以会意名者，曰卷簾疔、忘汲疔、燕窝疔、注命疔、透肠疔、骊龙疔、豢虎疔、钉脑疔。

3. 有以颜色名者，曰赤面疔、黑疔、火焰疔、紫靥疔、黄鼓疔、白刃疔、黑靥疔、红丝疔。

4. 有以数目名者，曰十指疔、三十六疔、七星赶月疔。

5. 有以经穴名者，曰迎香疔、印堂疔、合谷疔、承浆疔、人中疔。

6. 有以部位名者，曰手丫疔、颊疔、鼻疔、髭疔、虎须疔、反唇疔、腮疔、牙疔、穿牙疔、暗疔、内疔、心经疔、手背疔、偏正对口疔之类是也。（以上诸疔，刺治法一切俱详下。）

诸疔或见于方书，或得之口授。若偏正、对口、手背等疔，则载于《刺疔捷法》，证极重险。

**忌用升药说**

升药者，即《周礼·疡医》之五毒药，见郑康成注。其方以石胆、丹砂、雄黄、黄礜石、慈石五味，合置黄瓦瓶中烧三日夜，其烟上着，以鸡羽扫取之，以注疮口，能使恶肉破骨尽出。然诸疮痛痒，皆属于心，心为火脏，又积湿热，更以刚猛炼合之品加之，不将使弱者伤正气，强者增热毒乎？此说得之桐乡张梦庐。张氏于嘉道间，以通儒为名医，其治外证，不用升药，皆得奏效。况今之升药，又与古方不同，多用水银硝矾合炼，非埋土中七八年，退尽火气不可用。盖水银之性，善走经络，能令疮口变黑，筋骨拘挛，用之不当，有外证愈而成水肿瘫痪之疾者。疔为火毒之证，尤不可近。徐灵胎云：世人以升药为收口圣药，其害无穷。又云：水银之毒未退尽，好肉遇之，皆为死肌。王洪绪《全生集》升降之药亦禁忌。徐、王二氏为当代名医，其说非无所见而云然也！

**疔不可用药线说**

疔不用药线，载于《外科大成》。余以为外证皆不可用，不独疔为然也。时医于外证溃后，虑其孔塞，辄以绵纸卷药作线形，插入患孔，以致气血阻隔，脉络不能贯通，久则脓水清稀，不能收敛。后来将药线扯去，外实中空，内已酿成一管，黄水时流。幼者背脊渐凸，不久夭亡。壮者形神日羸，久成怯损，贻害匪浅。药中用冰、麝等品，即无经不达，何必定用药线哉？时药线中用升药者居多，在臂膊等硬肉处，即不成管，亦有筋骨拘挛等弊。外科动用升药，不肯用贵重之品者，无非为惜资起见，余故尝曰：外科合药，惜资诚造孽也！

**药忌酒说**

疔忌酒肉，犯必走黄，人人知之。然前人治疔之方，用酒者多。王洪绪《全生集》云：疔药不宜用酒。凡药俱不忌酒，外证之药，有用酒煎而益效者，而疔独忌之，以其善于走黄也。此论实前人所未发。余用古方，凡有酒者，一概删去。近时名医黄乐亭，以葱矾散治疔则用酒（古方亦然），取其无经不达也。是方载于白刃疔下。余用葱矾散则以葱汤送下，间有用酒者，似较效，要视其证之何如耳，然于煎药，则以不用为是。

**头面后项手指生疔便捷治法**（附：治火眼）

疔之须刺，已于上详言之矣。兹将督脉处及手指生疔，另有便捷刺法，再行声明，俾治者更易也。按督脉起于长强穴（尾骶骨端），终于断交穴（上唇门牙正中齿根），百劳穴为脊尽上行要路（又名大椎脊骨第一椎上陷中，与肩齐），如证生于督脉经行之地，若后项之正对口头项下之天庭（从鼻直上入发际五分），眉心中之印堂，鼻柱下之人中（一名水沟）等处，最好刺百劳穴以泄毒（生头面者俱可刺）。如患对口，项强不能转侧，刺后片时，即能活动，再刺委中穴，毒必解而转轻。刺法用三棱针轻刺，挤出紫血（来经之穴，其色故紫），随以麻油、食盐擦穴上，俾毒可透泄。刺不可深，《内经》所谓刺皮无伤肉也。若指疔，则无论何指，须刺第三节指根近掌处，俾毒不致窜入旁指及手心、手背，即本指之毒亦可泄，此一定理也。朱子云：凡物莫不有理，医能明理方可言医。余以此法治疔，亦于理中求之，故无不效。若头面之证，火毒盛而肿者，可用生大黄、生南星片，稍煎捣烂，作饼贴两足心一周时，患处四围涂牛膝汤，或煎药中用牛膝，使火毒下行（治火眼亦极效）。古人所谓病在上而求诸下也。

委中穴，刺之不独疔疮有效，即如痈疽发背，红肿疼痛，及脚膝风湿，即拄杖跛足者，针之亦效。若中风痰厥，牙关紧闭，不省人事者，针之立醒。其穴在腘中央约纹动脉陷中，令患者双手著壁上，双脚挺直，用三棱针将纸紫尖头露半粒米许，针时以中指抵住针头，看委中穴有细青紫脉，皆是湿毒恶血，照准青紫脉上刺之，任出黑血，至淡黄色为止。将纸轻按片时，用膏药贴之，三四日不可洗浴。外证可照此治。若风湿跛足等证，于放血后令人将圆棍于手、足、腰、背、腿上推之，病即渐愈。针穴不宜出血，惟委中、少商两穴必须出血，且挑疔来经之穴，与平常针灸不同，总宜挤出恶血为是。方书云：冬月闭藏，宜少针刺，如唇疔、红丝疔等证，转瞬即变，不能避冬月也。最好用细磁器碎片，取其锋尖一块，用筋一根，将头劈开，夹缚磁锋，以二指轻捺筋梢，将磁锋对患处，悬寸许，再用细铁条一根频击筋根，令毒遇刺皆出。如不消，再行砭之。

**疔与痈疽治法异同**

疔与痈，虽同属阳症，而痈之初起即痛，继则焮肿无头，脓熟方可开刀，异于疔之初发宜刺也。疽初起有一粒椒（亦可轻刺，挤去恶血），或痒或痛。初发时另有刮毒一法，最为捷效（详鼻疔），与疔之有用刮法者相同。疔之用药与痈近，与疽稍异，且疽则属阴者居多，其用药与疔则更异。若论刺法，则尤大不同。痈之肿高而患在肌内者，刺二三分；疽之平肿附骨者，须深刺；若疔则宜浅而不宜深。疔与疽俱发于五脏难治，痈则起于六腑，故易治也。

**外科须明脉理**

林屋山人《全生集》云：外证之虚实，发现患处，不谙脉息，仅可救人。此说非是，盖其所主，全以色之红白分阴阳，不知阳中有阴，阴中有阳，未可一概论也。脉之有余不足，不可不辨。有余之脉为浮（如木浮水）、滑（往来流利）、实（浮沉有力）、弦（劲而端直）、洪（浮而有力）、长（过于本位）、紧（急而有力）、数（一息六至）、牢（沉而有力）、沉（重按得之）、伏（重按著骨）、促（数而有止），不足之脉为细（累累如丝）、迟（一息三至）、缓（四至和迟）、芤（中空旁实）、涩（迟滞不利）、濡（浮而柔细）、弱（细沉无力）、短（两头短缩）、虚（浮迟无力）、革（浮多沉少）、结（迟中有止）、动（如豆动摇）、散（去来无定）、微（似有若无）、代（迟中有止，止有定数）。

未溃而见有余，毒气盛也，攻不宜缓。已溃而见不足，元气虚也，补不宜迟。倘未溃而见不足之脉，则毒陷而气虚，须补阳以发毒。已溃而见有余之脉，则毒盛而气滞，必补阴以化毒。夫脉之道本不易精，因其不易，而竟曰治病不必诊脉，误人甚矣！总之，外证未溃属实，脉宜洪大。已溃则虚，不宜洪大矣。若疔之初足，寒热拘急，脉紧而数者，则在表，宜汗以散之。如发热口渴，便闭，脉沉而实者，则在里，宜下以解之。紧数沉实，简而易明。此为临证诊脉之要诀也。

**钉脑疔**

生于太阳穴及眼角边，此疔极重，九死一生。太阳穴忌刺，如欲泄毒，又非刺不可，可用两指将患处之肉提起，以三棱针轻轻横刺，挤出脓血。再挑百劳穴，自一节挑五七节（百劳详上便捷治法），揩面护发，须留心不可见水，如水流入，必致面目俱肿，证益加重。外敷消疔毒膏，内服蟾酥或狗宝丸。寒热则用绀珠丹散之。

便闭则用贵金丸下之。再服清火解毒大剂，或可转重为轻。

**印堂疔**

生于两眉中心印堂穴，起有小疱，头黑不痛，麻痒难忍，根脚坚硬，寒热交作，一名眉心疔。又有初起色赤浮肿，痈肿甚至高突如龙眼，烦躁口渴，坐卧不安者，宜急下之。俱系心肺二经火毒。若色黯根平，硬肿疼痛者，此名印堂疽，须按阴阳虚实治之，是处乃督脉经行之路，无一轻证。宜刺人中、百劳以泄毒（穴详便捷治法）。

**鼻疔**

红肿者曰鼻疔，若起白疱曰白刃疔。

生于鼻孔中，肿塞胀痛，引及脑门，甚则唇腮俱肿。此由肺经火毒，宜服蟾酥丸汗之。再用蟾酥丸研末放入鼻窍。若鼻外肿硬，即用离宫锭子涂之，或荔枝肉及烂黄鸡粪同捣涂之。初起即当速治，迟则毒气内攻，神昏呕哕，鼻肿如瓶者逆。另有刮法，用刀挑去疮盖，将刀尖于患处轻刮，微痒则毒水恶血渐来，须耐心细刮数十次，毒水消后，用前药外治更效。

**迎香疔**（附：迎香毒）

生于鼻观下迎香穴（鼻孔旁开五分），系手阳明风热，初生小疱，麻痒微痛，一二日后结核板硬，肿连腮唇，恶寒身热，最易走黄。急用针刺，先挤出如脓之毒水一滴，再将紫血挤尽，迟则毒水散开，则大肿而毒散矣。照治唇疔之法治之，内服加减升葛汤。若迎香毒，则系阳明痰火蕴结，宜服紫苏梗、花粉、橘红、川贝母、连翘、银花、薄荷、甘草、鲜芦根之类。

**耳疔**（疔头黑色，又名黑疔）

证生耳窍暗藏处。有由肾经火毒而成者，亦有饮丹石热药积毒而成者。色黑根深，形如椒目，发时痛如锥刺，牵引腮脑，破流血水。人多作耳痛治之，不知乃耳疔也。速服蟾酥丸发汗，再化蟾酥丸浓汁滴耳，内服败毒散。火盛者，用黄连解毒汤疏解，不久即瘥。耳中如流脓水，将新棉搅干，用枯矾一钱，头发炙灰，一钱，胭脂棉用湿布潮透瓦上炙存性，一钱，共为末，以新棉卷稻柴心，上蘸药末卷入，加冰片、麝香各三厘更妙，再用荔枝煅为末，麻油调敷耳外，内外并治，取效更速。

**颧疔**

生颧骨之间，属阳明胃经。不论左右，初如粟米黄色小疱，旋如赤豆，或起疙瘩，或色白而顶凹，坚硬似钉，麻痒疼痛，寒热交作。多因过食炙煿药酒，以致胃经积火蕴毒而生。此证极重险，初宜用刺法，内服蟾酥丸，大便结则服拔疔毒丸，火盛红肿服黄连解毒汤。若干陷无脓，面目肿亮，身体发热，此乃正虚邪实，毒气内攻，不能治矣。又泡色先紫后黑，麻木不知痛痒，四围肿散，此肾经之毒已深，亦不可治。经云：心病则颧赤，宜降心火。肾病则颧与颜黑，宜滋肾水。是颧之证，不可专委于阳明也。

**腮疔**

初起如粟，二三日间面鼻赤肿，甚则咽喉颈项皆肿，此系阳明火毒，并用后方加减服之。便结毒盛者，服贵金丸；不泄，服拔疔毒丸。

腮疔走黄，十分险恶，用药以冀百中之一。

紫地丁五钱，蒲公英五钱，当归尾二钱，大贝母三钱，天花粉三钱，知母二钱五分，皂角刺一钱，穿山甲三钱，炙，金银花二两，甘菊花八钱，白芷一钱，甘草节三钱，草河车一钱，乳香一钱。

服三剂，大效。

**龙泉疔　虎须疔**

生于上唇人中（一名水沟穴），为龙泉，乃督脉经行之地，一名闭口疔，重则饮食不进故也。人中之旁为虎须，系阳明络经行之处。其轻者，因风热而结，初状若蚊咬，而根盘已经坚肿，恶寒身热。次日头破如椒一粒，照唇疔各方治之。火盛者，用黄连解毒汤；其重者，或因七情内伤，或因膏粱厚味，醇酒炙煿，五脏蕴热，毒邪结聚而发。经曰：膏粱味发疔，此之谓也。初起直形如粟粒，或如水泡，按之根深如钉著骨，痛不可忍。根盘蔓肿不透，面目浮肿或坚肿焮红，恶寒身热，恶心呕吐，肢体拘急。三四日后，或口噤如痉，神识模糊，甚至不省人事，牙关紧闭，此系火毒陷入心包，即名走黄，不善治者，十难救一。急用拔疔毒丸研末，扶起灌下，泄数次即醒。若有红丝，照后红丝疔治法治之，或有生机。如余毒入络，遍发流注，治与阳证流注同。

**反唇疔　锁口疔　承浆疔**

反唇疔发唇里棱，生于上下嘴唇。上唇属脾，下唇属胃，系脾、胃、心经火毒结成。锁口疔生于嘴角，系心、脾二经所属。承浆疔生于唇棱下陷中，系任脉所经之处。三证初起形如米粟，旋即绷硬，其色或赤、或白、或紫黑色，或不痛、或麻痒。其形甚微，其毒极深，其行甚速，不日即四围肿大，三四日即不救。盖疔愈小而毒愈横也。反唇甚则令唇外翻，锁口甚则口不能开。承浆甚则饮食不进，肿连下颐，俱属迅速之证，须当速治，迟则毒气内攻，令人昏愦恶心，即刻走黄。治法俱按疔门急刺患处，挤尽恶血，禁用灸法。唇上各疔，宜刺委中穴（详便捷治法），如不熟用针，唤剃发匠熟于挑痧者刺之，再以蛔虫洗净，加冰片捣烂敷之。即刻疮口流出毒水，肿消痛止。如无蛔虫，用五谷虫一钱，瓦上焙干，白矾三分，蟾酥三分，烧酒溶化敷唇上，流出毒水即愈。如疼痛，身发大寒大热，头面红肿，牙关紧闭，势甚险恶，可用：

元参三钱，生大黄四钱，黄芩二钱，牛蒡子二钱，角刺尖二钱，白芷二钱，金银花三钱，木通三钱，麦冬三钱，去心，当归三钱，全蝎尾八分，酒洗，麻仁四钱。水煎服。药后腹如撑动大泻，嘴唇流出恶水，渐即红消肿退。如不泄，急服拔疔毒丸，无不泻矣，泄后常服缓唇汤。

**牙疔**

此由胃经火毒或太阳经湿热所致，生于牙缝两旁，肿起初如粟粒，后如豆大，痛连腮项。若麻痒，破流血水，疼痛异常者，即疔也。用披针尖挑破，见血为止，即搽青果散，再以蟾酥丸噙化徐咽。若烦躁口渴，宜服黄连解毒汤。若失治毒窜，两腮溃烂不堪者逆。头黑者名黑疔，则属肾，治法同。

**穿牙疔**（附：穿牙毒及小儿走马牙疳）

先二日牙痛发寒热，牙根上起紫块，痛不可忍者是。用针挑破，挤出紫血，外擦青果散，内服凉血解毒降火之品。若穿牙毒，初起未破为疳，已破为毒，色红者可治，色青者不治。又有黑而腐臭者，无论疳与毒，至此则俱云不治。然亦有可生者，浮皮一层，用筋裹绵，轻轻卷去，内有红肉，尚可吹药救疗，不可少缓，缓则直烂到底，不能治矣。如筋搅不起，以鹅翎搅之。方用：

薄荷三分，儿茶六分，黄柏一厘，制，龙骨二厘，珍珠五厘，梅片三厘，甘草五厘，白芷二厘半，如肿痛用三四厘。共为细末，吹之，兼能长肉。若初肿而热甚者，多加薄荷。若不甚肿热及病久，则以长肉为主，多用儿茶、龙骨、珍珠。若疳与毒重者，加牛黄，倍珍珠，无不能奏效。

又牙疳、牙毒效方：

牛黄三分，人中白、珍珠各二分半，铜绿、儿茶、轻粉、青黛各二分，麝香、梅片各一分半。共研细末，先用绵蘸米泔水，于患处擦尽腐肉，见血为止，以药末搽上。硬处以鸡蛋清调，宜日换十余次。再用生半夏、生大黄各等份为末，陈醋熬稠，敷两足心，纸糊扎好，待干脱落再敷，内服白马乳，其愈更速。

**舌疔**

心脾火毒，舌生紫疱，其形如豆，坚硬，寒热，疼痛应心，初起宜用蟾酥丸含舌上，随化随咽，或再服三丸，以解内毒，甚者用刀刺破，服黄连解毒汤，兼搽青果散，用元朱丹亦可。

**喉疔**（附：喉证治法）

喉疔，急症也。生喉间，形如靴钉，尖且长，色紫坚硬，初起麻痒，旋即大痛。用鲜菊梗叶四两，煎服，或野菊花根叶煎汤亦可。外贴异功散，一周时起疱，用针挑破，挤尽恶水，内吹青果散或元朱丹。脉洪便结者下之，再用吴茱萸为末，醋调敷两足心，或服除瘟化毒散，或服加味荆防败毒散俱可。喉如两边俱痛，刺两大指少商穴。如痛一边，即刺一边，须挤出恶血。再刺合谷穴，针须少停方可拔出，痛即大减。另再用鲜土牛膝打汁，用鹅毛蘸汁刷入喉内，或土牛膝汁晒干研末收固，吹之；或用皂角、僵蚕为末，频吹，以吐出风痰为度。一切风热喉证皆可治。喉症顶心发红紫点，宜急挑破，用生姜、桐油擦至皮白而止。无点者，以两手捏顶如提痧法，久则皮即瘰起，血影显出，用针挑破出血，仍以生姜、桐油擦至皮白。又用大蒜头一个，同食盐打烂敷虎口穴，男左女右，良久起疱，以针挑破，挤尽毒水即愈。凡喉症俱可用此法。

少商穴在大指端内侧去爪甲角一韭叶许，用三棱针刺出恶血。此穴能泄诸脏之热，但不宜灸。如喉风、喉痹、颙额（颙音容，大头也）、悬壅、单乳蛾等证，刺之立验。

合谷穴在大指次指骨间陷中，又名虎口穴。

**蚂蝗疔**（又名蚂蝗风）

生于上腭，如韭叶形，色白，痛而不肿，身发热，宜速刺之，吹元朱丹。有表发表，无表则解毒泻火。

此证因怒气伤心肾所致。不开花者易治，开花而色黑者不治，心肾之气已绝故也。如不开花，用细辛、半夏、南星、牙皂各等份为细末，以少许放患处，用刀针即不知痛（此即喉科麻药），放药后用刀刮去下络，外搽青果散，稍加麝香，或用元朱丹，内服桔梗汤。证极重险，百无一二，恐与别证相混，故绘以表之。

**松子疔**

证生于关内小舌左右，亦有生一边者。左属心，右属肺。初发形如粟，色红或带紫，两寸关俱紧，背寒身热，此风火郁积也。断不可用刀，宜用皂角末去风痰（法详喉疔）。外贴异功散，内吹元朱丹，再用治喉六味汤，加苏叶、赤芍、羌活、连翘、穿山甲、草河车各一钱。开水泡药，蒸服一剂。（喉证属火，水剂宜蒸不宜煎，煎则欠效，此喉科之秘诀也。）去羌活、苏叶，加乳香三分，玉枢丹一钱，研冲（治一切喉毒）。数剂即愈。若失治则转红为黄，逐时胀肿，起鱼鳞而向上（鳞如向下起白点为鱼鳞风，治法同），渐大如绿豆，如莲子，愈大愈重。未成鳞者易治，已成鳞者难治（饮食到喉即呕也），重者去风痰（因虚而发者不可去），服治喉紫地汤。

**正对口疔**（附：痈疽治法）

生天柱骨间，初起痒而不痛，有一小吻，顶上一点如麻子，或红或黑者是疔也。（初发先痒后痛为疔，又痒又痛为疽，痛者为痈。）急刺百劳、委中二穴，再用茄蒂不拘多寡（白茄蒂更佳，须预先阴干收贮），将大铜盘内放火炭上，铺茄蒂，罩以灯笼壳（剪去下底），令病人仰卧床沿，另放一椅，将头搁住，露出疮口。或将疮口之皮刮破，以灯笼壳之上口紧对疮口，烟熏良久，疮口自开。有一条血线流下盘中，不可移动，断则不能续，必俟红丝流尽，则毒散矣。内服加味三星汤，外用消疔毒膏，上加黑虎丹贴之。四围肿处用溏鸡粪加荔枝末调敷（疔、痈、疽治法同）。若茄蒂一时难觅，另有刮毒法。初起时用小刀将白小疱挑破，不可深刺，挤出一点白脓，然后轻轻细刮。带刮带挤，耐心将毒水挤刮净尽，则轻者消散，重者转轻。（痈无白泡不能刮）。若溃后有细筋白腐，须用钳剪修剔干净，否则必致反复。证系上焦郁热，蕴于督脉，其发故速。倘肩背拘急，项强不能转侧，神昏呕哕者凶。对口诸证，方书言须隔蒜灸至痛而不痒，然余见灸后，在面目俱肿，烦躁不安者。徐灵胎云：头项不可灸。诚哉是言也。按正对口来势虽猛，其证属阳，故易治。偏对口来势甚缓，证多属阴，故难治。阴与阳须分明白，误则其害非浅。东垣云：对口、发背、眉疽等证，初起宜用海马崩毒法解之。用生鲫鱼合陈壁土同捣，敷毒上，即愈

（加头垢数钱更效）。

**偏对口疔**（附：痈疽治法）

生天柱骨侧软肉处，其地属太阳膀胱经。太阳膀胱主司寒水，性质沉冷，起于巅顶，贯两旁夹脊而下，故证多平塌漫肿（漫肿者，肉肿疮不肿也，难治。焮肿者，疮肿肉不肿也，易治），此系火毒蕴结五脏而发，是处又近于喉，故重险，非若正对口之由外感而发者之为易治也。发时有小疱，甚痒，治照正对口之熏法、刮法，刺百劳一节至二节（穴名陶道）及委中，亦可消散（详上便捷治法）。初起服加味三星汤，并服绀珠丹以出汗。若阴虚火旺，烦渴肿痛，则服加味四妙汤，大溃则服七圣汤。疔虽阳证，此则生于阴软之所，使非高突红肿，始终不可服阴寒凉之品。若身倦沉重，体热而面色形寒，疮黯而不甚痛，或旁生许多小疮（不可误作护塌疮，视为轻证），是谓阴证。如痈而有此形，则阳变为阴，不可作阳治，疔疮亦然，疽则无论矣。有三陷变局者不治。三陷者，火陷、干陷、虚陷也。火陷者，气不引血，外腐成脓，火毒反陷入营，渐至神迷，发痉，发厥。干陷者，脓未透而营卫已伤，根盘紫滞，头顶干枯，神识不爽，有内闭外脱之象。虚陷者，脓腐脱而肉不生，光白板亮，脾伤食减，腹痛寒热，便溏形削，宛如怯损，犯者皆不治。

**十指疔**

此疔医书不载，俗名十指疔者，因中指生疔，连及旁指故也。中指通连五指，如在首节之尖，渐溃渐愈者，或不旁及，若生中节或下节，毒之甚者，无不窜入旁指。且男生左手，不但旁及，且必延及右手。女生于右手者亦然。治法：将患指末节根刺破，或已旁及，再刺所及之指根，俱须挤尽恶血，其毒自解，宜服蟾酥丸汗之。外敷葱白汁，调敷雄黄散，内服败毒散。脓熟开之，贴琥珀膏（以下指疔俱照此）。若十指疔久不收敛，必成损证，各指之经详下。大拇指属手太阴肺经，食指属手阳明大肠经，中指属手厥阴心包络经，无名指属手少阳三焦经，小指属手少阴心经。

**蛇头疔　天蛇毒　水蛇头疔**

三证俱生于手指顶尖，虽由手太阴肺经、手厥阴心包络经积热所致，然俱兼脾经火毒。疔自筋骨发出，根深毒重，初起如粟，渐大如桃李，坚硬赤肿，痛极连心，其或有青、黄、紫、白、黑诸色，或麻痒不痛者，其毒更盛。天蛇毒自肌肉发出，其毒稍轻，初起闷肿无头，色红，痛如燎火，照上治十指疔法治之。若四五日后，溃脓有黄头可刺者顺，如不溃，无脓黑色过节者险。倘毒气攻心，呕吐不食，膨胀，牙缝出血，则危极矣。未熟不可开刀，开则皮裂肉胬，疼痛倍增（宜轻刺皮破以引药）。患久即生多骨，多骨出尽，方能收口，体弱不敛者补之更有脓不泄，火毒不化，腐烂其筋骨者。另有与二证相类，轻者名水蛇头疔，头有黄泡明亮者是。挑破，挤去恶水，照治疔方治之即愈。重者名断指疔，只生于大指，黑色无脓。蛇头疔用小泥鳅一条捣烂敷之效。或用雄黄七分，白芷三分，共研细末，将雄猪胆一个剪去盖，倾去胆汁，一半入药调匀，套指牢扎。一次不能全消，再换，以愈为度。或用生鸭蛋两个，蜈蚣一条，焙研末，以一半入鸭蛋内搅匀套指上，俟蛋热，再用一半蜈蚣末入蛋，再套，痛则照法再治，以消以止。或用大蜈蚣一条为末，纸卷作捻，点捻吹熄，以烟熏指，三四次亦效。天蛇毒痛不可忍，臭不可当者，用蜈蚣一条研末，猪胆汁调涂，即瘥。

**蛇眼疔**

生指甲两旁尖角间，形如豆粒，色紫，半含半露，硬如铁钉，系火毒所发。若有黄头突出如眼者，用针挑破。以下四疔，俱照蛇头疔治之。

**蛇背疔**

生于手指甲根后指背上，两手皆同，形如半枣，色赤胖肿。

**蛇腹疔**（又名鱼肚疔，初起宜灸虎口穴）

生手指中节反面，色赤疼痛，毒易攻心，与鳅肚疔似同，亦治虎口穴（详喉疔）。

**蛇节疔**（又名蛀节疔，初起宜灸虎口穴）

生手指中节，绕指俱肿，其色或黄或紫，在指节骨者皆是。

**鳅肚疔**

此疔一指通肿，甚于蛇节疔。色紫，形若泥鳅，焮热，痛连肘臂，脓熟开之，治法同上，俗以指疔轻者概名鳅肚，误也。

**断指疔**

生于中指，黑色无脓，不痛，初起如粟，其形似枣，渐开渐大。发时先患消渴者，多与蛇头疔、天蛇毒等证轻重大相悬殊。此毒皆由于膏粱厚味、房术热药、火蕴脏腑、耗灼真阴所致。一旦发出，不可救药矣。古书惟有截去患指，以泄其毒，照下脱骨疔各方治之，或可挽回。

**僵节蛀疔**

生手指骨节，体虚之人多患之。与他疔不同，初起不红不热不痛，皮色不变，日久方痛，痛久方腐，肿仍不消，非若鳅肚疔之暴发也。其证背面通肿，形如蝉肚，与鳅肚疔相似，由手少阴痰气凝滞而成。初发时服小金丹，再服生六君子汤，化痰去湿。外以离宫锭涂之，或用生南星醋磨敷之。腐则用八将丹，内服滋补之药，否则肿处腐烂，脓如清水，变成虚劳不治。

**手丫疔**

手丫骨缝间，结毒焮肿，此系脾经湿火凝结而成。除大指合谷穴名合谷疔，余指丫患此即名手丫疔，又名手丫发。若手背之丫是手三阳经受证。初起如粟，渐大如豆，焮热色红，疼痛不止，脓出稍减，初时宜疏散解毒，成功后其脓不透，须用制蚕灸、甲片角刺之属，待脓泄邪通，须扶胃和营以收功。

**虎口疔**（又名合谷疔，附：虎口毒）

此证生于大指次歧骨间，属大肠经湿热凝结而成。初起如粟，小泡痒热，焮痛根深，有红丝上攻腋内。初起将疔根挑去红丝，当丝尽处，用针挑断。虎口毒用活蟹捣烂敷上，或以蟹黄蜜调涂之亦效，愈后戒食蟹。又方：用石灰内未烧化过之石子，和生蜜在粗石上杵融，敷患处，即愈。

**托盘疔**（附：手心毒，穿掌毒）

生于手掌中心，系手厥阴、少阴二经所司，心火炽盛，逼血妄行，肝风鼓舞，毒散四肢，加以忧思过度，酒色不节，遂致毒流骨髓，侵入劳宫，系心经脉络毒，故生焉。初起坚硬有泡，色如明亮，速即挑破，治以银花解毒汤。手心毒，一名擎珠毒，系手少阴心、手厥阴心胞络二经湿火之毒所结。其疮如泡，色如血赤，外形虽小，内毒有余，疼痛非常，日夜无间，辄有不能收功，流血至死者。治法宜大补，佐以解毒，方用：元参二两，金银花二两，生地黄一两，当归一两，紫花地丁五钱，贝母二钱，甘草二钱。水煎服。初起时，用烂黄鸡屎涂之甚效。又穿掌毒，似托盘疔而实轻也。用新桑叶一把，研烂绢包，合上即愈。

**手背疔　手槽疔**

发于液门（小指、无名指岐骨陷中）、中渚（液门下一寸）二穴，属手少阳三焦经。由风火与湿凝滞而生。初起憎寒壮热，昏闷呕逆，渐致手背高肿，破则烂深至骨。成脓速溃者顺。发时有小疱，痒极者为疔；肿而痛者为发。初时将患处刺破，挤去恶血，以雄黄散擦之。倘肿及手背，则用细针于四围微刺，外涂雄黄散，内服败毒散或羌活散。有表证用绀珠丹汗之。如里证内疏黄连汤下之。溃后元气虚者宜补。又手槽疔生于威灵穴（手背高骨处），治法与上同。二疔之名载于《刺疔捷法》，有刺法而治法不详。余为人治有效，故志之。

**肉龟疔**（俗名脚发背）

生脚背上，形如龟。初起痒而痛，渐则痛不可忍。一名足跗发。经云：三背不宜生疮，足背肉少皮薄，骨少筋多，又在至阴之下，所以为险证也。须辨阴阳。阳则易治，阴则难治，或由三阴精血亏损，或由三阳湿热下注而生。初起寒热呕恶，红肿坚痛。作脓者，系湿热证，属阳，治较易。若因物搐伤，初如粟粒，渐成白泡，寒热交作，日重一日，此由湿火炽盛，须俟热退后肿始渐消。初宜刺破疔头，挤去恶血，内服驱湿保脱汤。或不刺疔头（用灸法，疔头不必刺），用银针遍刺四围，隔蒜艾灸疔头亦效。溃后用八将丹。脚背皮肉脱，则用珍珠生肌散，兼服顾步保脱汤。若色微赤，患处微肿而脓清，系精血大亏，难治。如色黑暗，不肿痛，亦不溃脓，烦热作渴，小便淋漓，阴败者，不治。速用桑枝外灸，以行壅滞，而助阳气，服加减补中益气汤，以补气壮脾，攻伐之剂断不可用。照此法治之，尚有得生者。此疔载于《刺疔捷法》，仅云针刺四围，治法未备，证极重险，治之不易，余故将治效之法，详细言之。

**乌茄疔**

足趾肿痛，似溃非溃，北人谓之惹肥。此系农家浇粪于土上，为烈日晒逼，结热毒于上层，人或跣足过其地，触其毒气，则足趾肿痛。用鸭毛煎汤加皂矾，洗之即愈。

**冷疔**

此证生于足跟，由湿寒凝结而成。形如枣栗，紫白起疱，疼痛彻骨，渐生黑气，腐烂孔深，时流血水，气秽。经久不敛者，宜神灯照法照之，铁粉散敷之，兼服补剂。如不愈，用白油膏即效。初起时用鸽粪煎汤，放脚盘内，用旧篮头罩汤上，以患处对热汤，足蹈篮上，外盖旧衣，俾热气归一处，冷则烧热再熏，至不痛而止。上盖消疔膏。

疔毒走黄，从足趾上及于膝，壅肿可畏。倘火毒攻冲入腹，难于挽救。兹以大剂日夜酣饮，三日内转轻即有转机，如加重则棘手矣。

地丁一两，银花二两，连翘一两，黄柏一钱，滑石三钱，牛膝二钱，赤苓四钱，大贝母三钱，甘菊一两，甘草一钱。日服两剂，三日大效。

**脱骨疔**

此证发于手足大指，《医宗金鉴》及各方书俱名脱疽，惟《东医宝鉴》则为脱骨疔，载入“疔部”。未发时先烦躁作热，类消渴证，久而始发者是也。初生黄泡一点，如粟皮，色紫暗，若煮熟红枣。久则黑气侵漫，腐烂延开，遍传五指，攻及脚面，如汤泼火燃，臭气秽恶，异香难解，至胫即死。此由膏粱厚味积毒所致，或因房术涩精，丹石热药，火蕴脏腑，毒积骨髓而成。方书皆云：初起只有截指一法。孙真人云：在指则截，在肉则割，欲其筋随骨出，以泄其毒，殊不知此亦疔也。治法：于未延散时，先用隔蒜灸法，不痛者宜明灸之，另用金银花二斤，煎浓汤数十碗饮之以解其毒。再用极大生甘草研细末，和菜油调敷极厚，日易数次，切勿间断。如以甘草嚼烂，厚敷更效。忌食发物，尤忌房事（犯之无救），再用金银花三两，当归二两，生甘草一两，水煎，连服十剂可渐愈。药味减少不效，切忌抓擦。或兼服驱湿保脱汤，顾步保脱汤，内外并治更妙。其或修甲受伤，及咬伤、扎伤所致，亦黑漫足背，腐烂气秽，此则较轻。又有大寒冒雪，履冰受冷。其时用热水渐温，可无他虑。若火烘逼寒入骨，春来证发足指，其指必脱，脱后无性命忧，然此皆形似而实非脱骨疔也。脚为四余之末，毒所难至，何凶恶若此。不知毒所难至者，一旦聚毒于中，更不能散。

毒蕴五脏，发为大疔，著名者五。

**火焰疔**

此乃心经火毒，生于唇口及手掌指节间。初起红黄小疱一点，痛痒麻木。看其部位，照各疔治法。甚则寒热交作，烦躁舌强，语言疏忽，头晕心烦。如脉洪便闭者，须下之。火盛者，宜泻火，如大黄、栀子、连翘、丹皮、黄连、木香之属。

**紫靥疔**

此乃肝经火毒，生于手足骨节，腰胁筋骨间。初起便发紫疱起，越日破流血水，三日后穿筋烂骨，疼痛。重则眼红目昧，指甲纯青，舌强神昏，睡语惊惕。若火盛便闭者，下之，宜用黄芩、青蒿、青皮、赤芍、川芎、青黛、胆草之类。

**黄鼓疔**

此乃脾经火毒，生于口角、腮、颊、眼泡上下、太阳等处。初起黄疱，光亮明润，四围红色旋绕。发时便作麻痒，绷急强硬，须照面部诸疔治之。重则肢体木痛，呕恶恶寒，壮热烦渴。若脉洪便闭者，宜下之。如生太阳穴，须将红色绕处轻轻横挑，去恶血，以泄其毒，不可深刺。与钉脑疔参看。

**白刃疔**

此乃肺经火毒，生鼻孔及两手臂膊等处。初生白疱，顶硬根突，麻痒兼痛，破流脂水，易腐易陷。若失治，至腮损咽焦，咳吐痰涎，鼻掀气急者，不救。初起若顶现灰色，根脚棉软，毒不结聚，此为陷伏阴证。虽大仅如豆，亦不治。盖不久则昏愦，喘急也。鼻为肺窍，邪气入肺，故发于鼻。肺位居上，手为五脏之干枝，故又发于两手及臂膊之上。毒盛者有红丝，照红丝疔治。生于鼻者，治同鼻疔。余照各疔治。

疔生鼻窍，名曰白刃疔。唇面肿胀，连及左肋，心烦呕恶，六脉洪大。业已走黄，势难挽回，既远道而来，不得不勉为图治。用生矾三钱，葱头三个，打和，以陈酒下之。取其澄清，无经不达。即用大剂清解，速速服之。

金银花一两，丹皮三钱，甘菊花一两，连翘五钱，大贝母五钱，天花粉五钱，当归一两，紫地丁一两，甘草节五钱，知母四钱，皂角刺五钱，制半夏二钱，白及三钱，穿山甲四钱，乳香一钱，郁金一钱，鲜菊叶一两。此方两日共服四剂，肿消势减，根束顶高，脉平热退后渐愈。

**黑靥疔**

此乃肾经火毒，生耳窍缝、胸、腹、腰、肾偏僻软肉处。初生黑斑紫疱，毒窜皮肤，渐攻肌肉，顽硬如钉，痛彻骨髓。重至手足青紫，惊悸沉困，软陷孔深，目精透露者，难治。生于耳者，治同耳疔。余须滋肾水兼清火。

五疔中，惟肾经之疔不宜下，余疔如火盛而生于上身者，惟有下之一法，最为妥速。下则毒去，再用清解，可以无虑。否则其来甚捷，稍迟已来不及矣。

有似时疫痧证而以疔名者。

**羊毛疔**（又名羊毛痧）

初起头痛，身发寒热，重者一二时，轻者一二日即死。视其前心坎、后背心有红点如疹子，先用针挑破，取出羊毛，再用明雄末三钱，青布包扎，蘸热烧酒于前心坎疮上一二寸外四围遍擦，逐渐擦入疮眼，其毛即奔至背心。再于背心照前遍擦，毛俱拔于布上，随埋入土内，内服菊花饮或地丁饮、葱矾散、护心散，俱效。如医药不及，速往十字路口众人行走之地，挖泥数升，冷水和丸如鸡蛋大，即在病人脐旁及心窝内外，摩擦良久，俟泥丸稍热开视，有羊毛即是。另换泥丸，擦至无毛而止。虽已气绝而身未冷者，皆可治，用黑豆、荞麦各等分磨末为丸，照擦更妙，擦之无羊毛者，即非此证。

**羊毛疔瘤**

此疔忽起一疱，其形如瘤，内有羊毛，亦名羊疔。初起头痛，或发寒热。即用黑豆、荞麦各等份研末，挑破疔头涂擦，毛落即愈。内服菊花饮。

**心经疔**

一名朱砂证。初起喉肿脉散，牙紧心痛，手足麻木，闭目不语，或则上呕下泻。若误认为喉风，则成不治。急用红纸作捻浸油，照心窝、背心二处。如有红点，即用针破，内有红丝，赶即挑出，用雷击散二三分，吹鼻内，再称药末三钱，热姜汤送下。体极弱者，加台党参二钱，煎汤冲服（小儿一钱），重者三服即愈。忌食生冷油腻。此证传染极易，稍迟则不救，药宜早服，方保无事。

**火疔**（附：一切痧证治法）

初起或发寒热，或无寒热（与发斑同），须于头发内、耳后、耳内、眼下、舌下、肩胛窝、手足弯、脚心、肾囊、阴户、粪门，通身细看。或如蚊咬，或如眼、如钱（外有小疔者轻），或嘴唇四围数疔（生头面重），或有红丝、青丝，至心即死，急将丝头挑破（眼皮上不可挑），取旱烟筒中油敷之，丝即退缩，再涂四围，用水冲烟油服之，用满天星方亦可，并用鸡蛋清方以除根。不论有丝无丝，皆神效。或用油灯草在丝头烧之，丝亦退散（头面生疔切不可烧）。又有用大蒜切断，于常走处磨下脚泥，敷疔头四旁，丝退而愈。倘治不合法，或梦遗，或犯房事，则疔缩陷，发狂乱语，此即走黄。看有小芒刺即是疔头，先用烟油敷四边，再用针挑破，挤尽恶血，见红血为止。仍服烟油，用蛋清方以除根。若淡红平塌者是虚火（误服凉药必死），用烟油水试之不辣者，即对证（辣者即不可服）。或用高丽参一钱，用潞党参四钱亦可、元参三钱，北五味六分，麦冬钱半，制附子三钱，干姜一钱，水煎服（误服凉药，神昏气喘者亦效）。阴寒虚火必用此方，方可救命。不必以姜附太热，迟疑自误。如热极无脉，用加味参麦散。如眼珠突出，手足冰冷，此心火热极，无血养手足也，仍用烟油及蛋清方最妙。有愈而复发者，根深凶险，用巴豆、饭米各一粒捣烂，敷疔头，其根自出（疔大两粒）。凡一切痧证，不可饮米汤，吃米食，犯则不救。只可吃藕粉、荞麦粉、葛粉之类，亦不可多食。

有似疔非疔而以疔名者。

**血疔**

证生肘下、两太阳、两眼角等处。起如红疮，破之有窍如针孔，流血不止，用芫花煎浓汤煮线扎之。或用瘦猪肉贴，或用食盐、麻油涂上扎紧，内饮真麻油一大碗，菜油亦可。凡血出不止，俱可用此法，血止后，用野菊花煎浓汤常服。切忌茶汤。

**黑疔**

疮毒溃烂日久，中有黑疔突出，状若筋头，坚痛不可拔，用紫降香剉如豆大，炒黑为细末，掺于四围患处，敷拔疔红膏，隔日一换，疔自脱去。先用八将丹，后用玉红膏收功。生疔时，疔脚未去，亦有此证，与耳疔、牙疔之黑疔不同。

**鱼眼疔**

是疔多发于足，烂孔甚多。宋严用和云：非神手不能治也。治法：先用针刺，如痛则痒根已走，以榆皮刮净如线，以绵裹其尖，以线牢系之，用探疔疮之穴。榆所不及之处，则针破引榆皮而出，再自针穴寻之。若针破处病人痛而血出，则是活肌肉矣，即于疔疮各针孔中，纳蟾酥丸二三粒，覆以拔疔膏，四旁肿处敷以乌龙骨。如有赤晕，敷解毒散，脓尽方可生肌。

**鱼脐疔**

此证头白，四面发赤，中央黑色，状狭而长，肉下有红线，或潮热。一因风毒蕴结，二因气血凝滞所致。用腊猪头骨烧枯研末，鸡蛋清调敷，轻者数日即愈。或用丝瓜叶及连须葱、韭等份，同入石钵内，研烂取汁，温酒和服，渣另敷患处。如疔在左手，敷左腋下；在右手，敷右腋下。在左脚，贴左胯；在右脚，贴右胯。在中，敷心及脐。用绵缚住，俟肉下红线处皆白则毒散。若潮热，亦用此法。须令人抱住，恐其颠到不治。或以针刺四围，不大痛者，亦不治。又疮头色黑，破流黄水，四围浮浆滋腻，用蛇蜕灰存性，研细，鸡子清调敷，或用葱白、蜂蜜，杵，涂四围，亦效。

**七星赶月疔、护场疔、三十六疔**

此疔与麻子疔相似，逐日渐生，攒聚四围，形若小疮，顶有黑点，或杂一大疮，故名七星赶月。初起恶寒身热，久则壮热，如伤寒证。此疔面上最多，别处较少。方书载有人唇口患疔，接连七个，头肿如斗，心闷神昏。一女丐曰：此名七星赶月疔，用蛔虫捣烂涂之，顷刻疮口流出黄水，肿消神清，次日即愈。此与唇疔治法相同。若生于头面者，则照头面诸疔治。此疔之毒最盛，日生红发数根，须令人细寻拔尽，俾毒可稍泄，不可认作护场疔。盖护场疔生于正疔之旁，其证极轻，照常法治之即瘥。又有三十六疔，一名满天星疔。此疔属肾，其毒最横，必须早治。初起微痒，形肿如豆，四围赤色，日生一疔，至三十六之数，虽不再生，亦不能治。此疔之形亦与前疔相似，宜细细辨之。

**刀镰疔**

形如韭叶，狭长三寸许，肉色紫黑者是。各疔俱宜刺，惟此疔不可刺，刺则不治矣。内服葱矾散，外敷溏鸡粪，即愈。迟则毒气攻心，不可救。浮沤疔亦如韭叶形长而曲，与此疔相似。

**红丝疔**

初起形如小疮，渐发红丝，流走最速。生于手者，其红丝至心；生于足者，红丝至脐；生于头面者，红丝至喉。皆不治。若在手足两处，可用头发离丝头一二寸紧紧扎住，即从红丝延处，当头刺破，再逐寸挑近疔根，挤尽恶血。头有白泡，速即挑破，挤尽恶血。先用艾火于丝头烧之，其丝即散，不散再烧，以散为度。再用黑鱼鳞三钱，炙，研，百草霜三钱，研细，将京墨和药磨，敷丝上，或用浮萍打烂涂之，或用烟筒内烟膏涂之，俱效。方书云：红晕与红丝有别。红晕状若筋，他证毒盛者皆有之，见晕即非美证。一晕二晕三晕已重，四晕不治。红丝疔亦然。余遇此证，外治后内服贵金丸以泄其毒，丝即渐隐无迹。再服清解大剂，虽有三四晕，无不可消。毒盛者，初起恶心呕吐，毒已攻心，速服拔疔毒丸，迟恐无救。红丝疔有从虎口发者，宜刺商阳穴（在食指内侧，去爪甲角韭叶许）。

**对疔**

生于脑门左右、两眼角、两太阳、两颧、两耳门，在印堂穴则生一个。初时不觉，误为热疖，旋即身发寒热，饮食不进，神思恍惚，其毒最重，宜服解毒大剂，并服西黄丸。生甘草须用至五钱，方能杀其势。此疔所生之部位，除两颧外，俱不宜深刺，须浅而带横，《经》所谓刺皮无伤肉也。恶血须耐心挤尽，俾毒可泄。余治同。

**水疔**

四围红赤，中一黑点，坚硬如石，痛不可忍，破后惟流血水。用土牛膝（俗名臭花娘子），捣烂，入盐少许，和匀敷之，用消疔毒膏敷之亦可。此证乃皮肤热毒，外治可愈，重者稍发寒热，服败毒散一二剂可已。其有形如水泡者，因饮不洁宿水而生，挑破后以治疔法治之即愈。

**葡萄疔**

紫色光亮，顷刻累累如贯珠，周身皆有，或仅生一粒者，形似葡萄，故名。患者饮食言笑如常人，或不觉。一日半日，一见鼻血即死。方书言无药可救。或云：有女子手腕软处生物如豆，半在肉中，色红紫，痛甚，诸方不效。后用水银四两，白纸二张，将水银揉热擦之。三日自落。前证似可照此施治。

证既名疔，又见鼻血，其为热毒内蕴无疑。如水银方不见效，可用菊花、地丁各四两，生甘草四钱，煎浓汤刻刻服之。再取陈菜油三大杯，一时饮尽，并用吴茱萸末，醋敷调足心，一日一换，引热下行，或可见效。

**暗疔**

此证生于腋下，由肝脾二经毒火而成，硬若钉头，痒而且痛，寒热往来，四肢拘急，其色紫黑，烦躁作呕，痛引半身，宜服蟾酥丸，急按治疔法内外治之。其在未发之先，腋下忽然坚肿，散漫无头，次肿阴囊，睾丸突出，状如筋，头身发寒热，筋脉拘急，肿处焮痛。治法忌用针灸，先以蟾酥丸含化，令尽，以冷水漱去毒涎，再用三丸嚼葱白三寸，裹药送下，盖被取汗。汗若不出，饮葱白汤催之。如仍无汗，系毒热滞结，急用霹雳火法，使热熏蒸，至头面汗出，其毒自减。再用大黄一两，白芷三钱，共研细末为丸，每服三四钱，葱头三个，酒煎作汤送下，盖被取汗。候大便通行，即效。人如昏狂，疮头红凸，急取路旁鸟桕树根二尺，去皮，打烂，井花水调一盅，服后泄一二次即愈。

**内疔**

先发寒热，渐次腹痛，或初起即牙关紧急，数日间忽然肿起一块，如积聚是也。治法与上暗疔同。暗疔只生腋下，内疔则遍身皆生，粪门、阴户等处俱有。暗、内二疔，人所易忽，本属难辨，慎勿误作伤寒杂病。若初起寻觅不见，取甑盖上气垢少许，纳口中，必有一处痛甚，即知疔所在。急宜刺去恶血，见好血为止。再用蟾酥丸三五粒，葱头煎汤研化灌之。凡人暴死者，多是疔毒。急取灯遍照其身，若有小疮即是其毒，宜急灸之，再以蟾酥丸研化水调灌下，亦有复苏，须照前法治之。

**痘疔治法**

天花虽为重险之证，大半皆坏于痘中之疔，俗谓贼痘。生于五六日内，或三五枚，或六七枚不等，杂于诸痘之间。其色紫黯，甚则黑硬如石，患此则诸证蜂起。盖痘疔能闭诸毒，痘未齐有疔，则不能尽现痘。即齐有疔，则不能起胀。行浆时有疔，则必致倒陷不救。此由热毒盛而并结故也。痘疔极易辨，脚有红晕似花者，则谓之花。若痘中有紫黑干硬而独大于他痘，其脚无晕，有痛，有不痛者，即痘疔也。急以铍针挑破，挤尽恶血，以拔痘疔，毒散敷之。次日再看，若仍胀硬，复针破，仍以前药敷之，必转红活乃已。若其核甚坚，针挑不动，须用针从四边剜开，以小钳钳出，其形如疔，有半寸长者，仍以前药敷满疮口，乃可无患。又手足有痘，色暗坚硬而甚痛，或外无痘而内有核作痛者，亦痘疔也。宜以艾火烧之，或以灯火烙之，俱效。若不急治，必致深陷，穿筋透髓而烂见骨。如舌上生痘疔，则用铜绿、雄黄、朱砂、人中白共研匀掺之，自愈。

**看疔秘法**

天庭（当头从鼻直入发际五分）、承浆（唇棱下陷中）、地合（颌棱正中）有黑陷者，心窝、舌上及男阴囊、女阴户必有疔。两颧（面烦骨及四旁）、两颐（腮骨前）有黑陷者，腋下、腰下必有疔。耳上、准头（准头，鼻尖也）有黑陷者，手足必有疔。人中（鼻柱下陷中）有黑陷者，脐下必有疔。太阳（眉后陷中）有黑陷者，腿足必有疔。

**卷簾疔**

生舌根下。小如黑豆，大如葡萄，致儿舌卷、喉痛。速用银钩钩破，去尽恶血，随以苦茶漱口，搽龙宫丹方，用冰片、硼砂、青黛、黄连、薄荷、荆芥、炒僵蚕，共为细末，吹用。

**火珠疔**

生鼻孔内。闽塞喷火，面赤眼红，用钩钩破，用黄连膏加冰片滴鼻，内服泻金散。方用犀角、牛蒡子、桔梗、芍药、生地、红花、紫草、甘草，煎服。

**忘汲疔**

生眼沿。封蛤肿胀，烦热而紫。宜挑破，用瓦松洗净，打烂罨之。

**豢虎疔**

生耳内。会脓时，宜挑破，搽拔疔散。

**燕窝疔**

生腋下。肿硬面赤，谵语，如在左腋潜注，则在右之痘，沉伏失色。右则反之。宜针挑破，去根，用拔疔散、消毒饮，方用牛蒡、犀角、芍药、生地、红花、甘草、木通、茯苓、连翘、灯心，水煎服。

**注命疔**

生两足心。于出痘时，肿硬如钱、如豆、如椒，有紫筋直透足股。挑之去血，用田螺水调冰片点之。次用慎火草，绿豆浸胀，捣烂敷之。

**透肠疔**

生肛门旁。出痘在六七朝，肿痛如锥，挑之，煎金银花、防风汤，冷洗。次用轻粉、珍珠、冰片研细涂之，内服黄连解毒汤。

**骊龙疔**

生尿孔内。于五六朝，身热谵语，眼翻肢厥，腹胀，小便闭塞是也。速用蟾酥、犀黄、银珠、冰片、麝香研末。次用黄连，细茶浓煎，俟冷，取半勺调药用。细软稻心蘸药送于孔内。内服木通败毒散。

**赤斑疔**

又名赤斑核，形如瘰疬无定处，多在活肉筋骨间。有则周身之痘皆不发尽，归于瘰疬一处矣。此极危险。治法：将瘰疬用手撮起，以红绳紧扎后用蒜头瓣贴患处，艾灸七次，至不知痛痒，庶痘可起而红活矣。

**痘证回毒方**（兼治疔肿）

银花五钱，人参二钱，元参一钱，甘草一钱，痘疮坏证已黑，人将弃之，药下喉即活。

人参三钱，陈皮一钱，荆芥一钱，蝉蜕五分，元参二钱，当归二钱。此乃元气虚而火不能发也，故用人参以补元气，元参去浮游之火，陈皮去痰开胃，俾参无碍，而相得益彰。荆芥以发火又能引火归经。当归去瘀生新。蝉蜕除风解毒。此方之妙，难以尽言。初起不可服，必证坏乃可服。

**拔毒膏**

痘疔刺出血，挤后涂之。腰黄二钱，研末，胭脂膏五钱，紫草三钱。和匀用。

**痘疔溃烂方**

痂后烂见筋骨者。

密陀僧二钱，赤石脂三分，腻粉三分，黄柏三分，杭粉三分，炒，乳香三分，没药三分，伏龙肝一钱，血竭一钱，飞丹八分，发灰五分，冰片五厘。如有臭气，加阿魏三四分，研细掺患处，外盖膏药。内服人参败毒散，加穿山甲、蝉蜕、连翘。

**牛粪散**

治小儿痘疔及湿热诸疮毒。水淋漓久不收口，百药不效者。

**蒜灸方**

治痘疔毒气攻窜，致痘不能透发，或麻木疼痛交作，放蒜片于痘疔上，用艾绒灸之，毒随火散。若紫血出后肿痛不止，尤当用灸。

以上所列，为《过玉书》之宝验良法，可谓信而有徵。观此而后，再将过氏所著之《治疗大全》一书，详考其灸、刺、汤方等法，自可应用无穷矣。

# 第 14 章　伤科入门

## 一、《正骨心法要旨》

### （一）外治手法

**1. 手法总论**　夫手法者，谓以两手安置所伤之筋骨，使仍复于旧也。但伤有重轻，而手法各有所宜，其痊可之迟速，及遗留残疾与否，皆关乎手法之所施得宜、或失其宜、或未尽其法也。盖一身之骨体，即非一致，而十二经筋之罗列序属，又各不同，故必素知其体，识其部位。一旦临证，机触于外，巧生于内，手随心转，法从手出。或拽之离而复合，或推之就而复位，或正其斜，或完其阙。骨之截断、碎断、斜断，筋之驰纵、卷挛、翻转、离合，虽在肉里，以手扪之，自悉其情。法之所施，使患者不知其苦，方称为手法也。况所伤之处，多有关于性命者。如七窍上通脑髓，膈近心君。四末受伤，痛苦入心者，即或其人元气素壮，败血明于流散，可以克期而愈，手法亦不可乱施。若元气素弱，一旦被伤，势已难支，设手法再误，则万难挽回矣。此所以尤当审慎者也。盖正骨者，须心明手巧，既知其病情，复善用夫手法，然后治自多效。诚以手本血肉之体，其宛转运用之妙，可以一己之卷舒，高下疾徐，轻重开合，能达病者之血气凝滞，皮肉肿痛，筋骨挛折，与情志之苦欲也。较之以器具从事于拘制者，相去甚远矣。是则手法者，诚正骨之首务哉。

**2. 手法释义**

（1）摸法：摸者，用手细细摸其所伤之处。或骨断、骨碎、骨歪、骨整、骨软、骨硬，筋强、筋柔、筋歪、筋正、筋断、筋走、筋粗、筋翻、筋寒、筋热，以及表、里、虚、实，并所患之新旧也。先摸其或为跌扑，或为错闪，或为打撞，然后依法治之。

（2）接法：接者，谓使已断之骨合拢一处，复归于旧也。凡骨之跌伤错落，或断而两分，或折而陷下，或碎而散乱，或歧而旁突，相其形势，徐徐接之。使断者复续，陷者复起，碎者复完，突者复平。或用手法，或用器具，或手法、器具分先后而兼用之，是在医者之通达也。

（3）端法：端者，两手，或一手擒定应端之处，酌其重轻，或从下往上端，或从外向内托，或直端、斜端也。盖骨离其位，必以手法端之，则不待旷日迟久，而骨缝即合，仍须不偏不倚，庶愈合无长短不齐之患。

（4）提法：提者，谓陷下之骨提出如旧也，其法非一。有用两手提者，有用绳帛系高处提者，有提后用器具辅之，不致仍陷者。必量所伤之轻重浅深，然后施治。倘重者轻提，则病莫能愈。轻者重提，则旧患虽去，而又增新患矣。

（5）按摩法：按者，谓以手往下抑之也；摩者，谓徐徐揉摩之也。此法盖为皮肤筋肉受伤，但肿硬麻木，而骨未断折者设也。或因跌仆闪失，以致骨缝开错，气血郁滞，为肿为痛，宜用按摩法。按其经络，以通郁闭之气；摩其壅聚，以散瘀结之肿，其患可愈。

（6）推拿法：推者，谓以手推之，使还旧处也；拿者，或两手一手捏定患处，酌其宜轻宜重，缓缓焉以复其位也。若肿痛已除，伤痕已愈，其中或有筋急而转摇不甚便利，或有筋纵而运动不甚自如，又或有骨节间微有错落不合缝者，是伤虽平，而气血之流行未畅，不宜接、整、端、提等法，惟宜推拿以通经络气血也。盖人身之经穴，有大经、细络之分。一推一拿，视其虚实，酌可用之，则有宣通补泻之法，所以患者无不愈也。

以上诸条，乃八法之大略如此。至于临证之权衡，一时之巧妙，神而明之，存乎其人矣。

### （二）器具总论

跌仆损伤，虽用手法调治，恐未尽得其宜，以致有治如未治之苦，则未可云医理之周详也。爰因身体上下正侧之象，制器以正之，用辅手法之所不逮，以冀分者复合，欹者复正，高者就其平，陷者升其位，则危证可转于安，重伤可就于轻，再施以药饵之功，更示以调养之善，则正骨之道全矣。

**1. 裹帘**（器一） 裹帘，以白布为之。因患处不宜他器，只宜布缠，始为得法，故名裹帘。其长短阔狭，量病势用之。

**2. 振梃**（器二） 振梃，即木棒也。长尺半，圆如钱大，或面杖亦可。盖受伤之处，气血凝结，疼痛肿硬，用此梃微微振击其上下四旁，使气血流通，得以四散，则疼痛渐减，肿硬渐消也。

用法释义：凡头被伤，而骨未碎未断，虽瘀聚肿痛者，皆为可治。先以手法端提颈项筋骨，再用布缠头二三层令紧，再以振梃轻轻拍击足心，令五脏之气上下宣通，瘀血开散，则不奔心，亦不呕哕，而心神安矣。若已缠头，拍击足心，竟不觉疼，昏不知人，痰响如拽锯，身体僵硬，口溢涎沫，乃气血垂绝也，不治。

**3. 披肩**（器三） 披肩者，用熟牛皮一块，长五寸，宽三寸，两头各开二孔，夹于伤处，以绵绳穿之，紧紧缚定。较之木板，稍觉柔活。

用法释义：凡两肩扑坠闪伤，其骨或断碎，或旁突，或斜努，或骨缝开错、筋翻。法当令病人仰卧凳上，安合骨缝，揉按筋结。先以棉花贴身垫好，复以披肩夹住肩之前后，缚紧，再用白布在外缠裹毕。更用扶手板，长二尺余，宽三四寸，两头穿绳，悬空挂起。令病人俯伏于上，不使其肩骨下垂，过七日后开视之。如俱痊，可撤板不用；如尚未愈，则仍用之。若不依此法治，后必遗残患芦节。

**4. 攀索**（器四） 攀索者，以绳挂于高处，用两手攀之也。

**5. 叠砖**（器五） 叠砖者，以砖六块，分左右各叠置三块，两足踏于其上也。

用法释义：凡胸、腹、腋、胁，跌、打、碰、撞、垫、努以致胸陷而不直者。先令病人以两手攀绳，足踏砖上，将后腰拿住，各抽去砖一个，令病人直身挺胸。少顷，又各去砖一个，仍令直身挺胸。如此者三，其足著地，使气舒瘀散，则陷者能起，曲者可直也。再将其胸以竹簾围裹，用宽带八条，紧紧缚之，勿令窒碍。但宜仰睡，不可俯卧侧眠，腰下以枕垫之，勿令左右移动。

**6. 通木**（器六） 用杉木，宽三寸，厚二寸，其长自腰起，上过肩一寸许。外面平整，向脊背之内面刻凹形，务与脊骨膂肉吻合。约以五分（分，去声）度之。第一分左侧面斜钻二孔，右侧面斜钻二孔，越第二分至第三分、四分、五分，俱自左右侧面各斜钻一孔，用宽带一条，自第一分上左孔穿入，上越右肩，下胸前，斜向左腋下，绕背后，穿于第一分右次孔内；再用一带自第一分，右孔穿入，上越左肩，下胸前，斜向右腋下，绕右背后穿入第一分左次孔内。两带头俱折转，紧扎木上。第三分、四分亦以带穿之，自软肋横绕腹前，复向后穿入原孔内，紧扎木上。第五分以带穿入孔内，平绕前腹，复向后紧扎木上，切勿游移活动，始终于患处有益。凡用此木，先以绵絮软帛贴身垫之，免致疼痛。

用法释义：凡脊背跌打损伤，膂骨开裂高起者，其人必伛偻难仰。法当令病者俯卧，再著一人以足踏其两肩，医者相彼开裂高起之处，宜轻、宜重，或端、或拿、或按、或揉，令其缝合。然后用木依前法逼之。

**7. 腰柱**（器七） 腰柱者，以杉木四根，制如扁担形，宽二寸，厚五分，长短以患处为度，俱自侧面钻孔，以绳联贯之。

用法释义：凡腰间闪挫岔气者，以常法治之。若腰节骨被伤错笱，膂肉破裂，筋斜伛偻者，用醋调定痛散，敷于腰柱上，视患处将柱排列于脊骨两旁，务令端正，再用蕲艾做薄褥，覆于柱上，以御风寒。用宽长布带绕向腹前，紧紧扎裹，内服药饵，调治自愈。

**8. 竹簾**（器八） 竹簾者，即夏月凉簾也。量患处之大小长短裁取之。

用法释义：凡肢体有断处，先用手法安置讫，然后用布缠之，复以竹簾围于布外，紧扎之，使骨缝无参差走作之患。乃通用之物也。

**9. 杉篱**（器九） 杉篱者，复逼之器也。量患处之长短阔狭、曲直凸凹之形，以杉木为之。酌其根数，记清次序，不得紊乱，然后于每根两头各钻一孔，以绳联贯之。有似于篱，故名焉。但排列稀疏，不似竹簾之密耳。

用法释义：凡用以围裹于竹簾之外，将所穿之绳结住，再于篱上加绳以缠之，取其坚劲挺直，使骨缝无离绽脱走之患也。盖骨节转动之处，与骨节甚长之所，易于摇动。若仅用竹簾，恐挺劲之力不足，故必加此以环抱之，则骨缝吻合坚牢矣。

**10. 抱膝**（器十） 抱膝者，有四足之竹圈也。以竹片作圈，较膝盖稍大些。须再用竹片四根，以麻线紧缚圈上，作四足之形，将白布条通缠于竹圈及四足之上。用于膝盖，虽拘制而不致痛苦矣。

用法释义：膝盖骨覆于揵、骺二骨之端，本活动物也。若有所伤，非骨体破碎，即离位而突出于左右，虽用手法推入原位，但步履行止必牵动于彼，故用抱膝之器以固之，庶免复离原位而遗跛足之患也。其法将抱膝四足插于膝盖两旁，以竹圈辖住膝盖，令其稳妥，不得移动，再用白布宽带紧紧缚之。

### （三）经义

**1. 击扑损伤应刺诸穴** 《素问·缪刺论》曰：人有所坠堕，恶血留内，腹中满胀，不得前后，先饮利药。此上伤厥阴之脉，下伤少阴之络，刺足内踝之下然谷之前血脉出血。刺足跗上动脉，不已，刺三毛各一痏，见血立已。左刺右，右刺左。

《灵枢·寒热病》曰：身有所伤，血出多，及中风寒，若有所堕坠，四肢懈惰不收，名曰体惰。取其小腹脐下三结交。三结交者，阳明太阴也，脐下三寸关元也。

《灵枢·厥病论》曰：头痛不可取于腧者。有所击堕，恶血在内，伤痛未已，可侧刺，不可远取之也。

**2. 恶血已留复因怒伤肝** 《灵枢·邪气脏腑病形》曰：有所堕坠，恶血在内，有所大怒，气上而不下，积于胁下，则伤肝。

**3. 击扑伤后入房伤脾** 《灵枢·邪气脏腑病形》曰：有所击扑，若醉入房，汗出当风，则伤脾。

**4. 击扑损伤脉色** 《素问·脉要精微论》曰：肝脉搏坚而长，色不青，当病坠。若因血在胁下，令人喘逆。

《金匮要略》曰：寸口脉浮、微而涩，然当亡血。若汗出，设不汗出者，其身有疮，被刀斧所伤，亡血故也。

又论曰：肝脉搏坚而色不变，必有击堕之事。因䐃肉无破，则血恶必留胁下，兼致呕逆，依经针刺然谷、足跗，或三毛等穴出血。或饮利药，使恶血开行，当自愈也。若脉浮微而涩，当知亡血过多，依经于三结交（关元穴）灸之，或饮大补气血之剂而调之，则病已矣。

### （四）十不治证

1. 颠扑损伤，入于肺者，纵未即死，二七难过。
2. 左胁下伤，透至内者。
3. 肠伤断者。
4. 小腹下伤内者。
5. 证候繁多者。
6. 伤破阴子者。
7. 老人左股压碎者。
8. 血出尽者。
9. 肩内耳后伤透于内者。
10. 脉不实、重者。

以上皆不必用药。

## （五）头面部

**1. 巅顶骨** 巅者，头顶也。其骨男子三叉缝，女子十字缝。一名天灵盖，位居至高，内涵脑髓，如盖以统全体者也。或碰撞损伤，如卒然而死，身体强硬，鼻口有出入声气，目闭，面如土色，心口温热跳动者，此证可治。切不可撅拿并扶起盘坐，盖恐惊乱之气上冲，或从伤处，或从七窍走泄，必伤性命也。惟宜屈膝侧卧，先将高醋调混元膏敷于顶上，以定痛消肿，活血拔毒。再将草纸卷点着，令烟气熏其口鼻。再燃煤淬入醋内，使热气熏蒸口鼻。如无煤之处，烧铁淬之亦可。以引五脏血脉，使之通和。待其口中呻吟有声，即以童便调八厘散温服，可以气转阳回。外用手法推按心胸、两胁、腋下、腹上，并轻托内腕攒筋，频频揉摩（即掌后高骨，寸、关、尺诊脉处也）。

夫冲撞伤损，则筋脉强硬，频频揉摩，则心血来复，命脉流通，即可回生。常服正骨紫金丹，复外用散瘀和伤汤洗去前敷之混元膏。服丸药后，或大便色黑干燥，此乃肠胃存有瘀血，或有耳聋者，俱服加减苏子桃仁汤，以逐瘀血，健脾胃，养精神。兼用导气通瘀锭塞于耳中。饮食宜素粥、汤饮，忌气怒、油腻、面食。卧处宜净室，勿令人喧乱。若伤重已死者，用白布缠头，以木棍轻轻击拍足心，再提发，令其直正，安定颈骨，舒其筋络，外敷混元膏，内服紫金丹。若坠车马损伤巅缝者，其邪坠而下，多在左而少在右，因右手利便而然也，其治法同碰撞诸伤。如顶骨塌陷，惊动脑髓，七窍出血，身挺僵厥，昏闷全无知觉者，不治。

**混元膏**：治打扑损伤，骨碎，筋翻，瘀血凝聚，消青紫肿痛等证。

羚羊血五钱，没药五钱，漏芦三钱，红花三钱，大黄二钱，麝香三钱，升麻三钱，白及五钱，生栀子二钱，甘草二钱，明雄黄五钱，白敛三钱。上为细末。用高醋熬成膏，敷于顶上。

**八厘散**：治跌打损伤，接骨，散瘀。

苏木面一钱，半两钱一钱，自然铜三钱，醋淬七次，乳香三钱，没药三钱，血竭三钱，麝香一分，红花二钱，丁香五分，番木鳖一钱，油炸去毛。共为细末。黄酒温服，童便调亦可。

**正骨紫金丹**：治跌打扑坠，闪错损伤，并一切疼痛，瘀血凝聚等证。

丁香、木香、瓜儿血竭、儿茶、熟大黄、红花各一两，当归头、莲肉、白茯苓、白芍各二两，丹皮五钱，甘草三钱。共为细末，炼蜜为丸。每服三钱，童便调下，黄酒亦可。

**散瘀和伤汤**：治一切碰撞损伤，瘀血积聚。

番木鳖油炸去毛、红花、生半夏各五钱，骨碎补、甘草各三钱，葱须一两。水五碗，煎滚，入醋二两，再煎十数滚。熏洗患处。一日十数次。

**加减苏子桃仁汤**：治瘀血内聚，心经瘀热，大肠不燥者。

苏子三钱，苏木一钱，末，红花一钱，桃仁炒、麦冬、橘红各三钱，赤芍、竹茹、当归各二钱，酒洗。水三盅，煎一盅。渣二盅，煎八分，温服。

**导气通瘀锭**：专治耳聋奇方。

用不去油巴豆一个，斑蝥三个，麝香少许。以葱涎、蜂蜜和捻如麦粒形。丝棉囊置耳中，响声如雷，勿得惊惧。待二十一日，耳中有脓水流出，方可去锭。奇妙无比。

**2. 囟骨** 囟骨者，婴儿顶骨未合，软而跳动之处，名曰囟门。或跌打损伤，骨缝虽绽，尚未震伤脑髓，筋未振转其形，头项浮光，面虚眼肿，鼻大唇翻，舌硬，睡困昏沉。肉虽肿，而未皮破血出者，宜扶起正坐，即以葱汁合定痛散敷于伤处，再以毛头纸蘸醋贴药上，烧铁熨斗烙纸上，以伤处觉热疼，口中有声为度。去药贴万灵膏，三日一换。待疼止思食，始揭去膏，以和伤汤洗之，则风除肿散，血活气理矣。肉破出血者，即用马屁勃灰先止其血；次用榆树皮灸熨法。内服人参紫金丹，以健脾胃，提元气，止渴生津，增长精神，强壮身体，令筋血和通为要。忌发物、火酒，戴口罩穿戴布帽，以避风寒，不可出房。若肉破血流不止，骨陷筋翻，必损脑髓。身软，屈手筋强，气息无声，则危笃难医。若破痕触冒寒风者，不治。马屁勃俗名狗头灰，产口外者佳。

**定痛散**：治一切打扑损伤，定痛消肿，舒筋和络。

当归、川芎、白芍、官桂各一钱，三奈三钱，麝香三分，红花五钱，紫丁香根五钱，升麻一钱，防风一钱。共为细末。老葱捣汁，合敷患处，再用熨法。

**灸熨法**：此法专以灸熨肉破血出诸伤。盖因血液、津渍潮润，以树皮隔之方灸熨也。先以榆树皮安患处，再以老葱捣烂，并蕲艾止痛散，和匀置树皮上，连灸五次毕。以软绢包裹，戴抽口布帽，系紧带子，谨避风冷。

**万灵膏**：治跌打损伤，消瘀散毒，舒筋活血，止痛接骨如神，兼去麻木、风痰、寒湿等证。

鹳筋草、透骨草、紫丁香根、当归酒洗、自然铜醋淬七次、瓜儿血竭、没药各一两，川芎八两，赤芍二两，半两钱一枚，醋淬，红花一两，川牛膝、五加皮、石菖蒲、茅山苍术各五钱，木香、秦艽、蛇床子、肉桂、川附子制、石斛、半夏制、草薢、鹿茸各三钱，虎胫骨一对，麝香二钱。上除血竭、没药、麝香三味各研细末另包外，共二十三味。先将香油十斤微火煨浸三日，然后将群药入油内，熬黑为度。去滓，加黄丹五斤，再熬至滴水成珠，离火，俟少时药温，将血竭、没药、麝香下入，搅匀，取起，出火气。

**人参紫金丹**：此丹提补元气，健壮脾胃，止渴生津，增长精神，和通筋血。被跌仆闪撞而气虚者，最宜服之。

人参三钱，丁香一两，五加皮二两，甘草八钱，茯苓二钱，当归一两，酒洗，血竭一两，骨碎补一两，五味子一两，没药二两，去油。共为细末，炼蜜为丸。每服三钱，早晚淡黄酒化服，童便化服亦可。

**3. 山角骨** 即头顶两旁棱骨也。凡有跌打损伤未破者，不拘左右，宣紫肿硬，瘀血凝聚，疼痛，或目闭昏迷，身软而不能起，声气短少，语言不出，心中忙乱，睡卧喘促，饮食少进者，宜内服正骨紫金丹，外用火熨，如囟骨伤法。如肉破流血不止，先用马勃灰止血后，以榆树皮盖伤处，以艾合定痛散灸之。如伤重者，先服人参紫金丹后，如前法。如损伤太重，成伤风，不治。

**正骨紫金丹**：见前巅顶骨伤。

**人参紫金丹**：见前囟骨伤。

**4. 凌云骨**　在前发际下，即正中额骨，其两眉上之骨，即俗名左天贤骨，右天贵骨，两额角也。跌打损伤，皮破，二目及面浮虚肿，若内损瘀血，上呕吐衄，气虚昏沉，不省人事，身软，面色干黄，偏身虚浮，躁烦焦渴，胸膈疼痛，脾胃不开，饮食少进。先服疏血丸，再以五加皮汤熏洗患处，敷乌龙骨膏，定痛消肿。

**疏血丸**：此药止血开胃。

百草霜三钱、好阿胶蛤粉炒成珠、藕节、侧柏叶、茅根、当归各一两，酒洗。共为细末，炼蜜为丸，如梧桐子大。每服五钱，早晚老酒送下。

**五加皮汤**：此汤舒筋和血，定痛消瘀。

当归酒洗、没药、五加皮、皮硝、青皮、川椒、香附子各三钱，丁香一钱，麝香一分，老葱三钱，地骨皮一钱，丹皮二钱。水煎滚，熏洗患处。

**乌龙膏**：此膏治跌打损伤，筋断骨折，肿硬青紫。

百草霜三钱，白及五钱，白蔹三钱，百合五钱，百部三钱，乳香五钱，没药五钱，麝香一分，糯米一两，炒，陈粉子四两，隔年者佳，炒。共为细末，醋熬成膏。

**5. 睛明骨**　即目窠四围目眶骨也。其上曰眉棱骨，其下曰䪼骨，䪼骨下接上牙床。打扑伤损，血流满面者，敷刀疮药。焮痛瘀血者，敷混元膏。如骨伤者，内服八厘散。忌生冷发物，偶食猪头肉者，必发至一月后始愈。凡眼泡伤损，而瞳神不碎者，可治。

**刀疮药**：治一切金刃所伤。敷之止血收口，定痛护风。

上白石膏一斤，煅，净板松香一斤，水提过，珍珠五钱，豆腐煮过。上三味，共研细末，和为一处，瓷罐收贮，备用。

**混元膏、八厘散**：俱见巅顶伤。

**6. 两颧骨**　两颧骨者，面上两旁之高起大骨也。打扑损伤，青肿坚硬疼痛，牙车紧急，嚼物艰难，鼻孔出血，两唇掀翻。内服正骨紫金丹，外以海桐皮汤薰洗，口漱荜茇散。坐卧避冷处。

**海桐皮汤**：专洗一切跌打损伤，筋翻骨错，疼痛不止。

海桐皮、铁线透骨草、明净乳香、没药各二钱，当归一钱五分，酒洗，川椒三钱，川芎一钱，红花一钱，威灵仙、白芷、甘草、防风各八分。共为粗末，装白布袋内，扎口。煎汤，薰洗患处。

**荜茇散**：荜茇、良姜、细辛各一钱。

水三盅，煎一盅。漱口。

**正骨紫金丹**：见两山角伤。

**7. 鼻梁骨**　鼻孔之界骨，名曰鼻梁骨。下至鼻之尽处，名曰准头。凡鼻两孔伤凹者，可治，血出无妨。若鼻梁骨凹陷者，用当归膏敷贴。若两孔跌磕伤开孔窍，或金刃伤开孔窍，用封口药敷伤处，外以消毒定痛散贴之退肿。若鼻被伤落者，用缀法。

**封口药**：治跌打损伤，皮开肉破，及金刃伤，割喉，断耳，缺唇，伤破肚皮，跌破阴囊皮等证，大效。

明净乳香、没药、儿茶、当归、杉皮炭各一钱，麝香五钱，片脑一分，猪母竚叶一钱。如无此叶，用葛叶、毛藤子叶亦可。上各另碾细末，称合和匀，入麝碾细，次入片脑研匀，瓷罐收贮用。

**消毒定痛散**：治跌打损伤，肿硬疼痛。

无名异炒、木耳炒、川大黄各五钱。共为末，蜜水调涂。如内有瘀血，砭去敷之。若腐处，更用当归膏敷之尤好。

**神效当归膏**：此膏敛口生肌，拔毒止痛，并诸疮毒气壅盛，腐化成脓。

当归、黄蜡各一两，麻油四两。上将当归入油，煎令焦黑，去滓。次入黄蜡，急搅化，放冷，以瓷器收贮。用时以旧绢布摊贴。一方用白蜡。

**缀法**（耳伤落者同此）：用人发入阳城罐以盐泥固济，煅过为末。乘急以所伤耳鼻醮药。安缀故处，以软绢缚定，效。

**中血堂**：即鼻内頞下脆骨空虚处也。若被打扑损伤，血流不止，神气昏迷者，宜塞鼻丹塞于鼻中，外复以新汲冷水淋激头顶。视其人如气虚内服人参紫金丹。如血瘀服苏子桃仁汤，服后如血仍不止，饮食不进，气虚目闭，面黄者，八日死。凡跌打损伤鼻梁骨者，无妨。

**塞鼻丹**：此丹治跌打损伤，鼻中流血不止，神气昏迷，牙齿损伤，虚浮肿痛者，及一切衄血之证，皆可用之。

朱砂、麝香、丁香、乌梅肉、川乌、草乌、当归、三柰各一钱、乳香二钱，皂角刺七分。共为细末，用独头蒜泥为丸，以丝棉包裹，塞于鼻中。

**人参紫金丹、苏子桃仁汤**：见巅顶伤。

唇口者，司言、食之窍也。如跌破击打上唇，而拔缺者，用绢片一小条，从脑后扎向前来缚合。先用桑白皮捻线缝定，次以封口药涂缚，次敷截血膏盖住封口药，不令开落。仍忌言语。如整下唇伤而拔缺者，以绢片从下颏兜缚，治同前法。

**截血膏**：治跌打斫磕诸证。能化血破瘀，退肿止痛。

天花粉三两，片子黄姜、赤芍药、白芷各一两。上共为细末，茶调匀敷疮口四围。若头面伤，其血不止者，急用此药调涂颈上周围。若手伤，则涂臂周围。若伤足，则涂腿上。若伤各处，则涂疮口周围。使截住其血，不来潮作。若疮口肉硬不消者，此被风袭也，可加独活，用热酒调敷。如又不消，则风毒已深，肌肉结实，加紫荆皮末和敷，有必消之理。

**封口药**：见鼻柱骨伤。

**玉堂**：在口内上腭，一名上含，其窍即颃颡也。若被触刺伤于左右者，惟肿痛而已。若触伤正中之孔，则上通于頞，必伤鼻孔之卷肉（俗名鼻须），或再犯空窍（俗名玉堂），则血流不止，以致鼻目皆肿，满面青紫，神倦头晕，四肢无力，痛连脑髓。若伤及会厌与上横骨，轻者易愈，重者即不能言。若痛连心膈，则昏迷沉重，急用腻粉、冰片敷于纸上，贴肉破处，以止其血。内服正骨紫金丹，以散瘀定痛，理气健脾，宁神定志。复用蟹黄血竭煎汤，日漱口二三十次。如气不舒和，饮食少进，日以柿霜、玉露霜、牛奶皮、奶饼、奶酥油，并炒糜子面诸物以凉润将息之则愈。

**8. 地阁骨**　即两牙车相交之骨，又名颏，俗名下巴骨，上载齿牙。打仆损伤者，腮唇肿痛，牙车振动虚浮，饮食不进，目闭神昏，心热神乱，气弱体软，用布兜裹系紧缚顶上，内服大神效活络丹，消瘀散，止痛和血，理气健脾。再噙化人参紫金丹，搽固齿散，口漱荜茇散，以去牙根肿痛。外贴万灵膏。忌风寒冷物，戒气恼。

**大神效活络丹**：此丹宣畅气血，通利经络，并风湿诸痹，口眼㖞斜，半身不遂，行步艰难，筋骨拘挛，手足疼痛等证。

白花蛇酒浸，焙、乌梢蛇酒浸，焙、麻黄去节、防风、炙草、官桂、草豆蔻、羌活、元参、天麻、藿香、何首乌、白芷、川黄连、黄芪、熟地、川大黄各二两，辽细辛、赤芍药、朱砂水飞、没药去油、乳香去油、直僵蚕去黄嘴，炒、天竺黄、败龟板酥炙、丁香、虎胫骨酥炙、乌药、青皮、黑附子、白蔻仁炒、骨碎补、白茯苓、白术土炒、当归酒洗、沉香各一两，全蝎去毒、葛根、威灵仙各二两五钱，酒洗，瓜儿血竭、犀角各七钱五分，麝香五钱，地龙五钱，去土，净松香五钱，两头尖、川芎各二两，京牛黄二钱五分，片脑三钱五分。共为细末，炼蜜为丸，金箔为衣。每丸重一钱，以蜡皮封裹，温酒送。随病上下，食前后服。

**人参紫金丹**：见山角骨伤。

**固齿散**：见齿伤。

**荜茇散**：见两颧伤。

**万灵膏**：见巅顶伤。

**9. 齿**　齿者，口龈所生之骨也，俗名曰牙。有门牙、虎牙、槽牙、上下尽根牙之别。凡被跌打砍磕落去牙齿者，只用补肌散敷之，并封口药，内服破血药以止其痛。其药只用水煎，不宜酒煎，此法颇收功效。如牙断，跌磕砍伤，牙齿未动者，用芙蓉膏涂之。如齿动者，用蒺藜根烧存性为末，常揩搽之即牢。用固齿散时时搽之亦佳。

**补肌散**：止血除痛，辟风，续筋骨，生肌肉。

地黄苗、地菘、青蒿、苍耳苗、赤芍药各五两，水煎取汁，生艾汁三合。上五月五日，七月七日，午时修合。以前药汁拌石灰阴干，入黄丹三两，更杵为细末。凡有伤折出血，用药包封不可动，约十日可瘥，不肿不脓。

**芙蓉膏**：治打扑伤损，肿痛紫黑色，久不退者。

紫荆皮、南星各一两，芙蓉二两，独活、白芷、赤芍药各五钱。上共为末。用生姜汁、茶清温调贴敷。伤损紫黑色久不退者，加肉桂五钱。

**固齿散**：骨碎补、牡鼠骨（煅灰）。共研细末，瓷罐收贮，听用。

**封口药**：见鼻柱骨伤。

**10. 扶桑骨**　即两额骨，傍近太阳肉内凹处也。若跌仆损伤，或焮肿，或血出，或青紫坚硬，头疼，耳鸣，青痕满面，憎寒恶冷，心中发热，大便干燥，宜内服正骨紫金丹。如痛损者，外以灸熨法定痛。外破者，乌龙膏敷之。

**正骨紫金丹、灸熨法**：俱见巅顶骨伤。

**乌龙膏**：方见凌云骨伤。

**11. 耳**　耳者，司听之窍也。耳门之名曰蔽，耳轮之名曰郭。凡耳被砍破打落，或上脱下黏，或下脱上黏，内用封口药，外用消毒定痛散敷贴及耳后，看脱落所向，用鹅翎横夹定，再用竹夹子直上横缚定。缚时要两耳相对，轻轻缚住，或用缀法。

**封口药、消毒定痛散**：俱见鼻柱骨伤。

**缀法**：见鼻柱骨伤。

**12. 玉梁骨**　玉梁骨，即耳门骨。其处上即曲颊，下即颊车，两骨之合钳也。耳门内上通脑髓，亦关灵明，若垫伤击伤而有碍于骨肉者，肿痛流血，服正骨紫金丹，八仙逍遥汤洗之。洗毕，贴混元膏，坐卧避冷处。若伤重内连脑髓及伤灵明，必昏沉不省人事，不进饮食。若再平素气血皆虚，必为不治之证。

**八仙逍遥汤**：专洗跌仆损伤，肿硬疼痛，及一切冷振风湿，筋骨血肉肢体酸痛诸证。

防风、荆芥、川芎、甘草各一钱，当归酒洗、黄柏各二钱，茅山苍术、牡丹皮、川椒各三钱，苦参五钱。共合一处，装白布袋内，扎口。水熬滚，薰洗患处。

**13. 两钓骨**　名曲颊，即上颊之合钳，曲如环形，以纳下牙车骨尾之钩者也。跌仆损伤，耳肿腮硬，牙关紧急，嚼物不合，宜内服正骨紫金丹，外贴万灵膏。坐卧避冷处。

**正骨紫金丹、万灵膏**：俱见巅顶伤。

**14. 颊车骨**　即下牙床骨也，俗名牙钓，承载诸齿，能咀食物，有运动之象，故名颊车。其骨尾形如钩，上控于曲颊之环，或打扑脱臼，或因风湿袭入钩环脱臼，单脱者为错，双脱者为落。凡治单脱者，用手法摘下，不脱者以两手捧下颏，稍外拽，复向内托之，则双钩皆入环矣，再以布自地阁缠绕头顶以固之，宜内服正骨紫金丹，外贴万灵膏。待能饮食后去布，只用布兜其下颏，系于顶上，二三日可愈。若双脱者，治法同前。若欠而致脱臼者，俗名吊下巴。欠者，俗名打哈气。

**正骨紫金丹、万灵膏**：方俱见巅顶伤。

**15. 后山骨**　后山，即头后枕骨也，其骨形状不同，或如品字，或如山字，或如川字，或圆尖，或月芽形，或偃月形，或鸡子形，皆属枕骨。凡有伤损，其人头昏目眩，耳鸣有声，项强咽直，饮食难进，坐卧不安，四肢无力，内服正骨紫金丹，外敷乌龙膏，洗以海桐皮汤，以散瘀去麻木止痛。如误从高处坠下，后山骨伤太重，筋翻气促，痰响如拽锯之声，垂头目闭有喘声者，此风热所乘，至危之证，不能治也。遗尿者必亡。惟月芽形者，更易受伤，如被坠堕打伤，震动盖顶骨缝，以致脑筋转拧疼痛，昏迷不省人事，少时或明者，其人可治。急以凉水蘸发，启开牙关，以酒调八厘散灌之。服后目开痛苦有声，二目流泪，愈见可治之兆。服正骨紫金丹，炒米粥调养可愈。

**正骨紫金丹**：见巅顶伤。

**乌龙膏**：见两颧骨伤。

**海桐皮汤**：见凌云骨伤。

**八厘散**：见巅顶伤。

**16. 寿台骨** 即完骨，在耳后接于耳之玉楼骨者也。若跌打损伤，其耳上下俱肿起，耳内之禁骨有伤，则见血脓水，耳外瘀聚凝结疼痛，筋结不能舒通，以致头晕眼迷，两太阳、扶桑骨胀痛，颈项筋强，虚浮红紫，精神短少，四肢无力，坐卧不安，饮食少进。以乌龙膏敷耳伤处，用丝棉裹导气通瘀锭塞耳内，内服人参紫金丹，通瘀散肿，外再以八仙逍遥汤薰洗，消散虚浮肿痛。忌食热物、发物。如血流不止，三日不饮食，必动脑髓，不宜治之。

**乌龙膏**：见凌云骨伤。

**导气通瘀锭**：见巅顶骨伤。

**人参紫金丹**：见山角骨伤。

**八仙逍遥汤**：见玉梁骨伤。

**17. 旋台骨** 又名玉柱骨，即头后颈骨三节也，一名天柱骨。此骨被伤，共分四证：一曰从高坠下，致颈骨插入腔内，而左右尚活动者，用提项法治之；一曰打伤，头低不起，用端法治之；一曰坠伤，左右歪斜，用整法治之；一曰仆伤，面仰，头不能垂，或筋长骨错，或筋聚，筋强，骨随头低，用推、端、续、整四法治之。凡治者，临证时问其或坠车马踒伤，或高处坠下折伤，或打重跌倒。再问其或思饮食，或不思饮食，或四肢无伤，而精神不减，或精神短少，或能坐起行走，或昏睡不语，或疼痛不止，或瘀聚凝结，肿硬筋胀，皆宜内服正骨紫金丹，外敷万灵膏，并洗海桐皮汤，灸熨定痛散，外按手法治之。手法详见首卷。

**正骨紫金丹、万灵膏**：俱见巅顶伤。

**海桐皮汤**：见两颧骨伤。

**定痛散**：见两山角骨伤。

### （六）胸背部

**1. 锁子骨** 经名柱骨，横卧于两肩前缺盆之外，其两端外接肩胛。击打损伤，或骑马乘车，因取物偏坠于地，断伤此骨，用手法先按胸骨，再将肩端向内合之，揉摩断骨，令其复位。然后用带挂臂于项，勿令摇动。内服人参紫金丹，外熨定痛散，再敷万灵膏，其证可愈。

**人参紫金丹、定痛散**：俱见山角骨伤。

**万灵膏**：见巅顶伤。

**2. 胸骨** 即髃骬骨，乃胸胁众骨之统名也。一名膺骨，一名臆骨，俗名胸膛。其两侧自腋而下至肋骨之尽处，统名曰胁。胁下小肋骨名曰季肋，俗名软肋。肋者，单条骨之谓也。统胁肋之总，又名胠。凡胸骨被物从前面撞打跌仆者重，从后面撞仆者轻。轻者先按证用手法治之，再内服正骨紫金丹，外用面麸和定痛散灸熨之，或以海桐皮汤洗之，贴万灵膏，即能获效。若内血瘀聚，肿痛伛偻难仰者，早晨以清上瘀血汤、消下破血汤，分上膈下膈以治之，晚服疏血丸。有受伤日久，胸骨高起，肌肉削瘦，内有邪热瘀血，痞气膨闷，睛蓝体卷，痰喘咳嗽者，宜加减紫金丹，以消热化痰，理气健脾，润肌定喘。若伤重者，内干胸中，必通心肺两脏，其人气乱昏迷闭目，呕吐血水，呃逆战栗者，则危在旦夕，不可医治矣。若两侧撅肋诸骨被伤者，则相其轻重以分别治之。凡胸胁诸伤，轻者如黎洞丸、三黄宝蜡丸等药，皆所必需，宜酌用之。

**清上瘀血汤**：治上膈被伤者。

羌活，独活，连翘，桔梗，枳壳，赤芍，当归酒洗，山栀子，黄芩，甘草，川芎，桃仁，红花，苏木，川大黄，生地黄。水煎，加老酒、童便和服。

**消下破血汤**：治下膈被伤者。

柴胡，川芎，川大黄，赤芍，当归，栀子，五灵脂，木通，枳实炒，红花，赤牛膝，泽兰叶，苏木，生地黄，黄芩，桃仁。水煎，加老酒、童便和服。

**加减紫金丹**：白茯苓二两，米泔浸炒、当归、熟地黄、白芍药炒、陈皮各四两，丁香一钱，肉苁蓉一两，酒洗去鳞甲，红花五钱，瓜儿血竭三钱，乳香三钱，去油，没药三钱，去油。共为细末。炼蜜为丸弹子大，用黄酒送下。

**黎洞丸**：治跌打损伤，瘀血奔心，昏晕不省，及一切无名肿毒，昏困欲死等证。

京牛黄、冰片、麝香各二钱五分，阿魏、雄黄各一两，川大黄、儿茶、天竺黄、三七、瓜儿血竭、乳香去油、没药各二两，去油，藤黄二两，隔汤煮十数次，去浮沫，用山羊血五钱，拌晒，如无山羊血，以子羊血代之。以上十三味，共为细末。将藤黄化开为丸，如芡实大。若干，稍加白蜜，外用蜡皮封固。内服用无灰酒送下。外敷用茶卤磨涂。忌一切生冷发物。

**三黄宝蜡丸**：专治一切跌打损伤，及破伤风，并伤力成痨，女人产后恶露不尽，致生怪证，瘀血奔心，痰迷心窍，危在旦夕。重者一钱，轻者三分，无灰酒送下，立刻全生。如被鸟枪伤，铅子在内，危在顷刻，服一钱，吃酒数杯，睡一时，汗出即愈。如外敷，将香油热化少许，鸡翎扫患处。服后忌凉水、生冷、烧酒三日，如不忌此酒，则药无功。

天竺黄三两、雄黄二两，刘寄奴、红芽大戟去骨、麒麟竭各三两，当归尾一两五钱，朱砂、儿茶各一两，净乳香三钱，去油，琥珀、轻粉、水银同轻粉研不见星、麝香各三钱。以上各称足分两，皆各研为细末。如无真天竺黄，以真胆星三两代之。再用好黄蜡十三两，炼净，滚汤坐定，将药投入，不住手搅匀。取出装瓷罐内，备用。

**正骨紫金丹、万灵膏**：俱见巅顶骨伤。

**定痛散**：见山角骨伤。

**疏血丸**：见凌云骨伤。

**3. 歧骨** 即两凫骨端相接之处，其下即鸠尾骨也。内近心君，最忌触犯。或打扑，或马撞则血必壅瘀而多疼痛。轻者只在于膈上，重者必入心脏，致神昏目闭，不省人事，牙关紧闭，痰喘鼻扇，久而不醒，醒而神乱，此血瘀而坚凝不行者也，难以回生。如神不昏，仅瘀痛不止，胸满气促，默默不语，醒时犹能稍进饮食者，宜早晨服加减苏子桃仁汤加枳壳。晚服疏血丸，外贴万灵膏，再以炒热定痛散熨之，庶可愈也。又凡周身骨之两叉者，皆名歧骨，学者宜知之。

**加减苏子桃仁汤**：见巅顶骨伤。

**疏血丸**：见凌云骨伤。

**万灵膏**：见巅顶骨伤。

**定痛散**：见山角骨伤。

**4. 蔽心骨** 即鸠尾骨也。其质系脆骨，在胸下歧骨之间，跌打撞振伤损，疼痛不止，两胁气串，满腹疼痛，腰伛不起，两手按胸者，宜内服八厘散，外用艾醋汤洗之，敷万灵膏。渴，饮淡黄酒，忌茶水、生冷、糠米粥。

**八厘散、万灵膏**：俱见巅顶骨伤。

**5. 凫骨** 即胸下之边肋也。上下二条，易扑损伤，左右皆然。自此以上，有肘臂护之，难以著伤。在下近腹者，用手提之易治，盖其肋近边，可以著手，则断肋能复其位也。其人必低头伛腰，痛苦呻吟，惟侧卧不能仰卧，若立起，五内皆痛。或头迷神昏，饮食少进，宜内服正骨紫金丹，洗以八仙逍遥汤，贴万灵膏及散瘀等药可愈。若在上之第二肋，或有断裂垫伤，塌陷不起，因位居膈上，难以入手，虽强为之，亦难完好。其所伤之血，留于膈上，若不随药性开行，必结成包囊，其包轻者系黄水，硬者系血块，则成痼疾矣。

**正骨紫金丹**：见巅顶骨伤。

**八仙逍遥散**：见玉梁骨伤。

**万灵膏**：见巅顶骨伤。

**6. 阴囊** 凡阴囊被人扯破者，用鸡子黄油并金毛狗脊毛，薄摊涂油于上，次敷封口药，又用截血膏敷贴，或乌龙膏敷贴亦可。内服加减紫金丹，洗用紫苏叶煎水洗之。凡阴囊有青黑紫色肿者，用定痛膏加赤芍、草乌、良姜、肉桂各少许，打和，用韭叶捣烂同贴，如无韭叶，用葱叶亦可，仍服利小水之药。

**定痛膏**：治打扑损伤，动筋折骨，跌磕，木石压伤肿痛。

芙蓉叶二两，紫荆皮、独活、南星生、白芷各五钱。上共为细末。加马齿苋一两，捣极烂和末一处，用生葱汁、老酒和炒暖敷。

**封口药**：见鼻柱骨伤。

**截血膏**：见唇口伤。

**乌龙膏**：见凌云骨伤。

**加减紫金丹**：见胸骨伤。

**7. 背骨**　背者，自后身大椎骨以下，腰以上之通称也。其骨一名脊骨，一名膂骨，俗呼脊梁骨。其形一条居中，共二十一节，下尽尻骨之端。上载两肩，内系脏腑。其两旁诸骨附接横叠，而弯合于前则为胸胁也。先受风寒，后被跌打损伤者，瘀聚凝结，若脊筋拢起，骨缝必错，则成伛偻之形。当先揉筋，令其和软，再按其骨，徐徐合缝，背膂始直。内服正骨紫金丹，再敷定痛散。以烧红铁器烙之，觉热，去敷药，再贴混元膏。

**正骨紫金丹、混元膏**：俱见巅顶伤。

**定痛散**：见山角骨伤。

**8. 腰骨**　即脊骨十四椎、十五椎、十六椎间骨也。若跌打损伤，瘀聚凝结，身必俯卧，若欲仰卧、侧卧皆不能也。疼痛难忍，腰筋僵硬，宜手法将两旁脊筋向内归附膂骨。治者立于高处，将病人两手高举，则脊筋全舒，再令病仰面昂胸，则膂骨正而患除矣。内服补筋丸，外贴万灵膏，灸熨止痛散。

**止痛散**：止痛消肿，活血通筋，辟风驱寒。

防风、荆芥、当归、蕲艾、牡丹皮、鹤虱、升麻各一钱，苦参、铁线透骨草、赤芍药各二钱，川椒三钱，甘草八分。共用末。装白布袋内，扎口，煎滚熏洗。

**补筋丸**：见髃骨伤。

**万灵膏**：见巅顶伤。

**9. 尾骶骨**　即尻骨也。其形上宽下窄，上承腰脊诸骨，两旁各有四孔，名曰八髎。其末节名曰尾闾，一名骶端，一名撅骨，俗名尾椿。若蹲垫壅肿必连腰胯。内服正骨紫金丹，洗以海桐皮汤，贴万灵膏。

**正骨紫金丹**：见巅顶骨伤。

**海桐皮汤**：见两颧骨伤。

**万灵膏**：见巅顶骨伤。

## （七）四肢部

**1. 髃骨**　髃骨者，肩端之骨，即肩胛骨臼端之上棱骨也。其臼含纳臑骨上端，其处名肩解，即肩骸与臑骨合缝处也，俗名吞口，一名肩头。其下附于脊背，成片如翅者，名肩胛，一名肩髆，俗名锨板子骨。以上若被跌伤，手必屈转向后，骨缝裂开，不能抬举，亦不能向前，惟扭于肋后而已。其气血皆壅聚于肘，肘肿如椎，其肿不能过腕，两手筋反胀，瘀血凝滞，如肿处痛如针刺不移者，其血必化而为脓，则腕掌皆凉，或麻木。若臑骨突出，宜将突出之骨向后推入合缝，再将臑筋向内拨转，则臑肘臂腕皆得复其位矣。内服补筋丸，外贴万灵膏，烫洗用海桐皮汤，或敷白胶香散，或金沸草汁涂之亦佳。

**补筋丸**：此药专治跌仆踒闪，筋翻，筋挛，筋胀，筋粗，筋聚，骨错，血脉壅滞，宣肿，青紫疼痛等证。

五加皮、蛇床子、好沉香、丁香、川牛膝、白云苓、白莲蕊、肉苁蓉、菟丝子、当归酒洗、熟地黄、牡丹皮、宣木瓜各一两，怀山药八钱，人参、广木香各三钱。共为细末。炼蜜为丸弹子大，每丸重三钱，用好无灰酒送下。

**加减补筋丸**：当归一两，熟地黄、白芍药各二两，红花、乳香、白云苓、骨碎补各一两，广陈皮二两，没药三钱，丁香五钱。共为细末。炼蜜为丸弹子大，每丸重三钱，用好无灰酒送下。

**白胶香散**：治皮破筋断。

白胶香一味，为细末，敷之。

**又方**：金沸草根捣汁，涂筋，封口二七日便可相续止痛，一贴即愈，不用再涂。

**万灵膏**：见巅顶骨伤。

**海桐皮汤**：见两颧骨伤。

**2. 臑骨**　即肩下肘上之骨也，自肩下至手腕，一名肱，俗名胳膊，乃上身两大肢之通称也。或坠车马跌碎，或打断，或斜裂，或截断，或碎断。打断者有碎骨，跌断者则无碎骨。壅肿疼痛，心神忙乱，遍体麻冷，皆用手法，循其上下前后之筋，令得调顺，摩按其受伤骨缝，令得平正，再将小杉板周围逼定，外用白布裹之。内服正骨紫金丹，外贴万灵膏。如壅肿不消，外以散瘀和伤汤洗之。

**正骨紫金丹、万灵膏、散瘀和伤汤**：俱见巅顶骨伤。

**3. 肘骨**　肘骨者，胳膊中节上、下支骨交接处也，俗名鹅鼻骨。若跌伤，其肘尖向上突出，疼痛不止，汗出战慄，用手法翻其臂骨，拖肘骨，令其合缝，其斜弯之筋以手推摩，令其平复，虽即时能举能垂，仍当以养息为妙。若壅肿疼痛，宜内服正骨紫金丹，外贴万灵膏。

**正骨紫金丹、万灵膏**：俱见巅顶骨伤。

**4. 臂骨**　臂骨者，自肘至腕，有正辅二根，其在下而形体长大连肘尖者，为臂骨；其在上而形体短细者为辅骨，俗名缠骨，叠并相倚，俱下接于腕骨焉。凡臂骨受伤者，多因迎击而断也。或断臂辅二骨，或惟断一骨。瘀血凝结疼痛，以手法接对端正，贴万灵膏，竹簾裹之，加以布条扎紧，俟三日后开簾视之，以手指按其患处，或仍有未平，再揉摩其瘀结之筋，令复其旧，换贴膏药，仍以竹簾裹之。每日清晨服正骨紫金丹。

**万灵膏、正骨紫金丹**：俱见巅顶骨伤。

**5. 腕骨**　腕骨即掌骨，乃五指之本节也，一名壅骨，俗名虎骨。其骨大小六枚，凑以成掌，非块然一骨也。其上并接臂、辅两骨之端，其外侧之骨名高骨，一名锐骨，亦名踝骨，俗名龙骨。以其能腕屈上下，故名曰腕。若坠车马，手掌著地，只能伤腕。若手指著地，其指翻贴于臂上者，则腕缝必分开。伤腕者，壅肿疼痛，法以两手揉摩其腕，内服正骨紫金丹，外贴万灵膏。若手臂向后翻贴于臂者，以两手捉其手背，轻轻回翻之，令其复位，仍按摩其筋，必令调顺。内服人参紫金丹，外敷混元膏。

**正骨紫金丹、万灵膏、混元膏**：俱见巅顶骨伤。

**人参紫金丹**：见山角骨伤。

**6. 五指骨**　五指之骨，名锤骨，即各指本节之名也。若被打伤折，五指皆同，株连肿痛，因其筋皆相连也。手掌与背，其外体虽混一不分，而其骨在内，乃各指之本节相连而成者也。若手背与手心皆坚硬壅肿热痛，必正其骨节，则无后患。若不即时调治，其所壅之血，后必化而为脓。气盛者服疮毒之剂，调治可愈；气虚者将来成漏矣。洗以散瘀和伤汤，贴万灵膏。

**散瘀和伤汤、万灵膏**：俱见巅顶骨伤。

**7. 竹节骨**　即各指次节之名也。跌打伤损，骨碎筋挛，指不能伸，以手捻其屈节，则指必舒直。洗以散瘀和伤汤，贴以万灵膏。如指甲缝蓄积毒血，其甲必脱落，若再生指甲，其形多不如旧。若第三节有伤，治同次节，其指甲名爪甲。

**散瘀和伤汤、万灵膏**：俱见巅顶骨伤。

**8. 胯骨**　即髋骨也，又名髁骨。若素受风寒湿气，再遇跌打损伤，瘀血凝结，肿硬筋翻，足不能直行。筋短者，脚尖著地；骨错者，臀努斜行。宜手法推按胯骨复位，将所翻之筋向前归之，其患乃除。宜服加味健步虎潜丸，熏洗海桐皮汤，灸熨定痛散。

**加味健步虎潜丸**：专治跌打损伤，气血虚衰，下部腰胯膝腿疼痛，酸软无力，步履艰难，服此药至百日，舒筋止痛，活血补气，健旺精神。

龟胶蛤粉炒成珠、鹿角胶蛤粉炒成珠、虎胫骨酥油炙、何首乌黑豆拌，蒸、晒各九次、川牛膝酒洗，晒干、杜仲姜洗，炒断丝、锁阳、当归各二两，酒洗炒干，威灵仙酒洗、黄柏酒洗晒干，小盐少许，酒炒、人参去芦、羌活、干姜、白芍微炒、白术各一两，土炒，熟地黄三两，大川附子一两五钱，童便、盐水各一碗，生姜二两，切片同煮一整日，令极熟水干，再添盐水煮毕，取出剥皮，切薄片，又换净水，入川黄连五钱、甘草五钱，同煮长香三炷，取出晒干，如琥珀明亮方可用。共为细末。炼蜜为丸如梧桐子大。每服三钱，空心淡盐汤送下。冬日淡黄酒送下。

**海桐皮汤**：见两颧骨伤。

**定痛散**：见山角伤。

**9. 环跳**　环跳者，髋外骨向之骨，其形似臼，以纳髀骨之上端如杵者也，名曰机，又名髀枢，即环跳穴处也。或因跌打损伤，或蹉垫挂镫，以致枢机错努，青紫肿痛，不能步履，或行止欹侧艰难。宜先服正骨紫金丹，洗以海桐皮汤，贴万灵膏，常服健步虎潜丸。

**正骨紫金丹、万灵膏**：俱见巅顶骨伤。

**海桐皮汤**：见两颧骨伤。

**虎潜丸**：见髋骨伤。

**10. 大楗骨**　一名髀骨，上端如杵，入于髀枢之臼，下端如槌，接于骱骨，统名曰股，乃下身两大肢之通称也，俗名大腿骨。坠马拧伤，骨碎筋肿，黑紫青凉，外起白泡，乃因骨碎气泄。此证治之鲜效。如人年少，气血充足者，虽形证肿痛而不昏沉，无白泡者，可治。法以两手按摩碎骨，推拿复位，再以指顶按其伤处，无错落之骨，用竹簾裹之。每日早服正骨紫金丹。俟三日后，开簾视之，若有不平处，再捻筋结令其舒平，贴万灵膏，仍以竹簾裹之。

**正骨紫金丹、万灵膏**：俱见巅顶骨伤。

**11. 膝盖骨**　即连骸，亦名髌骨，形圆而扁，覆于楗骸上下两骨之端，内面有筋联属。其筋上过大腿至于两胁，下过骱骨，至于足背。如有跌打损伤，膝盖上移者，其筋即肿大，株连于腘内之筋。腘内之筋上连腰胯，故每有腰屈疼痛之证，或下移骱骨则焮肿，或足腹冷硬，步履后拽斜行也。若膝盖离位向外侧者，则内筋肿大；向内侧者，则筋直腘肿。宜详视其骨如何斜错，按法推拿，以复其位。内服补筋丸，以定痛散灸熨之，熏八仙逍遥汤则愈。

**补筋丸**：见髃顶骨伤。

**定痛散**：见山角骨伤。

**八仙逍遥汤**：见玉梁骨伤。

**12. 骱骨**　即膝下踝上之小腿骨，俗名臁，胫骨者也。其骨二根，在前者名成骨，又名骭骨，其形粗；在后者名辅骨，其形细，又俗名劳堂骨。若被跌打损伤，其骨尖斜突外出，肉破血流不止，疼痛呻吟，声细，饮食少进。若其人更气血素弱，必致危亡。宜用手法按筋正骨，令复其位。贴万灵膏，以竹簾裹住，再以白布缠之。先服正骨紫金丹，继服健步虎潜丸。

**万灵膏、正骨紫金丹**：俱见巅顶骨伤。

**健步虎潜丸**：见髋骨伤。

**13. 踝骨**　踝骨者，骱骨之下，足跗之上，两旁突出之高骨也。在内者，名内踝，俗名合骨，在外者为外踝，俗名核骨。或驰马坠伤，或行走错误，则后跟骨向前，脚尖向后，筋翻肉肿，疼痛不止。先用手法拨筋正骨，令其复位，再用竹板夹定跟骨，缚于骱骨之上，三日后解缚视之。以枕支于足后，用手扶筋，再以手指点按其筋结之处，必令端平。内服正骨紫金丹，灸熨以定痛散，洗以海桐皮汤，常服健步虎潜丸。若稍愈后遽行劳动，致骱骨之端向里歪者，则内踝突出肿大，向外歪者，则外踝突出肿大，血脉瘀聚凝结，步履无力，足底欹斜，颇费调治。故必待气血通畅全复，始可行动。

**正骨紫金丹**：见巅顶骨伤。

**定痛散**：见山角骨伤。

**海桐皮汤**：见两颧骨伤。

**健步虎潜丸**：见髋骨伤。

**14. 跗骨**　跗者，足背也，一名足趺，俗称脚面，其骨乃足趾本节之骨也。其受伤之因不一，或从陨坠，或被重物击压，或被车马踹轧。若仅伤筋肉，尚属易治。若骨体受伤，每多难治。先以手法轻轻搓摩，令其骨合筋舒。洗以海桐皮、八仙逍遥等汤，贴以万灵膏，内服舒筋定痛之剂，及健步虎潜丸、补筋丸。

**海桐皮汤**：见山角骨伤。

**八仙逍遥汤**：见玉梁骨伤。

**健步虎潜丸**：见髋骨伤。

**补筋丸**：见髃骨伤。

**15. 足五趾骨** 趾者，足之指也，名以趾者，所以别于手也，俗名足节，其节与手之骨节同。大指本节后内侧圆骨努突者，一名核骨，又名覈骨，俗呼为孤拐也。趾骨受伤，多与跗骨相同，惟奔走急迫因而受伤者多。治法与跗骨同。

**16. 跟骨** 跟骨者，足后跟骨也，上承胻辅二骨之末，有大筋附之，俗名脚挛筋。其筋从跟骨过踝骨至腿肚里，上至腘中，过臀抵腰脊，至顶，自脑后向前至目眦，皆此筋之所达也。若落马坠蹬等伤，以致跟骨拧转向前，足趾向后，即或骨未碎破，而缝隙分离，自足至腰脊诸筋皆失其常度，拳挛疼痛，宜拨转如旧。药饵调治皆同前法。按：正骨紫金丹，混元膏，散瘀和伤汤，海桐皮汤，万灵膏诸药，皆是内庭常用经验之方，故以上诸证多引用之，其或跌打损伤证中，而又兼他病者，则不止此数药也。故采前人旧载诸方集于末卷，以示证治之法，有不可狭隘者焉。

## （八）内治杂证法

**1. 方法总论** 今之正骨科，即古跌打损伤之证也。专从血论，须先辨，或有瘀血停积，或为亡血过多，然后施以内治之法，庶不有误也。夫皮不破而内损者，多有瘀血。破肉伤䐃，每致亡血过多，二者治法不同。有瘀血者宜攻利之，亡血者宜补而行之。但出血不多，亦无瘀血者，以外治之法治之，更察其所伤上下、轻重浅深之异，经络气血多少之殊，必先逐去瘀血，和荣止痛，然后调养气血，自无不效。若夫损伤杂证论中不及备载者，俱分门析类，详列于后，学者宜尽心焉。

**2. 伤损内证** 凡跌打损伤坠堕之证，恶血留内则不分何经，皆以肝为主，盖肝主血也。故败血凝滞，从其所属，必归于肝，其痛多在胁肋小腹者，皆肝经之道路也。若壅肿痛甚或发热自汗，皆宜斟酌虚实，然后用调血行经之药。王好古云：登高坠下，撞打等伤，心腹胸中停积瘀血不散者，则以上、中、下三焦分别部位以施药饵。瘀在上部者，宜犀角地黄汤。瘀在中部者，宜桃仁承气汤。瘀在下部者，宜抵当汤之类。须于所用汤中，加童便，好酒同煎服之。虚人不可下者，宜四物汤加穿山甲。若瘀血已去，则以复元通气散加当归调之。《内经》云：形伤作痛，气伤作肿。又云：先肿而后痛者，形伤气也。先痛而后肿者，气伤形也。凡打扑闪错，或恼怒气滞，血凝作痛，及元气素弱，或因叫号血气损伤，或过服克伐之剂，或外敷寒凉之药，致血气凝结者，俱宜用活血顺气之剂。后列诸方，以备选用。

**犀角地黄汤**：犀角、生地黄酒浸，另捣、丹皮、白芍各等份。水煎服。

**桃仁承气汤**：大黄、芒硝、桃仁、桂枝、甘草。水煎服，以利为度。

**抵当汤**：水蛭、虻虫各三十枚，去翅、足，大黄一两，酒浸，桃仁三十枚，去皮尖。水煎去渣。取三升，温服一升。不下再服。

**复元活血汤**：柴胡五钱，当归、穿山甲炝、栝蒌根各三钱，甘草、红花各二钱，桃仁去皮、尖，五十个，大黄酒浸，一两。水两盅，酒半盏，煎至七分，去渣，大温，食前服，以利为度。

**巴戟汤**：巴戟去心、大黄各半两，当归、地黄、芍药、川芎各一两。上为末，水煎服，以利为度。

**破血消痛汤**：羌活、防风、官桂各一钱，苏木二钱半，柴胡、连翅、当归梢各二钱，麝香少许，另研，水蛭二钱，炒去烟尽，另研。上为粗末。共一服，酒二大盏，水一盏。水蛭、麝香另研如泥。余药煎至一大盏，去火，稍热调二味服之，两服立愈。

**清心药**：牡丹皮、当归、川芎、赤芍药、生地黄、黄芩、黄连、连翘、栀子、桃仁、甘草各等份。上引用灯心草、薄荷煎，入童便和服。

**止痛药**：当归、牛膝、川芎、怀庆地黄、赤芍药、白芷、羌活、独活、杜仲、续断各一两，肉桂、八角茴香、乳香、没药各五钱，南木香、丁皮、沉香、血竭各二钱半。上为末，老酒调用。

**活血顺气何首乌散**：何首乌三钱，当归、赤芍药、白芷、乌药、枳壳、防风、甘草、川芎、陈皮、香附、紫苏、羌活、独活、肉桂各一钱。上薄荷、生地黄煎，入酒和服。疼痛甚者加乳香、没药。

**调经散**：川芎、当归、芍药、黄芪各一钱半、青皮、乌药、陈皮、熟地黄、乳香另研、茴香各一钱。上作一服，水二盅，煎至一盅，不拘时服。

**牡丹皮散**：牡丹皮、当归、骨碎补、红花酒浸、续断、乳香、没药、桃仁、川芎、赤芍药、生地黄各等份。上水酒煎服。却用秫米饭热罨缚，冷又蒸热换缚。

**橘术四物汤**：当归、川芎、白芍药、怀庆生地各二钱，陈皮、白术、红花各一钱，桃仁二枚。上生地黄煎服。骨节疼，加羌活、独活。痛不止，加乳香、没药。

**当归补血汤**：当归、川芎、白芍药、熟地黄、防风、连翘、羌活、独活、乳香、没药、白芷、续断、杜仲各等份。上生地黄煎，入童便和服，不可用酒。气虚加人参、白术、黄芪。

**复元通气散**：木香、茴香炒、青皮去心、穿山甲酥炙、陈皮、白芷、甘草、漏芦、贝母各等份。上为末。每服一二钱，温酒调下。

**3. 伤损出血**　伤损之证，或患处，或诸窍出血者，此肝火炽盛，血热错经而妄行也，用加味逍遥散清热养血。若中气虚弱，血无所附而妄行，用加味四君子汤、补中益气汤。或元气内脱不能摄血，用独参汤加炮姜以回阳。如不应，急加附子。如血蕴于内而呕血者，用四物汤加柴胡、黄芩。凡伤损而犯劳碌，或怒气，肚腹胀闷，或过服寒凉等药，致伤阳络者，则为吐血、衄血、便血、尿血。伤于阴络者，则为血积、血块，肌肉青黑。此皆脏腑亏损，经隧失职，急补脾肺二脏，自愈矣。

**加味逍遥散**：白术、茯苓、当归、白芍各二钱，柴胡一钱，薄荷五分，黑栀、丹皮各一钱五分。水煎服。

**补中益气汤**：人参二钱，黄芪二钱，炙，白术一钱五分，炒，当归一钱五分，升麻五分，柴胡五分，陈皮八分，甘草三分，炙。引用姜、枣，水煎服。

**四君子汤：**人参、白术、茯苓各二钱、甘草一钱，炙。引用姜、枣，水煎服。

**四物汤：**当归三钱、川芎、白芍各二钱，熟地黄三钱。水煎服。

**独参汤：**人参一两。水煎服。

**4. 瘀血泛注** 伤损瘀血泛注之证，乃跌仆血滞所致。盖气流而注，血注而凝，或注于四肢关节，或留于胸腹腰臀，或漫肿，或结块。初起皆属肝脾郁火，急用葱熨法，内服小柴胡汤以清肝火，次用八珍汤以壮脾胃，或益气养荣汤，久服自然收功。若日久溃破而气血虚弱者，宜十全大补汤。若溃而寒邪凝滞不敛者，宜豆豉饼祛散之。此证若不补气血，不慎起居，不戒七情，或用寒凉克伐，俱属不治。

**小柴胡汤：**柴胡二钱，黄芩一钱五分，半夏制、人参各一钱，甘草五分，炙。引用姜二片，水煎服。

**八珍汤：**即四君子汤、四物汤相和为剂也。

**益气养荣汤：**人参、黄芪炒、当归、川芎、熟地黄、白芍药炒、香附、贝母、茯苓、陈皮各一钱，白术二钱，柴胡六分，甘草、桔梗各五分。引用姜，水煎服。口干加五味子、麦冬。往来寒热加青皮。

**十全大补汤：**即八珍汤加黄芪、肉桂各一钱。

**豆豉饼：**江西豆豉。上一味，为末，唾津和作饼子，如钱大，厚二分，置患处，以艾壮于饼上灸之，干则再易。

**葱熨法：**方见囟骨伤。

**5. 瘀血作痛** 伤损之证，肿痛者，乃瘀血凝结作痛也。若胀而重坠，色或青黑，甚则发热作渴，汗出者，乃经络壅滞，阴血受伤也。宜先刺去恶血以通壅塞，后用四物汤以调之。

**四物汤：**方见伤损出血。

**6. 血虚作痛** 伤损之证，血虚作痛者，其证则发热作渴，烦闷头晕，日晡益甚。此阴虚内热之证，宜八珍汤加丹皮、麦冬、五味子、肉桂、骨碎补治之。

**八珍汤：**方见瘀血泛注。

**7. 呕吐黑血** 伤损呕吐黑血者，始因打扑伤损，败血流入胃脘，色黑如豆汁，从呕吐而出也。形气实者，用百合散，形气虚者，加味芎穹汤。

**百合散：**川芎、赤芍药、当归、百合、生地黄、侧柏叶、荆芥、犀角、丹皮、黄芩、黄连、栀子、郁金、大黄各一钱。水煎，加童便和服。

**加味芎穹汤：**芎穹、当归、白术、百合水浸一日、荆芥各一钱。水一盅半，酒半盅，煎八分，不拘时服。

**8. 发热** 伤损之证发热者，若因出血过多，脉洪大而虚，重按之全无者，此血虚发热也，用当归补血汤。脉若沉微，按之软弱者，此阴盛发热也，宜用四君子汤加炮姜、附子。若发热烦躁，肉瞤筋惕者，此亡血也，宜用圣愈汤。如发热汗出不止者，此血脱也，宜用独参汤。血脱之证，其脉实者难治，细小者易治。

**当归补血汤**：黄芪一两，炙，当归三钱。水煎服。

**圣愈汤**：人参、川芎、当归、熟地、生地、黄芪各等份，炙。水煎服。

**四君子汤、独参汤**：俱见伤损出血。

**9. 肌肉作痛**　伤损之证，肌肉作痛者，乃荣卫气滞所致，宜用复元通气散。筋骨间作痛者，肝肾之气伤也，用六味地黄丸。

**六味地黄丸**：熟地黄八两、山茱萸四两，去核，怀山药四两，牡丹皮三两，泽泻三两，茯苓三两。共为末。炼蜜为丸梧桐子大。空心白汤送服三钱。

**复元通气散**：方见损伤内证。

**10. 骨伤作痛**　伤损之证，骨伤作痛者，乃伤之轻者也。若伤重，则或折或碎，须用手法调治之。其法已详列前篇，此乃磕碰微伤，骨间作痛，肉色不变。宜外用葱熨法，内服没药丸，日间服地黄丸，自愈矣。

**没药丸**：没药去油、乳香去油、川芎、川椒去闭口及目、芍药、当归各半两，自然铜二钱半，火煅，淬七次。上为细末，用黄蜡二两，熔化入药末，搅匀，丸弹子大。每服一丸，酒一盅化开，煎五分，热服。

**葱熨法**：方见囟骨伤。

**地黄丸**：方见肌肉作痛。

**11. 胸腹痛闷**　伤损之证，胸腹痛闷者，多因跳跃、捶胸、闪挫、举重劳役、恚怒所致。其胸腹喜手摸者，肝火伤脾也，用四君子汤加柴胡、山栀。如畏手摸者，肝经血滞也，用四物汤加柴胡、山栀、桃仁、红花。若胸胁闷痛，发热，晡热，肝经血伤也，用加味逍遥散。若胸胁闷痛，饮食少思，肝脾气伤也，用四君子汤加芎、归、胡、栀、丹皮。若胸腹胀满，饮食少思，肝脾气滞也，用六君子汤加柴胡、芎、归。若胸腹不利，食少无寐，脾气郁结也，用加味归脾汤。若痰气不利，脾肺气滞也，用二陈汤加白术、芎、归、山栀、天麻、钩藤。如因过用风热之药，致肝血受伤，肝火益甚，或饮糖酒，则肾水益虚，脾火益炽。若用大黄、芍药，内伤阴络，反致下血。少壮者，必成痼疾，老弱者多致不起。

**加味归脾汤**：黑栀一钱，牡丹皮一钱，人参一钱，黄芪一钱五分，炙，白术一钱五分，炒，茯神二钱，枣仁一钱五分，炒，当归一钱，木香五分，远志八分，去心，桂圆肉二钱，甘草五分。引用姜、枣，水煎服。

**二陈汤**：陈皮一钱五分，半夏二钱，制，茯苓二钱，甘草五分。引用姜、枣，水煎服。

**六君子汤**：即四君子汤加陈皮、半夏各一钱五分。引用姜、枣。水煎服。

**四君子汤、四物汤、加味逍遥汤**：俱见伤损出血。

**12. 胁肋胀痛**　伤损胁肋胀痛之证，如大便通和，喘咳吐痰者，肝火侮肺也，用小柴胡汤加青皮、山栀清之。若胸腹胀痛，大便不通，喘咳吐血者，乃瘀血停滞也，用当归导滞散通之。《内经》云：肝藏血，脾统血，盖肝属木，木胜侮土，其脾气必虚，宜先清肝养血，则瘀血不致凝滞。次壮脾胃，则气血充盛。若行克伐，则虚者益虚，滞者益滞，祸不旋踵矣。

**当归导滞散**：川大黄一两，当归二钱五分，麝香少许。上三味，除麝香另研外，为极细末，后入麝香令匀。每服三线，热酒一杯调下。

又方：川大黄、当归各二两。上共为细末。每服三钱，不拘时，温酒调服。

**小柴胡汤**：方见瘀血泛注。

**13. 腹痛**　伤损腹痛之证，如大便不通，按之痛甚者，瘀血在内也，用加味承气汤下之。既下而痛不止，按之仍痛，瘀血未尽也，用加味四物汤补而行之。若腹痛，按之反不痛者，血气伤也，用四物汤加参、芪、白术补而和之。若下而胸胁反痛，肝血伤也，用四君子汤加芎、归补之。既下而发热，阴血伤也，用四物汤加参、术补之。既下而恶寒，阳气伤也，用十全大补汤补之。既下而恶寒发热者，气血伤也，用八珍汤补之。下而欲呕者，胃气伤也，用六君子汤加当归补之。下而泄泻者，脾肾伤也，用六君子汤加肉果、补骨脂补之。若下后手足俱冷，昏愦出汗，阳气虚寒也，急用参附汤。若吐泻而手足俱冷，指甲青者，脾肾虚寒之甚也，急用大剂参附汤。口噤手撒，遗尿痰盛，唇青体冷者，虚极之坏证也，急用大剂参附汤，多有得生者。

**加味承气汤**：大黄、朴硝各二钱，枳实、厚朴、当归、红花各一钱，甘草五分。水酒各半，煎服。

**参附汤**：人参或五钱，或一两，制附子或三钱，或五钱。引用姜，水煎服。

**四君子汤、四物汤**：俱见伤损出血。

**六君子汤**：方见胸腹痛闷。

**八珍汤、十全大补汤**：俱见瘀血泛注。

**14. 少腹引阴茎作痛**　伤损少腹而引阴茎作痛者，乃瘀血不行，兼肝经郁火所致。宜用小柴胡汤加大黄、黄连、山栀，服之待痛势已定，再用养血之剂，自无不愈矣。此病若误认为寒证而投以热药，重则必危，轻则损目，治者宜慎之。

**小柴胡**：方见瘀血泛注。

**15. 腰痛**　伤损腰痛脊痛之证，或因坠堕，或因打扑，瘀血留于太阳经中所致，宜地龙散治之。

**地龙散**：地龙、官桂、苏木各九分，麻黄七分，黄柏、当归尾各二钱五分，桃仁九个，甘草三钱五分。上水煎，食前服。

**16. 眩晕**　伤损之证，头目眩晕，有因服克伐之剂太过，中气受伤，以致眩晕者。有因亡血过多，以致眩晕者。如兼腹胀呕吐，宜用六君子汤。兼发热作渴，不思饮食者，宜十全大补汤。

**六君子汤**：方见胸腹痛闷。

**十全大补汤**：方见瘀血泛注。

**17. 烦躁**　伤损之证，烦躁而面赤口干作渴，脉洪大按之如无者，宜用当归补血汤。如烦躁，自汗头晕，宜用独参汤。如烦躁不寐，宜用加味归脾汤。如烦躁胁痛，宜用柴胡四物汤。如亡血过多烦躁者，宜用圣愈汤。

**加味归脾汤**：方见胸腹痛闷。

**当归补血汤、圣愈汤**：俱见发热。

**独参汤**：方见伤损出血。

**柴胡四物汤**：即四物汤加柴胡、黄芩。方见伤损出血。

**18. 咳喘**　伤损之证而咳喘者，若因出血过多，面黑胸胀，胸膈痛而发喘者，乃气虚血乘于肺也，急用二味参苏饮，缓则难救。若咯血、衄血而喘者，乃气逆血蕴于肺也，只用活血行气，不可用下法，宜十味参苏饮治之。

**二味参苏饮**：人参一两，苏木二两。水煎服。

**十味参苏饮**：人参、紫苏、半夏、茯苓、陈皮、桔梗、前胡、葛根、枳壳各一钱，甘草五分。引用姜二片，水煎服。

**19. 昏愦**　伤损昏愦，乃伤之至重，以致昏愦不知人事。宜急灌以独参汤。虽内有瘀血，断不可下，急用花蕊石散内化之，盖恐下之因泻而亡阴也。若元气虚甚者，尤不可下，亦用前散以化之。凡瘀血在内，大便不通，用大黄、朴硝。血凝而不下者，须用木香、肉桂二三钱，以热酒调灌服之，血下乃生。怯弱之人，用朴硝、大黄而必加木香、肉桂同煎者，乃假其热以行其寒也。

**花蕊石散**：石硫黄四两，花蕊石二两。上二味合匀，用瓦罐一个，入药在内，封口，外用纸筋盐泥周围固济，候泥干，安四方砖上，书八卦五行字，用炭十斤，笼叠周匝，自午时从下著火，渐渐上彻，直至经宿，炭尽火冷，又放经宿，罐冷取出研细，用绢罗罗过，磁盒收贮。每服三钱，以童便调服。

**20. 作呕**　伤损作呕，若因痛甚，或因克伐而伤胃者，宜四君子汤加当归、半夏、生姜。因忿怒而肝伤者，用小柴胡汤加山栀、茯苓。因痰火盛者，用二陈汤加姜炒黄连、山栀。因胃气虚者，用补中益气汤加生姜、半夏。因出血过多者，用六君子汤加当归。

**四君子汤、补中益气汤**：俱见伤损出血。

**小柴胡汤**：方见瘀血泛注。

**二陈汤、六君子汤**：俱见胸腹痛闷。

**21. 作渴**　伤损作渴，若因亡血过多者，用四物汤加人参、白术。如不应，用人参、黄芪以补气，当归、熟地以补血，或用八珍汤。若因胃热伤津液者，用竹叶黄芪汤。如胃虚津液不足，用补中益气汤。如胃火炽盛，用竹叶石膏汤。若烦热作渴，小便淋漓，乃肾经虚热，非地黄丸不能救。

**竹叶黄芪汤**：淡竹叶二钱，人参、黄芪、生地黄、当归、川芎、麦冬、芍药、甘草、石膏煅、黄芩炒、半夏各一钱。水煎服。

**竹叶石膏汤**：竹叶三把，石膏一斤，人参三两，甘草二两，炙，麦冬一升，半夏半升，粳米半升。引用生姜，水煎服。

**四物汤、补中益气汤**：俱见伤损出血。

**八珍汤**：方见瘀血泛注。

**六味地黄丸**：方见肌肉作痛。

**22. 秘结** 伤损之证，大肠秘结，若因大肠血虚火炽者，用四物汤送润肠丸，或以猪胆汁导之。若肾虚火燥者，用六味地黄丸。若肠胃气虚，用补中益气汤。若大便秘结，里实气壮，腹痛坚硬者，用玉烛散。

**润肠丸：**大黄、当归尾、羌活各五钱，桃仁、麻仁各一两。上为末，炼蜜丸弹子大。空心白汤送下。

**猪胆汁导法：**大猪胆一枚，泻汁和法醋少许，以灌谷道内。如一时顷，当大便出宿食恶物，甚效。

**玉烛散：**生地黄、当归、川芎、赤芍药、大黄酒浸、芒硝。引用生姜，水煎服。

**四物汤、补中益气汤：**俱见伤损出血。

**六味地黄丸：**方见肌肉作痛。

**23. 挟表** 伤损之证，外挟表邪者，其脉必浮紧，证则发热体痛。形气实者，宜疏风败毒散。形气虚者，宜加味交加散，或羌活乳香汤以散之。

**疏风败毒散：**当归、川芎、白芍、熟地黄、羌活、独活、桔梗、枳壳、柴胡、白茯苓、白芷、甘草、紫苏、陈皮、香附。上生姜、生地黄煎，入酒和服。

**加味交加散：**当归、川芎、白芍药、生地黄、苍术、厚朴、陈皮、白茯苓、半夏、羌活、独活、桔梗、枳壳、前胡、柴胡、干姜、肉桂、甘草。上生姜煎服。有热者去干姜、肉桂。

**羌活乳香汤：**羌活、独活、川芎、当归、赤芍药、防风、荆芥、丹皮、续断、红花、桃仁、乳香。上生地黄煎服。有热者加柴胡、黄芩。

### （九）附：补遗方

**补损续筋丸：**治跌打仆坠，骨碎筋断肉破，疼痛不息。

当归五钱，酒洗，川芎、白芍炒、熟地各三钱，广木香、丹皮、乳香去油净、没药各五钱，去油净，骨碎补、自然铜、红花、瓜儿血竭各三钱，朱砂五钱，丁香一钱，人参一两，虎骨二两，酥油炙，古铜钱三文。共为细末，炼蜜为丸。每服二钱，淡黄酒、童便化服。

**补损接骨仙丹：**治证同前。

当归酒洗、川芎、白芍炒、熟地、补骨脂、五灵脂、广木香、地骨皮、防风各五钱，乳香去油净、没药去油净、瓜儿血竭各一钱。上剉一处，用夜合花树根皮五钱，同入大酒壶内，加烧酒同煮一炷香，取出温服。

**止血定痛生肌散：**治伤损等证，失血过多，或因克伐致血气耗损，恶寒发热，烦躁。

乳香去油净、没药去油净、龙骨各三钱，血竭二钱，黄丹五钱，飞过，香白芷七钱五分，软石膏一两，煅，去火毒，潮脑少许。共为细末，瓷器盛之。每以掺患处，止痛生肌。

**敷跌打青肿方：**生栀子同飞罗面，捣涂之，以布缠裹，拔出青毒即消。

**回阳玉龙膏：**专敷跌打损伤，气虚寒冷。

草乌二钱，炒，南星一两，煨，军姜一两，煨，白芷一两，赤芍一两，炒，肉桂五钱。共为末，葱汤调搽，热酒亦可。

**太乙膏**：治伤口不收，贴之生肌长肉。

香麻油、当归、生地、生甘草。三味入油内熬枯去渣，再以丝棉滤净，再入净锅熬至滴水不散，入炒飞黄丹八两，又用慢火熬至滴水成珠，取起少顷，入白蜡、黄蜡各三两，微火再熬。取起少定，入去油净乳香、没药各五钱，搅匀，收瓷器内，过三宿可贴。

## 二、金溪龚信《伤科证治》

### （一）杖疮

**1. 治**　一杖毕，即饮童便和酒，免血攻心，用热豆腐铺在杖紫色处，其气如蒸，其腐即紫，复易之。须得紫色散尽，转淡红为度。或只用葱切烂炒焦，搭患处，冷则再易，以血散为度。又法：用凤仙花科，连根带叶，捣烂涂患处。如干，又涂一夜，血散即愈。如冬月无鲜者，秋间收阴干为末，水和涂之。一名金凤花。又法：并打伤皮不破，内损者，用萝卜捣烂罨之。又法：用大黄末，童便调敷之。又法：用猪胆汁涂之。又法：用真绿豆粉微炒，鸡子清刷之。

**2. 方**

**化瘀散**：治杖打重，血上攻心。

苏木三钱，红花二钱，归尾三钱，大黄二钱。上共为末，童便一盅，黄酒一盅，煎至一盅，热服。

**退血止痛散**：治杖后肿痛，瘀血不散，气血攻心，或憎寒壮热。

归尾、赤芍、生地、白芷、防风、荆芥、羌活、连翘、黄芩、黄连、黄柏、大黄、栀子、薄荷、枳壳、桔梗、知母、石膏、车前子、甘草各等份。上剉一剂，水煎服。

**八仙过海**（黄宾江传）：治杖打极重，血沁胆不治即死。

半夏姜汁炒、巴豆霜、当归、乳香、没药、硼砂、血竭、土鳖焙用，各等份。上为细末，每服八厘，好酒送下。

**金箔散**（刘文庵传）：治杖打极重，痛不可忍，昏闷欲死者。

白蜡一两，生研，乳香三钱，没药三钱，金箔二十贴，银箔二十贴。上为末。每服二钱，温酒调服。

**补气生血汤**：治杖后溃烂久不愈者。

人参、白术炒焙、茯苓、当归、芍药、熟地黄、陈皮、香附、贝母、桔梗、甘草。往来寒热，加柴胡、地骨皮。口干加五味子、麦门冬。脓清加黄芪，脓多加川芎。肌肉迟生加白蔹、肉桂。

**杖疮膏**（丁望海传）：密陀僧四两，香油八两。上为末，同入锅内，文武火熬，用柳条数根一顺勤搅，不要住手。待熬成黑色，滴水成珠，油纸摊贴患处。当时疼止，拘流脓水，自然生肉。如有疔甲，贴药即止。又治顽疮、大泡、臁疮神效。

**不一膏**（吴应峰传）：大黄一两，黄柏一两，黄连一两，乳香一钱，没药一钱，轻粉一钱，血竭二钱，孩儿茶二钱，片脑二分，水银三钱，用官粉三分，吐涎以银磨。上为末，合以猪脂四两，炼去渣，入黄蜡二两，再煎滤过，入药，柳条搅匀，随疮大小摊纸贴之。

**白龙膏**（陈仪宾传）：治杖疮，及远年、近日一切顽疮。

黄蜡二两，黄香二两为末，去黑渣不用，香油二两，顿温，乳香末，五分，没药末，五分。上先将蜡入磁碗内，慢火化开，用筷敲碗边，续续入黄香、乳、没。取碗离火，入温香油于内，搅匀，待冷，入水缸内去火毒。三日取出，油单纸摊药贴患处，立效。

**鬼代丹**：乳香、没药、自然铜火煅，醋淬、木鳖子去壳、无名异、地龙去土，各等份。上为末，炼蜜丸如弹子大。每服一丸，温酒下。打着不痛。

**寄杖散**（王少泉传）：用白蜡一两，细细切烂，滚酒淬入碗内服之。打着不痛。

### （二）折伤

**1. 脉** 打扑伤损，去血过多，脉当虚细。若得急、疾、大、数者，风热乘之，必死。如从高坠下，内有瘀血，腹胀满，其脉坚强者生，小弱者死。

**2. 病** 折伤者，谓其有所损伤于身体也，或谓刀斧所伤，或坠堕险地，或打扑身体，损伤筋骨皮肉，皆能使出血不止，或瘀血停积于脏腑，结而不散。去之不早，则有入腹攻心之患。

**3. 治** 治疗之法，当视其所损轻重。若血不止者，外宜敷贴之药，内宜和散之剂。血蓄于内者，宜下去之，然后调理，必以顺气活血，止痛和经，使无留滞气血之患，此其要也。

大凡打扑伤损，坠堕，或刀斧所伤，皮未破而内损者，必有瘀血停积。先宜逐去瘀血，然后和血止痛。若肌肉破而亡血过多者，宜调气养血，带补脾胃为主。

如腹痛者，乃瘀血也，宜桃仁承气汤加当归、红花、苏木，入童便，和酒煎服。

**4. 方** 通导散：治跌扑伤损极重，大小便不通，乃瘀血不散，肚腹膨胀，上攻心腹，闷乱至死者，先服此药，打下瘀血，然后方可服补损药。

大黄、芒硝、枳壳各四两，厚朴、当归、陈皮、木通、红花、苏木、甘草各二两。上剉一两，水煎服。

**鸡鸣散**：治从高坠下，及木石所压。凡是伤损，血瘀凝积，痛不可忍，此药推陈致新。

大黄酒蒸，一两，归尾五钱，桃仁去皮尖，七粒。上剉，酒煎。鸡鸣时服，取下瘀血即愈。

**活血止痛散**：治打扑伤损膜，落马坠车，一切疼痛。

乳香、没药、赤芍、白芷、川芎各一两，当归、生地黄、牡丹皮各二两，甘草五钱。上为末。每服三钱，温酒入童便调下。

**防风通圣散**（方见中风）：治打扑伤损，肢节疼痛，腹中恶血不下。

依本方倍大黄、当归，煎熟，调入乳香、没药末各二钱。按下方治打扑伤损（先逐去瘀血之剂）。

**续骨丹**（杨接骨传）：乳香、没药、孩儿茶、蚕壳烧灰，各等份。上为末。每服二钱。接骨，黄酒送下。欲下血，烧酒送下。

**接骨散**（吴两洲传）：接骨续筋，活血止痛。

当归五钱，官粉煅，五分，硼砂二钱。上为末。每服二钱，苏木汤调服，频服苏木汤。损在腰以上，先吃淡粥半碗，然后服药。在腰以下，即先服而后食，别作糯米粥，入药末拌和摊纸上或绢上，封裹伤处和骨碎处。用竹木夹定，或衣物包之。

**接骨神方**（张白峰传）：土鳖一合，炒干，半夏、巴豆霜各等份。上为细末。每服一二分，黄酒调下。

**仙人散**（黄宾江传）：接骨止痛。

土鳖虫十个，焙干，一钱，土狗八个，焙干，一钱，仙人骨即人骨，三分，巴豆去油，三分。上共为末。每服先一钱，次服五分。二服后去巴豆，又服二次五分，又加巴豆一服。俱用烧酒下。

**接骨紫金丹**（刘两河传）：治跌打损伤，骨折破伤，瘀血攻心，发热昏晕，不省人事。

硼砂、乳香、没药、血竭、大黄、归尾、骨碎补、自然铜醋淬、土鳖焙干，去足，各一钱。上为末，瓷器收之。每服八厘，好热酒调服，其骨自接上。如有瘀血自下、吐血等症，经事不调，俱用酒下。

**补损接骨仙丹**（刘前冈传）：治打扑伤损，骨折筋断，皮破肉烂，疼痛不可忍。

当归、川芎、白芍、生地黄、破故纸、木香、五灵脂、地骨皮、防风各五钱，乳香、没药、血竭各一钱。上剉一处，用夜合花树根皮五钱，同入大酒壶内，入烧酒于内，重汤煮一炷香为度，取出服之。

**接骨神丹**：半夏一个，对土鳖一个，二味一处捣烂，锅内炒黄色，称一两，自然铜二钱，古铜钱三钱，二味铜俱用火烧红，入醋淬七次，乳香五钱，没药五钱，骨碎补七钱，去毛。上为极细末，每服三分，用导滞散二钱，搅匀，热酒调服，药行患处，疼即止。次日，再进一服，药末三分，导滞散五分。重者三服，轻者一二服全愈。

**导滞散**：治跌打伤重，腹内有血。

大黄三钱，当归一钱。上为末，酒一碗，煎服。大便血出即愈。

**许昌宁接骨丹**：当归、川芎、白芍、人参减半、官桂、青皮、陈皮、麻黄、苍术、丁香、青木香、乳香、没药、沉香减半、血竭减半、儿茶、甘草各一两。上为细末。每服三钱，好酒调服。忌葱、蒜、绿豆。

**神仙换骨丹**：千金不易仙方，乃异人所授，不可轻视。

菟丝子酒制，五钱，破故纸酒炒，二钱半，金铃子酒蒸，去核，五钱，川续断五钱，葫芦巴酒炒，五钱，远志甘草水煎，去心，五钱，五味子二钱半，鹿茸酥炙，二钱半，龟板酥炙，五钱，甘松五钱，杜仲酒和姜汁炒，五钱，三柰二钱半，益智仁炒，五钱，柏子仁炒，五钱，防风去芦，五钱，杏仁去皮尖，五钱，木通五钱，滑石酥炙，五钱，三棱煨，二钱半，莪术煨，五钱，韭子一钱半，地骨皮五钱，五加皮五钱，何首乌二钱半，牡丹皮五钱，青藤五钱，石楠藤五钱，紫金皮一钱半，木贼五钱，海桐皮五钱，红豆五钱，白蒺藜炒，五钱半，乳香二钱半，没药五钱，龙骨煅，三钱，虎胫骨酥炙，五钱，血竭二钱半，朱砂一钱半，麝香一钱三分，自然铜煅，三钱，黄芪蜜炙，五钱，人参五钱，白术二钱半，粟壳去穰，醋炒，五钱，川芎五钱，赤芍五钱，白芍五钱，红内硝二钱半，熟地黄酒蒸、茯苓各二钱半，茯神二钱半，苍术米泔浸，五钱，陈皮五钱，乌药二钱半，香附五钱，当归酒洗，钱半，枳壳五钱，枳实五钱，白芷五钱，厚朴姜汁炒，二钱半，麻黄二钱半，吴茱萸五钱，大茴二钱半，小茴酒炒，二钱半，荆芥五钱，羌活五钱，独活五钱，牛膝酒洗，五钱，木瓜五钱，半夏姜制，五钱，南星姜制，五钱，僵蚕炒，五钱，全蝎酒洗，二钱半，天麻二钱半，细辛二钱半，藿香五钱，干姜五钱，良姜五钱，川乌姜炒，二钱半，巴戟去心，五钱，青盐二钱半，肉桂五钱，附子姜炒，二钱半，连翘五钱，桔梗五钱，青皮五钱，天雄姜炒，二钱半，草果二钱半，丁香二钱半，砂仁五钱，肉苁蓉酒洗，五钱，肉豆蔻去油，二钱半，白豆蔻二钱半，木香二钱半，甘草蜜炙，二钱半。上为末。每用二钱，好酒研，入生姜调服，用鸡子压之。新痛用被盖出汗。如伤损肿痛，用生姜、葱白、生地黄各五钱，红糟一碗，研捣取汁，入香油一碗，和匀，将木梳烘热，蘸药末，放伤处，即服前药。凡一切虚损疼痛，百发百中。

**葱搭法**：治打扑伤损肿痛。

葱头切烂，炒焦搭患处，冷则再易。止痛消肿散瘀。

**将军膏**（朱同知传）：治伤损肿痛，不消瘀血，流注紫黑，或伤眼上青黑。

大黄为末，生姜汁调敷患处。

**守田膏**：治打扑有伤，瘀血流注。

半夏为末，调敷伤处，一宿不见痕迹。

**三生膏**（卢诚齐传）：治跌损手足。

生地黄鲜者，一斤，生姜四两。上捣烂，入糟一斤，同炒匀，乘热以布裹罨伤处，冷则易之，先能止痛后整骨，大有神效。

### （三）金疮

**1. 治** 一人骑马跌仆，被所佩锁匙伤破阴囊，二丸脱落，得筋膜悬系未断，痛苦无任，诸医措手。或以线缝其囊，外加敷贴，生肌止痛。不三五日，线烂而复脱矣。予思常治刀伤出血，日敷壁钱而效敏，盖此亦伤破之类也。是以令人慢慢托上，多取壁钱敷贴其伤破之处，日渐安，其囊如故。

**2. 方** **金疮散**（张寿山传）：治一切刀割破、打破、跌破，出血不止，破开口不合。用此止血生肌，住痛立效。

银末、血竭、发灰、人指甲烧存性、珍珠烧存性，各等份。上为细末，研匀，掺患处。

**军中一捻金**：端午日制，并治狗咬。

矿石灰不拘多少，炒研，生韭菜连根同捣作饼，阴干为末，掺之止血生肌，甚效。

**金枪丹**（周梅江传）：生肌住痛止血。

嫩老鼠（新生毛者，不拘多少），韭菜根与老鼠一般多，石臼捣烂，入嫩石灰末于内，掺干，为饼为度，阴干。用时，以刀刮药末敷伤处，布包裹，立已。

**一捻金丹**：治金枪所伤，并腋疮及马断梁等疮。

腊月黑牛胆一个，装入石灰四两，白矾一两，阴干，取出，入黄丹炒，一两，研末用之。

**刀箭药**：牛胆一个，石灰不拘，乳香少许，血竭少许，白及五钱，为末。上药入牛胆，窨干为末。每用少许，干贴，制此不得犯妇人手。

## （四）破伤风

**1. 脉**　表脉浮而无力，太阳也。脉长有力，阳明也。脉浮而弦小者，少阳也。河间曰：太阳宜汗，阳明宜下，少阳宜和解。

**2. 病**　《内经》曰：风者，百病之始也。清净则腠理闭拒，虽有大风苛毒，而弗能为害也。若夫破伤风证，因事击破皮肉，往往视为寻常，殊不知风邪乘虚而客袭之，渐而变为恶候。又诸疮久不合口，风邪亦能内袭。或用汤淋洗，或着艾焚灸，其伤人之毒气，亦与破伤风邪无异。其为证也，皆能传播经络，烧烁真气，是以寒热间作，甚则口禁目斜，身体强直，如角弓反张之状，死在旦夕，诚可哀悯。

**3. 治**　法当同伤寒处治。因其有在表、在里、半表半里三者之不同，故不离乎汗、下、和三法也。是故在表者汗之，在里者下之，在半表半里之间者宜和解之，又不可过其法也。

**4. 方**　**如圣散**：川乌、草乌各三钱，苍术、细辛、川芎、白芷、防风各一钱。上为末。每服五七分，酒调服，忌油腻晕腥、面。如癫狗咬，加两头尖、红娘子各一钱。中风身体麻木或走痛，酒调下；风旋头晕，酒调下；头风，茶调下；偏头风，口噙水搐鼻；伤风，热调下，汗出；风牙虫痛，频擦患处，流涎；金疮血不止，干掺；恶疮久不愈口，噙水洗，绵拭干掺之；犬咬、蛇伤、蝎螫，口噙盐水洗之，以敷上；痈疽丹瘤，鱼睛红丝，发背脑疽等疮，发时新汲水调涂，纸封，再用酒调服；汤火伤皮，新汲水调，鸡翎刷上；杖疮有血，干敷之；瘰疬，口噙水洗掺之；干湿疥癣，香油调搽。

**定风散**：治破伤风及金刃伤，打扑伤损并癫狗咬伤，能定痛生肌。

天南星为风所制，服之不麻、防风各等份。上为细末。破伤风，以药敷疮口，然后以温酒调一钱服。如牙关紧急，角弓反张，用药二钱，童便调下。打伤欲死，但心头微温，以童便灌下二钱。并进二服。癫狗咬破，先噙将水洗净，用绢拭干贴药，更不再发，无脓，大有功效。

**一字散**：治破伤风搐搦，角弓反张。

蜈蚣去毒炒，一条，全蝎一对，炒去毒并头足。上为细末，如发时用一字擦牙缝内，或吹鼻中。

**脱凡散**：治破伤风五七日未愈，已至角弓反张，牙关紧急。

蝉蜕去头、足、土净，五钱。上为末，用好酒一碗，煎滚，服之立苏。

**退风散**：治破伤风不省人事，角弓反张。

防风一钱，荆芥五分，薄荷七分，僵蚕炒，五分，天麻酒洗，一钱，白芷一钱，麻黄一钱，茯苓一钱，当归身一钱，甘草炙，五分。上剉一处，生姜七片，煎服。

**羌活防风汤**：治破伤风，初传在表。

当归、川芎、白芍、防风、羌活、藁本、细辛、地榆、甘草炙，各一钱。上剉一剂，水煎热服。若大便闭，加大黄。热加黄芩。

**水调膏**：治初破伤风热红肿，风邪将传播经络，而未入深者用此。

杏仁去皮，细研、飞白面各等份。上和匀，用新汲水调如膏，敷患处，肿消热退。

**灸法**：治破伤风，及犬伤，神效。

用核桃壳半个，填稠人粪满。仍用槐白皮衬扣伤处，用艾灸之。若遍身汗出，其人大困则愈。远年者，将伤处前灸之亦已。

## （五）汤火伤

**1. 治**　凡遇汤火所伤，先以盐末和米醋调和敷疮上，次以醋泥涂之，仍用醋涂不绝，暂救痛苦。一面急捣烂生地黄，醋调敷疮上，直候疼止，须厚至数寸不妨事。若一用冷水、冷物、冷泥，热气得冷气则却深入，搏烂人筋骨。慎之慎之。

**2. 方**

**保生救苦散**：治火烧汤烫，或热油烙及脱肌肉者。

寒水石、大黄、黄柏各三钱。上为末，香油调涂患处，或湿烂干掺。

**黑白散**（刘知府传）：治汤烫、火烧伤。

百草霜，轻粉减半。上为末，狗油调搽患处，立愈。

**一白散**：治汤烫火烧，破痛不可忍。

**生白矾**：不拘多少，香油调搽。

**清烟膏**（李电川传）：鸡子清磨京墨，涂患处，上用三层湿纸盖则不起泡，冷如冰效。

**一黄散**（刘嵩洛传）：大黄末，蜜水调搽。

## （六）虫兽伤

**1. 病**　凡春夏初交，犬多发狂，但见其尾直下不卷，口中流涎舌黑者，即是癫狗。若被所伤，不可视为泛常，乃九死一生之患。急用针刺去血，以小便洗刮令净，用核桃壳半边，以人粪填满，掩其疮孔，着艾于壳上灸之。壳焦粪干则易之，灸之百壮。次日又灸百壮，灸之三五百壮为佳。灸后用生南星、防风等份为末，再以口噙浆水洗净，伤处用绵拭干掺之，更不作脓，其内须服后药，以散其毒可也。

**2. 治**　孙真人曰：春末夏初，狗多发狂，补其所伤者，无出于艾灸。其法只就咬处牙迹上灸之。一日灸三壮，直灸至一百二十日乃止。常宜食炙韭菜，永不再举发。亦良法也。

**3. 方**　**濂源散**：治癫狗咬。

斑蝥七个，去头翅足为末，温酒调服，于小便桶内见衣沫似狗形为效。如无，再须七次，无狗形，亦不再发。后用益元散一两，水煎服解之，忌饮酒、食猪肉、鸡、鱼、油腻百日，终身忌食犬肉。凡遇此患，依前法洗，艾灸，更服此药，无不愈者。

**扶危散**（周景阳传）：治癫狗咬。

斑蝥七日内用七个，七日外每日加一个，百日百个，去头翅足令净，糯米同炒赤，雄黄一钱，滑石一两，麝香一分，小儿不用亦可。上为末，能饮酒者，将酒调服，不饮酒者，米汤饮下，或从大小便出，或吐出毒即愈。以伤处去三寸灸之三壮，永不再发。神效。

治癫狗咬伤，成破伤风者。

如圣散（方见破伤风）加两头尖、红娘子各一钱。

**治狗咬方**：甘草、杏仁，口嚼烂，搭伤处，用银杏捣涂患处，又宜蓖麻子五十粒，去壳，以井花水研成膏，先以盐水洗之，敷上。效。

**雄灵散**：治毒蛇所伤，昏闷欲死者。

雄黄五钱，五灵脂一两。上为末。每服五钱，好酒调服，仍敷患处，良久，再进一服即愈。又宜雄黄、青黛等分为末，每二钱，新汲水调服；又宜白矾溶化滴伤处；又宜蜈蚣一条，去头足，炒，川椒一钱，去目略炒，为末，酒调服，出汗即愈。

**回生酒**（周梅江传）：治毒蛇所伤至死。

扛板归不拘多少。其草四五月生，九月见霜即败，叶青如犁头尖，藤上有小刺于圆脉，味酸，用藤叶。

上取研烂用汁，与生酒调服，随量饮之，用渣贴患处，立已。渣若火烧仍痛。

**海上方**：治蛇咬。

丝瓜根洗净，捣研，生酒吃一醉，立已。又方：用半边莲研酒服。

**妙化丹**（刘彬齐传）：治蝎螫蛇伤，点眼即效。端午制，忌妇人、鸡犬见之。

没药、乳香、轻粉、海螵蛸、雄黄各五分，硫黄二厘。上为末，左边伤点左眼大眦，右边伤点右眼大眦。

**神妙丸**（刘前溪传）：治蝎螫，端午制。忌妇人、鸡犬见之。

雄黄、蟾酥、胆矾、半夏各等份，麝香少许。上为末，用猫儿草捣汁和为丸，用口嗒痛处，令净，用丸药揩擦。

**六神散**（周东泉传）：治蝎螫。

川乌、草乌、南星、半夏、白芷、石菖蒲一寸九节者，用各等份。

上端午日取药为末，每用少许，先以津液抹患处，以药擦之。

# 第 15 章　眼科入门

## 《眼科心法要诀》

### （一）总论诸歌

**目睛原始歌**

天有日月阴阳精，人有二目脏腑精，众精之窠为之眼，肉精上下两胞名，血精两眦气精白，筋精为黑骨精瞳，约束裹撷系属脑，目睛原始要详明。（注：天有日月，犹人之有二目也。天之日月，乃天之阴阳之精而为之也。人之二目，亦人之五脏六腑之精上注于目而为之也。故众精之窠为之眼也。肉之精为上下胞也，血之精为两眦也，气之精为白眼也，筋之精为黑眼也，骨之精为瞳人也。约束裹撷气血筋骨之精，其系上属于脑，不可不明，此目睛之原始也。）

**五轮所属部位歌**

五轮肉血气风水，肉轮两胞血轮眦，气轮白睛风轮黑，水轮瞳子自当知。（注：五轮者，肉轮血轮气轮风轮水轮也。谓之轮者，目睛运动如轮之意也。上下两胞为肉轮，内外两眦为血轮，白睛为气轮，黑睛为风轮，瞳人为水轮，此明五轮之部位分属五脏也。）

**五轮主五脏病歌**

胞为脾病眦主心，肺白肝黑肾瞳人，五轮为病主五脏，寒热虚实随证分。（注：胞为肉轮，主脾病也；内外二眦为血轮，主心病也；白睛为气轮，主肺病也；黑睛为风轮，主肝病也；瞳人为水轮，主肾病也。五轮之病，五脏主之，其寒热虚实，当随所现之证而分之也。）

**八廓部位歌**

瞳人水廓黑睛风，天廓白睛部位同，内眦火雷外山泽，上下胞属地廓宫。（注：八廓者，水廓风廓天廓火廓雷廓山廓泽廓地廓也。谓之廓者，犹城郭卫御之义也。瞳人属坎，水廓也。黑睛属巽，风廓也。白睛属乾，天廓也。内眦，大眦也，属离火，震雷之廓也。外眦，小眦也，属艮山，兑泽之廓也。两胞属坤，地廓也。此明八廓以八卦正名，示人六腑命门包络之部位也。）

**八廓所属歌**

津液水廓属膀胱，养化风廓是胆方，传导天廓大肠是，水谷地廓胃家乡，关泉雷廓命门主，抱阳内眦火小肠，外眦三焦清净泽，会阴山廓包络疆。（注：内眦火小肠，谓内眦火廓属小肠也。外眦三焦清净泽，谓外眦属三焦，清净泽廓也。津液廓即水廓，水廓属肾，肾与膀胱为表里，膀胱为津液之府，故又名焉。养化廓即风廓，风廓属肝，肝与胆为表里，胆为少阳，主长养化育，故又名焉。传导廓即天廓，天廓司肺，肺与大肠为表里，大肠为传导之官，故又名焉。水谷廓即地廓，地廓属脾，脾与胃为表里，胃纳水谷，故又名焉。抱阳廓即火廓。火廓司心，心与小肠为表里，依附于阳，故又名焉。关廓即雷廓，命门者，龙雷之火，故名关泉，附于火廓也。清净廓即泽廓，三焦者阳，相火也，蒸化水谷，为决渎之官，故名清净，附于火廓也。会阴廓即山廓，包络者，阴相火也，依附于心，为臣使之官，故名会阴，附于火廓也。）

**八廓主六腑命门包络病歌**

**风廓属胆水膀胱，大肠天廓地胃乡，火廓小肠雷廓命，山泽三焦包络方。**（注：此明八廓所属也。风廓即风轮也，风轮属肝，肝与胆为表里，故轮主脏为肝病，廓主腑为胆病。水廓即水轮也，水轮属肾，肾与膀胱为表里，故轮主脏为肾病，廓主腑为膀胱病。天廓即气轮也，气轮属肺，肺与大肠为表里，故轮主脏为肺病，廓主腑为大肠病。地廓即肉轮也，肉轮属脾，脾与胃为表里，故轮主脏为脾病，廓主腑为胃病。火廓雷廓泽廓山廓，即血轮之部位也，血轮属心，心与小肠为表里，故轮主脏为心病，廓主腑为小肠病。其雷廓命门，泽廓三焦，山廓包络，皆附于血轮者，以命门三焦包络俱属相火，常禀命于君火，故当附焉。按：眼科皆以五轮属脏，配五行，八廓属腑，配八卦，遂使脏腑混淆，无所适从。夫五轮既属脏，八廓自应属腑，今改订之，俾学者按轮廓之部位视之，而病之在脏在腑，自能了然矣。）

**内因为病歌**

**内障皆因伤七情，喜怒忧思悲恐惊，脏腑内损精不注，初为内障久成风。**（注：此明内障受病之因也。障，遮蔽也。内障者，从内而蔽也。内障之病，皆因七情过伤，过喜伤心，过怒伤肝，过忧伤肺，过思伤脾，过悲伤心，过恐伤肾，过惊伤胆。脏腑内损，精气不上注于目，故初病内障，久成五风，乌风绿风黑风黄风青风之患，其证不红不肿，瞳人色变，而其光失明也。）

**外因为病歌**

**外障皆因六气生，暑寒燥湿火与风，内热召邪乘隙入，随经循系上头中。**（注：此明外障受病之因也。外障者，从外而遮也，风寒暑湿燥火六气也。外障之病，皆因六淫所感，然必因其人内热外蒸，腠理不密，相召外邪，乘虚而入。入项属太阳，入面属阳明，入颊属少阳，各随其经之系，上头入脑中，而为患于目下。其证赤痛肿涩眵泪，翳膜遮睛也。）

**不内外因为病歌**

**病由不内外因者，饮食起居击刺成，邪无定体内外障，细察其因无遁情。**（注：此明不内外因受病之因也。既非外感六气，又非内伤七情，但因饮食不节，伤饱失饥，起居不慎，劳役过度，或遭击振，或被刺损，以其邪无定体，故或成内障，或成外障之病，当细察其所因，则病无遁情矣。）

## （二）内障总名歌

内障初患变五风，黄绿黑乌青圆冰，滑涩浮沉横散偃，黄心黑水枣花形，雷头惊振及瞳缺，雀目高风胎患名。二十四证为内障，须当一一辨分明。（注：内障初患，尚未失明之证也。久而变成五风之证，瞳变黄色者，名曰黄风。变绿白色者，名曰绿风。变黑色者，名曰黑风。变乌红色者，名曰乌风。变青色者，名曰青风。圆者，圆翳也。冰者，冰翳也。滑者，滑翳也。涩者，涩翳也。浮者，浮翳也。沉者，沉翳也，又名深翳。横者，横翳也，又名剑脊翳。散者，散翳也。偃者，偃月翳也。黄心者，白翳黄心翳也。黑水者，黑水凝翳，亦名黑花翳。枣花者，枣花翳也。雷头者，雷头风变内障也。惊振者，因惊振而成内障也。胎患者，胎患内障也。此内障二十四证之总名也，须当一一分辨明白以施治也。）

### 内障初患久变五风歌

内障初患如好眼，生花视物雾烟中，隐隐似翳瞳失彩，久变黄绿黑乌青，黄风雀目久金色，绿风时见花白红，头旋额鼻目牵痛，黑风见黑绿风同，乌风亦与绿不异，但痛不旋乃乌风，头旋不痛青风证，瞳黄黄风发脾经，浅绿如白肺经发，黑色黑风肾经名，乌带浑红心经病，青是青风属肝经，外因头风痛引目，脑脂热注忽失明，内因精伤不上注，左右相传渐渐盲，或兼外因皆赤痛，内因不足补其精。（注：内障初患，如同好眼，但视物常见五色花飞而昏不明，如在雾烟之中，瞳中隐隐似翳，渐无精彩射人，其瞳色或变黄白绿青，乌黑浑红无定，久则成五风内障之证也。黄风者，初病雀目，日久瞳变黄色，甚而如金，难治之证也。绿风者，初病眼前时见白花红花，头旋，两额挟鼻，痛牵两目，日久瞳变浅绿如白之色。黑风者，初病与绿风相同，但时见黑花，日久瞳变昏黑之色。乌风者，初病亦与绿风之证不异，但头痛而不旋晕，眼前常见乌花，日久瞳变乌带浑红之色。青风者，初病亦与乌风相同，头虽旋晕而不痛，眼前常见青花，日久瞳变青色，其五风发病之源，黄风则发于脾经，绿风则发于肺经，黑风则发于肾经，乌风则发于心经，青风则发于肝经。然风虽有五，其致病之由则有二，一曰外因，必因头风，其痛引目上攻于脑，脑脂与热合邪下注于目，而致两目忽然失明也。一曰内因，必因内伤脏腑，精气不上注于目，或先病左目，后及于右目，或先病右目而及于左目，左右相传，两目俱损也。外因证属有余，多兼赤痛，当以除风散热为主。内因证属不足，多不赤痛，当以补精益气为主。）

### 五风初患有余歌

五风初患有余证，除风汤中主羚羊，黑苓蝎尾车前子，黄芩白芍共硝黄。

**除风汤方**：羚羊角二钱，黑参二钱，茯苓二钱，蝎尾三分，车前子二钱，黄芩一钱，白芍一钱，芒硝一钱，大黄一钱。上为粗末令匀，以水二盏，煎至一盏，食后去渣温服。

### 五风初患不足歌

五风初患不足证，通明补肾决明参，生地桔车茺芍细，引经窜散少加车。

**通明补肾丸：**石决明一两，人参二两，生地黄一两，桔梗一两，茺蔚子二两，车前子一两，白芍药一两，细辛半两，大黄三钱。上为细末，炼蜜为丸如桐子大，空心茶清送下三钱。

### 黄风有余歌

已成黄风有余证，须用通脾泻胃汤，知母军芩茺蔚子，石膏栀子黑参防。

**通脾泻胃汤方：**知母一钱，大黄一钱，黄芩一钱五分，茺蔚子一钱，石膏一钱，栀子一钱，黑参一钱，防风一钱。上为粗末，以水两盏，煎至一盏，食后去渣温服。

### 黄风不足歌

已成黄风不足证，补益脾经山药丸，人参山药茯苓地，泽泻防风同作圆。

**山药丸方：**人参、山药、茯苓、生地黄、泽泻、防风各一两。上为细末，炼蜜为丸如桐子大，空心茶清送下三钱。

### 绿风有余歌

已成绿风有余证，羚羊角饮黑参防，茯苓知母黄芩细，桔梗羚羊车大黄。

**绿风羚羊饮：**黑参二钱，防风二钱，茯苓二钱，知母二钱，黄芩一钱，细辛一钱，桔梗二钱，羚羊角一钱，大黄一钱。上为粗末，以水二盏，煎至一盏，食后去渣温服。

### 绿风不足歌

已成绿风不足证，还精丸草术参苓，羌防菊地蒺蓉薯，牛膝葙蒙菟贼芎。

**绿风还睛丸方：**甘草、白术、人参、茯苓、羌活、防风、菊花、生地黄、蒺藜、肉苁蓉、山药、牛膝、青葙子、密蒙花、菟丝子、木贼、川芎各一两。上为细末，炼蜜为丸桐子大，空心茶清送下三钱。

### 黑风有余歌

已成黑风有余证，羚羊角饮黑参羌，车前桔梗黄芩共，柴胡茺蔚细辛防。

**黑风羚羊饮：**黑参一钱，羚羊角一钱，羌活一钱，车前子一钱半，桔梗一钱，黄芩一钱，茺蔚子一钱半，细辛五分，防风一钱。上为粗末，以水二盏，煎至一盏，食后去渣温服。

### 黑风不足歌

已成黑风不足证，补肾丸中熟地黄，泽泻茺蔚五味子，细辛山药菟丝良。

**补肾丸方：**熟地黄一两，泽泻一两，茺蔚子一两，五味子三钱，细辛三钱，山药一两，菟丝子一两。上为细末，炼蜜为丸，桐子大，每服二钱，空心盐汤下。

### 乌风有余歌

已成乌风有余证，决明丸中决明辛，桔梗防风茺蔚子，车茯山药共元参。

**乌风决明丸方：**石决明二两，细辛五钱，桔梗、防风、茺蔚子、车前子、茯苓、山药、元参各二两。上为细末，炼蜜为丸如桐子大，食前茶清送下三钱。

### 乌风不足歌

已成乌风不足证，补肝散内用川芎，熟地当归蒺藜芍，木贼夏枯草防风。

**乌风补肝散方：**川芎、熟地黄、蒺藜、白芍药、木贼、夏枯草、防风各一钱。上为粗末，以水二盏，煎至一盏，食前去渣温服。

### 青风有余歌

已成青风有余证，羚羊汤内用羚羊，元参地骨车前子，川芎羌活细辛良。

**青风羚羊汤方：**羚羊角一钱，元参一钱，地骨皮一钱，车前子一钱五分，川芎一钱，羌活一钱，细辛五分。上为粗末，以水二盏，煎至一盏，食后温服。

### 青风不足歌

已成青风不足证，还睛散内用苓参，防风地骨车前子，羌活川芎共细辛。

**青风还睛散方：**茯苓、人参、防风、地骨皮、车前子、羌活、川芎、细辛各等份。上为粗末，以水二盏，煎至一盏，食后去渣温服。

### 圆翳歌

圆翳青白一点圆，宛如油点水中间，肝风冲脑脂下注，明视翳小暗看宽，虚热羚羊饮车细，参芩防知一同煎，实用防风芩桔梗，硝黄茺黑细知前。（注：圆翳内障初起之时，黑睛上一点青白，宛如油点浮于水面，暗处视之，其翳青白而大，明处看之，其形差小。缘肝风上冲，脑脂下注所致。宜审其虚实而调之，虚者用羚羊角饮子，清其虚热，实者宜防风散，泄其热邪也。）

**圆翳羚羊饮：**羚羊角一钱，车前子一钱，细辛五分，人参一钱，黄芩一钱，防风二钱，知母一钱。上为粗末，以水二盏，煎至一盏，夜食后去渣温服。

**圆翳防风散方：**防风二钱，黄芩一钱，桔梗二钱，芒硝一钱，大黄一钱，茺蔚子一钱，黑参一钱，细辛五分，知母二钱，车前子一钱。上为粗末，以水二盏，煎之一盏，食后去渣温服。

### 冰翳歌

冰翳瞳色亮如冰，阴看阳看无二形，睛中隐隐白透外，肺风肝热合邪攻，对证虽当针督脉，出血若多反伤睛，还睛参味防知细，芩桔车前元地羌。（注：冰翳内障，瞳色坚实白亮如冰之状，无论阴处及日中视之，皆一般无二，非若圆翳之明暗有别也。其睛内有白色，隐隐透出于外，此证乃肝热肺风合邪上攻，入目为患，宜按穴刺之出血则愈，但督脉不宜出血过多，恐加昏暗也，内服之药，宜还睛丸清而补之。穴名上星，在鼻直上入发际一寸陷中。）

**冰翳还睛丸方：**人参一两，五味子半两，防风二两，知母二两，细辛半两，黄芩一两，桔梗一两，车前子二两，黑参一两，生地黄二两，茺蔚子二两。上为细末，炼蜜为丸如桐子大，空心茶清送下三钱。

### 滑翳歌

滑翳水银珠子样，微含黄色遮瞳神，肝风冲脑脂下注，不痒不疼渐渐昏，须用补肝苓桔蔚，芩防芎母黑归参，有余决明车味细，军苓知蔚黑防芩。（注：滑翳内障，瞳心内一点如水银珠子之状，微含黄色，不痒不疼，无泪而遮蔽瞳神，渐渐失明，后则左右相牵俱损，此乃肝风冲上，脑脂流下所致，宜用补肝汤清散虚热。若有余，用决明丸下行实热也。）

**滑翳补肝汤方**：茯苓一钱，桔梗一钱，茺蔚子二钱，黄芩一钱，防风二钱，川芎一钱，知母一钱，黑参一钱，当归身一钱，人参一钱。上为粗末，以水二盏，煎至一盏，食后去渣温服。

**滑翳决明丸方**：石决明一两，车前子一两，五味子半两，细辛半两，大黄一两，茯苓一两，知母一两，茺蔚子一两，黑参一两，防风一两，黄芩一两。上为细末，炼蜜为丸如桐子大，食前茶清送下三钱。

**涩翳歌**

涩翳微赤凝脂色，瞳人端正渐失明，时时隐涩疼无泪，或聚或开无定形，还睛散内车防桔，元味知芩茶叶茺，亦用七宝丸珠珀，决脑茺参熊胆同。（注：涩翳证，瞳神内微赤如凝脂之色，瞳神端正，渐渐昏蒙，时复涩痛，而无泪出。其翳无定，或聚或开，宜先用还睛散，后用七宝丸，内消其翳也。）

**涩翳还睛散方**：车前子一钱半，防风一钱，桔梗一钱，元参一钱，五味子五分，知母二钱，黄芩一钱，细茶二钱半，茺蔚子一钱。上为粗末，以水二盏，煎至一盏，食后去渣温服。

**涩翳七宝丸方**：珍珠五钱，琥珀二两，石决明二两，龙脑一分，茺蔚子一两，人参一两，熊胆一两。上为细末，炼蜜为丸如桐子大，食前茶清送下一钱。

**浮翳歌**

浮翳色白瞳内映，明看细小暗看宽，不痒不疼无血色，脑风冲入脑脂愆，决明石决人参茯，车细防军茺桔添，坠翳石决知辛味，生地参防及兔肝。（注：浮翳内障之证，初患之时，不痒不疼，从瞳神内映出白色，暗处看则其翳宽大，明处看其翳略小，全无血色相混，缘脑风冲入于睛，脑脂流下，致成内障，宜服决明散、坠翳丸。）

**石决明散方**：石决明一钱，人参一钱、茯苓一钱，车前子一钱，细辛五分，防风二钱，大黄一钱，茺蔚子二钱，桔梗一钱半。上为细末，令匀，食后米饮汤调下二钱。

**浮翳坠翳丸方**：石决明一两，知母一两，细辛五钱，五味子半两，生地黄二两，人参二两，防风一两，兔肝一具。上为细末，炼蜜为丸如桐子人，空心茶清送下三钱。

**沉翳歌**

沉翳白隐黑睛内，肝劳脑热下攻瞳，向日细看方见翳，日轻夜重黑睛疼，羚羊角饮车前子，羚角军防芩黑茺，皂荚丸用蛇蝉术，龙胆元精归菊芎，参苓木贼连翘芍，猪爪猬皮甲谷精。（注：沉翳内障，白藏在黑暗之内，向日细看，方见其白，疼痛则昼轻夜重，缘肝经劳热，脑中热气流下，宜服羚羊角饮子及皂荚丸治之。）

**沉翳羚羊饮**：车前子一钱，羚羊角二钱，大黄一钱，防风二钱，黄芩一钱，黑参一钱，茺蔚子二钱。上为粗末，以水二盏，煎至一盏，食后去渣温服。

**皂荚丸方：**蛇蜕七条，蝉蜕、白术、龙胆草、元精石、当归、白菊草各钱半，川芎半钱，人参一两，茯苓一两半，木贼一两半，连翘一两半，赤芍一两半，猿猪爪二十枚，刺猬皮、穿山甲、谷精草各一两半。共为细末，一半入牙皂十二挺，烧存性，和匀，炼白蜜为丸桐子大，每服一钱五分，空心杏仁汤下。一半入仙灵脾一两，每服三钱，用猪肝三片，批开夹药，煮熟，临卧细嚼，用原汁送下。

**横翳歌**

横翳横格在瞳心，形如剑脊白如银，内虚风热攻冲脑，胃热肝邪致目昏，还睛决明车前地，芩防辛味黑人参，七宝车前连炙草，丹砂决明犀羚均。（注：横翳又名剑脊翳，自瞳人中映出于外，如剑脊，中高边薄，横格于瞳人，中心色白如银，缘内虚肝邪胃热上冲于脑，脑脂下流入眼，致成内障，宜服还睛丸、七宝散。）

**横翳还睛丸方：**石决明一两，车前子一两，生地黄二两，黄芩一两，防风一两，细辛五钱，五味子半两，黑参一两，人参一两。上为细末，炼蜜为丸如桐子大，空心茶清送下三钱。

**七宝散方：**车前子、胡黄连、丹砂、石决明、甘草各五分，犀角一钱，羚羊角一钱。上为粗末，以水二盏，煎至一盏，食后去渣温服。

**散翳歌**

散翳形散如鳞点，乍青乍白映瞳中，胞内粟生兼烂痛，金针一拨目光通，还睛散用人参味，桔梗车前苓细风，后用补肝归木贼，防风熟地芍川芎。（注：散翳，翳从瞳人内透出，散如鳞点之状，乍青乍白，胞内起粟而烂，瞳人痛楚，宜用金针拨其内翳之后，先服还睛散清补，后用补肝散收功。）

**散翳还睛散方：**人参一钱，五味子五分，桔梗一钱，车前子二钱，茯苓一钱，细辛五分，防风二钱。上为粗末，以水二盏，煎至一盏，夜食后去渣温服。

**散翳补肝散方：**当归二钱，木贼一钱，防风一钱，熟地黄二钱，白芍药一钱，川芎五分。上为粗末，以水二盏，煎至一盏，空心去渣温服。

**偃月翳歌**

偃月瞳含偃月形，一弯白气向下生，脑风积热下注眼，肝肾俱亏致损明，通明散内防芩人，人参白茯细辛茺，坠翳丸用石决麝，青鲤青羊牛胆熊。（注：偃月内障，瞳神内上半边有白气一弯，隐隐似新月之状，覆垂向下，缘脑风积热，注入眼中，致成内障，为肝肾俱劳之证，宜服通明散、坠翳丸。）

**偃月通明散方：**防风、黄芩、人参、茯苓各一钱，细辛五分，茺蔚子二钱。上为粗末，以水二盏，煎至一盏，夜食后去渣温服。

**五胆偃月坠翳丸方：**石决明一两，麝香少许，青鱼胆、鲤鱼胆、青羊胆各七个，牛胆五钱，熊胆一分。上为细末，面糊为丸，如桐子大，空心茶清送下五分。

**白翳黄心歌**

白翳黄心内障证，四围白色内中黄，大小眦中微带赤，翳隐黑珠障内光，肺肝风热冲于目，涩痛羞明泪似汤，坠翳决明茺蔚子，人参甘菊共车防。（注：白翳黄心内障，四边皆白，中心一点微黄色隐在黑珠内，映出珠外，大小眦头微带赤色，乃肺肝风热流入于眼，频频下泪涩痛，致成此证，宜服坠翳散。）

**坠翳散方**：石决明二钱，茺蔚子二钱，人参三钱，甘菊花三钱，车前子三钱，防风二钱。上为细末，令匀，食后米饮汤调下一钱。

**黑水凝翳歌**

黑水凝翳瞳微大，内含青白障瞳人，生花眦痛频频泪，胆热为邪损目神，芦荟丸中细辛草，牛胆羚羊柏子参，通明防蔚参苓黑，桔梗车前柏子仁。（注：黑水凝翳内障，又名黑花翳，瞳人微大，瞳内微现青白色，大小眦头涩痛，眼中见花，黄黑不定，频频下泪，缘胆热为邪，致成内障，宜服芦荟丸、通明散。）

**芦荟丸方**：芦荟一两，细辛半两，甘草五钱，牛胆半两，羚羊角一两，柏子仁一两，人参半两。上为细末，炼蜜为丸如桐子大，空心茶清送下三钱。

**凝翳通明散方**：防风一两半，茺蔚子一钱，人参一钱，茯苓一钱，黑参二钱，桔梗一钱，车前子二钱，柏子仁二钱。上为粗末，以水二盏，煎至一盏，食后去渣温服。

**枣花翳歌**

风轮傍边白睛内，白如锯齿枣花同，怒伤肝胆邪冲眼，还睛散用车知茺，人参防黑黄芩茯，坠翳丸服可收功。（注：枣花内障者，风轮傍边白睛之内，映出白翳，如枣花锯齿之状，缘怒伤肝胆，令脑邪热冲入目中，致成此障，久则变为瞳神细小，宜服还睛散，再服坠翳丸。）

**枣花翳还睛散方**：车前子、知母、茺蔚子、人参、防风、黑参各二钱，黄芩一钱半，茯苓二钱。上为粗末，以水二盏，煎至一盏，去渣温服。

**坠翳丸方**：见偃月内障下。

**雷头风歌**

头响如雷又似风，雷头风热毒冲瞳，脑汁下注瞳色变，瞳人大小目昏蒙，泻肝芩梗硝黄黑，羌活车归知母龙，虚者磁石丸姜附，味黑丹皮磁石同。（注：雷头风内障，初患之时，头面多受冷热毒气冲入头中，致头内响声如风如雷，头旋发热，日久冲入眼内，脑汁下注，瞳人变色，瞳或大小不定，实者宜服泻肝散，虚者宜服磁石丸。）

**泻肝散方**：黄芩、桔梗、芒硝、大黄、黑参、羌活、车前子、当归、知母各一钱，龙胆草五分。上为粗末，以水二盏，煎至一盏，食后去渣温服。

**磁石丸方**：干姜一两，附子五钱，炮，五味子半两，黑参一两，牡丹皮一两，磁石一两，烧红醋淬三次。上为细末，炼蜜为丸如桐子大，食后茶清送下一钱。

**惊振内障歌**

惊振内障如击振，脑脂恶血下伤睛，睛变渐昏成内障，左右相传俱损明，镇肝石决茺山药，车柏辛防参茯苓，还睛散用人参桔，防辛车前茺蔚芎。（惊振内障，或因击振误著头脑，致脑中脑脂恶血流入睛内，日久变成内障，左右相传，两目俱损，宜服镇肝丸、还睛散。）

**惊振镇肝丸方：**石决明一两，芜蔚子二两，山药一两，车前子一两，柏子仁二两，细辛五钱，防风一两五钱，人参一两，茯苓一两。上为细末，炼蜜为丸如桐子大，食后茶清送下三钱。

**惊振还睛散方：**人参一钱，桔梗一钱，防风一钱，细辛五分，车前子一钱，芜蔚子一钱，川芎一钱。上为粗末，以水二盏，煎至一盏，食后去渣温服。

**瞳人干缺歌**

瞳人干缺瞳形缺，左右上下不成圆，色白脑脂流下患，色黑肝胆热虚愆，色白泻肝芩地骨，麦知芍蔚黑参添，色黑镇肝山药味，参苓石决细车前。（注：瞳人干缺内障，初患之时，忽因疼痛难忍，细看瞳人，现出缺形，或左或右，或上或下，缺而不圆，瞳人之色黑白不定，色白乃脑脂流下为患，宜服泻肝汤，色黑则胆热肝虚，宜服镇肝丸。）

**瞳缺泻肝汤方：**黄芩一钱，地骨皮一钱，麦门冬一钱，知母一钱，赤芍药一钱半，芜蔚子一钱半，黑参一钱。上为粗末，以水二盏，煎至一盏，食后去渣温服。

**瞳缺镇肝丸方：**干山药二两，五味子五钱，人参、茯苓、石决明各一钱半，细辛五钱，车前子一两。上为细末，炼蜜为丸如桐子大，空心米汤送下二钱。

**雀目内障歌**

雀目内障多痒涩，暮暗朝明与雀同，黄昏视下难见上，肝风邪火障双瞳，洗肝散用车前子，柴胡芩细黑参芜，泻肝汤里硝黄芍，桔梗黄芩与防风。（注：雀目内障，患时暮暗朝明，多痒多涩，发作不常，或明或暗，夜中惟能视直下之物，而不能视上，乃肝风邪火上冲于目，致成内障，宜服洗肝散，先清虚热，后服泻肝汤以泻其实邪也。）

**洗肝散方：**车前子一钱，柴胡一钱五分，黄芩一钱，细辛五分，黑参一钱，芜蔚子一钱。上为粗末，水二盏，黑豆三七粒，煎至一盏，去黑豆，空心温服。

**雀目泻肝汤方：**芒硝、大黄、白芍药、桔梗各一钱，黄芩、防风各二钱。上为粗末，以水二盏，煎至一盏，食前去渣温服。

**高风内障歌**

高风内障号鸡盲，天晚不明天晓光，夜能上视难见下，损亏肝血肾精伤，补肝羚细羌苓楮，参黑车斛枯草防，还睛石决人参细，芜蔚知苓芎木香。（注：高风内障之证，两眼至天晚不明，天晓复明，缘肝有积热，肾经虚损，乃阳微阴盛也，天晚阴长，则天时之阴助人身之阴，能视顶上之物，不能下视诸物，至天晓阳长，则天时之阳助人身之阳，而眼复明矣，宜用补肝散、还睛丸。）

**高风补肝散方：**羚羊角、细辛、羌活、茯苓、楮实子、人参、元参、车前子、石斛、夏枯草、防风各一钱。上为粗末，以水二盏，煎至一盏，去渣温服。

**高风还睛丸方：**石决明二两，人参一两，细辛五钱，芜蔚子二两，知母一两，茯苓一两，川芎一两，木香五钱。上为细末，炼蜜为丸如桐子大，空心茶清送下三钱。

### 胎患内障歌

胎患小儿未出胎，热冲儿脑目生灾，护睛木香芩细射，川大黄与黑参偕。（注：胎患内障，儿在母腹之时，缘食辛辣过多，致热气内冲儿脑，及至生后，眼成内障，宜用护睛丸。）

**护睛丸方：**木香五钱，黄芩五钱，细辛三钱，射干五钱，大黄五钱，黑参一两。上为细末，炼蜜为丸如桐子大，空心茶清服十丸。

## （三）外障总名歌

外障暴赤血灌瞳，硬睛赤垂与黄冲，蟹睛旋螺并努肉，鸡冠蚬肉祟疼同，突睛漏睛连鹘眼，拳毛倒睫胞凝逢，眦赤花陷及黑钉，㖞僻冰瑕黏睛井，玉翳水轮逆顺障，睑出风粟又混睛，撞破撞刺及针刺，眼痒泪出疮痍生，客热伤寒并肝热，因他痰核天水行，青盲赤烂癍疮病，转关生赘痏眼名。小儿通睛恙虽小，还有眯目证为轻，此为外障四十八，熟读方知各证情。（注：外障者，或因内热，或因外邪，或内外合邪，致生目赤肿痛翳膜等证也。暴赤者，暴赤生翳也。血灌瞳者，血灌瞳人也。硬睛者，睑硬睛疼也。赤垂者，赤膜下垂也。黄冲者，黄膜上冲也。蟹睛者，形如蟹睛而疼痛也。旋螺者，形如旋螺尖起也。努肉者，努肉攀睛也。祟疼者，神祟疼痛也。突睛者，突起睛高也。漏睛者，漏睛脓出也。鹘眼者，鹘眼凝睛也。胞凝者，胞肉胶凝也。眦赤者，两眦赤脉也。花陷者，花翳白陷也。黑者，黑翳如珠也。钉者，钉翳根深也。㖞僻者，风牵㖞僻也。冰瑕者，冰瑕翳深也。黏睛者，两睑黏睛也。玉翳者，玉翳浮满也。水轮者，膜入水轮也。逆顺者，逆顺生翳也。撞破者，被物撞破也。撞刺者，撞刺生翳也。针刺者，痛如针刺也。泪出者，冲风泪出也。疮痍者，风赤疮痍也。客热者，暴风客热也。伤寒者，伤寒热病后患目也。肝热者，肝虚积热也。因他者，因他病后生翳也。痰核者，脾生痰核也。天水者，天水行后赤眼也。赤烂者，胎风赤烂也。癍疮者，癍疮入眼也。转关者，辘轳转关也。生赘者，睑中生赘也。此外障四十八证之总名，读者诚能熟习玩味，自因病而各得其情矣。）

### 暴赤生翳歌

暴赤生翳心肝病，风热上壅痛难当，赤肿热泪羞明痒，最宜镰洗出血良。初起先用芦根饮，黑连硝黄芩与防。去翳镇肝藁石决，辛薯参苓车味羌。（注：暴赤生翳，其证赤肿生翳，痒痛难当，时流热泪羞明，乃心肝二经风热上壅攻目所致。宜镰洗出血，服芦根饮子清其内热，后服镇肝丸。镰，音廉，镰者，或以针锋微刺之，或以灯心草微刮之也。）

**芦根饮子：**芦根一钱，黑参一钱五分，黄连一钱，芒硝一钱，大黄一钱，黄芩一钱五分，防风一钱。上为粗末，以水二盏，煎至一盏，食后去渣温服。

**镇肝丸方：**藁本一两五钱，石决明二两，煅，细辛三钱，山药炒、人参、茯苓、车前子各一两，五味子三钱，羌活一两。上为细末，炼蜜为丸如桐子大，空心茶清送下三钱。

### 血灌瞳人歌

血灌瞳人目睛痛，犹如血灌色相同，胆汁肝血因热耗，血为火迫灌睛瞳，急用止痛没药散，硝黄血竭引茶清。痛止大黄当归散，贼芩栀子菊苏红。（注：血灌瞳人，目睛疼痛，瞳人如血灌红色，缘肝血热耗，胆汁皆亏，血因火迫，灌入瞳中，宜服止痛没药散，止疼后服大黄当归散。）

**止痛没药散方**：没药三两，芒硝一两半，大黄一两半，血竭一两。上捣筛为细末，食后热茶清调下一钱。

**大黄当归散方**：大黄一两，当归二钱，木贼一两，黄芩一两，栀子五钱，菊花三钱，苏木五钱，红花八钱。上为细末令匀，每服二钱，食前茶清调下。

### 睑硬睛痛歌

睑硬睛疼胞肿硬，瘀血翳膜目睛疼，膈中积热肝风盛，外塗焮肿镰瘀红，凉膈硝黄车前黑，黄芩知母栀仁茺。（注：睑硬睛疼，初患之时，时觉疼胀，久则睑胞肿硬，睛珠疼痛，此缘膈中积热，肝经风毒上冲于目，宜镰洗去瘀，外涂焮肿膏，内服凉膈散。）

**焮肿膏方**：见卷末。

**凉膈散方**：芒硝、大黄、车前子各一钱，黑参一钱半，黄芩、知母、栀子炒、茺蔚子各一钱。上为粗末，以水二盏，煎至一盏，食后温服。

### 赤膜下垂歌

赤膜下垂覆睛瞳，赤膜从气下垂风，此属肝肺热冲眼，泪流痛痒如珠红，羚羊知母黄芩黑，桔梗柴胡栀子茺。（注：赤膜下垂，初患之时，气轮上边起赤膜一片，垂至风轮下覆瞳人，缘肝肺之热冲于眼内，致生赤膜，泪流痛痒，且服羚羊饮。）

**羚羊饮**：羚羊角一钱五分，知母、黄芩、黑参、桔梗、柴胡、栀子各一钱，炒，茺蔚子二钱。上为粗末，以水二盏，煎至一盏，食后去渣温服。

### 黄膜上冲歌

黄膜一片气轮起，上冲风轮覆盖瞳，赤涩泪眵疼痛极，此因脾胃热风攻，通脾泻胃黄芩黑，防军知母栀膏茺，立应白芷羊踯躅，鹅不食草麝归雄。（注：黄膜上冲，自气轮而起，一片黄膜从下直冲风轮，上掩瞳人，乃脾胃内热上冲于眼，致生黄膜，泪流赤涩，疼痛极甚，宜通脾泻胃汤，外搐立应散。）

**通脾泻胃汤方**：黄芩一钱五分，黑参、防风、大黄、知母炒、栀子各一钱，炒，石膏二钱，煅，茺蔚子二钱。上为粗末，以水二盏，煎至一盏，食后去渣温服。

**立应散方**：白芷、羊踯躅花减半、鹅不食草洗净，晒干、麝香少许、当归、雄黄各等份，另研，后入。上为细末，每用少许，含水搐鼻内，去尽浊涕，泪出为度。

### 蟹睛疼痛歌

蟹睛努出蟹睛形，乌珠极痛涩羞明，肝胆积热肾虚热，虚软不疼实硬疼，实者泻肝车地骨，硝黄知母黑柴茺，虚宜镇肾味知地，山药菟辛石决灵。（注：蟹睛之证，乌睛努出如豆珠，珠形似蟹睛，疼痛极甚，涩泪羞明，初起为实，硬而极痛。

久则为虚，软而不疼。总因肝胆积热冲睛，肾中虚热注目所致，实者宜泻肝汤，虚者用镇肾决明丸。）

**泻肝汤方**：车前子、地骨皮、芒硝各一钱，大黄、知母各一钱半，黑参一钱，柴胡二钱，茺蔚子二钱。上为粗末，以水二盏，煎至八分，去渣，空心温服。

**镇肾决明丸方**：五味子半两，知母炒、生地黄、山药各一两半，炒，菟丝子一两，细辛半两，石决明一两，煅。上为细末，炼蜜为丸桐子大，空心茶清送三钱。

### 旋螺尖起歌

旋螺尖起如螺壳，乌睛色变极痛疼，壳形尖起色青黑，肝经积热血瘀凝，轻宜泻脑防辛梗，赤芍天冬五味茺，重者泻肝硝黄桔，柴芩知母细车行。（注：旋螺外障，气轮之内乌珠色变，青白如螺蛳之壳，其色初青久黑，其形尖圆，乃肝经积热亢极，瘀血凝滞所致，轻者宜泻脑汤，重者用泻肝饮子。）

**泻脑汤方**：防风二钱，细辛五分，桔梗一钱，赤芍药一钱，天门冬一钱，去心，五味子五分，茺蔚子二钱。上为粗末，以水二盏，煎至一盏，食后去渣温服。

**泻肝饮子**：芒硝、大黄、桔梗、柴胡、黄芩、知母炒、细辛、车前子各一钱。上为粗末，以水二盏，煎至一盏，食后去渣温服。

### 胬肉攀睛歌

胬肉攀睛大眦起，初侵风轮久掩瞳，或痒或疼渐积厚，赤烂多年肺热壅，初起紫金膏点效，久宜钩割熨烙攻。内服除风汤蔚桔，细辛连味大黄风。（注：胬肉攀睛之证，起于大眦，初则渐侵风轮，久则掩过瞳人。或痒或疼，渐渐积厚，此证多因赤烂年久或肺经风热壅盛所致，初起可点紫金膏，胬瘀自退，久则坚韧难消，必须钩割熨烙，后服除风汤。）

**除风汤方**：茺蔚子一钱，桔梗一钱，细辛五分，黄连一钱，五味子五分，大黄一钱，防风一钱。上为末，以水二盏，煎至一盏，食后去渣温服。

**紫金膏方**：见卷末。

### 鸡冠蚬肉歌

鸡冠蚬肉内眦生，胃心积热共肝风，或青或赤如鸡蚬，轻侵风轮重掩瞳。钩割后服抽风桔，硝黄车黑细芩风。茺蔚丸芩石决明，军苓山药地黄茺。（注：鸡冠蚬肉之证，起于脾眦之内，或青或赤，如鸡冠蚬肉之形，渐渐而长，从大眦侵及风轮，久则掩及全目。此乃脾胃积热，肝风上冲所致。先宜用手法钩割，后服抽风汤或茺蔚丸。）

**抽风汤方**：桔梗一钱，芒硝一钱五分，大黄一钱，车前子一钱，黑参一钱五分，细辛一钱，黄芩一钱五分，防风二钱。上为粗末，以水二盏，煎至一盏，食后去渣温服。

**茺蔚丸方**：黄芩一两，石决明一两，煅，黑参一两，大黄一两，茯苓一两，山药二两，煨，生地黄一两五钱，茺蔚子二两。上为细末，炼蜜为丸桐子大，空心茶清送下三钱。

### 神祟疼痛歌

神祟疼痛忽然发，胞热睛疼缘肺肝，洗肝散用硝黄桔，栀子黄芩知母添，黑参热甚加归地，外点还宜石燕丹。（注：神祟疼痛之证，平素无病，忽然发动，睑皮火热，睛珠一刺，极痛难当。此肺肝风热上攻于眼，不可镰洗，宜服酒调洗肝散，外点石燕丹。）

**酒调洗肝散方：**朴硝、大黄、桔梗、栀子、黄芩、知母炒、黑参各等份。热甚者，加生地黄、当归尾。上为末，每服二三钱，温酒调下，日服二次。

**石燕丹方：**见卷末。

### 突起睛高歌

突起睛高珠肿疼，风热毒火上冲睛，针后退热桔梗饮，硝黄茺芍黑芩风，还睛五味参苓细，山药车前防远茺。（注：突起睛高之证，缘风热火毒上冲于眼，疼痛难忍，睛珠突高胀起，宜先用针出其清涎毒水，后服退热桔梗饮子，用还睛丸调理可愈。）

**退热桔梗饮子：**桔梗、芒硝、大黄、茺蔚子、白芍药炒，黑参、黄芩、防风各一钱。上为粗末，以水二盏，煎至一盏，食后去渣温服。

**还睛丸方：**五味子半两，人参二两，茯苓一两，细辛半两，山药一两，车前子、防风、远志、茺蔚子各二两。上为细末，炼蜜为丸桐子大，空心茶清送下三钱。

### 漏睛脓出歌

漏睛脓出睑眦间，或流脓汁或清涎，目无翳障不疼痛，风热攻冲心火炎。竹叶泻经汤柴泻，升麻竹叶草车前，黄芩草决川羌活，苓芍将军栀子连。（注：漏睛脓出之证，生于睑眦，或流脓水，或淌清涎，目无翳障，不疼不痛，乃风热攻冲，心火上炎，宜用竹叶泻经汤主之。）

**竹叶泻经汤方：**柴胡五分，泽泻四分，升麻五分，青竹叶十片，甘草五分，炙，车前子四分，黄芩六分，草决明四分，川羌活五分，白茯苓四分，赤芍药四分，大黄六分，栀子仁五分，川黄连五分。上为粗末，以水二盏，煎至一盏，食后温服。

### 鹘眼凝睛歌

鹘眼凝睛睛突定，目珠胀硬痛难当，积热上冲脑热注，外用摩风针血良，内服泻肝汤桔蔚，柴防芩黑共硝黄。（注：鹘眼凝睛之证，睛突于外，不能动转，坚硬高耸如鹘眼，胀满疼痛难忍，此积热上冲脑中，风热壅注于目所致。宜先用金针出血泻毒，外敷摩风膏，内服泻肝汤。）

**摩风膏方：**见卷末。

**泻肝汤方：**桔梗、茺蔚子、柴胡、防风、黄芩、黑参、芒硝、大黄各等份。上为粗末，以水二盏，煎至一盏，食后去渣温服。

### 倒睫拳毛歌

倒睫拳毛内刺睛，皮松弦紧痒兼疼，碜涩难开胞睑烂，肝风脾热两相壅。细辛汤用知茺黑，军细防风桔梗羚。（注：倒睫拳毛之证，由皮松弦紧，故拳毛倒入，内刺睛珠，碜涩难开，眼胞赤烂，疮而兼疼，此乃脾热肝风合邪上壅所致。宜用细辛汤，内清邪热，外散风邪也。）

**细辛汤方**：知母二钱，茺蔚子二钱，黑参一钱，大黄一钱，细辛一钱，防风二钱，桔梗一钱，羚羊角一钱，镑。上为粗末，以水二盏，煎至一盏，食后去渣温服。

**胞肉胶凝歌**

胞肉胶凝胞肉肿，初小渐大摩隐瞳，胃脾风热上攻目，通脾泻胃热风清。（注：胞肉胶凝之证，脾中蠹肉壅起，初小渐大，摩隐瞳人，眼胞湿烂，眵泪胶黏。此乃脾胃中邪风积热上壅于目所致，宜用通脾泻胃汤，散风清热，两解其邪。）

**通脾泻胃汤方**：见黄膜上冲下。

**两眦赤脉歌**

眦赤病属心经火，大眦多实小眦虚，实者洗心散归芍，麻黄连芥大黄栀。虚者九仙芩芥芍，菊芎归草芷通宜。（注：眦赤之证，赤脉起于大眦者，心经之实火也，赤脉起于小眦者，心经之虚热也。实者用洗心散两解其实邪，虚者宜九仙散清降其虚热也。）

**七宝洗心散方**：当归一钱，赤芍一钱，麻黄八分，黄连一钱，荆芥八分，大黄一钱，栀子一钱。上为粗末，以水二盏，煎至一盏，食后去渣温服。

**九仙散方**：黄芩、荆芥、赤芍药、菊花、川芎、当归、甘草、白芷、木通各一钱。上为粗末，以水二盏，煎至一盏，食后服。

**花翳白陷歌**

花翳白陷在乌睛，四围渐起温神瞳，状如枣花鱼鳞翳，肺肝风热脑中冲，知母饮子防风桔，知母硝黄苓细茺。（注：花翳白陷者，乃黑睛生翳，风轮四围渐起，中间低陷，其翳状如枣花鱼鳞之形，乌睛或白，或带微黄，此因肺肝积热，风邪上冲于脑所致，宜用知母饮子。）

**知母饮子**：防风一钱五分，桔梗一钱五分，知母一钱，芒硝一钱，大黄一钱五分，茯苓一钱，细辛一钱，茺蔚子一钱。上为粗末，以水二盏，煎至一盏，食后去渣温服。

**黑翳如珠歌**

黑翳如珠黑睛上，形如珠子黑而圆。泪出羞涩疼痛甚，大人肝肾虚风愆。通明补肾丸可服，小儿患此名眼疳，羚羊角饮硝黄细，知母羚防一并煎。（注：黑翳如珠之证，黑睛上有黑翳，圆如珠子之形，泪出羞涩难开，疼痛极甚，若大人患此证为肝肾虚热风邪，宜用通明补肾丸。小儿患此证为实热眼疳，宜服羚羊角饮子，泄其实热也。）

**通明补肾丸方**：见五风初患不足下。

**羚羊角饮子**：芒硝一钱，大黄一钱，细辛五分，知母一钱，羚羊角一钱，镑，防风二钱。上为粗末，以水二盏，煎至一盏，食后温服。

**钉翳根深歌**

钉翳根深睛内生，硬似钉头极痛疼，赤涩羞明时泪出，肝心毒热上冲瞳。除热饮子知母桔，硝黄茺蔚黑芩风。（注：钉翳根深者睛中翳黑，硬如钉子之形。其证疼痛赤涩，泪出羞明，此乃肝心毒热上攻睛瞳，宜服除热饮子，清泻其毒热也。）

**除热饮子**：知母二钱，桔梗二钱，芒硝一钱，大黄一钱，茺蔚子一钱，黑参二钱，黄芩二钱，防风一钱。上为粗末，以水二盏，煎至一盏，食后去渣温服。

### 风牵㖞僻歌

风牵㖞僻睑痒赤，阳明风热刺睛明。内服排风蝎味蛇，天麻辛芍桔防风。（注：风热睑痒㖞僻证，睑皮痒赤，时口眼相牵而动，此乃阳明风热上壅所致。宜先用针刺睛明穴，外泄其邪。后服排风散，内疏其风。）

**排风散方**：干蝎、五味子、乌蛇各一钱，天麻二钱，细辛、白芍药炒、桔梗各一钱，防风二钱。上为细末，令匀，食后米饮调下三钱。

### 冰瑕翳深歌

冰瑕翳深色微青，横贯乌睛珠痒疼。泪眵赤脉缘肝热，石燕丹宜外点灵。内服茺蔚硝黄细，元芍知母壳防风。（注：冰瑕翳深之证，翳色青白如珠，横贯乌睛，其证或痒或疼，发歇无时，眵黏泪出，白睛赤脉。此乃肝经之热，宜外点石燕丹，内服茺蔚散。）

**石燕丹**：方见卷末。

**茺蔚散方**：茺蔚子二钱，芒硝一钱，大黄一钱，细辛五分，黑参一钱，赤芍药一钱五分，知母一钱，枳壳一钱，防风二钱。上为粗末，以水二盏，煎至一盏，食后温服。

### 两睑黏睛歌

两睑黏睛眵痒疼，脾胃风湿热甚成。菊花通圣硝黄桔，芍草荆归膏薄芎。麻芩栀滑翘防术，外加羌细菊蔓荆。（注：两睑黏睛之证，睑内生疮，眵泪痒痛，胞睑黏合难开，此乃脾胃中风湿热盛，合邪上攻，宜用防风通圣散加羌活、菊花、细辛、蔓荆子，外散风邪，内清邪热。）

**菊花通圣散方**：芒硝五分，大黄五分，酒蒸，桔梗一钱，白芍药五分，炒，甘草一钱五分，生，荆芥穗五分，当归五分，石膏一钱，薄荷五分，川芎五分，麻黄五分，黄芩一钱，栀子一钱，炒黑，滑石二钱，连翘五分，防风五分，白术五分。外加羌活、细辛、菊花、蔓荆子各五分。上为粗末，以水二盏，煎至一盏，食后去渣温服。

### 玉翳浮满歌

玉翳浮满时或疼，风热冲脑盖睛瞳。洗刀通圣羌独细，蒺元贼决蜕蔓青。（注：玉翳浮满之证，初起时或痒痛，黑睛上翳如玉色，遮盖瞳人，皆缘肝经热极，风热冲脑所致。宜用洗刀散除风热而消翳膜也。）

**洗刀散方**：即防风通圣散加羌活、独活、细辛、蒺藜、元参、木贼、草决明、蝉蜕、蔓荆子、青葙子各一钱。

### 膜入水轮歌

膜入水轮睛疮后，疮愈生翳侵水轮，肺肝虚热大肠燥，日久失治伤瞳神。退热饮军茺蔚黑，辛防五味桔黄芩。（注：膜入水轮者，因黑白睛上生疮而起，愈后疮痕不没，渐生翳膜，侵入水轮，此乃肝经积热，大肠燥滞，邪热上逆所致。宜用退热饮子清降其气。）

**退热饮子**：大黄一钱，茺蔚子二钱，黑参一钱，细辛一钱，防风二钱，五味子五分，桔梗二钱，黄芩二钱。上为粗末，以水二盏，煎至一盏，食后去渣温服。

### 逆顺生翳歌

逆顺生翳上下生，顺则下垂逆上冲。钩割后用知母饮，知味军芩车桔茺。（注：逆顺生翳之证，从上垂下，侵入黑睛为顺，从下冲上，侵入黑睛为逆。顺则易安，逆则难治。并宜手法钩割，去其翳膜，后服知母饮子清其内热。）

**知母饮子**：知母二钱，炒，五味子五分，大黄一钱，黄芩一钱，车前子二钱，桔梗一钱，茺蔚子二钱。上为粗末，以水二盏，煎至一盏，食后去渣温服。

### 风牵睑出歌

风牵睑出睑皮翻，胞睑俱红眵泪涟。胃经积热肝风盛，镰洗去瘀病可痊。后服黄芪汤蔚骨，防芩苓草大黄煎。（注：风牵睑出之证，乃睑皮翻出向外，上下胞睑俱赤，眵泪淋漓，皆缘胃经积热，肝有邪风，宜先用镰洗去瘀，后服黄芪汤清热散邪也。）

**黄芪汤方**：黄芪一钱，茺蔚子二钱，地骨皮一钱，防风一钱五分，黄芩一钱，茯苓一钱，甘草五分，大黄一钱。上为粗末，以水二盏，煎至一盏，食后去渣温服。

### 睑生风粟椒疮歌

椒疮风粟睑胞生，多泪难睁摩涩疼。脾经风热粟黄软，脾经湿热椒硬红。镰洗后用清脾饮，知母翘军生地风。黄芩元粉黄连桔，陈皮荆芥黑参灵。（注：椒疮风粟之证，或起于睑边，或生于胞内眦，泪多难睁，沙涩摩睛疼痛，粟疮如粟，其形黄软，属脾经风热而成。椒疮如椒，其形红硬，属脾经湿热而成，并宜镰洗出血，服除风清脾饮，椒疮倍芩连生地，风粟倍荆芥防风。）

**除风清脾饮**：知母、连翘、大黄、生地黄、防风、黄芩、元明粉、黄连、桔梗、陈皮、荆芥穗、黑参各等份。上为粗末，以水二盏，煎至一盏，去渣，食后温服。

### 混睛歌

混睛初起白睛混，渐生赤脉遮瞳睛，或混白膜漫珠上，白忌苔光赤散红。先痒后疼隐涩泪，肝脏毒风镰洗通。后服地黄生熟地，蒺藜当归甘草通。黄连木贼乌犀角，羌活元参军谷精。（注：混睛之证，初起白睛混赤，渐生赤脉，遮漫乌睛，或白或赤，漫珠一色，白忌光滑如苔，赤忌赤脉外散。其证初起则先痒后痛，渐致磣涩泪出，羞明隐痛，视物昏蒙。此乃肝脏毒风与瘀血上凝所致。先宜镰洗去瘀，后服地黄散，外点摩障灵光膏。）

**地黄散方**：生地黄七钱，熟地黄七钱，焙干，白蒺藜四钱，炒，当归七钱，甘草五钱，炙，木通五钱，黄连五钱，酒炒，木贼五钱，乌犀角五钱，镑，羌活五钱，元参五钱，大黄七钱，谷精草五钱。上为粗末，令匀，每服三钱，煮羊肝汁食后调服。

**摩障灵光膏**：方见卷末。

### 被物撞破歌

被物撞破珠胀痛，肿闭胞青镰洗良。外涂生地地黄散，芎地芩军芍壳香。（注：

被物撞破者，或因打扑，或因撞损，睛珠胀痛，眼胞青紫，肿闭难开。宜先镰洗散瘀，外敷捣烂生地黄膏，内服生地黄散。）

**生地黄散方：**川芎、生地黄、羚羊角、大黄、赤芍药、枳壳、木香各一钱。上为细末，以水二盏，煎至一盏，食后去渣温服。

### 撞刺生翳歌

撞刺生翳遗刺痕，日久血瘀障翳生。赤脉涩疼经效散，柴军归芍草犀同。（注：撞刺生翳证，或被竹木签撞刺成疮，因治疗不净，留痕日久，瘀血凝积，遂生翳膜，赤脉满目，涩痛泪出。宜用经效散，清热散瘀也。）

**经效散方：**柴胡二钱，大黄一钱，当归尾一钱，赤芍一钱，甘草梢五分，犀角一钱。上为粗末，以水二盏，煎至一盏，食后去渣温服。

### 痛如针刺歌

痛如针刺心火炽，睛珠如同针刺疼。头疼目眩眼系急，针后八正草栀灯，桑车萹蓄滑生地，竹叶生军瞿麦通。（注：痛如针刺，乃心经毒火上炽，睛珠忽然极痛，犹如针刺，微带头疼目眩，眼系紧急。先宜火针刺太阳穴，外散其邪，后服加味八正散，内清其热也。）

**加味八正散方：**甘草、栀子、灯心草、桑白皮、车前子、篇蓄、滑石、生地黄、苦竹叶、大黄、瞿麦、木通各等份。上为粗末，以水二盏，煎至一盏，食后去渣温服。

### 眼痒歌

眼痒皆因肝胆风，痒生眦睑黑白睛，外用广大重明洗，内服荆防羌乌芎。（注：眼痒之证，皆因肝胆二经风邪冲发所致。或在睑边眦内，甚则痒连睛珠，痒极难忍，外以广大重明汤熏洗，内服驱风一字散疏散风邪。）

**广大重明汤：**方见卷末。

**驱风一字散方：**荆芥穗五钱，防风二两五钱，羌活三两五钱，川乌五钱，泡，川芎五钱。上为细末，令匀，每服二钱，食后薄荷汤调下。

### 冲风泪出歌

风泪初起冬月甚，久则冬夏泪漾漾。肝虚冷泪不疼赤，实则热泪肿红疼。虚用补肝归白芍，蒺芎熟地木贼风。实用茶调荆薄草，贼防羌决菊膏芎。（注：冲风泪出之证，见风泪出，初起则冬月甚，夏月轻，久则冬夏皆然。此乃肝藏脏风内热所致，若泪冷不赤不痛为虚，宜用补肝散。泪热肿赤疼痛为实，宜用川芎茶调散。）

**止泪补肝散方：**当归二钱，白芍一钱，炒，蒺藜一钱，川芎五分，熟地黄二钱，木贼一钱，防风一钱。上为粗末，以水二盏，煎至一盏，食远去渣温服。.

**川芎茶调散方：**荆芥、薄荷、甘草炙、木贼、防风、羌活、石决明煅、菊花、石膏、川芎各一两。上为细末，令匀，每服三钱，食后茶清调下。

### 风赤疮痍歌

风赤疮痍眦睑生，黑睛端好睑烂红。脾经风热宜急治，久生翳膜遮瞳睛。加减四物汤生地，苦参牛蒡薄荷风。当归赤芍天花粉，连翘荆芥穗川芎。（注：风赤疮痍者，起于两眦，其黑睛则端然无恙，惟睑边烂而红赤，此乃脾经风热上攻所致。宜急治之，久则恐生翳膜，遮盖瞳睛，用加减四物汤。）

**加减四物汤方：**生地黄、苦参、牛蒡子、薄荷、防风、当归、赤芍药、天花粉、连翘、荆芥穗、川芎各一钱。上为粗末，以水二盏，煎至一盏，食后去渣温服。

### 暴风客热歌

暴风客热胞肿疼，泪多痒赤胀白睛。原于肺热召风郁，菊花通圣可收功。（注：暴风客热者，胞肿疼痛，泪多痒赤，白睛胀起，此证原于肺客邪热，外召风邪。先用镰洗，后用菊花通圣散，内清邪热，外散风邪也。）

**菊花通圣散：**方见两睑黏睛下。

### 伤寒热病后患目歌

伤寒余热过食辛，瞳散黑花涩泪频，红肿痛用生犀饮，羚防芩桔知苓参。（注：伤寒热病后患目者，因余热未清，过食辛热，两热合邪，以致瞳人散大，时见黑花，隐涩泪多，红肿疼痛。宜用生犀饮清解其邪也。）

**生犀饮：**生犀角二钱，羚羊角一钱，防风一钱，黄芩一钱，桔梗一钱五分，知母一钱，茯苓一钱，人参一钱。上为粗末，以水二盏，煎至一盏，食后去渣温服。

### 肝虚积热歌

肝虚积热频发歇，起初红肿痛羞明，年深生翳渐昏暗，青葙丸用菟丝茺，生地青葙防五味，黑柴泽泻细车苓。（注：肝虚积热之证，时发时歇，初则红肿疼痛，涩泪难开，久则渐重，遂生翳膜，视物昏暗，宜用青葙子丸治之。）

**青葙丸方：**菟丝子一钱，茺蔚子一两，生地黄二两，青葙子二两，防风一两，五味子三钱，黑参一两，柴胡一两，泽泻一两，细辛三钱，车前子一两，茯苓一两。上为细末，炼蜜为丸桐子大，空心茶清送下三钱。

### 因他患后生翳歌

因患病后生云翳，赤烂日久翳遮瞳。心无黄赤犹能见，羊肝丸蒺菊川芎，决地楮槐连五味，荆归甘草蕤仁风。（注：因患他病后生翳者，为患后生翳也。初则赤烂，日久渐生云翳，遮蔽瞳人，视无所见，医者当细看翳心，若不黄赤，犹能通三光者可治，宜常服羊肝丸可愈。）

**羊肝丸方：**雄羊肝一具，白蒺藜一两，炒去刺，菊花一两，去梗叶，川芎三钱，石决明一两，生地黄一两，楮实子五钱，槐角五钱，炒，黄连五钱，五味子五钱，荆芥穗二钱五分，当归尾五钱，甘草五钱，蕤仁一钱，去壳油，防风二钱。上为细末，雄羊肝一具，滚水沸过，和前药捣为丸，如桐子大，每服五六十丸，空心薄荷汤下。

### 脾生痰核歌

脾生痰核痰火结，核形如豆坚不疼，失治成瘿流脓血，防风散结芷芩风，黑桔前胡陈赤芍，浙贝苍术花粉同。（注：脾生痰核之证，因痰火积聚而成，生于胞外皮内，核形如豆，坚硬不疼，宜用防风散结汤，化痰散热。若久而不治，渐长为瘿，破则成漏，为难治矣。）

**防风散结汤方：**白芷、黄芩、防风、黑参、桔梗、前胡、陈皮、赤芍、浙贝母、苍术、天花粉各八分。上为粗末，以水二盏，煎至一盏，食后去渣温服。

**天行赤眼歌**

天行赤眼四时生，传染热泪肿赤疼，受邪浅深随人化，驱风散热饮防风，牛蒡将军羌赤芍，连翘栀薄草归芎。（注：天行赤眼者，四时流行风热之毒传染而成，老幼相传，沿门逐户，赤肿涩泪，羞明疼痛，受邪浅深视人强弱，强者先愈，弱者迟愈。宜用驱风散热饮，风盛倍羌防，热盛倍大黄。）

**驱风散热饮：**防风、牛蒡子炒研、大黄酒浸、羌活、赤芍药、连翘、栀子炒、薄荷各一钱，甘草五分，当归尾、川芎各一钱。上为粗末，以水二盏，煎至一盏，食后去渣温服。

**小儿青盲歌**

小儿青盲胎受风，瞳子端然视物矇。明目羊肝桂柏味，细菊羌连白术同。（注：小儿青盲者，因胎受风邪，生后瞳人端好，黑白分明，惟视物不见，有时夜卧多惊，呕吐痰涎黄汁，宜用镇肝明目羊肝丸，久服可愈。）

**镇肝明目羊肝丸方：**羯羊肝一具，用新瓦盆焙下，如大，只用一半，竹刀切片，官桂、柏子仁、五味子、细辛、菊花、羌活各五钱，黄连七钱，炒，白术五钱。上为细末，炼蜜为丸，如桐子大，沸汤研调，空心服一钱。

**胎风赤烂歌**

胎风赤烂缘胎热，目赤眵黏眦烂红，小防风汤羌栀草，归尾将军赤芍风（注：胎风赤烂之证，因在母腹其母过食辛热，致令小儿双目尽赤，眵泪胶黏，四眦赤烂。宜用小防风汤治之。）

**小防风汤方：**羌活、栀子、甘草、当归尾、大黄、赤芍药、防风各五分。上为粗末，以水一盏半，煎至五分，空心温服。

**癍疮入眼歌**

小儿癍疮入眼中，赤肿难开涩泪疼，久生云翳如银色，肝经余热上冲睛。红花散用草归地，赤芍军翘紫草红。（注：小儿癍疮之证，因患痘时疮生眼中，赤肿难开，涩泪羞明，疼痛，久则生翳如银色，此乃痘后肝经余热上攻睛瞳所致。宜用红花散散瘀，其证自愈。）

**红花散方：**甘草、当归尾、生地黄、赤芍药、大黄、连翘、紫草、红花各五分。上为粗末，灯心草十茎，竹叶十片为引，以水一盏半，煎至五分，食远去渣温服。

**辘轳转关歌**

辘轳转关肝风盛，旋转睛珠辘轳同，轻则瞳斜重反背，初起钩藤饮蝎芎，参防二麻僵蚕草，后服天冬饮赤苓，羌活天冬五味子，人参知母蔚防风。（注：辘轳转关之证，因肝经风热壅盛，以致二目睛珠旋转不定，与辘轳相同，轻则瞳人偏斜，重则瞳人反背，初起宜用钩藤饮疏散风邪，定后用天门冬饮调理即愈。）

**钩藤饮：**钩藤五分，全蝎一钱，炒去毒，川芎、人参、防风各七分，麻黄三分，天麻七分，僵蚕一钱二分，炒，甘草三分，炙。上为粗末，以水二盏，煎至一盏，去渣，不拘时服。

**天门冬饮：**赤茯苓七分，羌活七分，天门冬一钱，五味子五分，人参七分，知母一钱，茺蔚子一钱，防风五分。上为粗末，以水二盏，煎至一盏，食后去渣温服。

### 小儿生赘歌

小儿生赘生睑内，初小渐大隐摩瞳。赤涩泪多脾胃热，钩割镰洗去瘀红。清胃散用车前子，膏军柴桔黑芩风。（注：小儿生赘之证，生于眼胞之内，初起如麻子，久则渐长如豆，隐摩瞳人，赤涩泪出，此乃脾胃积热上壅所致。先用手法或钩割，或镰洗，散去外瘀，后用清胃散清其内热。）

**清胃散方：**车前子、石膏、大黄、柴胡、桔梗、黑参、黄芩各一钱。上为粗末，以水二盏，煎至一盏，食后去渣温服。

### 小儿疳眼歌

小儿疳眼肝脾病，肿疼涩泪翳遮瞳，咬甲揉鼻合面卧，肥儿神麦荑连同。（注：小儿疳眼者，初因饮食伤脾，久则肝热上冲，肿痛难开，隐涩泪多，渐生白膜，云翳遮瞳，外则寻眉咬甲揉鼻，喜合面而卧，不喜抬头。宜用四味肥儿丸久服即效。）

**四味肥儿丸方：**神曲炒、芜荑、麦芽、黄连各等份。上为细末，令匀，水糊为丸桐子大，每服一钱，空心白汤送下。

### 小儿通睛歌

小儿通睛因惊振，看东反西视斜偏，牛黄珠麝竺金黛，地龙苏附珀油蚕。（注：小儿通睛之证，或因惊恐，或缘击振，致双目睛通，瞻视偏斜，看东反西，视左反右。急用牛黄丸疏风镇惊，久则即成难治之证。）

**牛黄丸方：**牛黄二钱，珍珠三钱，麝香少许，天竺黄三钱，金箔量加为衣，青黛三钱，地龙三钱，苏合油五钱，白附子三钱，炮，琥珀三钱，香油五钱，僵蚕三钱。以上九味，各另研极细，共为一处，用细甘草梢一两煎汁，次入苏合油、香油兑匀，和药为丸黄豆大，金箔为衣，薄荷汤化下一丸。忌一切酒面辛热生痰等物。

### 眯目飞尘飞丝歌

眯目尘丝入目中，泪涩难开睛痛疼。初宜外治久生翳，酒调散用草归茺。螵硝赤芍苍桔菊，翘麻羌活大黄同。（注：眯目者，或飞尘飞丝，风吹入目也。其证泪多隐涩难开，睛珠疼痛，初得时宜翻转眼睑，用棉裹钗脚，拨出眯物，若日久生云翳者，宜用酒调散治之。）

**酒调散方：**甘草、当归、茺蔚子、桑螵蛸、赤芍药、苍术、菊花、桔梗、连翘、麻黄、羌活、大黄各一两。上为末，每服三钱，酒调下，不拘时服。

## （四）补遗

### 能远怯近歌

近视昏矇远视明，阳光有余损阴精。须用地芝丸枳壳，菊花生地共天冬。（注：

能远怯近者，谓视物远则能见，近则昏矇也。盖由其人阳气有余，阴精不足，故光华散乱，不能收敛于近也。宜用地芝丸养阴，久服则目自愈。）

**地芝丸方**：枳壳去穰、菊花各三两，生地黄焙干、天门冬各四两，去心。上为细末，炼蜜为丸桐子大，每服百丸，食后茶清送下。

### 能近怯远歌

近视清明远视昏，阳光不足被阴侵。定志丸用菖蒲远，朱砂人参白茯神。（注：能近怯远者，非生成近视，谓平昔无此证，忽视物近则明了，远则昏暗也。由其人阴气偏盛，阳气不足，阳被阴浸，是以光华不能发越于远也。宜定志丸补心壮神，神足则自能远视矣。）

**定志丸方**：菖蒲二两，远志二两，去心，朱砂三两，研细另用，人参一两，白茯神一两。上为细末，炼蜜为丸桐子大，以朱砂为衣，每服五十丸，食后米饮汤送下。

### 瞳神散大歌

瞳神散大风轮窄，邪热蒸之风气攻。或因思怒痰寒疟，地黄丸内芍归芎。防己丹柴知二地，丹参独柏味寒茺。（注：瞳神散大者，谓瞳神散大，风轮反为窄窄一周，甚则一周如线，乃邪热内蒸，风气上攻所致，亦有因忧思气怒痰火伤寒疟疾经产败血等证而成，宜用地黄丸。）

**地黄丸方**（一名活退翳丸）：白芍药一两三钱，酒炒，当归身五钱，酒炒，川芎三钱，酒炒，防己二钱，酒制，牡丹皮三钱，酒洗，柴胡三钱，知母三钱，盐水炒，熟地黄八钱，焙，生地黄八钱，丹参五钱，独活三钱，黄柏五钱，酒制，五味子三钱，寒水石三钱，茺蔚子五钱。上为细末，炼蜜为丸桐子大，每服三钱，空心白滚汤送下。

### 瞳神缩小歌

瞳神缩小如针簪，劳伤精血损肾肝，视不甚昏微隐涩，清肾抑阳清柏连。草决苓归生地芍，独活知母枸杞寒。（注：瞳神缩小者，谓瞳神渐渐缩小如簪脚，甚则如针。乃淫欲劳伤精血，亏损肝肾二经所致。其证视物不甚昏，惟觉羞明隐涩，宜用清肾抑阳丸壮水以制阳也。）

**清肾抑阳丸方**：黄柏二两，盐水制，黄连二两，酒炒，草决明一两，炒，白茯苓二两，当归一两，酒洗，炒，生地黄二两，白芍药一两，酒炒，独活八钱，知母二两，盐水制，枸杞子二两，寒水石二两，另研。上为细末，炼蜜为丸，如桐子大，每服三钱，空心白滚汤送下。

### 干涩昏花歌

干涩昏花肝肾病，酒色劳瞻思虑伤。四物五子车前子，覆盆枸杞菟丝当。熟地川芎芍地肤，五胆膏宜外点良。（注：干涩昏花者，谓目觉干涩不爽，视物昏花也。此乃肝肾俱伤之候，或因嗜酒恣欲，或劳瞻竭视，或思虑太过，皆成此证。宜用四物五子丸滋阴养水，略带抑火，以培其本也。）

**四物五子丸方**：车前子酒蒸、覆盆子、枸杞子、菟丝子酒煮烂、当归酒洗、熟地黄、川芎、白芍药、地肤子各等份。上为细末，炼蜜为丸桐子大，每服二钱，不拘时盐汤送下。

**五胆膏**：方见卷末。

### 白眼痛歌

白眼痛病不红肿，红丝赤脉少涩疼。肺脾湿热兼伏火，须辨赤脉三阳经。桑皮汤泽元芩桔，菊草旋苓桑麦冬。（注：白眼痛者，俗呼为害白眼。其证不红不肿，少涩疼痛，多生红丝赤脉，乃脾肺络伤，湿热兼气分伏火上冲所致，须看赤脉红丝，以辨三阳，从上而下者，太阳也。羌活为使，从下而上者，阳明也，升麻为使。从外至内者，少阳也，柴胡为使。宜桑白皮汤主之。）

**桑白皮汤方**：泽泻八分，元参八分，黄芩一钱，桔梗七分，菊花五分，甘草二分半，旋覆花一钱，茯苓七分，桑白皮七分，麦门冬一钱，去心。上为粗末，以水二盏，煎至一盏，去渣温服。

### 女子逆经歌

女子逆经血灌瞳，满眼如珠胬肉生。总因血热经阻逆，通经苏木大黄红。芩连羌薄栀香附，生地归芍贼草芎。（注：女子逆经之证，乃血逆上行，冲灌瞳人，以致满眼赤涩，或生胬肉，总由血热经阻不行，因而上逆也。宜用通经散破血通经，其血翳自退。）

**通经散方**：苏木一两，大黄五钱，红花一钱，黄芩二两，黄连、羌活、薄荷、黑栀子、香附、生地黄、当归、赤芍药、木贼、甘草、川芎各一两。上为粗末，令匀，每服五钱，以水一盏，煎至七分，食后去渣温服。

### 行经目痛歌

女子行经目涩疼，眩晕头疼云翳生。去血过多肝脏损，当归补血薄羌芜。柴胡蒺藜菊防草，生地当归白芍芎。（注：行经目痛者，女子遇经行之际，眼目涩痛，头疼眩晕，肿涩难开，生翳于黑睛上，或如粟米，或花翳白陷，此因经行去血过多，肝经虚损故也。宜用当归补血汤治之。）

**当归补血汤方**：薄荷五分，羌活五分，芜蔚子一钱，柴胡八分，蒺藜一钱，菊花八分，防风八分，甘草四分，生地黄二钱，当归一钱五分，白芍药一钱，川芎八分。上为粗末，以水二盏，煎至一盏，食后去渣温服。

### 妊娠目病歌

妊娠目病有余证，须辨气分血分医。气分旋螺瞳散大，天冬饮用茯苓知。羌活防风参五味，血分瘀血并凝脂，保胎芩芥归芍草，连翘芎地缩陈皮。（注：妊娠目病者，为有余之证，有气分血分之别，属气分者，多见旋螺瞳人散大，乃气分之热，宜天门冬饮，属血分者，多生瘀血凝脂翳障，乃血分之热，宜用保胎清火汤以治之。）

**天门冬饮**：天门冬一钱五分，茯苓一钱，知母一钱五分，羌活五分，防风五分，人参五分，五味子五分。上为粗末，以水二盏，煎至一盏，食后去渣温服。

**保胎清火汤方**：黄芩一钱二分，荆芥穗、当归身、白芍药各一钱，甘草三分，炙，连翘一钱，川芎八分，生地黄、缩砂仁、陈皮各一钱。上为粗末，以水二盏，煎至一盏，食后去渣温服。

**产后病目歌**

产后患目血不足，病有三因治可通。思哭劳瞻多内障，嗜辛厚味外因成。外障头风风烂湿，四物补肝香附芎。夏枯熟地归芍草，随人加减可收功。（注：产后患目，乃去血过多不足之证。病虽有三因之别，而治法可以加减变通，内因者，多缘思虑哭泣或竭视劳瞻，致成内障，须四物补肝汤，倍熟地芎归，外因者，因嗜辛辣厚味，或因头风致成风赤湿烂，宜本方倍香附、川芎、夏枯草，随证加减治之。）

**四物补肝汤方**：香附一钱五分，酒制，川芎一钱，夏枯草二钱，熟地黄四钱，焙干，当归身二钱，酒洗，白芍药一钱五分，酒洗，甘草五分，炙。上为细末，以水二盏，煎至一盏，食后去渣温服。

## （五）附：外治方

**焮肿膏方**

腻粉少许，黄蜡、代赭石各五钱，研，细磁末、黄柏细末、麻油各一两。上为极细末，入铜杓内，入油蜡同煎为膏，涂患处。

**紫金膏方**

炉甘石入大银罐内，盐泥封固，用炭火煅一炷香，以罐通红为度，取起为末，用黄连水飞过，再入黄芩、黄连、黄柏汤内，将汤煮干，以甘石如松花色，四两，黄丹入锅内炒黑色，用草试之，草灼提起，如此三次，研极细末，水飞，四两，硼砂三钱，研细飞过，朱砂三钱，研细飞过，轻粉五分，青盐五分，水洗去泥，珍珠三钱，白丁香五钱，乳汁化开，去渣，没药五分，乳香五分，海螵蛸二钱，去皮研细，枯矾五分，卤砂五分，当归五分，研细，川芎五分，研细，黄连五分，研细，甘草五分，研细，麝香五分，冰片五分。如法炮制，各研极细无声，用好白蜜十五两，入锅内熬去沫，只用白蜜十两，先下炉甘石搅匀，次下黄丹搅匀，再下诸药，不住手搅匀，如紫金色，不黏手为度。

**石燕丹方**

炉甘石入大银罐内，盐泥封固，用炭火煅一炷香，以罐通红为度，取起为末，用黄连水飞过，再入黄连、黄柏、黄芩汤内，将汤煮干，以甘石如松花色，四两，硼砂铜杓内同水煮干、石燕、琥珀、朱砂水飞，各取净末一钱五分，冰片、麝香各半分，鹰屎白一钱，如无，白丁香代之。上为极细末，研至无声，每用少许，水蘸点大眦。枯涩无泪，加熊胆、白蜜。血翳加真阿魏。黄翳加鸡内金。风热翳加蕤仁。热翳加珍珠、牛黄。冷翳加附子尖、雄黄。老翳倍硼砂，加猪胰子。

**摩风膏方**

黄连、细辛、当归、杏仁去皮尖、防风、松脂各五钱，白芷、黄腊各一两，麻油四两。先将腊油溶化前药，共研为细末，慢火熬膏，贴太阳穴。

**摩障灵光膏方**

黄连剉如豆大，一两，童便浸一宿，晒干为末，黄丹三两，水飞，当归二钱，酒洗，麝香五分，乳香五分，轻粉一钱，硼砂一钱，白丁香一钱，龙脑一钱，海螵蛸一钱，俱另研细末，炉甘石六两，以黄连一两煎水，淬七次，研细。先用好白蜜十两，熬五七沸，以净纸搭去腊面，除黄丹外，下余药，用柳木搅匀，次下黄丹再搅，慢火徐徐搅至紫色，却将乳香、麝香、轻粉、卤砂和匀，入上药内，以不黏手为度。

**广大重明汤方**

防风、菊花、龙胆草、甘草、细辛各等份。上为粗末，以水一盏，煎半盏，去渣，带热熏洗。

**五胆膏方**

猪胆汁、黄牛胆汁、羊胆汁、鲤鱼胆汁各二钱五分，白蜜二两，胡黄连研末、青皮研末、川黄连研末、熊胆各二钱。将上诸药末与蜜并胆汁和匀，入磁瓶内，以细纸封头牢系，坐饭甑中蒸，待饭熟为度。

# 第16章　喉科入门

## 一、陈若虚《咽喉虚实论》

夫咽喉，皆言属肺，予言虽属于肺，然所致有不同者，自有虚火、实火之分，紧喉风、慢喉风之说。又咽为心、肺、肝、肾呼吸之门，饮食、声音、吐纳之道，此关系一身，害人甚速，故曰走马看咽喉，不待少顷也。假如虚火者，色淡微肿，脉亦细微，小便滑白，大便自利。有因思虑过度，中气不足，脾气不能中守，虚火益致上炎，此症先从咽喉干燥，饮食妨碍，咳嗽痰涎，呼吸不利，斑生苔藓，垒若虾皮，犹如茅草长刺喉间，又如硬物噎于咽下，呕吐酸水，哕出甜涎，舌生白苔，唇如矾色，声音嘶哑，喘息多痰。以上数症，皆由虚火，元气不足中来，治此不可误投凉药。上午痛者，属气虚，用补中益气汤，加麦冬、五味、牛蒡、元参；午后痛者，属血虚，用四物加黄柏、知母、桔梗、元参。如服不愈，加香附为引导，亦从治之法也。而实火者，过用醇醪、膏粱厚味，叠褥重裘，哺食辛热，多致热积于中，久则火动痰生，发为咽肿，甚则风痰上壅，咽门闭塞。少倾汤水不入，声音不出，此为喉闭，紧急喉风，用药疗总缓，急用针刺喉间，发泄毒血，随用桐油鹅翎探吐稠痰，务使痰涎毒血出尽，咽门得开，汤药可入，语声得出乃止。服清咽利膈汤，疏利余毒。如牙关紧闭，难以针刺，先刺少商出血，关闭自开。倘如针刺无血，探出无痰，声如拽锯，鼻煽痰喘，汤水不下，言语不出者，死症也。又有喉痈、喉痹、乳蛾、重舌、悬痈等症，患虽肿而咽门半塞半开，痛虽凶而喉道有宽有紧，此皆标病无妨，用金锁探吐痰涎，利膈汤推荡积热，脓胀肿痛者刺之，喉脓损而痛者益之，其患自安。凡喉闭不刺血，喉风不探吐，喉脓不放脓，痹蛾不针烙，皆非法也。若有痰火劳嗽，咽痛哑音者，难治也。

## 二、《喉科紫珍集指南赋》

喉风之症怎生医？口噤先针四穴宜。

喉风之症，皆因过饮醇酒，膏粱厚味，叠褥重裘，多食辛热，或感天气炎酷，以致积热于中，是以热则生风，风能动火，火动痰生，发为咽症。甚者风痰上壅，咽门闭塞，汤水不入，声音不出，口强身强，手足反张，此为紧喉风是也，用药不及其事，先用温汤洗和手足，用三棱针两手足少阴阳四穴，出血行气。有血可治，无血难医，或黄白水者亦难治之。

鼻中吹入通关散。

刺四穴之后，再用珍字内诸方，或如通关散之类，吹入鼻中取嚏，则牙关自开，方可行探吐痰法。

喉内风痰探吐之。

口噤已开，则内必有稠痰壅塞。必再用珍字内诸方如元明醋之类，探吐痰涎，务使痰毒出尽，咽门得开，汤药可入，语言得出为度。如探吐无痰，声如拽锯，鼻煽痰喘，汤药不入，语声不出者，必死。

刺用温汤噙漱尽，追风本药合间吹。

探吐之后，用温汤漱尽，以追风散、神字内本药相合而吹之患处，少顷用小刀点刺。

用针刺肿处，深浅要随机。

吹药片刻，用捺舌捺定，仔细看明肿处，用小刀刺破出血，须看肿之轻重，用刀之浅深。如或太浅，恶血出之不尽，肿仍不能消；若使过深，则恶血虽尽，良肉反伤，更加痛苦不堪，且难以收敛。必须看症之轻重，用刀之浅深，在乎随机权变，不可以寡见胶固也。

血出方为妥，温汤漱秘吹。

下刀之后，待脓出尽，用温汤漱尽血，以秘字内秘药之类吹于患上。其水不可太热，热则恐其动火；又不可太冷，冷则血凝不出。须得温汤，庶无差误矣。

舌上白苔生刺，薄荷擦洗休迟。

舌乃心之苗，心火既炽，舌上红破，被火冲蒸，必生白苔，或生黄刺，甚则黑刺。先刮舌刺，刮过用鲜薄荷捣烂，以青麻布包之，擦洗舌上，令净。吹秘字内等药于上，内服三黄汤。

厥逆不知人事，涌泉穴敷帖茱萸。

凡喉风等症，四肢厥冷，口噤身强，乃火极而似水，急用吴茱萸末，醋调贴足底心，引火下行。

此为治标之则，疗本因症而施。

治标者，探痰出血也，其喉风急症，风痰壅塞，须臾不救，顷刻人亡。治者必先行前法，急救岂可执以药剂哉？治标之后，再观病起之由，详休之虚实，寻火寻痰，随机用药，以治其本。必先治其标，而后治其本，经云急则治其标之谓也。

发热恶寒，须用荆防解表。

初起咽喉肿痛，寒热交作，头痛拘急，邪在表也，须用回字荆防败毒之类加减服之，以散外邪，然后治其喉，不可骤用三黄、凉膈下之，致使外邪未去，中寒又生，反为受害。须分表里治之，庶无差误矣。

口干便闭，可将凉膈下之。

初起发热，脉数有力，口干便闭，邪在内也，宜下之，用生字内凉肺散之类，疏通内热，其痰自然愈矣。

二症并见，两法兼施。

如初起以上二症并见，寒热口干作渴，脉洪大有力者，宜发表攻里。用防风通圣散之类。

上焦积热，清咽利膈偏有效。

上焦火甚，咽喉肿痛，无表里之症，先行探吐，次用刀针，内服清咽利膈，荡涤积热。若更觉咽痛，吹秘服此药而愈，不用刀针而亦愈。

喉肿不消，瀛洲学士独为奇。

喉蛾风等症，一二日之间焮肿疼痛。已经下刀，肿仍不消，用瀛洲学士服之。若过六七日者，不必用此，宜千金内托散，详见下文之列类之。

抑诸火，须用三黄凉膈散。

五脏之火，各有不同。且如心火盛，则口苦舌干，所生者重舌、木舌、悬丁之类，须用黄连、木通以泻心经之火；脾胃火盛则口干而臭，见症则唇裂口干，满口糜烂，臭秽难闻，牙疳、牙宣之类，须用白芍、石膏、大黄以泄脾胃之火；肺火盛则口辣，咽干，音哑，痰嗽，咽痛，须用麦冬、山栀、黄芩、桔梗以清肺火；肾无实火，虚火者多，见症则咽疼不红肿，至晚剧甚，微微发热，脉虚无力，须用四物汤，加知母、黄柏、桔梗、元参，滋阴降火；肝火盛则口酸，牙关紧急，喉风、牙疳之类，宜用柴胡、川芎之类，泄其肝火。亦有兼之诸症，要随症加减，不可拘执，以致实实虚虚之祸，可不慎哉。

化风痰，必寻加减二陈汤。

风痰壅塞，探吐之后，用二陈汤加减。如风痰，加南星、白附、牙皂、薄荷、竹沥之类；热痰，加石膏、知母、贝母、花粉、黄芩之类；寒痰，加香附、乌头、陈皮、白附之类。须要顺气之药佐之。书云：化痰以顺气为先，顺气则痰消，此之谓也。

五日不消，宜服千金内托。

喉蛾、喉痈、重舌等症，初起失于治疗，已经五日，必欲作脓，不可服寒凉消毒之剂以图内消。竟不知内脓已成，而服寒凉，凝其血气，脓反难成，宜服千金内托。待脓熟方可针之。如人畏针，用通关散吹入鼻中，而内脓自出矣。

脓成刺破，必吹秘合生肌。

内脓已出，用温汤漱净，用秘合生肌散时时吹于上，不可对风言语及食米（粯）等物，恐嵌入疮口，难以收敛。凡饮食之后，必用温汤漱尽，庶无嵌烂之患，宜宁神固气，毋犯房劳，直待收敛全好，方无后患。不然，致生顽症，起发于无时矣。

颏下腮颔焮肿，金箍散附堪奇。

上焦风热，致使腮颔红肿，及兜腮痈、痄腮等症，外用金箍散敷之，内服学士汤、解毒驱风散、清肝流气饮。选而用之，其法安妥。

喉中腐烂，臭秽难堪，瑶池露时时噙漱，秘药末加麝频吹。

喉疳之类，臭腐不堪，用瑶池露，或水底冰噙口拔毒，漱净吐去，以秘药加人中白、冰片、麝香、生肌散吹之，以解秽气，生肌解毒。又有咽间顽疮，愈而复发无期，治者用刀去血，火爊银铁烙之。

内服瀛洲学士，外吹均秘生肌。

喉蛾、喉疔等症，愈而复发。或半年或一载发一次，或不时常举，无有了期。治者吹秘用刀刺血，逐日如是，去尽紫血，方择吉日用银烙烙之。重者七烙五烙，轻者三烙。内服学士汤加流利之药，外先吹均药，后吹秘药加生肌散收口。须要忌口百日，患将平息方好。

若遇莲花重舌，须刺金津玉液二穴。

莲花垫舌、重舌、木舌、舌痈之类，俱宜刺金津与玉液二穴出血。

忌伤舌下三筋，肿处亦当去血。

舌下三筋，不可误伤，伤之则血流不止。其舌除三筋不可，余有肿紫之处，亦宜用针去血。岂可专执金津、玉液二穴哉？惟在随机权变而已。

内服黄连泻心，七日有脓须别。

舌乃心之苗，皆因心火上冲而起，用黄连泻心汤治之。若经四五日，内脓已成，不得内消，则宜服千金内托散托之。七日之后，其脓方成，不可早用针刀，须待脓熟针之，脓随刀出方妙。是以有先后之别，不可不知。

虚火咽疼，不肿、不红、不壅塞。

虚火咽疼，皆由思虑过多，劳伤太过，中气不足，脾气不能中守，虚火易炎，以致咽喉疼痛，色淡微肿，脉亦细微。小便涩，大便自利，咽喉干燥，饮食妨碍，咳嗽痰涎，呕吐酸水，哕出甜涎，呼吸不利，斑生苔藓，垒若虾皮，有如茅草长刺咽喉中，又如硬物咽于咽下，甚者舌生白苔，唇生矾色，声音嘶哑，喘息多痰。以上等症，皆出于虚火，中气不足。虽无口噤、反张、壅塞之险，抑且不能立时取效，能有紧守卫生之道者，方为可愈。欲究其法，详见下文。

治非实例，忌寒、忌刺、忌攻风。

前言虚火之症，宜治其本，不可擅用刀针，轻投凉剂。目今世人，见有喉疼，不审虚实，即认为实火，便以三黄荆防等剂投之，刀针刺之。实火之症，获效者有之。若逢虚火，误用寒凉克伐之剂，则中气愈虚，其疾愈甚。刺刀之所，气不足则不能收敛，所以愈裂而愈疼，以致不起者多矣。故重书以为戒。

上午痛兮中气弱，补中益气甚为奇。

虚火咽痛，上午尤甚，此属气虚。经云：阴虚生寒，寒生湿，湿生风，故耳。用补中益气汤加麦冬、五味、元参、鼠黏子、桔梗之类。

午后痛兮血不足，四物滋阴也相宜。

虚火咽疼，下午尤甚，此属血虚。经云：阴虚生火，火生热，热生风故也。用四物汤加黄柏、知母、桔梗、元参。如服不效，加香附以为引，从治之法也，不可不知。

暴感寒邪非正气，自汗咽痛兼下利，此等名为肾伤寒，半夏桂枝苦酒治。

暴感者，谓感非时疫疠之气，其症脉细微而沉，自汗，咽痛，下利，名曰肾伤寒，用半夏桂枝汤、或苦酒汤治之。

少阴咽痛甘桔汤。

伤寒少阴症，咽痛，作头眩，脉沉细而身尤热，宜用甘桔汤治之。

脏寒喉闭蜜附子。

此症由感冒严寒大冷，骤用炕火热汤，或强饮冰水，以致咽喉卒闭寒，喘急不宁，吞吐不利，急用三因蜜附子噙之。

戒服寒凉克伐，忌食酒腐油薑。

出脓之后，宜调养气血，健和脾胃，使疮口易合，不可服寒凉之剂，克伤脾胃，难以收敛。又忌食冷、醇酒、豆腐、油、薑、椒、姜、葱、蒜、鸡、鱼、蛋，一切头部肉，肝肠、荞麦、动风发物，俱不可食，宜至疮口平复方已。

肿处不消不溃，可将均末吹之。

乳蛾、喉痈等症，出血下刀，肿仍不消不溃者，用均末吹之，服十八神方药，和顺气血之类，气血和顺则可。否则成顽症。

喉科之道，敢谓如斯，管窥俚语，津梁指迷，请就有道，开塞剖疑。

## 三、《喉科指南赋》方治歌括

### （一）金锁匙

治缠喉风，咽闭，痰涎壅塞，口噤不开，汤水难下。

金锁匙中用焰硝，硼砂冰片明雄妙，僵蚕炒去丝为末，祛痰开噤诚神效。

上用焰硝一两五钱，硼砂五钱，冰片二分半，僵蚕炒去丝，二钱，明雄黄二钱。共为末，吹患处，去痰涎即愈。如痰出肿不消，用刀去血。又，《大成》方内无雄黄，即名玉钥匙，亦可通用。

### （二）清咽利膈汤

治咽喉积热肿痛，痰涎壅盛，及乳蛾、喉痹、喉痈、木舌、胸膈不利、大便秘结、小便不通、烦躁等症。

清咽利膈用芩连，栀子荆防翘鼠黏，硝黄甘草银花共，薄荷元桔水同煎。

上用连翘、栀子、黄芩、薄荷、防风、甘草、鼠黏子、银花、荆芥、桔梗、元参、黄连各一钱，朴硝、大黄各二钱。用水二盅，煎一盅，食后一二剂，利即愈。

### （三）通关散

治一切喉风，口噤不开，痰逆，不知人事。

通关牙皂两，川芎用五钱，为末吹于鼻，开窍口流涎。

上用通关牙皂一两，瓦上焙存性，川芎五钱。共为细末，吹于鼻内。或如喉口等症，脓成胀痛，而畏刀针，候熟用此吹于鼻内，其脓即自出矣。

又方：用上药末加麝香一分，细辛三钱合用。

### （四）本药

治喉一切等症疼痛者，用此先吹。

本药之中四乌登，龙牙血黛共硼珍，乳香没药香茶片，银花生炙各同份。

上用川乌一钱，草乌一钱，焙，淮乌一钱，焙，乌头一钱，焙，龙骨一钱，焙，象牙一钱，焙，青黛一钱，血竭五分，梅片五分，银花生、炙各五分，硼砂一钱，珍珠五分，乳香五分，没药五分，青鱼胆五分，麝香三分，儿茶一钱。共为细末，小罐蜜收，凡遇喉中诸症，用此先吹，下刀后用秘药吹之。

### （五）秘药

治咽喉七十二症，用此吹之神效，不可轻视。

秘定芩连芎柏芪，生地荆防苍槿皮，三柰车前羌独活，苦玄星夏射黏栀，甘草豆根蚕赤芍，草乌三七朴加皮，木通升葛麻黄杏，细辛草乌翘芷归，乌头地骨槟花粉。日晒夜露雨收盖，四十九日是完期，滤渣用水煎调和，再加细药和丸宜。雄黄乳没元明粉，黛竭枯矾甘石奇，蟹燕铜青熊胆共，礞石螵蛸桑树枝，儿茶轻粉飞丹并，胆矾龙骨研无滓，同为细末加膏内，糊丸指大晒干归，收罐二月方成用，甘加冰片末吹之，喉风诸症吹神效，口舌牙疳妙出奇。

黄连焙、黄柏焙、黄芩、栀子、防风、苏薄荷、荆芥、元参、连翘、细辛、白芷、川芎、羌活、独活、三柰、槟榔、厚朴、苦参、甘草、木通、地骨皮、黄芪、苍术、僵蚕、赤芍、麻黄、苏半夏、川乌、草乌、射干、干姜、皂刺、乌头、大黄、桔梗、淮牛膝、广三七、升麻、车前、杏仁、花粉、川槿皮、桑白皮、金银花、胆南星、麦冬、生地黄、当归尾、五加皮、鼠黏子、山豆根。上药各用一两，俱拣上好真宝，洁净咀片。有泥垢者，洗尽入内。用好新缸一只，将上各药一齐入内，加清水，量意多少浸之。日晒夜露，四十九日取起，滤去药渣，用铜锅煎之，将药水逐渐添入。用文武火熬，不住手以棒搅之，煎稠如糊，再入后药。后用：明雄黄五分，青礞石童便煅七次，一钱，乳香去油，一钱，没药炙去油，一钱，龙骨煅，一钱，儿茶一钱，轻粉三分，枯矾一钱，硼砂七分，石燕醋煅七次，五分，海螵蛸纸包煨，五分，虢丹水飞，三分，炉甘石童便煨七次，五分，桑枝灰三钱，元明粉五分，血竭五分，青黛五分。共为细末，入前膏内，和匀做成小饼，如指面大。晒露七晓夜，安地下，以瓦盆盖之，一日翻一次，如是七日方起。再置透风处阴干，收藏罐内，百日方可取用。用时研极细末，每药一钱，加入冰脑二分，麝香一分，珍珠二分，西牛黄一分，硼砂二分半，珊瑚四分，轻粉一分。共为细末，和匀入前等药，蜜收罐内。每用铜吹管入罐取药少许，吹于患处。凡一切喉中表里虚实等症，皆可获功。

### （六）荆防败毒散

治感冒非时伤寒，头疼咽痛，发热恶寒，浑身拘急，腰背疼痛，头目眩晕，天行时疫，蛤蟆瘟毒，喉风，一切表症。

荆防败毒散茯苓，甘草羌芎独活参。枳桔柴前为一剂，喉科解表若通神。

上用：荆芥一钱五分，防风一钱，甘草五分，羌活一钱五分，川芎一钱，人参一钱，枳壳八分，桔梗一钱，柴胡一钱二分，引用，薄荷叶十片。水煎八分，食前服，出汗。

### （七）涂方凉膈散

治咽喉肿痛，汤水难下，痰涎壅甚。

凉膈归芎赤芍风，荆芥元参栀子同。黄连石膏天花粉，连翘桔梗薄荷从。

上用：当归、川芎、赤芍、花粉、防风、荆芥、元参、栀子、黄连、石膏、桔梗、连翘、薄荷各用等份。如遇风甚加银花、鼠黏子；如遇痰甚，加贝母、蒌仁。

### （八）瀛洲学士汤

治喉痈、喉蛾诸症，红肿不消，疼痛难妨。及治梅乳、乳诸核、死蛾等症，一切痄腮、颏痈、疮毒、阴疮、痟疮。凡未成脓者用之。

瀛洲学士赤芍风，乳没川山芷木通。栀连升薄归皂刺，花粉甘陈贝母芎。

上用：赤芍药、防风、穿山甲、黑山栀、没药、乳香、川黄连、升麻、川贝母、苏薄荷、木通、白芷、皂角刺、甘草、天花粉、当归、川芎、陈皮各用等份。灯心、淡竹叶为引。水二盅，煎服七分。

按：诸疮、痈肿、梅核、死蛾等症，初剂必加大黄，老人、壮少者四五钱，空心服之，利五六次。有痰，痰则从下行；有热，热则清退；有毒，即溃，任其自止。

### （九）三黄汤

治咽喉诸症，疼痛发热者，用此抑火。

三黄薄荷芎草，赤芍栀柏连芩。引用灯心竹叶，喉症抑火如神。

上用：川连、栀子、黄柏、黄芩、川芎、赤芍、薄荷、甘草各用等份，灯心、淡竹叶引。水煎，食后凉服。

### （十）千金内托散

治喉蛾、乳蛾、喉痈、舌痈，一切等症。已经五日，必欲脓成，不可再进退火之药，宜用此托之。

千金内托用人参，翘草川芎与青陈。赤芍栝蒌天花粉，银花厚朴防风登。

上用：人参、当归、桔梗、连翘、甘草、川芎、青皮、陈皮、赤芍、栝蒌、天花粉、金银花、厚朴、防风各等份。灯心引。煎八分，徐咽。一方内有白芷，无厚朴。

### （十一）生肌散

生肌散内朱龙骨，芷象螵蛸矾赤石。没蛤粉兼血乳香，冰麝临时吹用入。

用：朱砂一分，龙骨一钱，白芷一分，象皮一分，炙，螵蛸一钱，枯矾五厘，赤石脂一钱，没药五分，炙，文蛤半分，炙，轻粉一分，血竭一分，乳香五分，炙。共为细末，临用时加入冰片、麝香少许，吹之。

### （十二）金箍散

敷吹一切坚硬红肿。

金箍散用川大黄，芙蓉文蛤及蜂房，羌活皮硝为细末，蜜调敷肿最相当。

上用：川大黄一两，用草包入粪坑内，浸二日，取出晒干入药，文蛤二钱，炒，蜂房三钱，蜜炙，芙蓉叶一两，阴干，白及五钱，羌活五钱，皮硝五分。一方内有黄柏五钱，不用羌活。用事者随机权变可也。上用共为细末，调蜜以敷肿处，周围中留一孔，以便出毒。

### （十三）黄连泻心汤

治大人小儿心火妄动，结成重舌、木舌、紫舌，肿胀坚硬，言语不出。

黄连泻心汤甘草，荆芥芩连栀子翘。薄荷黏子防风等，木通加上饮堪妙。

上用：黄连二钱，荆芥一钱，连翘一钱，栀子一钱，苏薄荷一钱，鼠黏子一钱，防风一钱，木通一钱，灯心一分。食后服。

### （十四）二陈汤

治喉诸症，痰涎壅盛，探吐之后，服之清气化痰，兼治梅核匐气。

二陈半夏芩连草，知茯连翘白附皮。枳壳石膏芎芷术，归芪栀子与青皮。若是风痰加贝母，南星牙皂栝蒌奇。须和人参当下用，不与寒痰论一理。果是寒痰加附子，细辛苍术却无疑。山楂子拌乌头用，休共风痰一样医。

上用：茯苓、甘草、半夏、陈皮、青皮、黄芪、川连、栀子、黄柏、黄芩、石膏、知母、白附子、连翘、川芎、枳壳、白芷、白术、当归、元参。

如遇寒痰，加香附子、苍术、山楂肉、乌头；如遇风痰，加大贝母、南星、牙皂、栝蒌、人参。

### （十五）补中益气汤

治中气不足，咽喉微肿而痛，色白，吐咯多痰，上午痛甚，或溃疡不饮，四肢倦怠，口渴发热，口舌生疮，憎热恶寒，劳则体倦，不思饮食。此中虚热，亦宜用此服之。

补中益气人参草，归芩白术升麻好。柴陈枣二姜三片，咽痛元黏五味巧。

上用：黄芪一钱五分，甘草炙，人参、当归、白术各三钱，升麻、柴胡、陈皮各三钱，引用元枣二枚，姜三片。如咽痛，加元参、五味、鼠黏子。引去生姜。

## 四、曹心怡《喉痧正的》

### （一）喉痧源流总论

古无有所谓烂喉痧者，自雍正癸丑以来，始有之。见于吾吴叶天士先生医案中，以解肌散表立法，可称千古只眼，而用药则不详。嗣是以来，散见于诸家杂刻中者，类多风影之谈。惟虞山陈静岩《疫痧草》及玉峰顾氏《痧喉经验阐解》二书，最为近是。二书俱采入西溪外史所辑《卫生鸿宝》中。陈氏以疫名痧，以有疫无疫辨痧喉轻重，所论颇属精当。惜其开手各方，仍囿于辛凉解肌之成法，以致近时采用者往往不验。至顾氏之书，论证亦颇透切，而立方终属鲜效。至友元和金保三先生，据顾氏本而增删之，易其名曰《烂喉痹痧辑要》。所增皆咽喉通治之法，于痹痧初无干涉，卷尾捃摭各药，亦俱非纪律之师，无怪乎览之者茫无涯涘也。余自幼习闻先生诸论，年来买药沪滨，同人谬以此事相推，不揣谫陋，爰将因证脉治及历验各方条列于下，以备参考焉。

## （二）论因

治病必先其所因。喉痧之因，都由温厉之毒，吸入肺胃，又遇暴寒，折郁内伏肠胃、募原，复触时令之毒风而发。其发也，蕴蒸之毒弥漫三焦。幸而获治，则毒败而气化，不致牵连传染；不幸失治，则毒聚成疫，触之即病，以次递传，甚至累年不已。如近日沪上情形，自戊子以来，三载未之或息也。陈氏之所谓疫者，信然矣。然尚有三因焉，一因起居富厚之家，冬虽温而必重其裘，甚则炽火围炉；蠢愚之辈，夏虽凉而不蔽其体，甚则风餐露宿焉；而房劳竭其精，嗜欲损其形者，更难免矣。一因饮食曲蘖炙煿，熏灼脏腑，瓜果生冷，冰伏脾胃；而饵金石以为卫生，藉参茸以资服食者，更宜审矣。其一则因街衢之秽杂，水浆之污浊耳，骈肩摩毂，汗雾交流，渫并于河，浊潦横积，口鼻之所吸受，肠胃之所浸淫，贻害可胜言哉！然此三者，凡疫皆然，亦凡病皆然，正不独喉痧一证耳。

## （三）论证

喉痧由厉毒内伏，其未发之先，必五内烦躁，手掌心热，渐渐咽痛，憎寒发热，胸闷口渴。有痧者，热势必壮，用大红纸梅红、洋红，火暗无光不适用，裹细草纸捻成纸卷两茎，蘸菜油或豆油燃着，医者以右手拈纸卷，复以左手掌遏住火光，照看头面颐项，见有痧点隐隐，及周身肤腠通红者，无论咽喉红与不红，肿与不肿，腐与不腐，但觉咽痛，或先曾痛过，发热后反不甚觉痛者，此是初痛时误进寒凉抑遏之故（尤当急达），均属疫痧。急宜按照后开各方，畅为透达，既透方清，层次不可搀越，转戾不可呆钝。盖从来风火之重，变幻之速，无有过于此证者，一落呆相，便多贻误。亦有偶然感触，内本无邪，仅见咽痛寒热，热不甚壮，肤腠不红，胸闷口渴亦微者，但须乘其初起之时，按照后方，急与疏解，不至发痧。热退痛定，亦就痊矣。至于失治邪陷，则有腮肿，颊车不开，唇口紧小，肢体肤黑欲蜕，舌绛喉腐，痧点半隐不透，驯至神昏谵语，气喘腹泻，鼻扇，鼻煤，音哑，痉厥，不可为矣。

喉痧发于肺胃，初起憎寒发热，为肺邪欲泄之象，所以必现咽喉肿痛者。咽喉为肺胃道路，顾氏为热淫浮越者是也。其琐碎小粒者，为痧。痧者，沙也，红晕如尘沙，而起属肺。其成片如云头突起者，为瘄。瘄者，丹也，或隐在皮肤之间，多起于手足身背之上，昔人谓属脾，以脾主肌肉故也。余则以为此正胃腑之热淫外越耳，盖阳明亦主肌肉也。有一见即化者，有痧透后始化者，其如疙瘩块者，发则多痒而麻木，此系其人肝热而兼湿痰，药宜稍佐泄肝发痰渗湿之品。至于失治邪陷，初陷则在少阳阳明，耳前后肿，陷之深则颊车不开，唇紧肤黑，阳明风毒极盛也。其舌苔黄者，犹在气分，至舌绛，则直逼营分矣。营分受邪，逼近包络，再陷则神昏谵语，毒陷益烈，恶候并见，不转瞬而风火交煽，痉厥立至，鼻扇音哑，肺阴告绝，顷刻云亡矣。其气喘腹泻，鼻煤之证，微者可治，甚者不可治，当于后开各方中求之。

### （四）论脉

喉痧之脉，初起浮之濡涩，按之沉滑，此伏气在内，腠理怫郁之象也。或左兼弦紧者，风胜故也；右反沉者，邪遏气道也。右寸伏者，误进寒凉，喉已腐而肺气不布也；左寸伏者，邪陷已深，上焦气道欲闭也。左关独弦者，阴气先伤，邪气乘虚而犯肝胆也。男子夺精，妇人经水适来者，往往见之。弦而兼劲者，火炎生风也，若治之得法，一散之后，便转洪数。或未甚畅者，当再散之，必六脉俱透，内伏之邪尽泄。然后清而和之，则证静脉和矣。至于误治之脉，则似浮非浮，似洪非洪，似数非数，脉既模糊，证亦错杂不齐，难为力矣。

### （五）论治

喉痧一证，历来鲜善治者，以不敢发畅其表也，不知此证重在痧子，不重咽喉。顾氏早已言及之矣。温厉之邪，郁之深而发之暴，不能自出于表，以致上窜咽喉。苟非洞开毛窍，何以泄其毒而杀其势？此开手所以必用麻黄也，用麻黄之法，有独用者，炙入豆豉内者，详见后。以余近年所见，用麻黄者十治十生，所不能生者，为日已多，误治在前，毒陷已深，扬之不达耳。其甚者，津液已枯，厉邪与气血交混，此时散之无可散，清之不能清，虽使扁仓复起，恐谢不敏。抑知致此之由，半由因循坐误，半由纵横杂治，诚使循经按法，讵至是哉。愚请以一得之见，为畅其义焉。一曰解秽。厉邪由口鼻而入，其秽浊不正之气，业已弥漫于无形，势必芳香以解之，如卧龙丹、玉枢丹、太乙救苦丹之类是也。一曰开表。痧属阳腑，经邪初起，必从表散，疫痧受邪较重，尤宜急与开达，如麻黄、豆豉之类是也。一曰疏表。疫痧每发于火旺风胜之年，且必触时令之毒风而发，故荆防在所必需。若已成火化者，桑、蒺可参用焉。一曰疏肺。皮毛者，肺之合。肺气开，则皮毛亦开，自无壅滞不透之患。且肺主一身之气化，清肃下行。诸起受治，疫厉亦因而自溃，故牛蒡子、前胡亦为要药。壅之甚者，紫菀当兼用焉，其他如杏仁、土贝之化痰，人中黄之解毒，桔梗之载药上行，西河柳之循经速达，皆为斯证不祧之品。此初起一二日之大概情形也。至于二三日间，表邪已解，里邪方急，则当用枳实、元明粉下之，此为釜底抽薪之妙法。肺气一通，痧火自息，咽喉亦渐愈矣。至于存阴清化诸法，则有藿石斛、鲜生地、羚羊角等味。疏腑润肠，则如枳实导滞丸之类；清泄余火，则如桑叶、丹皮、桑白皮等味；善后调理，则如西洋参、制首乌等品。当于后开各方中求之，兹不具列。

喉痧发表并非难，清里为难。清里非难，清之适如其分为最难。转关之际，有先一着不得，后一步不能，轻一分不够，重一毫不胜者，此中消息，非亲历者不能知。大凡初起之时，苔多白滑（厚薄不等，但以白苔为准），是以当用温散。既散之后，痧邪外达，苔转薄黄，便当稍兼清泄，以桑叶易荆芥可也。若舌苔黄甚，或边尖渐红，口必渴，当参用藿山石斛四五钱，或六七钱不等，是名白膏。一二剂后，痧透（透字着眼）喉宽热势缓，脉形俱畅，证势渐平，黄苔亦化其半，舌前半俱红，尖上起刺（以上数语，并当细审），此时可去麻黄不用，只用桑、防、豉、斛、蒡、前、杏、贝土贝母、甘甘中黄、桔、西河柳等味，以透余邪，而兼清化。若大便不通者，可加元明粉、枳实下之。一剂后痧透极足（前云痧透，此云痧透极足，当细审），而有化象，黄苔尽化，舌本通红而绛，尖刺如杨梅，此时痧毒尽泄，痧火正炽，当以羚羊角、鲜生地等泄而化之，以生地合豆豉，即古方中黑膏遗制也，其余并如前药。风胜者，白蒺藜亦可加入。便坚有滞者，元明粉或枳实导滞丸均可用（当先用元明粉，后用导滞丸）。继此以往，白膏黑膏参用（黑膏轻者一剂，重者亦无过二剂，极重者用至三剂足矣。此时必痧回脱皮，遍身徐徐作痒，热退净尽，舌上绛刺并化，仍转白苔而薄，是谓胃醒之苔。此时用药，只须清泄肺胃可矣。或遗热未清，余火犹炽者，仍参用白膏一二剂三四剂均可）。羚羊角量用（羚羊为泄风化火之品，痧火甚盛者用之，或与黑膏同用，或与白膏同用，随证审治可也）。元明粉、导滞丸酌互用之（初下当用元明粉咸寒下降以撤火，或一服或二服后，或大便已行，或大便未行，而火势已杀，当易以导滞丸之苦降下夺。或其人内有燥矢未尽，腹中时痛，缓一二日后，再稍稍加元明粉下之）。至于善后之法，不外清泄肺胃而已，表里俱澈，可稍加清养以调之。

喉痧因夺精后（如房后遗精之类）而发者，其邪易入少阳（亦乙癸同源之意，肾气一泄，则肝胆易于受邪也）。当参用仲圣四逆散法，以赤芍易白芍，以甘中黄易甘草，合之则柴胡、赤芍、枳实、甘中黄是也。仍当与麻、豉、荆、防等并用之。内无夙滞者，可去枳实；指尖不甚厥冷者，可并去赤芍（但取泄邪，无须破其阴结）。或初起先投麻、豉、荆、防等一剂，第二日再加入用之亦可。痧未透齐，可连用两剂或三剂，当斟酌用之。妇人经水适来，亦当参用柴胡（恐其热陷血室也），经不甚畅者，仍当兼用赤芍，或少腹满痛，即桃仁、红花等，亦可加入。血结胸者，亦如之。此证在喉痧中罕见，以风火变幻甚速，生死不出六七日之间，不比寻常瘟热病之耐久也。设或遇此，可参周氏《温热论》治之。其他产妇婴儿，治法同前。喉痧发表为先，其次即当下夺。燎原之势，非杯水所能灭，所以仅施滋清不为功。仲景治伤寒有急下存阴一法，正合此病。下之必先用元明粉者，以其有合于《洪范》润下作咸之义。份量不必过峻，大率以一钱为准。然不能拘证，势急者不妨酌加，或后下性猛，或同煎性缓，随证审治可也。设或一下之后，火不甚杀，不妨再下，一二剂后，火衰其半，可易以导滞丸二三服，或火势复炽，便艰腹痛者，仍参用元明粉一二剂。其用下之法，略如吴又可治疫之意，必大便行过数次，脉静身凉，苔转薄白，饮食渐复，然后内无留邪，火不复炽矣。

喉痧有兼见泄泻者，证势必重。若因秽势所侵，当用太乙救苦丹；若因挟食所致，当用枳实、楂炭等消导之剂；若因热结旁流，当通因通用。但既泻则表邪易陷，必须参用粉葛根一味，以升清达表为主。一二剂后，痧透泻止，证从火起，反见便艰脉实者，仍当用下。若因误治洞泄者，难愈。

喉痧用麻黄之法，若时令严寒，或证起数日，表邪郁极，当急与解散者，可独用。份量少只三分，多至五分，不过取其轻扬之性，以达毛窍。非若西北正伤寒之需重汗也。或时令温暖，邪郁不甚者，可炙，入豆豉内用之（份量亦少至三分，用豆豉三四钱，同水炙透，去麻黄煎服），仿佛仲圣麻沸汤之法。然亦不可拘。若时令虽暖，而表邪甚急者，仍当专用为捷。若在暑月，可用桑白皮煎之。或其人素有痰血，或病中曾见衄血者，俱兼用桑白皮，此局方华盖散之遗制也。至于救逆诸法，则有麻黄与白膏同用者，如邪郁数日，已从火化，苔黄口渴者，以麻黄、豆豉、霍山石斛同用，舌尖微绛者，尚可用。有与黑膏同用者，如误治在前，表邪未达，痧透不畅，而舌色绛赤者，麻黄可与豆豉、生地同用；手足瘛疭者，可参用羚羊角。并有与石膏同用者，如于暑月，而复误治，痧火与暑邪交并，热甚生风，手足瘛疭，神识瞀乱，而邪仍未达，舌焦黑口渴者，不得已可试用之。即非暑月，但见以上诸证者，亦可参用。

按：以上三法，黄苔者大抵可救；绛色而未动风者，或可救；已动风者，难救；若焦黑舌者，大抵不救矣。

又按：凡非时暴感，温邪为寒所束，发为双单乳蛾，身灼热，无汗气喘，咽关暴肿欲闭者，先用太乙玉枢丹，或救苦丹，继用麻黄、杏仁、石膏、甘中黄、枳实、制大黄、前胡、土贝母、防风、桑叶、牛蒡、桔梗等，治之颇验。活法在人，是在临证者审体之。

喉痧疏表不透，邪陷少阳阳明二经，证见耳前后肿，或掣痛，将变出发颐、痄腮之类，当用防风、白蒺藜、柴胡、葛根等散其风毒。或但颊车开阖不利，只加防风、白蒺藜亦可；若口唇紧小，肤黑欲蜕，当用秦艽、白蒺藜等追其风毒。若痧后余毒内蕴，致颈项结核，变成疡证，未成脓者，多用消风化痰活血解毒之品以散之，如桑、蒺、蒡、前、杏、贝、甘、桔、赤芍、制蚕之类。已成脓者，可付疡家治之。

### （六）验舌

喉痧初起，舌苔白滑者，表有风寒也；白而兼腻者，内挟秽浊不正之气；微黄者，渐从火化；黄甚者，痧火烁气也；尖绛者，邪热逼营；纯绛色鲜泽，边尖起刺，痧已透者，为营热外泄；未透者，舌必紫绛而干，根边多带黄白厚腻之苔，此表邪未达，痧火已烁及营分，为难治；中心焦黑者，痧火内燔，津液枯竭也；舌短缩者，肾气竭也；干绛而硬，中心焦，神昏者，痧毒攻心也，俱不治。

### （七）申禁

喉痧邪伏在里，初起切忌寒凉，以郁则毒焰愈燔也，不特凉药不宜误服，即一切瓜果冷饮，俱宜禁绝，世人不知，以为口渴咽痛属火，恣啖青果、水梨、茅根、西瓜皮等，甚或擅服西洋参、麦冬、元参、石斛之类，贻误非浅，不可不申其禁。

### （八）善后

喉痧既愈之后，周身肤蜕如麸，气血曾受刻削，须善自保，以复太和。其遗热必须清泄净尽，然后可加培养。病人须薄滋味，节饮食，谨嗜欲，邪净后尚宜茹素两三旬。其一切腥膻发物，俱宜远戒，房室尤不可犯。过四月方称复元。否则，痧后余波，变怪百出，慎勿轻身尝试。

### （九）防先

疫痧盛行之际，室中宜粪除洁净，熏以名香，或杂烧檀、降、苍、芷之类，以辟除其秽恶不正之气。入病人室，宜啖囫囵皮蛋一枚，能饮者，佐以高粱酒少许。男妇老幼，俱宜佩太乙辟瘟丹一颗，以绛帛囊之，当心悬挂，不可近亵。

### （十）喉痧条治

冬燠春寒，邪郁肺胃，运火令火，结而为伍，上窜咽喉，红肿而痛，或但痛不肿不红，憎寒发热，或半热，或不甚热，或乍寒乍热。微者饮食如常，甚则胸痞咽阻，不能食，脉形弦数，或濡数，或沉数，或沉弦不数，或左寸独大，或两寸并沉，或左部兼紧者，皆邪郁未伸之象也。舌白不渴，或微渴而苔滑腻者，或渴甚而苔仍白滑者，邪在表分也，荆防麻豉汤主之。胸痞咽阻者，先与太乙玉枢丹，或太乙救苦丹，吹药始终用玉钥匙原方主之。

**荆防麻豉汤**

荆芥、防风、麻黄水炙，豆豉，牛蒡子炒研，便溏者勿研，桔梗，杏仁去皮尖，研，便溏者勿研，土贝母去心，研，甘中黄，西河柳。

痰湿盛而舌白腻，加紫菀，重泄其肺；或其人素有痰血证，及病中曾衄者，加桑白皮，遇暑月亦宜加用；腹痛泄泻者，先服太乙救苦丹，泻甚者加粉葛根；挟食者加枳实、楂炭、麦芽；妇人经水适来，及男子精夺、房劳，四肢厥冷，加柴胡、赤芍；耳前后掣痛或肿者，加柴胡、粉葛根、白蒺藜；颊车酸痛者，去荆芥加蒺藜；唇口紧小，起焦黑者，蒺藜、秦艽同用。服前药既得汗，则咽痛必宽，痧必渐透。或有转变，可参后方，如证势较松，得汗未畅，前方再进一剂，必痧透而咽痛止矣。如不止，继方加枳实、元明粉下之。

此证重在发汗使痧邪外达，则不至酿成危证。体虚者尤宜急透，所谓无粮之师，利于速战也。即使自有汗者，仍须汗之，一汗不畅，则再汗。余经治曾有投四剂而始达者，在此证中亦罕见。总以舌苔化，咽痛愈，点至足心，舌尖起刺为度。

痧透喉宽，苔黄尖绛，脉转洪数者，桑防白膏汤主之。便闭者，可加枳壳、元明粉下之。

**桑防白膏汤**

桑叶，防风，豆豉，藿山石斛二味同打，牛蒡子，桔梗，前胡，杏仁，土贝母，甘中黄，西河柳。

其有他证相兼者，加减法同前。

痧点逗留不化，舌色纯绛鲜泽，尖上起刺者，羚羊黑膏汤主之。已下，便未畅者，仍加枳实导滞丸疏之。

**羚羊黑膏汤**

羚羊角镑，先煎，豆豉、鲜生地二味同打，桑叶，白蒺藜去刺，牛蒡子，桔梗，前胡，杏仁，土贝母，甘中黄。

热甚生风者可加钩藤勾后入。

便燥实，痧火极盛，须急下者，元明粉、大黄俱可用，其余随证加减。

服此一二剂，痧回火热渐退，可参用白膏一二剂，羚羊角、元明粉、导滞丸等，仍可参用。

**东垣枳实导滞丸**

大黄一两，枳实麸炒、黄芩酒炒、黄连酒炒、神曲炒，各五钱，白术土炒、茯苓各三钱，泽泻二钱。

蒸饼为丸，多寡量服。

痧回热退，舌化脉和，余邪未尽，时时手足心热者，桑丹泻白散主之。便未畅者，仍加枳实导滞丸疏之，或五仁汤润之。肺与大肠为表里，故痧回后以屡通大便为务。

**桑丹泻白散**

桑叶，粉丹皮，桑白皮水炙，地骨皮，牛蒡子，前胡，杏仁，土贝母，生甘草。

**五仁汤**

火麻仁研，柏子仁去皮，研，杏仁去皮尖，研，栝蒌仁研，郁李仁去皮，研。

按：此与古方五仁丸不同，古方用松仁、桃仁，此新更定者，以蒌仁，杏仁易之。

痧后肺胃余风未清者，牛蒡前胡汤主之。

**牛蒡前胡汤**

牛蒡子，前胡，桑叶，白蒺藜，杏仁，蒌仁，枇杷叶去毛筋。

余可随证加减。

瘥后胃燥者，藿斛元参汤主之。

**藿斛元参汤**

藿山石斛，元参切，杏仁，蒌仁。

余随证加减。

瘥后肝胃之阴不复，参乌汤主之。

**参乌汤**

西洋参切，制首乌。

喉痧盛行之际，时令寒燠不常，客邪侵肺，咽间微觉有阻者，荆防苏豉汤主之，苔薄黄者，去荆芥易桑叶。

**荆防苏豉汤**

荆芥，防风，苏叶，豆豉，前胡，紫菀，杏仁，象贝母去心，研。

此肺邪之轻者，服此则肺气开而咽自和矣。设或不愈，审是伏邪，仍前麻豉法治之。

### （十一）喉痧备用各方

**卧龙丹**录《绛囊撮要方》，此丹共有三方，此方最为灵捷

治一切痰厥气闭，时疫痧胀者，诸般急证。喉痧用以取嚏，有嚏者多生，无嚏

者多死，初起用之，可以辟秽。

西牛黄、麝香当门子、梅花冰片各一钱，蟾酥一钱五分，羊踯躅俗名闹羊花、猪牙皂角各三钱，细辛二钱，灯草灰一两，金箔百张。研匀，瓷瓶收贮，遇急证吹鼻取嚏。

**太乙玉枢丹**一名神仙解毒万病丹，又名太乙紫金锭。徐灵胎曰：用药之奇，不可思议，此秘药中第一方也

通治百病，内服外敷，无不神效。喉痧初起用之，不过三四分，研细开水送下，候温服，不可太凉。

红芽大戟杭产，紫色者佳，米泔浸去芦，根皮骨净，焙，一两五钱，山慈菇有毛者真，去皮，姜汁洗净，焙、川文蛤即五倍子，去虫屎，洗净，焙，各二两，千金子即续随子，拣白肉，纸裹研去油，净霜一两，朱砂镜面有神气者，水飞、雄黄鲜红透明者，水飞，各五线，麝香当门子研去毛渣，三线。各研细末，称准分两，择端午七夕，或有天德月德，天医吉日，净室虔制，忌鸡、犬、妇人见。用糯米白粥，石臼中捣数千下，以极光润为度，印成锭子，每锭干重一钱，孕妇忌服。

**附：各症用法**

一切饮食药毒，砒毒蛊毒，河豚六畜肉毒，胀闷昏倒，凉水磨灌。伤寒阴阳二毒，心闷狂谵，瘟疫霍乱，绞肠痧，乳蛾喉风，薄荷汤磨服。中风口眼歪斜，筋掣骨痛，心气痛，山岚瘴疠，淡酒磨服。头痛头风，酒磨涂太阳穴上。疟疾，临发时桃枝汤磨服。癫痫鬼胎，石菖蒲汤磨服。传尸痨瘵，每早清水磨服，数日下恶物。自缢溺水，惊魇鬼迷，生姜汤磨灌。痈疽发背，疔肿恶毒，淡酒磨服，未破醋磨涂患处。打扑损伤，松节无灰酒磨服。犬蛇蛊蝎伤肿，醋磨涂患处。牙痛含少许咽下。小儿急惊，疳痢瘾疹，姜汤磨服。遗毒烂斑，清水磨涂。天行疫症，水磨塞鼻孔，再服少许，辟秽却病。仓猝无引，概用凉水磨服。此丹居家出行，兴工动众，须珍备之。

**太乙救苦丹**一名卢祖师解毒辟瘟丹。乾隆中陈恪勤公刊本

通治百病，内服外敷神效。喉痧每用一丸，开水化服。

红芽大戟去骨，白者不可用、千金子净霜、北细辛去叶，忌火、川乌煨去皮脐、雌黄千叶者佳，水飞、山慈菇去皮毛、川文蛤去虫屎、生香附各一两二钱，麻黄去根节、苏叶去梗、木香俱晒、茅术米泔浸去皮、山豆根去芦根、制半夏各一两五钱，滑石水飞，一两四钱，升麻、桔梗、雄黄透明无石者，水飞、藿香、陈皮、绵纹大黄、银花各三两，饭赤豆拣紧小者、鬼箭羽用翎洗净、丹参各二两，朱砂水飞，一两，麝香当门子、西牛黄各三钱。按：麝香、牛黄减半亦可。

选上好药材，择吉虔制，各称净末，以寅辰日配合，糯粥薄浆和之，杵千下，先将方内雌雄黄、朱砂、麝香、牛黄提出另和，以一半掺入各药内杵和。先搓成小丸，晒干后将所剩之雌雄黄、朱砂、牛、麝等末，用粥浆捣和滚上，再晒干时，仍用各种药末，粥糊裹在外面，晒干成丸，每丸计干时重一钱为度。每一丸开水化服，重证连用二三服，小儿减半，孕妇及血劳忌服。

**附：各症用法**

瘟疫阴阳二毒，伤寒心闷狂谵，霍乱绞肠痧，蛊毒、恶菌、河豚、鸟兽毒，小儿急惊、疳、痢、瘾疹，薄荷汤磨服。中风口眼歪斜，牙关紧急，骨节疼痛，癫狂失心，妇人腹中块痛，或为邪交，好酒磨服。头痛头风，酒磨涂太阳穴。传尸痨，清水磨服。自缢溺水，魇魅鬼迷，冷水磨灌。赤痢，凉水磨；白痢，姜汤磨；瘴疟恶痢，桃枝汤磨服。心脾痛，淡姜汤磨服。牙痛，酒磨涂患处。痈疽发背，疔毒恶疮，风疹瘤痔，便青坚硬，淡酒磨服，并冷水磨涂，已溃者忌用。汤火、鼠蛇毒蛊伤，水磨涂患处。道途仓猝无引，概用凉水磨服，忌火烘、盐渣、汗污、秽触。天行疫疠，绛囊盛佩，入病家不染。

**玉钥匙**即子字吹药。按：此是古方，相传出叶氏《喉科秘传》中，余则未见其书。今从金氏《丹痧辑要》中采入

治一切喉症肿痛、腐烂，长肉生肌，始终用之。

制元明粉五钱，硼砂五钱，镜面朱砂六分，飞，梅花冰片五分，制僵蚕五分。

用新倾银罐，先硼后硝，层层间炼，如升枯矾之状，以极松脆为贵。研极细末，置冷地出火气，后加冰片、辰砂或加西牛黄、濂珠粉各三分。按：喉痧初起不必加，必待表邪透，而喉腐不愈者，方可加入。其加法，如遇白苔炎不盛者，单加珠粉亦不愈，再加牛黄。若黄苔、绛苔而火盛者，珠粉、牛黄并加，多少随时审定。

**锡类散**附录《温热经纬》方

象牙屑焙、珍珠各三分，飞青黛六分，梅花冰片三厘，壁钱焙，俗名壁蟢窠，二十枚，墙上者佳，木板上者勿用，西牛黄、人指甲焙，男病用女，女病用男，分别配合，各五厘。

各焙黄之药，置地上出火气，研极细粉，密装瓷瓶内，勿使泄气。专治烂喉时症，及乳蛾、牙疳、口舌腐烂。凡属外淫为患，诸药不效者，吹入患处，濒死可活。

王士雄按：此方尤鹤年附载于《金匮翼》，云张瑞符传此救人而得子，故余名之曰锡类散，功效甚著，不能殚述。按：此方金氏《丹痧辑要》中亦载之，余从《温热经纬》中采入较详。

**辟温香**附录《绛囊撮要方》。天行瘟疫，此香最妙

苍术、雌黄各八两。上药晒干，研细，榆面拌匀，令作香匠以细竹丝为骨，做成线香，随时焚点。原注：瘟病闻之易入，并不传染。凡家中旅馆，舟车图圄，俱可用之，且制成线香，焚烧携送，尤为至便。

## 五、耐修子录《白喉治法忌表抉微》

余素未习医，咽喉一症，尤属茫然。今年正月，余三儿自至戚汪大令处，染患白喉，延同乡某甲医诊治。据曰此喉痹也，切不可破，破则不治矣，方用牛蒡、桔梗、僵蚕、杏仁、荆芥、防风等药，一剂而汗出，然鼻塞矣。再剂而热退，然音哑矣。又延诊之，则曰邪退其半矣，以前方略加增减，一剂而白块自落矣，再剂而鼻

流鲜衄矣。又延诊之，则曰邪皆外出矣，以原方去荆、防、杏仁，加射干、黄芩，一剂而喉外暴肿，再剂而喉内全烂，且顽痰上壅，骨节涨满，神志烦闷，睡寤恍惚，始知药误。急改延某乙医来视，曰误服表药，受患过深，不可救矣，姑以龙虎二仙汤灌之，卒无效。未几而汪之女及婢相继患此，鉴于甲医之失，不敢用药，用老妪挖去白块，出涎血升许，寻愈。几不解其何理，嗣于友人处，假得郑梅涧先生《重楼玉钥》一书阅之，乃知白喉一症，只可滋阴，不可发表。甲医所用之药，全在禁忌之列，而鼻塞音哑，与白块自落，鼻孔流红，皆为误表不治之症，惟不可破一语则与甲医相合，更无解于汪氏女婢之因破而愈也，方思摘其大要，刊布流传，免世滋误。乃未一月而汪君亦病此，仍不敢延甲医，亦请老妪抠破，而病不减，另延某丙医诊治，其所用药，与《重楼玉钥》中所载养阴清肺一方大同小异。因未大效，又复倍用生地。惟尚不免有一二禁药掺入，服更不效，病家以为生地之误，又另延一伧医者，全用药表散，连剂并进，而种种败象一时俱见，知为内陷，仍归咎于养阴。亦改延乙医观之，并未出前方相视。乙医以为症由风邪，失未表散，亦投蚕、蝉、蒡、勃等药，竟不救。余时亦未见伧医之方，近始索观，而知当日但谓病有两歧，药难一致。前所欲摘要刊布者，至此遂不敢下笔矣。又一月而余妾亦病，始则骨节疼痛，浑身发热，喉间干痛而无白点，乃立意延乙医诊视。以其向治喉症，类能分别透彻，必可辨悉病源。乃诊脉象云：是浮紧，恐系风邪，略应表散。然一剂而音哑，再剂而气逆，似觉不合。适有某丁医过访，请其覆按。瞿然曰：此白缠喉也，如何可表？速服养阴清肺汤，方可补救。时热尚未退，探视喉间，微有白象，余以乙丁之言，迥然相反，茫无适从，乃斋沐设坛，敬请洞主仙师判断，所语悉如丁言，并示白喉断无发表之论，命于养阴清肺汤中加蚕食过桑叶孔多者三片，青鳞丸五分为引。一剂之后，即照原方，不必加引，至愈而止。当即遵服，次日即大解一次，色赤黄，并发斑疹，遍体皆是。此种斑疹，乃白喉症所恒有，系服药见功，浮邪外出，乃是吉象，切勿误认寻常斑疹，不敢滋阴，乃服表散，以致大误。此时热已全退，而喉间白块遍满矣，余恪遵仙论，始终守方，五日而瘳。长次两儿，次递传染，审其情状，症亦相同，深信不疑，即以养阴清肺汤投服，或便黏痰，或发斑疹，服三剂而热清，喉间均稍露白点，不移时而退尽，竟未大发。乃坚信养阴忌表四字，为治白喉者历劫不磨不论。乙医为余年交，虚心而善悟，见此不觉五体投地，爰复迭次虔清，逐层质疑，得颁箴论，并命作表，以唤迷津。前后共三百余言，一片婆心，流溢行间字里。自此济人有术，所活奚止恒河沙数哉。

仙师庙在奉天，前于戊子岁在奉降坛劝赈。凡助赈求方者，莫不药到病除，神妙不可思议。偶立方论，洞澈源流，决非凡手所能梦见。此论一出，歧黄家当可奉为金科玉津，不致再入歧途。爰謦录之，并将张善吾所著《捷要》(《时疫白喉捷要》简称为《捷要》) 书中语之相合者，分注于下，刊印行世焉。

### （一）洞主仙师前论　答耐修问

白喉，古无此症，故少专书，世称难治，然非难也，未明其理耳。人但知肺之灼，而不知由于胃之蒸。人即知胃之热，而不知由于肠之寒。肠寒则下焦凝滞，胃气不能下行，而上灼于肺。咽喉一线之地，上当其冲，终日蒸腾，无有休息。不急治与治之不当，则肿且溃，溃且闭矣。《捷要》云：白喉初起，恶寒发热，头痛背胀，遍身骨节疼痛，喉内极痛，或微痛，或不痛，而喉内微硬。有随发而白随见者，有至二三日而白始见者，或由白点白条白块，甚至满喉皆白者，所治皆同。治之之法，惟有以厚重之药镇其上层，如以巨瓴盖鼎，使焰不上腾，复以清凉之药，润其次层，如以湿绵礅，使火不内射。极盛者，再扫除其中宫，以抽柴薪，开通其下道，以漏炸炭。医者之能事毕矣。夫自上至中至下，本有可通之路，而必开其旁门，反使四塞，左矣。邪毒之内蕴，火也，实烟也，寻常表邪，轻烟而已，一经表散，仅能纷窜于经络之中，而不能透出于皮毛之外，愈入愈深，有入无出。迨自知其误，翻然改计，不先追其药毒，而徒尽其当然，无益也。解表药之毒，春用蚕食过桑叶孔多者三片，夏用荷花蒂连须者七个，秋用荸荠苗稍黄者九枝，各寸许，冬用生青果核磨汁，或打碎五枚，不必拘定时，但有现成鲜者，可用即用之，加入养阴清肺汤中为引，一剂后，照方全服，不加引。《捷要》云：如有辨证未清，误服升提开散辛温之剂，视病之轻重，以生绿豆碾细末，重者一茶碗，轻者一酒杯，冷水调服。另煮大米粥一碗，先服粥后服药，即误服之剂，即能解除等语。如以上四引不现成，即用此法，亦效。此症起时，发热者多，症之轻者，脉不甚洪实，初不见白，医者不察，往往误为风邪，用表药而热退，方谓其效也。及白点既现，而病已增重大半矣。《捷要》云：白喉初起，恶寒发热，乃毒气初作于内，至二三日喉内见白，寒热自除。或者不悟，以为表药有功，而不知不服表药，其热亦退也。至改服养阴一二剂而不见速效。又复反覆改图，一误再误，病其有不殆者乎？故误症既的，尤以守方为第一要义也。《捷要》云：如有内热及发热，照方服去，其热自除，即白有加，仍勿改药，盖内病不除，白何能净？愈发白愈守方，久久服之，自有效验，切勿求速而表散。吾谓风邪之症，亦宜清解，亦不宜于表散。表之过当，不外出而内窜，势易易也。且立意不用表药，则中下之医不能辨证于初起者，亦不致大误而杀人。《重楼玉钥》书中忌用诸药，出于名医手定，人嫌其选择之过泥，吾犹谓其征引之未全，细辛、升麻、桂枝、苏叶之不可用，固不待言，即僵蚕、蝉蜕、马勃等品，治喉家所奉为至宝者，皆杀人之具也。各宜守之如厉禁，视之如酖毒，庶不误矣。查汪某之病，亦是白喉，药不误于前此之滋阴，而误于后来之表散，况黄芩一味，凉入细窍，犹投炭于瓶，而严塞其口，火虽灭而烟留，再以厚重之药并用镇之，愈塞愈紧，非特不能交济其功，抑且相助为虐，其毒至死而不能出者，职是故也。至其女与婢之病，亦均缠喉，惟系轻者，童体气盛，故以挖破而效，然非通法，不可为训。若以治弱人，则顷刻而靡矣。汪某之病，胡独不误于此耶？三郎所遇之医，学浅性泥，更不足道。当其来诊之初，白块已遍满，但稍经涉猎者，即可辨认，况行道有年，而犹妄用表散，一再不已，是何故也？至三日而毒窜已深，虽有神仙，亦不能救，甚矣。牛蒡、射干等药之为祸也。耐修此数端闻吾之言，大旨当可明晓，其择近时喉症书之近稳者，细观各方中之用药，删其应忌之器，不可容留一蘗，以可用者分为正将、猛将、次将三表。每表分作四层，上层为镇药，如龙胆草、石膏、生地、玄参之类；次层为润药，如瓜蒌、贝母、丹皮、天冬之类；又次层为消药，如厚朴、神曲、枳壳、麦芽之类；下层为导药，如大黄、元明粉、车前、泽泻之类。药约四五十种，按症轻重，分别施治，亦已足矣。其中消导之药，非热极便结，不可轻用，但能镇润得宜，则中下自会通畅，不可不知。表后列忌用诸药品，添入前人漏列者七八种，注明害处，俾尽人一目了然，胸有成竹。设遇医者开方，观其所用之药，如有不列于药队者，以及妄用禁药者，或病轻而遽用猛将者，皆不可服。更以服禁药后，所现不治症象，胪列于后，庶可触目惊心也。稿成，见质于吾，尚有要言。

**遵定药将三表**系乞乙医某君审正

三将之中，以正将为定法，而以猛将驭其重，次将驭其轻；四层之中，又以镇润为定法，而以消层去其滞，导药利其行。镇润之中，又以养阴清肺汤为定法，而以他药济病之偏颇。辅方之不足，审定主宾，因症施治。若网在纲，有条不紊，至于禁忌之药，万不可以一试。即偶遇杂一二于良药之中，犹致全羹俱坏，况专恃以为定法乎？其不现种种败象而逼闷以毙者，鲜矣。法戒具备，行道者其详而审焉。

**白喉正将**此系大中至正之药，极稳极效，惟中下层药，非热甚之症，大便闭结者，尚须慎用

| 上层镇药 | 次层润药 | 中层消药 | 下层导药 |
|---|---|---|---|
| 大生地 | 天冬 | 大木通 | 郁李仁 |
| 元参 | 当归 | 神曲 | 知母 |
| 煅石膏 | 白芍 | 焦楂肉 | 生土牛膝兜 |
| 麦冬 | 丹皮 | 陈皮 | 泽泻 |
| | 贝母 | 砂仁 | 青宁丸 |
| | 薄荷 | | |
| | 生甘草 | | |

**养阴清肺汤**日服二剂，重者日服三剂，若病势无增，即自加甚，仍照方服，始终守定，不可移易

大生地一两，麦冬六钱，去心，白芍四钱，炒，薄荷二钱五分，元参八钱，丹皮四钱，贝母四钱，去心，生甘草二两。

此方乃治白喉之圣药，翼然八柱，颠扑不破。其中但有镇润而无消导，盖所谓镇润得宜，下元自会通畅，无所用其消导也。分两悉照原方，不可轻重，小儿减半，守方服去，自然全愈。切勿中改。如喉间肿甚者，加煅石膏四钱；大便燥结，数日不通者，加青宁丸二钱，元明粉二钱；胸中胀闷者，加神曲二钱，焦楂二钱；小便短赤者，加大木通一钱，泽泻一钱，知母二钱；燥渴者，加天冬三钱，马兜铃三钱；面赤身热或舌苔黄色者，加银花四钱，连翘二钱。

**白喉猛将**非极重之症，以及误服禁忌之药，渐见败象者，不可轻用。揭而出之，所以使人之慎也

| 上层镇药 | 次层润药 | 中层消药 | 下层导药 |
|---|---|---|---|
| 龙胆草 | 栝蒌 | 中朴 | 生大黄 |
| 生石膏 | 生栀仁 | 枳实 | 元明粉 |
| 犀角 | 连翘 | 莱菔子 | |
| | 川黄柏 | | |
| | 马兜铃 | | |
| | 蓝草根 | | |

**神仙活命汤**重者日服三剂，俟病稍减，仍服养阴清肺汤

龙胆草二钱，元参八钱，马兜铃三钱，板蓝根三钱，生石膏五钱，白芍三钱，川黄柏一钱五分，生甘草一钱，大生地一两，栝蒌三钱，生栀仁二钱。

凡白喉初起，即极疼且闭，饮水即呛，眼红声哑，白点立见，口出臭气者，方可照此方煎服。

或已延误二三日，症已危急，或误服表药，现出危象，非轻剂所能挽回者，须此方以泄其毒。如舌有芒刺，谵语神昏者，加犀角二钱；大便闭塞，胸下满闷者，加中朴二钱，枳实二钱；便闭甚者，再加莱菔子二钱，生大黄二钱；小便短赤者，加知母三钱，泽泻二钱，车前子三钱。

**白喉次将**此表为白喉初起，辨别未明，及症之轻者。与凡风邪之症，皆以此等药清解之，切不可发表，表则不可救

| 上层镇药 | 次层润药 | 中层消药 | 下层导药 |
|---|---|---|---|
| 次生地 | 金银花 | 小木通 | 车前子 |
| 粉葛根 | 冬桑叶 | 枳壳 | 灯心 |
| | 霍根 | 炒麦芽 | 莲子心 |
| | 枇杷叶 | 竹叶 | |
| | 紫菀 | | |
| | 柿霜 | | |

**除瘟化毒汤**日服一二剂，如症加重，即服养阴清肺汤

粉葛根二钱，金银花二钱，枇杷叶一钱五分，去毛蜜炙，次生地二钱，薄荷五分，冬桑叶二钱，小木通八分，竹叶一钱，贝母二钱，去心，生甘草八分。

白喉初起，症象轻而白未见，即服此方，俟一见白象白起时甚微，须详细探看，但有星白点，即是。即改服养阴清肺汤，勿迟误。如不白，即服此方，均勿发表。如大便闭者，加栝蒌二钱，郁李仁二钱，胸下胀闷者，加炒枳壳一钱五分，炒麦芽二钱，小便短赤者，加车前子三钱，灯心二钱。

以上三方，加味各法，均须随时斟酌。若见症不甚重者，或于所备二三味中酌加一味，或以分两减轻，庶无偏误。

白喉一切禁忌之药白喉初起，发热居多，往往服此等药而热退，以为见效，而病已内陷矣，可畏哉。

麻黄误用音哑，不可救，桑白皮肺已虚，不宜泻，紫荆皮破血，不可用，杏仁苦降，不宜用，牛蒡子通十二经，不可用，山豆根不可用，射干妄用音哑，天花粉不宜用，羌活过表，不可用，荆芥不可用，防风不可用，黄芩过凉，不可用，桔梗肺虚，不宜用，柴胡升散，不可用，前胡发散，不可用，升麻升散，不可用，僵蚕凉散过甚，不可用，蝉蜕升散，不可用，桂枝辛散，不可用，苏叶不可用，马勃不可用。柴胡以下，此次所增。《玉钥》论中，有凡语喉症四字，可见禁用此等药，不独白喉也。

白喉误服禁忌诸药，所现各种败象白喉证论中，但指为无治之症，而不知系误服禁药所成。

七日满白不退，服药大便不通，颔下发肿不消，服药呕吐不止，音哑鼻塞，鼻孔流血，喉干无涎，白块自落，天庭黑暗，两目直视，面唇俱青，角弓反张，痰壅气喘，汗出如浆，药不能，下肢涨，神倦。乙医曰：以上各象，重者用猛方，轻者用正方，以期补救，惟脾泄之症，宜兼顾脾药，须另设。

未服药大便泄用生地五钱，麦冬三钱，丹皮钱半，元参二钱半，薄荷七分，藿香钱半，砂仁二粒研冲，炒麦芽二钱。

### （二）洞主仙师后论　答乙医某生问

白喉初起发热，此时郁勃之火，全集于肺胃二经，故脉象未有不浮紧者，迨热退白现，而肺虚之本象见，于是始有塌陷之形。某生所见各症，大率在二三日之后，故仅知其塌陷，而不知其先必从浮紧来也。双单蛾症，亦属于里。凡肺之本色，上现于喉，始有此象，岂有皮毛之症，而能显此形色于吭舌之间乎？惟肺气虚损未形，故脉象浮紧之日多，轻者略用表散，尚不至于大误。或症本重，或表散过当，势亦至于虚败而脉塌陷。表而愈者其暂，表而误者其常，故不如养阴而兼清解，为速效而无弊也。证异治同，世医有不言之者乎？《捷要》云：双单蛾症，治之稍缓，则气闭不起，宜用生土牛膝兜，引热行。大便闭结，用大黄，与白喉症异同治。倘不预防，转为白喉，为祸甚烈，可见此症与白喉同治，更不宜于表散也。白喉用药镇之润之，原欲其入于胃，入于肠，以寻去路也。惟下焦不甚窒塞者，既镇且润，火毒自（𫘧）驯而下行。原无所用其消导，若火毒蕴结，下焦不通，其势不能不宣泄之，盖既镇之不使上行，润之不使旁达，倘不入于胃，不入于肠，将安归乎？某生所谓恐毒陷胃者，尚非探本之言。（《捷要》云：须从上焦引至中焦，由中焦引至下焦，从大肠膀胱而出。大便泻泄，火毒下行，此为吉兆等语，即此意也。）若宜消而不消，宜导而不导，或消导而未能得宜，既不能上，又不能下，则惟内陷于胃而已矣。耐修子曰：白喉用养阴清肺汤而不见速效，甚至倍用镇药而更不效者，此乃热结中焦，火毒不能下达之故，并非滋阴之错误。其症象必系胸膈胀满，大加药分两，无须过重，盖此时镇润之力足矣。稍开一隙，即如建瓶而下，势甚易易。若改用表散，则如金堤骤坏，横决四溢，其势汹涌不可复救，害更甚于初起时之表散，汪病即误于此。至云上热下寒者，宜以热药冷服，此指真寒假热而言。白喉之症，系真热假寒，何所忌于寒凉乎？火毒既攻于中上，则下元不寒而自寒，朴曲楂麦，固皆带温之品，辅以清降之药，引使下行，本最有益，若热极盛，则非硝黄不足通道路，猛药疾驰而下，里热以行，性不流通，肠胃何致受病。犹以一器盛沸汤，而置冰块于中，顷入一冷盏内，水热固以大减，而以手按冷盏，则反凉为热矣，此借敌作导之法，用其停热，以为行热，固不害于肠胃之假寒也。惟非极险之症，不必轻用此猛药耳。向来治瘟症者，有凉降无表散。白喉乃瘟症中最重之一端，敌兵已至城下，重兵以图之，犹虑不胜，尚能以谈言微中，解其纷乎？故诸瘟症中，尚有参用蚕、蝉、芩、桔、荆、防诸品者，若用之强兵压境如白喉，势直同于玩敌矣，有不滋蔓燎原者乎？故镇之者，重兵以扼之也；润之者，恩言以劝之也。威德并用，敌可解矣。而犹未济，则惟有直扫其老巢，仍留其归路，敌不自逞而退矣。此百战百胜之法也。若升提之，则火以扇而愈炽，表散之，则火以分而愈多。即或不然，用清凉平淡之品以浇洒之，不能息其焰，抑且扬其烽，而上下左右，莫不受害矣。其犹可剪除扑灭乎？拟表妥适三表之后，可各立一方，正将后用养阴清肺汤，此方出自大名医之手，不特药味不可移易也，即分两亦不可重轻。（耐修子曰：此句须看活，假如生地本系一两，如用一两二钱，则统加二成；如用八钱，则统减八折是也。人体有强弱，病有重轻，刚药不能无增损，但照原方配分两，不可偏畸耳。《玉钥》原方，仅五成之一，嫌其太轻，不足驭病，兹照单刻方定数，用者酌之。）如病有偏颇，则择三表中应用之药，加一二味以为引足矣。总宜以此方为坐守之老营，决无丧师失律之大辱，惟误一二禁药于其中，则害且变本加厉，懔之慎之。某生欲以白芍易桑叶，此大不可，桑叶固有时可加，白芍则万不宜去。夫五脏之密近肺胃者，惟心与肝，不有以护之，害且立至。白芍乃固守心肝要药，具见立主方者之苦心，岂宜移动耶？猛将后按神仙活命汤，去其禁药，增猛润药以足之。次将后按除瘟化毒汤，去其禁药，增次润药以镇之。凡镇药宜重用，润药次之，消导药宜轻用，犹之军行万里，但有一人一骑以为向导足矣，多则纪律不整，么滋事端。三表中则猛将宜轻用，正将宜重用，次将亦宜轻用。盖正将守其常，猛将出其变，而次将用于暂也。神而明之，存乎其人，吾言亦尽于此矣。此症本不难治，治之不善，而种种败象见，非此症之本象，实投禁药者，有以造成之也。与生而致死，同一线幽微，气不能透，因而逼毙，其心不即死也，故死于此症者最惨。行医者常思患病之人，或为孝子之父母，或为慈亲之子女，或为待育之壮丁，或为守成之家眷，或为无父之孤儿，或为数家之独子，当其病剧，呼天籲地，拜佛求神，无所不至，一经不起，合门长幼，痛哭失声，肝肠寸断，抱此奇惨。而言及医家，犹以本有割股之心相谅，置不与争，故医者虽杀多人，终不能自知其失。然受害者谅之愈深，造孽者种而愈重，虽曰无心，而漫不经心之罪，岂能擢发数哉？若一朝误治，退而深思，以其万一之当，则死者虽不能生，生者犹可不死。乃有始终执拗，狃于一偏，人命之大，懵焉不加察，吾不知其本心之仁安在焉。自有此论，而犹有固执己见，视人命如草芥者，直以有心杀人，阴律有所不贷，吾亦末如之何也已矣。欧阳公曰：求其生而不得，则生者与我皆无恨焉，言治狱也，而吾谓行医亦然。再定一吹药方，以成全璧。

**白填鸭散**此方以血肉冲和，济金石寒冽，毓养于金水二令之间，虚实皆宜，攻补兼顾，可救命于奇险时，勿等闲用过

用纯白公鸭一只，自霜降日起，每日用麸面和蜗牛、地龙、柿霜、栝蒌霜、古钱醋煅为末，各等份，计麸面七成，药三成。捏成小团，卯酉时各填十二个，关闭笼内，不使多走，所遗之粪，另以一器收好，至小雪日交节之日，宰取喉颈骨连喉管、肺管及肺，宰时以刀刺腹，勿割其喉，忌见水。置瓦上焙干，为炭存性。另以一月内所遗鸭粪，用清水漂去其垢，澄去土至净为度，带水研至极细，澄定沥去水，亦置瓦上焙干，为炭存性，与前炭置一处，共研细末，加蜗牛焙黄四十九个，用旧寿州烟斗门七个用凸起处一圈，余勿用。洗净烟渍。火上微烘，二物同研极细，再与两炭合研拌匀，瓷缸封固。置低潮处以去火气。临用时加入冰片、硼砂、人指甲煅黄、人中白、鸭嘴、胆矾五种细末各少许计前炭七成，后药三成。频频吹之，虽已闭之喉，犹能开通一线，即以蜜水冲少许服，亦良佳，真万金之圣药，八洞之秘方也。

此论为济急纠缪而设，至善后之方，用当归、茯苓、玉竹等药，时医优为之，吾可无须饶舌矣。耐修子曰：敬读前后二论，知昔人论白喉者，以郑梅涧先生《重楼玉钥》所载，最为谨严细慎，特寥寥数语，未能部悉源流，行医家每多未见，即见亦习焉不察耳。近有专刻其养阴清肺一方印送者，按此施治，全活众多。至张善吾《白喉捷要》，萧海雍《白喉证论》，虽亦主于养阴清肺，立论多中肯綮，而所立各方中，如僵蚕、蝉蜕、豆根、黄芩、牛蒡、马勃诸禁药，犹未尽去，时医宗之，流弊尚不能免。此论一出，诚如赤日当天，无微不照，利济群生，岂浅鲜哉？余在奉天随时赈坛，一载习闻绪论，而白喉秘旨，及今始得闻之。若早明此理，三儿不至死，然犹幸余妾之转危为安，长次两儿之获治即愈也。北地此症盛行，不救者大率皆服表药之误，其得愈者，皆守《重楼玉钥》书中养阴清肺汤方者也。如或掺入一二禁药者，虽服此而亦不治。今得此论流传，家喻户晓，则此症虽危弗危矣。乙医勇于知过，默契慈心，丁医决于当机，暗合妙旨，皆为当时贤者，即如甲医之久执一偏，丙医之未达一间，苟见此书，必当废然思返，油然有进，坚持此意，立心活人，安知不终焉。

仙君所许可哉，姑皆隐其姓名云。光绪辛卯五月敬跋。

子午香室主人曰：白喉一症，罕有能言其详者，即时医中认症无差，用药不误者，亦但能行其当然，而不能知其所以然，彼妄投表散，杀人如草者，更不知此症为何物矣。此书一出，数十年之翳障，昭若发蒙，上焉者可臻变化之神，下焉者更不致有歧途之误。即不行医者，按此治人，或以自治，亦可十不失一矣。此症盛于北数省，有志济人者，能刊印流行，遍及穷乡僻壤，其活人功德，当不在散财施粟下也。

寿民曰：此后亿万人胸中各有养阴忌表四字在，则患白喉者，从可免仓皇无主之虞，亦可免胡乱求医之误，善哉。

乙医曰：其服养阴而未能速效者，乃不知加味与加味不当之故。宜细察其症之

轻重，照方后加味法，斟酌施治，无有不效，切勿改图，以致偾事。间有服表散而若有效者，乃体本壮，或症本轻，尚未受其症误也，非药之功，万毋据其偶然者以为法，余服膺明训，嗣此谨守弗失，顾海内行道者共佩之，幸甚。

### （三）白喉症治养阴忌表歌括

《忌表抉微》书已成帙，复作是歌，以便记忆，刊此印布，更易为力，仁人广传，功德无量。

养阴清肺汤，始终要守方，随症酌加味，连服效自彰。

**养阴清肺汤**

大生地一两，麦冬六两，杭白菊四钱，炒，薄荷二钱，元参八钱，贝母四钱，去心，丹皮四钱，生甘草二钱。

此方为白喉大中至正之药，不可妄拟增删，初起发热者，照方服去，其热自除。即白加甚，仍须守方，如发斑疹，系药见功，始终服此，至愈而止，重者每日三剂，轻者二剂，切忌妄用表散。如胸下胀闷者，加神曲二钱，焦楂二钱；大便燥结数日不通者，加清宁丸二钱，元明粉二钱；小便短赤者，加大木通一钱，泽泻二钱，知母二钱；燥渴者，加天冬三钱，马兜铃三钱；面赤身热或舌苔黄色者，加银花四两，连翘二钱。

如有脾泄之症，势宜兼顾脾土，须酌为加减，另立药方。

未服药大便泄，用生地五钱，麦冬三钱，丹皮一钱五分，元参二钱五分，薄荷七分，加藿香一钱五分，砂仁二粒，研冲，炒麦芽三钱。

服药腹泻不止，用生地酒炒，二钱，麦冬二钱，川贝母二钱，白芍二钱五分，甘草一钱，加藿香一钱五分，砂仁二粒，研冲，炒麦芽二钱。

若遇极重症，或被表散误，神仙活命汤，冀可得生路。

**神仙活命汤**

龙胆草二钱，元参八钱，川黄柏一钱五分，板蓝根三钱，生石膏三钱，杭白菊三钱，生栀子二钱，生甘草一钱，大生地一两，栝蒌三钱，马兜铃三钱。

凡白喉初起，即疼痛且闭，饮水即呛，眼红声哑，白点立见，口出臭气者，方见照此煎服，或已延服二三日，症已危急，或误服表药，现出白象，非轻剂所能挽回者，均服此方以泄其毒，重者日二剂，至症象见轻，仍服养阴清肺汤，慎勿改服表散。如舌有芒刺，谵语神昏者，加犀角镑，二钱，连翘二钱；大便秘塞，胸下满闷者，加中朴二钱，枳实二钱；便秘甚者，再加莱菔子二钱，生大黄二钱；小便短赤者，加知母三钱，泽泻二钱，车前子三钱，布包。

其或病本轻，以及风邪侵，只须侵解药，除瘟化毒灵。

**除瘟化毒汤**

粉葛根二钱，冬桑叶二钱，小木通八分，竹叶一钱，次生地二钱，金银花二钱，薄荷一钱，生甘草八分，贝母二钱，去心，枇杷叶一钱五分，去毛蜜炙。

凡白喉初起，症象尚轻，喉间尚未见白，不能辨认是否白喉，即服此方，俟一见白象，即改服养阴清肺汤。如系风邪之症，则始终服此，自然痊愈，万不可以表散。如胸下胀闷者，加炒枳壳一钱五分，炒麦芽二钱；大便秘者，加栝蒌二钱，郁李仁二钱；小便短赤者，加车前子三钱，布包，灯心草一扎。凡是瘟，即非喉症，服此亦神效。

双单起喉蛾，治与缠喉同，照方均可愈，表散防终凶。

双单蛾症，亦属于里，惟肺象虚损，较白缠喉稍轻，若治之不当，变为缠喉，更不易救。时人不察，以为表症，辄用升散，害不可言。凡治此症，亦宜以养阴清肺汤为主，日二剂，重者用神仙活命汤，与白喉治同，均不宜于表散。

一切禁忌药，避之如酖毒，入口难挽回，千万勿误服。

白喉一切禁忌之药：麻黄误用音哑，不可救，桑白皮肺已虚，不宜泻，紫荆皮破血，不可用，防风不可用，杏仁苦降，更不宜用，牛蒡子通十二经，万不可用，山豆根不可用，黄芩过凉，不可用，射干妄用即哑，花粉不可用，羌活过发表，不可用，桔梗肺虚，不宜升，荆芥不可用，柴胡升散，不可用，前胡不可用，桂枝辛散，不可用，升麻升散，不可用，苏叶发散，不可用，僵蚕凉散，不可用，蝉蜕升表，不可用，马勃不可用。

以上诸药，为时人常用而误用者，千万不可一试，即于前列诸良方中，偶掺一二，亦立见大害，凛之慎之。

白喉误服禁药后，所见各种败象：七日满白不退，大便秘结不通，未服药大便泄，服药后连泻不止，颔下发肿不消，音哑鼻塞，服药呕吐不止，白块自落，肢涨神倦，鼻孔流血，喉干无涎，天庭黑暗，两目直视，面唇俱清，角弓反张，汗出如浆，药不能下。

以上各象，均极危险，大都误服表药而成，除脾泄二症，前已另列方药外，重者用神仙活命汤，轻者用养阴清肺汤，加入解表毒之药为引，一剂后去引服。

**解表药毒法**

春用蚕食过大桑叶孔多者三片，夏用荷叶花蒂连须者七个，秋用荸荠苗稍黄者九枝各寸许，冬用生青果核磨汁或打碎三枚。

又方：以生绿豆碾细末，重者一茶碗，轻者一酒杯，冷水调服，再煮白米粥一碗，先服粥，后服药，则误之剂即解除矣。

总而言之，切勿误投表散，症非难，一投表散，则难治矣，切戒切嘱。

# 中医中药入门一本通